Haug

Julius Mezger

Gesichtete homöopathische Arzneimittellehre

Bearbeitet nach den Ergebnissen
der Arzneiprüfungen, der Pharmakologie
und der klinischen Erfahrungen

Neu bearbeitet und herausgegeben von
Ulrike Fröhlich

Unter Mitarbeit von
Jan Bauer, Angelica Bingenheimer,
Kerstin Julia van den Dool, Birgit Lochbrunner,
Frank Zimmermann-Viehoff

13., vollständig überarbeitete Auflage

Band 2: J–Z

Karl F. Haug Verlag · Stuttgart

Bibliografische Information der Deutschen Nationalbibliothek
Die Deutsche Nationalbibliothek verzeichnet diese Publikation in der Deutschen Nationalbibliografie; detaillierte bibliografische Daten sind im Internet über http://dnb.d-nb.de abrufbar.

Ihre Meinung ist uns wichtig! Bitte schreiben Sie uns unter: www.thieme.de/service/feedback.html

© 2017 Karl F. Haug Verlag in Georg Thieme Verlag KG
Rüdigerstr. 14
70469 Stuttgart
Deutschland

www.haug-verlag.de

2. Auflage 1951 bis 12. Auflage 2005

Umschlaggestaltung: Thieme Verlagsgruppe
Umschlagfoto: Dr. Roland Spohn, Engen; Bruno Vonarburg, Teufen/Schweiz
Satz: Sommer Media GmbH & Co. KG, Feuchtwangen
Druck: Grafisches Centrum Cuno, Calbe

ISBN 978-3-13-219931-6   1 2 3 4 5 6

Wichtiger Hinweis: Wie jede Wissenschaft ist die Medizin ständigen Entwicklungen unterworfen. Forschung und klinische Erfahrung erweitern unsere Erkenntnisse, insbesondere was Behandlung und medikamentöse Therapie anbelangt. Soweit in diesem Werk eine Dosierung oder eine Applikation erwähnt wird, darf der Leser zwar darauf vertrauen, dass Autoren, Herausgeber und Verlag große Sorgfalt darauf verwandt haben, dass diese Angabe dem Wissensstand bei Fertigstellung des Werkes entspricht. Für Angaben über Dosierungsanweisungen und Applikationsformen kann vom Verlag jedoch keine Gewähr übernommen werden. Jeder Benutzer ist angehalten, durch sorgfältige Prüfung der Beipackzettel der verwendeten Präparate und gegebenenfalls nach Konsultation eines Spezialisten festzustellen, ob die dort gegebene Empfehlung für Dosierungen oder die Beachtung von Kontraindikationen gegenüber der Angabe in diesem Buch abweicht. Eine solche Prüfung ist besonders wichtig bei selten verwendeten Präparaten oder solchen, die neu auf den Markt gebracht worden sind. Jede Dosierung oder Applikation erfolgt auf eigene Gefahr des Benutzers. Autoren und Verlag appellieren an jeden Benutzer, ihm etwa auffallende Ungenauigkeiten dem Verlag mitzuteilen.

Geschützte Warennamen (Warenzeichen ®) werden nicht immer besonders kenntlich gemacht. Aus dem Fehlen eines solchen Hinweises kann also nicht geschlossen werden, dass es sich um einen freien Warennamen handelt.

Das Werk, einschließlich aller seiner Teile, ist urheberrechtlich geschützt. Jede Verwendung außerhalb der engen Grenzen des Urheberrechtsgesetzes ist ohne Zustimmung des Verlages unzulässig und strafbar. Das gilt insbesondere für Vervielfältigungen, Übersetzungen, Mikroverfilmungen oder die Einspeicherung und Verarbeitung in elektronischen Systemen.

Inhaltsverzeichnis zu Band 2

262	Jaborandi – jab	868
263	Jalapa – jal	870
264	Juglans cinerea – jug-c	872
265	Juglans regia – jug-r	874
266	Justicia adhatoda – just	877
267	Kalium arsenicosum – kali-ar	879
268	Kalium bichromicum – kali-bi	880
269	Kalium bromatum – kali-br	888
270	Kalium carbonicum – kali-c	891
271	Kalium chloricum – kali-chl	899
272	Kalium iodatum – kali-i	901
273	Kalium muriaticum – kali-m	903
274	Kalium nitricum – kali-n	905
275	Kalium phosphoricum – kali-p	908
276	Kalium sulphuricum – kali-s	909
277	Kalium sulphuricum chromicum – kali-s-chr	911
278	Kalmia latifolia – kalm	913
279	Kreosotum – kreos	917
280	Kresol – kres	921
281	Lac caninum – lac-c	925
282	Lac vaccinum defloratum – lac-d	929
283	Lachesis muta – lach	932

284	Lachnanthes tinctoria – lachn	941
285	Lactuca virosa – lact	943
286	Lapis albus – lap-a	946
287	Lathyrus sativus – lath	948
288	Latrodectus mactans – lat-m	951
289	Laurocerasus – laur	954
290	Ledum palustre – led	958
291	Lemna minor – lem-m	962
292	Leonurus cardiaca – leon	964
293	Leptandra virginica – lept	966
294	Lespedeza sieboldii – lesp-s	968
295	Lilium tigrinum – lil-t	970
296	Lithium carbonicum – lith-c	973
297	Lobelia inflata – lob	975
298	Lolium temulentum – lol	977
299	Luffa operculata – luf-op	980
300	Lycopodium clavatum – lyc	983
301	Lycopus virginicus – lycps	994
302	Lyssinum – lyss	996
303	Magnesium carbonicum – mag-c	1000
304	Magnesium fluoratum – mag-fl	1012
305	Magnesium iodatum – mag-i	1015
306	Magnesium muriaticum – mag-m	1016
307	Magnesium phosphoricum – mag-p	1021

308	Magnesium sulphuricum – mag-s	1024
309	Magnolia grandiflora – magn-gr	1028
310	Mancinella hippomane – manc	1030
311	Mandragora officinarum – mand	1032
312	Manganum aceticum – mang-acet	1041
313	Medorrhinum – med	1045
314	Medusa – medus	1053
315	Melilotus officinalis – meli	1054
316	Menyanthes trifoliata – meny	1058
317	Mephitis putorius – meph	1060
318	Mercurius chromicus oxydulatus – merc-chr-o	1062
319	Mercurius corrosivus – merc-c	1063
320	Mercurius dulcis – merc-d	1064
321	Mercurius iodatus flavus – merc-i-f	1066
322	Mercurius iodatus ruber – merc-i-r	1067
323	Mercurius solubilis Hahnemanni – merc	1069
324	Mercurius vivus – merc	1075
325	Mezereum – mez	1079
326	Millefolium – mill	1082
327	Momordica balsamina – mom-b	1085
328	Morphinum – morph	1087
329	Moschus moschiferus – mosch	1090
330	Murex purpurea – murx	1093
331	Mygale lasiodora – mygal	1095

332	Myrica cerifera – myric	1097
333	Myristica sebifera – myris	1099
334	Naja naja – naja	1100
335	Natrium carbonicum – nat-c	1105
336	Natrium fluoratum – nat-f	1110
337	Natrium muriaticum – nat-m	1112
338	Natrium nitricum – nat-n	1122
339	Natrium phosphoricum – nat-p	1125
340	Natrium sulphuricum – nat-s	1126
341	Nepenthes distillatoria – nep	1129
342	Niccolum metallicum – nicc	1133
343	Niccolum sulphuricum – nicc-s	1135
344	Nosoden	1136
345	Nuphar luteum – nuph	1140
346	Nux moschata – nux-m	1142
347	Nux vomica – nux-v	1148
348	Ocimum canum – oci	1156
349	Oenanthe crocata – oena	1158
350	Oleander – olnd	1160
351	Oleum animale aethereum Dippelii – ol-an	1164
352	Ononis spinosa – onon	1167
353	Onosmodium virginianum – onos	1168
354	Opium – op	1171
355	Origanum majorana – orig	1177

356	Ornithogalum umbellatum – orni	1179
357	Orthosiphon stamineus – orthos	1181
358	Paeonia officinalis – paeon	1183
359	Palladium metallicum – pall	1185
360	Pareira brava – pareir	1188
361	Paris quadrifolia – par	1190
362	Passiflora incarnata – passi	1193
363	Petroleum crudum – petr	1195
364	Petroselinum crispum – petros	1199
365	Phellandrium aquaticum – phel	1201
366	Phosphorus – phos	1203
367	Physostigma venenosum – phys	1211
368	Phytolacca decandra – phyt	1214
369	Piper methysticum – pip-m	1221
370	Piper nigrum – pip-n	1224
371	Pix liquida – pix	1226
372	Plantago major – plan	1228
373	Platinum colloidale – plat-c	1230
374	Platinum iodatum – plat-i	1231
375	Platinum metallicum – plat	1232
376	Platinum muriaticum – plat-m	1238
377	Plumbum colloidale – plb-c	1239
378	Plumbum iodatum – plb-i	1240
379	Plumbum metallicum – plb	1241

380	Podophyllum peltatum – podo	1246
381	Populus tremuloides – pop	1249
382	Potentilla anserina – pot-a	1251
383	Potentilla tormentilla – pot-t	1253
384	Primula obconica – prim-o	1254
385	Prionurus australis – buth-a	1256
386	Prunus spinosa – prun	1259
387	Psorinum – psor	1262
388	Ptelea trifoliata – ptel	1270
389	Pulsatilla pratensis – puls	1273
390	Pyrit – pyr	1283
391	Pyrogenium – pyrog	1284
392	Quassia amara – quas	1289
393	Quebracho – queb	1291
394	Radium bromatum – rad-br	1293
395	Ranunculus bulbosus – ran-b	1298
396	Ranunculus sceleratus – ran-s	1301
397	Ratanhia – rat	1303
398	Rauwolfia serpentina – rauw	1305
399	Rheum palmatum – rheum	1309
400	Rhododendron chrysanthum – rhod	1311
401	Rhus toxicodendron – rhus-t	1315
402	Rhus venenata – rhus-v	1321
403	Robinia pseudacacia – rob	1322

404	Rubia tinctorum – rub-t	1324
405	Rumex crispus – rumx	1325
406	Ruta graveolens – ruta	1327
407	Sabadilla officinalis – sabad	1330
408	Sabal serrulatum – sabal	1333
409	Sabina officinalis – sabin	1336
410	Salvia officinalis – salv	1338
411	Sambucus nigra – samb	1340
412	Sanguinaria canadensis – sang	1342
413	Sanguinarinum nitricum – sang-n	1347
414	Sanguisorba officinalis – sanguiso	1348
415	Sanicula aqua – sanic	1349
416	Sarkoden	1354
417	Sarothamnus scoparius – saroth	1355
418	Sarsaparilla officinalis – sars	1359
419	Scilla maritima – squil	1362
420	Scrophularia nodosa – scroph-n	1365
421	Scutellaria lateriflora – scut	1367
422	Secale cornutum – sec	1368
423	Selenium amorphum – sel	1377
424	Senecio aureus – senec	1381
425	Senecio fuchsii – senec-f	1384
426	Senega – seneg	1386
427	Senna – senn	1388

428	Sepia officinalis – sep	1389
429	Siegesbeckia orientalis – sieg	1396
430	Silicea terra – sil	1399
431	Solidago virgaurea – solid	1409
432	Spigelia anthelmia – spig	1411
433	Spiraea ulmaria – spirae	1414
434	Spongia tosta – spong	1416
435	Stannum metallicum – stann	1419
436	Staphysagria – staph	1425
437	Stellaria media – stel	1431
438	Sticta pulmonaria – stict	1433
439	Stigmata maydis – stigm	1435
440	Stillingia silvatica – still	1436
441	Stramonium – stram	1438
442	Strontium carbonicum – stront-c	1445
443	Strophantus gratus – strop	1449
444	Strychninum nitricum – stry-n	1453
445	Strychninum phosphoricum – stry-p	1454
446	Strychninum purum – stry	1455
447	Sulphur iodatum – sul-i	1459
448	Sulphur lotum – sulph	1461
449	Sumbulus moschatus – sumb	1473
450	Symphoricarpus racemosus – sym-r	1475
451	Symphytum officinale – symph	1476

452	Syphilinum – syph	1478
453	Syzygium jambolanum – syzyg	1488
454	Tabacum – tab	1489
455	Tarantula cubensis – tarent-c	1494
456	Tarantula hispanica – tarent	1496
457	Taraxacum officinale – tarax	1502
458	Tellurium metallicum – tell	1505
459	Terebinthinae – ter	1508
460	Teucrium marum verum – teucr	1511
461	Teucrium scorodonia – teucr-s	1513
462	Thallium metallicum – thal	1514
463	Thea sinensis – thea	1518
464	Theridion curassavicum – ther	1521
465	Thuja occidentalis – thuj	1524
466	Thymolum – thymol	1531
467	Trifolium pratense – trif-p	1533
468	Trillium pendulum – tril	1535
469	Tuberculinum – tub	1537
470	Tuberculinum Klebs – tub-kl	1544
471	Tuberculinum Koch alt – tub-k	1545
472	Tuberculinum Marmoreck – tub-m	1546
473	Tussilago petasites – tus-p	1547
474	Uranium nitricum – uran-n	1549
475	Urtica urens – urt-u	1551

476	Ustilago maydis – ust	1553
477	Uzara – uza	1556
478	Valeriana officinalis – valer	1557
479	Veratrum album – verat	1560
480	Veratrum viride – verat-v	1567
481	Verbascum thapsiforme – verb	1571
482	Viburnum opulus – vib	1573
483	Vinca minor – vinc	1576
484	Viola tricolor – viol-t	1579
485	Vipera berus – vip	1581
486	Viscum album – visc	1585
487	Wyethia helenoides – wye	1590
488	Xanthoxylum fraxineum – xan	1592
489	Yucca filamentosa – yuc	1595
490	Zincum aceticum – zinc-acet	1597
491	Zincum cyanatum – zinc-cy	1598
492	Zincum metallicum – zinc	1599
493	Zincum oxydatum – zinc-ox	1607
494	Zincum phosphoricum – zinc-p	1608
495	Zincum picrinicum – zinc-pic	1609
496	Zincum sulphuricum – zinc-s	1610
497	Zincum valerianicum – zinc-val	1611
498	Zingiber officinale – zing	1612

Arzneimittelverzeichnis 1615

Klinisches Verzeichnis 1631

Englisches Arzneimittelverzeichnis 1667

262 Jaborandi – jab

syn.: Pilocarpus, lt.: Pilocarpus jaborandi, dt.: Pilocarpus-Jaborandi-Blätter, engl.: Pilocarpus jaborandi

262.1 Substanz

Plantae – Rutaceae (Rautengewächse) – **Pilocarpus jaborandi**

Es handelt sich um einen bis zu 3 m hohen Strauch mit bis zu 16 cm × 6,5 cm großen, elliptischen, ledrigen, ganzrandigen, gefiederten Blättern mit dunkelgrüner Oberseite und hellerer Unterseite. Heimisch ist die Pflanze in Südamerika.

Homöopathische Verwendung finden die getrockneten Fiederblätter.

262.2 Pharmakologie und Toxikologie

Hauptinhaltsstoffe sind die Imidazolalkaloide Pilocarpin, Pilocarpidin, Isopilocarpin, Pilosin, Epiisopilosin, Isopilosin.

Der wichtigste Bestandteil ist das Pilocarpin, welches als direktes Parasympathomimeticum wirkt, indem es die postganglionären parasympathischen Acethylcholinrezeptoren erregt. Systemisch beobachtet man einen Anstieg der Schweiß-, Speichel-, Bronchial-, Magensaft- und Tränensekretion. Es kommt zu Erbrechen und Diarrhö. An der glatten Muskulatur wirkt es kontraktil an der Harnblase, den Gallenwegen, dem Gastrointestinaltrakt und den Bronchien. Okulär kommt es zu einer Miosis, was zu einer Erweiterung des Schlemm'schen Kanales führt und damit zu einem verbesserten Abfluss des Kammerwassers. Aus diesem Grunde wird die Substanz zur Behandlung des Weitwinkel-Glaukoms eingesetzt. Es besitzt die Eigenschaft, den Parasympathikus isoliert zu erregen und wird deshalb dazu verwendet, die Drüsen des ganzen Körpers sowie die glatte Muskulatur zu verstärkter Tätigkeit anzureizen. Der Antagonist des Pilocarpins ist das Alkaloid Atropin. Pilocarpin wird in der Augenheilkunde zur Pupillenverengerung häufig verwendet.

262.3 Anwendung

Medizinisch wird das Alkaloid Pilocarpin als cholinerges Parasympathomimetikum, Miotikum beim Weitwinkelglaukom und als Atropinantagonist angewandt.

Homöopathische Verwendung findet die Arznei bei Ophthalmopathien und Hyperhidrosis (nach Kommission D).

Daneben auch bei *Hitzewallungen des Klimakteriums, Hyperthyreose, Hyperemesis gravidarum, Mumps*, wenn die Schweißausbrüche mit Hitzewallungen und Speichelfluss vorhanden sind.

262.4 Arzneimittelbild

Leitsymptome: Vagusreizung. Heftige Schweißausbrüche mit Hitzewallungen und enorme Anregung der Speichelabsonderung. Ähnliche Reizung aller anderen Drüsen der Atemwege und der Verdauungsorgane.

Kopf:

Alopezie

Augen: Reichlicher Tränenfluss, Pupillen kontrahiert. Akkommodationskrampf, Sehstörungen, wie Kurzsichtigkeit, fixierte Gegenstände verschwimmen, seitliche werden dagegen deutlich gesehen.

Plötzlich eintretende Trübsichtigkeit, verschwindet ebenso schnell wieder. Flocken vor den Augen. Netzhautbilder klingen lange nach.

Myosis
Myopie
Akkommodationskrampf
Überreizung durch helles Licht

Gesicht: Röte und Hitze des Gesichts, Klopfen der Temporalarterien. Hitzewallungen mit Erröten des Gesichts, der Ohren, des Nackens; Schweiße, Schwellung der Glandula parotis und submandibularis.

> Mumps

Mund: Sehr reichlicher Speichelfluss, setzt sehr bald ein, mit Schweiß. Mund ständig voller Wasser, alkalischer Speichel.

> Hypersalivation

Innerer Hals: Wundheit im Hals und Trockenheit. Schwellung der Tonsillen.

Äußerer Hals:

> Thyreotoxikose

Magen: Übelkeit mit Speichelfluss, Erbrechen.

> Hyperemesis gravidarum

Rektum und Stuhl: Durchfall ohne Schmerzen, dünne, wässrige Stühle.

Niere: Anregung der Nierensekretion, nachher Rückgang unter die Norm.

Brust: Vermehrung der Absonderung der Bronchialschleimhaut, Druck auf der Brust mit erschwerter Atmung. **Herztätigkeit beschleunigt während des Schweißes, Herzklopfen mit Angstgefühl** und Schmerzen am Herzen.

> Herzbeschwerden psychosomatisch

Schweiß:

> Nachtschweiße

Haut: Heftiger Schweißausbruch mit Rötung der Haut bereits nach einigen Minuten. Nachher Trockenheit der Haut.

Allgemein: Ansteigen des Pulses und der Temperatur im Schweiß, nachher Absinken der Pulszahl und der Temperatur unter die Norm, drohender Kollaps und Schwäche, Zyanose. (Die Beschleunigung der Herztätigkeit erreicht nach etwa 45 Minuten ihren Höhepunkt.)

> Hitzewallungen klimakterisch

262.5
Dosierung

Meist D 4 bis D 12. Dauer der Wirkung etwa 4 Stunden im pharmakologischen Experiment. Es ist daher eine häufigere Wiederholung notwendig.

262.6
Vergleichsmittel

- Rutaceae: Angustura vera, Dictamnus albus, Ptelea trifoliata, Ruta graveolens, Xanthoxylum fraxineum.
- Hitzewallungen: Glonoinum, China officinalis; des Klimakteriums: Aristolochia clematis, Conium maculatum, Lachesis muta, Pulsatilla pratensis, Sepia succus.
- Speichelfluss: Arum triphyllum.
- Hyperthyreose: Arsenicum album, Iodum purum, Phosphorus, Thyreoidinum.

262.7
Literatur

[1] Allen TF. Jaborandi. Encyclopedia of pure Materia Medica. Bd. 5, 10. New York: Boericke & Tafel; 1874–1880: 165–176, 553–554

[2] Clarke JH. Jaborandi. Dictionary of practical Materia Medica. Bd. 2.1. London: Homoeopathic Publishing Company; 1900–1902: 56–60

[3] Hughes R. Jaborandi. Cyclopaedia of Drug Pathogenesy. Bd. 3, 4. London: Gould; 1886–1891: 26–34, 611

263   Jalapa – jal

lt.: Exogonium purga, Ipomoea purga, dt.: Jalapenknolle, engl.: jalapa

263.1
Substanz

Plantae – Convolvulaceae (Windengewächse) – **Exogonium purga**

Es handelt sich um eine ausdauernde, bis 4 m hoch wachsende Winde mit purpurnem Stiel und großen herzförmigen Blättern. Sie hat ein knolliges Rhizom. Die Blätter, Wurzeln und Rhizome haben Exkretzellen, die Harze sezernieren. Die roten Blüten stehen einzeln oder zu zweit. Exogonium purga ist in Mexiko, Jamaika und Südamerika heimisch.

Die Tinktur wird aus den getrockneten knollig verdickten Nebenwurzeln bereitet.

263.2
Pharmakologie und Toxikologie

Als Hauptinhaltsstoff finden sich die Harzglykoside. Diese Glykoresine, besonders das Convolvulin, welche besonders konzentriert in den unterirdischen Teilen vorkommen, aber auch in Kraut und Samen, wirken beim Menschen drastisch laxierend.

263.3
Anwendung

Jalapa war ein häufig verwandtes Abführmittel. Es wird heute nicht mehr bei Obstipation empfohlen, da die Wirkung drastisch und von starken Krämpfen begleitet ist. In der Schwangerschaft ist es absolut kontraindiziert.

Homöopathische Anwendung findet die Zubereitung bei Diarrhö und nächtlichen Unruhezuständen der Kinder (nach Kommission D).

263.4
Arzneimittelbild

Leitsymptome: Durchfälle mit nächtlicher Verschlimmerung. Schlaflosigkeit mit nächtlichem Umherwerfen. ☉ **Kinder schreien nachts, bei Durchfällen und auch bei anderen Beschwerden, während sie tagsüber ruhig sind.**

Geist und Gemüt: Große Ruhelosigkeit mit Angst.

Mund: Beißen und Stechen auf der Zunge.

Innerer Hals: Stechen und Beißen im Rachen.

Magen: Aufblähung und schaumiges Auswürgen.

Abdomen: Heftiges Grimmen und Schneiden in den Gedärmen, schlimmer in der Nacht. Kolik, heftige Schmerzen, wie wenn der Bauch in Stücke geschnitten würde.

Rektum und Stuhl: Wässrige, sauerriechende, auch blutige Stühle, mit großer Ruhelosigkeit und Angst. Schmerzen in der Flexura lienalis und im Sigmoid.

Diarrhö bei Kindern mit nächtlicher Unruhe und Schreien besonders

Schweiß: Große Neigung zu Schweißen am Kopf und an den oberen Körperpartien.

Allgemein: Höchstes Unbehagen mit Umherwerfen der Glieder. Anfälle von Schwäche. Allgemeines Kältegefühl und Bläue im Gesicht.

263.5
Dosierung

4. bis 12. Potenz.

263.6
Vergleichsmittel

Unruhe bei Tag und Nacht: Arsenicum album, Chamomilla recutita, Magnesium carbonicum.

263.7
Literatur

[1] Allen TF. Jalapa. Encyclopedia of pure Materia Medica. Bd. 5. New York: Boericke & Tafel; 1874–1880: 181

[2] Clarke JH. Jalapa. Dictionary of practical Materia Medica. Bd. 2.1. London: Homoeopathic Publishing Company; 1900–1902: 63–65

264 Juglans cinerea – jug-c

lt.: Juglans cinerea, dt.: Butternuss, engl.: butternut

264.1
Substanz

Plantae – Juglandaceae (Walnussgewächse) – **Juglans cinerea**

Es handelt sich um einen sommergrünen Baum mit einer Wuchshöhe von 25 bis 30 m. Er hat ca. 15 cm mal 6 cm große, lanzettlich gefiederte Blätter, deren Blattunterseite stärker behaart ist als die Oberseite und drüsig punktiert erscheint. Der Baum ist in Nordamerika heimisch und findet sich in Europa kultiviert.

Zur Tinktur wird die Wurzelrinde verarbeitet.

264.2
Pharmakologie und Toxikologie

Aus den Blättern und unreifen Nussschalen gewinnt man verschiedene Wirkstoffe, von welchen das Juglon hervorzuheben ist. Es zeigt eine antifugale Wirkung. Darüber hinaus wirkt es aktivierend auf die Glutathiontransferase. Es soll eine chemoprotektive Wirkung gegenüber Neoplasien des Gastrointestinaltraktes haben. Sedierende Wirkungen wurden beschrieben.

264.3
Anwendung

Schon vor dem homöopathischen Gebrauch war Juglans cinerea als mildes Abführmittel bekannt und wurde gegen Diarrhö und Dysenterie gebraucht. Auch die Hautreizung bei örtlicher Anwendung und die Heilkraft gegen Ausschläge und Flechten war bekannt.

Die Substanz ist Bestandteil von Haarfärbemitteln und färbt braun bis gelbbraun.

Homöopathische Anwendung findet die Arznei bei inflammatorischen Exanthemen, Lymphadenitis, Hepatopathien, Okzipitalzephalgien (nach Kommission D).

Bei der Prüfung hat sich ergeben, dass gegenüber Juglans regia die Symptome vonseiten der Verdauung unterstrichen sind, es ergab sich eine deutliche **Leberbeziehung**. Am wertvollsten sind wie bei Juglans regia die **Hautsymptome**. *Erythem, sezernierendes Ekzem* und *Pusteln*, unerträglich juckend, wurden dadurch hervorgebracht. *Scharlach* und *scharlachartige Erytheme, fressende Ulzera, Crusta lactea, Ekzeme* wurden damit erfolgreich behandelt.

264.4
Arzneimittelbild

Geist und Gemüt: Verwirrte Gedanken, dass man nicht studieren und sich nicht konzentrieren kann, schlechtes Gedächtnis. Gemütsdepressionen.

Schwindel: Mit Elendigkeitsgefühl im Magen, bis in den Bauch herabziehend.

Kopfschmerz: Dumpfe Kopfschmerzen, Schmerz in der rechten Schläfe, im Hinterkopf.

Zephalgie hepatogen

Nase: Trockenheit oder wässrige Absonderung der Nase. Aufsteigen von dunkelrotem Blut.

Gesicht: Trocken-brennendes Gefühl mit intensiver erythematöser Röte. Schwellung der Submandibulardrüsen.

Mund: Zunge weiß-gelblicher Belag. Brennen der Zungenspitze.

Innerer Hals: Raues wundes Gefühl, Trockenheit im Hals, wie geschwollen.

Magen: Rasender Hunger, könnte immerfort trinken. Elendes Gefühl im Magen, Sodbrennen.

> *Cholezystitis*
> *Cholezystopathie*
> *Hepatopathie*

Abdomen: Schmerzen im Bauch mit Blähungen.

Rektum und Stuhl: Durchfällige Stühle von gelbgrüner schleimiger Beschaffenheit. Gallige Entleerungen. Verstopfung. [Ein Patient, der gegen Akne Juglans cinerea einnahm, bekam alle Beschwerden einer Angina pectoris (gastrokardialer Symptomenkomplex? [Der Verfasser]).]

Blase: Bedürfnis, den Harn öfter und viel reichlicher zu entleeren als gewöhnlich. Brennender Schmerz beim Harnlassen.

Rücken: Schmerzen unter dem rechten Schulterblatt, verstärkt beim Atmen und bei der Bewegung.

Extremitäten: Schmerzen in der rechten und linken Schulter. Schmerzen im rechten Schultergelenk, den Arm hinunter, entlang den Nerven herabziehend. Schmerzen in den Rücken- und Lendenwirbeln bis zur Articulatio sacroiliaca herabziehend.

Haut: Auf der Brust entsteht ein handgroßer vesikulärer Ausschlag. Pusteln erscheinen an den Hüften, dem Gesäß und den Schenkeln mit unerträglichem Jucken und Brennen. Starkes Jucken und Brennen der Haut mit Röte, auch erhitztes Aussehen des Gesichts. Scharlachartiges Erythem.

> *Exanthem skarlatinös*
> *Ulzera*
> *Ekzem vesikulär papulomatös*

264.5
Dosierung

D 2 bis D 12.

264.6
Vergleichsmittel

- Juglandaceae: Juglans regia.
- Leber- und Gallenblasenaffektionen mit Schmerz unter dem rechten Schulterblatt: Chelidonium majus, Chionanthus virginica, Podophyllum peltatum, Ptelea trifoliata.
- Dermatosen: Carcinosinum, Juglans regia, Mezereum, Rhus toxicodendron, Sulphur lotum, Vinca minor, Viola tricolor, Yucca filamentosa.

264.7
Literatur

[1] Allen TF. Juglans regia. Encyclopedia of pure Materia Medica. Bd. 5. New York: Boericke & Tafel; 1874–1880: 197–204

[2] Clarke JH. Juglans regia. Dictionary of practical Materia Medica. 2a. London: Homoeopathic Publishing Company; 1900–1902: 74–78

[3] Hale EM. New Remedies. Bd. 1. 5. Aufl. Philadelphia: Boerike: 1886: 380–383

265 Juglans regia – jug-r

lt.: Juglans regia, dt.: Walnuss, engl.: Indian or Persian Walnut

265.1
Substanz

Plantae – Juglandaceae (Walnussgewächse) – **Juglans regia**

Es handelt sich um einen 10 bis 25 m hohen Laubbaum mit lockerästiger ausladender Krone. Die graubraune glatte Rinde wird im Alter schwarzgrau und rissig. Die unpaarig gefiederten, ca. 40 cm großen Laubblätter sind ganzrandig, elliptisch, grün und leicht glänzend. Als ca. 15 cm lange hängende, grüne, beim Trocknen schwarz werdende „Kätzchen" imponieren die männlichen Blütenstände, die sich aus den Achseln der in der letzten Vegetationsperiode herabgefallenen Laubblätter entwickeln. Die ährenförmigen weiblichen Blütenstände befinden sich an den Zweigenden. Sie bilden kugelige Steinfrüchte aus, deren äußere grüne zäh fleischige Fruchtwand weißlich punktiert ist, welche sich dunkelbraun verfärbt. Ihre innere Fruchtwand ist hart, runzelig und holzig und kann an einer wulstigen Naht in zwei Halbschalen gespalten werden. Heimisch ist der Baum in Zentralasien und Südosteuropa. Kultiviert wird er in Europa, Ostasien, Nordafrika und Nordamerika. Extrakte aus den Blättern und unreifen Nussschalen färben intensiv braun bis gelblichbraun und finden Verwendung als Haarfärbemittel.

Homöopathische Verwendung finden die frischen grünen Blätter und Fruchtschalen zu gleichen Teilen.

265.2
Pharmakologie und Toxikologie

Als Inhaltsstoffe finden sich Naphthochinonderivate. Das Hydrojuglonglykosid, aus welchem sekundär Juglon und Hydrojuglon entsteht, ist in allen Pflanzenteilen nachweisbar. Beim Juglon handelt es sich um 5-Hydroxy-1,4-naphthochinon, das sich in den Blättern und unreifen grünen äußeren Nussschalen von Juglansarten findet. Die Substanz zeigt antifungale Wirkung. Sie aktiviert die Glutathiontransferase. Es wird über karzinoprotektive Einflüsse auf intestinale Neoplasien berichtet sowie eine sedierende Wirkung. Des Weiteren finden sich Gerbstoffe.

265.3
Anwendung

Die Walnuss wird von alters her gegen Adenopathien, gegen Gastroenteritiden (Gerbstoffgehalt), chronisches Ekzem, fressende Ulzera, Gicht, Augenentzündung und Helminthiasis angewendet. Auch bei chronischer Quecksilber-Intoxikation und bei chronischer Syphilis, die symptomatologisch kaum auseinanderzuhalten sind, hatten die Blätter und die grünen Schalen einen guten Ruf. Ein so ausgezeichneter Beobachter wie Rademacher bediente sich der Blätter und der Schalen gegen Hautulzera, Hautausschläge, Anschwellungen der Weichteile, der Gelenke und Knochen sowie bei Osteomyelitis.

Homöopathische Anwendung findet die Zubereitung bei purulenten Dermatosen, Adenitis, Hepatopathien und Zephalgien (nach Kommission D).

Der homöopathische Gebrauch beschränkt sich auf sezernierende Exantheme wie Tinea favosa[284], Ekzeme und Furunkulose. Bei Acne vulgaris ist die Walnuss zu den bevorzugten Heilmitteln geworden.

Von Clotar Müller (siehe unten) wurde aufgrund der Angaben der französischen Literatur auf die Heilkraft bei *Ikterus* hingewiesen; zum Beispiel heilte ein 6 Monate dauernder, keiner vorausgehenden Behandlung weichender Fall in 12 Tagen, während welcher er täglich 1 Drachme getrocknete Walnussblätter erhielt.

---

[284] Dermatophytose hervorgerufen durch Trichophyton schoenleinii, das tief in die Haarfollikel, meist des behaarten Kopfes, eindringt und zu Scutulae, das sind linsengroße Myzel, führen, die das klinische Bild einer gelblich-bräunlichen Schuppung (Erbgrind) hervorrufen. Behandlung erfolgt antimykotisch.

265.4 Arzneimittelprüfung

Die **Prüfung** wurde von Clotar Müller vorgenommen. (Hygea. Bd. 22); 10 Fälle von Vergiftungen und eine weitere Prüfung bei Sook (Ohio Med. and Surg. Rep. 1870: 216). Beide zitiert durch Allen: Encyclopedia of Pure Materia Medica.

Nach Clotar Müller sind die Beobachtungen bei der Prüfung folgendermaßen zusammenzufassen: In den Verdauungsorganen erzeugt Juglans regia Störung und Reizung, welche gleichzeitig abnorme Erscheinungen in anderen Organen, besonders im Kopf, hervorruft. Nach dieser kurzdauernden Wirkung zeigen sich verschiedene exanthematische Symptome, welche spät erscheinen und einen chronischen Verlauf nehmen.

Bei Clotar Müller selbst bildete sich, nachdem er 5 Wochen lang mit Pausen die Tinktur und D 1 eingenommen hatte, in der rechten Achselhöhle, später auch in der linken Achselhöhle ein heftig juckender und langwieriger Herpes, dem auch noch einige Furunkel an verschiedenen Stellen folgten. Auf dem Fußrücken traten kleine Knötchen mit hartem Schorf und starkem Jucken auf. Trotz Absetzen der Arznei dauerte die Heilung der Hauterscheinungen etwa ½ Jahr. Bei anderen Prüfern zeigen sich akneartige Effloreszenzen, Hautgeschwüre von syphilitischem Aussehen. Wie bei allen Prüfungen mit Hautentzündungen bleiben auch Furunkel nicht aus.

265.5 Arzneimittelbild

Kopf: Kopf verwirrt und schwer. Gefühl, als schwimme der Kopf in der Luft.

Kopfschmerz: Schießender Kopfschmerz, besonders in der Stirne, schlimmer durch Bewegung und nach dem Essen. Kongestiver Kopfschmerz.

Ohren: Eiterung aus beiden Ohren stellt sich ein.

Mund: Weißschleimig belegte Zunge. Bitterer Geschmack.

Zähne: Zahnwurzeleiterung.

Magen: Appetit stark vermehrt. Viel lästiges Aufstoßen, lautes Aufstoßen. Übelkeit und Erbrechen.

Ikterus
Hepatopathie

Abdomen: Leib derart aufgetrieben, dass er die Kleider öffnen muss. Enorme Blähsucht.

Rektum und Stuhl: Brennen und Stechen im After, an dem der Prüfer schon vorher litt, erheblich gesteigert. Jucken am After, besonders in Bettwärme. Stuhl beschleunigt oder verstopft.

Blase: Sehr häufiges Harnlassen bei vermehrter Harnmenge. Unwillkürliches Wegtröpfeln des Harns.

Geschlechtsorgane:
- weiblich: Die Menses erscheint 2 Wochen zu früh mit heftigen Leibschmerzen; die Blutung dauert 8 Tage lang (statt sonst 3) mit schwärzlich-dunklen Blutklumpen.
- männlich: Am Frenulum praeputii bildet sich ein eitriges Geschwür mit hartem Rand und speckigem Grund, leicht blutend.

Extremitäten: Rheumatische Schmerzen mit Verschlimmerung durch Bewegung.

Haut: In beiden Achselhöhlen entsteht ein Ausschlag, bestehend aus kleinen juckenden Bläschen unter heftigem Brennen und Jucken. Anschwellung der Achseldrüsen wurde nicht bemerkt. In Gesicht, Nacken, Schulter und Rücken bilden sich kleine rote Pickel. Bei Kindern, die reichlich von den Nüssen gegessen hatten, entstehen an und hinter den Ohren Ausschläge mit Jucken, die sich über den ganzen Körper ausdehnen. Furunkel an verschiedenen Stellen.

Acne vulgaris
Exanthem herpetiform
Ekzem sezernierend retroauriculär
Tinea favosa

265.6 Dosierung

Die Angaben bewegen sich zwischen D 2 und D 12, je nach der individuellen Reizbarkeit und dem Grad der Ähnlichkeit. Meist werden die tiefen Verdünnungen gewählt.

265.7 Vergleichsmittel

- Juglandaceae: Juglans cinerea.
- Dermatosen: Carboneum sulphuratum, Euphorbia resinifera, Graphites naturalis, Juglans cinerea, Mancinella hippomane, Mezereum, Mercurius solubilis Hahnemanni, Rhus toxicodendron, Vinca minor, Viola tricolor u. a.

265.8 Literatur

[1] Allen TF. Juglans regia. Encyclopedia of pure Materia Medica. Bd. 5. New York: Boericke & Tafel; 1874–1880: 197–204

[2] Clarke JH. Juglans regia. Dictionary of practical Materia Medica. Bd. 2.1. London: Homoeopathic Publishing Company; 1900–1902: 74–78

266 Justicia adhatoda – just

syn.: Adhatoda vasica, dt.: Indischer Nussbaum, Indisches Lungenkraut, engl.: malabar nut tree

266.1
Substanz

Plantae – Acanthaceae (Akanthusgewächse) – **Justitia adhatoda**

Es handelt sich um einen bis 2,5 m hohen, immergrünen Strauch mit unangenehmem Geruch. Die Blätter sind 8 bis 25 cm lang, von lanzettlich bis elliptischer Form. Sie blühen in der kalten Jahreszeit weiß und zeigen auf der Unterlippe querverlaufende rote bis purpurne Bänder. Ursprünglich stammt die Pflanze aus Nordindien, ist heute wildwachsend in ganz Indien, Sri Lanka und bis zum Malaysischen Archipel anzutreffen. Die Sammlung erfolgt aus Wildvorkommen.

Homöopathische Verwendung finden die frischen Blätter.

266.2
Pharmakologie und Toxikologie

Typisch für die Pflanze sind die Alkaloide des Chinazolin-Typs. In den Wurzeln finden sich noch Harman-Alkaloide, das Adhatonin. Das Alkaloidspektrum ist vom Pflanzenalter abhängig. Bei älteren Pflanzen überwiegt Vasicin und Hydroxyvascin, wohingegen die jüngeren Pflanzen mehr Vasicolin und Adhatodin sowie deren Oxidationsprodukte, das Vasicolinon und das Anisotin, aufweisen. Vasicin diente als Leitstruktur für chemische Synthesereihen zur Entwicklung von Expektoranzien, aus welchen die Arzneistoffe Bromhexin und Ambroxol hervorgegangen sind. Vasicin (syn. Peganin) wirkt expektatorisch und atemstimulierend. Eine bronchospasmolytische Wirkung konnte experimentell nicht nachgewiesen werden. Blätter, Blüten und Wurzeln liefern ätherisches Öl.

266.3
Anwendung

Volkstümliche Anwendung findet die Droge bei Erkrankungen der oberen Luftwege, akuter und chronischer Bronchitis. Ebenso bei Lungentuberkulose.

In der ajurvedischen Medizin wird sie seit alten Zeiten in Indien besonders gegen Erkrankungen der Luftwege gebraucht und hoch gerühmt. Nach Ansicht der ayurvedischen Ärzte kann niemand an Lungenleiden sterben, wenn die Pflanze rechtzeitig angewendet wird. Des Weiteren findet sie dort Anwendung bei Gonorrhö, Diarrhö und Schlangenbissen.

Homöopathische Verwendung findet die Zubereitung bei akuten Entzündungen der Luftwege und bei Pollinosis (nach Kommission D).

Justicia adhatoda entfaltet seine Hauptwirkung an den Schleimhäuten der Luftwege unter Erzeugung einer starken Reizung mit Tränen der Augen, Niesen und Schnupfen. Es treten Hustenanfälle auf mit erstickender Atemnot. Bemerkenswert ist die Trockenheit an den Schleimhäuten des Mundes, der Nase und des Kehlkopfes. Die Verdauungsorgane sind beteiligt mit Verlust des Appetits, Übelkeit und Erbrechen. Gegenüber äußeren Eindrücken, besonders Geräuschen, besteht eine Überempfindlichkeit.

266.4
Arzneimittelbild

Leitsymptome: Auffallende Überempfindlichkeit gegen alle äußeren Eindrücke, besonders gegen Geräusche.

Geist und Gemüt: Ängstlich und mutlos; Abneigung gegen Unterhaltung und leicht ärgerlich.

Kopf: Völle und Schwere des Kopfes mit Drücken gegen das Vorderhaupt. Hitze im Kopf, Pulsieren in beiden Seiten des Kopfes.

Augen: Brennen der Augen mit Tränenfluss.

Ohren: Jedes Geräusch wird als unerträglich empfunden.

Nase: Flüssiger und reichlicher Schnupfen mit ständigem Niesen, die Nasenlöcher sind wund; Verlust des Geruches und Geschmacks. Der Schnupfen ist verbunden mit schießenden Schmerzen in der Stirne. Zeitweise auch Trockenheit der Nase, dann wieder verstopfte Nase.

Rhinitis

Gesicht: Gesicht rot, heiß und brennend. Nagende Schmerzen im Gesicht.

Mund: Weißer Belag auf der Zunge. **Mund, Zunge und Rachen sind alle trocken.**

Zähne: Schießende Schmerzen in den Zähnen.

Innerer Hals: Trockenheit im Halse, Wundheitsgefühl beim Leerschlucken. Zäher Schleim im Hals, der nur durch wiederholtes Husten entfernt werden kann.

Magen: Völliger Verlust des Appetits, Widerwille gegen jede Nahrungsaufnahme. Übelkeit, Erbrechen von Schleim beim Husten.

Abdomen: Schießender und nagender Schmerz in der Lebergegend. Blähsucht mit Gurgeln im Leib.

Rektum und Stuhl: Lockere Stühle, gemischt mit Schleim, dabei leichte Kolikschmerzen, besser nach dem Stuhl.

Larynx und Trachea: Heiserkeit. Kehlkopf bei äußerer Berührung schmerzhaft.

Laryngitis

Atmung:

Asthma bronchiale

Husten und Expektoration: Husten und Rasseln auf der Brust. **Häufige Anfälle von Husten, begleitet von erstickender Atemnot.** Zeitweise auch **Erbrechen beim Husten. Der Husten ist begleitet von Niesen,** Stichen in der Brust und Röte im Gesicht. Mit Husten werden Blut, schleimige Massen oder zäher, gelblicher Schleim herausbefördert. Die Hustenanfälle **verschlimmern sich deutlich bei Nacht.**

Pertussis
Bronchitis

Brust: ⊙ **Lungenbluten.**

Frost und Frösteln: Frösteln und fiebriges Gefühl.

Allgemein: Puls schnell und hart.

266.5
Dosierung

Gaben zwischen D 3 und D 12 sind zu empfehlen.

266.6
Vergleichsmittel

- Affektionen der oberen Luftwege: Allium cepa, Cinnabaris, Euphrasia officinalis, Iodum purum, Mandragora officinarum (Trockenheit), Mercurius solubilis Hahnemanni.
- Affektionen der tieferen Luftwege: Acidum nitricum, Antimonium tartaricum, Ipecacuanha, Magnesium metallicum, Mercurius solubilis Hahnemanni, Sulphur lotum.

266.7
Literatur

[1] Anshutz EP. Justicia adhatoda. New, old and forgotten remedies. 2. Aufl. Philadelphia: Boericke & Tafel; 1917: 307–325

[2] Schlegel E. Justicia. Deutsche Zeitschrift für Homoeopathie und deren Grenzgebiete 1926: 146

267 Kalium arsenicosum – kali-ar

lt.: Kalium arsenicosum, dt.: Saures Kaliumarsenit, engl.: Fowler's solution, potassium arsenite

267.1
Substanz

Mineralia – Anorganica – Composita – 1. Gruppe[285] – Kaliummetaarsenit – KH_2AsO_3

Es handelt sich um die Solutio Fowleri.

Für die homöopathische Zubereitung verwendet man 1 Teil arseniger Lösung, 1 Teil Kaliumcarbonat, 3 Teile Tinctura lavandula composita und 95 Teile Aqua destillata.

267.2
Anwendung

Homöopathische Anwendung findet die Zubereitung bei trocknen Dermatosen, Kachexie und chronischen Nephrosen (nach Kommission D).

Ebenso bei chronischer **Kardiomyopathie**, bei chronischer **Nephritis** mit Ödemen, bei **Ekzemen** mit Abschuppung, bei **Asthma bronchiale**. Die beiden Komponenten dieses Mittels vereinigen ihre Wirkung bei Erkrankungen des Herzens und der Atmungsorgane. Es kommt in Frage bei allen Indikationen von Arsenicum album, wenn diese mit Spasmen verbunden sind. Die Verschlimmerungszeit liegt zwischen 1 und 3 Uhr. Betonte Empfindlichkeit gegen Kälte, reichlich Schweiße.

267.3
Dosierung

D 4 bis D 5.

267.4
Vergleichsmittel

1. Gruppe Periodensystem der Elemente: Alumen, Causticum Hahnemanni, Kalium bichromicum, Kalium bromatum, Kalium carbonicum, Kalium chloricum, Kalium iodatum, Kalium muriaticum, Kalium nitricum, Kalium phosphoricum, Kalium sulphuricum, Kalium sulphuricum chromicum, Lithium carbonicum, Natrium carbonicum, Natrium fluoratum, Natrium muriaticum, Natrium nitricum, Natrium phosphoricum, Natrium sulphuricum.

Arsen-Arzneien: Antimonium arsenicosum, Arsenicum album, Arsenicum iodatum, Calcium arsenicosum, Chininum arsenicosum, Cuprum arsenicosum, Ferrum arsenicosum.

---

[285] Alkalimetalle: Wasserstoff H, Lithium Li, Natrium Na, Kalium K, Rubidium Rb, Caesium Cs, Francium Fr.

268 Kalium bichromicum – kali-bi

lt.: Kalium bichromicum, dt.: Kaliumdichromat, engl.: potassium dichromate

268.1
Substanz

Mineralis – Anorganica – Composita – 1. Gruppe[286] – Kaliumdichromat – $K_2Cr_2O_7$
Die Substanz bildet orange, nicht hygroskopische, große, trikline Kristalltafeln. Beim Schmelzen wird die Substanz schwarz und nimmt beim Abkühlen wieder ihre orangerote Farbe an.
Homöopathische Verwendung findet Kaliumdichromat.

268.2
Pharmakologie und Toxikologie

Kaliumdichromat ist nephrotoxisch und steht in Verdacht, karzinogen zu sein. Es wirkt allergen. Als starkes Oxidationsmittel wirkt es ätzend auf Haut und Schleimhäute und führt zu einer schlechten Wundheilung.

Bei lokaler Einwirkung durch Chromstaub oder -dämpfe bilden sich eine Desquamation und Ablösung der Nasenschleimhaut aus, welcher rasch Perforationen des Septum nasi folgen. Nach kurzer Zeit ist das ganze Septum der Auflösung verfallen. Zwei Drittel der Arbeiter werden von diesem Prozess betroffen. Bei weniger heftig verlaufendem Ablauf bilden sich in der Nase zähe, elastische, gummiartige Pfröpfe aus, bei deren Ablösung es blutet. Es ist auffallend, dass diese eingreifende Zerstörung ohne große Schmerzen vor sich geht. Auch auf den Gaumen und den Rachen dehnen sich die Geschwüre, die „wie ausgestanzt" aussehen, aus.

Bei berufsexponierten Menschen stellte sich Speichelfluss ein. Es folgten Ulzera an Tonsillen, Pharynx und Uvula mit aschgrauem Belag, perifokaler ödematöser Schleimhautschwellung, braun und livid, monatelang anhaltend.

---

286 Alkalimetalle: Wasserstoff H, Lithium Li, Natrium Na, Kalium K, Rubidium Rb, Carsium Cs, Francium Fr.

268.3
Anwendung

Homöopathische Anwendung findet die Zubereitung bei Schleimhautentzündung der Atemwege, des Magen-Darm-Kanals, des Harnsystems, des Weiteren bei chronischen Ulzera der Haut, Neuralgien und Erkrankungen des rheumatischen Formenkreises (nach Kommission D).

Bei den Arzneimittelprüfungen zeigen sich die verschiedenen Stadien katarrhalischer Entzündung mit Niesen und wässeriger Absonderung mit Empfindlichkeit gegen kalte Luft; Gefühl von Brennen und Trockenheit, Schmerz und Schwellung in der Nase, Ausfluss von dickem, gelbem Schleim. Es tritt ein übler Geruch aus der Nase auf, der auch von ihrem Träger unangenehm empfunden wird. Die Nase ist oft verstopft; Nasenbluten ist häufig.

Therapeutisch findet Kalium bichromicum Anwendung bei *chronischer Rhinitis* mit eitrigblutiger oder zäh-schleimiger Absonderung. Die Schleimhautveränderung erstreckt sich auf den Nasen-Rachen-Raum. Es kommt zur *Sinusitis* mit Druck über der Nasenwurzel, der sich bessert bei eintretender Absonderung. Eine Empfindlichkeit gegen Kälte gehört zum Bilde; nach Möglichkeit ist die Wahl aus den Allgemeinsymptomen beziehungsweise dem Typus zu sichern (Verschlimmerung am frühen Morgen, Verschlimmerung durch Biertrinken). Bei den gewerblichen Vergiftungen ergaben sich Zustände (Geschwüre wie ausgestanzt, Septumperforationen), die sich von syphilitischen Ulzerationen nicht unterscheiden ließen. Es ist daher klar, dass Chrom in der vorantibiotischen Ära auch gegen Syphilis III eingesetzt wurde und sich auch bewährt hat. Dass auch Erfolge beim *Schleimhautpolypen* bei lokaler und oraler Anwendung berichtet wurden, soll nicht unerwähnt bleiben.

Die **tieferen Luftwege** sind ebenfalls stark angegriffen: Kitzeln im Hals und Heiserkeit der Stimme, Anfälle von Husten zuerst trocken, dann mit Auswurf; Husten nach dem Erwachen, nach den Mahlzeiten, bei Bewegung, Atemnot und Beengung ist eine der gewöhnlichen Erscheinungen.

Der Auswurf ist zäh und schmierig, dick und klumpig; schieferartig, gelblich, schwärzlich. Bei Tieren hat man diesen fadenartigen Schleim bis hinab in die kleinen Bronchien gefunden. Bei *Bronchitis* akuter und chronischer Natur und bei *Pertussis* hat Kalium bichromicum eine häufige Erprobung bestanden. Es gehört auch zu den wertvollen Mitteln bei *Asthma bronchiale*. Wenn die Zähigkeit des Schleims mit dem charakteristischen Fadenziehen im Vordergrund steht, ist dem chromsauren Salz der Vorzug zu geben. Die Kälteempfindlichkeit und die Morgenverschlimmerung ist bei beiden die gleiche.

Auch der Mund ist Schauplatz von katarrhalisch-entzündlichen Erscheinungen; die Zunge ist gelblich-weiß bis braun, pelzig belegt, rissig und schmerzhaft. Als Besonderheit wird einmal ein Gefühl eines Haares auf der Zunge oder einer Schnur angegeben.

Der **Rachenring und die Rachenschleimhaut** wird gerötet gefunden mit dem Gefühl von Trockenheit und Kratzen. Es finden sich Speichelfluss, Ulzera der Tonsillen, des Rachens und der Uvula mit aschgrauem Belag, die umgebende Schleimhaut ist geschwollen, braun und livid.

Für *chronische Pharyngitis* mit zäh haftendem Schleim ist Kalium bichromicum eines der wichtigsten Mittel geworden. Auch bei Tonsillitis ist es wohl zu beachten. Selbst bei Diphtherie wird es unter die wirksamsten Mittel gezählt; aus der vorserologischen Zeit wird uns dies von Männern wie Hughes, Farrington und anderen versichert.

Die bei den Prüfungen und Vergiftungen zu Tage tretenden gastritischen Erscheinungen tragen wenig bestimmte Kennzeichen an sich. Man wird sich daher nach den Allgemeinsymptomen richten müssen. Der Morgenverschlimmerung und einem Verlangen nach Bier, das aus den Prüfungen berichtet wird, verdankt Kalium bichromicum eine Empfehlung bei *Gastropathia hypertensiva*.

Bei den Tierversuchen und Vergiftungen wurden längs des ganzen Verdauungstraktes Geschwüre erzeugt. Man kann aber nicht sagen, dass Kalium bichromicum in der ersten Reihe der Geschwürmittel einen Platz gefunden hätte. Verschlimmerung nach dem Essen, aber auch Besserung durch Essen, Abneigung gegen Fleisch und gegen Schwarzbrot, Erbrechen usw., vor allem aber Verschlimmerung durch Biertrinken, leiten zur Wahl; es wurden in geeigneten Fällen auch Erfolge berichtet.

Auch bei den Darmsymptomen fehlen feinere Führungslinien, sodass auch hier Kalium bichromicum keine größere Bedeutung erlangt hat. Wenn ein zäher Schleim beobachtet wird, so kann jedoch Kalium bichromicum in die Wahl gezogen werden (*Colitis mucosa*).

Die Beziehung zu den **Harn- und Geschlechtsorganen** ermangelt ebenfalls der schärferen Charakterisierung. Eine schleimige oder gar zähe Absonderung könnte einen Hinweis abgeben, desgleichen das Gefühl im hinteren Teil der Harnröhre, als ob ein Tropfen steckengeblieben wäre und nicht herausgepresst werden könnte. Eine Leukorrhö aus den weiblichen Geschlechtsorganen von zäher Beschaffenheit, gegebenenfalls mit ulzerösen Prozessen, kann ebenso führend werden.

Wenn wir die Wirkung auf die **verschiedenen Schleimhäute der Organe zusammenfassend** überblicken, so sind es ganz besonders der Nasen-Rachen-Raum und die oberen Luftwege, die an Häufigkeit der Verordnung für Kalium bichromicum in Frage kommen. In zweiter Linie stehen die Bronchien und der Magen, für welche es gewählt wird. Für die anderen Organschleimhäute handelt es sich nur noch um vereinzelte Fälle.

Die Erscheinungen in den **Muskeln, Gelenken, Knochen und peripheren Nerven** ähneln sehr denen von Kalium carbonicum. Sie wechseln häufig die Stelle, treten plötzlich auf und verschwinden wieder. Manchmal sind sie nur auf eine kleine Stelle beschränkt, sodass sich diese mit dem Daumen bedecken lässt. Kälte verschlimmert. Die Reaktion auf Bewegung ist nicht einheitlich, doch wird man als bezeichnender eine Besserung durch Bewegung ansehen dürfen. Unter den Wirkungsbereich fallen *Erkrankungen des rheumatischen Formenkreises* sowie *Neuritiden* und *Neuralgien*. Neuralgien wurden besonders auch im Kopfgebiet damit behandelt und geheilt; nicht selten standen sie im Zusammenhang mit *Sinusitiden*.

268 – Kalium bichromicum – kali-bi

268.4
Arzneimittelprüfung

Die Hauptprüfungen wurden von Arneth (Österreichische Prüfergesellschaft) und von Drysdale (Liverpool) durchgeführt.

Drysdale veröffentlichte Ergebnisse von 7 Prüfern und 9 Vergiftungen [4]. Die österreichische Prüfergesellschaft nahm eine Prüfung an 12 Personen vor und veröffentlichte die Ergebnisse zusammen mit einer ausführlichen Darstellung der Drysdale'schen Prüfung, toxikologischer Daten und Tierversuchen [6]. Riedlin veröffentlichte einen Fall von Vergiftung, bei dem der Prüfer überwiegend den toxischen nahestehende Gaben bis herab zu D 1 gebrauchte [7].

268.5
Konstitution

Bei gewerblichen Vergiftungen in englischen Fabriken sollen dicke und hellhaarige Menschen besonders anfällig gegenüber den Schädigungen von Kalium bichromicum gewesen sein. Ferner sollen bei diesen Leuten die Beschwerden bei heißem Wetter schlimmer gewesen sein, insbesondere die Magensymptome.

Die häufigste Verwendung ist die gegen chronische Pharyngitis und gegen Sinusitis. Kennzeichnend sind dabei zähe, strähnige, selbst fadenziehende Absonderungen. Auch trockene, borkige Krusten in Nase und Rachen. Der tiefgreifende Prozess führt auch zu blutiger Beimengung in dem zähen Schleim und den Borken. Zur Nase und den Nasennebenhöhlen besteht eine oft bewährte Organotropie. Auch hat sich die chronische Tonsillitis mit Detritus tonsillae damit oft rasch gebessert. Als eine bewährte Anzeige galt in der vorantibiotischen Zeit die Syphilis I und II mit Nerven- und Knochenschmerzen auf dieser Basis und syphilitische Ulzera der Schleimhäute und der äußeren Haut. Letztere können auch, wenn die Anzeige für Chrom nicht gegen die von Mercur abzugrenzen ist, mit Mercurius chromicus oxydulatus (D 2 oder D 3) behandelt werden.

Die Verschlimmerung durch das Trinken von Bier bei besserer Verträglichkeit anderer alkoholischer Getränke ist ein recht verlässliches Symptom und hat oft zu einem entscheidenden Erfolg geführt. Dieses Symptom „Verlangen nach Bier", das in der umfangreichen Prüfung nur 1-mal beobachtet wurde, bei der klinischen Arbeit dann durch die Feststellung der „Verschlimmerung durch Biertrinken" ergänzt wurde, kann als typisches Beispiel dafür gelten, wie eine kleine, beinah beiläufige Beobachtung zentrale Bedeutung erlangen und zu einem Schlüsselsymptom werden kann. Die besondere Anfälligkeit dicker und hellhaariger Menschen gegen Kalium bichromicum darf nicht als notwendige Voraussetzung für die Verordnung betrachtet werden.

268.6
Arzneimittelbild

Leitsymptome: Die Absonderung aller Schleimhäute ist zäh und fadenziehend, auch blutig tingiert.

Geschwüre auf der Haut und den Schleimhäuten, die in die Tiefe dringen, wie mit dem Locheisen ausgestanzt.

Empfindlichkeit gegen Kälte, Kälte <.

Heißes Wetter <, besonders die Magenbeschwerden.

Morgens < und ⊙ **zwischen 3 und 5 Uhr**.

Schmerzen in allen Körperteilen, welche häufig die Stelle wechseln.

Rheumatische Schmerzen, Bewegung >.

Essen >.

Frischer Luft >, Wärme >.

In-Gang-Kommen der Sekretion > [287].

⊙ **Bier trinken** < (während andere alkoholische Getränke besser ertragen werden).

Geist und Gemüt: Gedrückte, melancholische Stimmung. Mutlosigkeit, Angst, Menschenscheu. Große Reizbarkeit. Völlige Abneigung gegen geistige Arbeit.

Kopfschmerz: Kopfschmerzen und Schwindel, migräneartige Kopfschmerzen halbseitig. Schmerzen in den Schädel- und Kopfknochen. ⊙ **Kopfschmerzen bei Sinusitis frontalis, die sich bes-**

---

[287] Diese Modalität wird oft stark hervorgehoben, sie kann zur Kennzeichnung aber nicht in besonderem Maße herangezogen werden, da sie eigentlich allen Schleimhautmitteln eigen ist.

sern bei eintretender Absonderung. ☉ Vor den Kopfschmerzen undeutliches Sehen.

Neuralgie zephal
Neuralgie bei Sinusitis

Augen: Augen sondern zähen, gelben Schleim ab. Augenlider brennen und sind geschwollen, Bläschen auf der Hornhaut und Geschwüre. Der Schmerz und die Lichtscheu sind verhältnismäßig gering.

Ulcera corneae

Ohren: Katarrhe des Mittelohrs und der Tube im Zusammenhang mit Rachenkatarrhen. Ziehende und stechende Schmerzen.

Seromukotympanum
Otitis media chronisch mit stinkender Sekretion (Heimann)

Nase: Schnupfen, wässrig, später dickschleimig und eitrig, schließlich **zähe, strähnige, fadenziehende, zuweilen blutige Absonderung; elastische Pfröpfe,** wie Gummi und Krusten, die sich schwer ablösen und dabei bluten. Wundheit des Naseneingangs, verstopfte Nase, **Geschwüre auf der Nasenschleimhaut, wie ausgestanzt und perforierend, ohne Schmerz.** Oft Nasenbluten, Kopfschmerzen und **schmerzhafter Druck über der Nasenwurzel, der sich verschlimmert, wenn die Absonderung stockt.** Schmerzen in den Nasenknochen. Übler Geruch aus der Nase. Verlust des Geruchs.

Rhinitis chronisch
Ulzera nasal
Sinusitis
Rhinitis atrophica mit Perforation
Ozaena

Mund: Zunge dick gelb belegt oder mit roten Rändern, glatt und rissig, mit Zahnabdrücken. **Gefühl eines Haares im Rachen ☉ oder auf der Zunge. Wasserzusammenlaufen im Mund – oder sehr trockener Mund und Zunge.** Bitterer, salziger, saurer oder metallischer Geschmack.

Aphthen
Stomatitis

Zähne: Wandernde Zahnschmerzen.

Innerer Hals: Rachenring rot oder entzündet. **Ausräuspern von viel zähem Schleim am Morgen.** Zäpfchen erschlafft und geschwollen. Belag auf den Tonsillen und am weichen Gaumen. Geschwür wie ausgestanzt in der Mundhöhle mit grauem Belag und gerötetem Hof, am Zahnfleisch, im Gaumen und an den Tonsillen.

Angina tonsillaris chronisch mit Detritus
Pharyngitis chronisch

Äußerer Hals: Schmerzhaftigkeit und Anschwellung der Lymphknoten (des Halses).

Magen: Magenstörungen gastritischer Natur bis zum Auftreten von Geschwüren. Erbrechen schleimig, gallig, auch blutig. Übelkeit, sofort besser nach einigen Bissen Brot. Übelkeit und Erbrechen morgens. Nach dem Essen liegen die Speisen wie eine Last im Magen. Abneigung gegen Schwarzbrot, **Verlangen nach Bier.** ☉ **Schlimmer durch Biertrinken.** Verschlimmerung durch Wassertrinken; aber **großer Durst. Verschlimmerung morgens nach dem Erwachen.** Morgens keinen Appetit. Heißhunger zu ungewohnter Stunde. **Essen bessert oft die Magenbeschwerden sowie die Gemütsverstimmung und das Kopfweh.** Brechreiz vergeht nach einem Stück Brot.

Gastritis
Ulcus ventriculi et duodeni

Abdomen: Die Leber ist geschwollen, mürbe, erweicht (tierexperimentell).

Rektum und Stuhl: Morgendurchfälle. Stühle braun, dünn, schaumartig, bisweilen blutig mit viel Drang.

Diarrhö wässrig
Kolitis

268 – Kalium bichromicum – kali-bi

Blase: Häufiger Harndrang, auch nachts.

Prostata: Stechender Schmerz in der Prostata. Vorsteherdrüsensaft geht beim Stuhlgang ab.

Harnröhre: Beim Harnlassen und lange danach Brennen und Stiche in der Harnröhre. Nach dem Harnen Brennen ganz hinten in der Harnröhre, als ob ein Tropfen Urin dort zurückgeblieben wäre, mit dem Wunsche, ihn herauszupressen.

Urin: Der Harn enthält bei Vergiftungen alle Anzeichen einer Nierenentzündung. Weißes Sediment im Harn und Schleim.

Geschlechtsorgane:
- weiblich: Jucken und Schwellen der Vulva mit Bildung von Pusteln und Geschwüren. Gelbe, weiße Leukorrhö. ⊙ **Zähe, fadenziehende Leukorrhö,** ⊙ **Geschwüre am Muttermund.**

Leukorrhö ätzend und zäh
Ulzera Zervix

Larynx und Trachea: Kehlkopf wund und zäh verschleimt. Stimme heiser und rau. **Gefühl eines Haares im Kehlkopf.**

Laryngitis

Husten und Expektoration: Husten hart, zäh, fadenziehend, schwerlöslich, aber reichlich, Hustenreiz vom Kehlkopf oder der Bifurkation ausgehend.
Der Auswurf kann auch trocken, oder dick gelb, oder dick, bläulich schleimig, oder mit Blut gemischt sein. Husten hervorgerufen durch das Gefühl eines Haares im Kehlkopf, ⊙ **besser durch Wärme,** schlimmer durch Niederlegen. Schlimmer morgens, ⊙ **und zwischen 3 und 5 Uhr.**
Essen bringt Husten hervor.

Reizhusten infolge zäher Sekretabsonderung im Pharynx
Pertussis
Bronchitis
Emphysem
Lungentuberkulose

Rücken:

Lumbalgie

Extremitäten: Stechende, reißende, ziehende Schmerzen in allen Gliedern, oder verrenkt. **Schmerzen in allen Körperteilen, die rasch die Stelle wechseln und wandern, oder plötzlich auftreten und verschwinden.** Hörbares Krachen in den Gelenken, Steifigkeit und Schmerzen in den Gelenken und **tief in den Knochen,** besonders morgens nach dem Erwachen. Große Empfindlichkeit gegen Kälte. Bewegung bessert. (Die bei der Prüfung öfter genannte Angabe der Verschlimmerung durch Bewegung wird man als eine gewissermaßen selbstverständliche Reaktion nicht so hoch werten dürfen wie die auffallendere Beobachtung der Besserung durch Bewegung.) Schmerzanfälle in den Lendenmuskeln.

Ischialgie
Neuralgie
Erkrankungen des rheumatischen Formenkreises
Fibromyalgie

Haut: Bildung von Papeln und Bläschen. Ausgestanzte Geschwüre, die Neigung zeigen, in die Tiefe bis auf die Knochen zu dringen (bei lokaler Anwendung).

Allgemein: Große Erschöpfung und Schwäche, will ständig liegen, kann nicht denken und nicht arbeiten, mit Schläfrigkeit. Sehr empfindlich gegen Kälte, kalte Luft.

268.7 Dosierung

Man wird sich meistens zwischen der D 4 und D 12 halten. Bei Syphilis kommt auch die D 3 in Anwendung. Bei der D 4 wird von Nebenerscheinungen am Magen berichtet, welche Übergang zu höheren Potenzen nahelegen.

268.8 Vergleichsmittel

- 1. Gruppe Periodensystem der Elemente: Alumen, Causticum Hahnemanni, Kalium arsenicosum, Kalium bromatum, Kalium carbonicum, Kalium chloricum, Kalium iodatum, Kalium muriaticum, Kalium nitricum, Kalium phosphoricum, Kalium sulphuricum, Kalium sulphuricum chromicum, Lithium carbonicum, Natrium carbonicum, Natrium fluoratum, Natrium muriaticum, Natrium nitricum, Natrium phosphoricum, Natrium sulphuricum.
- Chrom-Arzneien: Kalium sulphuratum chromicum, Mercurius chromicus oxydulatus.
- Ozaena: Argentum nitricum, Asa foetida, Magnesium fluoratum, Mercurius solubilis Hahnemanni, Syphilinum.
- Syphilis Stadium III: Mercurius chromicus oxydulatus.
- Asthma bronchiale: Kalium carbonicum.
- Zähe fadenziehende Absonderung: Coccus cacti.
- Gefühl eines Haares auf der Zunge und im Rachen: Natrium muriaticum, Silicea terra.
- Landkartenzunge: Natrium muriaticum, Taraxacum officinale.
- Husten zwischen 3 und 5 Uhr: Ammonium bromatum, Causticum Hahnemanni, Hedera helix, Iodum purum, Kalium carbonicum, Kalium bromatum.
- Sinusitis: Acidum fluoricum, Bromum metallicum, Cinnabaris, Gelsemium sempervirens, Hepar sulphuris, Hydrastis canadensis, Iodum purum, Luffa operculata, Mercurius iodatus ruber.
- Essen >: Acidum fluoricum, Anacardium orientale, Calcium fluoratum, Chelidonium majus, Graphites naturalis, Hedera helix, Iodum purum, Mandragora officinarum, Petroleum crudum.
- Otitis media chronisch mit stinkender Sekretion: Tellurium metallicum.

268.9 Kasuistik

268.9.1 Ischialgie

Vor kurzem habe ich eine Patientin behandelt, Frau M. Gr., 53 Jahre. Sie kam im November 1957 von einer Reise nach Hamburg mit geradezu dramatischen Ischiasbeschwerden an. Patientin wurde vom Zuge mit dem Krankenwagen in ihre Wohnung gebracht und sollte eigentlich sofort ins Krankenhaus geschafft werden. Sie weigerte sich aber und ließ mich rufen. Sie hatte damals für ihren Ischialgie eine ausgesprochene Symptomatik für Gnaphalium polycephalum D 3. Das Mittel besserte die Ischialgie so weit, dass die Patientin wieder gehen konnte, aber immer waren noch leichte Beschwerden im linken Unterschenkel, vor allen Dingen am Außenrande des linken Fußes vorhanden. Der Fuß war kalt, kribbelte, und die Patientin hatte auch ein ausgesprochenes Schwächegefühl am Außenrand des Fußes. Alle möglichen Mittel wurden ausprobiert, nichts half. Patientin fand sich mit diesen Beschwerden ab und kehrte erst aus einem völlig anderen Grunde Mitte Dezember 1958 zu mir in die Sprechstunde zurück. Dabei gab sie an, dass ihre Ischiasbeschwerden immer noch vorhanden seien, aber ihr sei aufgefallen, dass sie sich jedes Mal verschlimmerten, wenn sie Bier trank. Ich fragte sie ausdrücklich, wie andere Alkoholika sich zu diesen Beschwerden verhielten. Sie gab mir aber ganz eindeutig an: „Nein, nur Bier verschlimmert sofort die Ischias!" Auch hier wählte ich Kalium bichromicum D 4. Die Patientin bekam 3-mal täglich 1 Tablette. Nach 14 Tagen kam sie wieder und fragte mich, warum ich ihr vor 1 Jahr nicht dieses Mittel gegeben habe, sie sei sämtliche Beschwerden los und habe sich noch nie so wohl gefühlt. Das Kältegefühl am Außenrand des Fußes sei fort. Die leichte Lähmigkeit, die sie im Fuß gehabt hat, bestünde nicht mehr. Alles sei weg, und sie sei wieder normal, wie sie in jungen Jahren gewesen war. Ich darf noch nachtragen, dass ich selbstverständlich früher und auch in jüngster Zeit Hauttemperaturmessungen gemacht habe und tatsächlich 1½ bis 2°C Unterschiede am rechten Unterschenkel gegenüber dem linken feststellen konnte. Diese Differenzen in der Hauttemperatur waren neuerdings nicht mehr vorhanden. So war auch objektiv das Geschehen im praktischen Sinne geheilt, wobei ich gestehe, dass die Nachbeobachtungszeit noch nicht lang genug ist, um von einer endgültigen Heilung in diesem Falle zu sprechen.

268.9.2 Ulcus duodeni

Herr Werner Ö., geb. 21.11.10, Beruf selbstständiger Ingenieur. Der Patient klagte, dass er seit 1947 alle ½ Jahre, und zwar im Frühjahr und im Herbst, Magenbeschwerden habe. Es sei seinerzeit ein Magengeschwür festgestellt worden. Seit 20 Jahren sei auch die Schilddrüse vergrößert, er sei immer etwas nervös gewesen. Vor 8 Jahren habe er eine Magenblutung gehabt. Aber, was für ihn ganz besonders charakteristisch war: Jedes Mal, wenn er Alkohol trank, bekam er krampfhafte Schmerzen, die sich vom Epigastrium bis hoch in die Brust hinaufzogen und in die rechte Schulter und den rechten Arm ausstrahlten. Der Patient war bisher allen möglichen Behandlungen ausgesetzt gewesen; aber nichts hatte Erfolg, weder Rollkuren noch alle möglichen magenspezifischen Injektionen und ulkusspezifischen Heil- und Arzneimittel der Schule sowie Diätkuren. Immer traten regelmäßig 1 bis 2 Stunden nach dem Trinken von Alkohol Magenbeschwerden auf.

Ich habe den Patienten eingehend untersucht. Rotes und weißes Blutbild waren in Ordnung, die Blutsenkung mit 5/11 völlig normal, die Serumlabilitätswerte im Blut waren ebenfalls normal, der Weltmann[288] betrug 0,25 mg%, der Takata 100 mg%, das Serumbilirubin 0,25 mg%. Der Cadmiumtest war negativ, auch der Thymoltest. Die Elektrophoresewerte zeigten völlig normale Ergebnisse. Ich ließ den Patienten dann röntgen, und hierbei ergab sich ein ganz deutlicher Kardiospasmus neben einer Gastritis und einem alten, narbig abgeheilten Ulcus duodeni, das aber röntgenologisch keine Zeichen für eine Aktivität mehr aufwies. Was lag näher, als dem Patienten zunächst einmal Nux vomica D 6 zu geben, vor allen Dingen, weil er auch bei genauer Anamnese angab, dass er leicht zu Ärger geneigt sei und sich auch sehr schnell aufrege. Der Effekt war gleich Null. Ich habe den Patienten absichtlich von Zeit zu Zeit Alkohol trinken lassen, um festzustellen, ob seine Alkoholempfindlichkeit sich geändert hatte. Aber hier war alles gleichgeblieben, im Gegenteil, es war sogar etwas Neues hinzugekommen. Der Patient klagte jetzt auch über Nierenbeschwerden; es zeigte sich im linken Nierenbecken ein kleiner Stein, und wegen der mit dem Grießabgang verbundenen Schmerzen hatte der Patient Proyphenazon-Codein-Supp. genommen. Er hatte daraufhin einen nesselartigen Ausschlag bekommen. Unter diesem nesselartigen Ausschlag waren die Magen-Darm-Beschwerden noch weit mehr geworden. Dem Patienten war das besonders unangenehm, weil er als Industrieller öfters zu Alkoholkonsum im Kreise seiner Geschäftsfreunde gezwungen war. Aber nun gab der Patient zu seiner Alkoholempfindlichkeit etwas ganz Spezifisches an: Er sagte: „Es ist noch längst nicht gleichgültig, was für Alkohol ich trinke. Am besten vertrage ich Kognak und sonstige Schnäpse. Dann kommt in der Reihenfolge Wein, von dem ich aber im Allgemeinen auch größere Mengen vertrage; aber ganz schlimm ist es bei Bier. Schon 1 Glas Bier genügt, um mir nach 1 bis 2 Stunden schauderhafte Magenkrämpfe zu erzeugen." Damit war das Signal gefallen: Überempfindlichkeit gegen Bier = Kalium bichromicum. Und hier passt sich ja Kalium bichromicum ganz hervorragend in den Reaktionsablauf überhaupt ein. Kalium bichromicum passt sowohl toxikologisch als auch in der homöopathischen Arzneimittellehre zum Ulcus duodeni. Sie wissen, dass Chrom-Arbeiter nicht nur Septumnekrosen in der Nase, sondern auch in besonderem Maße Duodenalulzera bekommen. Kalium bichromicum macht aber auch Nierenkonkremente. Es steht eindeutig in allen Arzneimittellehren: weißes Sediment und zäher Schleim im Urin. Ganz besonders charakteristisch ist aber nach den Arzneimittelprüfungssymptomen die Verschlimmerung aller Beschwerden nach dem Trinken von Bier.

Der Patient bekam Kalium bichromicum D 4, 3-mal täglich 1 Tablette. Nach 4 Wochen kam er wieder und gab an, dass er keinerlei Beschwerden mehr habe. Ich ließ ihn dann mehrere Abende hintereinander mit Absicht reichlich Bier trinken, späterhin auch noch andere Alkoholika. Er hat keinerlei Beschwerden daraufhin gehabt und ist bis

---

[288] Überholter Laborparameter zur Differenzierung akuter von chronischen Erkrankungen. Bei Zunahme der α- und β-Globuline zeigt sich ein verkürztes Weltmannband.

heute, fast 1 Jahr nach Beginn der Behandlung, völlig beschwerdefrei, also im praktischen Sinne geheilt. Röntgenologisch ist auch nichts mehr nachzuweisen. Der Kardiospasmus ist verschwunden, die Ulkusnarbe besteht natürlich nach wie vor, aber die Gastritis, die vorhanden war, ist nicht mehr da. Der Stein ist nach wie vor da, aber ruhig. (nach Schwarzhaupt [8])

268.10
Literatur

[1] Allen TF. Kali bichromicum. Encyclopedia of pure Materia Medica. Bd. 5, 10. New York: Boericke & Tafel; 1874–1880: 213–264, 556–557

[2] Arneth FH. Physiologische Prüfung des doppelt chromsauren Kali. Oesterreichische Zeitschrift für Homöopathie 1847; 3 (2, 3): 252–382, 439–513

[3] Clarke JH. Kali bichromicum. Dictionary of practical Materia Medica. Bd. 2.1. London: Homoeopathic Publishing Company; 1900–1902: 87–98

[4] Drysdale. Kalium bichromicum. Londoner Medicale Gazette 1844; March 1

[5] Hughes R. Kali bichromicum. Cyclopaedia of Drug Pathogenesy. Bd. 2, 4. London: Gould; 1886–1891: 162–216, 665, 616–619

[6] Österreichische Prüfgesellschaft. Kalium bichromicum. Österreichische Zeitschrift für Homöopathie 1943 (3)

[7] Riedlin. Toxikologische Prüfung Kalium bichromicum. Deutsche Zeitschrift für Homoeopathie und deren Grenzgebiete 1928: 430

[8] Schwarzhaupt W. Wann bestimmen einzelne, eigenartige Symptome die Arzneimittelwahl und machen das Mittel zum Heilmittel (Organon §§ 152 ff.)? Deutsche Homöopathische Monatsschrift 1959; 10 (5): 204–205

269 Kalium bromatum – kali-br

lt.: Kalium bromatum, dt.: Kaliumbromid, engl.: potassium bromide

269.1 Substanz

Mineralia – Anorganica – Composita – 1. Gruppe[289] – Kaliumbromid – KBr

Es handelt sich um farblose, würfelförmige, luftbeständige Kristalle. Kaliumbromid bildet keine Hydrate.

Homöopathische Verwendung findet Kaliumbromid.

269.2 Pharmakologie und Toxikologie

Brom-Ionen wirken sowohl auf die motorische als auch sensorische Erregbarkeit des Neocortex sedierend. Brom kann Chlor aus wichtigen physiologischen Strukturen verdrängen und kumuliert im Organismus, sodass Bromverbindungen als Sedativum heute keine Bedeutung mehr haben.

Toxikologische Erscheinungen zeigen sich im klinischen Bild des Bromismus. Es ist gekennzeichnet durch Minderung der Merk- und Konzentrationsfähigkeit, Insomnie und Dermatitiden (Bromakne).

269.3 Anwendung

In der Medizin hat die Substanz, deren sedative Wirkung seit dem 19. Jahrhundert bekannt ist, keine Bedeutung mehr.

Homöopathische Verwendung findet die Zubereitung bei Erregungszuständen des Zentralen Nervensystems, Epilepsien, Pavor nocturnus, Somnabulismus und Insomnie, Minderung der Erregbarkeit des Gehirns wie Parästhesien, Apoplex, Hypomnesie und bei Acne vulgaris (nach Kommission D).

Tritt oft an Stelle des elementaren Broms bei Brom-Indikationen des Zentralnervensystems und hat gute Empfehlungen bei *Akne* und *Psoriasis*.

Zentralnervensystem, **Haut** und Schleimhäute. Vom elementaren Brom unterscheidet es sich durch seine stärkere Beziehung zur Haut, wie *Akne*, *Ekzeme* aller Art, **Psoriasis** und durch seine länger anhaltende Wirkung. Auch die Beziehung zum Nervensystem wird durch das Kalisalz verbreitert. Die Beziehungen zu den Genitalien lassen sich aus der Affinität zu den Nerven und zu den Gonaden beider Bestandteile erklären. Diese sowie die Brüste schwellen zuerst an, um dann später zu atrophieren (Brom). Die Kenntnis der Arzneiwirkung stammt zum Teil aus Arzneimittelprüfungen, zum Teil aus Nebenwirkung bei arzneilicher Verwendung und aus Schlüssen ex juvantibus[290].

Im Zentralnervensystem bewegt sich die Spanne der Wirkung zwischen psychischer Erregung, motorischer Unruhe und Neigung zu Spasmen wie *Singultus*, spastischer *Husten*, *sexueller Überreizung* und *Insomnie* mit nächtlichem Aufschrecken einerseits und *Depression* mit Verminderung der geistigen Ansprechbarkeit, Verlangsamung der zerebrospinalen Funktionen, Gedächtnisschwäche, Sprachstörungen und Gangstörungen (schwankend), Herabsetzung der Reflexe und Verminderung der Berührungsempfindlichkeit, der Schmerzempfindung und der sexuellen Potenz andererseits. Dabei kann die Verminderung der Reagibilität durch Phasen von Unruhe und Überreizung unterbrochen sein.

269.4 Arzneimittelbild

Leitsymptome: Umherbewegen >.
Ablenkung >.
Wärme < (wie bei den anderen Halogenen), Überhitzung <.

---

[289] Alkalimetalle: Wasserstoff H, Lithium Li, Natrium Na, Kalium K, Rubidium Rb, Caesium Cs, Francium Fr.

[290] Klinische Beobachtung.

Geist und Gemüt: Zuerst Erregung des Gehirns, später Apathie und Betäubung. Ängstliche Vorstellungen und Wahnideen, glaubt sich verfolgt. Religiöse Wahnideen.

☉ **Kinder fahren nachts mit Schreck auf und schreien, nächtliche Angstanfälle.**

Melancholie, Neigung zu Selbstmord, Apathie, **Gedächtnisschwäche. Kann die Worte nicht finden, lässt Worte und Silben aus.** Schwinden der geistigen Kräfte.

☉ **Epileptische Krämpfe, besonders während der Menses, bei den obigen Gemüts- und Nervensymptomen. Nervöse Unruhe, ist ständig geschäftig.**

Depression
Delirium tremens
Amnesie auch postapoplektisch
Pavor nocturnus

Schwindel: Schwanken beim Gehen. Der Boden versinkt.

Kopf:

Durchblutungsstörung zerebrovaskulär

Gesicht: Bleich oder erdgraue Gesichtsfarbe.

Mund: Speichelfluss, fauliger Geschmack im Mund, übler Mundgeruch. Empfindungslosigkeit des Mundes, erschwertes Schlucken vor allem von Flüssigem.

Innerer Hals: Empfindungslosigkeit des Schlundes.

Magen: Krampfartiger Schluckauf, Durst und Appetit gesteigert.

Gastroenteritis

Rektum und Stuhl: Durchfälle ☉ **grünwässrig.**

Geschlechtsorgane:
- männlich: Erektile Dysfunktion. Libido vermindert und erloschen oder ungewöhnlicher Trieb mit ständigen Erektionen. ☉ **Pollutionen mit verliebten Träumen.** Herabgesetzte Empfindung der Geschlechtsorgane. Dabei Gedächtnisschwäche und andere nervöse Erscheinungen.

Überreizung sexuell
Dysfunktion erektil

Husten und Expektoration: Krampfhafter, harter Husten ☉ **mit Erstickungsanfällen und Schleimrasseln.** ☉ **Husten schlimmer zwischen 3 und 5 Uhr.**

Pseudokrupp
Pertussis
Asthma bronchiale

Extremitäten: Ruhelosigkeit der Hände. Hände und Finger in ständiger Bewegung, ☉ **muss immer mit etwas spielen oder klopft mit den Fingern auf den Tisch.** Zittern der Hände. Reflexe erloschen. Taubheit und Kribbeln in den Gliedern.

Schlaf:

Insomnie

Haut: Akne an allen Körperteilen und seborrhoische Ekzeme. Pustulöse Prozesse. Empfindung an der Haut und den Schleimhäuten herabgesetzt.

Ekzem seborrhoisch
Acne vulgaris
Rosacea
Psoriasis

Allgemein: Abmagerung und Erschöpfung.

Epilepsie

269 – Kalium bromatum – kali-br

269.5 Dosierung

D 6 bis D 30.

D 3 bis D 6 wird am meisten verwendet. Auch einige Körner des reinen Salzes werden empfohlen. – Die Haltbarkeit ist sehr beschränkt, weshalb man auf frische Präparate bedacht sein muss.

269.6 Vergleichsmittel

- 1. Gruppe Periodensystem der Elemente: Alumen, Causticum Hahnemanni, Kalium arsenicosum, Kalium bichromicum, Kalium bromatum, Kalium carbonicum, Kalium chloricum, Kalium iodatum, Kalium muriaticum, Kalium nitricum, Kalium phosphoricum, Kalium sulphuricum, Kalium sulphuricum chromicum, Lithium carbonicum, Natrium carbonicum, Natrium fluoratum, Natrium muriaticum, Natrium nitricum, Natrium phosphoricum, Natrium sulphuricum.
- Unruhe der Hände und Füße, sind in ständiger Bewegung: Agaricus muscarius, Tarantula hispanica, Zincum metallicum.
- Husten, heftig, spastisch: Ammonium bromatum, Belladonna, Hedera helix, Hepar sulphuris, Spongia tosta.
- Husten zwischen 3 und 5 Uhr: Kalium carbonicum.
- Pavor nocturnus: Apis mellifica, Hyoscyamus niger, Stramonium, Tuberculinum, Zincum metallicum.
- Wärme <, Überhitzung <: andere Halogene wie Fluor, Chlor, Bromum, Iod.
- Gonaden und Brüste schwellen zunächst an, um später zu atrophieren: Bromum.

269.7 Literatur

[1] Allen TF. Kali bromatum. Encyclopedia of pure Materia Medica. Bd. 5, 10. New York: Boericke & Tafel; 1874–1880: 264–280, 557–558

[2] Clarke JH. Kali bromatum. Dictionary of practical Materia Medica. Bd. 2.1. London: Homoeopathic Publishing Company; 1900–1902: 99–106

[3] Hughes R. Kali bromatum. Cyclopaedia of Drug Pathogenesy. Bd. 1, 4. London: Gould; 1886–1891: 606–618, 619–620

270 Kalium carbonicum – kali-c

lt.: Kalium carbonicum, dt.: Kaliumcarbonat, Pottasche, engl.: potassium carbonate

270.1 Substanz

Mineralia – Anorganica – Composita – 1. Gruppe[291] – Kaliumcarbonat – K_2CO_3

Es handelt sich um ein weißes, körniges Pulver. Historisch verbrannte man zu seiner Gewinnung Holz und anderes Pflanzenmaterial. Die entstandene Asche laugte man in Holzgefäßen mit Siebböden aus und dampfte dann die entstandenen Laugen in Pötten ein. Die nach dem Eindampfen verbliebene Substanz bekam den Namen Pottasche. Um sie von weiteren kohligen Überresten zu befreien, wurde sie nochmals geglüht. Die Pottasche fand unter vielem anderen Verwendung bei der Seifenherstellung in Verbindung mit Fetten.

Homöopathische Verwendung findet Kaliumcarbonat.

270.2 Pharmakologie und Toxikologie

Die Substanz ist ungiftig. Kalium liegt im Organismus hauptsächlich intrazellulär vor und ist durch den dadurch entstehenden K+-Gradienten maßgeblich für die Aufrechterhaltung des elektrischen Membranpotenzials verantwortlich. Verschiebungen im Säure-Basen-Haushalt greifen stark in die Verteilung der Kalium-Ionen ein. Besonders empfindlich sind hier die Herzmuskelzellen auf Hypokaliämie, < 3,5 mmol/l. Diese depolarisieren bei Hypokaliämie unter einen bestimmten Schwellenwert, obwohl der Gradient steiler wird. Dies führt primär zu Arrhythmien wie ventrikulären Extrasystolen. Die meisten Hypokaliämien sind medikamenteninduziert. Eine Hyperkaliämie mit Plasmaspiegeln > 8 mmol/l bewirkt eine Dauerdepolarisation und führt dadurch zum Herzstillstand.

[291] Alkalimetalle: Wasserstoff H, Lithium Li, Natrium Na, Kalium K, Rubidium Rb, Caesium Cs, Francium Fr.

Aldosteron, ein Mineralocorticoid der Nebennierenrinde, wird durch hohe Serumkaliumkonzentrationen freigesetzt und führt an den Sammelrohren der Niere zu einer erhöhten Permeabilität für Kalium. Dieses wird zu 90 % renal eliminiert.

270.3 Anwendung

Homöopathische Anwendung findet die Zubereitung bei chronischen Entzündungen der Atemwege, der Pleura, bei Kardiopathien, Ödemen, Arthrosen des Skelettsystems, bei allgemeiner Schwäche, Dysmenorrhö und Gestosen (nach Kommission D).

Bei der **Arzneimittelprüfung** wurde eine Unverträglichkeit von Milch sowie auch von Fleisch gefunden. Es ergaben sich wenige Herzsymptome. Kalium carbonicum hat seine Hauptbeziehungen:

1. zum **Kreislauf und Herzen**. Schwäche, Entzündung und Entartung des Herzmuskels, auch akute **Endokarditis** sowie subakute und chronische Stadien. Starke Wirkung auf den kleinen Kreislauf, *Stauungsbronchitis*. Nicht auszunehmen ist die Kreislaufdekompensation. Die Fälle, in denen es bei Herzinsuffizienz hilfreich ist, sind jedoch relativ selten, sodass man keine Therapie darauf gründen kann. Doch gibt es Fälle, wo man die ergotropen Mittel der Digitalis-Reihe durch Kalium carbonicum ersetzen kann oder beide nebeneinander eine Hebung der Leistungsfähigkeit und subjektive Erleichterung der Herzbeschwerden, welche mit Digitalisglykosiden nicht allein erreicht werden konnten, bewirken.

W. Zimmermann vom Homöopathischen Krankenhaus in Höllriegelskreuth weist darauf hin, dass sowohl die Hypokaliämie wie die Hyperkaliämie eine Anzeige für die Verwendung von Kalium carbonicum geben können.

„Toxikologisch zeigt sich, daß eine **Hyperkaliämie** im EKG zuerst eine Erhöhung der T-Wellen, eine Erhöhung von R und eine Vertiefung von S macht. Klinisch treten Parästhesien und tetanische Erscheinungen auf, Zeichen beginnender Atemlähmung bei noch erhaltenem Bewußtsein. Bei dem tödlichen Kalium-Gehalt von 40 mg% kommt es schließlich zu Lähmungen der Extremitäten, zu einem Verschwinden der Vorhofwellen im EKG, zu einer erheblichen ST-Senkung, Verlängerung der Q-Dauer und zu einem totalen Herzblock mit tödlichem Ausgang. Die ungleich häufigere **Hypokaliämie** in der Folge von Durchfällen, renalen Kalium-Verlusten usw. zeigt jedoch eine Tachykardie, eine Adynamie der Muskulatur, eine Hypotonie der Muskulatur, eine Hypotonie und Oligurie. Diese beiden kaliumbedingten Zustandsbilder ließen interessante klinische Beobachtungen machen, die vor allem ein Beitrag zur Dosierungsfrage sein können und die Enantiotropie homöopathischer Mittel bestätigen."

2. auf die Atmungsorgane, besonders chronische *Rhinitis* und *Pharyngitis, Bronchitis, Lungentuberkulose* und akute exsudative sowie chronische *Pleuritis, Asthma bronchiale.*

Auch bei **Lungentuberkulose** gehört Kalium carbonicum in die engste Wahl. Bei *Pleuritis exsudativa* habe ich überzeugende Wirkung mit rascher Beseitigung großer Exsudate gesehen. Bryonia alba hat hier Besserung durch Liegen auf der kranken Seite, Kalium carbonicum dagegen Verschlimmerung gebracht. Allen rät von der Verwendung der Kalisalze bei fieberhaften Erkrankungen ab. Für diese Beschränkung ist kein Grund einzusehen. In geeigneten Fällen hochfieberhafter Pleuritis, akuter rheumatischer Arthropathien und Fieber habe ich Kalium carbonicum entscheidende Besserung bringen sehen.

3. zu den **Bewegungsorganen**, besonders Muskeln und Gelenken: Große Muskelmüdigkeit und Kraftlosigkeit, subakute und chronische rheumatische Myo- und Arthropathie. Bewegung bessert meist.

4. fernerhin zu dem gesamten **zentralen Nervensystem**. Allgemeine Überempfindlichkeit und *Depression*, Ängstlichkeit und Schreckhaftigkeit. Die Sinnesnerven, Augen, Ohren sind gereizt. Die Berührungsempfindlichkeit ist bis zur Schmerzhaftigkeit gesteigert.

5. die **Geschlechtsorgane** der Männer und Frauen: Menses zu früh und zu stark oder zu spät und zu schwach, Neigung zu **Abort**, Verschlimmerung aller Symptome durch die Vorgänge des Geschlechtslebens wie Menses und Koitus.

Bei **habituellem Abort** scheint Kalium carbonicum nach eigenen Erfahrungen von auffallender Verlässlichkeit zu sein; es verdient hier entschieden als Prophylaktikum große Beachtung.

Bei **Menorrhagie** infolge *ovarieller Insuffizienz* oder infolge *Myoms* gehört es zu den wirksamsten Mitteln, wenn man die konstitutionelle Lage damit trifft. Auch entzündliche Zustände des weiblichen Genitale fallen unter die Wirksamkeit von Kalium carbonicum. Bei jungen Mädchen in der Menarche kann es sowohl eine zu häufige und zu starke wie auch eine zu seltene und zu schwache Menses regulieren, wenn man sich der Mühe unterzieht, auf die Gesamtkonstitution zu achten und auf diese hin die Verordnung zu treffen.

Die Besetzung der **Verdauungsorgane** durch Kalium carbonicum steht weniger im Vordergrund. Bewährt hat es sich mir nur bei *Obstipation* und bei *Hämorrhoiden*, wenn sie Begleiterscheinungen anderer für Kalium carbonicum sprechender Zustände waren. Auch *Koliken* der Bauchorgane mit Blähsucht können Kalium carbonicum weichen.

Die **Parodontitis** und die **chronische Tonsillitis** mit den bezeichnenden *Detritus* wird in auffallender Weise gebessert. Kalium carbonicum hat weiter große Bedeutung bei **chronisch-rheumatischen Arthropathien** und der *Gicht*. Die Verschlimmerungszeit, die große Empfindlichkeit gegen Kälte und manchmal eine Besserung durch Bewegung führen auf das Mittel. Es wird hier machtvoll unterstützt durch Zwischengaben von Lycopodium clavatum.

270.4
Konstitution

Der Typus ist gekennzeichnet durch eine nervöse Erregbarkeit. Die Kranken stehen unter ihrer Verzagtheit und Ängstlichkeit wie unter einer dunklen Wolke. Sie sind für alle Aufregungen sehr zugänglich, ihre Herzbeschwerden verschlimmern sich dadurch. Sie führen ihre Herzbeschwerden oft auf diese zurück. Auch eine große Schreckhaftigkeit plagt diese Menschen, denen das wünschenswerte „dicke Fell" fehlt. Ihre Schmerzen empfinden sie sehr lebhaft. Neben Phosphorus und Zincum metallicum ist Kalium carbonicum ein wichtiges Mittel bei konstitutioneller Neurasthenie. Die

Rückenschwäche, welche die Patienten veranlasst, sich niederzulegen oder anzulehnen, beruht zum Teil auf der Reizung der Rückenmarksnerven, zum Teil auf der ganz allgemein bestehenden Muskelschwäche. Der Ernährungszustand ist meist gut, sie machen einen wohlgenährten Eindruck. Doch beruht dies auf einem Wasserreichtum des Gewebes. Die viel hervorgehobene Neigung zu Pastosität, ja selbst zu Ödemen, scheint mir jedoch einseitig und übertrieben zu sein. Mit diesem als obligat hingestellten Kennzeichen will man dem Arzt die Auffindung des Typus erleichtern, und in voll ausgebildeten Kalium-Fällen wird man diese Gedunsenheit auch oft finden; aber sie ist keineswegs die Voraussetzung für die Wahl von Kalium carbonicum. Wenn diese Gedunsenheit zutrifft, so ist sie die Folge von Wasserretention im Gewebe und von verlangsamter Blutzirkulation, welche wiederum eine Verlangsamung der Oxidation mit sich bringt. Nicht selten jedoch zeigt der Kali-Patient sogar hagere, zartgliedrige Formen. Vielleicht ist in dieser etwas einseitigen Typisierung der Grund für die im Verhältnis zu der bedeutenden physiologischen Rolle auffallend seltene Verwendung des Mittels in der Homöopathie zu sehen, was beim Kranken dieselbe Bedeutung als Heilmittel gewinnen kann, wie es sie im normalen Stoffwechsel hat. Ein anderer Grund ist die seitherige ungenügende Zuordnung zu bestimmten Geweben und Organen wie auch zu bestimmten klinischen Zuständen.

Der Kali-Patient ist müde und kraftlos, er leidet unter einer Muskelschwäche, wobei die Schwäche des Herzmuskels wohl am stärksten hervortritt. Letztere ist mit einer Bangigkeit und mit Angstgefühlen verbunden, stechende Schmerzen werden meist angegeben, die bei jeder geringen Anstrengung und auch bei jeder Aufregung zunehmen. Angst steigert seine Herzbeschwerden, und die Herzbeschwerden erhöhen seine erregte Bangigkeit. Er ärgert sich leicht und möchte gern lospoltern und seinem Ärger Luft machen. Doch kann er sich das nicht leisten, da sein Herz dieser Leistung nicht standhält; er muss seinen Ärger still in sich hineindrücken.

Bei den Erkrankungen des rheumatischen Formenkreises sind es die Besserung durch Bewegung, durch welche sich die auch hier zutage tretende Kreislaufschwäche zu erkennen gibt, und der häufige Ortswechsel der Beschwerden, welche den Fall präzisieren. Die besondere Empfindlichkeit gegen Kälte durchzieht das ganze Mittel und macht sich auch hier geltend.

Bei Schwäche der Keimdrüsen und dadurch bedingten Leiden der Frauen wird Kalium carbonicum viel zu wenig gebraucht. Es kann sich um Menorrhagien wie auch um Hypomenorrhöen handeln, um Erschwerung der Menarche oder um Myomblutungen. Auch entzündliche Zustände und Leukorrhö gehören hierher. Der besondere Hinweis ist durch die Gesamtkonstitution gegeben, verrät sich aber auch durch die Rückenschwäche und die starken Kreuzschmerzen.

Auch bei allergischen Erkrankungen ist es in Betracht zu ziehen. Jedenfalls halte ich Kalium carbonicum für eines unserer besten Mittel beim Asthma bronchiale. Die Infektneigung, welche bedingt, dass jeder Schnupfen einen Asthmaanfall nach sich zieht, bringt hier den Therapeuten neben den gesamtkonstitutionellen Gegebenheiten auf die richtige Spur.

270.5 Arzneimittelbild

Leitsymptome: Allgemeine Spannungslosigkeit und Schwäche. Anfallweises Auftreten von ohnmächtiger Schwäche.

Lebt in ständiger Angst.

Großes Bedürfnis nach Wärme und Neigung zu Erkältungen.

Schmerzen haben stechenden Charakter, sie wandern und ziehen hin und her. Bewegung bessert oft. Rücken- und Kreuzweh ⊙ **bei Affektionen der Rückenmuskeln, der Lendenwirbel- und Kreuzbeingelenke, der Nerven, des Herzens, der Lungen oder bei Gebärmutterleiden**.

Schwäche, Schweiße und Rückenschmerzen werden als eine wichtige Trias bezeichnet.

Bedürfnis, sich anzulehnen oder niederzulegen wegen Rückenschwäche.

Schwäche des Herzens mit Stichen in der Brust und am Herzen, zum Rücken durchgehend.

Husten und Herzbeschwerden verschlimmern sich durch Niederlegen und bessern sich beim Aufrichten und Umhergehen (Stauung).

Kälte und Luftzug <, Wärme >. Bei Wärmeanwendung wandern die Schmerzen an eine andere Stelle.

Das stets genannte Säckchen an den oberen Augenlidern (klinisches Zeichen nach v. Bönninghausen) scheint keine führende Bedeutung zu besitzen, es kann jedoch als Anzeichen des allgemeinen Wasserreichtums des Gewebes aufgefasst werden.

Morgens zwischen 3 und 5 Uhr < nach dem Aufstehen morgens.

Auch eine Verschlimmerung des Hustens abends nach dem Niederlegen ist häufig. Gegen Nachmittag >.

Verschlimmerung aller Beschwerden beim Liegen auf der kranken Seite (Bryonia umgekehrt).

⊙ **alle Beschwerden nach Geschlechtsverkehr <** und während der Menses <.

Geist und Gemüt: Ungewöhnlich leicht erregbar; **verzagt und voll Angst, lebt ständig in Furcht.** Neigung zum Weinen, ist sehr heruntergestimmt.

Fürchtet sich vor dem Alleinsein, sucht Gesellschaft, um sich zu erheitern; aber auch Abneigung gegen Gesellschaft. **Große Schreckhaftigkeit,** vorzüglich bei leiser Berührung des Körpers. **Überempfindlich gegen Schmerz, Geräusch oder Berührung.**

Kinder verlangen bei Nacht, dass ein Licht brennt.

Verdrießliche, mürrische Stimmung, jede Kleinigkeit ärgert, und jedes Geräusch ist unangenehm. Reizbares, ärgerliches Gemüt, besonders früh nach dem Erwachen.

Erschwertes Denken und schlechtes Gedächtnis. Findet oft das gehörige Wort und den rechten Ausdruck nicht. Kann die Gedanken nicht sammeln. Verwirrung der Gedanken, hastiges Wesen. Alle Sinne schwinden ihm ein paar Minuten lang, sodass er sich halten muss

Eingenommenheit des Kopfes.

Lebhafte Träume; spricht im Schlafe. Ängstliche, lebhafte Träume.

Schwindel: Beim Drehen des Kopfes.

Kopf: Drückende, reißende und stechende Kopfschmerzen. Trockenheit der Haare und Haarausfall.

Augen: Entzündliche Zustände des äußeren und inneren Auges. ⊙ **Schwachsichtigkeit nach Geschlechtsverkehr.** Dunkle Punkte, farbige Flecke oder strahlende Räder vor den Augen. Schmerzhafte Empfindlichkeit der Augen gegen Tageslicht. Geschwulst zwischen den Augenlidern und Brauen wie ein Säckchen.

Konjunktivitis
Keratitis
Chorioiditis
Retinitis

Ohren: Stechen in den Ohren und allerlei Ohrgeräusche. Abstumpfung des Gehörs. Klingen und Singen in den Ohren. ⊙ **Überempfindlichkeit gegen Geräusche.**

Tubenkatarrh mit Geräuschen
Seromukotympanum

Nase: Nase wund und geschwollen, entzündete Nasenlöcher. Stockschnupfen, ⊙ **in kalter Luft wird die Nase durchgängig,** dafür Kopfweh.

Flüssiger oder gelbgrüner Schleim aus der Nase, ⊙ **besonders aber Trockenheit und Krusten in der Nase. Nasenbluten morgens.**

Rhinitis chronisch
Sinusitis chronisch

Gesicht: Blasses, hohläugiges Gesicht, besonders im Freien, wie erfroren. Hitze und Röte des Gesichts bei eiskalten Füßen. Ausschlagblüten im Gesicht.

Mund: Viel Durst und Trockenheit im Mund. Übler Geruch aus dem Munde wie alter Käse. Wundheit der Mundhöhle und der Zunge mit Bläschen, Trockenheit oder Speichelfluss, sodass der Speichel aus dem Mund läuft. Zahnfleisch geschwollen und entzündet, geschwürig, brennende Aphthen.

Zähne: ⊙ **Lockerheit der Zähne.** Zahnschmerzen bei jedem Luftzug und beim Essen.

Innerer Hals: Rauer Hals mit viel Absonderung von Schleim, besonders am Morgen. Zäher, schwer löslicher Schleim. Kitzeln im Hals mit Räuspern und Husten. Erschwertes Schlucken, Grätengefühl.

Pharyngitis subakut und chronisch

Magen: Übelkeit und Erbrechen. Brecherlichkeit bei Ärger wie bei Freude. Zusammenschnürende krampfhafte Magenschmerzen mit Völlegefühl, besser durch Erbrechen, durch Aufstoßen und Blähungsabgang. Große Empfindlichkeit der äußeren Magengegend bei Berührung, Essen, Reden, Leberschmerz.

Abdomen: Viel Blähsucht und Auftreibung des Leibs mit Völle, Kneifen und Blähungskolik. Magen-, Lebergegend und der ganze Bauch sind empfindlich gegen Berührung. Innere Schmerzempfindlichkeit des Bauches, besser beim Zusammenkrümmen oder beim Zurückbeugen.

Blähungskolik

Rektum und Stuhl: Stühle groß, hart und schwer zu entleeren, mit vergeblichem Drang. ⊙ **Außerordentliche Schmerzhaftigkeit bei der Entleerung des Stuhles und nachher.** After brennt heftig, Hämorrhoiden.

Obstipation
Hämorrhoiden

Blase: ⊙ **Unwillkürlicher Harnabgang beim Schnäuzen und Husten.** Häufiger Harndrang. Muss drücken zum Harnlassen.

Harnröhre: Brennen in der Harnröhre, beim Harnlassen und nachher.

Urin: Harn reich an Uraten.

Geschlechtsorgane:
- weiblich: Menses zu früh, zu lang und zu stark; ätzend, übelriechend und schwächend; oder zu spät und zu schwach. Oft verbunden mit Schwäche im Kreuz und heftigen Kreuzschmerzen. Stechende Schmerzen und starkes Wundheitsgefühl in den Genitalien. Neigung zu Abort. Abneigung gegen den Geschlechtsverkehr oder vermehrtes geschlechtliches Verlangen. – Stechen in den Brüsten.

Menorrhagie
Oligomenorrhö
Leukorrhö
Abortus habituell

- männlich: Fehlender Trieb und starke Erregbarkeit. ⊙ **Männer fühlen sich schwach nach dem Geschlechtsverkehr.** Kreuzschmerzen. Ziehende Schmerzen in den Samensträngen und den Hoden.

Larynx und Trachea: Heiserkeit, Gefühl wie Zusammenschnüren in kalter Luft.

Laryngitis

Husten und Expektoration: Trockener, harter Husten mit stechenden Schmerzen in der Brust und im Rücken, wie von einer trockenen Stelle im Hals ausgehend, krampfhaft, mit Würgen und Erbrechen. ⊙ **Der Husten verschlimmert sich in der kalten Luft und beim Liegen** und bessert sich beim Aufrichten. Erwacht an krampfhaftem Husten mit Erstickungsgefühl **morgens zwischen 3 und 5 Uhr.** ⊙ **Husten in der Frühe trocken und hart, später löst er sich.** Stechen in der Brust beim Husten. ⊙ **Liegen auf der kranken Seite vermehrt die Schmerzen und den Husten.**

Pertussis

Brust: Stiche in der Brust rechts oder links beim Tiefatmen.

Bronchitis
Lungentuberkulose
Pleuritis sicca et exsudativa

Angstgefühl in der Herzgrube, ⊙ **Pulsieren am Herzen und im ganzen Körper.** Brennen und Stechen am Herzen. ⊙ **Stiche am Herzen zum Rücken durch Herzklopfen häufig, viel Atemnot, jede Anstrengung macht Herzbeschwerden und** führt zu Erschöpfung, ☉ ebenso jede Erregung. Gefühl, als hinge das Herz an eng gezogenen Bändern oder sei an einem Faden aufgehängt.

Kardiopathie psychogen
Myokarditis
Endokarditis
Perikarditis
Herzinfarkt

Rücken:

Lumbalgie mit Unterleibsbeschwerden

Extremitäten: Schmerzen in den Hüftgelenken. Schwäche und Schmerzen im ganzen Rücken und im Kreuz, von der Wirbelsäule ausgehend. Schmerzen in allen Gliedern, in Muskeln und Gelenken, muss sie ständig bewegen. Schmerzen teils schlechter, teils **besser werdend bei Bewegung. Wärme bessert die Schmerzen. Die Glieder schmerzen beim Aufliegen.**

Schwäche und Versagen der Glieder mit Zittern schon nach geringer Anstrengung. Einschlafen der Glieder.

Koxarthrose

Schlaf: Tagesschläfrigkeit; möchte schon beim Frühstück einschlafen. Erschrecken im Einschlafen. Abends kann er lange nicht einschlafen ohne Ursache. Schlaf oft unterbrochen, besonders zwischen 1 und 4 Uhr. Halbwachender Nachtschlaf. Vor lauter Gedanken oder da ihm traurige Gedanken einfallen, kann er nicht wieder einschlafen.

☉ **Beim Erwachen, in hellwachem Zustand, möchte er sich bewegen und sprechen, die Glieder folgen ihm jedoch nicht und er kann auch nicht sprechen, obwohl er sich sehr bemüht.**

Frost und Frösteln: Viel Frösteln und große Neigung zu Erkältung in freier Luft. Kalte Hände und Füße.

Schweiß: Neigung zu Schweißen bei Tag und bei Nacht. **Anfälle von Schwäche mit Schweißausbruch schon nach geringer Bewegung oder Anstrengung.**

Haut: Jucken und Stechen; Ausbruch von Bläschen, Pusteln und Pickeln.

Allgemein: Hitze mit Erregung der Blutzirkulation, Enge auf der Brust und Schweißausbruch.

Milch wird nicht ertragen, ☉ **ebenso Fleisch**.

Schwäche der willkürlichen Muskulatur, ebenso wie des Herzmuskels.

Sehr empfindlich am ganzen Körper; jedes Anfühlen oder jede Bewegung macht Schmerzen. Frostigkeit und große Empfindlichkeit gegen Luftzug. Neigung zu Erkältung im Freien oder durch Luftzug.

Schmerzhaftigkeit und Schwellung der Lymphknoten am Hals, in den Achselhöhlen und Leisten.

270.6 Dosierung

Bei vieler therapeutischer Verwendung habe ich mich meist der D 6 bis D 15 bedient und erreicht, was man erwarten konnte. Auch hohe Potenzen sind wirkungsvoll. Auch D 3 wird bei Herzleiden empfohlen.

Da es sich bei der homöopathischen Anwendung nicht um eine Bestandsauffüllung von Kalium im Körper, sondern um eine Aktivierung des Kalium-Stoffwechsels handelt, sind homöopathische Potenzen in den „ähnlichen" Fällen angezeigt und keine tiefe Potenzen notwendig.

270.7 Vergleichsmittel

- 1. Gruppe Periodensystem der Elemente: Alumen, Causticum Hahnemanni, Kalium arsenicosum, Kalium bichromicum, Kalium bromatum, Kalium chloricum, Kalium iodatum, Kalium muriaticum, Kalium nitricum, Kalium phosphoricum, Kalium sulphuricum, Kalium sulphuricum chromicum, Lithium carbonicum, Natrium carbonicum, Natrium fluoratum, Natrium muriaticum, Natrium nitricum, Natrium phosphoricum, Natrium sulphuricum.
- Falls Kalium carbonicum das Konstitutionsmittel und eine stärkere Beeinflussung der Verdauungsorgane und des Pfortadersystems notwen-

dig ist, so ergänze man es durch Zwischengaben von Lycopodium clavatum.
- Tonsillitis chronisch mit Detritus: Kalium chloricum, Lycopodium clavatum als Zwischenmittel.
- Licht Verlangen: Stramonium.
- Alle Beschwerden beim Liegen auf der kranken Seite <: Kalium carbonicum.
- Alle Beschwerden beim Liegen auf der kranken Seite >: Bryonia alba.
- Myokarditis: Aconitum napellus, Kalmia latifolia, Naja tripudians, Spigelia anthelmia, Spongia tosta.
- Stechende Schmerzen auf der Brust (Pleura): Bryonia alba, Ranunculus bulbosus, Sulphur lotum.
- Koitus < und Samenverluste <: Acidum phosphoricum, Agaricus muscarius, Agnus castus, Kalium phosphoricum, Selenium amorphum, Staphysagria.
- Harninkontinenz beim Husten, Niesen: Causticum Hahnemanni, Natrium muriaticum, Scilla maritima.

270.8 Kasuistik

270.8.1 Kardiomyopathie postinfektös

Eine 32-jährige Krankenschwester bekommt nach einer Angina tonsillaris eine Herzinsuffizienz, von der sie sich nach 3 Jahren noch nicht wieder erholt hat. Sie wird in dieser Zeit auch auffallend dick und hat Ödeme an den Füßen. Sie hat in 1 Jahr nach ihren Angaben um 24 Pfund zugenommen. Sie fühlt sich außerordentlich müde und auf dem Herzen sehr elend. Der Puls ist zwar regelmäßig, aber an Frequenz herabgesetzt. Manchmal hat sie nur 40 Herzschläge. Sie kann sehr wenig schlafen, besonders von 3 Uhr in der Frühe an, da sie ein schmerzhaftes Gefühl hat, als ob jemand das Herz anhalten würde. Auch über Gliederschmerzen, besonders in den Beinen, klagt sie um diese Zeit.

Ich verordnete ihr Kalium carbonicum D 6, 3-mal täglich 1 Tablette. Darauf vermehrte sich rasch die Urinausscheidung, und die Ödeme verschwinden, auch der Leibesumfang geht zurück. Das Gewicht bleibt aber das gleiche, obwohl es ihr jedermann ansieht, dass sie schlanker geworden ist. Die Pulszahl nahm dabei erheblich zu. Von allen Beschwerden blieb nur das Gefühl, als ob jemand manchmal das Herz anhalten würde. Convallaria majalis, welche dieses Gefühl des Aussetzens der Herztätigkeit hat, beseitigt schließlich in D 2 auch diese Erscheinung, wobei wieder die vermehrte Urinausscheidung auffällt. (Eigene Beobachtung des Verfassers)

270.8.2 Asthma bronchiale

Ein 1-jähriger, überdurchschnittlich gut entwickelter Knabe leidet an heftigem Asthma bronchiale, das sich an jede Infektion anschließt. Er wird ein volles Jahr lang homöopathisch behandelt, wobei Calcium carbonicum, Thuja occidentalis, Hedera helix und Acidum formicicum, Letzteres in Injektionen, ausgiebig Verwendung fanden. Die Ameisensäure besserte den Zustand eine Zeitlang, war dann aber auch, wie die anderen Arzneien, wirkungslos. Schließlich erhielt der kräftig gebaute etwas pastöse Knabe Kalium carbonicum D 12, 2 Monate lang morgens und abends 3 Tropfen. Danach trat ¾ Jahre lang keinerlei Asthma bronchiale auf, bis zum Februar 1949, wo eine akute Bronchitis asthmatischen Charakter annahm, aber in sehr gemilderter Form. Vor dem Gebrauch von Kalium carbonicum hatte er jeden Monat mehrere Tage unter schweren Asthmazuständen mit quälendem Stridor zu leiden. (Beobachtung des Verfassers)

270.8.3 Lungentuberkulose

Ein mittelgroßer, blasser Glasbläser (geb. 1899) erkrankte im Frühjahr 1933 an einer trockenen Pleuritis und bekam im Anschluss daran eine Lungentuberkulose, derentwegen er dann Januar bis April 1934 eine Heilstättenkur durchmachte. Im März 1934 wurde ein rechtsseitiger Pneumothorax angelegt. Seit etwa November 1934 brachten die Nachfüllungen jedes Mal allgemeine Verschlimmerung mit Temperatursteigerung, sodass der Kranke allmählich das Bett nicht mehr verlassen konnte. Er trat deshalb am 11.1.1935 in meine Behandlung. Damals bewegte sich die Temperatur zwischen 38°C und 39°C. Viel Husten und zum Teil blutiger Auswurf; Nachtschweiße und ein allgemeines Wehtun. Das Besondere war ein

270 – Kalium carbonicum – kali-c

starkes, nässendes Ekzem am Skrotum, an der Innenseite des Oberschenkels und in der Rima ani. Unter der Behandlung mit Ferrum phosphoricum, Thuja occidentalis, Lycopodium clavatum und Arsenum iodatum nacheinander trat keine Besserung ein, im Gegenteil war das Fieber auf 40°C gestiegen. Am 26.2. hatte er außer obigen Klagen viel unter Atemnot und trockenem Hals zu leiden und gibt dann an, dass er verstopft ist und es ihm „bei der Entleerung den After zerreißt", so dass er von der Entleerung Abstand nehmen muss. Dies letzte Symptom brachte mich auf Kalium carbonicum, das ich ihm 2-mal täglich 5 Tropfen in 15. Potenz gab. Diese Verordnung brachte ihm in 4 Wochen eine Entfieberung mit Besserung in allen Klagen. – Patient geht es seither ordentlich, er hat wohl noch kleine Fiebersteigerungen und leichten Husten, betätigt sich aber als Versicherungsagent und Maschinenstricker. Seit Beginn meiner Behandlung wurde der Pneumothorax aufgegeben. (Eigene Beobachtung des Verfassers)

270.8.4 Arthropathie rheumatisch

Eine sehr zartgliedrige gebaute Frau, die also morphologisch durchaus nicht den gedunsenen Kali-Typ darstellte, erkrankte zu Anfang der 40er Jahre an einer chronischen rheumatischen Arthropathie, die besonders die Hand- und Fingergelenke sowie die Knie- und Fußgelenke ergriff. Zu ihrer innersekretorischen Lage ist hervorzuheben, dass die Menses ab und zu aussetzte und dann sehr verstärkt und verlängert eintrat. Mit Hedera helix konnte ich über eine gewisse Zeit deutlich ein Nachlassen der Gelenkschwellungen und der heftigen Schmerzen erreichen, auch Sepia succus regelte die Menses. Doch konnten diese Mittel im nächsten Winter einem Weiterschreiten des Leidens nicht vorbeugen. Die typische Verschlimmerungszeit an den ersten Stunden des Vormittags und nachts zwischen 2 und 4 Uhr brachten mich dann auf Kalium carbonicum, das eine beständige und ununterbrochene Besserung zuwege brachte, sodass die Kranke das Bett, an das sie schon monatelang gefesselt war, verlassen konnte und allein eine Badereise antrat, nachdem sie schon vorher in ihrem Haushalt wieder tätig sein konnte. (Beobachtung des Verfassers)

270.8.5 Menorrhagien

Eine 44-jährige Frau, die eine spitzwinkelige Rückwärtsknickung der Gebärmutter besitzt, leidet seit einigen Monaten an starken, 7 Tage lang anhaltenden Menorrhagien, die sich alle 18 bis 21 Tage wiederholen. Sie fühlt sich völlig erschöpft, hat aber noch 75% Hämoglobin. Sie ist schon viel homöopathisch und nach Thure-Brandt behandelt worden. Sie erhält Kalium carbonicum, worauf schon die nächste Menses erst nach 4 Wochen eintritt und nur noch 5 Tage mit normalem Blutabgang anhält. Sie erholt sich sehr rasch, ein Rückfall war nach einigen Monaten nicht eingetreten. (Beobachtung des Verfassers)

270.9 Literatur

[1] Allen TF. Kali carbonicum. Encyclopedia of pure Materia Medica. Bd. 5, 10. New York: Boericke & Tafel; 1874–1880: 281–316, 558–561

[2] Clarke JH. Kali carbonicum. Dictionary of practical Materia Medica. Bd. 2.1. London: Homoeopathic Publishing Company; 1900–1902: 106–117

[3] Hahnemann S. Kalium carbonicum. In: Lucae C, Wischner M, Hrsg. Gesamte Arzneimittellehre. Bd. 2. Stuttgart: Haug; 2007: 981–1018

[4] Hughes R. Kali carbonicum. Cyclopaedia of Drug Pathogenesy. Bd. 3. London: Gould; 1886–1891: 45

[5] Mezger J. Kalium carbonicum in der homöopathischen Therapie. Hippokrates 1936; 4: 21–23

[6] Spiegler. Kalium carbonicum. Arch. Gynäk 1930; 143: 248

[7] Zimmermann W. Herzrhythmusstörungen und Homöopathie. Zeitschrift für Klassische Homöopathie 1963; 7 (1): 1–16

271 Kalium chloricum – kali-chl

lt.: Kalium chloricum, dt.: Kaliumchlorat, chlorsaures Kali, engl.: potassium chlorate

271.1 Substanz

Mineralia – Anorganica – Composita – 1. Gruppe[292] – Kaliumchlorat – $KClO_3$

Es handelt sich um wasserfreie, farblose, monokline Tafeln oder Pulver. Cave: Kalium muriaticum ist Kalium chloratum ist Kaliumchlorid ist KCl.

Homöopathische Verwendung findet Kaliumchlorat.

271.2 Pharmakologie und Toxikologie

Kaliumchlorat oxidiert das zweiwertige zentrale Eisenatom des Hämoglobins zum dreiwertigen und führt so zu Methämoglobinbildung. Dadurch kommt es zur inneren Erstickung. Ab einem Methämoglobingehalt von 15 bis 20 % kommt es zu Körpersymptomen. Bei Konzentrationen über 60 bis 70 % zum Tod.

Klinische Symptome nach oraler Inkorporation sind Übelkeit und Erbrechen. Es kann zu Schmerzen, Diarrhö, Zyanose, Synkope, Atemstillstand und Tod kommen.

271.3 Anwendung

Homöopathische Anwendung findet die Zubereitung bei Mundschleimhautentzündung, Hepatitis und Nephritis (nach Kommission D).

Es besteht bei Kalium chloricum eine Neigung zu Blutungen aus den Schleimhäuten. Bei subakuten Intoxikationen, die nähere Beziehungen zu einzelnen Organen besser erkennen lassen, sind eine Reizung der Nieren mit Entzündung, schleimig-blutige Durchfälle und eine Stomatitis hervorzuheben. Es besteht eine auffallende Ähnlichkeit zur Quecksilber-Vergiftung. Seine Verwendung als Gurgelmittel gegen Quecksilber-Stomatitis dürfte mehr auf dieser Ähnlichkeit als der recht schwachen Desinfektionskraft beruhen. Klinisch wurde Gebrauch gemacht bei *Stomatitis*, bei *Gastroenteritis* und bei *Nephritis*.

271.4 Arzneimittelbild

Geist und Gemüt: Schlecht aufgelegt und ängstlich, hypochondrische Verfassung, gebessert mit dem Eintritt von Nasenbluten.

Kopf: Heftiger Blutandrang mit Schwindel und Kopfschmerzen.

Nase: Kräftiger Schnupfen mit häufigem Niesen. **Nasenbluten.**

Mund: Saurer Geschmack im Mund, auch bitter und salzig. Gesteigerte Speichelabsonderung. Große Trockenheit in Mund und Hals. **Die ganze Schleimhaut des Mundes ist rot und geschwollen; überall werden Geschwüre mit grauem Grund gefunden. Das Zahnfleisch blutet leicht und ist auffallend gerötet.**

Stomatitis auch bei Quecksilber-Intoxikation

Magen: Entzündung der Magenschleimhaut mit den zugehörigen Beschwerden.

Gastritis mit schleimiger und hämorrhagischer Diarrhö

Abdomen: Viele Blähungen mit Kneipen.

Rektum und Stuhl: Heftige, flüssige Durchfälle mit Schleim und Blut, anhaltendem Stuhlgang

---

[292] Alkalimetalle: Wasserstoff H, Lithium Li, Natrium Na, Kalium K, Rubidium Rb, Caesium Cs, Francium Fr.

und reichlichen Blähungen, ⊙ deren Abgang erleichtert.

Blase: Reichlicher Harndrang, Harn bis zur doppelten Menge vermehrt.

Urin: Harn vermindert, sehr trüb, enthält viele Urate. Blutiger Harn, Eiweiß und Zylinder im Harn.

Pyelonephritis bei Zystitis

Sprache und Stimme: Dysphonie.

Husten und Expektoration: Heiserkeit mit Hustenreiz.

Brust: Herztätigkeit beschleunigt oder verlangsamt, Puls schwach und unregelmäßig.

Haut: Papulöses Erythem, Bläschen und Pusteln.

271.5 Dosierung

Empfohlen werden die D 2 bis D 6. Als Gurgelmittel zur Verhütung der Quecksilber-Stomatitis verwendet.

271.6 Vergleichsmittel

- 1. Gruppe Periodensystem der Elemente: Alumen, Causticum Hahnemanni, Kalium arsenicosum, Kalium bichromicum, Kalium bromatum, Kalium carbonicum, Kalium iodatum, Kalium muriaticum, Kalium nitricum, Kalium phosphoricum, Kalium sulphuricum, Kalium sulphuricum chromicum, Lithium carbonicum, Natrium carbonicum, Natrium fluoratum, Natrium muriaticum, Natrium nitricum, Natrium phosphoricum, Natrium sulphuricum.
- Stomatitis und Enteritis: Mercurius corrosivus, Mercurius solubilis Hahnemanni.
- Nephropathie: Acidum nitricum, Terebinthinae.

271.7 Literatur

[1] Allen TF. Kali chloricum. Encyclopedia of pure Materia Medica. Bd. 5, 10. New York: Boericke & Tafel; 1874–1880: 316–322, 561–562

[2] Clarke JH. Kali chloricum. Dictionary of practical Materia Medica. Bd. 2.1. London: Homoeopathic Publishing Company; 1900–1902: 117–121

[3] Hughes R. Kali chloricum. Cyclopaedia of Drug Pathogenesy. Bd. 3, 4. London: Gould; 1886–1891: 45–55, 620–624

[4] Martin E. Kalium chloricum. Archiv für die Homöopathische Heilkunst 1837; 16 (1): 181–214

272 Kalium iodatum – kali-i

lt.: Kalium iodatum, dt.: Kaliumiodid, engl.: kali hydriodicum

272.1 Substanz

Mineralia – Anorganica – Composita – 1. Gruppe[293] – Kaliumiodid – KI

Es handelt sich um farblose Würfel, die in Wasser unter starker Kälteentwicklung leicht in Lösung gehen.

Homöopathische Anwendung findet Kaliumiodid.

272.2 Anwendung

Medizinische Anwendung findet die Substanz als Bestandteil der Iod-Tinktur als Antisept.

Homöopathische Anwendung findet die Zubereitung bei Entzündungserscheinungen der oberen Luftwege und Fibromyalgie (nach Kommission D).

Das Gesamtbild des Kalium iodatum wird von dem weitaus temperamentvolleren und stürmischeren Partner dieser Verbindung, nämlich dem Iod, beherrscht. Die Neigung zu produktiven *Entzündungen* ist auch dem Kalium iodatum eigen und hat im unbeabsichtigten Arzneimittelversuch zur Bildung von **granulomatösen Tumoren** geführt. Auch **lymphadenoide Tumoren** bis zur Faustgröße wurden beobachtet, für welche eine auffallende Schmerzempfindlichkeit bei Berührung genannt wird (Cooper[294]). Es besteht aus der Kenntnis des Arzneimittelbildes von Kalium carbonicum jedoch kein Grund, diese Bildungen auf den Kalium-Anteil zurückzuführen, vielmehr müssen sie dem Iod zugeschrieben werden.

Weitere Unterschiede von der reinen Iod-Wirkung hat man neben der für Iodum purum typischen Ablehnung von Wärme infolge der gesteigerten Verbrennung in dem Hervortreten von Kälteempfindlichkeit und Verschlimmerung bei Kälte zu sehen. Dies kann sowohl als „Wechselwirkung" zu den Hitzegefühlen des Iodums, wie als Durchdringen der Kali-Wirkung verstanden werden. Eine besondere Verwandtschaft besteht für Kalium iodatum zu den **Sehnen**, **Bändern** und Periost, wovon unter anderem auch durch Salbeneinreibung Gebrauch gemacht wird. Auch die Skelettmuskulatur steht im Mittelpunkt der Einwirkung. Der besondere Hinweis ist durch die Besserung bei Bewegung gegeben. Diese Modalität hat bei der Behandlung der **Ischialgie** mit ständigem Bedürfnis zu gehen und Schmerzbefriedigung dadurch eindrucksvolle Ergebnisse gezeitigt (Stiegele[295]). Im Übrigen gilt hier noch die Verschlimmerung bei Nacht, wobei man ebensowohl an den Einfluss der Bettwärme, der Ruhe und der Nachtzeit denken muss.

272.3 Arzneimittelbild

Das gleiche wie das von Iodum purum mit folgendem Unterschied des Kaliumiodid gegenüber dem reinen Iod:

Leitsymptome: Kälte<, neben der allgemeinen Unverträglichkeit von Wärme. Die Erkältlichkeit und Verschlimmerung durch kalte Nässe, welche Kalium iodatum im Gegensatz zu Iodum purum zugeschrieben wird, gehört durchaus auch zum Bild des elementaren Iods, ist also keine Eigentümlichkeit von Kalium iodatum. Ruhe<, Bewegung>(wie Kalium carbonicum). Nachts<. (Iodum purum morgens<). Neigung zu ödematösen Schwellungen der Schleimhäute und der Haut.

---

[293] Alkalimetalle: Wasserstoff H, Lithium Li, Natrium Na, Kalium K, Rubidium Rb, Caesium Cs, Francium Fr.

[294] Robert Thomas Cooper 1844–1903, London. Mitglied des Londoner Cooper-Clubs zusammen mit James Compton-Burnett, John Henry Clark, Thomas Skinner. Der Cooper-Club traf sich in London wöchentlich von ca. 1880–1900.

[295] Alfons Stiegele (1871–1956), von 1921–1939 Chefarzt des homöopathischen Krankenhauses Stuttgart und von 1940–1946 Chefarzt des Robert-Bosch-Krankenhauses Stuttgart.

272 – Kalium iodatum – kali-i

Rheumatische Schmerzen, **organotrope Beziehungen zu Muskeln, Sehnen, Periost**. Schmerzen in Nacken, Rücken und **Fußsohlen und Fersen** werden hervorgehoben. Schmerzen bei leiser Berührung <, durch Liegen auf der kranken Seite <.

272.4
Dosierung

Bei genügender Einhaltung arzneifreier Zeiträume und sorgsamer Überwachung des Kranken, lässt sich bei chronischen proliferativen Entzündungen, zum Beispiel arthritischen Ursprungs, sehr Befriedigendes erreichen (Stiegele). Bei Syphilis wurden allgemein nur massive Dosen empfohlen und hier von den Kranken auch stets vertragen. (Doch ist heute eine antibiotische Behandlung überlegen.) Wenn man eine lokale Wirkung ins Auge fasst, wähle man D 3 bis D 6, bei konstitutioneller Zielsetzung höhere und hohe Potenzen.

Iod-Tinktur ist eine klare, braunrote Flüssigkeit in der Zusammensetzung von 2,5 Teilen Iod, 2,5 Teilen Kaliumiodid, 28,5 Teilen Wasser sowie 66,5 Teilen Alkohol (90%). Wird heute meist durch Iodophore ersetzt, das sind Zubereitungen, in welchen 0,5 bis 3% Iod an Trägermaterialien wie Polycarbonsäuren, Tensiden oder Polyvinylpyrrolidon gebunden sind, was zu einer geringeren Hautfärbung führt, eine geringere Korrosivität und Toxizität aufweist und deutlich schwächer riecht.

272.5
Vergleichsmittel

- 1. Gruppe Periodensystem der Elemente: Alumen, Causticum Hahnemanni, Kalium arsenicosum, Kalium bichromicum, Kalium bromatum, Kalium carbonicum, Kalium chloricum, Kalium muriaticum, Kalium nitricum, Kalium phosphoricum, Kalium sulphuricum, Kalium sulphuricum chromicum, Lithium carbonicum, Natrium carbonicum, Natrium fluoratum, Natrium muriaticum, Natrium nitricum, Natrium phosphoricum, Natrium sulphuricum.
- Knochenfisteln, Periostitis: Acidum fluoricum, Angustura vera, Asa foetida, Mercurius solubilis Hahnemanni, Phosphorus, Silicea terra, Symphylum officinale, Syphilinum.

272.6
Literatur

[1] Allen TF. Kali iodatum. Encyclopedia of pure Materia Medica. Bd. 5. New York: Boericke & Tafel; 1874–1880: 331–351

[2] Clarke JH. Kali iodatum. Dictionary of practical Materia Medica. Bd. 2.1. London: Homoeopathic Publishing Company; 1900–1902: 127–140

[3] Hartlaub CC, Trinks CF. Hydriodsaures Kali (Kali hydriodicum.). Reine Arzneimittellehre. Bd. 3. Leipzig: Brockhaus; 1828–1831: 37–52

[4] Hughes R. Kali iodatum. Cyclopaedia of Drug Pathogenesy. Bd. 2, 4. London: Gould; 1886–1891: 710–721, 625–630

273 Kalium muriaticum – kali-m

lt.: Kalium muriaticum, Kalium chloratum, dt.: Kaliumchlorid, engl.: potassium chloride

273.1 Substanz

Mineralia – Anorganica – Composita – 1. Gruppe[296] – Kaliumchlorid – KCl

Kaliumchlorid bildet farblose Kristalle von salzigem Geschmack. Es besteht eine chemische Verwandtschaft mit Natriumchlorid. Natürlich findet man die Substanz in Form des Sylvin, des Carnallit und Kainit, aus welchen sie gewonnen wird. Als Kalidünger findet die Substanz industrielle Verwendung.

Homöopathische Verwendung findet Kaliumchlorid.

273.2 Pharmakologie und Toxikologie

Die physiologische Kalium-Konzentration im Blutplasma hat eine geringe therapeutische Breite und liegt zwischen 3,5 mmol/l und 4,8 mmol/l. Nur 2 % des Gesamtkörperkaliums befindet sich extrazellulär. Das meiste Kalium liegt intrazellulär und wird mittels der Na^+-K^+-ATPasen auf Konzentrationen zwischen 140 mmol/l und 150 mmol/l gehalten, was für die Zellfunktion essenziell ist. Seine Elimination erfolgt überwiegend renal. Bei Niereninsuffizienz kann das Kolonepithel bis zu 30 % der Kaliumausscheidung kompensieren. Zu Kaliumverlusten kommt es durch Erbrechen und Diarrhö, Laxanzienabusus, Insulinsubstitution, Saluretica, Nephropathien, Hyperkalzämie, Hypomagnesiämie, akuter Alkalose, Hyperaldosteronismus, Cushing-Syndrom. Es kommt dann klinisch zu Muskelschwäche, Apathie, Nierenfunktionsstörung, EKG-Veränderungen und gastrointestinalen Störungen.

273.3 Anwendung

Medizinische Anwendung findet Kaliumchlorid zur Substitutionstherapie bei Hypokaliämie.

Homöopathisch wird die Zubereitung bei Entzündungen im Nasen-Rachen-Raum mit fibrinösen Belägen und bei Bursitis verwendet (nach Kommission D).

Es wird ihm eine resorbierende Wirkung hauptsächlich auf Exsudate und Beläge mit serös-fibrinöser Flüssigkeit zugeschrieben. Eine besondere Beziehung besteht zu Oropharynx und den Tubae auditivae. Hier unterscheidet es sich wenig von Kalium carbonicum und Kalium bichromicum. Bei *chronischen Infekten* in diesen Organen und chronischer *Angina tonsillaris* mit *Detritus* zeigt sich öfter gute Wirkung. Bei *Mastitis* und weichen Drüsenanschwellungen hat es anscheinend günstig gewirkt. Dass auch krebsartige Tumore dadurch geheilt wurden, halte ich für eine diagnostische Täuschung, wie man aus der Kenntnis der beiden Bestandteile wohl urteilen darf.

Die biochemische Schule Schüßlers[297] hat folgende 5 Punkte als Leitsymptome herausgestellt: fibrinöse, weißgraue Exsudate, ganz gleich von welchem Organ ausgehend. Weißgrauer Belag an der Zungenwurzel. Adenopathie, weißgrauer, dicker, faserstoffhaltiger Schleim und die Verschlimmerung der Beschwerden durch gewürzte und durch fette Kost.

273.4 Arzneimittelbild

Leitsymptome: Grau-weiße, serös-fibröse, milde Sekrete und Beläge.

Augen: Indolente Form von Keratitis mit wenig Rötung und Schmerzen, weiße Absonderungen. Chorioretinitis mit diffuser Glaskörpertrübung. Konjunktivitis mit weißem, schaumigem Sekret.

---

296 Alkalimetalle: Wasserstoff H, Lithium Li, Natrium Na, Kalium K, Rubidium Rb, Caesium Cs, Francium Fr.

297 Wilhelm Heinrich Schüßler, 1821–1998, Arzt, siehe Fußnote zu Calcium fluoricum (Schüßler 1873).

273 – Kalium muriaticum – kali-m

Ohren: Chronischer Seromukotympanum.

Innerer Hals: Aphthen, Soor, Krupp, Diphtherie (? wohl eher zur Nachbehandlung empfehlenswert), **Pharyngitis**, **chronische Tonsillitis** mit grauweißem **Detritus**.

Geschlechtsorgane:
- weiblich: **Leukorrhö** mit nicht reizendem Schleim.

Husten und Expektoration: Bronchitis mit dickem, weißem Schleim. Pneumonie, fördert die Resorption der Infiltrate. Pleuritis, als Resorptionsmittel bei Fibrinauflagerungen nach Exsudaten, Schwartenbildung.

Brust: Mastitis, chronische oder subakute Formen.

Extremitäten: Rheumatische Beschwerden in Muskeln und Gelenken mit Schwellung und Entzündung. **Bursitis praepatellaris** (von H. Schulz und Stauffer empfohlen). **Ganglion** am Handgelenk.

Allgemein: Empfohlen für weiche Lymphknotenschwellungen.

273.5 Dosierung

Da es sich um die katalysatorische Anregung eines körpereigenen Stoffes handelt, genügen die D 4 bis D 12.

273.6 Vergleichsmittel

1. Gruppe Periodensystem der Elemente: Alumen, Causticum Hahnemanni, Kalium arsenicosum, Kalium bichromicum, Kalium bromatum, Kalium carbonicum, Kalium chloricum, Kalium iodatum, Kalium nitricum, Kalium phosphoricum, Kalium sulphuricum, Kalium sulphuricum chromicum, Lithium carbonicum, Natrium carbonicum, Natrium fluoratum, Natrium muriaticum, Natrium nitricum, Natrium phosphoricum, Natrium sulphuricum.

273.7 Literatur

[1] Clarke JH. Kali muriaticum. Dictionary of practical Materia Medica. Bd. 2.1. London: Homoeopathic Publishing Company; 1900–1902: 140–143

274 Kalium nitricum – kali-n

lt.: Kaliumnitrat, dt.: Kalisalpeter, Salpeter, engl.: potassium nitrate

274.1 Substanz

Mineralia – Anorganica – Composita – 1. Gruppe[298] – Kaliumnitrat – KNO_3

Es handelt sich um das Kaliumsalz der Salpetersäure, ein farbloses bis weißes kristallines Pulver. Natürlich wird die Substanz meist aus tierischen Abfällen unter Mitwirkung von Mikroorganismen gebildet. Sie setzt sich nach Regenzeiten als weiße Kristalle auf kalireichen Böden ab. Daneben findet man die Substanz als Bodenausblühung mancher Kalkhöhlen, wie zum Beispiel der Pulo-di-Molfetta-Höhle in Apulien, Italien, oder auf manchen Wüstenböden in Nordchile oder Nordafrika. Kaliumnitrat dissoziiert beim Erhitzen zu Kaliumnitrit und Sauerstoff. Es wirkt dabei als Oxidationsmittel.

Homöopathische Anwendung findet Kaliumnitrat.

274.2 Pharmakologie und Toxikologie

Nitrate weisen eine geringe Toxizität auf. Bei empfindlichen Menschen kann es ab einer Trinkwasserkonzentration von 500 mg/l zu entzündlichen Reaktionen am Magen-Darm-Trakt kommen. Ihre Resorption erfolgt größtenteils im oberen Magen-Darm-Trakt. Die Ausscheidung erfolgt unverändert renal. Die intrakorporale Nitritbildung aus Nitrat ist gering.

Bei Säuglingen und Kleinkindern kann es zu Nitritvergiftungen durch belastete Lebensmittel kommen. Bereits ab 10 mg/l kommt es zur Methämoglobinbildung, welche sich klinisch im Blue-Baby-Syndrom (ab 20 % Methämoglobingehalt) äußert. Bei Erwachsenen nur akzidentell zum Beispiel bei Verwechslung von Pökelsalz zur Lebensmittelkonservierung mit Speisesalz.

274.3 Anwendung

In materiellen Dosen wird Kalium nitricum wie andere Kali-Verbindungen, zum Beispiel Kalium aceticum, als Diuretikum gebraucht.

Homöopathische Anwendung findet die Zubereitung bei Herzinsuffizienz, auch mit Ödemen, orthostatischer Dysregulation, schleimig-blutiger Diarrhö, Rhinitis, Adenoiden (nach Kommission D).

Bewährt hat sich die Zubereitung zur Behandlung des *Asthma bronchiale* und bei *Angina pectoris*.

An den Verdauungsorganen findet man gastroenteritische Symptome, bei denen eine Verschlimmerung durch den Genuss von Kalbfleisch vorhanden ist. Dieses Prüfungssymptom hat sich bewährt. Es findet sich eine *hämorrhagische Diarrhö*.

Die kongestiven Erscheinungen mit heftigem Blutandrang zum Kopf machen Kalium nitricum geeignet bei drohender **Apoplexie**. Die Neigung zu Blutungen verstärkt noch letztere Indikation bei **Gehirnblutungen**. Es besteht eine große Empfindlichkeit gegen feuchte Kälte.

274.4 Arzneimittelbild

Leitsymptome: Große Kurzatmigkeit mit asthmatischer Beklemmung der Brust.
Kongestionen zum Kopf mit Kopfschmerzen.
Neigung zu Blutungen.
Neigung zu ödematöser Schwellung des ganzen Körpers.
Durchfälle, Kalbfleischgenuss <.
Kälte <, besonders feuchte Kälte.

---

298 Alkalimetalle: Wasserstoff H, Lithium Li, Natrium Na, Kalium K, Rubidium Rb, Caesium Cs, Francium Fr.

274 – Kalium nitricum – kali-n

Geist und Gemüt: Ängstlich, furchtsam und schreckhaft. Angst mit Schweiß.

Apoplex

Kopf: Blutandrang zum Kopf. Schwere und Betäubungsgefühl im Kopf.

Kopfschmerz: Heftige Kopfschmerzen mit Völlegefühl und Schwindel, schlimmer durch Bücken und Bewegung des Kopfes, besser durch Fahren im Wagen.

Nase: Schnupfen mit wunder Nase, Nase fließt im Freien und hört im Hause auf. Nasenbluten.

Mund: Übler Mundgeruch. Trockenheit des Mundes mit Durst.

Zähne: Zahnschmerzen schlimmer durch Kälte.

Magen: Appetitlosigkeit oder Heißhunger, Aufstoßen. Erbrechen von Speisen und von Blut. Magenschmerzen und Magenkrampf.

Rektum und Stuhl: Durchfall wässrig, schleimig, blutig. **Verschlimmerung der Durchfälle nach Kalbfleisch.**

Diarrhö

Blase: Vermehrter Harndrang.

Niere:

Hämaturie postinfektiös
Nephritis

Harnröhre: Strangurie mit blutigem Harn.

Urin: Harnmenge vermehrt.

Geschlechtsorgane:
- weiblich: Menses zu früh und verstärkt, mit schwarzem Blut, mit Kreuz- und Leibschmerzen.

Husten und Expektoration: Husten trocken oder mit schleimigem Auswurf, morgens von 3 bis 5 Uhr schlimmer. Husten mit blutigklumpigem Auswurf. **Krampfartiges Zusammenschnüren der Brust mit heftiger Erstickungsangst.** Muss nach Luft ringen, um einen tiefen Atemzug zu tun. ⊙ Atemnot so groß, dass der Atem kaum so lange angehalten werden kann, um zu trinken. Heftige Stiche in der Brust beim Atmen und beim Husten. Das Stechen in der Brust benimmt den Atem.

Brust: Stechen in der Herzgegend. Herztätigkeit verlangsamt oder beschleunigt. **Puls schwach. Erwacht nachts an Herzklopfen**, das zum Aufsitzen nötigt.

Herzinsuffizienz mit Synkope
Asthma bronchiale auch mit Herzinsuffizienz

Extremitäten: Rheumatoide Schmerzen in allen Teilen.

Haut: Rapide Neigung zu Anschwellung am ganzen Körper. Pusteln, Bläschen und Furunkel.

274.5 Dosierung

Als Diuretikum werden nach Stauffer D 2 bis D 3 gebraucht, bei den anderen Anzeigen kommen D 3 bis D 12 in Betracht.

274.6 Vergleichsmittel

- 1. Gruppe Periodensystem der Elemente: Alumen, Causticum Hahnemanni, Kalium arsenicosum, Kalium bichromicum, Kalium bromatum, Kalium carbonicum, Kalium chloricum, Kalium iodatum, Kalium muriaticum, Kalium phosphoricum, Kalium sulphuricum, Kalium sulphuricum chromicum, Lithium carbonicum, Natrium carbonicum, Natrium fluoratum, Natrium muriaticum, Natrium nitricum, Natrium phosphoricum, Natrium sulphuricum.

- Asthmatische Zustände mit Herzinsuffizienz: Ammonium carbonicum, Antimonium arsenicosum, Antimonium tartaricum, Kalium carbonicum, Laurocerasus officinalis, Quebracho.
- Asthma bei Einfluss von Feuchtigkeit: China officinalis, Natrium sulphuricum, Thuja occidentalis.
- Drohende Apoplexie: Acidum carbolicum, Arnica montana, Asterias rubens, Cocculus indicus, Glonoinum, Opium.
- Herzstiche und Rhythmusstörungen des Herzens: Kalium carbonicum, Kalmia latifolia.
- Kongestiver Blutandrang zum Kopf: Amylnitrit, Glonoinum.
- Kopfschmerz, Fahren im Wagen > : Acidum nitricum.

274.7 Literatur

[1] Allen TF. Kali nitricum. Encyclopedia of pure Materia Medica. Bd. 5, 10. New York: Boericke & Tafel; 1874–1880: 355–384, 565–568

[2] Clarke JH. Kali nitricum. Dictionary of practical Materia Medica. Bd. 2.1. London: Homoeopathic Publishing Company; 1900–1902: 143–148

[3] Hahnemann S. Kalium nitricum. In: Lucae C, Wischner M, Hrsg. Gesamte Arzneimittellehre. Bd. 2. Stuttgart: Haug; 2007: 1018–1037

[4] Hartlaub CC, Trinks CF. Salpeter. (Kalium nitricum.). Annalen der homöopathischen Klinik. Bd. 3. Leipzig: Fleischer; 1830–1833: 348–392

[5] Hughes R. Kali nitricum. Cyclopaedia of Drug Pathogenesy. Bd. 3. London: Gould; 1886–1891: 57–69

[6] Jörg J. Gereinigter Salpeter (Nitrum depuratum, Kalium nitricum purum). In: Materialien zu einer künftigen Heilmittellehre durch Versuche der Arzneyen an gesunden Menschen. Bd. 1: 28–52

[7] Stauffer K. Kalium nitricum. In: Klinische homöopathische Arzneimittellehre. 2. Aufl. Regensburg: Sonntag; 1926: 579–583

275 Kalium phosphoricum – kali-p

lt.: Kalium phosphoricum, dt.: Kaliumdihydrogenphosphat, engl.: potassium dihydrogen phosphate

275.1 Substanz

Mineralia – Anorganica – Composita – 1. Gruppe[299] – Kaliumdihydrogenphosphat – KH_2PO_4.

Es handelt sich um ein weißes Salz.
Homöopathische Verwendung findet Kaliumdihydrogenphosphat.

275.2 Anwendung

Homöopathische Anwendung findet die Zubereitung bei Entzündungen der Mundhöhle, des Zahnfleisches, der Atemwege. Bei Diarrhö, Dyspepsie, Depression, bei prolongierter Rekonvaleszenz, Überanstrengung und schweren Krankheiten (nach Kommission D).

Man verwendet Kalium phosphoricum bei **geistiger Überanstrengung** und **Erschöpfung** und in der *Rekonvaleszenz* nach **erschöpfenden Krankheiten**, wenn die Nervenschwäche neben der Muskelschwäche im Vordergrund steht. Eine **Dysthymie** kann damit verbunden sein. Die dem Kalium eigentümliche Verschlimmerung morgens setzt sich auch hier durch, ebenso der Mangel an Widerstandskraft gegen Kälte.

An sonstigen Organbeziehungen soll nur die *Enteritis* mit *schmerzlos stinkender Diarrhö* bei Morgenverschlimmerung und Abhängigkeit von psychischen Auslösern genannt werden. ***Diarrhö*** psychogen und infektiös sowie ***Colitis mucosa*** werden als Anzeigen genannt.

275.3 Arzneimittelbild

Leitsymptome: Es handelt sich um Menschen mit ausgeprägter psychischer und physischer Erschöpfung. Morgens <, geistige Anstrengung <, seelische Erregung <. Nach Samenverlust < (Geschlechtsverkehr).

275.4 Dosierung

Meist wird D 6 bis D 12 gewählt.

275.5 Vergleichsmittel

- 1. Gruppe Periodensystem der Elemente: Alumen, Causticum Hahnemanni, Kalium arsenicosum, Kalium bichromicum, Kalium bromatum, Kalium carbonicum, Kalium chloricum, Kalium iodatum, Kalium muriaticum, Kalium nitricum, Kalium sulphuricum, Kalium sulphuricum chromicum, Lithium carbonicum, Natrium carbonicum, Natrium fluoratum, Natrium muriaticum, Natrium nitricum, Natrium phosphoricum, Natrium sulphuricum.
- Burnout-Syndrom: Acidum phosphoricum, Acidum picrinicum, Ferrum picrinicum, Strychninum nitricum.

275.6 Literatur

[1] Allen HC. Kalium phosphoricum. Med. Advers. 28: 194

[2] Clarke JH. Kali phosphoricum. Dictionary of practical Materia Medica. Bd. 2.1. London: Homoeopathic Publishing Company; 1900–1902: 151–157

---

299 Alkalimetalle: Wasserstoff H, Lithium Li, Natrium Na, Kalium K, Rubidium Rb, Carsium Cs, Francium Fr.

276   Kalium sulphuricum – kali-s

lt.: Kalium sulphuricum, dt.: Kaliumsulfat, engl.: potassium sulphate

276.1
Substanz

Mineralia – Anorganica – Composita – 1. Gruppe[300] – Kaliumsulfat – K_2SO_3

Die Substanz bildet farblose rhombische Kristalle oder kristalline Krusten aus.

Homöopathische Verwendung findet Kaliumsulfat.

276.2
Anwendung

Homöopathische Anwendung findet die Zubereitung bei Mukositis, Dermatosen und Erkrankungen des rheumatischen Formenkreises (nach Kommission D).

Die Anwendung der Zubereitung hat sich bei Entzündung der Schleimhäute mit gelbschleimigen Absonderungen bewährt. Sie wird verwendet bei *Konjunktivitis* mit mildem, profusem Sekret, *Blepharitis*, bei *Otitis media* mit stinkender Absonderung, bei *Husten* mit auffallendem Rasseln und reichlichem, schwer löslichem Auswurf. Das Schleimrasseln soll zeitlich schon vor anderen Symptomen auftreten. *Laryngitis* und *Bronchitis*, *Dysphonie*, bei *Gastropathie* mit gelb-schleimiger Zunge, bei chronischem *Urethralsekret* von dicker, gelber Beschaffenheit, bei *Nephritis* und *Albuminurie* nach Scharlach, sowie bei dicke, gelbe und milde *Leukorrhö*.

276.3
Arzneimittelbild

Leitsymptome: Führend sind eine weinerliche, ängstliche, traurige Gemütsverfassung und milde schleimige Sekrete. Wärme <, im warmen Zimmer <, am Abend <. Im Freien >, in frischer Luft >.

Geist und Gemüt: Weinerlich und ängstlich, traurig.

Kopf: Neuralgien in Gesicht, Kopf und Zähnen.

Extremitäten: Wandernde Schmerzen bei Erkrankungen des rheumatischen Formenkreises, Gicht, mit Verschlimmerung durch Wärme.

Haut: Papulöse Ausschläge, **Abschuppung der Haut** nach Masern, Scharlach, Erysipel und anderen.

276.4
Dosierung

D 3 bis D 12 in Verreibungen oder flüssig.

276.5
Vergleichsmittel

- 1. Gruppe Periodensystem der Elemente: Alumen, Causticum Hahnemanni, Kalium arsenicosum, Kalium bichromicum, Kalium bromatum, Kalium carbonicum, Kalium chloricum, Kalium iodatum, Kalium muriaticum, Kalium nitricum, Kalium phosphoricum, Kalium sulphuricum chromicum, Lithium carbonicum, Natrium carbonicum, Natrium fluoratum, Natrium muriaticum, Natrium nitricum, Natrium phosphoricum, Natrium sulphuricum.

---

300 Alkalimetalle: Wasserstoff H, Lithium Li, Natrium Na, Kalium K, Rubidium Rb, Caesium Cs, Francium Fr.

- Gelbschleimige Absonderungen: Calcium sulphuricum, Hepar sulphuris, Mercurius solubilis Hahnemanni, Pulsatilla pratensis, Sulphur lotum.
- Wegen der milden, schleimigen Beschaffenheit der Absonderungen, des Gemütszustandes und der Modalitäten wird es das „biochemische Pulsatilla" genannt. Es kann auch die Wirkung von Pulsatilla pratensis vervollständigen, wenn man es auf dieses folgen lässt.

276.6
Literatur

[1] Abrahamian H, Flick R. Kalium sulphuricum. Documenta Homoeopathica 1999; 19: 95–123

[2] Allen TF. Kali sulfuricum. Encyclopedia of pure Materia Medica. Bd. 5, 10. New York: Boericke & Tafel; 1874–1880: 387, 568

[3] Clarke JH. Kali sulphuricum. Dictionary of practical Materia Medica. Bd. 2.1. London: Homoeopathic Publishing Company; 1900–1902: 159–161

277 Kalium sulphuricum chromicum – kali-s-chr

lt.: Kalium sulphuricum chromicum, syn.: Alumen chromicum, dt.: Kaliumchromalaun, Chromkaliumsulfat, engl.: chromium potassium sulfate

277.1 Substanz

Mineralia – Anorganica – Composita – 1. Gruppe[301] – Chrom(III)-kaliumsulfat-Dodecahydrat – $KCr(SO_4)_2 \cdot 12\,H_2O$

Es handelt sich um das schwefelsaure Doppelsalz von Kalium und Chrom. Es bildet große dunkelviolette Oktaeder oder liegt als hellvioletes Pulver vor. Erhitzt man die wässriger Lösung erfolgt ein Farbumschlag von violett nach grün.

Alaune haben die allgemeine Summenformel $M'M'''(SO_4)_2$. M' ist dabei meist ein einfach positives Metalkation und M''' ein dreifach positives, meist Aluminium, Chrom oder Eisen. Die Alaune kristallisieren meist oktaedrisch mit 12 Molekülen H_2O.

Die Substanz wurde früher zum Ledergerben eingesetzt und ist mittlerweile durch Chrom(III)-sulfat verdrängt worden.

Homöopathische Verwendung findet Chrom(III)-kaliumsulfat.

277.2 Pharmakologie und Toxikologie

Die Substanz ist schwach giftig.

277.3 Anwendung

Homöopathische Anwendung findet die Zubereitung bei Pollinosis (nach Kommission D).

Kalium sulphuricum chromicum wurde von Hermann Frühauf auf eine Empfehlung von Stauffer [2] bei *Pollinosis* angewendet und als das Mittel genannt, das sich ihm unter allen Methoden und Medikamenten am besten bewährt habe. „Die Wirkung ist erstaunlich: Die Sekretionen lassen nach und sistieren allmählich ganz, die Schleimhäute schwellen ab, die Lichtscheu schwindet, die Atmung wird frei, die Patienten fühlen sich wie neugeboren." ([2]: 306) „Die Erfahrung zeigt, dass bei alljährlicher Wiederholung der Behandlung nach 3 bis 4 Jahren der Reaktionsablauf der Krankheit von vornherein bedeutend geringer ist. Offenbar dämpft die wiederholte erfolgreiche Behandlung des akuten Zustandes auch die allgemeine Reaktionsbereitschaft" ([1]: 69).

277.4 Dosierung

Stauffer verordnet es in der 2. Dezimalpotenz und gibt es während der stärksten Beschwerden in zweistündlichen Gaben.

277.5 Vergleichsmittel

- Chrom-Arzneien: Kalium bichromicum, Mercurius chromicus oxydulatus.
- 1. Gruppe Periodensystem der Elemente: Alumen, Causticum Hahnemanni, Kalium arsenicosum, Kalium bichromicum, Kalium bromatum, Kalium carbonicum, Kalium chloricum, Kalium iodatum, Kalium muriaticum, Kalium nitricum, Kalium phosphoricum, Kalium sulphuricum, Lithium carbonicum, Natrium carbonicum, Natrium fluoratum, Natrium muriaticum, Natrium nitricum, Natrium phosphoricum, Natrium sulphuricum.

---

[301] Alkalimetalle: Wasserstoff H, Lithium Li, Natrium Na, Kalium K, Rubidium Rb, Caesium Cs, Francium Fr.

277.6 Literatur

[1] Frühauf H. Homöotherapie bei Allergien. Deutsche Homöopathische Monatsschrift 1960; 11 (2): 65–74

[2] Stauffer K. Homöotherapie. Regensburg: Sonntag; 1924: 306

278 Kalmia latifolia – kalm

lt.: Kalmia latifolia, dt.: Berglorbeer, engl.: mountain laurel

278.1
Substanz

Plantae – Ericaceae (Heidekrautgewächse) – **Kalmia latifolia**

Es handelt sich um einen immergrünen, bis zu 4 m hohen, stark verzweigten Strauch oder auch Baum. Seine wechselständigen, spitzen, lanzettlich bis ovalen, ledrigen Blätter haben an der Unterseite Drüsenhaare. Sie bilden doldenartige Blütenstände in rosa bis weißen Farbnuancen aus. Die Pflanze ist in Nordamerika heimisch und wird in geringen Mengen in Europa angebaut.

Homöopathische Verwendung finden die frischen Blätter.

278.2
Pharmakologie und Toxikologie

Für die Giftigkeit der Substanz ist besonders das bei den Ericaceae-Arten vorkommende Grayanotoxin[302], ein toxisches Diterpen, verantwortlich. Garayanotoxin bindet an die Rezeptorstelle II des Natriumkanals und führt damit zu einer Hyperpolarisation der Natrium-Ionen-Kanäle mit starkem intrazellulärem Ca-Einstrom. Daneben finden sich Flavonoide, Gerbstoffe, Triterpene und lipophile Flavone im Epicutilarwachs.

Bei akuten Vergiftungen beim Menschen kommt es zunächst zu schmerzhaften Reizungen der Schleimhäute von Mund und Magen, zu vermehrter Salivation, Übelkeit, Erbrechen und Durchfällen sowie zu Kälte der Extremitäten und kalten Schweißen. Durch die Neurotoxizität[303] kommt es zu Schwindel, Zephalgien, Fieberschüben sowie rauschartigen halluzinatorischen Zuständen. Optische Dysfunktionen bis hin zu passagerer Amaurosis wurden beobachtet. Parästhesien der Mundschleimhaut und der Extremitäten können auftreten. Am Reizleitungssystem des Herzens kommt es zu Sinusbradykardien, bradykarden Arrhythmien bis hin zum Herzstillstand.

278.3
Anwendung

Volkstümliche Verwendung fand die Substanz früher bei Tinea capitis, Psoriasis, Herpes und sekundärer Syphillis.

Homöopathische Verwendung findet die Pflanze bei rheumatischen und anderen Herzerkrankungen, Erkrankungen des rheumatischen Formenkreises, Herpes zoster, Neuralgien (nach Kommission D).

Die durch Kalmia latifolia beeinflussbaren **rheumatischen Beschwerden** wechseln häufig die Stelle und sollen nach klinischer Beobachtung von oben nach unten wandern. Eine Verschlimmerung durch Bewegung aus der Arzneimittelprüfung herauszulesen, halte ich nicht für gerechtfertigt. Wertvoll ist besonders der Gebrauch bei *Karditis* im Zusammenhang mit *akuten Arthralgien*.

Die Ähnlichkeit mit Digitalis kennzeichnet jedoch Kalmia latifolia nicht genügend. Denn es hat sich hauptsächlich bei **entzündlichen Herzerkrankungen**, wie *Endo- und Myokarditis* im akuten und chronischen Stadium, bewährt, während es bei den Herzerkrankungen, für welche Digitalis in

---

[302] Grayotoxine finden sich z. B. in Rhododendron maximum. Sie sind für die seit der Antike beschriebenen Massenvergiftungen mit pontischem Honig verantwortlich.
Synonyme: Acetylandromedol = Asebotoxin = Andromedotoxin = Rhodotoxin. Die Identität der Verbindung ist bewiesen. Vergleiche Rhododendron chrysanthum.

[303] Wirkmechanismus ähnlich dem Batrachotoxin, einem Steroidalkaloid, das zuerst auf der Haut von Fröschen der Gattung Phyllobates dendrobatidae isoliert wurde. In Kolumbien wird es als Pfeilgift verwendet. Bei Kontakt verursacht die Substanz ein Taubheitsgefühl, führt zu Muskellähmung bis hin zum Herzversagen. Es bindet spezifisch an die α-Untereinheit der spannungsabhängigen Natriumkanäle, hält diese offen und beeinflusst damit die Erregbarkeit von Herz- und Nervengewebe.

278 – Kalmia latifolia – kalm

erster Linie zuständig ist, also den Dekompensationen des Herzens, als zu schwach gilt und besser durch eine Digitalis-Cardenolide enthaltende Arznei ersetzt werden sollte.

Eine sehr häufige Indikation für Kalmia latifolia ist gegeben bei Schmerzen in der Herzgegend, wie sie so häufig von den Patienten vorgebracht werden und bei denen eine Druckschmerzhaftigkeit über der Herzgegend vorhanden ist, ohne dass bei der klinischen Prüfung ein Befund zu erheben ist. Bei diesen Patienten lässt sich eine toxische Schädigung des Herzmuskels durch vorausgegangene Infektionskrankheiten annehmen. Mit Kalmia latifolia lässt sich damit viel erreichen. Auch **Extrasystolie** und andere **Arrhythmien** fallen unter ihre Wirkung.

278.4
Arzneimittelbild

Leitsymptome: Rheumatische und neuralgische Schmerzen, die Stelle wechselnd, mit Taubheitsgefühl. Herzaffektionen, ⊙ **besonders entzündlicher Art.** ⊙ **Bevorzugte Verwendung gegen monoartikuläre Arthropathie, mit und ohne Herzbeteiligung.** ⊙ **Akute rheumatoide Arthropathie im Zusammenhang mit Endo- und Myokarditis.** ⊙ **Die rheumatischen Beschwerden steigen von oben nach unten.** (Eine besondere Seitenbeziehung konnte ich aus den Prüfungen nicht entnehmen.)

Schwindel: Schwindel und Benommenheit des Kopfes.

Kopf:

Kopf- und Gesichtsneuralgie bei Kardiopathien

Kopfschmerz: Schmerzen im Kopf, im Gesicht und den Zähnen. Schmerzen in der Schläfe und im Augapfel.

Augen: Augenflimmern und plötzliches Schwarzwerden vor den Augen. Gefühl wie Steifigkeit in den Augen bei Bewegung.

Ohren: Geräusche in den Ohren.

Magen: Gastroenteritische Erscheinungen ohne charakteristische Kennzeichen.

Blase: Harndrang und reichlicher Harnabgang.

Brust: Lebhaftes **Herzklopfen, dabei Angst und Herzbeklemmung, ausgesprochenes Schwächegefühl.** ⊙ **Schmerzen am Herzen, scharf und stechend, in den linken Arm ausstrahlend, Stiche in der Brust.**

Kardiopathie akut und chronisch bei autoimmunen Prozessen

Rücken: Rheumatoide Schmerzen in den Rücken- und Lendenpartien, in der Wirbelsäule, den Schulterblättern.

Extremitäten: Schmerzen in allen Gelenken und Krachen der Gelenke. **Neuralgische Schmerzen mit Taubheitsgefühl**, Ziehen, Reißen und häufigem Hin- und Herziehen. ⊙ **Neuralgien, meist rechtsseitig.** Prickeln in der Haut mit Kältegefühl.

Erkrankungen des rheumatischen Formenkreises
Arthritis monoartikulär
Neuralgie

Allgemein: Puls sehr verlangsamt (bis auf 32/Min.), **auch beschleunigt**. Puls schwach und unregelmäßig.

278.5
Dosierung

Bei akuten Herzentzündungen und akuten rheumatischen Arthropathien dürfte D 2 bis D 4 zu empfehlen sein. Bei chronischen Herzaffektionen wurden gelegentlich bei niederen Potenzen unangenehme Verschlimmerungen mit Synkope beobachtet (M. Schlegel). Man gelangt mit D 6 jedoch auch zum Ziel. Bei monoartikulärer Arthropathie auf gonorrhoischer Basis empfiehlt Stiegele ∅.

278.6 Vergleichsmittel

- Ericaceae: Chimaphila umbellata, Gaultheria procumbens, Ledum palustre, Rhododendron chrysanthum.
- Herzbezug: Adonis vernalis, Apocynum cannabium, Convallaria majalis, Crataegus oxyacantha, Digitalis purpurea, Helleborus niger, Iberis amara, Laurocerasus, Oleander, Prunus spinosa, Sarothamnus scoparius, Scilla maritima, Strophantus gratus.

278.7 Kasuistik

278.7.1 Angina pectoris mit Arthrosis deformans der Knie

Eine 69-jährige Arztwitwe kommt zu mir mit stenokardischen Anfällen. Das Herz ist nach links verbreitert, der Puls beschleunigt, schwach, ungleich und unregelmäßig. Der Blutdruck RR 180/140. Bei der geringen Anstrengung treten Herzbeklemmungen auf, auch nachts im Bett hat sie schon mehrfach Anfälle von Asthma bronchiale gehabt. Das Gesicht ist zyanotisch, die Bewegungen müde und schwerfällig. An der Diagnose Koronarsklerose konnte kein Zweifel sein. Außerdem leidet die Patientin an Arthrosis deformans beider Knie und erheblichen Schmerzen im rechten, während links nur wenig Beschwerden vorhanden waren. Sie stellt mit ihrem schlaffen Gewebe und der zur Fülle neigenden Körperbeschaffenheit den Typus der „gichtischen" Konstitution der alten Ärzte dar. Wegen der Knie, deren ausgesprochene arthrotische Veränderungen röntgenologisch festgestellt wurden, sucht sie, da ich nicht rasch einen Erfolg aufweisen konnte, einen Beinspezialisten auf. Dieser legt sehr stramme Verbände an, welche aber alsbald anginöse Beschwerden vonseiten des Herzens auslösen und daher wieder abgenommen werden müssen. Ich stelle ihr nun dar, ihre „zwei Krankheiten" entspringen ein und derselben Veranlagung, sie müssten daher auch durch die gemeinsame Wurzel behandelt werden. Dies sieht sie auch leicht ein, da sie ja den Zusammenhang durch die Herzbeschwerden infolge der Knieverbände erkannt hatte. Die nächste Verordnung war Kalmia latifolia D 2, 3-mal täglich 5 Tropfen. Das Ergebnis hat mich selbst überrascht. Sie erzählt mir erstaunt bei der nächsten Beratung nach 14 Tagen, die beträchtlichen Schmerzen am rechten Knie seien verschwunden, am Herzen fühle sie sich viel freier, sie könne jetzt längere Strecken gehen ohne Asthma. Der Befund bestätigte dies: Die unregelmäßige Herztätigkeit hat sich weitgehend geregelt, der Puls war kräftiger und gleichmäßig. Der Erfolg war dauernd. Bei dem noch schwergeschädigten Herzen schien es mir ratsam zu sein, Kalmia latifolia D 2 noch weiter zu geben; sie steht jetzt ¾ Jahre nach dem Beginn der Kalmia-Verordnung noch unter meiner Beobachtung und fühlt sich ausgezeichnet. Die Knie sind abgeschwollen; wie weit die Knochenveränderungen sich zurückgebildet haben, wage ich nicht zu entscheiden; jedenfalls ist die Patientin beschwerdefrei geblieben. (Beobachtung des Verfassers)

278.7.2 Angina tonsillaris rechts

H. Triebel schreibt in „Erfolge und Mißerfolge in meiner Praxis" ([4]):

Am 1.6.1950 wurde ich von dem behandelnden Kinderfacharzt zu einem Konsil zu einem 8-jährigen Mädchen gebeten. Das Kind war im Oktober 1949 an einer rechtsseitigen Angina erkrankt. Im Oktober stellten sich unter erneutem Fieberanstieg Gelenkschmerzen ein, und es entwickelte sich eine Polyarthritis. Mitte Dezember wurde eine Endokarditis diagnostiziert. Die Blutsenkung war zu diesem Zeitpunkt auf 85/94 mm gestiegen. Anfang Januar 1950 zeigten sich Symptome einer Perikarditis mit Herzbeutelerguss. Am 20.1.1950 wurde eine Pankarditis festgestellt, die Diagnose von einem hinzugezogenen Internisten bestätigt. Trotz der Anwendung verschiedener Mittel bis zum Chlortetracyclin traten nur leichte Schwankungen im Krankheitsverlauf ein, keine anhaltende Besserung. Am 31.5. betrug der Puls 140/Min., die Senkung 57/74. Die Temperatur schwankte um 38°C. Am 1.6. fand ich bei dem Mädchen, die Herzdämpfung nach links und rechts verbreitert, systolische Geräusche über allen Ostien, Temperatur 38,4°C, Puls 120/Min. Die subjektiven Beschwerden äußerten sich in plötzlich auftretenden heftigsten Schmerzen, die von der Herzgegend aus nach links strahlten. Während der Untersuchung trat ein solcher Schmerzanfall auf, bei dem das Kind laut aufschrie und dann lange weinte. Diese Art der plötzlich auftretenden heftigsten Schmerzen finden sich im Arzneimittelbild von Kalmia latifolia, dass ich in der D 3 3-stündlich verordnete. Bei einer eintretenden Besserung sollte sofort seltener eingegeben werden. Am 10.6. bestand kein Fieber mehr, die Verbreiterung der Herzdämpfung war deutlich zurückgegangen, der Puls auf 80/Min. abgesunken, die Schmerzanfälle hatten schon nach 4 Tagen völlig aufgehört. Kalmia latifolia weiter 3-mal täglich. Am 13.6. notiert der Kinderfacharzt: Allgemeinbefinden besser, Puls gut, Senkung in der ersten Stunde 18. Weil am 18.6. keine Symptome mehr bestehen, die Kalmia latifolia erforderlich gemacht hätten, wird es abgesetzt und 3-mal täglich Crataegus oxyacantha D 1 verordnet, um den noch geschwächten Herzmuskel günstig zu beeinflussen. Interkurrent trat zu dieser Zeit ein Nasenfurunkel auf, und die Schmerzen in der Herzgegend zeigten sich, wenn auch schwächer, wieder in der gleichen Art wie vorher. Die Temperatur stieg zwar kaum an, wohl aber der Puls und die Senkung, die wieder 21/44 betrug. Sofort wurde Kalmia latifolia wieder eingesetzt. Der gleiche gute Erfolg wie beim ersten Mal zeigte sich schon nach 2 Tagen. Am 3.7. notierte ich: Allgemeinbefinden gut, munter, keine Schmerzen mehr, guter Appetit. Von da an besserte sich der Zustand anhaltend, die Senkung war am 14.7.: 6/18, am 3.8.: 7/20. In den folgenden Jahren habe ich die Patientin mehrfach wegen anderer Erkrankungen behandelt. Sie war immer voll leistungsfähig, nahm in der Schule am Turnunterricht teil und trieb leichten Sport ohne jede Beschwerden. Eine Röntgenuntersuchung am 13.5.1957 ergab: Kein Anhalt für krankhafte Veränderungen an Herz und Lungen. Man hört nur noch ein ganz leichtes systolisches Geräusch über der Pulmonalis und einen leicht akzentuierten II. Pulmonalton.

278.8
Literatur

[1] Allen TF. Kalmia. Encyclopedia of pure Materia Medica. Bd. 5. New York: Boericke & Tafel; 1874–1880: 388–399

[2] Clarke JH. Kalmia latifolia. Dictionary of practical Materia Medica. Bd. 2.1. London: Homoeopathic Publishing Company; 1900–1902: 162–168

[3] Hughes R. Kalmia. Cyclopaedia of Drug Pathogenesy. Bd. 3, 4. London: Gould; 1886–1891: 69–72, 630–635

[4] Triebel H. Erfolge und Misserfolge in meiner Praxis. Deutsche Homöopathische Monatsschrift 1959; 10 (7): 295–304

279 Kreosotum – kreos

lt.: Kreosotum, dt.: Buchenholzteerdestillat, engl.: beechwood creosote

279.1
Substanz

Mineralia – Organica – Mixtura – Buchenholzteerdestillat – Kreosot

Kreosotum ist eine Fraktion des Destillats des Buchenholzteers. Sein Anteil am Buchenholzteer ist 5 %. Zu seiner Gewinnung wird Buchenholzteer fraktioniert destilliert. Die schwere Fraktion mit einer Dichte > 1 wird abgetrennt und wechselnd mit Natronlauge und Schwefelsäure behandelt, womit die Phenole extrahiert werden. Dieser Vorgang wird so lange wiederholt, bis sich die Phenole klar in der Natronlauge lösen. Anschließend wird die Lösung nochmals destilliert und die Fraktion, die zwischen 200 °C und 220 °C siedet, wird als Kreosot verwendet. Es handelt sich um eine klare, gelblich gefärbte, stark lichtbrechende, ölige Flüssigkeit mit charakteristischem intensiv rauchigem Geruch und brennendem Geschmack. Sein Name leitet sich vom griechischen *kreos* = Fleisch und *sozein* = schützen ab, denn der Kreosotanteil ist beim Räuchern für das Konservieren verantwortlich. Kreosot wurde erstmals 1832 von Carl-Ludwig von Reichenbach aus Buchenholzteer hergestellt.

Homöopathische Verwendung findet die durch Rektifikation gereinigte Fraktion des Buchenholzteers bei einem Siedepunkt zwischen 200 bis 220 °C.

279.2
Pharmakologie und Toxikologie

Kreosot ist ein Gemisch der Phenole Guajacol, Kreosol, Methylkreosol, Xylenol und Phenylethern. Es hat eine starke antiseptische Wirkung. Die Ausscheidung seiner Oxidationsprodukte erfolgt rasch renal nach Sulfatierung und Glucuronidierung. Lokal ist die Substanz schleimhautreizend. Chronische Vergiftungen werden durch seine rasche renale Elimination nicht beschrieben. In sehr hohen akuten Dosen wirken Phenole immuno-, neuro-, hämato- und nephrotoxisch.

279.3
Anwendung

Fand medizinische Verwendung in der ersten Hälfte des 20. Jahrhunderts als sogenanntes Aqua Binelli als Desinfektionsmittel, Ätzmittel, als gärungshemmendes Mittel bei chronischen Magen-Darm-Erkrankungen.

Homöopathische Verwendung findet die Zubereitung bei Entzündungen der Haut und Schleimhäute, der Atemwege, des Magen-Darm-Traktes, der Harn- und Geschlechtsorgane, bei Hämophilie, Affektivitätsstörungen bei Kindern und geriatrischen Erkrankungen (nach Kommission D).

Kreosotum hat sich als ein Heilmittel bei **Bronchitis** bewährt. Besonders die *eitrige Bronchitis* wird als Anzeige für Kreosotum genannt. Die Reizwirkung an den Schleimhäuten ruft eine Wundheit derselben hervor, dazu auch scharfe Sekrete, welche diese anfälligen Schleimhäute noch weiter angreifen, sodass sich eine **Neigung zu Hämorrhagien** ergibt. Das Blut als solches ist ebenfalls in den Einfluss des Kreosotums einbezogen und in seiner Zusammensetzung verändert, wodurch die hämorrhagische Tendenz verstärkt wird. Diese tiefgreifende Veränderung macht es verständlich, dass Kreosotum nicht selten mit Erfolg gegen *Ulzera* der Schleimhäute ebenso wie der äußeren Haut verordnet wird, wobei wir uns auch erinnern, dass Kreosotum als Teerpräparat zweifellos ein karzinogenes Potenzial besitzt und auch als Heilmittel gegen *Karzinome* verwendet werden kann. Die Absonderungen dieser *Ulzera* sind ätzend, wundmachend und blutig.

Brandiger Zerfall ist ein weiteres Ergebnis des tiefgreifenden Einflusses des Kreosotums, und es wird daher als ein sehr wirksames Mittel gegen **diabetische Gangrän** empfohlen, besonders wenn diese **feuchter** Art ist. Von Stiegele wurde diese

Anzeige klinisch bestätigt. Diese Beziehung zu den diabetischen Gewebsveränderungen scheint überhaupt tieferer Natur zu sein, denn **diabetischer Pruritus**, besonders am weiblichen Genitale, wird ebenfalls sehr günstig beeinflusst. Auch diabetischer **Katarakt** der Augen in den anfänglichen Stadien wird als Anzeige genannt.

Eine besondere Bedeutung kommt noch den Erscheinungen vonseiten der weiblichen Geschlechtsorgane zu. Hier wird eine wundmachende, ätzende und übelriechende *Leukorrhö* mit Anschwellung und starkem Jucken und Brennen der Vulva beobachtet, als deren Ursache Veränderungen und Ulzerationen der Portio anzusehen sind. Stinkende, fleischwasserähnliche Leukorrhö zeigt die Tendenz zu **Zervixdysplasien** und **Karzinomen** an. Es treten wehenartige Schmerzen im Unterleib, gefolgt von Schleimabgang aus der Vagina auf. Die Menses ist, wie man nach der beschriebenen Veränderung der Schleimhäute nicht anders erwarten kann, verstärkt und tritt zu früh ein, sie dauert lange an und ist wundmachend und übelriechend. Kreosotum ist als ein Hauptmittel bei der Behandlung der **Leukorrhö** und auch der **Menorrhagie** anzusehen.

Wenn die Erscheinungen vonseiten der Verdauungsorgane auch sehr eindrucksvoll sind, so wird es trotzdem nicht sehr oft als Heilmittel dabei verwendet. Am Magen bestehen Symptome einer **Gastritis**, selbst bis zur Ulkusbildung. Das wichtigste Symptom, das dazu noch ex usu in morbis stammt, ist das Erbrechen von Speisen, die mehrere Stunden im Magen unverdaut liegengeblieben sind. Die Fälle von *Ulcus ventriculi* oder *Ulcus duodeni*, die ich sich bessern gesehen habe, sind nicht zahlreich. Vielleicht nur aus dem Grund, weil ich es immer erst herangezogen habe, wenn andere Mittel versagt haben. Aber es waren umso schwerere und zunächst überhaupt scheinbar therapieresistente Fälle, zum Teil mit partieller Stenose und sehr erschwerter Entleerung des Magens. Auch für tiefgreifende Entzündungen der übrigen Schleimhäute des Darmkanals, zum Beispiel des Rektums mit Verdacht maligner Entartung, kommt Kreosotum in Frage.

Eine Empfehlung gegen Neigung zu *Zahnkaries* hat sich in der Homöopathie bis heute gehalten.

Die Haut ist infolge der durch Kreosotum bedingten Gewebsveränderungen zu sämtlichen Entzündungserscheinungen, von der **Urtikaria**, dem **Erythem**, **Pickeln** und **Blasen** bis zur Bildung von **Furunkeln** und **Ulzera**, geneigt. Dabei ist ein starkes Hautjucken vorhanden, das sich in der Bettwärme und durch Kratzen verschlimmert. Deshalb wird es auch gegen **Pruritus senilis** und ganz besonders bei **Diabetes mellitus** gebraucht (*Pruritus vulvae*).

279.4
Arzneimittelbild

Leitsymptome: Schleimhäute mit tiefgreifenden Entzündungen mit ätzender, wundmachender, blutiger, auch eitriger Absonderung und Neigung zu Ulzera. Haut mit heftigem Juckreiz und allen Stadien von entzündlichen Hautveränderungen mit Ekzemen, Pusteln, Blasen, Furunkeln, Geschwüren. Entzündung des Zellgewebes mit Neigung zu Gangrän. Kleine Wunden bluten stark.

Die rheumatoiden Erscheinungen werden im Allgemeinen besser durch Bewegung. Ob dieser Modalität auch bei anderen Symptomgruppen, zum Beispiel Gebärmutterblutungen, wie angegeben wird (soll beim Gehen und Sitzen aufhören und im Liegen wiederkommen), eine Bedeutung zukommt, ist noch zu untersuchen. Ätzende, wundmachende und übelriechende Absonderungen.

Geist und Gemüt: Sehr niedergedrückt und lebensüberdrüssig, sehr verzweifelt. Schreckhaftes Wesen. Alles geht sehr zu Herzen.

Kopf: Ziehende, klopfende, reißende Kopfschmerzen.

Neuralgie fazial und zephal

Augen: Augenlider rot und geschwollen, Gerstenkorn. Wunde Lidränder. Scharfe Absonderung der Bindehäute.

Katarakt bei Diabetes
Hordeolum

Ohren: Entzündung des inneren und äußeren Ohres. Schlechtes Gehör und Ohrgeräusche.

Nase: Rhinitis serös und verstopfte Nase. Nasenbluten. Nimmt einen schlechten Geruch in der Nase wahr.

Gesicht: Mager und blassgelblich. Ziehende, spannende Gesichtsschmerzen, auch im Zusammenhang mit Zahnschmerzen.

Mund: Starker Speichelfluss. Lippen, Gaumen und Zahnfleisch wund. Geschmack meist bitter.

Zähne: Ziehende Zahnschmerzen, Zähne wie zu lang. ⊙ **Zähne werden sehr rasch schwarz und faul.**

> *Karies*

Innerer Hals: Wundheit und Kratzen im Hals.

Magen: Aufstoßen von bloßer Luft oder saures Aufstoßen. Übelkeit mit Speichelspucken. **Würgen früh nüchtern, wie sonst in der Schwangerschaft.** ⊙ **Erbrechen unverdauter Speisen einige Stunden nach dem Essen.** Erbrechen süßlichen Wassers früh nüchtern. Nagen bei leerem Magen, mit nachfolgendem Würgen, das durch Essen vergeht. Empfindlichkeit gegen Druck, sodass die Kleider gelöst werden müssen.

> *Hyperemesis gravidarum*
> *Gastroptosis*
> *Ulcus ventriculi et duodeni*
> *Magenkarzinom*

Abdomen: Im Bauch starke Aufgetriebenheit, zusammenziehende Schmerzen, Geschwürschmerz.

> *Diabetes*
> *Kolitis*

Rektum und Stuhl: Durchfälle bis zu dysenterieähnlichen Erscheinungen. Stuhl aussetzend, hart und trocken. ⊙ **Durchfall übelriechend, blutig mit wundem After.** ⊙ **Hämorrhoiden blutend, brennend, mit wundem After.**

> *Hämorrhoiden*
> *Rektumkarzinom*

Blase: Plötzlicher Drang, **sodass es kaum auf das Klosett reicht.**

> *Urethralsyndrom*

Urin: Harn sehr reichlich oder vermindert und dunkel, übelriechend und wundmachend.

Geschlechtsorgane:
- weiblich: Menses tritt zu früh ein und fließt zu stark und zu lange. Sie ist übelriechend und ätzend, von dunkler Farbe. Leukorrhö weißlich oder gelblich, ätzend und brennend, die Vulva ist dabei wund und geschwollen und juckt heftig, mit Brennen beim Wasserlassen. Brennende Schmerzen in den Geschlechtsteilen beim Beischlaf. Das Jucken nötigt zum Kratzen, ⊙ **das jedoch nicht bessert,** sondern den Juckreiz noch verschlimmert. Wehenartige Schmerzen im Unterleib, gefolgt von Leukorrhö. Wie elektrische Stiche in der Scheide, aus dem Unterleib kommend. Verlangen zum Beischlaf. Begattungsgefühl früh zwischen Schlafen und Wachen. Uteruskarzinom mit übel riechender blutiger Leukorrhö. Puerperalsepsis mit blutigen und faulen Sekreten.

> *Leukorrhö*
> *Pruritus vulvae*
> *Menorrhagie*
> *Metrorrhagie*
> *Puerperalfieber*
> *Uteruskarzinom*

Larynx und Trachea: Schmerzen im Kehlkopf.

> *Larynxkarzinom*

Sprache und Stimme: Heiserkeit.

Husten und Expektoration: Husten trocken und krampfhaft oder mit reichlichem Schleim. Brechreiz beim Husten. ⊙ **Husten bei Lagewechsel im Bett.** Reichlicher, eitriger Auswurf nach jedem Husten.

Bronchitis foetida
Hämoptoe
Pneumonie

Brust: Schwere und Druck auf der Brust, unter dem Brustbein.

Extremitäten: Rücken- und Kreuzschmerzen, Schmerzen in Muskeln, Gelenken und Nerven, besser durch Bewegung.
Feuchte Gangrän bei Diabetes. Pruritus senilis, Pruritus diabeticus. Furunkulose bei Diabetes.

Erkrankungen des rheumatischen Formenkreises
Neuralgie

Haut: Urtikaria, Pickel, Bläschen und Furunkel überall mit heftigem Jucken. ☉ **Kleine Wunden bluten stark.** ☉ **Unheilsame nässende Geschwüre und Rhagaden.** Heftiger Juckreiz, der sich in der Bettwärme und durch Kratzen verschlimmert.

Allgemein: Pulsieren in allen Arterien, Frieren und Hitze mit Schweißen.

279.5
Dosierung

Am häufigsten werden die D 3 bis D 6 gebraucht, doch haben sich auch höhere Verdünnungen bewährt. D 3 und D 4 besitzen noch den Geschmack nach Kreosot.

279.6
Vergleichsmittel

- Oleum: Kresolum, Oleum animale aethereum Dippeli, Petroleum crudum, Pix liquida, Terebinthinae oleum.
- So unähnlich äußerlich die beiden Arzneistoffe in ihrer Substanz auch sind, so kommt doch bei den Arzneimittelprüfungen und ebenso bei den Indikationen die Verwandtschaft zu Carbo vegetabilis und Carbo animalis zum Vorschein als gemeinsame Abkömmlinge des Kohlenstoffs und Ergebnis unvollkommener Verbrennung.

- Bronchitis mit foetider Expektoration: Acidum nitricum, Arsenicum album, Carbo vegetabilis, Pix liquida, Sulphur lotum, Sulphur iodatum.
- Karzinom der Atmungs- und Genitalorgane: Argentum nitricum, Arsenicum album, Carbo animalis, Carbo vegetabilis, Conium maculatum, Lobelia inflata, Mercurius solubilis Hahnemanni, Phosphorus.
- Gangrän: Arsenicum album, Kresolum (trocken), Secale cornutum (trocken).
- Kleine Wunden bluten stark: Phosphorus.
- Leukorrhö ätzend: Acidum carbolicum, Acidum fluoricum, Arsenicum album, Iodum purum, Lilium tigrinum, Mercurius solubilis Hahnemanni, Sepia succus, Sulphur lotum.
- Zahnkaries: Mezereum, Staphysagria.
- Azetonämisches Erbrechen: Arsenicum album, Ignatia amara, Ipecacuanha.
- Zervixdysplasie: Carbo animalis, Conium maculatum, Hydrastis canadensis.
- Rektumkarzinom: Graphites naturalis, Podophyllum peltatum, Ruta graveolens.

279.7
Literatur

[1] Allen TF. Kreosotum. Encyclopedia of pure Materia Medica. Bd. 5, 10. New York: Boericke & Tafel; 1874–1880: 408–428, 569

[2] Clarke JH. Kreosotum. Dictionary of practical Materia Medica. Bd. 2.1. London: Homoeopathic Publishing Company; 1900–1902: 176–186

[3] Hughes R. Kreosotum. Cyclopaedia of Drug Pathogenesy. Bd. 3. London: Gould; 1886–1891: 73–86

[4] Syrbius. Kreosotum. Allgemeine Homöopathische Zeitung; 12 (33)

[5] Wahle W. Kreosot. Archiv für die Homöopathische Heilkunst 1837/38; 16 (2): 152–220

280 Kresol – kres

lt.: Cresylolum, dt.: Kresol, engl.: cresol

280.1 Substanz

Mineralia – Organica – Mixtura – Trikresol – $C_6H_4(OH)(CH_3)$

Es existieren drei isomere Formen des Kresols. Diese sind das Ortho-, Meta-, Paraphenol. Man kann sie aus Teer gewinnen oder synthetisch herstellen. Reinkresol (Trikresol) wird erhalten durch Rektifikation des Kresols in einem alkalischen, später sauren Milieu. Kresol ist ein Derivat des Toluols und wird zur Herstellung der Kunststoffe verwendet.

Homöopathische Verwendung findet eine Mischung aus 25 % o-Kresol, 59 % m-Kresol und 25 % p-Kresol.

280.2 Pharmakologie und Toxikologie

Die Substanz wirkt ätzend. An der Haut kommt es zu Brennen und Schorfbildung, sogar bis zum Gangrän. Dämpfe des Kresols führen zu Augenreizungen, die Inhalation zu Reizungen der Atemwege und des Magen-Darm-Kanals sowie zu Störungen des Zentralennervensystems, Leber- und Nierenschäden und des hämatopoetischen Systems.

280.3 Anwendung

Seine Toxizität tritt hervor bei der Herstellung des Kresols und bei der technischen und medizinischen Anwendung der Kresole. Diese besitzen eine bedeutende antiseptische Wirkung und werden häufig als Kresolseifenlösung verwendet.

Homöopathische Anwendung findet die Zubereitung bei **Nephritis**, bei **Nephrosklerose**, bei **zerebralen Durchblutungsstörungen**. Daneben bei **trockenem Gangrän**.

280.4 Arzneimittelprüfung

Das Arzneimittelbild ist aus toxikologischen Beobachtungen chronischer Vergiftungen und aus einer Reihe von Versuchen an 5 Personen von Julian zusammengestellt. Auch die klinischen Vorschläge stammen von diesem. Er berichtet über 18 erfolgreiche Beobachtungen mit Kresol: 3 Fälle von Parkinson'scher Krankheit, 1 Fall von manisch-depressiver Psychose, 3 Fälle von Epilepsie (mit Seltenerwerden beziehungsweise Aufhören der Anfälle, wobei es jedoch nötig war, das Mittel fortlaufend einzunehmen), 5 Fälle von Hochdruck, 2 Fälle von chronischer, zur Urämie führender Nierenentzündung, 1 Fall von Lupus erythematodes. 3 Fälle von Psoriasis.

280.5 Arzneimittelbild

Leitsymptome: Schwäche. **Abmagerung.** Appetitlosigkeit. Schlaf unruhig, gestört durch ängstliche Träume, Erscheinung von Käfern (Küchenschaben). Euphorie, bis zu einem Zustand von Ekstase. ⊙ **Hypochrome Anämie mit Thrombopenie und Leukopenie.** Neoplasmen. ⊙ **Manisch-depressive Psychose mit Delirium (hört Glocken).**

Geist und Gemüt: Euphorischer Zustand bei schwerem organischem Befund (Paralyse, Polyneuritis). Zustand von Ekstase.

Patient spricht in einem fort. Wiederholt sich oft. Geschwätzige, bewegliche Gemütsverfassung. Übermäßiges Gestikulieren mit Euphorie und ständigem Bedürfnis, sich zu bewegen und zu gehen. Heiteres Mienenspiel, möchte die ganze Welt umarmen. Kindisches Wesen. Blindes Vertrauen, Gleichgültigkeit, innere Unruhe. Kann seine Gedanken nicht fixieren, macht aber den Eindruck, gründlich zu denken, wenn man ihn fragt. Bewegungen gestört, läuft ständig umher. Nervös, cholerisch, sensibel, übermäßig erregbar. Eine Kleinigkeit bringt ihn außer sich, fürchtet sich

280 – Kresol – kres

vor allem, augenblicklich ängstlich erregt, leicht außer Fassung. Angstgefühl gegen Abend. Hört Glocken und Gefühl von Ameisenlaufen gegen Abend. Erscheinung von Käfern. Alpträume, Träume von Käfern.

Psychose manisch depressiv

Schwindel: Schwindel, Gefühl wie betrunken, blitzartige Betäubung.

Kopf: Hitzewallungen, besonders morgens mit Schweißen.

Parkinson-Krankheit
Epilepsie

Kopfschmerz: Kopfschmerzen, besonders am Morgen, beim Erwachen, Schmerzen in der Hinterhauptregion, sich gegen die Schläfen ausbreitend, beiderseits, mit dem Gefühl von Schlägen in den Schläfen.

Emphysem

Augen: Mouches volantes. Störungen der Akkommodation.

Ohren: Ohrgeräusche, Schwindel.

Gesicht: Chvostek[304] manchmal positiv.

Mund: Übermäßige Speichelsekretion. Zahnfleisch blutend. Mund bitter am Morgen. Übler Geruch des Atems.

Innerer Hals: Röte und Brennen im Schlund, Diphtherieähnliche Beläge.

Magen: Appetitlosigkeit oder, seltener, normaler Appetit oder sogar Heißhunger. Übelkeit beim Erwachen. Aufschwulken von Wasser am Morgen. Sodbrennen. Magenverstimmung mit Erbrechen und Durchfall, in unregelmäßigen Anfällen.

Dyspepsie
Gastritis

Abdomen: Leibschmerzen mit viel Gasbildung. Plätschern. Spastische Verstopfung, mitunter blutige Stühle. Leber groß, schmerzhaft.

Hepatopathie

Niere:

Nephritis, chronisch

Urin: Oligurie mit granulierten Zylindern; Hämaturie.

Larynx und Trachea: Verhärtung des Kehlkopfes mit Schlingbeschwerden. Kehlkopfkrebs.

Husten und Expektoration: Husten trocken, in Anfällen auftretend, mit scharfem Auswurf. Lungenödem. Lungenkongestion. Herzasthma.

Myokarditis

Brust: Herz groß. Hypertrophie des linken Ventrikels.

Extremitäten: Gelenkschmerzen überall. Schmerzen in den Waden. Arterielle Thrombose der Extremitäten, Gangrän ohne Schmerzen (diabetisch, neuritisch). Raynaud'sche Gangrän.

Polyarthrose deformierende
Raynaud-Syndrom
Thrombose arteriell
Arteriitis
Gangrän diabetisch neuritisch

Spastische Kontraktionen, krampfhafte Stöße, Krämpfe. Amyotrophie der Mm. peronaei, tibiales und der Hände. Muskelkraft herabgesetzt. Steifigkeit, Gefühl von Eingeschlafenheit und von Prickeln der Arme und Beine. Gefühl von Ameisenlaufen und von Prickeln in den Gliedern. Ein-

---

[304] Klinisches Zeichen einer Hypokalzämie, zum Beispiel bei artefizieller Entfernung der Glandulae parathyroideae während einer Strumektomie. Es kommt dabei zu Muskelkontraktionen beim Beklopfen des N.-facialis-Stammes ca. 1,5 cm ventral des Lobus auriculae.

schlafen der Hände, besonders der linken Hand, gegen Morgen. Zittern, Steifheit, Prickeln, an Armen und Beinen. Lähmigkeit und Lähmung der Beine mit Muskelatrophie und paradoxen Pyramidenzeichen: Patellarklonus und Babinski-Reflex positiv. Schlaffe Lähmung der Mm. peronaei und tibiales. Lähmung der kleinen Muskeln der Hände, Lähmung der Zunge. Gangstörung, wie betrunken.

> *Tetanie*
> *Lateralsklerose amyotrophisch*

Frost und Frösteln: Schaudern überläuft den Patienten am ganzen Körper.

Haut: Prickeln, Hitzegefühl. Pigmentation verstärkt, gelb bis gelbbraun, in Haut und Schleimhäuten. Blauschwarze Pigmentation der Haut, der Skleren. Braune Flecken im Gesicht. Verlust der Geschmeidigkeit der Haut, die eine lederartige Beschaffenheit annimmt mit gelber oder braungelber Verfärbung. Trockene Krusten, weiß, stärker gelbbraun. Bläschen mit Brennen. Ekzem besonders im Nacken. Follikulitis mit juckenden Auswüchsen des Epithels, Rhagaden. Gangrän.

> *Ekzem*
> *Follikulitis*
> *Psoriasis*
> *Lupus erythematodes*
> *Ichthyose*

Allgemein: Puls langsam oder Sinustachykardie. Neigung zu kollabieren. Hypertonie, oft bei jungen Leuten.

> *Hypertonie*
> *Arteriosklerose*
> *Karzinome*

280.6
Dosierung

Von Julian bei chronischer Nephritis, bei Nephrosklerose, bei zerebralen Durchblutungsstörungen in C 5 und C 7, 2-mal täglich, erfolgreich angewendet und empfohlen.

280.7
Vergleichsmittel

- Oleum: Kreosotum, Oleum animale aethereum Dippeli, Petroleum crudum, Pix liquida, Terebinthinae oleum.
- Kreosotum hat sich wie das chemisch verwandte Kresolum bei entzündlichen Hautaffektionen, Neigung zu Gangränbildung (jedoch feuchter), Morgenübelkeit und Erbrechen, bei Neigung zu Blutungen bewährt.
- Nephrosklerose und Lähmung der Muskulatur (der Extensoren der Unterarme): Plumbum metallicum.
- Nephritis chronisch: Acidum nitricum, Calcium arsenicosum, Cuprum arsenicosum.

280.8
Kasuistik

280.8.1 Parkinson-Syndrom

Julian berichtet über Erfolge beim Parkinson-Syndrom, Hochdruck, manisch-depressiver Psychose, Epilepsie (wobei die Patienten anfallsfrei geblieben sind, solange sie Kresol eingenommen haben), Hochdruck, chronischer, zur Urämie führender Nierenentzündung, Lupus erythematodes, Psoriasis.

Ro., Albert, 55 J., Landwirt, zieht uns am 1.9.1958 wegen Parkinson-Syndrom zu Rate.

Er hat diese Nervenerkrankung seit 6 Jahren und ist zu verschiedenen Malen nach der klassischen Methode mit Atropin, Diparkol, Artane und Pardisol behandelt worden, ohne eine Linderung seines Leidens zu verspüren und ohne einen Stillstand in der Entwicklung seiner Krankheit feststellen zu können.

Es handelt sich um einen stark gealterten Mann. Er sagt uns, dass „alles zusammenfällt", dass sein Gehirn „nicht mehr kommandiert", er spricht mit Mühe, langsam und stoßweise. Seine Hände zittern stark, ebenso seine Zunge, und an seinen Mundwinkeln läuft ständig etwas Speichel herunter. Seine Greiffähigkeit ist stark behindert; er kann sich nicht allein aus- und anziehen und nur schwer allein essen. Eine weitere Beschreibung erübrigt sich; es handelt sich um ein fortgeschrittenes Parkinson-Syndrom. Ausschließliche Behandlung Kresol C 5 und C 7.

Er kommt am 1.10. wieder, um uns seine Genugtuung über eine sehr gute Besserung während und gegen Ende der Behandlung auszudrücken. Diese ist weniger gut, nachdem er 3 Wochen lang das Arzneieinnehmen eingestellt hat. Kresol wird weiter von Nutzen sein; die Besserung des Patienten macht Fortschritte, er zittert weniger, geifert nicht mehr, er bleibt aber gebrechlich, und sein Zustand erfordert, dass er immer unter dem Einfluss des Heilmittels bleibt.

Zusammenfassung: Ein an vorgeschrittener Parkinson-Syndrom leidender Patient findet durch Kresol eine fühlbare Besserung, aber es zeigt sich, dass er ständig unter dem Einfluss des regelmäßig einzunehmenden Heilmittels stehen muss. [2]

280.9
Literatur

[1] Julian O. Kresol. Arch. homéop. Normandie 1960 (Jul): 152

[2] Julian O. Kresol. Neue Pathogenese. Allgemeine Homöopathische Zeitung 1962; 207 (08): 457–496

281 Lac caninum – lac-c

lt.: Lac caninum, dt:. Hundemilch, engl.: dog's milk

281.1
Substanz

Animalia – Canidae (Hunde) **– Lac caninum**

Bei dem Ausgangsmaterial für die homöopathische Zubereitung handelt es sich um die Hundemilch des Rottweilers. Lac caninum wird in der Weise potenziert, dass die Verdünnungen mit 90 % Alkohol hergestellt werden. Dadurch wird das Milcheiweiß zum Ausfällen gebracht und kann also nicht für die Erklärung der Wirkung herangezogen werden.

Homöopathische Anwendung findet frische Milch vom Rottweiler.

281.2
Anwendung

Die Hundemilch wurde schon von Dioscorides, Rhasis und Plinius als Arzneimittel erwähnt und von Sextus zur Beseitigung der Kindesfrucht empfohlen. Bei vielen tödlichen Vergiftungen wurde sie als Gegenmittel gebraucht. Von anderen wurde sie bei Lichtscheu, Otitis und anderen Krankheiten der Augen und Ohren erwähnt.

Homöopathische Anwendung findet die Zubereitung bei Tonsillitis, Dysmenorrhö, Erkrankungen des rheumatischen Formenkreises, Zephalgie und Überempfindlichkeit der Sinnesorgane (nach Kommission D).

Die Arzneimittelprüfung wurde durch Dr. Swan veranlasst, nachdem Dr. Reisig (New York) Lac caninum in Verdünnungen jahrelang gegen manche Erscheinungen der *Syphilis*, gegen *Scharlach* und *Diphtherie* mit Erfolg verwendet hatte. An der Prüfung beteiligten sich 17 Prüfer, darunter bekannte Homöopathen wie S. Swan, C. Lippe, E. A. Farrington. Gebraucht wurden nur Hochpotenzen und Höchstpotenzen nach Swan und Fincke (Einglaspotenzen), nur einzelne Male auch C 31 und C 32 der Mehrglasverdünnung.

Es hat sich also in der Mehrzahl um substanzielle Potenzen gehandelt. Mit Vorbehalt gebe ich das Arzneimittelbild, wie es aus dem außerordentlich umfangreichen Protokoll von Swan ausgezogen wurde, wieder [7]. Dabei wurden die Symptome, die erst nach Monaten, selbst nach mehr als 1 Jahr (!) nach der Prüfung eingetreten waren, ausgeschieden. Möglicherweise wurden in das Symptomregister auch klinische (geheilte) Symptome aufgenommen. Allen berichtet in *Mat. Med. of the Nosodes* [1] ebenfalls ausführlich über Lac caninum. Sehr eindrucksvoll sind die **entzündlichen Erscheinungen im Rachenring**, die sich bei der Arzneimittelprüfung ergeben haben und auf eine starke Organotropie zu diesem Gebiet schließen lassen. Merkwürdigerweise wurden bei 3 Prüfern diphtherieartige Beläge beobachtet, die sich von einer wirklichen Diphtherie nicht unterscheiden ließen und auch in einem Fall von an der Prüfung unbeteiligten Ärzten als echte Diphtherie bezeichnet wurden. Diese Beobachtung muss, wenn sie der Prüfung zugeschrieben werden soll, unsere Verwunderung hervorrufen. Doch einerlei, ob man diese Beläge dem Arzneistoff zuschreibt oder sie als eine interkurrente Erkrankung bezeichnen will, die Verwendung von Lac caninum bei *Angina tonsillaris*, *Diphtherie* und dergleichen ist von dieser Anerkennung nicht abhängig, denn auch bei anderen Prüfern haben sich genügend Symptome vonseiten des Rachenrings ergeben, die den Gebrauch für einschlägige Krankheitszustände gerechtfertigt erscheinen lassen.

Deutlich treten Organbeziehungen zu den **weiblichen Geschlechtsorganen und zu den Brüsten** hervor. Die Menses ist verfrüht, stark und schmerzhaft, das Blut grünlich zersetzt und übelriechend, Verschlimmerung der Halssymptome während der Menses, Brüste außerordentlich schmerzhaft bei Berührung und schon bei der Erschütterung des Treppensteigens. (Bei Milchmangel der Wöchnerinnen, ebenso wie bei überschüssiger Milchsekretion und zum Abstillen wird die regulierende Eigenschaft gelobt.) Auch die Erscheinungen vonseiten des **Magens und Darmes** verdienen beachtet zu werden; Hunger und Appetit stimmen nicht überein; Appetitlosigkeit, jedoch sobald er anfängt zu essen, ist er überhaupt nicht zu sättigen; oder Heißhunger, aber gleich satt; großer, immerwährender Durst. *Diabetes mellitus* kann Gegenstand der Behandlung werden; *Gastritis* bei *Milchunverträglichkeit* kann damit nach eigener Erfahrung vorzüglich beeinflusst werden. *Obstipation* mit vergeblichem Drang, auch frustrane Tätigkeit des Mastdarmes bei nicht hartem Stuhl wird angetroffen. Auch eine *Dyskinesie* der Harnentleerung wird erzeugt.

Als ein Mittel zur Beseitigung der **Folgen von Diphtherie** wurde es von den Amerikanern hervorgehoben; nicht nur diphtherische *Paresen*, sondern auch *toxische Kardiomyopathien* sollen damit geheilt worden sein. Bei *akuter Diphtherie* wird die Wirkung gelobt.

Das Gedächtnis ist geschwächt; zerstreutes Wesen mit Vergesslichkeit und Mangel an Sammlung tritt auf. Die Prüfungssymptome werden sehr schlimm genommen und als eine unheilbare Erkrankung angesehen. Eine krankhafte Vorstellungskraft spiegelt allerlei Dinge vor. Man sei, zum Beispiel von einer Menge von Schlangen umgeben. Besonders eine Prüferin, Dr. Laura Morgan, von der ein großer Teil typischer Symptome stammt, war in diesen Phantasien außerordentlich produktiv, sodass man den Eindruck gewinnt, sie hat ihrer Einbildungskraft die Zügel schießen lassen. Kent (Mat. med.) ist auch der Ansicht, dass diese Symptome nicht alle zuverlässig seien. Er meint jedoch, das Mittel steigere die Einbildungskraft und Erregbarkeit der Sinne, sodass es leicht für die Prüfer sei, sich Symptome einzubilden. Dies scheint tatsächlich der Fall zu sein. In Selbstversuchen mit Lac caninum D 12 beobachtete ich selbst derart lebhafte und schreckliche Träume, dass der seelische Eindruck mir noch einige Tage nachging, eine Erscheinung, die ich sonst von mir nicht kenne. Auch bei Swans Prüfern werden zahlreiche Träume leichteren oder sehr bedrückenden und angstvollen Inhalts angeführt.

Unter den Modalitäten ist das Wandern, besonders der **Seitenwechsel der Beschwerden**, in der Prüfung belegt und klinisch bestätigt. *Angina tonsillaris* beginnt rechts und wandert nach links. *Migräne*, die auf der einen Seite beginnt und am nächsten Tag auf die andere Seite gewandert ist, wird mit Lac caninum geheilt. Es war nur eine einzige Prüferin, welche dieses Schlüsselsymptom, und auch nur beim Kopfschmerz, beobachtet hat. Es hat aber, wie die klinische Erfahrung zeigt, für den ganzen Organismus Gültigkeit.

Die Zeit der Verschlimmerung ist wohl auf den Morgen zu legen. Während der Menses ist eine Zeit allgemeiner Verschlimmerung. Zur Nachbehandlung von **Folgen früher schon vor vielen Jahren durchgemachter *Diphtherie*** wird es rühmend erwähnt.

Wesselhoeft berichtet von einem Manne von 45 Jahren, den er 18 Monate lang wegen einer erektilen Dysfunktion behandelt hatte. Nachdem der Erfolg ausgeblieben war, schickte er ihn zu Lippe[305] (Graf zu Lippe-Biesterfeld, aus Deutschland eingewandert, der unter seinen Kollegen als anerkannter Meister der Arzneikunst galt). Dieser stellte unter anderem fest: Sehr empfindlich gegen Kälte und gegen Luftwechsel; Brennen am Damm, schlimmer in der Bettwärme; trockener Ausschlag am Damm, am After und der Innenseite der Oberschenkel; bei Erkältung hin- und herziehende Schmerzen mit häufigem Wechsel der Stelle. Die erektile Dysfunktion dauerte 6 Jahre an. 10 Jahre vor der Behandlung hatte der Patient eine schwere Diphtherie durchgemacht, seit welcher er nie wieder seine volle Kraft erlangt hat. Die Diphtherie war damals von einer zur anderen Seite gezogen, um wieder zur ursprünglichen Seite zurückzukehren. Lippe verordnete ihm nun, obwohl erektile Dysfunktion keine Indikation für dieses Mittel ist, eine Hochpotenz von Lac caninum (CM) und nahm eine Gabe von Pulsatilla pratensis in Aussicht, falls es noch nötig werden sollte. Doch kam es nicht dazu, denn die Ehefrau war bereits nach 30 Monaten schwanger und bekam in der Folge noch ein weiteres Kind. Beide Kinder waren von vorzüglicher Gesundheit. ([1]: 52)

An derselben Stelle wird ein Fall von Diphtherie mit dem „Gefühl, als sei das Bett zu hart, Frieren bei Bewegung, Schmerz überall, Verlangen nach kalten Getränken und besser dadurch" angeführt, der rasch durch Lac caninum geheilt wurde. Ein weiterer Fall mit postdiphtherischer Lähmung der Nackenmuskeln, so dass der Kopf nach vorne fiel, wird schnell durch eine Dosis geheilt.

---

305 Adolph Graf zu Lippe-Biesterfeld-Weissenfeld, 1812–1888, deutscher Arzt, wanderte nach Amerika aus, studierte bei Hering und Wesselhoeft in Allentown.

Fincke (Brooklyn) beschreibt in der „Zeitschrift des Berliner Vereins homöopathischer Ärzte" 18 Fälle von mit Lac caninum geheilter Diphtherie, er ließ seine Hochpotenzen 2-stündlich nehmen [4].

281.3 Arzneimittelbild

Geist und Gemüt: Geist belebt und beschwingt, am 1. Tag der C 30. Fühlt sich gespannt und nervös. Depression, Trübsinn, Bedrückung. Reizbar, streitsüchtig. Fühlt sich schläfrig, Energiemangel. Müdigkeit mit schwieriger Konzentration. Ruheloser Schlaf.

Schwindel: Beim Aufstehen, beim Niedersitzen, beim Aufwärtssehen.

Kopfschmerz: Kopfschmerzen an verschiedenen Teilen des Kopfes, besonders an der Stirne, klopfend.

Augen: Wund und schmerzend, mit Rötung und Lichtscheu.

Ohren: Heiß. Wunde Stellen am Ohr. Ohrfurunkel.

Nase: Eitrige Pickel und Furunkel an der Nase. Nasenbluten.

Gesicht: Flecken an der Nase und im Gesicht, eitrige Pusteln und Furunkel. Neuralgische Schmerzen in der rechten oder linken Gesichtshälfte.

Mund: Zahnfleisch empfindlich, blutet beim Zähneputzen. Kleines Geschwür am Gaumen, am Mundboden, an der Zunge.

Innerer Hals: Halsweh mit Kugelgefühl, mit scharfem Schmerz beim Schlucken. Geschwollene „Halsdrüsen".

Magen: Durst auf große Mengen. Übelkeit und Blähsucht, schlimmer morgens. Übelkeit, Blähsucht und Hungerschmerz am Vormittag. Übelkeit vor dem Essen mit leichter Diarrhö. Unbehagen nach dem Essen. Indigestion durch fette Speisen mit Appetitlosigkeit. Erbrechen um 4 Uhr. Scharfe Schmerzen in Epigastrium und Hypochondrium.

Abdomen: Völle im Leib. Kolikartige Leibschmerzen mit Übelkeit und Durchfall.

Rektum und Stuhl: Durchfälliger Stuhl. Stechender Schmerz im Rektum 1 Stunde nach dem Stuhl. Kitzel im Anus. Hellrotes Blut im Stuhl bei schmerzhafter Verstopfung.

Geschlechtsorgane:
- weiblich: Leichtbraune Leukorrhö aus der Vagina, besonders 2 Tage vor der Menses. Menses zu früh oder zu spät, sehr stark oder abgeschwächt, schmerzhaft oder weniger schmerzhaft als sonst.

Brust: Plötzliches nächtliches Aufwachen mit Erstickungsgefühl, besser durch Aufsitzen und Husten. Unregelmäßiger Herzschlag beim Hinlegen. Beim Zubettgehen hämmert das Herz und scheint unregelmäßig zu schlagen, mit leichtem dumpfem Schmerz über dem Herzen.

Extremitäten: Schmerz im linken Arm. Scharfer Schmerz in den Handgelenken, Ellenbogen und Schultern. Vorübergehende Schmerzen in den Beinen. Kalte Hände und Füße in einem warmen Raum.

Frost und Frösteln: Plötzliche Kälteschauer ohne Grund.

Allgemein: Neigung zu Blutungen.

281.4 Dosierung

Ab D 6.

281.5 Vergleichsmittel

Angina tonsillaris: Carbo animalis, Carcinosinum, Cistus canadensis.

281.6
Literatur

[1] Allen HC. Lac caninum. Materia Medica of the Nosodes. Bd. 1. Philadelphia: Boericke & Tafel; 1910: 48–98

[2] Berridge EW. Lac Caninum. (Dogs Milk.). In: Swan S, Hrsg. Nosodes and Morbific Products. Bd. 1. New York: Pusry; 1888: 39–221

[3] Clarke JH. Lac caninum. Dictionary of practical Materia Medica. Bd. 2.1. London: Homoeopathic Publishing Company; 1900–1902: 189–198

[4] Finke B. Lac caninum. Zeitschrift des Berliner Vereines Homöopathischer Ärzte; 5: 194

[5] Kent JT. Clinical Reminescenses Headache (Sick) Lac-def, Lac-can. New Remedies. Chicago: Erhart & Karl; 1926: 584–588

[6] Müller D. Lac caninum. Materia medica revisa homoeopathiae. Glees: Gypser; 2008

[7] Swan S, Hrsg. Nosodes and Morbific Products. Bd. 1. New York: Pusry; 1888

282 Lac vaccinum defloratum – lac-d

lt.: Lac vaccinum defloratum, dt.: Entrahmte Kuhmilch, engl.: cow's milk skimmed

282.1 Substanz

Animalia – Bovidae (Hornträger) **– Lac defloratum**
Homöopathische Verwendung findet entrahmte Kuhmilch.

282.2 Anwendung

Homöopathische Anwendung findet die Zubereitung bei Zephalgien (nach Kommission D).

In der Therapie soll es sich bewährt haben bei Widerwillen gegen Milch und *Milchunverträglichkeit* mit üblen Folgen davon (wohl das wichtigste Symptom). *Milchunverträglichkeiten* sprechen gut auf die Behandlung an. *Migräne* mit Erbrechen und *Obstipation*; während des Anfalls starke Harnabsonderung. *Obstipation* mit großkalibrigen, harten Stühlen und vergeblichem Drang; der After reißt bei der Entleerung unter großem Schmerz ein. *Diabetes mellitus* mit großem Durst und sehr reichlicher Harnabsonderung sowie übermäßigem Appetit.

Hypogalaktie bei Wöchnerinnen; es soll innerhalb 12 bis 14 Stunden die stockende Milchabsonderung in Gang bringen. *Galaktorrhö* außerhalb der Stillzeit. Abmagerung der Brüste mit Schlaffheit, auch Fettsucht, wobei beim therapeutischen Gebrauch der Rückgang der übermäßig starken Brüste besonders auffiel. Fettsucht der jungen Mädchen mit 11 bis 20 Jahren, ehe die volle Reife erreicht ist, soll gut auf Lac defloratum ansprechen, besonders wenn kalte, blaue Hände vorhanden sind. *Hyperemesis gravidarum* soll oft schnell durch Lac defloratum gebessert werden. Bei *kardialen Ödemen*, *Leberzirrhose* und *Nephritis* soll es Besserung bringen. Verspätete oder unterdrückte Menses ist ebenso wie *Dysmenorrhö* eine Indikation.

282.3 Arzneimittelprüfung

Die abgerahmte Kuhmilch wurde von Swan in die homöopathische Therapie eingeführt und auf seine Veranlassung von Dr. Laura Morgan einer Prüfung mit Hochpotenzen unterzogen. Swan war der Ansicht, dass die für die Wirkung maßgebenden Bestandteile in den Mineralsalzen zu sehen seien. Jedenfalls muss man annehmen, dass die Eiweißstoffe bei der Potenzierung mit hochprozentigem Alkohol ausgefallen sind und daher für die Erklärung der Wirkung nicht herangezogen werden können. Es besteht jedoch die Möglichkeit, dass hormonartige Substanzen, die bei der Milchbildung im Spiel sind, an der Wirkung beteiligt sind. Das Ergebnis der Prüfung von Morgan muss mit dem größten Vorbehalt entgegengenommen werden, da die Autorin offenbar mit wenig Kritik zu Werke ging [1].

282.4 Arzneimittelbild

Leitsymptome: Ernährungsstörung, entweder Abmagerung mit welken, abgemagerten Brüsten – oder ⊙ **Fettsucht**, besonders mit starken Brüsten.

Störung der Milchsekretion: stockende Milchsekretion im Puerperium, oder

⊙ **Milchabsonderung außerhalb der Stillzeit.** Absonderung von reichlich wasserhellem Harn bei großem Durst.

⊙ **Widerwille gegen Milch und Unverträglichkeit von Milch** (Kopfschmerzen, Übelkeit, Erbrechen, Durchfall, Verstopfung).

Trocken-harte, großkalibrige Stühle mit heftigen Schmerzen beim Stuhlgang.

Migräne mit reichlichem Harnabgang, heftiger Übelkeit und Erbrechen, Blindheit und Geräuschempfindlichkeit.

Am Morgen <.

Allgemeine Frostigkeit und Unverträglichkeit von Kälte und kalter Berührung.

282 – Lac vaccinum defloratum – lac-d

Geist und Gemüt: Verlust des Gedächtnisses, kann sich an Gelesenes nicht mehr erinnern. Gleichgültigkeit. Depression mit Weinen, wünscht, nicht mehr zu leben. Große Verzweiflung über seine Krankheit; ist überzeugt, binnen 24 Stunden zu sterben.

Schwindel: Beim Bewegen des Kopfes im Bett, schlimmer beim Niederliegen, muss aufsitzen. Schwindel beim Öffnen der Augen im Liegen, schlimmer beim Aufrichten.

Kopfschmerz: Zuerst in der Stirne, dann sich ausdehnend zum Hinterkopf, sehr heftig, **mit großer Lichtempfindlichkeit selbst gegen Kerzenlicht; tödliche Übelkeit, mit Erbrechen, schlimmer bei Bewegung und Aufrichten; heftig fröstelnd, ohne dass äußere Wärme bessert; häufiges und reichliches Urinieren von ganz hellem Harn** (ohne Besserung dadurch). ☉ **Besserung der Kopfschmerzen durch Kälte trotz allgemeiner Frostigkeit**, besser durch Druck und Einbinden, schlechter durch Licht, durch Erschütterung (Husten), durch Geräusch.
Nach Kränkung heftiger Stirnkopfschmerz über den Augen, übelriechender Atem, Appetit gering, Übelkeit; Urin dick und dunkel. **Schmerz im Vorderhaupt, als ob der Kopf bersten wollte, mit Blindheit; Schmerz wird besser durch Binden des Kopfes, schlimmer durch Licht und Geräusch, Verstopfung, Stühle groß, Hände und Füße kalt.**
Kopfschmerz, während der Menses <, durch Sprechen <, alternierend mit Tonsillitis.
Kopfschmerz mit Gefühl, als ob der Scheitel gehoben würde.
☉ **Kopfschmerz steigend und fallend mit der Sonne.**

Migräne periodisch, meist wöchentlich

Augen: Verschleiertes Sehen vor dem Kopfschmerz.

Gesicht: Tödliche Blässe. Blasse Gesichtsfarbe mit Ausbruch von Ekzem. Gesicht, Nacken, Arm und Körper röten sich wie rosenrot mit Schwellung.

Innerer Hals: Kloßgefühl unter dem Brustbein zum Hals mit Erstickungsgefühl.

Globussyndrom

Magen: Völliger Verlust des Appetits. Großer Hunger auf große Mengen, oft. Milch verursacht Übelkeit. Saures Aufstoßen. Tötliche Übelkeit und Erbrechen am Morgen, schlimmer durch Bewegung oder Aufrichten im Bett. Der Gedanke an Speisen erregt Übelkeit.

Hyperemesis gravidarum

Abdomen: Aufblähung im Epigastrium mit Anfällen von Atemnot. Bauch wund und druckempfindlich.

Milchunverträglichkeit

Rektum und Stuhl: Verstopfung mit chronischem Kopfschmerz. Stuhl trocken und hart, mit großer Anstrengung entleert, den After wundmachend, mit reichlichem Blutabgang und unter großen Schmerzen.

Niere: Ständiger brennender Schmerz in der Nierengegend, über die Hüften zur Blasengegend laufend, auch von der Kreuzbeingegend und den Glutäen nach vorn zu den Schenkeln, schlimmer beim Niederliegen.

Urin: Häufiger und reichlicher Abgang von ganz hellem Harn. Häufiger ätzender Harn. Harn dunkel und dick. Harn ganz blass, kann ihn nicht halten.

Geschlechtsorgane:
- weiblich: ☉ **Menses verspätet um 1 Woche mit Blutandrang zum Kopf, kalten Händen, Übelkeit und Schwindel.** Nach Eintauchen der Hände in kaltes Wasser plötzliche Unterdrückung der Menses. Menses unregelmäßig, teils sehr dunkel und ätzend, teils farbloses Wasser. Herabdrängende Schmerzen in der Eierstockgegend. Ziehende Schmerzen in der Gebärmuttergegend mit Hitze und drückendem, herabhängendem Schmerz; kann keinen Druck

auf den Bauch ertragen. Gelblich-weiße Leukorrhö.

Brust: Druck um das Herz mit Atemnot und Gefühl, als ob er innerhalb 24 Stunden sterben müsse. Scharfer Schmerz in der Herzspitze, als ob ein Messer auf und ab schneiden würde. Verminderte Milchsekretion, schmerzhaft. Brüste hängen schlaff herab, Brüste schrumpfen. Abmagerung, besonders an den Brüsten.

Atrophie mammae

Frost und Frösteln: Frösteln den ganzen Tag über. Innerliche Kälte bei äußerlicher Wärme. Kälte läuft über den Rücken herab, **Hände kalt wie Eis**. Blaue Fingernägel.

Schweiß: Erwacht nachts mit kaltem Schweiß. Fieber; gebadet in warmem Schweiß, besonders an Gesicht, Nacken und Händen. Schweiß klebrig, scharfriechend.

Haut: Trockene, heiße Haut.

Allgemein: Große Schlappheit und Abneigung gegen Anstrengung. Große Ruhelosigkeit mit höchsten und anhaltenden Beschwerden bei mangelndem Nachtschlaf. ☉ **Adipositas.**

282.5 Dosierung

Nur in Hochpotenzen zu verwenden. Muss mindestens in der C 30, besser in der C 200 verordnet werden (Zinke).

282.6 Vergleichsmittel

Brustatrophie: Conium maculatum.

282.7 Literatur

[1] Clarke JH. Lac vaccinum defloratum. Dictionary of practical Materia Medica. Bd. 2.1. London: Homoeopathic Publishing Company; 1900–1902: 205–209

[2] Kent JT. Clinical Reminescenses Headache (Sick) Lac-def, Lac-can. New Remedies. Chicago: Erhart & Karl; 1926: 584–588

[3] Oehme FG. Lac defloratum. Allgemeine Homöopathische Zeitung 1874; 88: 167

[4] Pierson. Lac defloratum. N. Amer. J. No. 87, 343, desgl. in Hom. World, Vol. 81, 151

[5] Zinke J. Arzneimittelbild und Kasuistik von Lac defloratum. Zeitschrift für Klassische Homöopathie 1968; 12 (4): 167–174

283 Lachesis muta – lach

lt.: Lachesis muta, dt.: Buschmeisterschlange, engl.: bushmaster sukuruku snake

283.1 Substanz

Animalia – **Serpentes** (Schlangen) – **Viperidae** (Vipern) – **Crotalinae**[306] (Grubenottern) – **Lachesis** (Buschmeister) – **Lachesis muta**

Es handelt sich bei dem Ausgangsmaterial für die homöopathische Zubereitung um das physiologische Wehr- und Jagdsekret von Lachesis muta. Die Buschmeisterschlange erreicht Körperlängen um die 2 m und ist wie alle Crotalidae solenoglyph, das bedeutet, dass sie zwei sehr lange, röhrenartige, hohle Giftzähne am Oberkiefer trägt, die im Ruhezustand in einer Schleimhautfalte am Gaumen anliegen. Diese haben Verbindung zu den Ausführungsgängen der Giftdrüsen. Daneben weisen sie die für die Unterfamilie typischen Lorealgruben auf, die sich zwischen Augen und Nasenöffnung befinden und hochsensible Thermorezeptoren aufweisen, die ihnen ein dreidimensionales Infrarotbild vermitteln. Es handelt sich um nachtaktive Schlangen. Die Buschmeisterschlange ist die einzige Crotalidae, die Brutpflege betreibt.

Die Einführung der Schlangengifte in die Homöopathie geht auf Constantin Hering zurück, der 1837 eine Broschüre über die Wirkungen des Schlangengiftes herausgab. Darin wurden sowohl die Wirkung von Bissen wie von Arzneimittelprüfungen am Gesunden zusammengestellt [7].

Homöopathische Verwendung findet das Wehr- und Jagdsekret von Lachesis muta.

283.2 Pharmakologie und Toxikologie

Wie bei allen Schlangengiften handelt es sich bei der Substanz um ein Gemisch aus niedermolekularen und hochmolekularen Polypeptiden. Sie machen über 90 % des Trockengewichtes aus. Daneben finden sich noch Metallionen wie Calcium Ca^{2+}, Magnesium Mg^{2+} und Zink Zn^{2+}, Kohlenhydrate, Amine, Nucleoside und wenige Lipide und freie Aminosäuren.

Durch den hohen Proteinanteil haben alle Schlangengifte eine starke allergene Potenz, die bei entsprechender Disposition zu einem anaphylaktischen Schock führen kann.

Die Gefährlichkeit eines Bisses hängt von der Menge des applizierten Sekretes ab, von der Lokalisation der Eintrittsstelle (zentral, peripher), dem Allgemeinzustand des betroffenen Individuums, seinem Körpergewicht und klimatischen Bedingungen wie Außentemperatur und Luftfeuchtigkeit.

Die in dem Sekret enthaltenen Toxine weisen meist eine Länge von 60 bis 70 Aminosäuren auf. Sie fungieren als Membranotoxine, Hämatotoxine, Kardiotoxine und Neurotoxine. Daneben sorgen eine Reihe von Enzymen für die stark ausgeprägte nekrotisierende Wirkung. Kommt es zu der Injektion von Schlangengift, so entstehen zunächst starke Schmerzen. Hyaluronidasen sorgen für eine rasche Diffusion der Toxine im Gewebe. Phospholipasen, Endopeptidasen, Exopeptidasen und Proteasen bewirken die starke Gewebsschädigung. Erreichen die Toxine unter der Wirkung der Enzyme Anschluss an das Gefäßsystem kommt es sowohl zu Hämorrhagien als auch zu Koagulopathien. Die neurotoxische Wirkung steht bei diesem Toxingemisch im Hintergrund.

So hat Hering bei der Verarbeitung des Lachesis-Giftes zu Potenzen eindeutige Symptome an sich und anderen Prüfern festgestellt.

283.3 Anwendung

Homöopathische Anwendung findet die Zubereitung bei Entzündungen der Haut und der Schleimhäute, im Klimakterium, bei Drüsenerkrankungen, Infektionskrankheiten und Sepsis, Phlebitis, Angina pectoris, Herz- und Kreislaufschwäche, Neu-

---

306 Crotalidae: Bothrops lanceolatus, Cenchris contortrix, Crotalus horridus.

ralgie, Erkrankungen des rheumatischen Formenkreises, Krämpfen, Paresen, Affektivitätsstörungen und Depression (nach Kommission D).

Sepsis und septischer Verlauf von Infektionskrankheiten. Hinweisend sind langanhaltendes Frieren und Schüttelfröste; kalte Glieder mit heißem Kopf; Fieber mit heißen Wallungen und Schweißen. Verschlimmerung nach Schlaf, schreckt mit Atemnot und Bangigkeit aus dem Schlaf auf; Neigung zu *Synkope*. Überempfindlichkeit der Haut gegen Berührung der Kleider oder des Bettes. Warme Anwendungen werden schlecht ertragen und rufen Synkopen hervor. (*Appendizitis, Peritonitis, Pelveoperitonitis, Cholezystitis, Puerperalfieber, Karbunkel, Phlegmone* und andere).

Bei **akuter rheumatischer Arthritis** mit septischem Hinziehen der Krankheit oder auch schon von Beginn an empfehlenswert, wenn Verschlimmerung durch Schlaf oder durch heiße Packungen zugegen sind. **Endokarditis** mit Herzbeschwerden aus dem Schlaf heraus.

Angina tonsillaris septisch:

Beginn auf der linken Seite und erst nachher auf die rechte Seite hinüberziehend; Überempfindlichkeit am Halse gegen Berührung. Flüssiges kann schwerer geschluckt werden als feste Speisen (entspricht der Verschlimmerung durch Berührung und Besserung durch festen Druck). Heiße Getränke werden abgelehnt. Neigung zu Synkopen. *Delirien* und schwatzhafte Erregung. *Hämorrhagien* aus Mund und Nase.

Bei **grippalen Infekten** ist Lachesis muta oder Crotalus horridus manchmal als epidemisches Mittel zu betrachten. Hinweisend sind die Schüttelfröste und starken *Kongestionen* zum Kopf mit *Epistaxis*.

Weiterhin kann Lachesis muta bei allen anderen *Infektionskrankheiten* mit entsprechenden Symptomen hilfreich und für die Genesung entscheidend sein.

Bei linksseitig beginnender **Angina tonsillaris** und bei **abszedierender Angina** ein Hauptmittel.

Besonders will Lachesis muta bei **Viruskrankheiten** an vorderster Stelle beachtet werden, wenn die Symptome dem Arzneimittelbild ähnlich sind.

Herz- und Gefäßsystem:

Wenn eine **Hypotonie** mit *orthostatischer Dysregulation* verbunden ist, wird man von Lachesis muta Hervorragendes sehen. Der Blutdruck steigt an und hält sich nach längerem Gebrauch von Lachesis muta auf normaler Höhe. **Hypertonie** mit starker *Kopfkongestion* und anfallsweise auftretendem *Schwindel* mit *Kopfschmerz* wird günstig beeinflusst.

Bei **Thrombose** und **Thrombophlebitis** werden warme Anwendungen schlecht ertragen; bläuliches Aussehen der entzündeten Partien, Empfindlichkeit gegen leichte Berührung, Schüttelfröste und andere septische Zeichen indizieren Lachesis muta.

Bei **Embolie** gibt es meines Erachtens kein sichereres Mittel als Lachesis muta und das besonders bei *Hämorrhagien* angezeigte Crotalus horridus. Es stoppt bei Fällen, die rezidivierend *Embolien* bekommen, prompt.

Bei **Koronarinfarkt** sind die Schlangengifte unentbehrlich, sie regulieren die desorganisierte Herztätigkeit oft auffallend.

Bei **organischen Kardiopathien** sind es besonders die aus dem Schlaf heraus auftretenden stenokardischen Anfälle, die Lachesis muta indizieren. *Dyspnoe* und Beklemmung, schlimmer durch Schlaf und schlimmer durch heiße Anwendungen. Bei Patienten, die bei warmen Bädern und dergleichen kollabieren, darf man in erster Linie an Lachesis muta denken. Derartige Patienten leiden sehr beim Übergang in die warme Jahreszeit und bei schwülem, dämpfigem Wetter oder bei Reisen vom Hochgebirge und Höhenlagen in das Flachland.

Bei **Angina pectoris** kann Lachesis muta aufgrund solcher Beschwerden eine wertvolle Hilfe sein.

Bei **Endokarditis** sowie bei toxischer und infektiöser **Myokarditis** gehört Lachesis muta zu den wichtigsten Mitteln. Bei *Endocarditis lenta* kann ein Versuch gemacht werden, doch sind hier meines Wissens keine Heilungen beschrieben.

Endokrine Störungen:

Die Verschlimmerung der Beschwerden durch die Unterbrechung einer Sekretion gibt den Hinweis bei **Beschwerden des Klimakteriums.** Je heftiger die *Kongestionen* sind, je mehr darf man einen Erfolg von Lachesis muta erwarten. Eine vorhandene *Hypertonie* unterstreicht diese Wahl. Unverträglichkeit eines warmen Raumes, Verschlimmerung durch Schlaf, Beengungsgefühl am Hals, Geschwätzigkeit können weiter hinweisend verwertet werden.

Bei **Dysmenorrhö** ist Lachesis muta angezeigt, wenn vor dem Eintritt der Menses betäubender *Kopfschmerz* mit heißem Kopf und Gesicht und große Erregung des Gehirns gefunden wird. Der Eintritt der Blutung bringt Erleichterung; mit dem Aufhören oder einer Unterbrechung derselben wieder Verschlimmerung.

Thyreopathien finden durch Lachesis muta eine Unterstützung bei Vorhandensein von heftigen *Hitzewallungen*, bei der für diese Gruppe obligaten Verschlimmerung durch Wärme in jeder Form. Die für Lachesis muta charakteristische Geschwätzigkeit wird bei solchen Fällen manchmal angetroffen.

Bei **Neuritis** aller Art und **Ischialgie**, kommt Lachesis muta in Frage durch die Berührungsempfindlichkeit, durch die Verschlimmerung durch Schlaf und durch warme Anwendungen.

Polyarthritis rheumatica acuta mit nächtlicher Verschlimmerung „aus dem Schlaf heraus" findet in Lachesis muta ein ausgezeichnetes Heilmittel.

Die *Kachexie* bei malignen Tumoren und bei *Tuberkulose* in den späten Stadien kann bei Vorhandensein der Leitsymptome oft gut beeinflusst werden.

Bei *Wunden* und *Ulzera* sind das bläuliche Aussehen, der geschwürige Zerfall und die um sich greifende *Gangrän* sowie die stinkenden Absonderungen kennzeichnend. Ein Pus bonum et laudabile wird stets vermisst. Das Blut ist dunkel, zersetzt, wie verkohlt, die Gerinnungsfähigkeit ist aufgehoben, oder es besteht Neigung zu Thrombosierung. Auch hier wirkt Wärme unangenehm.

Alle Hauterkrankungen, für die Lachesis muta in Frage kommt, haben bläulich-zyanotisches Aussehen, zum Beispiel *Erysipel, Scharlach, Karbunkel*.

Es gibt Hinweise nach welchen es bei **Agranulozytose**, sei es infektiöser Natur oder nach Bestrahlung, ein wertvolles Heilmittel zu sein.

Einen wertvollen Beitrag hat Prinzing zu der Anzeigestellung für Lachesis muta und seine Dosierung geleistet. In Reihenversuchen hat er bei einer großen Anzahl von Kriegsverwundungen die Wirkung von Lachesis muta untersucht und sie in Vergleich gestellt zu solchen Fällen, die nur mit Aqua bidestillata behandelt wurden, und einer weiteren Gruppe, die nur die bei allen Fällen gleiche äußere Behandlung bekommen hatte. Über die **optimale Dosis** schreibt er:

„Ich mußte mich aus dem einfachen Grunde, weil mir kein unglücklicher Zufall passieren durfte, von höheren Dosierungen her an die optimale Dosis heranschleichen und begann mit ‚D 30' oral 3-mal täglich 10 Tropfen. Das war zu schwach, die Wirkung war kaum angedeutet. Nun spritzte ich 0,5 ml ‚D 30' subkutan. Das wirkte viel stärker, radikal umstimmend, und damit beobachtete ich an 239 damit behandelten und bis zum Ende beobachteten Fällen folgendes: 192 Fälle (80 %) heilten ohne auffällige Reaktion und ohne Stockung in 5 bis 60 Tagen. Die anfangs schmierig belegten Wunden reinigten sich in durchschnittlich 2 Tagen, die Granulationen wurden leuchtend rotgelb, der Hautsaum bläulich bis schwarzblau, das Sekret gelbschleimig, geruchlos und versiegte rasch. Die Wunde heilte unter trockener Borke." [9]

„Das **Intervall**: Das Intervall wurde dadurch ermittelt, daß bei 41 Fällen mit zwei oder mehr Lachesis-Injektionen – im ganzen 50mal – festgestellt wurde, am wievielten Tag nach der Injektion Stillstand oder Vergrößerung der Wunden eintrat und wie eine neue Lachesis-Injektion nun wirkte. Stillstand oder Vergrößerung der Wunden trat auf vom 4. bis 10. Tag nach der Injektion, am häufigsten am 8. Tage. Das Mittel lag bei 7,6 Tagen. Wurde hier die Injektion wiederholt, so verkleinerten sich die Wunden weiter im alten Tempo. Bei schwereren Fällen und allen Schweißdrüsenabszessen war es nötig, die Injektion am 4. Tag zu wiederholen.

Heilungszeiten: Bei 15 vergleichenden Versuchen, die leichte und schwere Fälle umfaßten, heilten die Lachesis-Fälle in 30,4 Tagen, die Fälle mit Aqua bidestillata in 56 Tagen und die reinen Verbände in 44,3 Tagen. Lachesis war den Verbänden um 13,8 Tage voraus, dem Aqua bidestillata, das ungünstig gewirkt hatte, um 25 Tage. In guter Übereinstimmung damit heilten die 215 Lachesis-Fälle im Mittel von 34 Tagen.

Tonsillenabszesse brachen nach Lachesis in 3 Tagen auf und waren nach 7 Tagen verheilt; ebenso beginnende Abszesse an anderen Körperteilen. Fünf Schweißdrüsenabszesse, die zum Teil schon 3 Monate bestanden hatten, in 7, 9, 10, 16 Tagen, im Mittel also in 10,5 Tagen. Bedingung war, daß die Injektion genau jeden 4. Tag wiederholt wurde."

„Zwei Geschwüre nach Erfrierung, die 10 und 11 Monate bestanden hatten, heilten in 52 und 36 Tagen, solche die nur 1 bis 2 Monate alt waren, brauchten 24 bis 29 Tage.

Sechs Fisteln nach Schussbrüchen[307], bei denen kein Sequester und sonstiger Fremdkörper nachzuweisen war, und die doch nicht heilten, schlossen sich in 42 bis 49 Tagen dauerhaft.

Von 5 Schußbrüchen mit Osteomyelitis, die vor der Sequesterentfernung eine 2monatige Lachesis-Kur durchgemacht hatten, heilte einer nach der Sequesterentfernung primär, die andern in 11 bis 59 Tagen – im Mittel in 25 Tagen – unter erneuter Anwendung von Lachesis nach der Operation. Die Gesamtdauer dieser Schussbrüche betrug 9 Monate gegenüber 17,2 Monaten bei unbehandelten Kontrollen. Lachesis kürzte hier den Verlauf um 8,2 Monate ab. Bei frischen Schussbrüchen allerdings konnte es den Ausbruch von Osteomyelitis nicht verhindern.

Indikationen: Lachesis ist ein gutes Mittel für infizierte Wunden mit lokaler Infektion. Die Wunden haben schmierige, mit punktförmigen Blutungen und Thromben bedeckte Granulationen, sondern ein trübes, blutig-seröses, blutig-eitriges oder eitriges Sekret von süßlichem oder üblem Geruch ab, die Umgebung ist bläulich bis schwarzblau verfärbt. Aber die Allgemeinerscheinungen sind gering. Das Aussehen ist bleich und abgezehrt. Subjektiv bessern kalte Anwendungen und warme verschlimmern. Fieber ist in der Regel nicht vorhanden, und wenn, dann fällt es nach der Injektion von Lachesis. Nach derselben ist die Sekretion 2 bis 3 Tage vermehrt, dabei reinigen sich die Wunden, die Granulationen werden leuchtend gelbrot, dann wird das Sekret gelbschleimig und versiegt rasch. Die Wunde heilt unter einer trockenen Borke. Die Hauptindikationen waren die oben beschriebenen Wunden, Abszesse (Tonsillar-, Schweißdrüsen-), Schwielen, denen kein Fremdkörper mehr nachzuweisen war und die doch nicht heilten, Schußbrüche, deren Infektion lokal geworden war.

Gegenindikationen: Eine solche sind Wunden mit Zeichen von Allgemeininfektion, sowohl solche, die von vornherein als solche kenntlich sind, wie solche, die erst nach der Lachesis-Injektion durch massive Blutung, langdauernde blutig-seröse Sekretion, Auftreten von Fieber, langdauernde Schwellungen, Vergrößerungen der Wunden zeigen, dass die Allgemeininfektion noch nicht erloschen ist. Das sind Schussbrüche mit Fieber, sehr große Wunden mit ausgedehnter Zertrümmerung der Muskulatur, die auch monatelang fiebern, Wunden mit braun und gelb gestippten, schlaffen Granulationen, die in ihrer Vorgeschichte sehr langdauerndes, hohes Fieber haben, Wunden mit sehr blassen Granulationen und blassem Sekret, das den Verband grün färbt, Knochenfisteln mit graugrünen Belägen und Erysipel und Ikterus in der Vorgeschichte, beginnendes und ausgebildetes Erysipel. (In allen diesen Fällen hat sich nach Prinzing Pyrogenium bewährt [Der Verfasser]). Ferner Wundinfektionen mit Wunddiphtherie, Proteus vulgaris, und natürliche mechanische Hindernisse, wie Splitterverletzungen, bei denen die Splitter nicht entfernt wurden."

Im Gegensatz zu anderen Autoren hat Prinzing Lachesis muta bei septischen Zuständen, bei Verwundungen mit Allgemeininfektion nicht bewährt gefunden. „Pyrogenium scheint für Kriegsverletzungen geeigneter zu sein als Lachesis, weil es bei gleicher Heilungsbeschleunigung sowohl auf allgemeine Sepsis wie auf lokale Wundinfektionen wirkt und bei Störungen im Heilverlauf übersichtliche, einfache Verhältnisse aufweist, da sie nur in fehlerhafter Organtätigkeit, mechanischen Hindernissen und seltenen anderen Infektionen bestehen. Auf koli- und proteusinfizierte Wunden und auf Wunddiphtherie wirkt weder Lachesis noch Pyrogenium."

Diesen an einem reichen Krankengut gewonnenen und kritisch angelegten Versuchen Prinzings stehen Beobachtungen von anderer Seite gegenüber, die sich an niedrigere Potenzen halten. Von tierärztlicher Seite wird bei Haustieren D 6 bis D 8 empfohlen (Thienel). Saller empfiehlt als durchschnittliche Dosis die D 8, etwa jeden 2. Tag 1 ml i. v. „Es gibt aber Patienten, welche Lachesis nicht vertragen und bei denen man auf D 10 gehen muss, um Vergiftungserscheinungen zu vermeiden. Andererseits kann man bei manchen Patienten unbeschadet auf Lachesis D 7 gehen und muss es manchmal sogar, um eine Wirkung zu erzielen." ([10]: 135)

---

[307] Knochenbrüche durch Schussverletzungen.

Die Verordnung von Lachesis bei **Sialadenitis** und bei **Stomatitis** aufgrund der Organotropie hat mir bei Versagen anderer Mittel, wie zum Beispiel Mercurius solubilis Hahnemanni, wiederholt sehr gute Ergebnisse gebracht.

283.4
Arzneimittelprüfung

Hering, C.: Wirkungen des Schlangengiftes, enthält eine ausführliche Sammlung der nach Schlangengiften aufgetretenen Erscheinungen über Lachesis trigonocephalus, Crotalus horridus, Naja tripudians und Vipera-Arten. Außerdem wurde noch das Ergebnis einer Prüfung mit der C 30 hinzugefügt [7].

Einige Symptome traten beim Herstellen (Verreiben) und beim Einnehmen der C 1 und C 2 auf.

283.5
Arzneimittelbild

Das Arzneimittelbild gründet sich auf die Beobachtungen an Gebissenen und auf die von Constantin Hering vorgenommene Arzneimittelprüfung des Giftstoffes, welcher das Mittel in die Therapie eingeführt hat.

Leitsymptome: Große geistige und seelische Erregung, die sich oft in endlosem Redestrom Luft macht.

Linksseitige Wirkung betont. Die Symptome beginnen gern auf der linken Seite und gehen dann auf die rechte über oder treten auf der linken Seite verstärkt auf.

Überempfindlichkeit gegen Berührung, fühlt sich beengt durch die geringste Berührung, besonders am Hals, wo Erstickungsgefühl auftritt, und in der Magengegend. Gefühl innerer Spannung und Zusammenschnürung, ⊙ **besser durch den Eintritt von Absonderungen (Auswurf, Menses, Schweiße).**

⊙ **Ausbleiben von Absonderungen <.**

Hitzewallungen mit starker Bangigkeit und lästigen Schweißen, unterbrochen durch Frieren und Kälteschauer. Fieber ohne Schweiße, mit trockener Haut und trockenem Mund, oder Frieren im Wechsel mit Schweißen.

Neigung zu Herzschwäche und unvermittelt auftretenden Synkopen sowie zu Herzkrämpfen. ⊙ **Hypotonie mit Schwächeanfällen.**

Bläuliche Farbe der Haut und Schleimhaut an den kranken Teilen.

⊙ **Innersekretorische Störungen der Schilddrüse und des Klimakteriums mit heftiger Erregung der Blutzirkulation.**

⊙ **Wärme jeder Art <: Sommer <, warmes Zimmer <, warme Bäder <.**

Verschlimmerung durch Schlaf, schläft sich in die Verschlimmerung hinein. Schlimmer am Morgen nach dem Schlaf.

Wein, Bier und Tabak verschlimmern.

Frische Luft und ⊙ **Bewegung bessern.**

⊙ **Ruhe verschlimmert.**

Geist und Gemüt: Erhöhtes Gefühl von Wohlbefinden, Heiterkeit, geistige Arbeitskraft gesteigert. Vermehrte Phantasie, voller origineller Einfälle. **Große Redelust und Mitteilsamkeit**. Will immer Geschichten erzählen, springt von einem Gegenstand zum andern.

Sehr empfindlich und leicht gereizt. Jede Erregung greift sehr an. **Ängstliche, traurige und mutlose Stimmung**, Mangel an Arbeitslust, **argwöhnisch und eifersüchtig. Sehr ängstlich und misstrauisch**, glaubt, seine Umgebung beleidige ihn absichtlich. Den unschuldigsten Begebenheiten legt er gehässige Absichten unter.

Ungewöhnliche, ans Verrückte grenzende Eifersucht, ebenso töricht wie unwiderstehlich. Ungewöhnlich streitsüchtig, sodass er mit jedermann und über die selbstverständlichsten Dinge Streit anfängt.

Gedächtnis gestört, kann die Worte nicht finden, macht Schreibfehler.

⊙ **Delirien und Wahnideen**, glaubt vergiftet zu werden, fühlt sich durch fremde Gewalt getrieben.

Er ist genötigt, produktive Arbeit bei Nacht durchzuführen, da er bei Tage zu ermüdet ist.

Sehr lebhafte Träume; angstvolle Träume ⊙ **von Schlangen.**

Psychose
Delirium tremens

283.5 Arzneimittelbild

Schwindel: Schwindel und Blutwallungen zum Kopf, unterbrochen durch Frösteln und Schaudern. **Leichter vorübergehender Schwindel beim Schließen der Augen.**

Synkope

Kopf: Kopf heiß, Glieder kalt.

Apoplex
Meningitis
Sonnenstich

Kopfschmerz: Kongestive Kopfschmerzen mit Klopfen, Spannen und Hämmern, ☉ **mit Verschlimmerung durch Sonne.** Kopfschmerz über den Augen bis in die Nasenwurzel. Kopfschmerz wellenartig aufsteigend, linksseitig, ☉ **mit Nasenbluten, welches Erleichterung bringt.**

Augen: ☉ **Gefühl, als ob die Augen nach hinten gezogen würden.**

Nase: Schnupfen mit Kopfschmerzen. Nasenbluten.

Gesicht: Dunkelrot gedunsen oder blass und kalt.

Parotitis

Mund: Zahnfleisch blaurot und geschwollen. Die linke Hälfte der Zunge ist geschwollen. Aphthen im Mund, mit vorausgehendem brennendem Schmerz und Rauigkeit. Entweder Speichelfluss oder ausgeprägte schmerzhafte Trockenheit im Mund mit Brennen.

Stomatitis

Zähne: Der Zerfall kariöser Zähne geht schneller vor sich als gewöhnlich. Zahnschmerzen, oft vom Oberkiefer in die Ohren ziehend, periodisch auftretend, oft nach dem Erwachen vom Schlaf, oft nach dem Essen, auch von warmen und kalten Getränken.

Innerer Hals: Schluckschmerzen mit Schmerz bis in die Ohren, **schlimmer beim Leerschlucken. Feste Nahrung kann besser geschluckt werden als flüssige.** ☉ **Flüssigkeiten kommen durch die Nase zurück.** Beim Schlucken Gefühl, als ob ein Klumpen im Halse stecke.

Trockenheit im Hals mit Erstickungsgefühl, besonders wenn der Hals äußerlich berührt wird. Die linke Seite ist mehr befallen als die rechte.

Angina tonsillaris septisch
Diphtherie septisch

Äußerer Hals: Berührung am Kehlkopf ruft Erstickungsanfälle hervor. Selbst lockere Kleidung wird nicht ertragen.

Thyreopathie

Magen: Krampfhafter Singultus. Muss die Kleider lockern, besonders in der Magengegend. Selbst das Nachthemd muss gelockert werden.

Abdomen: Auftreibung des Leibes mit großer Empfindlichkeit gegen den Druck der Kleider. Abgang von Blähungen erleichtert.

Cholezystitis, auch septisch
Cholelithiasis
Hepatitis ikterisch
Appendizitis, auch septisch
Peritonitis

Rektum und Stuhl: Durchfällige Stühle mit Zusammenschnüren am After. Klopfen am After wie mit Hämmern. After wund mit wässrigen Stühlen oder Verstopfung. ☉ **Blutende, bläuliche Hämorrhoiden.**

Hämorrhoiden

Geschlechtsorgane:
- weiblich: Regelkrämpfe, Eintritt der Blutung bringt Besserung. ☉ **Schmerzen am linken Eierstock.**

Dysmenorrhö
Ovarialneuralgie

- männlich: Vermehrtes geschlechtliches Bedürfnis. Morgens beim Erwachen, auch nach dem Mittagsschlaf starke Erektionen und verliebte Gedanken; oder Verlust der Libido. Nächtliche Samenverluste.

Husten und Expektoration: **Hartnäckiger Reizhusten, der aus dem Schlaf aufweckt**, erwacht mit Erstickungsgefühl und Reizhusten. ◉ **Im Begriff einzuschlafen, stockt der Atem; fährt hoch mit Erstickungsgefühl.** Husten bei Berührung des Kehlkopfes. Ist ständig genötigt, tief Atem zu holen.

Pertussis

Brust: **Zusammenschnürendes Gefühl am Herzen, erwacht aus dem Schlaf mit Erstickungsgefühl,** ◉ **kann nicht niederliegen. Wallungen mit Angst und Beklemmung, muss dabei die Kleider öffnen.** Hitzegefühl wechselnd mit Frost, ◉ **Schweißausbruch bringt oft Erleichterung**.

Bronchitis
Stauungsbronchitis
Pneumonie
Endokarditis postinfektiös
Myokarditis
Angina pectoris
Herzinfarkt
Embolie
Mastitis

Extremitäten: Neuralgische und rheumatoide Schmerzen in allen Teilen, ◉ **mit großer Empfindlichkeit gegen Berührung, dabei oft Kältegefühl.** ◉ **Rheuma mit Spannungsgefühl in den Gelenken;** erwacht nachts an Gliederschmerzen. Zittrige Schwäche, lähmungsartig.

Ischialgie
Erkrankungen des rheumatischen Formenkreises
Neuralgie

Schlaf: ◉ **Schlaflosigkeit infolge innerer Unruhe. Erwachen in der Nacht mit Schreck**; mit Erstickungsgefühl. **Schläft in die Verschlimmerung hinein.**

Frost und Frösteln: Starke Erregung im Gefäßsystem mit Wallungen. Frostschauder und Schüttelfröste. **Viel Frieren im Wechsel mit Schweißen.**

Fieber: Fieber ohne Schweiße mit trockener **Haut und trockenem Mund** und ständigem Durst.

Infekt grippal, epidemisch bei Hämorrhagien,
Synkope, Kreislaufschwäche, Epistaxis
Fieber septisch, remittierend
Puerperalfieber

Schweiß: ◉ **Der Eintritt des Schweißes bringt Erleichterung.**

Haut: Wunde Stellen sind blaurot verfärbt, die Umgebung von Geschwüren (infolge des Bisses) hat blauroten Rand. Erysipelartige Entzündung, scharlach- und roseolenartiger Ausschlag. Pickel. Überempfindlichkeit gegen Berührung, leichte Berührung ist unerträglich. ◉ **Hautjucken nach dem Baden, etwa 30 Minuten, besser durch Kratzen (eigene Beobachtung).**

Erysipel
Thrombophlebitis
Embolie
Karbunkel septisch

Allgemein: Hitzewallungen mit Schweißausbrüchen, verbunden mit Beklemmung. Puls klein, schwach und unregelmäßig, vor allem aber sehr beschleunigt. **Ohnmachtsartige Schwächezustände** mit kalten Gliedern ◉ **und Zyanose**. Er will ständig niedersinken vor Schwäche. Er fällt plötzlich bewusstlos nieder, wie vom Blitz getroffen, mit unwillkürlichem Stuhl.

283.6
Dosierung

Wird unter der D 8 kaum gebraucht, meist wird die D 12 bis D 30 verordnet, auch bei akuten Erkrankungen. In eigener Erfahrung haben sich mir hohe Potenzen ausgezeichnet bewährt.

283.7 Vergleichsmittel

- Schlangen-Arzneien: Bothrops lanceolatus, Cenchris contortrix, Crotalus horridus, Elaps corallinus, Hydrophis cyanocinctus, Naja naja, Vipera berus.
- Myokarditis und Herzinsuffizienz: Naja tripudians, Lachesis muta.
- Angina pectoris: Crotalus horridus.
- Myokardinfarkt: Crotalus horridus.
- Akute Endokarditis bakteriell, abakteriell: Crotalus horridus.
- Schlaf <: Magnesium carbonicum, Nux vomica, Opium.
- Frühjahr <: Iodum und Iod-Arzneien.
- Linksseitigkeit: Argentum nitricum, Spigelia anthelmia, Thuja occidentalis, die Iod-, Brom-, und Fluor-Arzneien.
- Logorrhö: Agaricus muscarius, Cimicifuga racemosa, Hyoscyamus niger, Moschus moschiferus, Stramonium.
- Gefühl, als ob die Augen nach rückwärts gezogen würden: Paris quadrifolia.
- Schwindel beim Schließen der Augen: Argentum nitricum, Moschus moschiferus, Theridion curassavicum, Thuja occidentalis.
- Synkope: Acidum hydrocyanicum, Ammonium carbonicum, Arsenicum album, Camphora, Carbo vegetabilis, Crotalus horridus, Tabacum, Veratrum album.
- Hypotonie: Naja tripudians.
- Sonnenhitze <: Apis mellifica, Belladonna, Gelsemium sempervirens, Glonoinum, Iodum purum, Natrium muriaticum, Selenium amorphum.
- Koronarsklerose mit Angina pectoris: Aconitum napellus, Arnica montana, Arsenicum album, Aurum metallicum, Bellis perennis, Cactus grandiflorus, Crataegus oxyacantha, Crotalus horridus, Glonoinum, Latrodectus mactans, Naja tripudians, Tabacum.
- Stinkende Sekrete: Arsenicum album, Acidum carbolicum, Acidum nitricum, Carbo animalis, Carbo vegetabilis, Hepar sulphuris, Kreosotum, Magnesium-Arzneien, Sepia succus, Sulphur lotum.
- Tonsillitis: Apis mellifica, Carbo animalis, Carcinosinum, Crotalus horridus (beidseits), Lac caninum, Mercurius solubilis Hahnemanni, Phytolacca decandra.
- Blutungen und blutende Sekrete: Acidum nitricum, Crotalus horridus, Carbo vegetabilis, China officinalis, Kreosotum, Natrium nitricum, Natrium sulphuricum, Secale cornutum.
- Sepsis: Acidum carbolicum, Ailanthus glandulosa, Anthracinum, Arnica montana, Baptisia tinctoria, Carbo vegetabilis, Carboneum sulphuratum, Chininum arsenicosum, Carcinosinum, Crotalus horridus, Echinacea angustifolia, Pyrogenium (Wärme >), Siegesbeckia orientalis, Staphylococcinum, Streptococcinum, Tarantula cubensis.
- Apoplex: Acidum carbolicum, Arnica montana, Asterias rubens, Bellis perennis, Cadmium sulphuricum, Carbo animalis, Cocculus indicus, Hyoscyamus niger, Opium, Stramonium.
- Entzündliche Erkrankungen des zentralen Nervensystems: Acidum carbolicum, Apis mellifica, Belladonna, Baptisia tinctoria, Bryonia alba, Cadmium sulphuricum, Cocculus indicus, Conium maculatum, Hyoscyamus niger, Helleborus niger.
- Zyanose: Acidum hydrocyanicum, Aranea diadema, Carbo vegetabilis, Cuprum metallicum, Laurocerasus officinalis, Crotalus horridus, Veratrum album.
- Thrombophlebitis: Cenchris contortrix, Crotalus horridus, Vipera berus.
- Thrombangitis obliterans (?): Vipera berus.
- Varikosis: Vipera berus.
- Embolie: Crotalus horridus, Vipera berus, Cenchris contortrix.
- Hitzewallungen im Klimakterium: Acidum sulphuricum, Aristolochia clematis, Glonoinum, Jaborandi, Pulsatilla pratensis, Sanguinaria canadensis, Sepia succus.
- Oophoritis: Apis mellifica (rechts), Argentum nitricum, Mercurius iodatus ruber, Naja tripudians, Sulphur lotum, Thuja occidentalis.

283.8 Kasuistik

283.8.1 Akute Endokarditis

Im September 1950 ließ mich eine 35-jährige Frau rufen, die schon seit ihrer frühesten Jugend an einem Herzfehler litt. Das Herz erschien perkutorisch mitralkonfiguriert, mit systolischen und diastolischen Geräuschen über allen Ostien. Ich hatte sie vorher schon wegen einer chronischen Tonsillitis behandelt. Das Herz hatte ihr keine besonderen Beschwerden verursacht, und ihre Leistungsfähigkeit war immer zufriedenstellend gewesen. Jetzt war sie fieberhaft erkrankt mit Husten und Schmerzen in der Gegend des rechten Schulterblattes. In den nächsten Tagen traten Schmerzen an verschiedenen Körperstellen, besonders links, auf. Die Temperatur stieg allmählich auf 39,4 °C. Am 4. Tag konzentrierten sich die Schmerzen auf die Herzgegend und wurden stechend. Das Gefühl von Herzklopfen verstärkte sich, es traten Beklemmungen auf. Das Herz war perkutorisch nach links vergrößert, und die Herzgeräusche verschärften sich. Es hatte sich eine Endokarditis entwickelt. Ich gab zunächst Kalmia latifolia D 4. Das Mittel blieb aber ohne jede Wirkung. Im Gegenteil, in den nächsten Tagen verschlechterte sich der Zustand weiter. Jetzt traten auch Halsschmerzen links auf, die linke Tonsille war entzündet und belegt. Die scharfen Schmerzen zeigten sich nicht nur am Hals, sondern auch vom Gesicht links bis zum Hinterkopf. In der 7. Nacht erwachte die Kranke mehrfach mit Atemnot. Jede Berührung der Herzgegend und des Halses wurde unerträglich. Der Puls war stark beschleunigt, die Temperatur lag zwischen 38,5 °C und 39,2 °C. Es hatte sich ein Krankheitsbild entwickelt, das nach Lachesis verlangte. (Von früher her war mir auch die große Redelust der Patientin bekannt.) Ich gab eine intravenöse Injektion von Lachesis D 12. Die genaue Beobachtung der Wirkung verdanke ich dem Mann der Kranken, der früher Sanitäter gewesen war. Er merkte bald, dass die Kranke unruhiger wurde, sie kam ihm auch heißer vor. Er maß daher stündlich die Temperatur. Sie stieg im Lauf von 2 Stunden um 1 °C, dann sank sie in den nächsten 4 Stunden um 2 °C ab, lag also jetzt um 38 °C. Nach Ablauf dieser Reaktion fühlte sich die Kranke allmählich wohler, die Herzunruhe ließ nach, die Schmerzen wurden wesentlich erträglicher. Am nächsten Tag verspürte sie zum ersten Mal Appetit. In den nächsten 4 Tagen besserte sich das Befinden aber nur sehr langsam weiter. Die Temperatur hielt sich zwischen 38 °C und 38,3 °C. Ich gab die zweite Injektion von Lachesis D 12. Die Reaktion wiederholte sich in fast genau der gleichen Form. Anstieg der Temperatur um 1 °C in etwa 2 Stunden. Abfall bis 37,3 °C in den folgenden 4 Stunden. Ohne weitere Arznei trat eine fortschreitende weitere Besserung ein, sodass die Kranke nach weiteren 10 Tagen aufstehen konnte. Am Herzen bestand wieder der gleiche Befund wie vor der Erkrankung. Einige Zeit später wurden dann die Tonsillen entfernt, die völlig vereitert waren, also keine Funktion mehr erfüllen konnten. Ich sah Frau S. noch vor einigen Wochen, sie steht nicht mehr in Behandlung, es geht ihr gut, sie ist leistungsfähig und tanzt noch gerne und ohne Beschwerden ([11]: 298).

283.9
Literatur

[1] Allen TF. Lachesis. Encyclopedia of pure Materia Medica. Bd. 5. New York: Boericke & Tafel; 1874–1880: 432–471

[2] Clarke JH. Lachesis. Dictionary of practical Materia Medica. Bd. 2.1. London: Homoeopathic Publishing Company; 1900–1902: 210–227

[3] Hering C. Einiges über das Schlangengift. Archiv für die Homöopathische Heilkunst 1831; 10 (2): 1–23

[4] Hering C. Symptomenfragmente. Lachesis. Archiv für die Homöopathische Heilkunst 1833; 13 (1): 165–168

[5] Hering C. Lachesis. Archiv für die Homöopathische Heilkunst 1834; 14 (1): 170–172

[6] Hering C. Das Schlangengift als Heilmittel. Archiv für die Homöopathische Heilkunst 1835; 15 (1): 1–39

[7] Hering C. Wirkungen des Schlangengiftes. Allentown: Ebner und Leipzig: Kummer; 1837

[8] Hughes R. Lachesis. Cyclopaedia of Drug Pathogenesy. Bd. 3, 4. London: Gould; 1886–1891: 86–107, 635–636

[9] Prinzing G. Aus der Praxis – für die Praxis. Lachesis und Pyrogenium bei Kriegsverletzungen. Hippokrates 1948; 19(8, 11): 242–246, 311

[10] Saller. Über die Wirkung von Schlangengiften, speziell Lachesis. Biologische Heilweisen 1949; 61: 135

[11] Triebel H. Erfolge und Misserfolge in meiner Praxis. Deutsche Homöopathische Monatsschrift 1959; 10 (7): 295–304

284 Lachnanthes tinctoria – lachn

lt.: Lachnanthes tinctoria, dt.: Wollnarzisse, engl.: spirit weed

284.1
Substanz

Plantae – Haemodoraceae – Lachnanthes tinctoria

Es handelt sich um eine ca. 35 cm hohe krautige Pflanze mit einem orangeroten Wurzelstock. Im Juni bildet sie gelbe wollige Blüten aus. Sie wächst in den sandigen Sümpfen in der Nähe der Küste von Nordamerika in Florida und Carolina.

Homöopathische Verwendung finden die frischen, zur Blüte gesammelten oberirdischen Teile.

284.2
Pharmakologie und Toxikologie

Bei den in den Wurzeln nachgewiesenen Pigmenten handelt es sich um 9-Phenylphenalenone wie das 2,5,6-Trihydroxy-9-Phenylphenalenon und das 2,6-Dihydroxy-5-Methoxy-9-Phenalenon.

284.3
Anwendung

Homöopathische Anwendung findet die Zubereitung bei Torticollis und Migräne (nach Kommission D).

Die Verwendung erstreckte sich seither auf rheumatisch-neuralgische Zustände, wobei die Symptome im Gebiet der Hals- und auch der übrigen Wirbelsäule besonders bemerkenswert zu sein scheinen. Bei *Torticollis, Osteochondrose zervikal, Nackenschmerz*, wie verrenkt, wird Lachnanthes tinctoria in niederer Verdünnung spezifische Wirkung zugeschrieben. Wegen der Brustsymptome jedoch auch bei *Lungentuberkulose* gebraucht, wofür jedoch neuere Erfahrungen gesammelt werden müssten. Bemerkenswerte Fiebersymptome.

284.4
Arzneimittelbild

Geist und Gemüt: Lebhaft, singt und pfeift. Schlechtgelaunt und schläfrig. Wurde sehr erregt über eine Kleinigkeit. ⊙ **Erhebliche Geschwätzigkeit.** Ruheloser, oft unterbrochener Schlaf.

Schwindel: Benommenheit und Schwindel.

Kopf: Die Kopfhaut ist schmerzhaft bei Berührung. Gefühl, als ob die Haare sich sträuben.

Kopfschmerz: Kopfschmerz mit Herauspressen der Augen. Dumpfe Schmerzen in der Stirne und den Schläfen. Schmerz in der Stirne, **von der rechten nach der linken Seite** ziehend, besser durch Essen. Halbseitige, stechende Schmerzen, nach der anderen Seite oder nach Hinterkopf und Nacken ziehend. Ziehende Schmerzen in der Stirne, welche ihn mehrmals aus dem Schlafe wecken. Schmerz im Scheitel, **wie vergrößert** und wie nach oben ausgedehnt.

Neuralgie zephal

Augen: Pupillen stark erweitert. Zusammenpressendes Gefühl in den Augäpfeln. Die Augenbrauen und die Augenlider werden nach oben gezogen. Bei geschlossenen Augen sichtbares Zucken der oberen Lider. Wenn er einige Zeit liest, wird alles dunkel vor seinen Augen, sodass er wegsehen muss. Wenn er einige Zeit auf eine Stelle sieht, wird diese dunkel, oder es bildet sich ein gelber Fleck auf dem Papier.

Ohren: Gefühl von Kitzeln und Jucken im Gehörgang, Singen in den Ohren.

Nase: Heftiges Nasenbluten, das Blut ist blass.

Mund: Dicker, zäher Speichel. Kratzen im Hals, mit Stechen im Hals beim Schlucken, zunehmende Trockenheit, nachher Heiserkeit.

Zähne: Gefühl, als seien die Zähne zu lang und gelockert.

Äußerer Hals:

Tortikollis

Magen: Plötzliche Übelkeit.

Abdomen: Häufiges Rumpeln und Kollern im Bauch

Rektum und Stuhl: Stechen im After.

Larynx und Trachea: Brennen im Kehlkopf.

Husten und Expektoration: Kurzes Husten mit wundem Hals bei Nacht im Bett, am Einschlafen hindernd.

Brust: Hitzegefühl in der Brust und Herzgegend. Stechen in der Brust. Kochendes und brodelndes Gefühl in der Brust und der Herzgegend. Herztätigkeit verlangsamt.

Rücken: Steifheit des Genicks und Schmerz über den ganzen Kopf bis zur Nase ziehend. **Gefühl im Nacken wie verrenkt.** Brennen in der Wirbelsäule, am Schulterblatt, in der Nierengegend, am Iliosacralgelenk, auch ziehende und stechende Schmerzen.

Zervikalsyndrom
Spondylarthrose
Osteochondrose der Wirbelsäule

Extremitäten: Ziehende Schmerzen in den Gelenken der Arme und der Finger. Ziehen und Brennen in den Beinen. Beim Laufen plötzliches Gefühl, als ob der Fuß aus dem Gelenk gesprungen wäre, sodass er stolpert. Krämpfe in den Waden und den Füßen. Trockene Hitze, die Füße brennen.

Frost und Frösteln: Körper eiskalt, kann auch im Bett nicht warm werden. Hitzewallungen im Wechsel mit Frösteln.

Schweiß: Schweiß in der Nacht mit ruhelosem Schlaf.

Haut: Pickel auf der Haut. Jucken, Brennen, Stechen und Prickeln der Haut.

284.5
Dosierung

D 3 bis D 6 empfehlenswert.

284.6
Literatur

[1] Allen TF. Lachnanthes. Encyclopedia of pure Materia Medica. Bd. 5. New York: Boericke & Tafel; 1874–1880: 471–478

[2] Clarke JH. Lachnanthes. Dictionary of practical Materia Medica. Bd. 2.1. London: Homoeopathic Publishing Company; 1900–1902: 227–231

[3] EMEA/MRL/671/99-Final. Lachnanthes tinctoria; Stand: 16.01.2017

[4] Lippe A. Lachnanthes tinctoria. Materia Medica. Philadelphia: Tafel; 1866: 351–354

285 Lactuca virosa – lact

lt.: Lactuca virosa, dt.: Giftlattich, engl.: wild lettuce

285.1 Substanz

Plantae – Asteraceae (früher Compositae; Korbblütengewächse) – **Lactura virosa**

Es handelt sich um eine 1- und 2-jährige, 60 bis 120 cm hohe Pflanzen mit aufrechten Stängeln, die sich oben rispig verzweigen. Die Laubblätter sind bläulich grün, eiförmig. Blütezeit Mai und Juni.

Aus der Pflanze wird auch durch Einschneiden der Blütenstände und Aufsammeln ein eingedickter Milchsaft gewonnen; das Lactularium germanicum oder auch Opium frigidum. Dieser anfänglich weiße Saft wird während der Trocknung gelb und dann braun. Die Ernte von ca. 500 Pflanzen füllt eine Tasse, wobei jede Pflanze ca. 5- bis 6-mal pro Tag angeschnitten wird.

Homöopathische Verwendung findet die frische, zur Zeit der Blüte gesammelte Pflanze.

285.2 Pharmakologie und Toxikologie

Die Sesquiterpenlactone Lactucin und Lactucopicrin wurden nachgewiesen. Sie sind in hohen Mengen nachweisbar. In geringen Mengen findet man sie in Chicorée, Endivien und Zichorien und sie sind dort für den bitteren Geschmack verantwortlich.

Das Vergiftungsbild beim Menschen zeigt Magendruck, Erbrechen, Schwindel, Hyperhydrosis, Zephalgien, Benommenheit, Somnolenz, Mydriasis, Bradykardie, Dyspnoe, Tachypnoe, Pruritus, Ataxien, Tachykardie, Sehstörungen.

285.3 Anwendung

Volkstümliche Verwendung fand die Droge bei Keuchhusten, verschiedenen spastischen Hustenarten, Dysmenorrhö und Nymphomanie, bei Schlaflosigkeit, Unruhe und Erregbarkeit bei Kindern.

Homöopathische Verwendung findet die Zubereitung bei Dyspepsien mit Meteorismus, Krampfhusten, Affektivitätsstörungen, Dysthymien (nach Kommission D).

285.4 Arzneimittelprüfung

In den Prüfungen am Gesunden, die mit der Essenz aus der ganzen Pflanze vorgenommen wurde, zeigt sich neben der sedativen Wirkung deutlich die gegenpolare Erscheinung der Spasmen, besonders an den Atmungs- und Verdauungsorganen. Auch am Nervensystem wird neben der Betäubung die nervöse Gereiztheit festgestellt. Die Herztätigkeit ist verlangsamt oder beschleunigt.

285.5 Arzneimittelbild

Geist und Gemüt: Auffallend gereizte Stimmung, Ängstlichkeit, Traurigkeit. – Heitere Delirien. Erotische Träume. Gefühl von auffallender Leichtigkeit und Wohlbefinden.

Schwindel: Schwindelgefühl.

Kopf: Eingenommenheit des Kopfes, Betäubung und Verwirrung.

Kopfschmerz: Kopfschmerzen, Schlaf wie betäubt oder unruhig.

Augen: Erweiterung der Pupillen.

Nase: Überempfindlichkeit des Geruchssinns.

Mund: Bitterer Geschmack, Übelkeit, Aufstoßen, erschwertes Schlingen infolge Versagens der Schlundmuskeln.

Innerer Hals: Räuspern.

Magen: Kältegefühl im Magen. Ausgeprägte Blähsucht.

spastische Zustände der Verdauungswege

Abdomen: Drücken und Zwicken in Magen und Bauch wie von Steinen, besser nach Abgang von Blähungen oder Stuhl. Muss sich krümmen vor Schmerzen. Beengung im Leib und Gefühl, als ob alle Organe, besonders die Leber, hart und geschwollen wären.

Rektum und Stuhl: Stuhl durchfällig, wie gehackte Eier oder von dunkelgrauer Farbe.

Blase: Harnabsonderung bedeutend gesteigert, vermehrter Harndrang.

Geschlechtsorgane:

sexuelle Erregung

Larynx und Trachea: Ständiger, krampfartiger Hustenreiz vom Kehlkopf ausgehend, Heiserkeit.

Laryngitis

Husten und Expektoration: Bellender Husten aus der Tiefe der Luftröhre ohne Auswurf.

Brust: Beengung auf der Brust und Präkordialangst, Neigung zum Tiefatmen und Verlangen nach frischer Luft. Brustkorb wie zusammengeschnürt. Heftiges Herzklopfen, Frostschauder, friert den ganzen Tag.

spastische Zustände der Luftwege
Bronchitis

Schlaf:

Insomnie

Haut: Heftiges Jucken.

Allgemein: Pulsbeschleunigung oder Puls vermindert, ab und zu aussetzender Puls. Schmerzen in den Muskeln des Rumpfes sowie in den Muskeln, Gelenken und Nerven der Glieder.

Hyperalgesie

285.6
Dosierung

Ø und niedere Verdünnungen. Das Mittel sollte bei Reizhusten sowie bei der Bekämpfung von Schlaflosigkeit und von Schmerzen mehr beachtet werden.

285.7
Vergleichsmittel

- Asteraceae: Abrotanum, Absinthium, Arctium lappa, Arnica montana, Bellis perennis, Calendula officinalis, Carduus marianus, Chamomilla recutita, Cina maritima, Echinacea angustifolia, Erigeron canadensis, Eupatorium perfoliatum, Eupatorium purpureum, Gnaphalium polycephalum, Grindelia robusta, Millefolium, Senecio aureus, Senecio fuchsii, Siegesbeckia orientalis, Solidago virgaurea, Taraxacum officinale, Tussilago petasites, Wyethia helenoides.
- Krampfartiger, trockener Reizhusten: Ammonium bromatum, Belladonna, Conium maculatum, Drosera rotundifolia, Hyoscyamus niger, Spongia tosta.

285.8 Literatur

[1] Allen TF. Lactuca. Encyclopedia of pure Materia Medica. Bd. 5, 10. New York: Boericke & Tafel; 1874–1880: 487–500, 570–571

[2] Clarke JH. Lactuca virosa. Dictionary of practical Materia Medica. Bd. 2.1. London: Homoeopathic Publishing Company; 1900–1902: 235–244

[3] Hughes R. Lactuca. Cyclopaedia of Drug Pathogenesy. Bd. 3. London: Gould; 1886–1891: 108–113

[4] Schier J. Lactuca virosa. Allgemeine Homöopathische Zeitung 1895; 131: 97–113

[5] Seidel E. Lactuca virosa. Journal für homöopathische Arzneimittellehre 1837; 2

286 Lapis albus – lap-a

lt.: Lapis albus, dt.: Kalziumfluorosilikat, engl.: Gastein stone

286.1 Substanz

Mineralia – Anorganica – Mineralia naturales – Kalziumflourosilikat

Gneise sind mittel- bis grobkörnige, mehr oder weniger geschieferte, metamorphose Gesteine unterschiedlicher Zusammensetzung, die in polymorphe Platten oder Blöcke zerbrechen.

Die Substanz wurde von Grauvogel in die Homöopathie eingeführt. Er nahm an, dass die bei der Gasteiner Bevölkerung häufig vorkommenden Strumen durch dieses Wasser hervorgerufen werden und hat den Gneis zu einer Verreibung verarbeitet.

Homöopathische Verwendung findet der Urkalkgneis aus dem Flussbett der Ache bei Bad Gastein.

286.2 Anwendung

Homöopathische Anwendung findet die Zubereitung bei Drüsen- und Lymphdrüsenindurationen (nach Kommission D).

Fragmentarische Arzneimittelprüfungen ergaben als häufigstes Symptom einen andauernden brennenden, stechenden Schmerz in der Brust, im Epigastrium und im Uterus, der zuweilen sehr intensiv war. Weiterhin wurde eine deutliche Anschwellung der **Schilddrüse** beobachtet. Dewey hat von dem Mittel reichen Gebrauch gemacht und es bei **Adenopathie collar** angewendet; er hat gefunden, dass das Mittel dann besonders wirksam ist, wenn diese noch weich sind. Zum Beispiel konnte er bei einem 20-jährigen Mädchen eine fast gänseeigroße Drüsenanschwellung in der rechten Supraklavikulargrube mit Lapis albus D 6, 4-mal ein Pulver, innerhalb 3 Wochen beseitigen, sodass die Anschwellung kaum mehr bemerkbar war. Es zeigte sich dabei eine enorme Zunahme des Appetits, wie ihn die Kranke noch nie gehabt hatte – eine Beobachtung, die auch sonst mit diesem Mittel gemacht wurde. – Bei einer 35-jährigen Dame konnte er einen faustgroßen Kropf, der einer Behandlung mit Spongia tosta, Iodum purum und Thuja occidentalis widerstanden hatte, mit D 6 auf normale Größe zurückbringen. Dewey hebt hervor, dass er es für notwendig hält, Lapis albus auch bei chronischen Zuständen gegebenenfalls in häufigen Gaben zu geben [2].

Adenopathien, sowohl bei weichen (nach Dewey) wie auch bei sehr harten. **Strumen** bessern sich sicher öfter damit, aber nicht regelmäßig. *Myome*, besonders solche schmerzhafter Art, werden ebenfalls genannt sowie *Dysmenorrhö*, besonders wenn diese mit Schmerzen in den Brüsten verbunden ist. Nach den Bestandteilen zu schließen, ist auch eine gewisse Wirkung bei *Karzinomen*, wie angegeben wird, in gewissen Fällen nicht auszuschließen.

Bei **sezernierenden Fistel** und chronischer **Otitis media** verschiedentlich als wirksam genannt. Auch Donner empfiehlt es bei chronischer Otitis media und chronischer *Sinusitis* und auch bei sonstigen länger sich hinziehenden Fisteleiterungen. Bei **Uterus myomatosus** von elastischer Konsistenz, von Voisin empfohlen.

Die Beschaffung des Ausgangsmaterials scheint heute auf Schwierigkeiten zu stoßen, da die Entnahmestelle nicht genau bekannt ist.

286.3 Dosierung

D 4 bis D 6.

286.4 Vergleichsmittel

- Kalk, Fluor und Kieselsäure enthaltende Mittel unserer Arzneimittellehre, ebenso iodhaltige Substanzen.
- Strumen hart: Calcium fluoratum, Hepar sulphuris.
- Adenopathie collar hart: Calcium fluoratum, Carbo animalis, Cistus canadensis. Weich: Lapis albus.

286.5 Literatur

[1] Clarke JH. Lapis albus. Dictionary of practical Materia Medica. Bd. 2.1. London: Homoeopathic Publishing Company; 1900–1902: 246–248

[2] Dewey, Donner F. Lapis albus. Allgemeine Homöopathische Zeitung 1949: 68

[3] Voisin H. Materia medica des homöopathischen Praktikers. 3. Aufl. Heidelberg: Haug; 1991: 752–754

287 Lathyrus sativus – lath

lt.: Lathyrus sativus, dt.: Saat-Platterbse, engl.: chick-pea

287.1
Substanz

Plantae – Leguminosae (gleich Fabaceae, früher Papilionaceae, Hülsenfruchtgewächse) – **Lathyrus sativus**

Es handelt sich um eine 1-jährige Kulturpflanze mit kräftiger Wurzel, die niedrigliegend oder rankend wächst und zwischen 15 und 60 cm groß wird. Als Blätter bildet sie Fiederpaare aus. Sie bildet blaue zwittrige Blüten aus. Ihre Hülsenfrüchte werden 3 bis 4 cm lang und enthalten bis zu 5 Samen. Wildvorkommen sind nicht bekannt. Als alte Kulturpflanze ist sie im gesamten Mittelmeerraum bis nach Vorderasien zu finden. Heute hat sie Bedeutung als Gründüngerpflanze.

Homöopathische Verwendung finden die reifen Samen.

287.2
Pharmakologie und Toxikologie

Als Intoxikationsbild ist der sogenannte Lathyrismus seit alters her bekannt. In Hungerjahren, wenn der Weizen knapp war, wurden Lathyrusarten unter das Brot gemischt.

Aus den Gefangenenlagern des 2. Weltkrieges in Frankreich wurden Vergiftungen beschrieben.

Der Lathyrismus taucht in Regionen mit Dürre und/oder Mangelernährung auf. Wicken können auch unter ungünstigen landwirtschaftlichen Verhältnissen noch gedeihen. Gerade in dürrebedingten Hungernöten sind Saat-Platterbsen häufig einziges Nahrungsmittel.

Intoxikationen führen beim Menschen zu Neurolathyrismus, einer chronischen neurologischen Erkrankung durch dauerhaften Verzehr von Saat-Platterbsen. Der Neurolathyrismus ist gekennzeichnet durch Lähmung der unteren Extremitäten, der Blase und des Mastdarms. Oft kann sich die betroffene Person nur noch kriechend fortbewegen. Die Erkrankung ist irreversibel. Die letzte Lathyrus-Epidemie war 1997 bis 1999 in Äthiopien, wo ca. 2000 Menschen betroffen waren, wovon ein Fünftel der Erkrankten gelähmte untere Extremitäten zeigten, die in einer überkreuzten Haltung fixiert waren.

Für dieses Krankheitsbild hauptsächlich verantwortlich ist β-N-Oxalyl-L-α,β-Diaminopropionsäure, kurz β-ODAP[308], eine nichtproteinogene Aminosäure. Sie hat eine sehr hohe Affinität zu einer Unterklasse eines neuronalen AMPA-Glutamat-Rezeptors. Als Exzitotoxin bewirkt sie dort eine starke Übererregung, sodass vor allem die Betz'schen Riesenzellen des motorischen Cortex geschädigt werden. Es kommt zu einer progressiven spastischen Lähmung.

Durch Erhitzen der Samen werden diese genießbar.

Daneben wird noch der nur bei Tieren beobachtbare Osteolathyrismus beschrieben, bei welchem es zu Störungen der Osteogenese und Hemmung der Collagen-Synthese kommt.

Ebenfalls nur bei Tieren gibt es noch den Angiolathyrismaus, bei welchem es zu Schädigungen des hämatopoetischen Systems kommt.

287.3
Anwendung

Homöopathische Anwendung findet die Zubereitung bei spastischen Lähmungen (nach Kommission D).

Das Krankheitsbild gleicht am meisten der **progressiven spastischen Spinalparalyse**, allenfalls manchen Fällen von **multipler Sklerose**. Lathyrus sativus wird auch bei der **Poliomyelitis** empfohlen. Rehm glaubt, prophylaktisch gegeben, der Poliomyelitis vorbeugen zu können. Dies bedarf der Bestätigung, da bei der Poliomyelitis spastische Lähmungen nie im Vordergrund stehen.

---

308 Syn. B-N-Oxalylamino-L-alanin (L-BOAA).

287.4 Arzneimittelprüfung

Eine Arzneimittelprüfung an 21 Prüfern wurde von J. Schier veröffentlicht [5], [6]. Die Ergebnisse dieser Prüfer liegen im Rahmen der toxikologischen Beobachtungen; es haben jedoch nur 4 Prüfer angesprochen.

287.5 Arzneimittelbild

Leitsymptome: Allmählich oder plötzlich einsetzende spastische Lähmungen der unteren Körperhälfte. – Sensibilitätsstörungen, Krämpfe, Gliederzucken. Beginn oder Verschlimmerung bei feuchtkaltem Wetter.

Geist und Gemüt: Gedrückt, hypochondrisch. Wie berauscht. Schwindel.

Magen: Gewicht und Druck im Magen. Einschießende Schmerzen rechts und links vom Magen. Übelkeit und Erbrechen, auch von Blut.

Rektum und Stuhl: Durchfälle mit heftigem Drang. Insuffizienz des Sphincter ani.

Blase: Harninkontinenz. Starker Druck auf die Blase; wenn dem Drang nicht nachgegeben wird, strömt der Harn mit großer Kraft davon. Harn geht erst nach einigem Warten und vollkommen kraftlos ab (bei einem Manne).

Geschlechtsorgane:
- Impotenz. Von Zeit zu Zeit Erektionen und Pollutionen. Libido verstärkt.

Rücken: Lumbalgie. Schmerz so heftig, dass Bewegung unmöglich ist. Schmerzen zwischen den Schulterblättern und das Rückgrat entlang, die plötzlich auftreten und ebenso schnell verschwinden.

Multiple Sklerose
Spinalparalyse progressiv spastisch

Extremitäten: Reflexe gesteigert. Zittern der Arme bei Bewegungen.

Ganz vorwiegend werden die Beine und der Teil des Körpers von der Taille abwärts betroffen.

Plötzlich eintretende Paraplegie bei jüngeren Menschen; bei jungen Männern häufiger als bei jungen Frauen. **Die Beinstrecker und die Adduktoren sind verkrampft**, so dass die Beine schlecht gebeugt und abduziert werden können.

Beim Gehen bleiben die Knie gestreckt, die Beine überkreuzen sich, sodass das eine Bein über das andere stolpert und die Knie gegeneinanderstoßen. Die Füße werden plantarwärts gezogen, sodass der Gang auf den Zehenballen ausgeführt wird und die Ferse den Boden nicht berührt.

Schwanken beim Stehen, nach vorwärts und seitwärts. Die Beine sind blau und zyanotisch; kalt oder brennend. Vorwiegend Kälte in den Beinen, welche bei Nacht in ein heißes, brennendes Gefühl umschlägt mit Bedürfnis, sich aufzudecken.

Schwund der Muskeln der Musculi gluteales und der Beine.

Wiederherstellung der Lähmungen ist selten.

Achillessehnenreflex und Patellarsehnenreflex gesteigert.

Haut: Parästhesien der Haut wie Prickeln, Ameisenlaufen, Kältegefühl. ⊙ **Gürtelgefühl, als ob ein in kaltem Wasser ausgewundenes Tuch um die Taille gelegt wäre** (Bayr).

287.6 Dosierung

Von Boericke wird C 3 empfohlen. Von anderen werden Hochpotenzen in einzelnen Gaben verwendet.

287.7
Vergleichsmittel

- Leguminosae: Alfalfa, Baptisia tinctoria, Copaiva, Cytisus laburnum, Dolichos pruriens, Lespedeza sieboldii, Melilotus officinalis, Ononis spinosa, Physostigma venenosum, Robinia pseudacacia, Sarothamnus scoparius, Senna, Trifolium pratense.
- Multiple Sklerose: Agaricus muscarius, Alumina, Aranea ixobola, Argentum metallicum, Formica rufa, Kresolum, Zincum metallicum.
- Vorwiegend Kälte in den Beinen, welche bei Nacht in ein heißes, brennendes Gefühl umschlägt mit Bedürfnis, sich aufzudecken: Secale cornutum.

287.8
Literatur

[1] Allen TF. Lathyrus. Encyclopedia of pure Materia Medica. Bd. 5. New York: Boericke & Tafel; 1874–1880: 504–506

[2] Anshutz EP. Lathyrus sativus. New, old and forgotten remedies. 2. Aufl. Philadelphia: Boericke & Tafel; 1917: 329–333

[3] Clarke JH. Lathyrus. Dictionary of practical Materia Medica. Bd. 2.1. London: Homoeopathic Publishing Company; 1900–1902: 248–252

[4] Hughes R. Lathyrus. Cyclopaedia of Drug Pathogenesy. Bd. 3. London: Gould; 1886–1891: 115–119

[5] Schier J. Lathyrus sativus. Zeitschrift des Berliner Vereines Homöopathischer Ärzte 1900; 19: 279–295

[6] Schier J. Prüfung von Lathyrus sativus. Allgemeine Homöopathische Zeitung 1900; 141 (11–12,13–14,15–16): 88–91, 102–104, 119–122

288 Latrodectus mactans – lat-m

lt.: Latrodectus mactans, dt.: Schwarze Witwe, engl.: black widdow spider

288.1
Substanz

Animalia – Arachnida (Spinnentiere) **– Theridiidae** (Haubennetzspinnen) **– Latrodectus mactans**

Bei Latrodectus mactans handelt es sich um eine Spinne der Ordnung Theridiidae (Haubennetzspinnen), deren weibliche Individuen 8 bis 15 mm groß werden und die männlichen Exemplare 4 bis 7 mm. Das für die Spinnen der Ordnung Theridiidae häufig zu beobachtende Phänomen, dass die männlichen Individuen nach dem Geschlechtsakt von den weiblichen Exemplaren gefressen werden, beobachtet man bei Latrodectus mactans eher selten. Typisches Merkmal ist eine Sanduhrzeichnung an der Unterseite des sonst schwarz glänzenden Opistosomas, meist leuchtend rot, und ein roter Fleck oberhalb der Spinnwarze. Es handelt sich um eine nachtaktive Spinne, die selten ihr Netz verlässt. Die Lebensdauer ist um 1 Jahr. Sie ist in den warmen Gebieten von ganz Amerika heimisch.

Homöopathische Verwendung findet das lebende weibliche Tier.

288.2
Pharmakologie und Toxikologie

Hauptinhaltsstoff des Latrodectus-Toxingemisches ist α-Latrotoxin, das präsynaptisch zu massiver Exocytose von Neurotransmittern führt. Die Toxizität ist auch unbehandelt gering. Todesfälle sind bei schwachen immungeschwächten Individuen beschrieben worden. An der Bissstelle kommt es lokal zunächst zu einer Erythem, zu lokalem Schweiß (charakteristisch) und zu Piloerektion. Nach Tagen kann es noch zu einem Exanthem kommen. Etwa 30 Minuten bis 3 Stunden nach Biss kann es zu extrem starken Muskelschmerzen kommen. Sie werden von den Patienten als unerträglich geschildert. Es kommt zu Faszikulationen, Steigerung der Eigenreflexe, Krämpfen. Besonders ausgeprägt sind diese Muskelspasmen am Rumpf, auch Oberschenkel. Eine Facies latrodectiscima ist beschrieben.

Die Muskeln am ganzen Körper verkrampfen sich unter heftigen Schmerzen, die erst nach Elimination des Giftes aus dem Körper unter Ausbruch von Schweißen nachlassen. Wie im Gift der Kreuzspinne werden auch hier Hämolysine gefunden, daher kann es zu schwarzen Blutungen aus dem Darm und zu Erbrechen von schwarzem Blut kommen. Dieses Toxin bringt eine eigenartige Gefäßverkrampfung hervor. Die auch äußerlich eiskalte Haut wird wechselnd blass und blau, die Extremitäten sterben unter Verkrampfungen ab, und auch innerlich krampft sich alles zusammen, sodass das reflektorische Erbrechen keine Erleichterung bringt. Unter starker Schwellung von Hals und Kopf, Übelkeit, Erbrechen und kaltem Schweiß tritt ein krampfhaftes Schütteln und Zittern des ganzen Körpers ein. Tremor und gesteigerte Reflexerregbarkeit bilden sich im Tierversuch aus. Es besteht eine generalisierte Hyperästhesie. Starke Erektionen und Ejakulationen werden beschrieben

Emotional ist dieser Prozess von Unruhe, Angstzuständen bis zur Todesangst, Weinkrämpfen, Insomnie und Delirium begleitet.

Bemerkenswert sind die Angina-pectoris-ähnlichen Erscheinungen, welche zu bewährter Anwendung in der Homöopathie geführt haben. Leibschmerzen und eine eigentümliche Starre der Bauchmuskulatur stehen im Vordergrund der Beschwerden, die den Eindruck einer Blinddarmentzündung, eines perforierten Magengeschwürs, einer Nieren- oder Gallenkolik oder dergleichen erwecken. Dabei wird Leukozytose und Blutdrucksteigerung um 20 bis 40 mmHg gefunden. Diesem Anstieg des Blutdrucks steht jedoch auch ein Kreislaufkollaps gegenüber mit Kälte der Haut und fadendünnem Puls und Pulsbeschleunigung.

Bei den von Semple berichteten Fällen von Bissfolgen treten die pektanginösen Beschwerden hervor bis zu schwerster, lebensbedrohender Angina pectoris [1].

Die geschilderte Verkrampfung der Bauchmuskulatur, der Brustorgane und des Gefäßsystems ist nicht auf diese Regionen beschränkt, sondern wird ebenso an der willkürlichen Muskulatur des ganzen Körpers angetroffen. Es werden Tremor der Hände und Muskelspasmen der Glieder beschrieben, die in einem Falle über Wochen und Monate andauerten. Diese Spasmen haben sowohl klonischen wie tonischen Charakter.

Wie bei allen Spinnengiften ist auch Frostigkeit stark ausgeprägt. Diese tritt besonders in der Nachwirkung der Bisse auf und ist mit Schwitzen – trotz des Kältegefühls – und mit Schwäche verbunden.

288.3
Anwendung

Homöopathische Anwendung findet die Zubereitung bei Angina pectoris (nach Kommission D).

Klinisch wird von verschiedenen Seiten über Erfolge bei **Angina pectoris** und **Herzinfarkt** berichtet, doch kann keineswegs in allen Fällen ein Erfolg erwartet werden. Eine weitere Ausgestaltung des Symptomenbildes durch eine Arzneimittelprüfung und durch klinische Beobachtungen wäre daher sehr erwünscht.

Alle toxikologischen Beobachtungen wurden bisher an Gebissenen beobachtet. Die homöopathische Verreibung wird jedoch aus dem ganzen Tier hergestellt. Da dieses jedoch außer dem Chelicerengift der Kieferklauen noch andere Toxine des Tierkörpers enthält, ist bei einer Prüfung mit einem solchen Präparat auch eine Erweiterung der Wirkung zu erwarten.

288.4
Arzneimittelbild

Leitsymptome: Angina-pectoris-ähnliche Zustände mit höchsten Schmerzen und Todesangst, aussetzender Atmung. Haut eiskalt, blass und blau marmoriert.

Geist und Gemüt: Angst bis zum Aufschreien mit Beklemmungsgefühl auf der Brust. Aufregungszustände, dass der Patient befürchtete, irrsinnig zu werden. Schlaflosigkeit.

Gesicht: Gesichtsausdruck äußerster Angst.

Magen: Heißhunger, Erbrechen von schwarzem Blut.

Abdomen: Heftige Leibschmerzen mit Übelkeit und dem Gefühl des Wegsackens im Epigastrium. Kolikartige Leibschmerzen. Eine eigentümliche Starre der Bauchmuskulatur, klonische Krämpfe der Bauchmuskeln. Dabei jedoch keine Druckempfindlichkeit des Bauches (zum Unterschied von einem ähnlichen Zustand beim „akuten Abdomen"). Schmerzhaftigkeit im Epigastrium, die Bauchmuskeln waren gespannt und wurden mehr und mehr steif, bretthart.

Rektum und Stuhl: Entleerungen von dunklem Blut mit dem Stuhl. Verstopfung.

Atmung: Langsam und nach Luft ringend, Atmung krampfhaft angehalten, kann nur ab und zu einen Atemzug tun. Meint ersticken zu müssen.

Brust: Heftige Schmerzen in der Herzgegend, die in die linke Achsel ausstrahlen, mit dem Gefühl höchster Angst, als ob der Tod einträte. Schmerzen im linken Arm bis in die Hand und die Fingerspitzen. Klonische Krämpfe in der Brust.

Angina pectoris
Herzinfarkt

Rücken: Schmerzen in der Nackenmuskulatur breiteten sich in die Lumbalgegend aus, dann zur Brust mit dem Gefühl des Zusammenschnürens.

Extremitäten: Zittern der Hände. Klonische und tonische Krämpfe in allen Gliedern, besonders auch in den Brust- und Bauchmuskeln. Krampfhafte Steifigkeit der Muskeln, von der einen Region des Rumpfes nach der anderen und dann werden die Extremitäten ergriffen. Krampfhaftes Schütteln und Zittern des ganzen Körpers. **Der linke Arm ist von Schmerzen und Taubheit wie gelähmt, Puls 130**, sehr schwach.

Frost und Frösteln: Die Haut kalt wie Marmor.

Schweiß: Ausbruch von kaltem Schweiß.

Haut: Die auch äußerlich eiskalte Haut wird wechselnd blass und blau marmoriert, Schwellung von Kopf und Hals. Die Haut in der Lumbosakralgegend, über den Hüften und Oberschenkeln ist auf die leiseste Berührung äußerst schmerzhaft, sodass die Patientin vor Schmerzen schrie. Brennen der Fußsohlen. Von dem gebissenen Finger aufsteigende, schmerzhafte Lymphangitis; Anstieg der Leukozyten auf 19 150/µl ([3]: 831).

Allgemein: Puls beschleunigt und schwach bis zur Unzählbarkeit, fadenartig, oder absinkend auf 40 Schläge. Blutdruck nicht mehr messbar. Ansteigen des Blutdrucks. Jedoch auch synkopaler Zustand.

288.5
Dosierung

D 6 bis D 12 und höher.

288.6
Vergleichsmittel

- Spinnen-Arzneien: Aranea diadema, Araninum, Mygale lasiodora, Theridion curassavicum, Tarantula cubensis, Tarantula hispanica.
- Koronare Herzkrankheit mit Angina pectoris: Arnica montana, Arsenicum album, Aurum metallicum, Bellis perennis, Cactus grandiflorus, Glonoinum, Lachesis muta, Tabacum.
- Tremor: Aranea diadema, Araninum, Tarantula hispanica.

288.7
Literatur

[1] Anshutz EP. Latrodectus mactans. New, old and forgotten remedies. 2. Aufl. Philadelphia: Boericke & Tafel; 1917: 333–348

[2] Bisse und Stiche einiger Gifttiere ihre Behandlung mit Calcium-Sandoz. Basel: Sandoz A.G.; 1951: 27

[3] Blair AW. Life history of Latrodectus mactans in man. Archives of Internal Medicine 1934; 54 (6): 844–850

[4] Blair AW. Spider poisoning experimental study of the effects of the bite of the female Latrodectus mactans in man. Archives of Internal Medicine 1934; 54 (6): 831–843

[5] Clarke JH. Latrodectus mactans. Dictionary of practical Materia Medica. Bd. 2.1. London: Homoeopathic Publishing Company; 1900–1902: 253–254

[6] Leeser O. Leesers Lehrbuch der Homöopathie. Spezieller Teil C. Tierstoffe. Heidelberg: Haug; 1961: 116–121

[7] Lesigang H. Latrodectus mact. Documenta Homoeopathica 1992; 12: 271–282

[8] Maretic Z. Latrodectism: Variations in clinical manifestations provoked by Latrodectus species of spiders. Toxicon 1983; 21 (4): 457–466

289 Laurocerasus – laur

lt.: Prunus laurocerasus, syn. Laurocerasus officinalis, dt.: Lorbeerkirsche, engl.: cherry laurel

289.1 Substanz

Plantae – Rosaceae (Rosengewächse) – **Prunus laurocerasus**

Es handelt sich um immergrüne Sträucher oder Bäume, die eine Höhe von bis zu 6 m erreichen können. Sie haben 8 bis 15 cm lange elliptische oder lanzettliche, ledrige Laubblätter. In ihrer Blütezeit von April bis Juni bilden sie zwittrige, endständige, aufrechte, weiße, traubige, duftende Blüten aus. Ihre Früchte sind klein, kugelig und schwarz.

Homöopathische Verwendung finden die frischen, im August gesammelten Blätter.

289.2 Pharmakologie und Toxikologie

Als Inhaltsstoffe wurden das cyanogene Glykosid, nach IUPAC korrekt Nitrilosid[309], (R)-Prunasin ($C_{14}H_{17}NO_6$), ätherisches Öl (0,05%), Gerbstoff, 5 bis 7% Asche mit As, Cu, Zn, Mn, Al und Li als Spurenelemente nachgewiesen.

Die toxische Wirkung der Cyanide beruht auf der Blockierung des Eisen(III)-Ions des Häm-a_3-Kofaktors der Cytochrom-c-Oxidase und führt so zur Hemmung der Atmungskette innerhalb der Mitochondrien. Das hat zur Folge, dass der Sauerstoff in Bindung bleibt und es zu einer inneren Erstickung mit arterialisiertem Blut kommt erkennbar an hellroten Leichenflecken.

Die tödliche Dosis liegt bei 1 mg/kg Körpergewicht; für einen erwachsenen Menschen stellen 70 mg HCN oder 0,15 bis 0,25 g Zyankali oder 50 g bittere Mandeln oder 50 g Bittermandelwasser oder 60 g Laurocerasus-Tinktur die mittlere tödliche Dosis dar.

---

309 Araceae, Asteraceae, Euphorbiaceae, Leguminosaceae, Passifloraceae, Poaceae, Rosaceae.

Die Substanz hat eine sedative und antispasminogene Wirkung.

289.3 Anwendung

Homöopathische Anwendung findet die Zubereitung bei Atemstörungen und Bewusstseinsstörungen im Zusammenhang mit Herz- und Atemwegserkrankungen (nach Kommission D).

Die klinischen Zustände, für welche Laurocerasus officinalis in Frage kommt, können zusammengefasst werden in den Begriff der **respiratorisch-pulmonalen Insuffizienz** ([9]: 53, 102) beziehungsweise der **kardiopulmonalen Insuffizienz** ([10]: 385). Alle diese Zustände erhöhter Widerstandsbelastung führen zu *pulmonalem Hypertonus*, *Pulmonalsklerose* und schließlich zur *Rechtsherzinsuffizienz*. Vor allem sind es *Lungenemphysem*, in erster Linie *chronische Bronchitis*, dann lang dauerndes *Asthma bronchiale*, *Kyphoskoliose*, *fibröse Lungentuberkulose*, *Silikose*, *Pneumothorax*, *Pleuraverschwartung*, *Sarkoidose* sowie die *Mitralstenose*, welche die häufigste Ursache der Rechtsherzinsuffizienz bilden. Hinzuzufügen sind noch das *Tropfenherz*[310] und *Vitamin B1-Mangel*. Als Symptomentrias dieser Krankheitszustände wie auch des Arzneibildes von Laurocerasus officinalis hebt Unger **Zyanose, pulmonale Dyspnoe** und **Reizhusten** hervor.

Keines der Symptome von Laurocerasus officinalis ist so bestimmend für die Wahl wie die Zyanose. Es ist aber auffallend, dass diese bei der Arzneimittelprüfung nirgends in Erscheinung tritt, vielmehr beobachtet wurde, dass das Blut der mit Laurocerasus Vergifteten eine hellrote Farbe behält. Ritter bemerkt hierzu, dass die Zyanose als hervorragende Indikation für die Anwendung von Laurocerasus nicht ausreichend begründet sei [7]. Bei Lewin findet sich dazu der Hinweis, dass die Obduktion von an cyanogenen Glykosiden Verstorbenen mitunter hellrote Totenflecken zeigte.

---

310 Schmale Herzsilhouette bei Zwerchfelltiefstand.

Dies war in seiner Beobachtung in 75 Intoxikationen 11-mal zu beobachten ([6]: 507). Auf solche Beobachtungen von Gerstel verweist auch Unseld ([10]: 358).

289.4 Arzneimittelprüfung

Die Arzneimittelprüfung wurde von Jörg [5] mit 12 Prüfern, außerdem von Hartlaub, Nenning, Trinks und Hartmann an einer weiteren Anzahl von Prüfern vorgenommen. Eine größere Zahl von Vergiftungen ist dabei berücksichtigt.

289.5 Arzneimittelbild

Leitsymptome: Zyanose, pulmonale Dyspnoe und Reizhusten ist die hervorstechende Symptomentrias.
Gefühl von Kälte mit Untertemperatur, aber Unverträglichkeit äußerer Wärme.
Krämpfe der willkürlichen und unwillkürlichen Muskulatur. Schlafstörungen, ☉ **besser bei Hochlagerung des Oberkörpers.**
Im Freien > .

Geist und Gemüt: Traurig, zu nichts aufgelegt. Verzweifelt und weinerlich, möchte lieber sterben. Große Angst bei geringen Anlässen. Reizbarkeit, alles regt ihn auf. Alles ärgert ihn, geht widerwillig an die Arbeit. Ist lebhaft und heiteren Gemüts, hat Freude an seiner Arbeit. Träger Gedankenfluss, Unfähigkeit, die Gedanken zu sammeln. Benommenheit des Kopfes wie berauscht. Gedächtnis geschwächt. Verlust der Sprache.

Schwindel: Wie wenn sich alles um ihn im Kreise drehte, nach dem Aufrichten vom Bücken oder vom Sitzen.

Kopf: Verwirrung und Benommenheit des Kopfes. Schweregefühl im Kopf, Gehirn wie umwölkt. Völle und Hitzegefühl im Kopf, Zusammenschnürungsgefühl.

Kopfschmerz: Besser an der frischen Luft, schlimmer im warmen Raum und beim Bücken. Gefühl von Kälte an der Stirne wie von einem Luftzug; Eiskälte am Scheitel. Gefühl, wie wenn der Schädel auseinandergepresst würde. Gefühl von Drücken in Stirn und Schläfe.

Augen: Brennen der Augen mit Tränen. Trockenheit der Augen. Pupillen erweitert. Dunkelheit vor den Augen. Gegenstände erscheinen zu groß.

Nase: Häufiges Niesen, Schnupfen mit verstopfter Nase.

Gesicht: Gesicht erdfahl, graugelb, eingefallen. ☉ **Zyanose.** Krampfhafte Verzerrung des Gesichts.

Mund: Vermehrter Speichel im Mund mit Trockenheitsgefühl im Hals. Zunge weiß belegt.

Innerer Hals: Brennen und Rauheit im Hals. Beim Trinken zusammenkrampfendes Gefühl in den Halsmuskeln. Die Getränke rollen hörbar durch den Schlund.

Magen: Häufiges Luftausstoßen und Aufschwulken des Mageninhalts. Übelkeit. Krampfhafter Schmerz im Magen.

Abdomen: Brennen, Stechen und krampfartige Schmerzen im Bauch. Aufgetriebener Leib.

Rektum und Stuhl: Durchfälle, krampfartiges Zusammenziehen des Afters. Unwillkürlicher Stuhlgang infolge Lähmung des Schließmuskels. Stuhlverstopfung.

Blase: Urinmenge vermehrt oder vermindert. Aber auch Urinverhaltung.

Urin: Satzig.

Geschlechtsorgane:
- weiblich: Menses zu früh und zu stark.

Larynx und Trachea: Trockenheit und Rauheit in der Luftröhre infolge von zähem, schwer löslichem Schleim. Heiserkeit mit vergeblichem Hustenreiz. Kitzeln im Kehlkopf und in der Luftröhre, zum Husten reizend. Krampfhaftes Zusammenschnüren im Kehlkopf.

Husten und Expektoration: Hustenanfälle mit heftigem Erstickungsgefühl. Husten mit zähem, festsitzendem Schleim, der sich später löst. ⊙ **Reizhusten morgens 3 Uhr** (Unger).

Brust: ⊙ **Zusammenschnürungsgefühl im Hals bei Leiden des Herzens und Kreislaufs.** Bettruhe und Hochlagern des Oberkörpers bringen Besserung der Herzbeschwerden (Unger). Stechende Schmerzen in den Brüsten.

Insuffizienz pulmonal bei Rechtsinsuffizienz

Extremitäten: In allen Bewegungsorganen spannende, stechende oder reißende Schmerzen mit Steifigkeitsgefühl und Verrenkungsschmerz. Krämpfe in allen Gliedern.

Schlaf: Große Schläfrigkeit bei Tag und Nacht. Schlaf unruhig, mit ständigem Herumwerfen. Schlaflosigkeit wegen Aufgeregtheit und Anfällen von Hitze. Schlaf oft unterbrochen. Schreckhafte Träume. ⊙ **Schlafstörung als Frühsymptom einer latenten Rechtsherzinsuffizienz mit Besserung durch Bettruhe und Hochlagerung des Oberkörpers** (Unger).

Frost und Frösteln: Viel Frieren, selbst am warmen Ofen. Frieren, schlimmer im Freien. Körpertemperatur weit unter dem normalen Stand.

Schweiß: Hitzegefühle und Schweißausbrüche.

Allgemein: Gefühllosigkeit und gänzlich aufgehobene Empfindung. Verschwinden allen Schmerzes. Konvulsionen der heftigsten Art, in ¼-stündigen Abständen wiederkehrend, mit folgender Lähmung und mit Zuckungen der Muskeln. Plötzliches Niederfallen mit Krämpfen und Schaum vor dem Mund. Besserung im Freien. Puls beschleunigt und kleiner; häufiger, aber deutlich verlangsamter, schwacher Puls.

289.6
Dosierung

Während von Stiegele und Unseld die Tinktur angewendet wurde, hat H. Unger die D 3 bis D 4 als besser gefunden. Die Schlafstörungen haben sich mit diesen Potenzen wesentlich gebessert, während D 1 und D 2 eine nächtliche Unruhe gebracht haben. Bei hochgradiger Rechtsherzinsuffizienz kann jedoch auch die Tinktur in Frage kommen.

289.7
Vergleichsmittel

- Rosaceae: Crataegus oxyacantha, Potentilla anserina, Potentilla tormentilla, Prunus spinosa, Sanguisorba officinalis, Spiraea ulmaria.
- Herzbezug: Adonis vernalis, Apocynum cannabium, Convallaria majalis, Crataegus oxyacantha, Digitalis purpurea, Helleborus niger, Iberis amara, Kalmia latifolia, Oleander, Prunus spinosa, Sarothamnus scoparius, Scilla maritima, Strophantus gratus.
- Bei der kardiopulmonalen Insuffizienz versagen Digitalis und Strophanthin, ja sie führen infolge Erhöhung des Blutdrucks in den Blutgefäßen der Lunge zu einer Verschlechterung. Hier tritt nicht selten Laurocerasus als Retter in die Bresche, neben anderen entlastenden Maßnahmen wie ein Aderlass von 200 bis 300 ml oder Blutegel in der Lebergegend und Saftfasten. Arzneilich konkurriert mit Laurocerasus am ehesten Convallaria majalis.
- Die hervorstechenden Symptome Zyanose, Dyspnoe und Reizhusten sind bei Carbo vegetabilis zu finden. Auch bei diesem ist der Gasstoffwechsel der Lunge beeinträchtigt.

289.8 Kasuistik

289.8.1 Latente Herzinsuffizienz und Reizhusten

E. Martin, eine 57 Jahre alte Fleischersfrau, befindet sich seit Jahren wegen einer chronischen Bronchitis mit Asthma bronchiale in meiner wechselnden Behandlung. Es besteht bei ihr eine latente Rechtsherzinsuffizienz mit hochgradiger Dyspnoe, flächenhafter Zyanose, auch an den Händen, quälendem, trockenem Husten, der meist um 2 Uhr morgens in Verbindung mit Dyspnoe, Tachykardie anfallsweise einsetzt. Auch hier besserte Laurocerasus nicht nur die latente Herzinsuffizienz und beseitigte den Reizhusten, sondern erzielte immer wieder einen wohltuenden Schlaf [9].

289.9 Literatur

[1] Allen TF. Laurocerasus. Encyclopedia of pure Materia Medica. Bd. 5, 10. New York: Boericke & Tafel; 1874–1880: 506–531, 572

[2] Clarke JH. Laurocerasus. Dictionary of practical Materia Medica. Bd. 2.1. London: Homoeopathic Publishing Company; 1900–1902

[3] Hartlaub CC, Trinks CF. Kirschlorbeer. Reine Arzneimittellehre. Bd. 1. Leipzig: Brockhaus; 1828–1831: 127–200

[4] Hughes R. Laurocerasus. Cyclopaedia of Drug Pathogenesy. Bd. 1, 2. London: Gould; 1886–1891: 26, 34; 724

[5] Jörg JCG. Kirschlorbeerwasser (Aqua laurocerasi). Materialien zur künftigen Heilmittellehre. Bd. 1. Leipzig: Cnobloch; 1825: 53–75

[6] Lewin L. Blausäure. Gifte und Vergiftungen. Lehrbuch der Toxikologie. 6. Aufl. Heidelberg: Haug; 1992: 507

[7] Ritter H. Die Behandlung der Herz- und Gefässkrankheiten unter besonderer Berücksichtigung der Homöopathie. Berlin: Haug; 1947

[8] Roos G. Laurocerasus. Materia Medica Revisa Homoeopathiae. Glees: Gypser; 2009

[9] Unger H. Laurocerasus. Eine klinische Arzneimittelstudie. Deutsche Homöopathische Monatsschrift 1960; 11 (2, 3): 53–64; 101–114

[10] Unseld E. Zur Therapie der kardiopulmonalen Insuffizienz mit Laurocerasus. Deutsche Homöopathische Monatsschrift 1953; 4 (9): 358–393

290 Ledum palustre – led

lt.: Rhododendron tomentosum, dt.: Sumpfporst, engl.: marsh tea

290.1 Substanz

Plantae – Ericaceae (Heidekrautgewächse) **– Rhododendron tomentosum**

Es handelt sich um einen immergrünen Strauch, der eine Höhe bis 1,5 m erreicht. Die rotbraunen Äste sind filzig behaart. Er verströmt einen kampherartigen Geruch. Man findet ihn in den Sümpfen Norddeutschlands, Skandinaviens, Russlands, im nördlichen Asien und in Nordamerika.

Homöopathische Verwendung finden die getrockneten Zweigspitzen.

290.2 Pharmakologie und Toxikologie

Hauptinhaltstoff ist das stark reizende Sesquiterpen Ledol. Lokal wirkt die Substanz hautreizend. Orale Intoxikationen zeigen Erbrechen und Diarrhö, Schweißausbrüche, Tachykardien, Muskel- und Gelenkschmerzen sowie Fieber und Erregungszustände.

290.3 Anwendung

Medizinische Anwendung fand die Substanz bei Pertussis, Bronchitis, Ekzemen und rheumatischen Erkrankungen. Wegen der starken Magen-Darm-Reizung ist seine Anwendung heute obsolet.

Homöopathische Anwendung findet die Zubereitung bei Gicht und Erkrankungen des rheumatischen Formenkreises, Distorsionen, Luxationen, Paresen, Stich- oder Bissverletzungen, Pertussis und andere Entzündungen der Atemwege, sowie bei Haut- und Schleimhautblutungen (nach Kommission D).

Ledum palustre wurde äußerlich, zum Beispiel gegen Läuse bei Schweinen und Rindern, verwendet, wobei sich eine antiparasitäre Wirkung entfaltet. Diese äußerliche Verwendung gegen Insekten gab Veranlassung für den homöopathischen Gebrauch bei Insektenstichen und ganz allgemein gegen punktförmige Stichwunden und Bisswunden, zum Beispiel Rattenbisse und deren Folgen in Form von Infektionen. Dieser Gebrauch ist ein fester Bestandteil der homöopathischen Therapie geworden und hat sich oftmals bewährt. **Lymphangitis**, **Phlegmonen** und **Dermatitiden** infolge von Stichwunden, sei es infolge von **Insektenstichen**, **Bissen** oder **Traumata** mit scharfen Instrumenten oder Splittern, bessern sich schnell und überzeugend durch den innerlichen Gebrauch mit niederen Potenzen, der durch Umschläge mit der stark verdünnten Tinktur noch unterstützt werden kann. Auffallenderweise hat sich bei der Arzneimittelprüfung gerade der stechende Schmerz neben anderen Schmerzqualitäten besonders herausgestellt. Außerdem haben sich viel Jucken, Schwellung der Haut, *Friesel*, *Exantheme*, *Pickel* und *Petechien* ergeben.

Der Standort der Pflanze in den Sümpfen lässt vermuten, dass die Wärmeregulation bevorzugt beeinflusst wird. Die Prüfungen haben in der Tat gezeigt, dass über sehr reichliches Frieren und Frösteln geklagt wird. Hahnemann hält es daher für passend „für langwierige Übel, bei welchen vorzüglich Kälte und Mangel an tierischer Wärme vorwaltet". Eigenartigerweise hat die Prüfung ergeben, dass Wärme, vor allem **Bettwärme, trotzdem nicht ertragen wird**, sodass der Prüfer sich aufdecken muss. Bei Patienten mit Gliederschmerzen bringt selbst **Übergießen mit kaltem Wasser Besserung**. Bei *Erkrankungen des rheumatischen Formenkreises*, bei *Neuralgien* und *Neuritiden* sowie bei *Gicht* ist es unter diesen Modalitäten ein beachtenswertes Mittel.

290.4 Arzneimittelbild

Leitsymptome: Mangel an Eigenwärme und allgemeine Frostigkeit begleiten die Beschwerden.

Bettwärme ruft Hitze und Brennen in den Gliedern hervor, durch Aufdecken und Abkühlung

besser werdend. ⊙ **Eintauchen in kaltes Wasser > und kalte Umschläge >**.
⊙ **Infektionen von punktförmigen Stichwunden, von Insektenstichen, Nadelstichen, Rattenbissen usw.**

Neigung zu Blutungen aus den Schleimhäuten, petechiale Blutungen unter der Haut.

Weingenuss < und durch Bier < (allgemein und Gelenke). Bettwärme <, Verschlimmerung nachts < und durch Bewegung <.

Kältegefühl und Mangel an toxischer Wärme ist beherrschend. Die Glieder und der ganze Körper sind schmerzhaft wie zerschlagen und zerstoßen.

Geist und Gemüt: Ärgerlich aufbrausend, traurig, sucht die Einsamkeit. Gefühl wie betrunken und betäubt. Wüstheit und Schwere im Kopf.

Schwindel: Heftige Schwindelanfälle.

Kopfschmerz: Kopfschmerzen.

Augen: Entzündung der Bindehaut, Schmerzen in den Augen. Erweiterung der Pupillen.

Ohren: Getöse in den Ohren wie Glockenläuten oder Sturmwind.

Nase: Vermehrte Schleimabsonderung, blutiger Schleim, Nasenbluten.

Epistaxis

Innerer Hals: Wunder Rachen, Gefühl wie geschwollen, Pflockgefühl im Hals.

Äußerer Hals: Drüsen neben dem Kieferwinkel geschwollen.

Magen: Erscheinungen von Gastropathie ohne besondere Kennzeichen und bei Alkoholkrankheit.

Gastritis

Rektum und Stuhl: Schleimige, blutige Stühle.

Enterorrhagie

Blase: Vermehrter Harndrang. Dünner Harnstrahl infolge geschwollener Harnröhre, muss drücken beim Harnlassen.

Harnröhre: Stechen an der Harnröhrenmündung.

Geschlechtsorgane:
- weiblich: Menses zu früh und zu stark.
- männlich: Erektionen und nächtliche Pollutionen.

Larynx und Trachea: Stechen und Kitzeln in der Luftröhre, Zusammenpressen im Kehlkopf.

Atmung: Druck und Beengung auf der Brust mit erschwerter Atmung und Schmerzen bei der Atmung. Asthma bronchiale besonders bei Alkoholkrankheit.

Bronchitis
Asthma bronchiale

Husten und Expektoration: Auswurf von hellrotem Blut beim Husten.

Pertussis
Hämoptysis

Rücken: Rheumatoide Schmerzen mit Steifigkeit in den Muskeln neben der Wirbelsäule, im Nacken, zwischen den Schulterblättern, in den Lenden, im Kreuz.

Lumbalgie
Kokzygodynie

Extremitäten: Reißen und Zucken in den Schultern, Ellbogen und Händen. Schmerzen in Hüften, Schenkeln, Knien, Waden, Knöcheln, Füßen. Auch objektive Schwellungen an den Gelenken sind von Hahnemann berichtet, doch dürfte es sich hier vielleicht um Beobachtungen an Kranken handeln.

⊙ **Die Schmerzen ziehen von unten nach oben; die kleinen Gelenke sind besonders deutlich betroffen**: Finger und Zehen, die Grundgelenke der Großzehe und des Daumens, die Ferse. Bewegung verschlimmert teilweise die Gelenkschmerzen, teilweise bessert sie dieselben.

⊙ **Abkühlung, selbst kalte Umschläge oder Übergießen mit kaltem Wasser bringt Besserung der Schmerzen, sogar bei Kältegefühl.** Zittern der Hände.

Gicht
Erkrankungen des rheumatischen Formenkreises
Fibromyalgie
Ischialgie

Schlaf: Unruhiger, unterbrochener Schlaf.

Haut: Hautjucken überall. Blaue Flecken wie Petechien. Ausschlagknoten im Gesicht, an Stirn und Nase wie bei Branntweintrinkern; beißendes Jucken wie von Läusen mit roten Flecken und Frieselausschlägen. Ungeheures, fressendes Jucken auf beiden Fußrücken; nach dem Kratzen wird es immer heftiger; nur dann ließ es nach, als der Patient sich die Füße ganz wundgekratzt hatte; in Bettwärme weit heftiger. **Schwäche, juckende Nadelstiche** an mehreren Teilen des Körpers, die zum Kratzen reizen. Pickel und Furunkel auf der Stirne.

Insektenstich
Stichverletzung
Lymphangitis
Trauma Auge nach Quetschung
Purpura rheumatica

290.5 Dosierung

D 3 bis D 6, auch hohe Potenzen werden empfohlen. Äußerlich 1 Teelöffel der Tinktur auf ¼ l Wasser.

290.6 Vergleichsmittel

- Ericaceae: Chimaphila umbellata, Gaultheria procumbens, Kalmia latifolia, Rhododendron chrysanthum.
- Verletzungen, Stichwunden: Arnica montana, Staphysagria.
- Augenprellung: Symphytum officinale.
- Ekchymosen: Acidum sulphuricum, Bellis perennis, Hamamelis macrophylla.
- Purpura Schoenlein-Henoch: Acidum sulphuricum, Crotalus horridus, Lachesis muta.
- Gichttophi: Acidum benzoicum, Ammonium phosphoricum, Antimonium tartaricum, Berberis vulgaris, Colchicum autumnale, Lycopodium clavatum, Silicea terra, Sulphur lotum.
- Schmerzen erstrecken sich von unten nach oben DD Kalmia latifolia von oben nach unten.
- Bettwärme <: Acidum fluoricum, Calcium fluoricum, Secale cornutum, Sulphur lotum.
- Abkühlung > trotz objektiver Kälte: Secale cornutum.
- Wein <: Acidum sulphuricum, Alumina oxydatum, Antimonium crudum, Nux vomica, Selenium amorphum, Zincum metallicum.

290.7 Kasuistik

290.7.1 Polyarthritis

Am 7.11.1960 suchte mich erstmalig die 22-jährige Patientin Frl. K. auf. Sie gab in der Vorgeschichte an, seit Anfang August 1960 unter gelenkrheumatischen Beschwerden im Bereich des linken Knie- und Fußgelenks erkrankt zu sein. Die Gelenke sollen eine Schwellung mit dunkelbläulicher Verfärbung gezeigt haben. Wenige Tage nach dem Auftreten des Krankheitsbildes wurde die Patientin in eine Klinik eingewiesen.

Aus dem Bericht der Klinik geht hervor, dass bei der Aufnahme in der letzten Augustwoche 1960 eine deutliche Schwellung des linken Fuß- und Kniegelenks neben ausgeprägter Bewegungseinschränkung und lokal erhöhter Hauttemperatur bestand. Das rote und weiße Blutbild soll unauffällig gewesen sein. Die Patientin war subfebril, und als Ausdruck der entzündlichen Vorgänge fand sich neben einer leicht vermehrten Alpha-2-Fraktion im Elektrophoresediagramm lediglich eine mit 66/97 nach Westergren beschleunigte Blutsenkung. Im Rachenabstrich fanden sich anfänglich hämolysierende Streptokokken, die später unter antibiotischer und antiphlogistischer Behandlung nicht mehr nachzuweisen waren.

Therapeutisch wurden täglich oral 800 000 E Penicillin sowie 0,4 g Acetylsalicylsäure und 30 bis

10 mg Prednison gegeben. Das letztgenannte Medikament wurde in Form von 2 Prednison-Stößen von jeweils 300 mg mit hoher Anfangsdosierung und Ausschleichen der Gabe verordnet. Im Laufe der Behandlung kam es zu einem Rückgang der vorübergehend noch gesteigerten Blutsenkung und der leicht subfebrilen Temperaturen. Am 5.11.1960 wurde die Patientin auf eigenen Wunsch und gegen ärztlichen Rat entlassen.

2 Tage nach der Krankenhausentlassung am 7.11.1960 stellte sich die Patientin bei mir vor. Sie gab an, bei Bewegungen Schmerzen zu haben und nach Wärmeapplikation keine Besserung zu spüren. Ich fragte sie darauf, ob sie festgestellt habe, dass kühle Umschläge Erleichterung brächten. Leider konnte mir die Patientin diese Frage nicht beantworten, da sie kalte Umschläge nicht versucht habe. Ich verzichtete hier bewusst auf die weitere Befragung.

Das linke Knie- und Fußgelenk zeigten eine mäßige, teigige Schwellung mit leicht livider Verfärbung. Die Bewegung in beiden Gelenken war nach allen Richtungen um mehr als ein Drittel eingeschränkt.

Ich schickte die Patientin zunächst mit der Anweisung nach Hause, kühle Umschläge um die Gelenke zu machen und mir deren Wirkung mitzuteilen. Nach wenigen Tagen rief mich die Patientin an und teilte mir mit, dass sie nach kühlen Gelenkumschlägen eine deutliche Besserung spüre. Ich gab ihr daraufhin Ledum palustre D 12, 3-mal täglich 1 Tablette.

Am 28.11.1960 stellte sich die Patientin wieder bei mir vor und gab an, dass sich die Beschwerden wesentlich gebessert hätten, sie könne jetzt sogar wieder Treppen steigen. Am 15.12.1960 gab sie an, dass es ihr sehr gut gehe. Eine Schwellung war weder am Fuß- noch am Kniegelenk mehr festzustellen. Da sich der Zustand wesentlich gebessert hatte, wurde die Patientin arbeitsfähig geschrieben.

Am 23.1.1961 gab die Patientin an, dass ihr das Arbeiten keine Beschwerden mache.

Die Blutkörperchensenkung betrug am 7.11.1960 72/103, am 5.1.1961 28/43, am 17.2.1961 13/25 mm. Das Blutbild hielt sich während der Behandlung im Rahmen der Norm. Eine Beteiligung des Herzens war auskultatorisch und durch EKG nicht festzustellen [3].

290.7.2 Spritzenabszess drohend

52-jährige Patientin. Sie zeigte mir eine handtellergroße Rötung und Schwellung sowie eine erhebliche Schmerzhaftigkeit des linken M. glutaeus maximus. Sie hatte von dem behandelnden Arzt wegen rheumatischer Beschwerden im Abstand von 8 Tagen ein Depot-Antirheumatikum injiziert bekommen. Nun bahnte sich ein großer Abszess an. Dabei kam mir Ledum palustre in den Sinn, da der Prozess durch einen Stich verursacht worden war. In der Tat habe ich durch die einmalige Gabe von Ledum palustre bei eingetretenem Nagel in die Fußsohle oder bei stark zerfetzten Wunden immer eine schnelle Heilung ohne Antibiotika erzielen können. Ich verordnete Ledum palustre D 4, stündlich, am nächsten Tag 2-stündlich 5 Tropfen. Sonst keinerlei Anwendungen. Am nächsten Tag waren Schwellung und Rötung schon erheblich zurückgegangen. Nach 8 Tagen war kaum noch ein Befund zu erheben [5].

290.8 Literatur

[1] Allen TF. Ledum. Encyclopedia of pure Materia Medica. Bd. 5. New York: Boericke & Tafel; 1874–1880: 431–549

[2] Clarke JH. Ledum. Dictionary of practical Materia Medica. Bd. 2.1. London: Homoeopathic Publishing Company; 1900–1902: 261–267

[3] Haakshorst R. Eine Ledum-Polyarthritis. Zeitschrift für Klassische Homöopathie 1951; 5 (3): 125–126

[4] Hahnemann S. Ledum. In: Lucae C, Wischner M, Hrsg. Gesamte Arzneimittellehre. Bd. 2. Stuttgart: Haug; 2007: 1042–1052

[5] Hertel H. Ledum palustre. Allgemeine Homöopathische Zeitung 1971; 216 (2): 67–68

[6] Hughes R. Ledum. Cyclopaedia of Drug Pathogenesy. Bd. 3. London: Gould; 1886–1891: 119–127

[7] Lembke J. Prüfung mit Ledum palustre und Chloroform. Allgemeine Homöopathische Zeitung 1850; 39, 40 (21, 23, 24, 2): 323–336, 353–356, 369–374, 29–31

[8] Lembke J. Ledum palustre. Arzneiprüfung. Neue Zeitschrift für Homöopathische Klinik 1865; 10 (15 + 16): 113–115, 124–126

291 Lemna minor – lem-m

lt.: Lemna minor, dt.: Kleine Wasserlinse, engl.: duckweed

291.1 Substanz

Plantae – Araceae (Aronstabgewächse) **– Lemna minor**

Es handelt sich um eine Schwimmpflanze, deren linsenförmige Sprossen in 2- bis 6er-Gruppen aneinander hängen. Sie gehört in der biologischen Systematik zu den Lemnaceae (Wasserlinsengewächse), einer Unterfamilie der Araceae. Man findet sie global in kühlerem ozeanischem Klima wie Europa, Asien, Afrika und Nordamerika. Man findet sie nicht in Südamerika, Australien und Ostasien. Die Wasserlinse wurde von Cooper[311] (London) in den homöopathischen Arzneimittelschatz eingeführt.

Homöopathische Verwendung findet die ganze frische Droge.

291.2 Pharmakologie und Toxikologie

In der Pflanze wurden Flavonoide[312] nachgewiesen, wie Orientin[313], Isoorientin[314], Vitexin[315], Isovetixin[316]. Flavonoide haben antioxidative, antivirale, antiatherogene, antiinflammatorische, antiallergische, immunstimulierende und zellprotektive Wirkung. Auch Aglykone wie Luteolin, Apigenin, Chrysoeriol, Isoorienti-3-methylether.

Daneben finden sich Fettsäuren mit prostaglandinähnlicher Struktur[317].

Eine weitere Vertreterin aus der Gattung Lemna (Wasserlinsen) ist Lemna gibba (buckelige Wasserlinse). Sie findet im Bereich der präklinischen Forschung zu potenzierten Zubereitungen als Bioassay Verwendung [2].

291.3 Anwendung

Volkstümliche Anwendung fand die Droge bei Infektionen der oberen Luftwege und bei chronischem Schnupfen. Innerliche Anwendung bei Erkrankungen des rheumatischen Formenkreises. In China wurde es zur Behandlung der Syphilis eingesetzt und als Diuretikum, sowie bei Augenerkrankungen und bei Karbunkeln.

Homöopathische Anwendung findet die Substanz bei chronischer Rhinitis (nach Kommission D).

291.4 Arzneimittelbild

Das Arzneimittelbild ist das Ergebnis klinischer Erfahrung.

Modalitäten: Feuchtes, regnerisches Wetter <, besonders bei schwerem Regen.

Nase: Eitriger Geruch, Verlust des Geruchs. Schleimig eitrige Absonderung, sehr reichlich. Trockenheit im Nasen-Rachen-Raum und Krustenbildung. Schleim läuft von der Nase in den Rachen. **Macht die verstopfte Nase frei, wenn eine ödematöse Schwellung oder Nasenpolypen vorhanden sind.** Verschlimmerung bei feuchtem Wetter, bei starkem Regen. Gefühl eines Fadens von der Nase in das Ohr.

---

311 Der Cooper-Club traf sich in London wöchentlich von ca. 1880–1900. Ihm gehörten Robert Thomas Cooper (1844–1903), James Compton-Burnett (1840–1901), Thomas Skinner (1825–1906) und John Henry Clarke (1853–1931) an.

312 Phenylpropanderivate mit C_{15}-Grundgerüst des Flavans. Meist wasserlöslich in den Vakuolen pflanzlicher Zellen.

313 Luteolin-8-C-Glucosid.

314 Luteolin-6-C-Glucosid.

315 Apigenin-8-C-Glucosid.

316 Apigenin-6-C-Glucosid.

317 Zeigen in Gegensatz zu diesen lediglich eine verkürzte α-Seitenkette.

*Adenoide
Conchae nasalis Hypertrophie
Rhinitis atrophisch
Ozaena*

Mund: Eitriger Geschmack im Mund beim Aufstehen am Morgen.

Innerer Hals: Trockener Rachen und Kehlkopf.

Rektum und Stuhl: Neigung zu geräuschvollem Durchfall.

Atmung:

Asthma bronchiale mit Adenoiden, feuchtes Wetter<

291.5 Dosierung

D 6 bis D 30. Cooper gab 1 Tropfen der Tinktur, den er erst wiederholte, wenn die Wirkung abgeklungen war. Clarke gab D 3, 3-mal täglich.

291.6 Vergleichsmittel

Araceae: Arum triphyllum, Caladium seguinum.

291.7 Literatur

[1] Anshutz EP. Lemna minor. New, old and forgotten remedies. 2. Aufl. Philadelphia: Boericke & Tafel; 1917: 348–357

[2] Baumgartner S. Stand der Grundlagenforschung in der Homöopathie. In: Wissenschaftliche Gesellschaft für Homöopathie WissHom, Hrsg. Der aktuelle Stand der Forschung zur Homöopathie. Anhalt: Köther; 2016: 47

[3] Clarke JH. Lemna minor. Dictionary of practical Materia Medica. Bd. 2.1. London: Homoeopathic Publishing Company; 1900–1902: 267–269

[4] Cooper RT. Lemna minor. Hahnemannian Monthly 1894

292 Leonurus cardiaca – leon

lt.: Leonurus cardiaca, dt.: Herzgespann, engl.: motherwort

292.1 Substanz

Plantae – Labiatae (gleich Lamiaceae, Lippenblütengewächse) – **Leonurus cardiaca**

Es handelt sich um eine ausdauernde, 30 bis 200 cm hohe krautige Pflanze, deren Stängel behaart sind. Das Rhizom ist kurz und verholzt. Die gegenständigen, gestielten schmalen, länglichen Blätter sind 7 bis 12 cm lang. Der weiße bis zartrosa Blütenstand ist verlängert, reichblühend und behaart. Blütezeit ist von Juni bis September.

Die Pflanze ist von Mitteleuropa über Skandinavien und das gemäßigte Russland bis nach Zentralasien beheimatet. In Nordamerika hat sie sich ausgewildert.

Die Verwendung von Leonurus cardiaca ist uralt und wird schon bei Dioscorides erwähnt und wurde auch in den alten Kräuterbüchern des 15. und 16. Jahrhunderts aufgenommen. Theophrastus schreibt: „Herzgespann / oder Herzgesperr / ist also genannt, / dieweil es zum zittern des hertzen / und dem bresten / so man herzgespann an den Kindern nennet / dienlich gebraucht wird."

Homöopathische Verwendung finden die frischen, zur Blütezeit gesammelten oberirdischen Teile.

292.2 Pharmakologie und Toxikologie

Es finden sich Diterpene des Lapdan- und Clerodan-Typs, Betaine, Verbascosidderivate. In den Samen findet sich Lectin.

292.3 Anwendung

Homöopathische Verwendung findet die Substanz bei Herzbeschwerden bei Flatulenz und bei Thyreopathien (nach Kommission D).

Herba Leonuri cardiacae wird seit Langem ähnlich wie Radix Valerianae bei **psychogenen Kardiopathien**, bei durch *Meteorismus* bedingten *gastrokardialen Symptomen*, *klimakterischen Beschwerden*, *thyreogenen Palpitationen*, *Neurasthenie*, auch *Epilepsie* sowie als Emmenagogum empfohlen [2]. H. Schulz hebt die Wirkung bei *Meteorismus* und dadurch bedingtes Herzklopfen und Beengung hervor. Die Verdauung befördernde und antidiarrhoische Wirkung geht neben der Herzbeziehung ebenfalls auf alte Empfehlung zurück; daher dürfte es beim *gastrokardialen Symptomenkomplex* wohl zu beachten sein.

Die emmenagoge Wirkung hat auch schon zur Anwendung als Abortivum geführt. Eine 40-jährige Frau nahm eine Abkochung zum Zweck der Abtreibung. Wenig nachher trat Würgen und Erbrechen, heftige Leibschmerzen mit blutigen Stühlen auf. Letztere wiederholten sich, sobald sie mehr als nur eine geringe Menge Wasser gegen den aufgetretenen heftigen Durst zu sich nahm. In der Nacht darauf häufiger Stuhldrang mit blutigen Stühlen. Später enthielten die Stühle größere Mengen Blut ohne Schleim. Die Zunge war trocken und mit Rissen bedeckt. Auch die Konjunktiven waren trocken. – Die Leibesfrucht wurde nicht ausgestoßen ([1]: 269). Diese Beobachtung einer Magen-Darm-Wirkung interessiert insofern, als die organotrope Beziehung zu den Verdauungsorganen offenkundig wird, wodurch die Verordnung von Leonurus cardiaca beim *enterokardialen Symptomenkomplex* gestützt wird. Auf eine Empfehlung von A. Stiegele geht der Gebrauch bei im Liegen auftretenden *Palpitationen* zurück.

292.4 Dosierung

D 2 bis herab zur Tinktur in Quantitäten wie Baldrian-Tinktur.

292.5 Vergleichsmittel

Labiatae: Agnus castus, Collinsonia canadensis, Lycopus virginicus, Ocimum canum, Origanum majorana, Orthosiphon stamineus, Salvia officinalis, Scutellaria lateriflora, Teucrium marum verum, Teucrium scorodonia.

292.6 Literatur

[1] Clarke JH. Leonurus cardiaca. Dictionary of practical Materia Medica. Bd. 2.1. London: Homoeopathic Publishing Company; 1900–1902: 269–270

[2] Gessner O. Leonurus cardiaca. Gift- und Arzneipflanzen von Mitteleuropa. 3. Aufl. Heidelberg: Winter; 1974

293 Leptandra virginica – lept

lt.: Leptandra virginica, dt:. Virginischer Ehrenpreis, engl.: Virginia speedwell

293.1
Substanz

Plantae – Scrophulariaceae (Braunwurzgewächse) – **Leptandra virginica**

Es handelt sich um eine bis 2 m hohe krautige Pflanze mit bis zu 15 cm langen lanzettlichen Blättern. Die weiß bis rosa, bis purpurnen Blütentrauben sind blattachsel- und endständig. Die Blütezeit ist Juli bis September. Der bis zu 15 cm lange, runde quergeringelte Wurzelstock ist braun bis gelbbraun. Heimisch ist die Pflanze im westlichen Nordamerika, in Japan, Ostindien und Sibirien. Sie gedeiht auf Kalkstein, Ödland und in feuchten Wäldern.

Homöopathische Verwendung finden die frischen, 2-jährigen Wurzeln.

293.2
Pharmakologie und Toxikologie

Hauptinhaltsstoffe sind Iridoglykoside, meist in Form von substituiertem Aucubin, ein chromogenes Glukosid und Flavonoide wie das Apigenin, das Chrysoleiril, das Luteolin, Tricin und 6-Hydroxyflavone. Daneben Gerbstoff, ein nichtglykosidischer Bitterstoff, Harz (Leptandrin), Linolsäure u. a.

Die Wurzel enthält ätherisches Öl und Zimtsäurederivate wie 3,4-Dimethoxyzimtsäure und p-Methoxyzimtsäure. Auch das im Pflanzenreich weit verbreitete β-Sitosterol wurde nachgewiesen. Es besitzt eine choleritische und laxierende Wirkung.

293.3
Anwendung

Volksmedizinische Anwendung fanden Auszüge des Rhizoms bei Obstipation, als Emetikum, bei Leber- und Galleleiden.

Homöopathische Verwendung findet die Substanz bei Entzündung der Leber und des Gallensystems sowie bei Diarrhö (nach Kommission D).

Wird in der Homöopathie als Lebermittel gebraucht.

293.4
Arzneimittelbild

Leitsymptome: Durchfälle mit teerartigen stinkenden Stühlen. ⊙ **Leberleiden.**

Kopf: Dumpfer Kopfschmerz, neuralgische Kopfschmerzen in der rechten Schläfe.

Mund: Zunge gelb belegt, Übelkeit und Erbrechen mit tödlicher Schwäche beim Aufrichten.

Magen: Ständiges Brennen und Schmerzen in der Magengrube und Lebergegend. Schwäche und Elendigkeitsgefühl im Magen mit dumpfem Schmerz bis in den Rücken, gefolgt von reichlichen, **schwarzen, unverdauten Stühlen.**

Hepatopathie mit teerartigen Stühlen

Abdomen: Großes Unbehagen und Schmerzen in den Gedärmen mit Rumpeln und Stuhldrang.

Postcholezystektomie-Syndrom (Unger)

Rektum und Stuhl: Reichliche, gussartige, übelriechende Stühle. ☉ Tonfarbige Stühle mit Gelbsucht.

> *Enteritis*
> *Diarrhö mit teerartigen Stühlen und Blutabgang*

293.5 Dosierung

∅ bis D 3.

293.6 Vergleichsmittel

Scrophulariaceae: Digitalis purpurea, Euphrasia officinalis, Gratiola officinalis, Scrophularia nodosa, Verbascum thapsiforme.

293.7 Literatur

[1] Allen TF. Leptandra. Encyclopedia of pure Materia Medica. Bd. 5. New York: Boericke & Tafel; 1874–1880: 556–560

[2] Clarke JH. Leptandra. Dictionary of practical Materia Medica. Bd. 2.1. London: Homoeopathic Publishing Company; 1900–1902: 272–275

[3] Hale EM. Leptandra virginica. (Black Root-„Culver's Physic."). New Remedies. 5. Aufl. Philadelphia: Boericke & Tafel; 1897: 392–395

[4] Hughes R. Leptandra. Cyclopaedia of Drug Pathogenesy. Bd. 3. London: Gould; 1886–1891: 127–129

294 Lespedeza sieboldii – lesp-s

syn.: Lespedeza thunbergii, dt.: Buschklee, engl.: round headed bush clover

294.1 Substanz

Plantae – Leguminose (gleich Fabaceae, früher Papilionaceae, Hülsenfruchtgewächse) – **Lespedeza thunbergii**

Es handelt sich um einen bis 2 m hohen, breit wachsenden Strauch mit überhängenden Zweigen. Die Blätter stehen wechselständig und sind bis 4 cm lang und dreizählig gefiedert. Die meisten Leguminosen falten abends ihre Blätter und öffnen sie am Morgen wieder, was über Blattbewegungsfaktoren (*leaf movement factors,* Turgorine) vermittelt wird. Auslösende Faktoren sind dabei Wärme, Berührung, Stoß, Verwundung, Chemikalien und Tag-Nacht-Rhythmus. Für die tagesperiodische Bewegung sind blattschließende und blattöffnende Substanzen nachgewiesen. Dabei bleibt die Konzentration der einen konstant, während die Gegenspielerin in ihrer Konzentration stark variiert. Diese Turgorine variieren von Art zu Art. Meist handelt es sich um Glykoside, die über β-Glucosidasen in biologisch inaktive Aglycone hydrolysiert werden. Diese binden an K^+-Ionenkanal regulierende Rezeptoren, was zu Potenzialänderungen an den Zellmembranen der Flexor- und Extensorzellen des Pluvius, dem Blattgelenk, führt und darüber den Turgor beeinflusst. Von September bis Oktober bilden sich rosa Blütenrispen aus. Heimisch ist der Strauch in Nordchina, Japan und Nordamerika. In Europa wird er kultiviert. Die Blüten schmücken das Hanabatta-Fest, das Septembervollmondfest in Japan.

Homöopathische Verwendung findet Lespedeza thunbergii.

294.2 Pharmakologie und Toxikologie

Lespedeza siboldii enthält Flavonoglykoside und Gerbstoffe.

294.3 Anwendung

Homöopathische Verwendung findet die Zubereitung bei Niereninsuffizienz (nach Kommission D).

Das Arzneimittel soll eine sichere Wirkung bei *Urämie* besitzen, selbst wenn der Harnstoffgehalt im Blut eine Höhe von 1,80 g erreicht und der Blutdruck erhöht ist. Das Mittel ist in der 1. Dezimale zu 10 bis 60 Tropfen täglich zu verschreiben. Es soll neben den in der Homöopathie üblichen Mitteln, welche durch die besondere Symptomatologie des Patienten angezeigt sind, gegeben werden.

294.4 Arzneimittelprüfung

Einen Selbstversuch mit Lespedeza sieboldii unternahm H. Storch und bekam folgende Blutwerte (▶ Tab. 294.1).

Wenn diese Befunde auch innerhalb der klinischen Normalwerte bleiben, so zeigt sich doch unter der Einwirkung von Lespedeza sieboldii bei der Versuchsperson eine deutliche Retention von Kochsalz und eine geringe von Harnstoff, die auf eine Nierenwirksamkeit des Mittels schließen lassen.

▶ **Tab. 294.1** Ergebnisse Blutwerte Herr Storch.

	NaCl	Harnstoff
28.12.1959	542,88 mg %	24,00 mg %
Nach 12 Tagen Lespedeza sieboldii D 1 und Pause		
26.1.1960	556,92 mg %	38,55 mg %
Nach 10 Tagen Lespedeza sieboldii ∅ und Pause		
29.2.1960	615,00 mg %	33,18 mg %

▶ Tab. 294.2 Ergebnisse Frau H.

Datum	RR	Gewicht	NaCl (mg %)	Harnstoff (mg %)	Urin
30.4.59	220/110	63,8 kg	645,84	57,4	E. opal. Ery. +
8.7.59	180/110	63,8 kg	610,0	51,7	E. opal, Leuko. +, mäßig Epi.
11.8.59	165/100	64,1 kg	549,9	19,24	E. leichte Trübung, mäßig Epi.
Hatte weniger Arznei genommen.					
14.9.59	200/100	62,7 kg	566, 28	18,88	E. Trübung, Ery. +
Hatte 4 Wochen keine Arznei genommen.					
12.1.60	210/110	62,6 kg	620,48	59,04	E. negativ

Weiter berichtet Storch über 8 Kranke mit leichter bis schwerer chronischer Nephritis, von denen 5 regelmäßig zu Gewichts-, Urin- und Blutkontrollen sowie Blutdruckkontrollen in der poliklinischen Sprechstunde des Referenten in Magdeburg erschienen sind. Er begann mit 3-mal 20 Tropfen der D 1 und ging, wenn diese vertragen wurden, auf 3-mal 10 Tropfen zurück. Blieb aber die diuretische Wirkung aus, was die Patienten am besten durch Beobachtung des nächtlichen Harndranges und der Harnmenge feststellen konnten, so ging er auf die Tinktur über. Sofort stellte sich die Diurese beziehungsweise Nykturie wieder ein [2].

Folgendes Beispiel: Frau H. U., 55 Jahre, leichte chronische Nephritis (▶ Tab. 294.2).

294.5 Dosierung

Nach Storch 3-mal 20 Tropfen täglich der D 1, absteigend auf 3-mal 10 Tropfen. Wenn die erwünschte vermehrte Diurese und Nykturie damit nicht eintrat, Urtinktur.

294.6 Vergleichsmittel

- Leguminosae: Alfalfa, Baptisia tinctoria, Copaiva, Cytisus laburnum, Dolichos pruriens, Lathyrus sativus, Melilotus officinalis, Ononis spinosa, Physostigma venenosum, Robinia pseudacacia, Sarothamnus scoparius, Senna, Trifolium pratense.
- Nierenbezug: Apis mellifica, Arsenicum album, Berberis vulgaris, Calcium arsenicosum, Cantharis vesicatoria, Phosphorus, Solidago virgaurea, Terebinthinae.

294.7 Literatur

[1] Borliachon. Lespedeza capitat. Anti-urémique. L' Homoéopathie Française 1957; 45 (5): 258–266

[2] Storch H. Vorläufige Erfahrungen mit Lespedeza sieboldii. Eine Anregung. Deutsche Homöopathische Monatsschrift 1960; 11 (6): 269–274

295 Lilium tigrinum – lil-t

syn.: Lilium lancifolium, dt.: Tigerlilie, engl.: tiger lily

295.1 Substanz

Plantae – Liliaceae (Liliengewächse) – **Lilium lancifolium**

Diese Lilie treibt aus einer Zwiebel gerade Stängel heraus, an welchen wechselständig glatte, lanzettliche Blätter sitzen. In ihrer Blütezeit von Juli bis August bildet sie große rot-orange Blüten mit purpurnen Sprenkelungen aus. Die einzelnen Blütenblätter sind dabei extrem retrovertiert. Die Pflanze ist in Ostasien heimisch.

Homöopathisch verwendet wird die frische, blühende Pflanze ohne Zwiebel.

295.2 Pharmakologie und Toxikologie

Inhaltsstoffe sind Anteraxanthin, ein β-Carotinoid, welches auch in Capsicum annuum nachgewiesen wurde. In der verwandten Pflanze Lilium martagon, dem Türkenbund, wurde Jatropham nachgewiesen, welches antikarzinogene Wirkung gegen P-388 lymphozytäre Leukämie besitzt.

295.3 Anwendung

Sie wirkt diuretisch, mukolytisch, expektorativ und weheninduzierend.

Homöopathische Anwendung findet die Zubereitung bei Descensus uteri, Entzündungen und Schmerzen der weiblichen Geschlechtsorgane, psychogene Herz- und Kreislaufbeschwerden und bei reizbarer Dysthymie (nach Kommission D).

Hauptindikation ist die weibliche Sexualsphäre, wo sie einen Zustand psychischer Reizung mit neuralgischen Schmerzen und sexueller Erregung sowie ein starkes Abwärtsdrängen des ganzen Beckeninhalts, wie wenn alles zur Scheide hinausgepresst werden sollte, hervorbringt. Die Menses ist verstärkt, es ist eine ätzende Leukorrhö mit Schwellung der Vulva vorhanden. Als Begleiterscheinungen dieser starken Erregung der Beckenorgane sind Herzsymptome psychogener Natur vorhanden. Auch das Gemütsleben spiegelt die Vorgänge der Unterleibsorgane in typischer Weise wider. Lilium tigrinum ist eines unserer wichtigsten gynäkologischen Mittel – für **Descensus uteri**, für *subakute* und *chronische* **Entzündungen**, sowie für **Leukorrhö**, besonders wenn als Begleiterscheinungen psychogene Überlagerungen beobachtet werden.

295.4 Arzneimittelbild

Leitsymptome: Gefühl des Herabdrängens in den weiblichen Geschlechtsorganen, wie wenn der ganze Beckeninhalt zur Scheide hinaus wollte. Muss deshalb die Hand gegen die Scham pressen. Herzstörungen psychogen mit Angstgefühlen. Im warmen Raum <, abends und nachts <. Im Freien >, Bewegung >, Beschäftigung >, Ablenkung >.

Geist und Gemüt: Große Ruhelosigkeit. Ständig von innerer Hast getrieben, obwohl sie sich kraftlos fühlt, wie unter dem Druck drängender Pflichten. Gefühl innerer Unruhe, fühlt sich aber unfähig zu geistiger Arbeit. Verzweifelt und voller Angst, glaubt, schwer krank zu sein. Sehr niedergestimmt und zum Weinen geneigt. Fürchtet, verrückt zu werden. Sexuelle Erregung mit obszönen Reden. Sexuelle Erregung wechselt ab mit schlechtem Gewissen darüber.

Schwindel: Schwindel und Schwarzwerden vor den Augen.

Kopf: Blutandrang zum Kopf mit Kopfschmerzen, besser im Freien.

Kopfschmerz: In Stirne oder Schläfe und über dem (linken) Auge.

Magen: Heißhunger, kaum zu stillen.

Abdomen: Leib aufgetrieben.

Rektum und Stuhl: Sehr viel Drang auf Mastdarm und Blase, mit ständigem Drang, Darm und Blase zu entleeren. Durchfälle, morgens aus dem Bett treibend.

Diarrhö
Tenesmus

Blase: Ständiger Harndrang, verbunden mit Stuhldrang und Schmerzen in der Harnröhre beim Wasserlassen.

Geschlechtsorgane:
- weiblich: **Herabdrängen im Bauch, als wolle der ganze Inhalt des Beckens zur Scheide herauskommen.** Dabei auch Drang auf die Blase und den Mastdarm. **Muss die Hand gegen die Scheide drücken ⊙ oder die Beine kreuzen.** Scharfe Schmerzen in der Gegend der Ovarien. Menses zu stark und zu früh oder zu schwach, fließt nur beim Herumgehen, während sie beim Ruhen aufhört. Dünner, ätzender, bräunlicher Ausfluss, der die Labien wundmacht, mit Schwellung. Scharfe Schmerzen in den Brüsten. Leidenschaftliche Erregung des Geschlechtstriebs der Frauen.

Descensus uteri
Vaginitis
Subinvolution uteri postpartal
Nymphomanie

Brust: Scharfer und lebhafter Schmerz in der linken Brust mit Flattern des Herzens. Plötzlich erwacht sie aus dem Schlaf an einem Schmerz, als würde das Herz heftig gepackt und als ob der Griff allmählich wieder nachließe, die Herztätigkeit wurde dadurch unterbrochen, ebenso die Atmung, besser durch Reiben und Druck, Schmerz in der Herzgegend, schlimmer beim Vorwärtsneigen und beim Bücken, am Nachmittag und besonders nachts beim Niederliegen. ⊙ **Gefühl von Zusammenschnüren am Herzen mit Schmerz und Eingeschlafensein im rechten Arm, besser im Liegen auf der linken Seite und in der frischen Luft und durch Reiben. Beschäftigung** bessert die Herzbeschwerden.

Herzbeschwerden psychogen

Extremitäten: Gefühl eines elektrischen Stromes in den Fingern der linken Hand, dann auch der rechten Hand, aufsteigend in die Hände und Arme. Prickeln in den Fingern beider Hände, sich auf die Arme ausbreitend, mit einem Gefühl starken Aufeinanderpressens, wie wenn das Blut durch die Venen gepresst würde. Berstendes Gefühl in den Venen der Hände und Füße. Rheumatoide Schmerzen in allen Muskeln und Gelenken.

Allgemein: Pulsieren in den Arterien durch den ganzen Körper.

295.5 Dosierung

Im Allgemeinen dürfte die D 4 bis D 6 entsprechend dem starken und heftigen Charakter des Mittels zu empfehlen sein. Bei großer Erregung müsste man sich an die höheren Potenzen halten. Stiegele verwendet gegen Leukorrhö D 2.

295.6 Vergleichsmittel

- Liliaceae: Helonias dioica, Paris quadrifolia.
- Descensus uteri: Arctium lappa, Bellis perennis, Conium maculatum, Fraxinus americana, Helonias dioica, Kreosotum, Lac caninum, Murex purpurea, Podophyllum peltatum, Sanicula aqua, Sepia succus, Trillium pendulum.
- Cimicifuga racemosa, Helonias dioica, Sepia succus.
- Beschäftigung > : Helonias dioica.

295.7
Literatur

[1] Allen TF. Lilium tigrinum. Encyclopedia of pure Materia Medica. Bd. 5. New York: Boericke & Tafel; 1874–1880: 560–582

[2] Clarke JH. Lilium tigrinum. Dictionary of practical Materia Medica. Bd. 2.1. London: Homoeopathic Publishing Company; 1900–1902: 276–282

[3] Hughes R. Lilium tigrinum. Cyclopaedia of Drug Pathogenesy. Bd. 3, 4. London: Gould; 1886–1891: 130–139, 639–643

[4] Mohr C. Prüfung von Lilium tigrinum. Zeitschrift des Berliner Vereines Homöopathischer Ärzte 1889; 8 (1): 84–88

296 Lithium carbonicum – lith-c

lt.: Lithium cabonicum, dt.: Kohlensaures Lithium, engl.: lithium carbonate

296.1 Substanz

Mineralia – Anorganica – Composita – 1. Gruppe[318] – Lithiumcarbonat – Li_2CO_3

Es handelt sich um ein weißes, leichtes, kristallines geruchsloses Pulver. Lithiumcarbonat gehört zu den Lithiumretardpräparaten[319]. Die Gewinnung erfolgt aus Mineralien oder natürlich vorkommenden Salzlaugen.

Die homöopathische Zubereitung erfolgt aus Lithiumcarbonat.

296.2 Pharmakologie und Toxikologie

Der Wirkmechanismus von Lithium-Ionen bei der Behandlung bipolarer Störungen beruht auf ihrer Wirkung auf den Phosphatidylinositol-Stoffwechsel[320], indem sie dort mit Magnesium-Ionen konkurrieren. Dadurch kommt es zur Hemmung der Inositolpolyphosphat-1-Phosphatase und der Inositolmonophosphat-Phosphatase. Dies führt zu einer Synthesereduktion von PIP_2[321], einem Membran-Phospholipid. Dieses Phospholipid wirkt kompetetiv hemmend auf Neurotransmitter. Darüber hinaus wurde ein Einfluss auf die Anzahl verschiedener Neurotransmitter-Rezeptoren gefunden und eine Reduzierung der Thyrotropin- und Vasopressin-induzierten cAMP-Bildung.

Lithium-Präparate[322] werden gut resorbiert. Die Ausscheidung erfolgt hauptsächlich renal und wird stark vom Natriumgehalt des Harns bestimmt[323]. Lithium-Ionen sind plazentagängig. Wegen ihrer geringen therapeutischen Breite sind regelmäßige Blutspiegelbestimmungen nötig, um Intoxikationen zu vermeiden. Diese zeigen sich in unspezifischen Allgemeinsymptomen wie Gewichtszunahme, Kreislaufstörungen, Übelkeit, Polidipsie, Polyurie, feinschlägigem Tremor, Leukozytose, Hypothyreose[324], Müdigkeit, Krämpfen bis hin zum Koma. Auch im therapeutischen Bereich kann es bei Langzeitanwendung zu Diabetes insipidus, Azidose und Lithium-Nephropathie kommen.

296.3 Anwendung

Volkstümliche Verwendung fanden lithiumhaltigen Heilquellen bei der Behandlung von Erkrankungen der ableitenden Harnwege und rheumatisch-gichtischer Diathese.

Medizinische Verwendung fanden Lithiumsalze seit 1949 bei der Behandlung manisch-depressiver und schizoaffektiver Psychosen, da sie die Häufigkeit und Stärke dieser affektiven Psychosen bis hin zur Unterdrückung mindern können.

Homöopathische Anwendung findet die Zubereitung bei Gicht, Nephropathien mit Hyperurikämie und Erkrankungen des rheumatischen Formenkreises (nach Kommission D).

---

318 Alkalimetalle: Wasserstoff H, Lithium Li, Natrium Na, Kalium K, Rubidium Rb, Caesium Cs, Francium Fr.

319 Glättung der Lithiumserumspiegel durch Absorptionsverlust und damit einhergehender verlangsamter Bioverfügbarkeitsverlust.

320 PI-Turnover.

321 Phosphatidylinositol-4,5-phosphat.

322 Zur medizinischen Anwendung kommen hauptsächlich Lithiumacetat, Lithium hydrogen-DL-aspartat-1-Wasser, Lithiumcarbonat, Lithiumsulfat und Lithiumsuccinat.

323 Erhöhte Na^+-Konzentration führt zu verminderter Li^+-Rückresorption und damit zur Wirkabschwächung. Die Erhöhung der Natriumausscheidung z. B. durch Saluretika führt zur intrakorporalen Konzentrationserhöhung bis hin zur Intoxikation.

324 Unter Ausbildung einer euthyreoten Struma. Hierbei wird die Fortführung der Lithium-Therapie unter Hormonsubstitution empfohlen.

296.4
Arzneimittelbild

Leitsymptome: Häufiges Harnlassen mit Brennen in der Harnröhre. Trüber Harn mit viel Schleim und mit rotbraunem Satz. Essen > (Kopf und Magen). Urinieren > (Herzschmerzen).

Kopfschmerz: Zephalgie, Essen >.

Augen: Homonyme Hemianopsie rechts[325].

Magen: Nagende Schmerzen im Magen, Essen >.

Abdomen:

Hyperurikämie

Rektum und Stuhl: Durchfällige Stühle.

Blase: Tenesmus der Blase.

Zystitis

Niere:

Nephrolithiasis
Pyelonephritis

Urin: Trüber und schleimiger Urin. Braunroter Satz.

Brust: Schmerzen am Herzen, morgens, Urinieren >.

Extremitäten: Rheumatoide Erscheinungen am ganzen Körper.

296.5
Dosierung

Meist werden tiefe Verreibungen verordnet. Nicht selten bedient man sich des Lithium benzoicum, da die Benzoesäure eine ähnlich geartete Richtung auf die harnsaure Diathese besitzt.

296.6
Vergleichsmittel

- 1. Gruppe Periodensystem der Elemente: Alumen, Causticum Hahnemanni, Kalium arsenicosum, Kalium bichromicum, Kalium bromatum, Kalium carbonicum, Kalium chloricum, Kalium iodatum, Kalium muriaticum, Kalium nitricum, Kalium phosphoricum, Kalium sulphuricum, Kalium sulphuricum chromicum, Natrium carbonicum, Natrium fluoratum, Natrium muriaticum, Natrium nitricum, Natrium phosphoricum, Natrium sulphuricum.
- Hyperurikämie: Acidum benzoicum, Ammonium phosphoricum, Antimonium crudum, Antimonium tartaricum, Berberis vulgaris, Calcium carbonicum, Colchicum autumnale, Ledum palustre, Lycopodium clavatum, Silicea terra, Sulphur lotum.

296.7
Literatur

[1] Allen TF. Lithium. Encyclopedia of pure Materia Medica. Bd. 5. New York: Boericke & Tafel; 1874–1880: 601–609

[2] Clarke JH. Lithium carbonicum. Dictionary of practical Materia Medica. Bd. 2.1. London: Homoeopathic Publishing Company; 1900–1902: 293–297

[3] Hering C. Prüfung von Lithium carbonicum. Homöopathische Vierteljahrschrift 1863; 14: 56–99

[4] Hughes R. Lithium carbonicum. Cyclopaedia of Drug Pathogenesy. Bd. 3, 4. London: Gould; 1886–1891: 139–141, 643

---

325 Die rechte Hälfte der Gegenstände wird nicht wahrgenommen.

297 Lobelia inflata – lob

lt.: Lobelia inflata, dt.: Aufgeblasene Lobelie, engl.: Indian tobacco

297.1 Substanz

Plantae – **Campanulaceae** (Glockenblumengewächse) – **Lobelia inflata**

Es handelt sich um eine 1- oder 2-jährige, bis 60 cm hoch werdende, krautige, seltener strauchige Pflanze. Die Blätter stehen wechselständig und sind im unteren Teil bis 7 cm lang und 5 cm breit. Die weißen bis hellblauen Blüten sind end- und achselständig. Charakteristisch ist das die Pflanze durchziehende Milchgangsystem. Heimisch ist die Pflanze in Nordamerika. Als Arzneipflanze wird sie in den USA, in Indien und Russland kultiviert.

Homöopathische Verwendung findet die ganze, frische, blühende Pflanze. Geerntet wird am Ende der Blütezeit.

297.2 Pharmakologie und Toxikologie

Der Alkaloidgehalt ist am Ende der Blütezeit am höchsten. Hauptalkaloid ist das α-Lobelin, daneben Lobelidin, Lobelanin, Lobelanidin, die allesamt zur Gruppe der Piperidin-Alkaloide gehören.

Parenterale Gaben von 3 bis 10 mg Lobelin wirken atemstimulierend und wurden früher als Atem-Analeptikum bei Asthma bronchiale, Synkope und Narkoseunfällen gegeben. Es führt zu einer Vertiefung und Beschleunigung der Atemexkursionen. Orale Einnahmen sind unwirksam, da Lobelin sofort abgebaut wird.

Lobelin führt durch Verstärkung der Nikotinwirkung bei Rauchern zu Übelkeit und Ekelgefühlen, weshalb es als Depot zur Raucherentwöhnung eingesetzt wird.

297.3 Anwendung

Volkstümliche Anwendung findet die Droge als Emetikum, bei Asthma bronchiale und Bronchitis, äußerlich bei Myositis und rheumatischen Beschwerden.

Homöopathische Verwendung findet die Substanz bei Störungen des vegetativen Nervensystems sowie des Atemzentrums mit Blutdruckabfall, bei Pollinosis, Asthma bronchiale, Hyperemesis gravidarum (nach Kommission D).

In der Arzeimittelprüfung können sowohl spastische Reaktionen des Bronchialsystems beobachtet werden als auch dilatative. Daneben kann es bei der Nikotinentwöhnung versucht werden. Dabei wird Lobelinum sulphuricum in Dosen von 0,002 g, 4- bis 6-mal 1 Tablette, in absteigender Dosierung gegeben.

Außer der Beziehung zur Lunge besteht eine starke Schleimhautreizung (Rachen, Bronchien, Magen).

297.4 Arzneimittelbild

Leitsymptome: Große Übelkeit mit Erbrechen, dabei kalter Schweiß. Spasmen in Speiseröhre und Magen sowie in den Bronchien, begleitet von Aufstoßen, Übelkeit und Brechreiz. Morgens <. Besserung der Magenbeschwerden durch einen Schluck Wasser.

Geist und Gemüt: Narkotischer Zustand, Verlust des Bewusstseins mit heftigen Konvulsionen. Rasende Delirien mit Hitze im Gesicht.

Kopfschmerz: Kopfschmerzen, dumpfer schwerer Druck unmittelbar über den Augenbrauen von Schläfe zu Schläfe.

Mund: Starker Speichelfluss; schlechter Geschmack im Mund.

Innerer Hals: Kratzen im Hals und im Kehlkopf.

Magen: Heftiges Aufstoßen und große **Übelkeit**, die sich nach einem Schluck Wasser bessert. **Tödliche Übelkeit mit kalten Schweißen** im Gesicht und heftigem Würgen, dabei elendes Gefühl im Magen. Klumpengefühl und Schwere im Magen.

Rektum und Stuhl: Durchfälliger Stuhl.

Larynx und Trachea: Kloßgefühl im Kehlkopf, durch Schlucken nicht beseitigt.

Globussyndrom

Atmung: Äußerst erschwertes Atmen infolge von Zusammenschnüren der Brust, wodurch die Atmung behindert wird. Kurze Einatmung und verlängertes Ausatmen.

Asthma bronchiale
Pollinosis mit Lungenbeteiligung

Husten und Expektoration: Kurzer, trockener Husten.

Husten spastisch

Brust: Verlangsamte oder beschleunigte Herztätigkeit.

297.5
Dosierung

Bei Hyperemesis D 3 bis D 6. Bei Asthma bronchiale ebenso, allenfalls auch D 2 bis D 1.

297.6
Vergleichsmittel

- Übelkeit und Erbrechen, besser durch Essen: Acidum lacticum, Mandragora officinarum, Tabacum, Petroleum crudum.
- Asthma bronchiale: Acidum carbolicum, Aralia racemosa, Arsenicum album, Conium maculatum, Iodum purum, Kalium carbonicum.
- Pneumonie: Acidum carbolicum, Carbo animalis, Carbo vegetabilis, Carboneum sulphuratum, Carcinosinum, Conium maculatum, Ranunculus bulbosus.

297.7
Literatur

[1] Allen TF. Lobelia inflata. Encyclopedia of pure Materia Medica. Bd. 5. New York: Boericke & Tafel; 1874–1880: 611–618

[2] Barallier A. Des Effets physiologiques et de l'emploi thérapeutique de la lobelia inflata. Bulletin général de thérapeutique 1864; 66: 76

[3] Clarke JH. Lobelia inflata. Dictionary of practical Materia Medica. Bd. 2.1. London: Homoeopathic Publishing Company; 1900–1902: 302–312

[4] Hughes R. Lobelia. Cyclopaedia of Drug Pathogenesy. Bd. 3. London: Gould; 1886–1891: 141–155

[5] Jeanes J. Lobelia. In: American Institute of Homoeopathy. Vol.I. Philadelphia: Rademacher; 1846: 171–200

[6] Noack A. Lobelia inflata in ihren Wirkungen auf den gesunden und kranken thierischen Organismus, nach fremden und eigenen Betrachtungen. Hygea 1841: 37–77, 114–139

298 Lolium temulentum – lol

lt.: Lolium temulentum, dt.: Taumellolch oder Schwindelhafer, engl.: bearded darnel

298.1 Substanz

Plantae – Poaceae (gleich Graminaecea, Süßgrasgewächse) **– Lolium temulentum**

Es handelt sich um ein 1-jähriges, bläulichgrünes, 30 bis 100 cm hohes Gras, welches am Ende eines kräftigen Stängels eine bis zu 20 cm lange Ähre ausbildet. Die Ährchen stehen wechselständig und werden von den Hüllspelzen überragt. Die Pflanze ist in Europa, Asien und Nordeuropa beheimatet.

Homöopathische Verwendung findet die reifen, getrockneten Samen.

298.2 Pharmakologie und Toxikologie

Die Giftwirkung war schon im Altertum bekannt. Sie kam besonders durch Vermischung des Brotgetreides mit den Samen des Taumel-Lolches, der auf den Getreideäckern wächst, zustande. Auch die Beimischung zum Bier zur Steigerung der berauschenden Wirkung ist vorgekommen. Bei oraler Intoxikation werden Schwindel und Sehstörungen beobachtet. Auch Todesfälle sind beschrieben.

Als Inhaltsstoffe ist einmal das Pyrrolizin-Alkaloid Lolin nachgewiesen worden, dessen Toxizität jedoch nicht für die beobachteten Symptome ausreichend ist. Man nimmt heute an, dass dafür die neurotoxischen bakterielle Toxine wie Corynetoxin H17a und U17a (die Hydroxygruppe der Lipidkette ist zu Carboxygruppe konjugiert), die nachgewiesen werden konnten, und Mycotoxine verantwortlich sind. Diese werden von auf den Gräsern lebenden Pilzen oder Bakterien synthetisiert.

298.3 Anwendung

Homöopathische Anwendung findet die Zubereitung bei zerebralen Durchblutungsstörungen und Gangstörungen (nach Kommission D).

298.4 Arzneimittelprüfung

Das Arzneimittelbild wurde den Vergiftungen entnommen. Es stimmt ausgezeichnet mit einer von J. Schier an 10 Personen vorgenommenen Prüfung überein. Es wurde dabei fast nur die Tinktur verwendet, von den 10 Personen haben 4 trotz Verwendung sehr reichlicher Mengen der Tinktur in keiner Weise angesprochen ([3]: 97).

298.5 Arzneimittelbild

Geist und Gemüt: Stimmung deprimiert. Nervöse Aufregung durch einige Tage. Gedanken am Morgen verwirrt. Kopf benommen. Unlust, zu denken und zu arbeiten. **Überempfindlichkeit des Nervensystems** wochenlang: Kaltes Überlaufen beim Berühren von Gegenständen wie Samt, Papier, Kohlen, beim Knarren von Türen, Kritzeln über Glas, Verrücken von Tischen und dergleichen. Die Aussprache und das Schlucken sind schwierig.

Schwindel: Schwindel und Taumeln, Unsicherheit beim Gehen. Wenn sie einen Schritt geht, glaubt sie wieder ebenso weit zurückzukommen; beim Niedersitzen verliert sich der Schwindel.

Schwindel zerebral

Kopf: Benommenheitsgefühl.

Kopfschmerz: Druck im Kopfe, als ob etwas von innen herauspresste. Gefühl im Kopfe, wie wenn er ausgestopft wäre mit einer dicken Masse, die sich durch Ohren und Stirn einen Ausweg suchte, ½ Stunde lang drückender Scheitelkopfschmerz. Erwachen mit drückendem Kopfschmerz in der Stirn, der sich allmählich steigert und klopfend wird; verschwindet nach dem Mittagessen. Kurzdauernde Schmerzen über dem linken Supraorbitalrande, Stirnkopfschmerz. Hinterkopfschmerz, Gänsehaut über dem Hinterkopf, wie wenn ein Eisklumpen dort läge.

Augen: Druck und Brennen in den Augen, Gefühl von Trockenheit in den Lidern und in der Bindehaut. Es ist ihr trüb vor den Augen.

Ohren: Sausen in beiden Ohren, Schwerhörigkeit, wie wenn die Ohren mit Wolle verstopft wären.

Nase: Spontanes Nasenbluten, 5 Minuten lang.

Gesicht: Schwellung der Unterlippe; im Mundwinkel linsengroße, sehr empfindliche Blase. Zittern der Züge.

Mund: Geschmacks- beziehungsweise Geruchshalluzination: Die Speisen schmecken abscheulich, wie wenn sie erbrochen wären.

Innerer Hals: Das Schlucken und die Aussprache sind erschwert. Gefühl von angenehmer Wärme längs der Speiseröhre bis in den Magen; vermehrtes Wärmegefühl im Magen.

Magen: Wärmegefühl im Magen. Ekelgefühl, besonders vor gezuckertem Kaffee. Aufstoßen von Luft, Brechneigung. Sooft sie niesen muss, stellt sich Brechreiz ein, doch ohne Übelkeit. Appetit schlecht. Gefühl im Magen, wie wenn er verdorben wäre. Gähnen, kein Hunger, kann aber, sobald es zum Essen kommt, fast so viel essen wie sonst. Übelkeit und Erbrechen. Bei leerem Magen vor dem Essen bekommt sie, sobald sich Hunger einstellt, einen starken, krampfartigen **Schmerz in der Magengegend** von links nach rechts, **der sofort nach dem Essen verschwindet**. Wacht nachts auf mit starkem Magenkrampf, sodass er sich krümmen muss. Auflegen der Hand bessert den Schmerz vorübergehend. Jede Bewegung steigert den Schmerz; durch Abgang von Blähungen wieder gebessert. Heißhunger, bald darauf Durchfall.

Gastropathie Essen >

Rektum und Stuhl: Breiiger Durchfall mit gelindem Zwicken im Unterleib und starkem Zwang zuvor. Häufiger erfolgloser Zwang zum Stuhl. Stuhlverstopfung in der Nachwirkung.

Geschlechtsorgane:
- weiblich: Menses tritt 4 bis 5 Tage später ein wie gewöhnlich, ist aber doppelt so stark wie sonst, das Blut dunkel, klumpig, dauert 7 Tage statt sonst 5.

Brust: Ab und zu Stiche in der Herzgegend, besonders beim Tiefatmen.

Extremitäten: Unbeholfenheit und Zittern der Hände, welche deutlich geschwollen erscheinen. Steifheit in den Hand- und Fingergelenken. Reißen in den Phalangen sämtlicher Finger der linken Hand. Die Fingergelenke entzündet, gerötet und geschwollen, empfindlich gegen Druck und schmerzhaft bei Bewegung, ähnlich wie nach Insektenstichen, sie jucken stark am 2. oder 3. Tage. Abends erscheinen an den befallenen Gelenken stecknadelkopfgroße Bläschen, welche die ganze Nacht hindurch mächtig jucken. Der reißende Schmerz in den Fingergelenken zieht immer zentripetal. Lähmigkeitsgefühl in den Knien, namentlich beim Gehen. Füße sehr kalt bis zum Sprunggelenk.

Tremor

Frost und Frösteln: Anhaltendes Frostgefühl mit Absinken der Körpertemperatur von 36,9 °C auf 35,7 °C. Nach 8 Stunden kehrte die Temperatur wieder zur Norm zurück (nach 0,5 bis 1,0 ml des wässrigen Extraktes). Die Herzfrequenz sank dabei von 69 auf 58. Bei noch stärkeren Gaben Anstieg der Pulsfrequenz von 69 auf 82. Bei Tierversuchen ebenfalls beträchtlicher Temperaturanstieg nach vorherigem Abfall.

Allgemein: Pulsfrequenz abwechselnd vermindert und vermehrt.

298.6
Dosierung

In Frage kommen Dilutionen von D 3 an aufwärts.

298.7
Vergleichsmittel

- Poaceae: Avena sativa, Stigmata maydis.
- Conium maculatum, Onosmodium virginianum, Phosphorus, Argentum nitricum, Lathyrus sativus.

298.8
Literatur

[1] Allen TF. Lolium. Encyclopedia of pure Materia Medica. Bd. 5. New York: Boericke & Tafel; 1874–1880: 622–624

[2] Clarke JH. Lolium temulentum. Dictionary of practical Materia Medica. Bd. 2.1. London: Homoeopathic Publishing Company; 1900–1902: 317–319

[3] Schier J. VI. Bericht der Arzneiprüfungsgesellschaft. Prüfung von Lolium. Allgemeine Homöopathische Zeitung 1896; 132 (13–14): 97–108

[4] Trinks CF. Lesefrüchte. Allgemeine Homöopathische Zeitung 1836; 8 (22): 350–351

299 Luffa operculata – luf-op

lt.: Luffa operculata, dt.: Vegetabiler Schwamm, engl.: wild luffa

299.1
Substanz

Plantae – Cucurbitaceae (Kürbisgewächse) – **Luffa operculata**

Es handelt sich um ein 1-jähriges, tropisches, monözisches[326], 2 bis 3 m hoch kletterndes Kürbisgewächs. Die Blätter sind 10 bis 12 cm lang und breit. Es hat eingeschlechtige gelbe Blüten. Sie entwickeln 7 bis 10 cm länglich-ovale Früchte mit grauer Fruchtwand, die an den Längsrippen Stacheln tragen. In den Früchten befindet sich ein weitmaschig, schwammartiges Gewebe, in denen die Samen liegen. Heimisch ist die Droge in Südamerika. Die Gewinnung erfolgt aus Kulturen. In Südamerika trägt sie auch den Namen Esponjilla (gleich Schwämmchen) und ist die kleinere Abart des Luffa-Schwammes mit giftigen Eigenschaften.

Homöopathische Verwendung finden die getrockneten Früchte.

299.2
Pharmakologie und Toxikologie

Die Droge enthält verschiedene Bitterstoffe aus der Gruppe der Cucurbitacine[327], darunter vor allem Cucurbitacin B und D, sowie 4 weitere Cucurbitacine und Isocucurbitacin B. Cucurbitacine haben eine diuretische, blutdrucksenkende und antirheumatische Wirkung. Daneben noch Triterpensaponine und Flavonole.

299.3
Anwendung

In der brasilianischen Volksmedizin heißt die Droge Cabacinho oder auch Casadores und wird bei Obstipation, als Diuretikum, bei Gewebeschwellungen und Tumoren sowie als Abortivum verwendet.

Homöopathische Verwendung findet die Substanz bei Rhinitis, Pollinosis, Dyspepsie (nach Kommission D).

Bei der volkstümlichen Anwendung wird eine kleine Menge der Droge mit Wasser aufgebrüht (ca. 1 : 200) und bei Sinusitis aufgeschnupft, worauf eine sehr starke Sekretion mit Verflüssigung des Sekretes dazu führen soll, die chronisch entzündlichen Schleimhautveränderungen nach mehrmaliger Anwendung zum Abklingen zu bringen. Diese Anwendung hat gezeigt, dass bei Überdosierungen nicht nur die individuell unterschiedlich starke Schleimsekretion sehr unangenehm und lästig werden, sondern dass es auch zu einer Atrophie der Schleimhaut kommen kann. Die Droge wurde auf der Internationalen homöopathischen Liga im Jahre 1962 durch Vorträge von Wilmar Schwabe und durch Martin Stübler bekannt.

W. Schwabe hat Erfahrungen an 90 Fällen von *Sinusitis frontalis* und *maxillaris* gesammelt. Von den 15 akuten Fällen sprachen 9 ausgezeichnet mit rascher Heilung an. Die chronischen Sinusitiden reagierten durchweg noch besser: in über 80 % kam schon nach wenigen Tagen eine reizlose Sekretion in Gang, mit deren Auftreten auch die subjektiven Beschwerden abklangen.

W. Schwabe berichtet weiter über 9 Patienten mit *Asthma bronchiale*, von denen 4 eine auffallende Besserung erfuhren. Bei Patienten mit *Adenoiden* zeigte sich teilweise ein beschleunigtes Wachstum derselben.

Sehr gut sprachen die *Rhinitiden* an, und zwar sowohl die chronische Form wie die allergische und vasomotorische Form dieser Erkrankung. Von den 8 chronischen Rhinitiden gingen 6 bis zur völligen Beschwerdefreiheit zurück bei einer Behandlungsdauer von nur 4 Wochen. Von den 6 Fällen

---

[326] Männliche und weibliche Blüten finden sich auf einer Pflanze.

[327] Große Gruppe tetracyclischer Triterpene. Wurden als giftige Bitterstoffe in den Cucurbitaceae, einigen Brassicaceae und in einem Blätterpilz aus der Gruppe der Hebevioside isoliert.

mit Rhinitis vasomotorica zeigten 5 eine eindeutige Besserung.

Von 7 Patienten mit *Pollinosis* zeigten die meisten ein wesentlich milderes Auftreten der allergischen Erscheinungen. Weitere günstige Erfahrungen ergaben sich bei *chronischer Pharyngitis* und *Laryngitis*.

299.4
Arzneimittelprüfung

Eine Arzneimittelprüfung wurde von W. Schwabe an 11 Personen (6 Männer und 5 Frauen) mit D 5, D 3 und D 2 je 1 Woche lang vorgenommen. Er bezeichnete diese Prüfung als eine orientierende Voruntersuchung. Das unten folgende Arzneimittelbild stützt sich auf diese Prüfung.

299.5
Arzneimittelbild

Geist und Gemüt: Antriebslosigkeit, Gleichgültigkeit. Gereiztheit, Niedergeschlagenheit.

Kopf: Starker Haarausfall.

Kopfschmerz: Heftige Kopfschmerzen von der Stirn bis zum Nacken ziehend. Uncharakteristische Kopfschmerzen. Schmerzen im Hinterkopf. Stirnkopfschmerzen mit Flimmern vor den Augen und Schwindel.

Nase: Schnupfen, besonders morgens, klare, weiße oder gelbe Nasensekretion. Empfindlichkeit der Nasenschleimhaut. ⊙ **Trockene Nase mit Schorfauflagerung an den Nasenwänden.** Ausgesprochenes Trockenheitsgefühl. Trockene Zimmerluft wird sehr lästig empfunden. Besserung der Beschwerden im Freien.

Sinusitis

Gesicht: Pickel und kleine Eiterpusteln im Gesicht, Unterlippe und Kinn.

Mund: Trockener Hals und Rachen, trockene Zunge. Brennen der Zungenspitze.

Innerer Hals: Trockener Rachen.

Äußerer Hals: Verkleinerung der Schilddrüse.

Magen: Durst- und Hungergefühl, das nicht gestillt werden kann. Magenschmerzen. Heißhunger mit Abmagerung. Leeregefühl im Magen.

Abdomen: Darmentleerung angeregt. Verstopfung.

Brust: Kurzatmigkeit bei der geringsten Anstrengung. Tachykardie.

Allgemein: Müdigkeit, körperliche Ermattung.

299.6
Dosierung

Günstige Ergebnisse wurden mit D 6 bis D 12 berichtet, wobei bei chronischen Prozessen den höheren Potenzen der Vorzug zu geben ist.

Bei Beginn der Behandlung wird nicht selten eine Verschlimmerung der Kopfschmerzen durch Sekretstauung beobachtet.

299.7
Vergleichsmittel

- Cucurbiaceae: Bryonia alba, Colocynthis, Elaterium, Momordica balsamica.
- Acidum fluoricum, Cinnabaris, Gelsemium sempervirens, Hepar sulphuris, Magnesium fluoratum, Mercurius iodatus ruber.

299.8
Kasuistik

299.8.1 Sinusitis

Heilgymnastikerin, 50 Jahre alt, in der Kindheit mehrfach Stirn- und Kieferhöhlenentzündung. 1941 schweres Sinusitisrezidiv: 34 Kieferhöhlenspülungen ohne Dauererfolg. Seither immer Neigung zu starken Kopfschmerzen. Die Kieferhöhle bleibt auf dem Röntgenbild verschattet.

1962: erwacht seit 2 Jahren mit Kopfschmerzen, nimmt jeden Tag 5 bis 10 Schmerztabletten, um arbeiten zu können. Klagt über Müdigkeit, Inappetenz, Krankheitsgefühl, Lustlosigkeit, Gewichtsverlust, Absonderung übelriechenden Schleims aus dem Rachen.

Befund: sehr mager, Größe 166 cm, Gewicht 47 kg, gelblich blasse Gesichtsfarbe, Augen stark haloniert, Sinus frontalis und maxillaris druckschmerzhaft. BSG 4/12. Temperatur 37,1°C rektal.

Cinnabaris, Mercurius solubilis Hahnemanni, Hepar sulphuris von kurzem Erfolg.

Anfang April 1962 Depot-Penicillin wegen putrider Bronchitis und Bronchiolitis, die schnell ausheilten. Die Kopfschmerzen und Schleimabsonderungen blieben unbeeinflusst.

Ende April 1962 Luffa D 6, 3-mal täglich 8 Tropfen. Am Tage danach Schleimausschwemmung. Vom 2. Tage ab vollständig frei von Kopfschmerzen bis heute.

Seitdem vollkommene Wandlung der Persönlichkeit: 8 kg Gewichtszunahme, frische Gesichtsfarbe, fröhlich-lebendiges Wesen.

299.9
Literatur

[1] Allen TF. Luffa. Encyclopedia of pure Materia Medica. Bd. 10. New York: Boericke & Tafel; 1874–1880: 577

[2] Schwabe W, Stübler M. Luffa. Ligakongress 1962

300 Lycopodium clavatum – lyc

lt.: Lycopodium clavatum, dt.: Keulen-Bärlapp, Wolfsklaue, engl.: club moss

300.1 Substanz

Plantae – Lycopodiaceae (Bärlappgewächse) – **Lycopodium clavatum**

Es handelt sich um einen perennierenden Chamaephyt, eine Kriechstaude, die 0,5–4 m lange kriechende Sprossen ausbildet. An den Enden der bis zu 30 cm hohen Seitenästen bilden sich Ähren, in welchen sich die Sporophyllstände befinden. Sie gehört zu den sporenbildenden Pflanzen.

Bei den Bärlappsporen handelt es sich um ein feines, zartgelbes Pulver. Die Pflanze lässt sich fast gar nicht, zumindest nur sehr schwer kultivieren. Lycopodiumpulver zerfließt sehr leicht, schwimmt auf dem Wasser, mit dem Pulver eingepuderte Gegenstände werden beim Eintauchen in Wasser nicht benetzt.

Homöopathische Verwendung finden die reifen Sporen.

300.2 Pharmakologie und Toxikologie

Die Sporen enthalten zu 0,2 % Lycopodium-Alkaloide. Die Lycopodium-Alkaloide lassen sich drei chemischen Grundstrukturen zuweisen.

Einmal der C_{16}-N-Typ, mit den Vetretern Lycopodin, zeigt eine curareähnliche, lähmende Wirkung, und Annotinin. Dann der C_{16}-N_2-Typ mit Lycodin und Cernuin, sowie der $C_{27}N_3$-Typ mit zum Beispiel Lucidin B.

300.3 Anwendung

Lycopodium clavatum war schon den Arztbotanikern des 16. Jahrhunderts bekannt. Bei Hieronymus Bock (1550) lesen wir über die Wirkung des Krautes – die Sporen wurden nicht verwendet: „Inn Wein gesotten und daruon getrunken / zyrmahlet es den Stein / füret jhn auss / vnnd soll ein gewiss Experiment sein. Etliche distillieren ein schön Wasser auss disem Kraut / vnd brauchens zu gedachtem presten. Das Pulver von diesem kraut eins quintleins schwer inn rottem Wein gedrunken / stillet den durchlauff vnnd rote Ruhr. Berlappenkraut zerstossen / oder inn Wein gesotten / vnnd auff alle hitzige presten gelegt / vertreibet den schmertzen / vnnd legt die Hitz / dienet sehr wol zum Hitzigen Podagra / vbergelegt. Beerlappen inn rotem Wein gesotten vnd den mundt damit ausgespühlet / befestigt die wacklenden Zän." Die Indikationen stimmen demnach weitgehend überein mit denen, die aus der Arzneimittelprüfung mit den Sporen entwickelt wurden. Volksmedizinische Anwendung bei Panaritien und als Diuretikum.

Homöopathische Anwendung findet die Zubereitung bei Entzündungen der Atemorgane, Sepsis, Folgen von Infektionskrankheiten, Entzündungen und Störungen des Leber-Galle-Systems, Dyspepsie, Stoffwechselkrankheiten, Entzündungen der Harnorgane, Nephrolithiasis, Varikosis, verschiedenen chronischen und akuten Dermatosen, Dysmenorrhö und Entzündung der weiblichen Geschlechtsorgane, geriatrische Anwendung, Verhaltensstörungen und Dysthymien (nach Kommission D).

Im Vordergrund des Arzneimittelbildes aus den Sporen steht hinsichtlich der Wirkung die **Leber, und zwar in ihrer Stoffwechselfunktion**, indem bei Lycopodium clavatum ein positiver Effekt bei *Hyperurikämie* beobachtet werden konnte. Daneben *Zysto-*, *Nephro-* und *Cholelithiasis*.

Es wird eine Verschlimmerungszeit zwischen 16 und 20 Uhr beobachtet, welche für die Verordnung von Lycopodium clavatum wesentlich ist.

Nebst der genannten Beziehung von Lycopodium clavatum zur Leber als Stoffwechselorgan mit der Auswirkung dieser Funktionsstörung auch an den Nieren sind **sämtliche Teile des Magen-Darm-Kanals** samt den angeschlossenen Drüsen von der Wirkung betroffen. Dies zeigt sich an einer

Störung der Sekretion der Schleimhäute und der Anhangsdrüsen, also auch der Leber (in ihrer Funktion als gallenabsonderndes Organ), als auch an der Motorik des Verdauungskanals. Mund und Hals befinden sich in einem entzündlichen Zustand. Es bilden sich *Aphthen* im Mund, die Zunge ist weiß oder gelb belegt und ist dabei geschwollen, Brennen im Mund. Die Rachenorgane sind gereizt, es entsteht ein Zusammenschnürungsgefühl im Hals, dass weder Festes noch Flüssiges geschluckt werden kann. Die Speicheldrüsen, die Tonsillen und die Lymphknoten am Hals sind geschwollen. Lycopodium clavatum ist ein wichtiges Heilmittel für entzündliche Zustände an diesen Organen, besonders auch bei rechtsseitiger akuter *Angina tonsillaris* oder *Diphtherie*, oder wenn diese rechts beginnt und sich dann nach links ausbreitet.

Am Magen entstehen Beschwerden wie: Heißhunger, aber trotzdem voll nach wenigen Bissen, oder Hunger gleich nach dem Essen, obwohl der Magen voll und gespannt ist. Es ist viel Sodbrennen und saures Aufstoßen vorhanden, auch Verlangen nach Süßem. Der Leib ist durch Gasbildung stark aufgetrieben. Die Taillengegend ist sehr empfindlich gegen Berührung und gegen den Druck der Kleider. Besonders empfindlich ist die Lebergegend, welche bei Berührung und bei Rechtslage schmerzt. In der Zeit nachmittags von 16 bis 18 Uhr traten in der Gallenblasengegend *Koliken* auf. Lycopodium clavatum ist ein großes Mittel für **Obstipation**, wenn der Fall dem Lycopodiumbild entspricht. Am Darm ist das wichtigste Symptom das Gefühl, als sei nach der Stuhlentleerung noch viel zurückgeblieben.

Die *Lithiasis*, welche wir schon an der Gallenblase angetroffen haben, finden wir wiederum an den **Nieren**. Die Ausscheidung von kristallinischen Harnkonkrementen führt zu einem schmerzhaften Brennen längs der Harnröhre. Ja, Kinder schreien schon vor dem Harnlassen. Rückenschmerzen in der Nierengegend, die sich durch Harnlassen bessern. Der Harn ist im Allgemeinen hochgestellt, er setzt nach dem Erkalten einen rotgelben Sand ab; der Geruch ist scharf urinös oder übelriechend. Auch hier fallen die Schmerzen, welche durch Stein- oder Grießbildung bedingt sind, in die Zeit zwischen 16 und 18 Uhr.

Lycopodium clavatum wird auch ein günstiger Einfluss bei *Multipler Sklerose* zugesprochen wird.

In den Prüfungssymptomen zeigt sich diese Beziehung an der Erzeugung von **Spasmen der willkürlichen Muskulatur**, die allerdings mehr klonischen Charakter haben. Diese Neigung zu krampfartigem Strecken und Beugen wird an den Händen, Armen und Beinen beobachtet, sodass Chorea-ähnliche Bewegungen zustande kommen. Auch der Hals wird in einer nickenden Bewegung vorwärts und rückwärts gebeugt. Im Gesicht entstehen Verzerrungen der Gesichtsmuskeln und fächerartige Bewegungen der Nasenflügel, die aber sich nicht an den Rhythmus der Atembewegung halten. Diese Bewegung der Nasenflügel ist ein Leitsymptom für Lycopodium clavatum bei den verschiedenartigsten Krankheiten. Als beachtenswertes Mittel wird es bei *Tic-Störungen* genannt.

Von großer Bedeutung ist Lycopodium clavatum bei **Erkrankungen aus dem rheumatischen Formenkreis**. Die Rechtsseitigkeit der Beschwerden gibt hier oft den Hinweis, zusammen mit dem psychischen Verhalten und den Kennzeichen der *Hyperurikämie*. *Arthritis, Arthrose* und *Gicht* finden sich oft beim Lycopodium-Patienten.

Es gibt kein Mittel, das eine so sichere Rechtsbeziehung hat wie Lycopodium clavatum, obwohl sich diese Betonung bei Lycopodium clavatum in der Arzneimittelprüfung nicht feststellen ließ. Die Beschwerden beginnen rechts und können sich später auch auf die linke Seite ausdehnen. Der Unterleib und die Beine befinden sich in einem Zustand **venöser Stase**. Das rechte Bein ist kalt, das linke heiß; nicht selten auch umgekehrt (durch die Arzneimittelprüfung ist nur das Erstere belegt.).

Varizen und **Ulcus cruris varicosum** können unter die Einwirkung von Lycopodium clavatum fallen. Infolge dieser Stase ist nicht selten der untere Teil des Körpers aufgedunsen, während der obere abgemagert ist. Im Allgemeinen besteht eine deutliche Tendenz zur Abmagerung infolge fehlerhaften Umbaus der Eiweißstoffe.

Wenn der Einfluss auf die **Sphäre des Geistes und Gemüts** hier zuletzt besprochen wird, so soll dies nicht bedeuten, dass dieser etwa von untergeordneter Bedeutung wäre. Das Gegenteil ist der Fall. Der Lycopodium-Patient ist sehr häufig mit sehr hohen geistigen Fähigkeiten ausgestattet sowohl auf verstandesmäßigem wie künstlerischem Gebiet. Er ist geistig sehr gewandt, lebhaft und beweglich, doch befällt ihn leicht eine Unsicherheit und Angst zu versagen, wenn er vor besondere Aufgaben gestellt wird oder auch schon seiner gewohnten Tätigkeit gegenüber. Das Gedächtnis versagt ihm, und er verspricht sich leicht. Seine geistige Vitalität entspricht nicht seiner oft überdurchschnittlichen Begabung. Er verfällt in Melancholie und zieht sich misstrauisch von den Menschen zurück, gibt sich argwöhnischen Vermutungen hin. Besonders aber ist Ärgerlichkeit ein oft beherrschender Charakterzug; er wird geradezu fortgerissen von seinem Ärger, wozu ihm sein Argwohn nur allzu leicht den Stoff liefert. Bei dem geringsten Widerspruch braust er zornig auf und beklagt sich über die ungerechte Behandlung.

Nicht selten trifft man eine merkwürdige Verzagtheit an. Er glaubt, nicht mehr gesund zu werden, oder er traut sich in seinen Unternehmungen nichts zu, ist ängstlich und verzagt und verfällt in einen Mangel an Selbstvertrauen.

Der Kontakt mit seiner Umgebung ist in der schwersten Weise gestört, es bildet sich eine Menschenscheu aus. Schüchternes, unsicheres Wesen ist ein wertvolles Kennzeichen des Lycopodium-Menschen. „Wenn ihr Menschen zu nahe kommen, fällt es ihr gleich wie Angst auf die Magengrube." Der Abstand zu anderen Menschen kann noch vergrößert werden durch eine Unlust zu reden und durch maulfaules Wesen.

Die Menschenscheu kann so weit gehen, dass Mütter ihre eigenen Kinder und ihre eigene Familie fliehen. Trotz dieser Menschenscheu hat der Patient merkwürdigerweise auch wieder Angst vor dem Alleinsein.

Ärger ruft Bangigkeit in der Herzgrube hervor und steigert die meisten seiner Beschwerden.

Er kann sich nicht freimachen von traurigen Gedanken und gedrückter Stimmung, er steigert sich in Verzweiflung und Weinen hinein.

Die Zahl der möglichen negativen Eigenschaften ist noch zu ergänzen durch Misstrauen und übelnehmerisches Wesen, andere Leute werden gerne verdächtigt.

In geschäftlichen Dingen ist er kleinlich genau und sparsam, er kann knickerig bis zum Geiz sein (klinische Beobachtung).

Die **Abweichungen von der seelischen Mittellage** treten also, wie geschildert, in vielfältiger Weise von harmonischer Ausgewogenheit ab. Sie sind, so verschieden sie sind, sehr bestimmend für die Wahl von Lycopodium clavatum.

Diese Patienten haben ein **gelbliches Kolorit**, tiefliegende, halonierte Augen und schlaffen Tonus der Haut, die dem Patienten das Aussehen gibt, als sei er älter als seinen Jahren entspricht, einer Haut, die zu Falten neigt. Man kann bei solchen Patienten oft keinen wirklichen Befund erheben, aber sie klagen über Abspannung, depressive Stimmungslage und geistige Ermüdung oder aber über Beschwerden der Verdauungsorgane wie Appetitlosigkeit, Gasbildung und Obstipation, oft sind es aber auch Gallenstein- oder Nierensteinträger – dann gibt das genannte seelisch-geistige Verhalten den Ausschlag für Lycopodium clavatum, und man wird dann auch mit keinem anderen Mittel den gewünschten Erfolg haben. Im kindlichen Alter beobachten wir einen **chronische Infektanfälligkeit bei Kindern**, **Adenoiden** mit der möglichen Folge **rezidivierender Otitiden**, **Tonsillenhypertrophie**, rezidivierende oder chronische **Angina tonsillaris**, **chronisch sezernierende Rhinitis** mit dicken gelbgrünen, auch eitrigen und übelriechenden Absonderungen. Besonders betroffen ist die rechte Seite oder rechts beginnend und nach links wandernd. Die äußerlich fühlbare *Lymphadenitis* wurden bei der Prüfung deutlich affiziert, sie ist schmerzhaft und geschwollen, desgleichen die Speicheldrüsen. Der mit Harnsäure beladene Urin schmerzt beim Harnlassen, sodass die Kinder dabei Schmerzen äußern und sich gegen das Harnlassen sperren.

Als eine wesentliche Beziehung ist auch die zu den **Geschlechtsorganen** anzusehen. Von den innersekretorischen Drüsen sind die **Keimdrüsen** deutlich betroffen. Davon wird bei Lycopodium-Typen zur Behandlung der *erektilen Dysfunktion* und *Sterilität* der Männer mit Erfolg Gebrauch gemacht. Männer verlieren frühzeitig die Libido, oder sie leiden an *gesteigerter Erregbarkeit* mit Pollutionen. Eine allgemeine Verschlimmerung wird durch Koitus und durch Pollutionen ausgelöst, besonders auch seitens der seelisch-geistigen Verfassung. Bei Frauen werden *Menorrhagien* erzeugt, die zum Teil durch venöse Stauung, teils durch direkte Einwirkung auf das Genitale bewirkt sind.

300.4
Konstitution

Chronische Zustände infolge Selbstvergiftung durch Stoffwechselprodukte, insbesondere Harnsäure. Die Haut ist infolgedessen gelblich blass und welk, um die Augen Schatten oder brauner Hof. Die Nasolabialfalten sind tiefgezogen und die Wangen durchfurcht. Der Ernährungszustand wird bei längerer Dauer schlecht, die Beine können infolge der venösen Stase anschwellen. Hagerkeit bei welker, gelblicher Haut, welche dem Patienten ein älteres Aussehen gibt, als dem Alter entspricht, und Abmagerung besonders am Oberkörper zeichnen die äußere Erscheinung. Rötlich blonde Haare und eine sommersprossige Haut findet man nicht selten bei den Lycopodium-Patienten.

Vielfach sind es geistig lebendige Menschen mit überdurchschnittlicher Intelligenz und lebhaftem, aktivem Temperament, das leicht in die cholerische und hypochondrische Phase umschlägt.

Verstand und Gedächtnis werden bei alten Leuten geschwächt. Kinder sind öfter frühreif und geistig lebhaft, dabei künstlerisch veranlagt oder altklug. Sie besitzen manchmal große geistige Gaben, sind aber rasch erschöpft und besitzen keine Ausdauer. Man hat den Eindruck, als habe der gestörte Stoffwechsel die Entwicklung des Gehirns in ungesunder Weise beschleunigt, darum sind diese Kinder auch reizbar und unwirsch, dabei überempfindlich gegen Sinneseindrücke. Auch der erwachsene Lycopodium-Patient ist geistig leicht beweglich und temperamentvoll. Der Geist ist scharf, der Körper schwach.

Wo er auf Widerspruch stößt, braust er auf und geht zum Angriff über.

Die Natur tat uns jedoch nicht den Gefallen, stets den Typus in dieser Vollendung darzubieten, es genügen einige wenige charakteristische Symptome des Arzneibildes für die Wahl von Lycopodium clavatum.

300.5
Arzneimittelbild

Leitsymptome: Meist depressive, ärgerlich-reizbare Menschen, Patient kann nicht den geringsten Widerspruch ertragen.

Der Druck der Kleider in der Gürtelgegend macht großes Unbehagen.

Obwohl heißhungrig, kann er sich nicht satt essen, da nach wenigen Bissen ein Gefühl von Völle und Auftreibung eintritt mit Gasbildung.

Harn übelriechend, mit rotem Sand, beim Wasserlassen Brennen in der Harnröhre hervorrufend.

⊙ **Kolikanfälle von 16 bis 20 Uhr.**

Blähsucht, ⊙ **erträgt keine Zwiebeln und Knoblauch.**

(Gallenstein- und Nierensteinkoliken.)

Übler Geruch der Ausscheidungen (Harn, Schweiß, Stuhl).

Venöse Stase durch Stauung vonseiten der Leber und durch Erschlaffung der Venen.

Es werden aber auch Spasmen in den Gefäßen beobachtet; der rechte Fuß ist kalt, der linke warm. ⊙ **Noch häufiger wird der linke Fuß kalt, der rechte Fuß warm gefunden.**

⊙ **Meist chronische Leiden, zur Abmagerung führend.** ⊙ **Die Abmagerung schreitet von oben nach unten fort.**

⊙ **Bevorzugt wird die rechte Seite befallen, Krankheiten beginnen rechts und breiten sich nach der linken Seite aus.**

Krampfartige Verzerrung der Gesichtsmuskeln. ⊙ **Besonders schnelle, fächerartige Bewegungen der Nasenflügel** (als Begleiterscheinung von Erkrankungen der Verdauungs- und Atmungsorgane), Krämpfe in den Armen und Beinen.

Brennen zwischen den Schulterblättern.

⊙ **Beschwerden werden schlimmer in der Wärme, durch schwüles Wetter, im geschlossenen Raum,** ⊙ **bei eintretendem Wetterwechsel an der Meeresküste, durch warme Umschläge, durch Bettwärme.** Kälte kann aber wegen der schlechten Blutzirkulation auch nicht ertragen werden.

Kühle und frische Luft bessern, Bedürfnis, ins Freie zu gehen. Ruhe verschlimmert, Besserung durch Bewegung (bei Gliederschmerzen).

Großes Bedürfnis, sich mehrmals am Tage niederzulegen.

Hauptverschlimmerungszeit von 16 bis 18 Uhr (Koliken, Fieber). ⊙ **Diese Zeit zieht sich öfters auch noch bis 20 Uhr hin.** Eine zweite Verschlimmerungszeit liegt morgens; diese betrifft besonders das Allgemeinbefinden und die Nervenspannkraft.

Vor und während der Menses <.

Geist und Gemüt: Gedrücktes Gemüt. Traurige Stimmung, muss den ganzen Tag weinen ohne Grund. Weinerlichkeit mit Frostigkeit. Große Furchtsamkeit. Große Bangigkeit in der Herzgrube. Übermütig und ausgelassen lustig. Bald höchst vergnügt und lacht über die geringsten Dinge, bald melancholisch und herabgestimmt. Große Furcht von Schreckbildern, abends, die sich der Phantasie aufdrängen.

Misstrauisch und höchst argwöhnisch, übelnehmend.

Sehr missmutig, verzagt und melancholisch, gleich vor der Menses.

Äußerst reizbar, schreckhaft, fährt leicht zusammen. Jedes Geräusch tut ihr weh.

Höchst empfindlich im Gemüt und leicht gerührt; sie weint über Dank. ⊙ **Weint, wenn sie einen Freund oder einen Bekannten sieht oder ein Geschenk bekommt.**

Ärgerlichkeit, leichte Erregbarkeit zu Ärger und Zorn. Es fallen ihr eine Menge unangenehmer Begebenheiten ein, über die sie sich ärgern muss.

Zornige Wut, teils über sich, teils über andere. **Kann nicht den geringsten Widerspruch ertragen** und kommt gleich außer sich vor Ärger.

Sucht Händel, macht unbegründete Vorwürfe, schimpft aufs heftigste und schlägt den so Beleidigten.

Das Kind wird unfolgsam.

Unlust zu reden.

Verlangen nach Einsamkeit. **Menschenscheu, Patientin flieht ihre eigenen Kinder.**

⊙ **Lebensüberdruss, Selbstmordgedanken.**

Jedoch auch: **Furcht, allein zu sein.**

Wenn ihr Menschen zu nahe kommen, dann fällt es ihr gleich wie Angst in die Magengrube. Menschenscheu. Gleichgültig; Unempfindlichkeit des Geistes gegen äußere Eindrücke.

Gedächtnisschwäche. Kann nicht denken, keinen Gedanken festhalten. Es wird ihm schwer, sich auszudrücken und die passenden Ausdrücke zu finden, besonders abends. **Gebraucht falsche Worte, macht Schreibfehler. Versprechen** mit Worten und Silben. Mangel an Konzentration und Verwirrung der Gedanken.

Unfähigkeit zu geistiger Arbeit. Geistesabwesend.

Schwindel: Schwindel, morgens früh und vormittags. **Häufiger Schwindel**, besonders am Morgen beim Aufstehen und vormittags, sodass er fällt oder schwankt.

Kopf: Eingenommenheit des Kopfes, wie betrunken. Blutandrang zum Kopf. Kopfausschlag mit geschwollenen Halsdrüsen. Ausfallen der Kopfhaare in Massen. Grauwerden der Haare.

Multiple Sklerose
Tremor senilis

Kopfschmerz: Kopfschmerzen mit Hitzegefühl, klopfend, drückend, reißend, zum Bersten, besser in kühler Luft und bei Bewegung im Freien, schlechter bei Anstrengung, beim harten Auftreten, beim Husten, von Wärme und von **Hunger, wenn das Essen nicht zur rechten Zeit genommen wird**, nach dem Essen aber wieder vergehend. Kopfschmerz, besser bei unbedecktem Kopf und an der frischen Luft. Der Kopf ist äußerlich bei Berührung sehr empfindlich.

Augen: Bindehaut gerötet, sieht wie ein Stück rohes Fleisch aus, reichliche Eiterabsonderung oder trockenes Kratzen. Augenlider gerötet und geschwürig. – Überempfindlichkeit gegen Licht. Künstliches Licht blendet ihn sehr. Halbsichtigkeit, die rechte Hälfte des Gesichtsfeldes fällt aus. Pupillen stark erweitert, einige Tage vor und während der Menses.

Konjunktivitis
Nyctalopie

300 – Lycopodium clavatum – lyc

Ohren: Geräuschempfindlichkeit. Laute Ohrgeräusche.

Nase: Nase wund und geschwollen. **Katarrh mit verstopfter Nase**, atmet mit offenem Mund, Absonderung von **gelbgrünem, eitrigem Schleim**, von zäher, übelriechender, wundmachender Beschaffenheit.
⊙ **Fächerartige Bewegungen der Nasenflügel, schnell und nicht synchron mit den Atembewegungen** (entsprechend den Zuckungen des Gesichts). – Geruchssinn übermäßig verschärft. Verlust des Geruchs.

Gesicht: Gesicht gelblichblass, altes Aussehen, faltige Haut. Beträchtliche Röte des Gesichts am **Morgen**. Zuerst Röte der Wangen, dann erschreckendes Erbleichen, nach dem Essen. Wundheit an den Nasenlöchern, den Mundwinkeln, Nässe hinter den Ohren. Verzerrungen der Gesichtsmuskeln, der Lippen- und Backenmuskeln (ohne Schmerzen). Schwellung der Lymphknoten, der Speicheldrüsen (Parotis und Submandibularis).

Tic-Störung

Mund: Zunge weiß oder gelb belegt. Brennen der Zunge und Schwellung derselben. Bläschen und Aphthen an Zunge und Mundschleimhaut, Schwellung des Zahnfleisches mit Neigung zum Bluten, ⊙ **Zähne gelockert.** Speichel läuft im Mund zusammen. Geschmack sauer oder bitter.

Aphthen
Stomatitis

Zähne: Zahnschmerzen, schlechter beim Kauen, besser durch warme Speisen. Zähne wie zu lang.

Othalgie Kauen <
Parodontitis

Innerer Hals: Zusammenschnürungsgefühl im Hals, kann weder Festes noch Flüssiges herunterschlucken. Essen und Trinken kommen wieder zur Nase heraus. Gefühl eines Balles und Wundheit im Hals. **Geschwürige Entzündung der Tonsillen** mit stechenden Schmerzen beim Schlucken.

⊙ **Angina tonsillaris, rechts beginnend, nach links sich ausbreitend.** Wundheit, Trockenheit und Brennen im Hals am Morgen; Räuspern mit Auswurf von Schleim, am Morgen.

Pharyngitis
Angina tonsillaris akut und chronisch
Peritonsillarabszess
Diphtherie

Magen: Kann sich nicht satt essen, da sie sonst ein unbehagliches Gefühl in der Lebergegend bekommt. **Heißhunger, aber voll nach wenigen Bissen. Hunger gleich nach dem Essen, obwohl Magen und Bauch voll und gespannt sind.**
Je mehr man isst, umso mehr verlangt der Magen. Oder völlige Appetitlosigkeit. Verlangen nach warmen Speisen und Getränken, ⊙ **kalte Speisen vermehren die Beschwerden.** Es wurde jedoch auch **Ablehnung von Fleisch** und festen Speisen beobachtet.
Abneigung gegen Brot. Nachtdurst, muss oft trinken und nur wenig auf einmal. ⊙ **Übermäßiges Verlangen nach Süßem.** Nach dem Essen unwiderstehliche Schläfrigkeit. Viel Sodbrennen und saures Aufstoßen. Erbrechen, sauer oder bitter.

Gastritis chronisch

Abdomen: Auftreibung des Leibes durch starke Gasbildung. Aufstoßen oder Winde bessern nur vorübergehend. Beengung um die Gürtelgegend, **erträgt den Druck der Kleider nicht.** Überempfindlichkeit gegen Berührung. Schmerzen in der Lebergegend. ⊙ **Kann nicht auf der rechten Seite liegen.** ⊙ **Gallenkoliken von 16 bis 18 Uhr.** Krampfartige Schmerzen durch Blähsucht mit Besserung durch Zusammenkrümmen.

Hypercholesterinämie (Voisin)
Gicht
Cholelithiasis mit Kolik
Hepatopathie bei Hyperurikämie

Rektum und Stuhl: Dünne, blassgelbe oder grünliche, übelriechende Stühle oder **Stuhl verstopft, große, harte Stühle mit dem Gefühl, als bliebe**

viel zurück. Stuhl zu Anfang klumpig, dann weich. Nach dem Stuhl langanhaltender Krampf im After, Hämorrhoiden sehr schmerzhaft. Afterkrampf, so dass beim Stuhl der After vorgepresst wird.

Obstipation spastisch
Hämorrhoiden

Blase: Harndrang vermehrt, vergeblicher Drang. Schwäche der Blase, ⊙ **muss beim Harnlassen lange warten und pressen, Strahl langsam und schwach.** ⊙ **Kinder schreien vor dem Harnlassen.**

Zystitis

Niere: Rückenschmerzen in der Nierengegend, die sich durch Harnlassen bessern.

Pyelonephritis
Nephrolithiasis

Harnröhre: Harnstrahl unterbrochen ⊙ **Wegen Krampfes in der Harnröhre.** Schmerzhaftes Brennen längs der Harnröhre **beim Harnlassen und nachher.**

Urin: Harn vermehrt oder **dunkel und konzentriert, roter Satz und rotgelber Sand. Scharfer Geruch des Harns.**

Geschlechtsorgane:
- weiblich: Menses verfrüht und ätzend, ⊙ **zu lange und zu stark.** ⊙ **Neigung zu Zwischenblutungen** (Blutstauungen in den weiblichen Geschlechtsorganen) oder Verzögerung der Menses. Prämenstruell missmutig und verzagt; starkes Frieren; kalte Füße; schwere Füße; Auftreibung des Leibs. Menstruell arges Jucken in der Scham, welche geschwollen schien; Kopfschmerzen; Kreuzschmerzen. Leukorrhö ätzend und brennend. ⊙ **Nymphomanie.**
- männlich: Überreiztheit des Geschlechtstriebes, nächtliche Pollutionen oder fehlender Geschlechtstrieb oder erektile Dysfunktion bei vorhandener Libido. ⊙ **Vorzeitiges Erlöschen der Potenz.**

Dysfunktion erektil
Pollutionen

Atmung: Starkes Rasseln auf der Brust, Atmung mühsam und keuchend.

Husten und Expektoration: Überwältigend heftiger Husten, besonders in der Nacht. Auswurf gelbgrün, eitrig, salzig schmeckend, übelriechend.

Brust: Krampfartiges Zusammenziehen und Druck auf der Brust. Stiche in der Brust beim Atmen.

Bronchitis chronisch
Pneumonie

Rücken: Zwischen den Schulterblättern Brennen wie von heißen Kohlen. Unwillkürliches Beugen und Strecken des Halses.

Extremitäten: Rheumatoide Schmerzen in allen Gliedern, **schlimmer in der Ruhe, besser durch Bewegung.**

Zerschlagenheit, Schwäche und Kraftlosigkeit der Glieder, Krämpfe, Zucken und Zittern, große Unruhe, häufiges Einschlafen der Glieder.

Krampfartiges Zusammenziehen und Strecken der Glieder, fast schmerzlos. Die Bewegungen der Glieder waren fast wie bei Chorea minor. Unwillkürliches heftiges Schütteln, erst des rechten, dann des linken Beines. Unwillkürliches Schütteln der Hände. Unwillkürliches Strecken der Finger und Beugen zur Faust.

Krampf in der Wade, zum Schreien, nachts, auch am Tage beim Sitzen mit gebogenen Knien. Muskelkrämpfe in den Fingern und Zehen.

Anschwellung der Füße, besonders vor der Menses.

Finger und Zehen sterben leicht ab. Kalte Hände und Füße. **Der rechte Fuß ist kalt, der linke warm,** ⊙ **oder der linke Fuß ist kalt und der rechte Fuß warm.** Einschlafen der Beine. **Die Beine sind oft gedunsen und geschwollen.**

Erkrankungen des rheumatischen Formenkreises
Ulcus cruris varicosum

Schlaf: Ständiges Gähnen, besonders am Morgen. Unwiderstehliche Schläfrigkeit den ganzen Tag. Ruheloser Schlaf oder Schlaflosigkeit. **Schlaf durch wirre, lebhafte, schreckhafte Träume unterbrochen: Aufschrecken im Schlaf.** Erwachen am Morgen ohne Erfrischung.

Tagesschläfrigkeit, beim Sitzen schläft er gleich ein.

Schlechter Schlaf, wegen großer Aufgeregtheit. Er schwatzt laut im Schlaf. Er erwacht in der Nacht oft aus schreckhaften Träumen. Früh beim Erwachen müde und schwer.

Frost und Frösteln: Sehr empfindlich gegen Kälte, Neigung zu Erkältungen. Häufiges Frieren, innerer Frost, kalte Glieder. Hitzewallungen mit Schweißen. Beim Fieber häufige Frostschauder

Schweiß: Übelriechende Schweiße, sauer oder nach Zwiebeln riechend. **Jeden Nachmittag tritt zwischen 16 und 20 Uhr ein Anfall von Frösteln und Frieren auf**, kann 2 Stunden lang nicht warm werden, dabei Übelkeit und Brechreiz ohne folgenden Schweiß; der Fieberanfall geht schließlich in einen unruhigen Schlaf über.

Haut: Ekzeme, Schrunden, Intertrigo, Bläschen, Furunkel, schorfiger Hautausschlag auf dem Kopfhaar. Hautjucken überall. Neigung zur Eiterung überall, an Zähnen, ☉ **Nierenbecken, Drüsen.**

Ekzem chronisch

Allgemein: Zerschlagenheitsgefühl am ganzen Körper. Muss mehrmals am Tage **vor Mattigkeit niederliegen**. Großes Bedürfnis, sich niederzulegen. Jählings Sinken der Kräfte, wie Ohnmacht. **Große Magerkeit**. Er wird mager und blass. Zittern in allen Gliedern. ☉ **Erträgt keine Zwiebeln und Knoblauch. Schwellung der Lymphknoten.**

Neigung zu Eiterung an Zähnen und Lymphdrüsen

300.6
Dosierung

Alle Potenzen von D 3 bis D 30 und höher zeigen durchgreifende Wirkung. Hochpotenzen in einzelner Gabe mit mehrwöchiger Nachbeobachtung. In den weniger zahlreichen Fällen, wo Lycopodium clavatum in akuten Zuständen gegeben wird, kann die Gabe niedrigerer Potenzen auch mehrmals täglich wiederholt werden.

300.7
Vergleichsmittel

- Kalium carbonicum ist komplementär zu Lycopodium, besonders bei chronischen rheumatischen Prozessen, Parodontitis, Pharyngitis, Tonsillitis.
- Lycopodium clavatum folgt gut auf vorausgegangene Behandlung mit Calcium carbonicum, Magnesium-Arzneien (bes. Magnesium muriaticum), Mandragora officinarum, Sulphur lotum.
- Rechtsseitigkeit: Chelidonium majus, Sanguinaria canadensis, Mandragora officinarum.
- Mangel an Selbstvertrauen: Silicea terra.
- Erträgt keinen Widerspruch: Silicea terra, Sepia succus.
- Ärgerlich aufbrausend: Anacardium orientale, Magnesium carbonicum, Nux vomica.
- Kopfschmerzen, Essen > : Anacardium orientale, Ignatia amara, Mandragora officinarum, Phosphor, Psorinum.
- Parodontitis: komplementär Kalium carbonicum.
- Verlangen nach Süßigkeiten, die nicht ertragen werden: Argentum nitricum, Magnesium carbonicum, Sulphur lotum.
- Magendruck sofort nach dem Essen: Antimonium crudum, China officinalis, 1–2 Stunden nachher Nux vomica.
- Meteorismus: Carbo vegetabilis, China officinalis, Graphites naturalis, Kalium carbonicum, Magnesium carbonicum, Nux moschata, Sulphur lotum.

- Hepatopathien: Acidum carbolicum, Carduus marianus, Chelidonium majus, Conium maculatum, Hydrastis canadensis, Magnesium carbonicum, Berberis vulgaris, Carbo animalis, Carboneum sulphuratum, Ceanothus americanus, China officinalis, Conium maculatum, Mandragora officinarum, Podophyllum peltatum, Quassia amara, Leptandra virginica.
- Schreien vor dem Harnlassen: Berberis vulgaris.
- Nephrolithiasis: Acidum oxalicum, Berberis vulgaris, Calculi renales, Equisetum hyemale, Silicea terra.
- Übelriechender Harn: Acidum benzoicum (wie Pferdeharn), Acidum nitricum, Kreosotum, Magnesium carbonicum, Sepia succus, Sulphur lotum.
- Rotsatziger Harn: Berberis vulgaris.
- Brennen zwischen den Schulterblättern: Phosphorus, Medorrhinum.
- Rückenschmerzen in der Nierengegend, die sich durch Harnlassen bessern: Acidum fluoricum.
- Venöse Stauung: Aesculus hippocastanum, Aristolochia clematis, Calcium fluoratum, Mandragora officinarum, Pulsatilla pratensis, Sepia succus, Sulphur lotum (rote Lippen, Hitzewallungen, streckt nachts die Füße aus dem Bett).
- Gliederschmerzen, Bewegung >: Ferrum metallicum, Magnesium carbonicum, Mandragora officinarum, Pulsatilla pratensis, Rhus toxicodendron, Sepia succus.
- Die Abmagerung schreitet von oben nach unten fort: Natrium muriaticum.

300.8 Kasuistik

300.8.1 Arthritis rheumatoid

Es handelt sich um eine 56-jährige Frau, E. G. aus M., die schon einige Jahre an einer anscheinend primär chronischen Polyarthritis rheumatica leidet. Man könnte auch der Auffassung sein, dass es sich hier vielleicht um eine Gelenkerkrankung im Sinne der Gicht handelt, die als Begleiterscheinung des frühen Klimakteriums aufgetreten ist. Auf jeden Fall wurde die Patientin schon 2 Jahre lang täglich mit 10 bis 20 mg eines Kortison-Präparates therapiert.

Es wird Sie sicher nicht verwundern, und Sie werden es einleuchtend finden, wenn ich sage, dass die Ausgangssituation für eine homöopathische Behandlung außerordentlich schwierig ist, ja, diese homöopathische Therapie verunmöglichen kann, wenn eine Vorbehandlung mit Radium- und Röntgenstrahlen oder Kortison vorausgegangen ist. Wir haben es hier einmal mit in therapeutischer Absicht gesetzten Gewebsschädigungen zu tun, wie sie bei den Bestrahlungen unvermeidlich sind, und zum andern mit Substitutionen, die eine Inaktivität der zugeordneten Drüsenfunktion mit sich bringen. Diese Therapiearten verändern also noch zusätzlich zum eigentlichen Krankheitsvorgang die Körpergewebe und vitalen Funktionen. Wer sich seiner Arzneimitteldiagnose nicht ganz sicher ist, sollte sich bei der Übernahme derart vorbehandelter Krankheitsfälle größte Zurückhaltung auferlegen. Gerade die Feststellung der Symptome ist hierbei schwierig geworden, weil sie sich nicht mehr unbeeinflusst präsentieren. Und außerdem sind die Reaktionsfähigkeit und damit auch die Reparationsmöglichkeit des kranken Organismus deutlich abgewandelt. Es steckt hier ein erhöhtes Risiko in der homöopathischen Behandlung solcher Krankheitsfälle. Der mögliche Misserfolg wird immer nur der homöopathischen Methode zur Last gelegt werden.

Aber bei unserer Patientin gab es einige hinweisende Symptome, die mich in der Mittelwahl sicher machten. Neben den Gelenkschwellungen – teilweise waren einige Gelenke noch frisch gerötet und heiß, die beiden Handgelenke waren weitgehend versteift – quälte die Patientin ein stark aufgetriebener Blähbauch mit Leistenbrüchen bei gleichzeitig bestehender chronischer Verstopfung. Die Gallenblase war vor 10 Jahren schon operiert worden, doch heute noch hat die Patientin immer wieder einen bitteren Geschmack im Mund. Alle Beschwerden wurden bei der fast hochmütig zu nennenden und schwer zugänglichen, ja mürrischen Frau in der Nachmittagszeit für einige Stunden schlimmer. Seltsamerweise wurden kühle Anwendungen angenehm empfunden, und leichte Bewegungen in frischer Luft besserten sogar etwas die Beschwerden. Witterungsänderungen und starker Wind verschlimmerten die Krankheitserscheinungen. Obwohl die Patientin ein ausgesprochenes Verlangen nach Süßem angab, konnte sie Süßigkeiten schlecht vertragen.

Sie sagt wörtlich: „Alles, was ich esse, wird in meinem Bauch zu Luft. Aufstoßen und Blähungsabgang erleichtern nur vorübergehend." Weder Korsett noch Bruchband noch Gummizug der Hose werden auf dem Leib vertragen.

Der Patientin wurde zu Beginn der Behandlung jede andere medikamentöse Therapie untersagt. Sie erhielt für 6 Wochen die 6. LM von Lycopodium clavatum.

Wie zu erwarten, erlebten wir eine erhebliche Verschlimmerung während der Übergangszeit. Man muss sich klarmachen, dass wir der Patientin durch den Entzug von Kortison und Analgetika sozusagen Korsettstangen und Krücken gleichzeitig weggenommen haben. Von der Patientin wurden recht viel Energie und Zutrauen gefordert. Aber mit dem Hinweis, dass die vorausgegangene, jahrelang durchgeführte Therapie ihr keinen Heilungserfolg gebracht hatte, ließ sie sich überreden, wenigstens 6 Wochen durchzustehen und die vermehrten Beschwerden auszuhalten.

Sie wurde dafür mit einem schönen Erfolg belohnt. Der Erfolg bestand darin, dass die vorhandenen noch frischeren Gelenkveränderungen sich weitgehend besserten und dass die Patientin keine neuen rheumatischen Schübe mehr bekommen hat. Die Besserung nahm zu. Die letzten Gaben von Lycopodium clavatum erhielt die Patientin vor nicht ganz 2 Jahren. Der Behandlungserfolg hat bis heute angehalten. Die Patientin kann seitdem ihren Aufgaben als Hausfrau ohne Einschränkungen wieder nachkommen. (nach Zulla [14]: 160)

300.8.2 Kieferabszess durch Knochensplitter nach Zahnextraktion

Eine 45-jährige Patientin muss sich wegen Fisteln mehrere Backenzähne ziehen lassen. Nach der Extraktion heilen die Zahnlücken nicht, es bildet sich vielmehr eine eitrige Entzündung mit starker Schwellung und Rötung des Zahnfleisches aus, sodass der Zahnarzt eine Nachoperation wegen Verdacht auf Knochensplitter vorschlägt. Wegen der lokalen Entzündung und dem schlechten Allgemeinzustand der Patientin muss der Eingriff jedoch hinausgeschoben werden.

Die Patientin ist sehr mager, am Nachmittag besteht eine ausgeprägte Blähsucht, das Gesicht ist gelblich blass, im Harn wird ein rötlicher Satz bemerkt. Sie erhält nun Lycopodium clavatum D 12. Darauf erhob sich eine mächtige Revolution in dem kranken Kiefer mit einem beträchtlichen Anwachsen der Eiterung, worauf sich nun spontan 2 Knochensplitter ausstoßen. Die Heilung erfolgt dann ohne weitere Verzögerung und ohne dass eine Lokalbehandlung nötig geworden wäre. Bei Weitergebrauch von Lycopodium clavatum hat sich die Patientin dann sehr wohl gefühlt und hat auch ein frisches Aussehen gewonnen. (Beobachtung des Verfassers)

300.8.3 Gallenkoliken

Ein 23-jähriger Student litt mit 18 Jahren an einem Magenulkus mit anschließender Gastroduodenitis und Hypersekretion, dann Hepatitis epidemica; einige Monate später die ersten Gallenkoliken. Diese wiederholten sich bis zu seinem 24. Lebensjahr ziemlich oft, sodass ihm von der Ambulanz der inneren Klinik einer Universität der Rat zur Operation gegeben wurde. Nach der Röntgenuntersuchung war mit Wahrscheinlichkeit Gallensteinleiden angenommen worden. Die Behandlung wurde zuerst mit Belladonna D 5 und Chelidonium majus D 3 geführt, ohne dass von einem Erfolg berichtet werden konnte. Die Befragung ergab nun, dass die Anfälle immer in die Abendstunden fielen. Darauf Lycopodium clavatum D 6, 2-mal täglich. Als dies einige Monate regelmäßig eingenommen wurde, blieben die Anfälle aus. Nachkontrolle wegen einer anderen Erkrankung nach 3 Jahren ergab Beschwerdefreiheit vonseiten der Gallenblase. Seit 18 Jahren beschwerdefrei. (Beobachtung des Verfassers)

300.9
Literatur

[1] Allen TF. Lycopodium. Encyclopedia of pure Materia Medica. Bd. 6, 10. New York: Boericke & Tafel; 1874–1880: 1–69; 577

[2] Baumgartner J. Prüfungsfragment von Lycopodium. Zeitschrift des Vereins der Homöopathischen Aerzte Oesterreichs 1862; 1 (1): 166–181

[3] Blaufuss CWA. Arzneimittelprüfungen. Semen Lycopodii. Homöopathische Vierteljahrschrift 1859; 10: 52–66

[4] Bock H. Der Teütschen Speißkammer. Straßburg: Wendel Rihel; 1550

[5] Clarke JH. Lycopodium. Dictionary of practical Materia Medica. Bd. 2.1. London: Homoeopathic Publishing Company; 1900–1902: 329–348

[6] Genzke. Untersuchungen über das Lycopodium und über seine Beziehungen zum menschlichen Organismus. Hygea 1847; 22: 354–367, 446–455

[7] Hahnemann S. Lycopodium. In: Lucae C, Wischner M, Hrsg. Gesamte Arzneimittellehre. Bd. 2. Stuttgart: Haug; 2007: 1052–1088

[8] Hartlaub CC, Trinks CF. Lycopodium. Reine Arzneimittellehre. Bd. 2. Leipzig: Brockhaus; 1828–1831: 255–256

[9] Huber. Lycopodium. Zeitschrift des Vereins der Homöopathischen Aerzte Oesterreichs 1857; 1: 333

[10] Hughes R. Lycopodium. Cyclopaedia of Drug Pathogenesy. Bd. 3 + 4. London: Gould; 1886–1891: 155–181, 743–744

[11] Raidl J. Prüfungsfragmente. Gemeiner Bärlapp. (Keulenförmiger Bärlapp, Lycopodium clavatum L.). Zeitschrift des Vereins der Homöopathischen Aerzte Oesterreichs 1857; 1 (1): 333–371

[12] Schelling JJ. Beobachtungen über Lycopodium. Allgemeine Homöopathische Zeitung 1844; 25–26 (23–23; 1–3): 357–362, 369–372, 7–10, 22–27, 40–45

[13] Segin. Bemerkungen über Lycopodium. Hygea 1844; 19: 11–20

[14] Zulla. Lycopodium und seine Beziehungen zum klinischen Alltag. Zeitschrift für Klassische Homöopathie 1962; 6: 160–179

301 Lycopus virginicus – lycps

lt.: Lycopus virginicus, dt.: Virginischer Wolfstrapp, Wolfsfuß, engl.: bugle weed

301.1 Substanz

Plantae – Labiatae (gleich Lamiaceae, Lippenblütengewächse) – **Lycopus virginicus**

Es handelt sich um ein ausdauerndes, 80 cm hoch wachsendes Kraut mit kriechendem Rhizom. Die gekreuzt-gegenständigen, eiförmig bis elliptischen Laubblätter sind gezähnt, 5 bis 12 cm lang. Die Blüten sind klein und sitzen blattachselständig in Quirlen[328]. Die Pflanze ist in Nordamerika heimisch und wächst in Wiesen und auf feuchten Böden. Die Gewinnung erfolgt aus Wildsammlungen und aus Kulturen. Hauptlieferland sind die USA. Kulturen gibt es in Mitteleuropa.

Homöopathische Verwendung finden die zur Blütezeit gesammelten oberirdischen Teile.

301.2 Pharmakologie und Toxikologie

Als Inhaltsstoffe finden sich Flavonoide, wie Acacetin, Apigenin, Luteolin und deren Derivate. Aus dem extrahierbaren ätherischen Öl konnte man Cumarsäure, Kaffeesäure, Mandelsäure, Rosmarinsäure, Ferulasäure und deren Derivate nachweisen.

301.3 Anwendung

Volkstümliche Anwendung findet die Droge bei funktionellen und organischen Kardiopathien, Leber- und Nephropathien.

Homöopathische Verwendung findet die Substanz bei Herzbeschwerden vor allem bedingt durch Hyperthyreose (nach Kommission D).

---

[328] Wenn drei oder mehr Blätter an einem Knoten ansetzen, spricht man in der Botanik von Quirl.

Assmann, der Lycopus virginicus zuerst in der deutschen Homöopathie eingeführt hat, empfiehlt es bei leichten bis mittelschweren Hyperthyreosen, bei Kardiopathien psychischer Genese, bei Palpitationen, bei Iodintoxikationen, bei toxischen Adenomen. Bei klimakterischer Hyperthyreose, bei welcher zugleich auch die Hemmwirkung auf die gonadotropen Hormone erwünscht ist, ist es besonders indiziert.

301.4 Arzneimittelbild

Wesentlich bei den klinischen Ergebnissen ist die beobachtete sedative Wirkung auf die Herztätigkeit, das Absinken der Pulsfrequenz und das Weicherwerden der Pulswelle. Die Angst und psychische Unruhe legt sich. Assmann: „Mir ist kein Mittel bekannt, das diese rein hormonale Angst so ausgeprägt hat wie Lycopus." Schlaflosigkeit, Schweiße, feinschlägiger Tremor, Gewichtsabnahme und Grundumsatzsteigerung bessern sich. Es muss jedoch mit längerem Gebrauch gerechnet werden, es kann monatelange und jahrelange Anwendung verordnet werden. Auch ist eine Erstverschlimmerung nicht ausgeschlossen, ehe eine Stabilisierung des Zustandes Platz greift. Auch die Struma pflegt bei Lycopus virginicus zurückzugehen. Auch die Rückbildung des Exophtalmus wird genannt.

Man wird nicht in den Fehler verfallen dürfen, Lycopus virginicus als das einzige Mittel der Homöopathie für die hyperthyreotischen Krankheitszustände anzusehen. Es bleiben uns jedoch sehr oft schwerwiegende Eingriffe wie Operationen und Bestrahlungen erspart. Hier ist Lycopus virginicus ein sehr häufig gewähltes Mittel.

Thyreopathie

301.5 Dosierung

D1 bis D6. Vorwiegend werden die tiefen Potenzen gewählt.

Wird fast ausschließlich bei Morbus Basedow und psychogenen Herzstörungen verordnet. Es werden Gaben von D1 und auch, da man eine funktionelle Steuerung der Herzaktion im Auge hat, Dilutionen bis D6 gewählt. Es wird von vielen Kollegen, besonders in Norddeutschland, sehr gerühmt.

301.6 Vergleichsmittel

Labiatae: Agnus castus, Collinsonia canadensis, Leonurus cardiaca, Ocimum canum, Origanum majorana, Orthosiphon stamineus, Salvia officinalis, Scutellaria lateriflora, Teucrium marum verum, Teucrium scorodonia.

301.7 Literatur

[1] Allen TF. Lycopus. Encyclopedia of pure Materia Medica. Bd. 6. New York: Boericke & Tafel; 1874–1880: 69–83

[2] Assmann E. Lycopus europaeus. Allgemeine Homöopathische Zeitung 1950; 195 (2): 54–60

[3] Clarke JH. Lycopus. Dictionary of practical Materia Medica. Bd. 2.1. London: Homoeopathic Publishing Company; 1900–1902: 348–352

[4] Hughes R. Lycopus. Cyclopaedia of Drug Pathogenesy. Bd. 3. London: Gould; 1886–1891: 181–191

[5] Kopp F. Heart Symptoms of Lycopus virginicus. Homoeopathic World 1900; 34 (Nov): 502–504

302 Lyssinum – lyss

lt. Lyssinum, syn.: Hydrophobinum, dt.: Tollwutnosode, engl.: rabies

302.1
Substanz

Nosode – Speichel eines tollwütigen Hundes

Bei dem Erreger der Tollwut, Rabies, einer Zoonose, handelt es sich um ein neurotropes Virus aus der Familie der Rhabdoviridae, Lassaviren, Rhabdovirus Genotyp 1 (RABV), welches zu einer tödlichen Enzephalitis führt. Es handelt sich um ein (−)-Strang RNA-Virus. Die Transkription und Replikation findet im Zytoplasma in den Negri-Körperchen statt. Diese zytoplasmatischen, 2 bis 10 µm großen, eosinophilen Einschlusskörperchen mit basophilen Granula lassen sich post mortem vor allem im Gebiet des Hippocampus und des Nucleus caudatus nachweisen.

Seit der systematischen oralen Immunisierung vor allem der Füchse tritt die Erkrankung in Deutschland seit 2006 nicht mehr auf. Ein zweites Haupttollwutreservoir bilden die Fledermäuse.

D. Hering, der diese Nosode einführte, stellte dieselbe 1833 aus dem Speichel eines tollwütigen Hundes her. Er schreibt „Ich musste die Versuche mit Hydrophobin selber machen … gelang es endlich im August 1833 einen tollen Hund zu erhalten. … habe demselben … Schaum von den Zähnen abgenommen … und in ein Glas getan."

Constantin Hering definiert: „… Speichel des tollen Hundes, gehörig verrieben und entwickelt …"

302.2
Klinik des Erregers der Tollwut

Bei der Erkrankung handelt es sich um eine Zoonose. Füchse, Hunde und Katzen werden 5 bis 7 Tage vor dem klinischem Ausbruch der Erkrankung ansteckend. Ab dieser Zeit lässt sich das Virus bis zum Tod nachweisen.

In den ersten 3 bis 8 Wochen nach der Infektion, meist durch einen Biss, manchmal auch Jahre später, kommt es zu klinischen Symptomen.

Im Prodromalstadium zeigen sich unspezifische Symptome wie Kopfschmerzen und Appetitlosigkeit. An der Bisswunde fällt eine Hypersensitivität auf. Daneben Jucken und Brennen.

Im zweiten Stadium, dem Exzitationsstadium, der „rasenden Wut", kommt es zu Angstzuständen und motorischer Unruhe. Es kommt zu Krämpfen der Schluckmuskulatur, ausgelöst durch jeden Schluckakt. Es kommt zum Vermeidungsverhalten. Lieber lässt man den durch Hypersalivation entstehenden Speichel aus dem Mund laufen, als ihn zu schlucken. Psychisch wechseln sich Aggression und Depression ab. Akustische und optische Wahrnehmung von Wasser führt zu Unruhe und Krämpfen. Es besteht kein Trismus.

Dritte Phase der Erkrankung ist die Paralyse, die „stille Wut". Einige Stunden vor dem Tod lassen sowohl die Krämpfe als auch die Unruhezustände nach. Die fortschreitenden Paresen führen schließlich zum Tod.

302.3
Anwendung

Homöopathische Anwendung findet die Zubereitung bei Überempfindlichkeit der Sinnesorgane, nervösen Störungen, Krämpfen und Lähmungen der Atemorgane, der Verdauungsorgane, der Harn- und Geschlechtsorgane, Muskelkrämpfen, Epilepsie und Paresen (nach Kommission D).

Die klinische Anwendung erstreckt sich auf die Folgen der Tollwut, darüber hinaus auf Krankheitszustände, die nach der Ähnlichkeit gewählt werden, besonders neurogene, mit *Konvulsionen* und einer Überempfindlichkeit der Sinnesorgane verbundene Zustände, *chronische Kopfschmerzen, Paresen, Enteritis, Zystitis, Satyriasis, Vaginismus, Leukorrhö* und *Uterusverlagerung*. Wird auch gebraucht gegen schlecht heilende Hundebisse, obwohl die Bisse durch tollwutkranke Tiere eine glatte lokale Heilung aufweisen sollen.

302.4
Arzneimittelprüfung

Hering führte die Arzneimittelprüfung an sich selbst und einer größeren Anzahl anderer gesunder Prüfer durch. Die Prüfung wurde durch Symptome von tollwutkranken Menschen und Tieren ergänzt, sie enthält ferner noch eine Anzahl klinischer Symptome.

302.5
Arzneimittelbild

Der folgenden Bearbeitung des Arzneimittelbildes liegt die Symptomensammlung, wie sie von H. C. Allen in „The Nosodes" wiedergegeben ist, zugrunde. Es konnte dabei bei den einzelnen Symptomen größtenteils nicht festgestellt werden, ob sie aus der Arzneimittelprüfung, aus Berichten über Tollwutkranke oder aus klinischer Anwendung der Nosode Hydrophobinum stammten.

Leitsymptome: Sehen oder Hören von fließendem Wasser oder Wasserausschütten verschlimmert alle Beschwerden.
  Gemütsbewegung < oder Erregung <.
  Kann keine Sonnenhitze ertragen.
  Konvulsionen, vor allem Schlundkrämpfe, durch blendendes oder reflektiertes Licht, oder von einem Spiegel, vom bloßen Denken an Flüssigkeiten aller Art, durch leichteste Berührung oder durch Luftzug (Hydrophobie und Akrophobie).
  Schwierigkeiten beim Schlucken, Brechreiz und Speisenröhrenkrampf beim Schlucken von Flüssigkeiten.
  Drang, zu urinieren oder zu Stuhl zu gehen beim Anblick von Wasser.
  Ruhelosigkeit treibt den Patienten hierhin und dorthin, obgleich er schwach genug wäre zum Hinlegen.

Geist und Gemüt: Gedanken, dass sich schreckliche Dinge ereignen, drängen sich ihm gegen seinen Willen auf; fühlt sich gezwungen, unverantwortliche Dinge zu tun, wie zum Beispiel ein Kind, das er auf dem Arm trägt, zum Fenster hinaus zu werfen. Meist befinden sich die geistigen Funktionen in einem Zustand von gesteigerter Erregung, die sich in schneller Auffassung, erstaunlicher Schärfe des Verstandes und Schnelligkeit in Beantwortung von Fragen zu erkennen gibt. In den Intervallen der Konvulsionen, Illusionen und Halluzinationen sind die geistigen Kräfte erhalten. Meinen, sie werden beleidigt, und verteidigen sich energisch gegen die vermeintlichen Angriffe und Beleidigungen. Wahnideen befallen den Kranken, zum Beispiel ein Glas Wasser, das er in der Hand hält, jemand ins Gesicht zu werfen, oder ein Messer in den Leib zu stoßen. Neigung zu Grobheit und Beleidigungen, zu beißen und zu schlagen. Schnappt und beißt nach jedem sich bewegenden Gegenstand (bei tollwutkranken Hunden).
  Erheitert; Gefühl, als ob eine freudige Stimmung über ihn käme. Unbeschreiblich beunruhigendes Gefühl, dass ihm etwas Schreckliches geschehen würde, Furcht, verrückt zu werden.
  Überschärfe aller Sinne. Auf einer Uhr, die man über der Herzgegend hält, erkennt er die Stunden- und Minutenzeiger, oder er kann die Zeiger der Kirchenuhr erkennen. Er kann hören, was im Nebenraum gesprochen wird und wenn Münzgeld im Raum unter ihm gezählt wird.
  Er wusste genau, wo die Schwestern, seine Ärzte und Bekannten sich aufhielten, auch wenn sie beliebig weit von ihm entfernt waren.
  Erschwerung zu denken, unfähig zu geistiger Anstrengung.
  Wenn er Wasser aus dem Hahn fließen hört, werden Kopfschmerzen furchtbar und unerträglich. Wenn er hört, dass Wasser ausgeschüttet wird, oder er hört es laufen, oder er sieht Wasser fließen, wird er sehr gereizt und nervös, es macht ihm Stuhldrang und andere Beschwerden. Der bloße Anblick von Wasser ist ihm unerträglich.
  Luftzug, glänzendes Licht, der Anblick von glänzenden Gegenständen, die leichteste Berührung, sogar Gespräche in der Nähe des Patienten versetzen ihn in die heftigste Erregung und rufen starke Konvulsionen hervor.
  Sorgen, Furcht und schlechte Behandlung begünstigen das Entstehen der Beschwerden.
  Geistige Erregung verschlechtert seinen Zustand sehr stark.

Kopf: Schwindel und Benommenheit, schlimmer durch Schreiben, durch Lesen und Denken, durch Geräusch oder den Anblick von Wasser.

Kopfschmerz: Vielfache Kopfschmerzen in allen Teilen des Kopfes. Blutandrang beim Niederlegen, beim Bücken.

Augen: Überempfindlichkeit gegen Licht. Große Schwäche der Augen, Sehvermögen sehr herabgesetzt. Vorübergehende Blindheit. Pupillen erweitert. Augen rot und entzündet. Schaumige Eiterabsonderung aus dem Auge.

Ohren: Gespräch in der Nähe des Patienten kann diesen in die heftigste Erregung versetzen. Geräusch von Wasserausschütten verursacht Erregung und Konvulsionen. Ohrgeräusche.

Nase: Schmerzhafte Überempfindlichkeit gegen Gerüche, besonders unangenehmer Art, gegen Tabak.

Mund: Schaum vor dem Mund, zäher, klebriger, haftender Speichel im Mund mit beständigem Ausspucken.

Innerer Hals: Hals wund, ständiges Bedürfnis zu schlucken, reichlich Schleim im Hals.
   Periodischer Krampf in der Speiseröhre, mit ständigem Drang zu schlucken, ohne dazu fähig zu sein. Das Zusammenschnüren steigert sich beim Versuch, Wasser zu schlucken, oder beim bloßen Anblick einer Flüssigkeit oder beim Hören von rauschendem Wasser, ebenso beim geringsten Luftzug.

Magen: Gieriger Hunger, das Pferd schluckt Weizen, ohne ihn zu kauen.
   Appetitlosigkeit, Übelkeit, Erbrechen. Außerordentliches Verlangen nach Salz. Reichlicher Durst. Abneigung gegen Fett; es bleibt lange ein fettiger Nachgeschmack. Feste Nahrung kann nur mit der größten Schwierigkeit geschluckt werden. Erbrechen von Flüssigkeit beim Versuch zu schlucken.

Abdomen: Wundheit im ganzen Unterbauch, Rigidität der Bauchmuskeln. Inguinaldrüsen stark geschwollen.

Rektum und Stuhl: Tenesmus während und nach dem Stuhl. Dysenterische Stühle mit Tenesmus, erneuert, sobald er Wasser fließen hört. Durchfall mit vielen Schmerzen im unteren Teil der Därme, schlimmer morgens, gefolgt von Übelkeit wie zum Erbrechen. Stühle mit blutigem Schleim.

Blase: Ständiger Drang, Harn zu lassen, sobald er fließendes Wasser sieht.

Geschlechtsorgane:
- weiblich: Gefühl der Erhöhung der Uterusempfindlichkeit, ist sich bewusst, einen Schoß zu haben. Anschwellung der Gebärmutter. Gebärmuttervorfall. Jede Änderung der Körperlage, welche den Muttermund berührt oder dreht, ruft viel Schmerz hervor. Heftige Leukorrhö, mit Schmerzen im Becken und dem Unterleib. Wundheit der Vagina mit Schmerzen beim Koitus. Die Menses tritt wieder ein nach einer Gabe von C 30, nachdem sie 3 Tage vorher aufgehört hatte. Schwäche im Rücken mit starker Menses. Während der Schwangerschaft eigenartige Empfindungen, Verlangen oder Abneigungen, zum Beispiel Blutwallungen, Zahnschmerzen, Rückenschmerzen. Starkes Gefühl des Herabdrängens, intensive Schmerzen durch Entzündung des Muttermundes und der Zervix, große Empfindlichkeit im unteren Teil des Kreuzes und der Gedärme.
- männlich: Heftige Erektion ohne sexuelle Gedanken. Sexuelle Gleichgültigkeit. Priapismus mit häufigen Samenergüssen. Kein Samenerguss während des Koitus, jedoch später ging der Samen unbemerkt im Schlaf ab. Schmerzen in den Hoden 1 Tag nach dem Beischlaf.

Sprache und Stimme: Stimme verändert im Klang; Stimme tonlos oder heiser und rau, schrill.

Atmung: Atemnot mit Husten und Rasseln auf der Brust, mit seufzender, stöhnender Atmung, infolge von Herzschmerzen, schlimmer beim Niederliegen. Oppression beim Atmen vor einem heftigen Erstickungsanfall, hervorgerufen durch krampfartige Kontraktionen der Atmungsmuskulatur, verbunden mit krampfartiger, alarmierender Verkrampfung des Kehlkopfes. Zusammenschnüren über der Brust und Atemnotbeklemmung verschlimmern sich bei einem Luftzug, wie wenn sie den letzten Atemzug machen würden.

Husten und Expektoration: Husten beim Versuch, Wasser zu trinken.

Brust: Scharfe, stechende Schmerzen in der Herzgegend. Stechen im Herzen infolge des Läutens der Kirchenglocken. Stechende Schmerzen in der Brust. Hals und Brustmuskeln, häufig das ganze Muskelsystem ziehen sich krampfartig zusammen. Herzschlag beschleunigt. Beide Brüste geschwollen beim Aufwachen morgens, sie kann kaum aufstehen, ebenso nachts, wenn sie das Kleid öffnet.

Rücken: Anfälle von intensiver Kälte mit Schmerzen in der Wirbelsäule.

Extremitäten: Zucken in Armen und Beinen, sehr ähnlich der Chorea minor. Hand zittert so sehr, dass Schreiben kaum möglich ist. Krämpfe in den Muskeln. Zucken in den Sehnen mit Neigung zu Krämpfen. Längs des N. ischiadicus ein dumpfer Schmerz, periodisch auftretend, schlimmer beim Erheben vom Sitzen. Aufsteigende Lähmung, ähnlich des Guillain-Barré-Sydroms.

Schlaf: Unwiderstehliche Schläfrigkeit. Ruheloser Schlaf. Vollständige Schlaflosigkeit.

Haut: Die Bisswunden heilen gutartig und sind durch das auffallende Fehlen einer Entzündungsreaktion charakterisiert. Bläuliche Verfärbung und schlechte Heilung von Bissen auch nicht tollwütiger Hunde.

Allgemein: Gefühl innerlicher und äußerlicher Hitze über den ganzen Körper, mit folgendem Schweißausbruch, begleitet von Schlappheit und Schmerzen in den Gliedern. Besserung durch Schweißausbruch.

(Nach Berichten von Kuren der Tollwut bessert die Anwendung von Schwitzkuren, speziell der anhaltende und wiederholte Gebrauch türkischer Bäder, bekannt unter dem Namen Dr.-Buisson-Kur.)

Kälte gemischt mit und gefolgt von Hitze und kaltem Schweiß.

Kann Sonnenhitze nicht ertragen.

302.6 Dosierung

Einzelne Gaben höherer und hoher Potenzen in Abständen von 10 bis 14 Tagen. Man beginnt etwa mit D 12 oder C 12 und steigt stufenweise auf hohe Potenzen an.

302.7 Vergleichsmittel

- Verschlimmerung durch Sonne oder Sommerhitze: Apis mellifica, Belladonna, Gelsemium sempervirens, Glonoinum, Lachesis muta, Opium.
- Aufsteigende Lähmung: Cocculus indicus, Conium maculatum, Gelsemium sempervirens.
- Konvulsionen durch blendendes Licht: Stramonium.
- Spürt die Gebärmutter: Helonias dioica.
- Verschlimmerung durch beunruhigende Nachrichten: Gelsemium sempervirens.
- Descensus uteri: Conium maculatum, Lilium tigrinum, Sepia officinalis.
- Zäher, klebriger Speichel: Hydrastis canadensis.
- Sexuelle Überreizung: Acidum picrinicum, Agnus castus, Cantharis vesicatoria, Staphysagria, Platinum metallicum.

302.8 Literatur

[1] Allen TF. Hydrophorbinum. Encyclopedia of pure Materia Medica. Bd. 5. New York: Boericke & Tafel; 1874–1880: 13–18

[2] Allen HC. Lyssinum (Hydrophobinum; Saliva of a rabid dog). Materia Medica of the Nosodes. Philadelphia: Boericke & Tafel; 1910: 139–206

[3] Clarke JH. Hydrophobinum. Dictionary of practical Materia Medica. Bd. 1. London: Homoeopathic Publishing Company; 1900–1902: 930–937

[4] Hering C. Hippomanes (1835). Amerikanische Arzneiprüfungen und Vorarbeiten zur Arzneilehre als Naturwissenschaft. Leipzig: Winter; 1857: 523

303 Magnesium carbonicum – mag-c

lt.: Magnesium carbonicum, dt.: Magnesiumhydroxidcarbonat, engl.: magnesium carbonate hydroxide pentahydrate

303.1
Substanz

Mineralia – Anorganica – Composita – 2. Gruppe[329] **– schweres basisches Magnesiumcarbonat – $(MgCO_3)_4\, Mg(HO)_2 \cdot 5\, H_2O$**

Es handelt sich um ein feines, weißes, dichtes, schweres Pulver. Sehr schwer löslich in Wasser. Als Magnesia alba findet es Verwendung im Kunstturnen. Natürlich kommt es als Magnesit vor.

Homöopathische Verwendung findet Magnesiumhydroxidcarbonat.

303.2
Pharmakologie und Toxikologie

Magnesium wirkt im Organismus als Gegenspieler des Calciums bei der neuromuskulären Erregung. Während Calcium für die muskuläre Anspannung sorgt, ist Magnesium für deren Entspannung zuständig. Magnesium findet sich im Organismus zu 65 % im Knochen, 34 % intrazellulär und nur 1 % findet sich extrazellulär. Die Blutplasmakonzentration beträgt 0,85 mmol/l. Das intrazelluläre Magnesium bildet mit Proteinen und Nukleinsäuren komplexe Verbindungen. Nur der kleine Teil der ionisierten Mg^{2+}-Ionen steht als Katalysator vieler Stoffwechselvorgänge zur Verfügung.

Seine Resorption erfolgt zu ca. 30 % langsam enteral und wird durch Calcitriol[330], Parathormon und Somatotropin gesteigert und durch Calcitonin[331] und Aldosteron gesenkt. Die Elimination erfolgt renal. Hier steigern Calcitriol die Rückresorption in proximalem Tubulus und der Henle-Schleife, während sie von Calcitonin gehemmt wird. Parathormon steigert die renale Rückresorption von Magnesium ähnlich dem Calcium.

Hypomagnesiämie führt eine Hypokalzämie mit sich, sodass die Symptome der Hypomagnesiämie der der Hypokalzämie ähnelt. Klinisch werden Müdigkeit, Schwäche, Ruhelosigkeit, Konzentrationsstörungen, Reizbarkeit, Zephalgien, Schwindel und Gewichtsverluste beobachtet. In späteren Stadien kommt es zu krampfenden Schmerzen des Gastrointestinaltraktes und am Herzen zu Arrhythmien. Es finden sich zunehmend Muskeltremor, Zuckungen, bizarre Bewegungen, gelegentliche klonische Krämpfe, oft Delirien mit Desorientiertheit und Verwirrtheit bis zu Halluzinationen und Manie. Ferner Muskelschwäche, Ataxie und Apathie. Der Tod kann während eines Krampfanfalles eintreten. Der Tremor wechselt und ist unregelmäßig, er kommt und geht (vgl. bei der Arzneimittelprüfung das zeitweilige Verschwinden und Wiederauftreten der Symptome). Geräuschempfindlichkeit und bilateraler Nystagmus, positiver Babinski.

Die an Magnesium reichsten Nahrungsmittel sind chlorophyllhaltige Gemüse und Milch. Besonders vermag die Futterpflanze Klee einen Magnesiummangel bei Tieren auszugleichen.

303.3
Anwendung

Homöopathische Anwendung findet die Zubereitung bei Dyspepsie, Dysmenorrhö, Adenopathien mit Schwellung und Induration (nach Kommission D).

Bei den verschiedenen Magnesium-Arzneien, die in der Homöopathie verwendet werden, nämlich Magnesium carbonicum, muriaticum, sulphuricum, phosphoricum, ist die Wirkung von Magnesium gegenüber der Säure dominierend, wird jedoch durch Letztere in der Richtung der Säure modifiziert.

---

[329] Erdalkalimetalle: Beryllium Be, Magnesium Mg, Calcium Ca, Strontium Sr, Barium Ba, Radium Ra.

[330] Doppelt hydroxyliertes Vitamin D_3.

[331] Peptidhormon, überwiegend aus den C-Zellen der Schilddrüse, senkt Calcium-Spiegel, hemmt Osteoklasten. Ist der Gegenspieler des Parathormons.

Als Prototyp aller Magnesium-Arzneien kann Magnesium carbonicum gelten. Die folgenden Angaben können in Abwandlung auch für die anderen Magnesium-Fälle in Anwendung kommen.

Bei den Arzneimittelprüfungen ergibt sich eine ungewöhnliche Übererregbarkeit des zentralen wie des vegetativen Nervensystems. Die nervöse Übererregbarkeit zeigt sich auch im Psychischen. Die Prüfer sind von Angst oft ganz beherrscht, sie verbinden mit den auftretenden Symptomen eine ungerechtfertigte Angst und glauben, unheilbar krank zu werden. Kinder geraten aus Angst vor dem Arzt in Verzweiflung und Geschrei, sodass sie nicht untersucht werden können.

Oft sind sie sehr übelgelaunt und missgestimmt; wegen ihrer Gereiztheit gehen ihnen die anderen aus dem Weg. Sie brechen bei jeder Angelegenheit in Zorn aus und werden ausfällig. Die Gedanken kommen trotz stärkstem Bemühen nicht von ärgerlichen Ereignissen los.

In besonderem Maße unterliegt das **vegetative Nervensystem** dem Einfluss des Magnesiums. Als typisch haben hier krampfartige und kolikartige Zustände an allen Hohlorganen zu gelten. Am Gefäßsystem beobachtet man derartige Spasmen, die zu teilweiser Drosselung der arteriellen Blutzufuhr führen. So können migräneartige Bilder unter Umständen dem Aussetzen der Sehkraft oder Pelzigkeit und Kältegefühl einzelner Glieder mit objektiver Temperaturherabsetzung der Haut an diesen, zum Beispiel an einem Bein, entstehen.

Am **Gallensystem** kommt es zu einer Dyskinesie der Gallenwege, die zu stockendem Gallenabfluss, selbst mit Fieberanfall, führen kann. Es ist hier also in erster Linie die Cholekinese, die von den Magnesium-Arzneien beeinflusst wird, und in zweiter Linie die Gallenbildung.

Ein solcher Krampf an den Gallenwegen kann immerhin so lange anhalten, dass die Stühle graue Farbe annehmen. Die Gallenproduktion wird nicht vermehrt. Doch scheint Letzteres einer Nachprüfung bedürftig, denn bei den Arzneimittelprüfungen mit Magnesium sulphuricum, die vom Verfasser angestellt wurden, hat sich ein Widerwille gegen fette Kost und eine Verschlimmerung der Beschwerden durch Fett ergeben. Diese Beobachtung spricht für eine Störung der Gallenabsonderung.

Die **Leber** wird in einer dem Schwefel ähnlichen Weise angegriffen, das heißt, es ist besonders die Stoffwechselseite der Leber, die dem Magnesium unterliegt. Von den verschiedenen Magnesium-Arzneien haben Magnesium muriaticum und Magnesium sulphuricum die stärkste Beziehung zur Leber, bei Letzterem auch mit grauen (durchfälligen oder verstopften) Stühlen sowie Verschlimmerung durch Fettgebackenes.

Der **gesamte Verdauungskanal** vom Mund bis After steht unter dem Einfluss von Magnesium carbonicum. Im Mund fällt der Durst mit salzigem Geschmack sowie Brennen auf der Zunge und im ganzen Mund auf, wodurch ein Bedürfnis entsteht, reichlich und oft kühle Getränke zu sich zu nehmen. Erbrechen kann auftreten mit krampfartigem Charakter und kollapsähnlichem Zustand unter Schweißausbruch. Der Stuhlgang ist durchfällig unter Kolikschmerzen und übelriechend oder trocken, kleinknollig wie Ziegenkot. Am After wird über lebhaftes Jucken geklagt. Wochenlang anhaltende *Hämorrhoidenblutung*.

Der **saure** Charakter des Erbrochenen, das saure Aufstoßen und die sauren *Diarrhöen*, die für Magnesium carbonicum hervorgehoben werden, sind Ergebnis klinischer Beobachtung und nicht der Arzneimittelprüfung. Hier wurde nur 1-mal Sodbrennen und saures Aufstoßen erwähnt und dies nur in flüchtiger Form. Dagegen gehört *Sodbrennen* bei Magnesium carbonicum zu den markanten Symptomen. Jedenfalls ist es sicher, dass die Wirkung nicht an die Anwesenheit von Hyperazidität gebunden ist; selbst bei völliger Anazidität habe ich schon vorzüglichen Erfolg gesehen. So habe ich bei einer Dame mit *perniziöser Anämie* und einer damit im Zusammenhang stehenden *Achylie* die täglichen starken Diarrhöen am frühen Morgen unter Magnesium carbonicum während längerer Zeit immer wieder zum Verschwinden bringen können.

Bei mehreren Fällen von **Analekzem** von sehr langer Dauer hat Magnesium carbonicum, besonders in hohen Potenzen und einzelnen Gaben, durchschlagend geholfen. An den **Tonsillen** ist eine deutliche Wirkung feststellbar. Wir haben hier Schluckschmerzen und verschleimten Rachen. Sowohl bei den alten Prüfungen wie bei meiner Nachprüfung wurde Abstoßen von *Detritus tonsillae* aus den Tonsillae palatinae beobachtet. Chronisch-hypertrophische Tonsillen beziehungsweise Tonsillitis chronica gehen in Magnesium-Fällen auf die Behandlung mit Magnesium carbonicum auffallend zurück. Magnesium fluoratum ist hier besonders zu empfehlen.

An den **Atmungsorganen** wird ein Schnupfen mit wässriger und schleimiger Absonderung hervorgerufen. Der Husten, trockenen oder schleimigen Charakters, kann krampfartigen Charakter annehmen. Husten wie die verstopfte Nase bessern sich im Freien. Magnesium carbonicum und phosphoricum haben sich bei *Pertussis* in geeigneten Fällen bewährt.

Von besonderer Bedeutung scheint die organotrope Beziehung zu zwei wichtigen Organen, der **Schilddrüse** und der **Prostata,** zu sein, die sich bei der vom Verfasser vorgenommenen Prüfung herausgestellt hat. Bei den Prüfern mit *Struma* wurden Druckgefühl und Spannung in der Schilddrüse angegeben. Bei der Hahnemann'schen Prüfung findet sich auch einmal ein Schilddrüsensymptom ähnlicher Art. Die Verbindung dieser lokalen Beschwerden mit der Reizbarkeit und Labilität des vegetativen Nervensystems hat Bissel Veranlassung gegeben, Magnesium carbonicum bei *Hyperthyreosen* einzusetzen. Hierbei wurden gute Ergebnisse erzielt.

An den **männlichen Geschlechtsorganen** werden Schmerzen in den Hoden und der Prostata angegeben. Ein Gefühl wie von einem Ball in der Gegend der Prostata wird wahrgenommen. Die Verwendung bei *Prostatahyperplasie* hat zu auffallenden Erfolgen, die von einer Anzahl Kollegen – zum Teil bei eigener Erkrankung – bestätigt werden konnten, geführt und bei Patienten mit totaler *Ischurie,* bei denen die Operation unvermeidlich schien, die völlige Wegsamkeit wiederhergestellt beziehungsweise gebessert. Wo Sabal serrulatum nicht befriedigt, sollte daher noch ein Versuch mit Magnesium-Arzneien, eventuell Magnesium iodatum, gemacht werden. Auch wo dieses Ergebnis nicht erzielt werden konnte, haben sich die Magnesium-Arzneien bei schmerzhaften *Blasentenesmen* gut bewährt.

Bei den **Frauen** fällt die sehr dunkle Farbe der Menses auf; außerdem ist diese verstärkt und fließt nachts stärker. Sie kann infolge von Krämpfen schmerzhaft sein. Die verschiedensten Beschwerden im ganzen Körper sind vor und während der Menses verstärkt. Eine gewisse Beziehung von Magnesium carbonicum scheint zu manchen Formen weiblicher Sterilität zu bestehen [nach eigener Beobachtung].

An der **Muskulatur und den Gliedern** finden wir überall *rheumatoide Schmerzen*; außerdem eine schmerzhafte Zerschlagenheit in der Muskulatur wie durch einen Muskelkater. Besserung durch Bewegung und Aufenthalt in frischer Luft treten hier deutlich hervor. Reißende, ziehende, bohrende Schmerzen **neuralgischer Art** sind häufig und gehören zum Bild. Sie werden auch im Gesicht (*Trigeminusneuralgie*) und von den Zähnen ausgehend gefunden. Sie treten nachts in der Bettwärme schlimmer auf und bessern sich öfter durch Bewegung. Ob Magnesium phosphoricum vor den anderen Magnesium-Arzneien den Vorzug verdient, möchte ich entschieden bezweifeln. Die Letzteren sind hier ebenso zuverlässig.

Die Haut zeigt ausgeprägte *Urticaria* hartnäckigster Art, bis zu mehrmonatiger Dauer. Die Quaddeln tragen zum Teil Bläschen nach Art des *Pruritus simplex acuta* und wechseln oft rasch. Ferner finden sich akneartige Knötchen am Kopf sowie an anderen Körperteilen, die sich bis zu *Furunkeln* entwickeln können. Häufig ist Jucken auf der Haut, Ameisenlaufen und Kribbeln.

Die Stoffwechselaktivität im Alter ist verlangsamt und dies kann der Zeitpunkt für eine Magnesium-Therapie sein. Die Abhängigkeit des Cholesterin-Spiegels von dem Magnesium-Gehalt des Blutserums wurde schon berührt. Auch hier spricht sich der entscheidende Einfluss des Magnesiums auf die **Atherosklerose** aus. Nach meinen Erfahrungen ist Magnesium carbonicum in homöopathischer Dosierung ein bedeutsames Mittel zur Behandlung der *Atherosklerose*; besonders in den frühen Stadien derselben kann man mit Magnesium carbonicum eine Besserung des Zustands und einen Rückgang der üblichen Beschwerden wie *Benommenheit, Schwindel, Gedächtnisschwäche* und Hemmung der ganzen Lebensfunktionen beobachten.

Bei vorgeschrittener *Atherosklerose* geht die Rolle, die Magnesium carbonicum spielt, allerdings dann auf andere Erdalkalien über, nämlich das seither sehr vernachlässigte Strontium carbonicum und auf Barium carbonicum.

Am **Herzen und Gefäßsystem** beobachten wir auf der einen Seite ausgesprochene *Kongestionen,* besonders zum Kopf, Blutwallungen und Herzklopfen, auf der anderen Seite Neigung zu kollapsartiger Schwäche mit Übelkeit und Ausbruch von Schweißen. An den peripheren Gefäßen werden Drosselung mit Kälte einzelner Gebiete mit dem Gefühl von Pelzigkeit beobachtet. Die *migräneartigen Kopfschmerzen*, zum Teil mit ausfallender Sehkraft, dürften auf ähnliche Zustände zurückzuführen sein. Am Entstehen neuralgiformer Schmerzen, verbunden mit Kältegefühl, sind wahrscheinlich solche Spasmen der Gefäße maßgebend beteiligt.

Bei vielen Fällen von *Ekzemen* auf allergischer oder seborrhoischer Grundlage muss an Magnesium carbonicum gedacht werden, die Symptomatik vonseiten der Haut gleicht weithin der von Sulphur lotum: es wird über Verschlimmerung des Juckreizes in der Bettwärme und Besserung bei Abkühlung berichtet. Zur Eröffnung der Behandlung bei psorischer Gesamtsituation ist Magnesium carbonicum von hohem Wert. Symptome wie *Pruritus* beim Auskleiden und Trockenheit der Haut verdienen Beachtung.

Bei der Blockierung der Abwehrfunktionen ist es nicht verwunderlich, dass Magnesium carbonicum bei **septischen Zuständen** hilfreich sein kann.

Bei einer sehr **schweren Phlegmone der tiefen Gesäßmuskulatur** mit septischer Temperatur, welche 3-malige Operation mit tiefer Durchtrennung der Glutaeen nötig gemacht hatte, ohne eine Änderung zu erzielen, trat, nachdem Lachesis muta, Chininum arsenicosum, Hepar sulphuris und Echinacea angustifolia erfolglos geblieben waren, mit Magnesium carbonicum D 6 eine sofortige gründliche Wendung zur Besserung ein. Hinweisend war eine gleichzeitige *Furunkulose* und der sehr ängstliche, reizbare Gemütszustand der etwa 55 Jahre alten Patientin. Die Phlegmone war durch Kalk-Injektionen entstanden (Spritzenabszess).

Magnesium carbonicum gehört zu den Mitteln, die bei **akuter und chronischer Thrombophlebitis, Thrombosen und Embolien** sehr zu beachten sind und sich mir oft hilfreich erwiesen haben. Durch Magnesium carbonicum wird erhöhtes Blutcholesterin gesenkt, ebenso wie durch Nikotinsäure. Es sind daher gegen *Hypercholesterinämie* ebenso wie als Vorbeugung gegen *Arteriosklerose* Magnesiumsalze zu bedenken.

Wenn wir homöopathische Potenzen bei den erwähnten pathologischen Prozessen verwenden wollen, so werden wir dies nur mit Erfolg können, wenn der einzelne Patient dem Arzneimittelbild ähnlich ist. Die Erfolge sprechen für die Verwendung homöopathischer Potenzen.

Die Hypermotilität, die sich bei Mg-Mangel einstellt, kann die Form eines **tetanischen Zustandes** annehmen.

Eine eigenartige Erscheinung ist das bei der Arzneimittelprüfung öfter beobachtete **Verschwinden der Symptome,** um nach Tagen oder Wochen ohne erkennbaren Anlass mit aller Heftigkeit wieder aufzutreten. Dieses Untertauchen für 3 oder 4 Wochen ist auch schon bei den alten Prüfungen aufgetreten und trug mit dazu bei, Magnesium carbonicum für unberechenbare Patienten zu empfehlen. Die Erscheinungen zeigen dabei anfallsweises oder krisenartiges Auftreten, besonders vonseiten der Magen-Darm-Erscheinungen, wie *Erbrechen*, *Koliken* und *Diarrhö*.

Die **Verschlimmerungszeit** ist morgens nach dem Erwachen, zum Teil auch schon um 4 Uhr. **Besserung durch Bewegung in frischer Luft** wird in Bezug auf das Allgemeinbefinden und bei den nervösen Störungen des Gehirns und bei Kopfschmerzen, zum Teil auch Gliederschmerzen beobachtet. Im Allgemeinen herrscht jedoch eine **allgemeine Frostigkeit** vor. Lokale Beschwerden verlangen Wärme, zum Beispiel die *neuralgischen Schmerzen*.

303.4 Arzneimittelprüfung

Eine Neuprüfung ist vom Verfasser 1936 bis 1939 an 29 Prüfern vorgenommen worden; davon verwendeten 17 Prüfer D 6, dann D 2 und D 1; ferner 11 Prüfer D 12. Dabei wurde festgestellt, dass mit D 6 und D 12 eine kräftige Wirkung mit typischen Symptomen geliefert wurde, zu welchen die nachfolgend geprüften tieferen Potenzen nichts wesentlich Neues beigetragen haben. Die Dauer der Prüfung betrug mit D 6 bis D 1 12 Wochen, mit D 12 (und D 15) 4 bis 8 Wochen. Siehe Mezger [7].

303 – Magnesium carbonicum – mag-c

303.5
Konstitution

Der Typus ist durch eine **starke nervöse Überempfindlichkeit** gegenüber allen äußeren Eindrücken und eine **Gereiztheit des Gemüts** gekennzeichnet. Der Gemütszustand steht unter stärksten seelischen Spannungen. Entweder handelt es sich um überängstliche Hypochonder, die an ihrer Genesung verzweifeln und ihre Erkrankung viel schlimmer nehmen, als es objektiv gerechtfertigt ist, oder um zu Zornesausbrüchen neigende Choleriker, mit denen schwer auszukommen ist, oder um ewige Nörgler und Querulanten – kurzum schwierige Naturen. Am häufigsten sind die **von ihren Zornesanfällen völlig beherrschten und hingerissenen Menschen,** wie man sie kaum unter Nux- oder Staphysagria-Typen findet. Doch fehlt es auch nicht an Menschen, bei welchen der Gemütszustand trotz der Zugehörigkeit zum Magnesium-Typ ausgeglichen und harmonisch ist und sich die Funktionsstörungen nur im körperlichen Befinden äußern.

Diese Überreiztheit des Zentralnervensystems steht im Zusammenhang mit einem ebenso **launischen Verhalten des vegetativen Nervensystems.** Die Labilität der vegetativen Nerven zeigt sich sowohl in der Neigung zu Spasmen, die sich an den arteriellen Blutgefäßen in der Form von Kongestionen und Herzklopfen mit Pulsieren durch den ganzen Körper oder der Drosselung einzelner Gefäßgebiete (zum Beispiel Sehstörungen durch Spasmen der Netzhautgefäße oder kalte absterbende Glieder mit Kältegefühl und neuralgischen Schmerzen) erkennen lassen, wie auch in einer synkopalen Schwäche mit Übelkeit und Schweißausbruch.

Der Magnesium-Patient ist immer ein „Abendmensch". Er hat seine schwierige Zeit morgens von 3 Uhr ab; erst im Laufe des Vormittags lassen seine seelischen und körperlichen Hemmungen nach, um allmählich am Abend „in Fahrt" zu kommen. Wenn es sich beim Magnesium-Patienten jedoch um Krankheiten der Verdauungsorgane handelt, so ist daneben eine Verschlimmerung im Anschluss an die Mahlzeiten, besonders wenn er am Abend mehrere Mahlzeiten hinter sich hat, zu erwarten.

Es besteht eine ungewöhnlich **starke Infektneigung** der Magnesium-Naturen mit allgemeiner Frostigkeit. Sie haben das Verlangen nach Aufenthalt in der frischen Luft. Bewegung im Freien bessert.

Die Affektion der Verdauungsorgane einschließlich der Leber bringt eine **gelblich blasse Hautfarbe** hervor.

Sehr wesentlich beteiligt an der Entstehung des Magnesium-Typs scheint eine **hyperthyreotische Stoffwechsellage.** Dementsprechend handelt es sich um Menschen mit schlechtem Ernährungszustand, mit chronischen Verdauungsleiden und chronischen Krankheiten der Geschlechtsorgane (Uterus, Prostata). Klinisch beobachtet man beim Magnesium-Patienten eine Hagerkeit.

Schon das Wissen von der Steuerung des Magnesium-Stoffwechsels durch die Nebenschilddrüse lässt vermuten, dass Magnesium für die Behandlung von Störungen der Nebenschilddrüse im Sinne einer Tetanie in Frage komme. Bei *latenter Tetanie* gehören Magnesiumsalze wie Magnesium fluoratum und phosphoricum zu unseren besten Mitteln.

Die von alters her stark in den Vordergrund gestellte **Neigung zu Säurebildung im Magen-Darm-Kanal** mit saurem Erbrechen und Aufstoßen sowie saurer Diarrhö findet bei den alten und neuen Prüfungen keine Bestätigung, ist aber bei erprobter Bewährung als ein klinisches Symptom zu werten. Noch häufiger scheinen mir aber *hypazide Gastritiden*, verbunden mit *Hepatopathien* und *Cholezystopathien*, auf Magnesium carbonicum anzusprechen.

Zum Bild von Magnesium carbonicum (und wohl auch anderen Magnesium-Arzneien) gehört das **anfallsweise, intermittierende Auftreten der Erscheinungen** mit einem Aussetzen oder Untertauchen und späterem, oft erst nach einigen Wochen einsetzendem Wiederauftreten der Beschwerden. Ferner sind die Symptome einem häufigen Wechsel – oft ohne erkennbare äußere Ursache – unterworfen.

Bei *Infektneigung* der Kinder kann es von entscheidender Bedeutung sein in Fällen, wenn die **Kalkmittel und Schwefel versagen** oder wenn bei der elterlichen Generation oder den Großeltern *Hyperthyreose* vorliegt. **Tonsillen sowie Schleim-**

häute der Nase und des Rachens zeigen sich stark hypertrophisch; dementsprechend ist die Nase obstipiert, eine Erkältung löst die andere ab, wenn diese nicht zum ständigen Gast geworden ist. Ich habe in solchen renitenten Fällen schon die erstaunlichsten Rückbildungen der Hypertrophie der Nasenschleimhäute und der stark geschwollenen Tonsillen beobachtet, zusammen mit einer Hebung der Widerstandskraft gegenüber neuen Erkältungen. Manchmal ist es eine scheinbar unbeeinflussbare Appetitlosigkeit mit ständigem Durst, welche an Magnesium carbonicum denken lässt und allein damit gebessert werden kann. Man darf die Magnesium-Arzneien hier nicht außer Acht lassen; sie haben sich mir in verzweifelten Fällen als das entscheidende Konstitutionsmittel erwiesen.

An Magnesium-Arzneien denke man besonders bei **überängstlichen Kindern,** bei denen schon der Anblick des Arztes ein wildes Angstgeschrei, das durch nichts zu beschwichtigen ist, erzeugt. Es ist erstaunlich, wie solche übernervösen, exaltierten Kinder, welche ganze Familien bei Tag und besonders bei Nacht außer Rand und Band bringen, durch Magnesium-Arzneien umgewandelt werden können.

303.6
Arzneimittelbild

Leitsymptome: Große nervöse Unruhe und Überreiztheit, ärgerlich und streitsüchtig, oder voller Ängstlichkeit und Bangigkeit; meint, unheilbar krank zu sein.

Große körperliche Unruhe, kann trotz der Schmerzen nicht ruhighalten, Schmerzen treiben ihn nachts aus dem Bett.

Tagesschläfrigkeit, könnte Tag und Nacht fortschlafen. Kann ab 3 Uhr nachts nicht mehr schlafen.

Besserung der psychischen Angegriffenheit und der somatischen Beschwerden durch Bewegung, besonders an der frischen Luft.

Übler Geruch aller Ausscheidungen (Schweiß, Stuhl, ⊙ **Menstrualblut**, Harn), Foetor ex ore.

Verschlimmerung vieler Beschwerden durch Wärme (zum Beispiel Husten, Kopfschmerzen, Zahnschmerzen, Gliederschmerzen), trotz vorhandener Frostigkeit, daher wird auch Kälte nicht ertragen.

Kann vor 9 oder 10 Uhr nichts essen. Verlangen nach trockenem Brot.

Spasmen an allen Hohlorganen, zum Beispiel Magen, Darm, Luftröhre (Husten), Uterus mit krampfartigen, kolikartigen Beschwerden. Spasmen an den Gefäßen (Ischämie) sowie Erschlaffung derselben (Neigung zu Synkopen mit Schweißen).

Anfallsweises, periodisches Auftreten der Beschwerden, welche für Tage und Wochen in Latenz gehen können, um dann ebenso unerwartet wieder aufzutreten (zum Beispiel psychische Verstimmung, Magensymptome, Gliederschmerzen). Häufiger Wechsel der Beschwerden sowohl in Bezug auf Lokalisation wie Art der Beschwerden.

Während der Menses oder vor derselben sind alle Beschwerden verschärft beziehungsweise treten neu auf (zum Beispiel Halsschmerzen, Schnupfen, Magenbeschwerden, Gliederschmerzen, psychische Symptome).

Verschlimmerung durch Temperaturextreme: Verschlimmerung durch Kälte, besonders bei lokalen Beschwerden. Verschlimmerung des Allgemeinbefindens durch Wärme, der Hautsymptome durch Bettwärme.

Aufregung <, Ärger <, Schreck < (besonders infolge von Geräuschen).

Nach dem Essen <, daher bei Verdauungsbeschwerden am Abend < nach mehreren Mahlzeiten. Fleisch < (Haut), durch Milch <.

Von 3 bis 5 Uhr < und nach dem morgendlichen Erwachen <.

Nach Schlaf <, auch dem Mittagsschlaf <.

Geist und Gemüt: Große Reizbarkeit und Übererregbarkeit des Nervensystems.

Nach vorübergehender euphorischer Stimmung mit gesteigertem Wohlbefinden und Arbeitslust tritt bald eine **große Gereiztheit, Arbeitsunlust, innere Unruhe und Ängstlichkeit, Schreckhaftigkeit** ein, dabei Schweißausbruch. Im Einzelnen wurden folgende Symptome verzeichnet: „Die Arbeitskameraden gehen mir aus dem Wege, um keinen Streit mit mir zu bekommen. Ich muss ständig an mich halten, um nicht bei jeder Kleinigkeit zu schimpfen. Jedes Gespräch reizt mich zu

303 – Magnesium carbonicum – mag-c

Widerspruch. Keine Lust zu Vergnügungen, will nicht ins Konzert, Kino und Theater."

Ängstlichkeit und Bangigkeit in der Magengrube (mit Übelkeit), als hätte er ein schlechtes Gewissen und als stände ihm ein Unheil bevor. Von ungewöhnlicher Besorgnis erfüllt über die Natur der auftretenden Beschwerden, **glaubt, nicht mehr gesund zu werden.**

☉ **Kind will sich nicht berühren und nicht untersuchen lassen; schreit aus Angst.**

Eingenommenheit des Kopfes, Arbeitsunlust, kann nicht lernen, unfähig zu geistiger Arbeit. Die Tage der geistigen und gemütlichen Beeinträchtigung sind unterbrochen durch einzelne Tage mit guter Arbeitsleistung und gehobener Stimmung.

Bei Bewegung in frischer Luft tritt eine auffallende Besserung aller Geistes- und Gemütssymptome ein.

Kopf: Verstärkter Haarausfall.

Kopfschmerz: Deutlich kongestive Kopfschmerzen und Schwindel, die eine Besserung an der frischen Luft erfahren. Sie zeigen eine **Verschlimmerung bei hartem Auftreten, bei Hitzeeinwirkung und beim Bücken**. Eine zweite Art von Kopfschmerzen ist davon zu unterscheiden: Diese haben meist einen stechenden Charakter, sind in der Mehrzahl der Fälle halbseitig und zeigen neuralgischen oder migräneartigen Charakter (☉ **und bessern sich durch Wärme**).

Zephalgie kongestiv kühle, frische Luft >
Neuralgie zephal Wärme >
Migräne

Augen: Vorübergehende Störungen der Sehkraft (Gefäßspasmen der Retina).

Ohren: Schmerzhaftes Bohren und Stechen im Ohr. Röte und Entzündung des Gehörgangs. Empfindlichkeit gegen Geräusche, schrickt dabei zusammen. Klingen und Läuten im Ohr.

Otitis media chronisch

Nase: Schnupfen, morgens mit verstopfter Nase und wässriger oder schleimiger Absonderung, dabei zum Teil Kopfschmerzen mit Besserung im Freien.

Rhinitis chronisch
Sinusitis chronisch

Gesicht: Fahl, gelblich blass, mit tiefen Nasolabialfalten. Subikterische Skleren.

Nächtliche Gesichtsschmerzen, **muss dauernd umhergehen**, die kranke Seite halten und immer wieder mit dem Kopfe wackeln.

Eiterblüten im Gesicht. Spasmen im Gesicht, als ob Eiweiß darauf eingetrocknet wäre.

Trigeminusneuralgie

Mund: Salziger, bitterer oder saurer Geschmack, schleimiger, pappiger Mund. Brennen auf der Zunge, bitterer Geschmack mit großem Verlangen nach reichlichen Getränken. Trockenheit im Mund, **Verlangen nach sauren, saftigen Früchten**, auch nach Bohnenkaffee und nach pikanten Speisen. **Abneigung gegen warme Speisen. Ekel vor Fleisch**. Weder Hunger noch Appetit, noch Geschmack. **Verlangen nach trockenem Brot**. Hunger, und doch **kein Appetit zu Brot**. Fleisch macht trockene Haut und Hitze. Schmerzhafte Bläschen im Mund.

Aphthen
Stomatitis

Zähne: Zahnschmerzen, früh am Morgen, nachts aus dem Bett treibend, schlimmer im warmen Zimmer, besser durch Druck und durch Kühles. 2 Weisheitszähne brechen durch bei einem Erwachsenen.

Innerer Hals: Rachen verschleimt und zum Räuspern nötigend; Schluckschmerzen, schlimmer morgens. Spontanes Ablösen von übelriechenden Detritus tonsillae.

Tonsillitis chronisch hypertroph

Äußerer Hals: Druckgefühl am Hals, als ob die Atmung behindert wäre; Spannungs- und Druckgefühl, **Anschwellung und Druckempfindlichkeit der Schilddrüse** (bei Prüfern mit leichter Struma). Druck am Hals, als sei das Tuch zu fest gebunden.

Hyperthyreose

Magen: Appetitlosigkeit und Übelkeit morgens. Kann vor 9 oder 10 Uhr nichts essen. Übelkeit, schlimmer durch jede Bewegung, anfallsweise auftretendes Erbrechen von Speisen mit großer Schwäche und Herzschmerzen, Schweißausbruch und kalten Händen. **Sodbrennen und saures Aufstoßen.** Magenkrampf. ☉ **Erbrechen, sauer oder ohne Säure.**

Pädatrophie
Gastritis acida und hypacida
Enteritis

Abdomen: Kolikartige Leibschmerzen mit durchfälligem Stuhl, Grimmen und Kneipen, besser durch Zusammenkrümmen, ☉ **besonders nach Aufregung und geistiger Anstrengung.** Starke Auftreibung des Leibs, erleichtert durch Winde. Häufiges Rumpeln im Bauch. Kolikartige Bauchschmerzen, anfallsweise und sehr heftig auftretend, werden von **Schmerzen in der rechten Schulterpartie begleitet.** Beim Liegen auf der linken Seite. **Gefühl, als ob der Bauchinhalt nach links herüberfalle.** Legt sich deshalb auf die rechte Seite.

Dyskinesie der Gallenwege mit und ohne Koliken
Cholelithiasis
Cholezystitis
Hepatopathie

Rektum und Stuhl: Stuhl des Öfteren **grau und durchfällig**. Obstipation mit hartem, bröckeligem Stuhl, kleinknollig wie Ziegenkot, gelbgrün. Vergeblicher Stuhldrang und Spasmusgefühl im After und Mastdarm[332].

---

332 Kent schreibt Magnesium carbonicum eine Inaktivität des Rektums zu. Diese ist jedoch in den Prüfungen nicht belegt. Alle Anzeichen der Arzneimittelprüfung sprechen für einen spastischen Zustand des Darmkanals.

Durchfall wässrig hinausschießend, sehr übelriechend, schlimmer frühmorgens; ☉ **saure Durchfälle**, der ganze Säugling riecht sauer, die Milch geht geronnen und unverdaut ab.
Jucken im After, Schmerzen wie Nadelstiche. Hämorrhoiden bluten mehrere Wochen lang.

Analekzem
Obstipation
Hämorrhoiden

Blase: Häufiges Urinieren. Blase schmerzt bei jedem Schritt, Stechen in der Blase. Unaufhaltbarer Drang zum Harnlassen. Beim Gehen läuft der Harn unwillkürlich ab.

Harnröhre: Brennen in der Harnröhre beim Harnlassen.

Urin: Harn reichlich und hell.

Geschlechtsorgane:
- weiblich: Gelbschleimige, später wässrige, weißliche, übelriechende Leukorrhö. **Menses auffallend dunkel, selbst pechartig**, schwer auszuwaschen. Blutung **zu früh und zu stark** oder verspätet. Die Menses kann (durch Spasmen) ein bis mehrere Tage unterbrochen sein, um dann erneut einzusetzen. Die Blutung ist nachts stärker als am Tage.
Krampfartige Schmerzen bei der Menses. **Vor und während der Menses treten die verschiedensten Störungen am ganzen Körper auf**, zum Beispiel Halsweh, Schnupfen, Magenbeschwerden, Gliederschmerzen, Frösteln usf.

Leukorrhö
Dysmenorrhö
Menorrhagie
Oligomenorrhö

- männlich: Sowohl vermehrte wie verminderte Libido. Pollutionen. Druck und ziehende Schmerzen in den Hoden. **Brennen und Stechen in der Prostata**, besonders bei Darmbewegung, nach Entleerung der Blase und des Mastdarms jeweils besser werdend.

Prostatahyperplasie
Prostatitis

Husten und Expektoration: Husten von der Trachea ausgehend, trocken oder mit Abhusten von geballtem Schleim. **Husten meist schlimmer im warmen Zimmer**. Krampfartiger Husten gegen 3 Uhr morgens.

Brust: Zeitweise auftretendes Herzklopfen mit Schwindel. Heftiges Herzklopfen und Herzstechen beim Laufen. Bei anfallsweise auftretendem Erbrechen große synkopale Schwäche und Schmerzen in der Herzgegend. Herzklopfen mit Angstgefühl, besser beim Umhergehen.
Erwacht morgens an Übelkeit, Schweißausbruch und Leibschmerzen, dabei kalte Hände.

Extremitäten: Schmerzhafte Zerschlagenheit der Glieder und Muskeln mit Schmerzen bei Druck und Bewegung wie Muskelkater nach Anstrengungen. ⊙ **Beim Liegen auf einer harten Liege werden durch den Druck auf die Wadenmuskeln Wadenkrämpfe ausgelöst.** Tetanische Krämpfe (Tierversuche). ⊙ **Krämpfe in den Muskeln.**
Rheumatoide Schmerzen in allen Muskeln und Gliedern, besonders **nachts oder morgens 3 Uhr. Kann sich nicht ruhighalten. Bewegung bessert oft.** ⊙ **Heftige Schmerzen in Fuß und Unterschenkel mit Kältegefühl;** Patientin verlangt trotz ungewöhnlich heißen Wetters noch eine Bettflasche; das linke Bein fühlt sich bei Berührung deutlich kühler an als das rechte; Verschlimmerung bei einsetzender Bewegung; das Kältegefühl war immer mit Schmerzen verbunden; es handelte sich dabei um einen Gefäßspasmus (Nebenwirkung bei einer mit Magnesium carbonicum behandelten Patientin).
Schmerzen in der rechten Schulter wie verrenkt.

Hartspann
Polyarthritis rheumatisch
Periarthritis humeroscapularis dextra (bei Leberstörungen)
Neuralgie
Neuritis
Thrombophlebitis

Schlaf: Vertiefung des Schlafes und **Tagesschläfrigkeit** werden mehrfach angegeben, ebenso unruhiger und unterbrochener Schlaf. **Kann Tag und Nacht fortschlafen**, trotzdem nach dem Erwachen nicht erquickt. **Schlaflosigkeit ab 3 Uhr.**

Frost und Frösteln: Kältegefühl und Frostschauder, kann auch im Bett nicht warm werden. Starke Hitze, die kaum im Bett bleiben lässt. Hitze mit viel Schweiß, bei Tag und bei Nacht.

Fieber:

Fieber septisch

Schweiß: Übelriechender oder saurer Nachtschweiß.

Haut: Kribbeln und Jucken am ganzen Körper, Ameisenlaufen. – ⊙ **Heftiges Hautjucken überall mit Ausnahme des Gesichts, der Hände und Füße nach dem Baden** (sowohl kalt wie warm). Nesselartige Quaddeln im Gesicht, an Hals und Schultergürtel, die plötzlich auftreten und ebenso rasch wieder verschwinden, um an anderen Stellen wieder aufzutreten. Zum Teil nehmen die Quaddeln durch aufgesetzte Pusteln das Aussehen eines Prurigo simplex acuta an. Diese mit D 12 erzeugte Erscheinung war infolge des Juckreizes sehr lästig und dauerte mehrere Monate.
Bildung akneartiger Knötchen am Kopf und ganzen Körper, Furunkel an allen Teilen.
Haut schmerzhaft bei Berührung; spontane Ruptur von Handvenen mit Bluterguss.
Fleisch essen macht trockene Haut. ⊙ **Hautjucken beim Auskleiden, Haut trocken.** Haarausfall.

Ekzem sezernierend
Acne vulgaris
Dermatomykose generalisiert
Urtikaria

Allgemein: Überempfindlichkeit gegen Kälte. ⊙ **Große Neigung zu Erkältungskrankheiten, besonders des Rachens und der Tonsillen.** Lymphozytose und Vermehrung der Retikulozyten. Neigung zu Abmagerung.

303.7
Dosierung

Zur Verwendung gelangen D 3 bis D 12 und hohe Potenzen. Nach den vom Verfasser vorgenommenen Arzneimittelprüfungen, bei denen sich D 12 außerordentlich wirksam gezeigt hat, kann man zu den höheren Verdünnungen das beste Zutrauen haben.

303.8
Vergleichsmittel

- 2. Gruppe Periodensystem der Elemente: Barium carbonicum, Barium iodatum, Beryllium metallicum, Calcium arsenicosum, Calcium carbonicum, Calcium causticum, Calcium fluoratum, Calcium hypophosphorosum, Calcium iodatum, Calcium phosphoricum, Calcium silicatum, Calcium stibiatum sulphuricum, Calcium sulphuricum, Hepar sulphuris, Magnesium fluoratum, Magnesium iodatum, Magnesium muriaticum, Magnesium phosphoricum, Magnesium sulphuricum, Radium bromatum, Strontium carbonicum.
- Neuralgien, Zusammenkrümmen >, Wärme > : Colocynthis.
- Gliederschmerzen, fortgesetzte Bewegung >, Massieren > : Bellis perennis, Pulsatilla pratensis, Rhus toxicodendron.
- Diarrhö morgens: Aloe socotrina, Podophyllum peltatum, Sulphur lotum.
- Säuglingsdiarrhö, sauer oder übelriechend, Milch geht geronnen und unverdaut ab: Aethusa cynapium, Calcium carbonicum.
- Meteorismus, Völlegefühl im Bauch, alle Magen- und Leberbeschwerden nach dem Essen < : Antimonum crudum, Carbo vegetabilis, Chininum sulphuricum, Lycopodium clavatum, Sulphur lotum.
- Leber- und Gallenblasenstörungen mit Schmerzen in der rechten Schulter: Chelidonium majus, Mandragora officinarum.
- Abendmenschen: Ammonium carbonicum, Aristolochia clematis, Causticum Hahnemanni, Kalium carbonicum, Lachesis muta und die anderen Schlangen-Arzneien, Nux vomica.
- Insomnie nachts 3 Uhr mit Pruritus: Sulphur lotum.
- Verschlimmerungszeit nachts 3 Uhr mit nervöser Erregung oder Angst: Acidum fluoricum, Hedera helix, Iodum purum, Kalium carbonicum, Magnesium fluoratum.
- Chronische, rezidivierende Tonsillitis: Acidum fluoratum, Barium iodatum, Calcium fluoratum, Calcium iodatum, Calcium phosphoricum, Magnesium iodatum, Silicea terra.
- Zahnende Kinder mit ängstlich-verzweifeltem oder ungebärdigem Verhalten: Chamomilla recutita.
- Bewegung in frischer Luft > : Acidum fluoricum, Hedera helix, Iodum purum, Pulsatilla pratensis, Sulphur lotum.
- Nervöse Ruhelosigkeit und Angst, nachts gegen Morgen <, bei Thyreopathien: Acidum fluoricum, Hedera helix, Iodum purum, Magnesium fluoratum.
- Magnesium carbonicum folgt gut auf Sulphur lotum. Nach Magnesium carbonicum folgt gut Mandragora officinarum, Lycopodium clavatum.
- Septische Fieberzustände mit Schüttelfrost und Schweißausbrüchen nach Versagen von Lachesis muta und Pyrogenium und Arsenicum album.
- Sepsis: Acidum carbolicum, Ailanthus glandulosa, Anthracinum, Arnica montana, Baptisia tinctoria, Carbo vegetabilis, Carboneum sulphuratum, Chininum arsenicosum, Carcinosinum, Crotalus horridus, Echinacea angustifolia, Lachesis muta, Pyrogenium, Siegesbeckia orientalis, Staphylococcinum, Streptococcinum, Tarantula cubensis.

303.9
Kasuistik

303.9.1 Affektivitätsstörung mit rezidivierenden Infekten

Ein kleines Mädchen wird von mir von seiner Geburt an ärztlich betreut. Während des 1. Lebensjahres war das Mädchen auffällig. Die Nächte waren durch viel Geschrei unterbrochen, alle Beschwerden steigerten die nächtliche Unruhe ins Unerträgliche. Vom 2. Lebensjahr ab waren die Tonsillen vergrößert und zerklüftet, wodurch Anlass gegeben war zu chronischer Otitis media, die einige Jahre hindurch öfter rezidivierte.

Die homöopathische Behandlung war nicht in der Lage, über die augenblickliche Hilfe hinaus die sehr anfällige Konstitution zu bessern. Es war ein Fall, bei dem man den Eindruck hatte, dass in unserem Arzneimittelgut eine Lücke bestehe, denn alle einschlägigen Arzneien versagten. Die kleine Person hielt die ganze Familie mit ihren immer wiederkehrenden Bronchitiden, Anginen, Mittelohreiterungen, dem schlechten Appetit, zusammen mit der unerhörten Ängstlichkeit, die sich in viel Geschrei bei Tag und Nacht Luft machte, in Atem. Die Eltern konnten sich nicht entschließen, die großen und zerklüfteten Tonsillen enukleieren zu lassen. Schließlich erhielt das Kind im 5. Lebensjahr Magnesium carbonicum. Damit bahnte sich ein Wandel an. Es fing an zu essen, die Tonsillen schrumpften, der Schlaf wurde gut. Es dauerte immer noch etwa 1 Jahr, bis die unerhörte Infektanfälligkeit beseitigt war; doch auch dies gelang durch immer wieder in längeren Pausen wiederholte Verordnung in Verdünnungen D 6 bis D 30. Die hier gemachte Erfahrung kam der Mutter des Kindes zugute. Sie war eine sehr impulsive junge Frau, die sehr zu Zorn geneigt war und sich über ihre Kinder sehr aufregen und auch sehr übertrieben sorgen konnte. Sie litt selbst an häufigen Bronchialinfekten, an chronischer Tonsillitis mit Detritus tonsillae, an Leukorrhö und an einem ungemein heftigen Durst nach kalten Getränken. Trotz reichlicher Nahrungsaufnahme nahm sie ständig an Gewicht ab. Eine leichte Struma ergab für die letzteren Symptome die Erklärung im Sinne einer Hyperthyreose. Wärme konnte sie nicht ertragen, litt aber noch mehr unter der Kälte. Magnesium carbonicum kam durch alle diese Erscheinungen in Frage, nicht zuletzt auch durch die gute Wirkung bei der kleinen Tochter. Magnesium carbonicum D 12 brachte unsere Patientin in einen besseren und stabileren Zustand (nach eigener Beobachtung des Verfassers).

303.9.2 Infektion nosokomial postoperativ

Ein 58-jähriger Diplomingenieur musste wegen eines Gallensteinleidens operiert werden. Nach zunächst komplikationslosem Verlauf trat am Tage der beabsichtigten Entlassung aus dem Krankenhaus ein Schüttelfrost mit hohem Fieber auf. Solche Fieberanfälle wiederholten sich dann mehrmals in Abständen von 2 bis 3 Tagen und ließen sich durch antibiotische Behandlung nicht unter Kontrolle bringen. Da man einen Abszess im Operationsgebiet vermutet hatte, wurde eine zweite Laparotomie angeschlossen, ohne dass ein Grund für das Fieber gefunden werden konnte. Es wurde nun durch Blutkultur eine nosokomiale Infektion festgestellt, eine Beckenvenenthrombose angenommen und die antibiotische Behandlung gegen Staphylokokken intensiv fortgesetzt, ohne einen Erfolg zu zeitigen. Der Chirurg äußerte sich äußerst bedenklich. Nach weiteren 3 Wochen wurde es mir ermöglicht, da man das Letzte versuchen wollte, außerdem Lachesis muta D 12 und Chininum arsenicum D 4 einzusetzen; auch jetzt keine Änderung des Verlaufs. Die Fieberanfälle blieben nicht aus. Wegen des völligen Darniederliegens der Infektionsabwehr und der Annahme einer Beckenvenenthrombose kam nun statt der genannten homöopathischen Mittel Magnesium carbonicum D 6 zum Einsatz, 3-stündlich 1 Tablette bei gleichbleibendem Gebrauch der Antibiotika. Von diesem Tage an ist kein Fieberanfall mehr eingetreten, und die Temperatur normalisierte sich in einigen Tagen.

Post hoc – oder propter hoc? wird hier der Kritiker mit Recht fragen. Wenn ich nicht solche Fälle bei Magnesium-Therapie schon mehrfach gesehen hätte, würde ich mich nicht für das propter hoc entscheiden.

Offenbar gibt es jedoch Fälle, bei denen die sonst hilfreichen Mittel erst ihre Wirksamkeit entfalten können, nachdem Magnesium carbonicum eingesetzt wird (eigene Beobachtung des Verfassers).

303.9.3 Basedow

Eine 45-jährige Telefonistin wird von mir einige Monate lang ohne Erfolg an einer Myokarditis und Herzneurose behandelt. Sie hatte derartige Herzbeschwerden, dass sie ohne Unterbrechung im Bett liegen musste. Als schließlich die erforderliche Krankenhausbeobachtung möglich war, wurde dort eine Erhöhung des Grundumsatzes um 35 % festgestellt, obwohl keine Vergrößerung der Schilddrüse festzustellen war. Während des 9-wöchigen Krankenhausaufenthaltes nahm sie gut an Gewicht zu (65,5 kg), auch hob sich der Allgemeinzustand; eine Senkung des Grundumsatzes war jedoch nicht eingetreten. Sie wurde in weitere ambulante Behandlung entlassen, „da sie für 6 bis 8 Wochen noch nicht arbeitsfähig ist, wie überhaupt der Dienst als Fernsprecherin für sie künftig wohl nicht mehr in Frage kommt". Die letztere Bemerkung aus dem Entlassungsbefund des Krankenhauses entsprach auch durchaus meinem Eindruck. Die nervöse Erregtheit war ungemein heftig. Sie konnte immer nur für kurze Zeit das Bett verlassen und musste meist auch diese Erlaubnis mit nächtlichen Anfällen von Tachykardie büßen. Gegen Morgen bekam sie oft heftige Herzkrämpfe, die, wenn sie in geringerem Maße auftraten, im Halbschlaf wahrgenommen wurden. Morgens lag überhaupt die Zeit der allgemeinen Verschlimmerung mit Depressionen und Unlust. Nachts kamen nicht selten Nachtschweiße und Wallungen. Trotz deutlicher Frostigkeit kann sie keine Wärme ertragen. Zu ihrer Charakteristik ist noch zu ergänzen, dass sie häufig Wahrträume hatte, man kann sagen, an Wahrträumen litt. Die Zeit der Kriegs- und Nachkriegsjahre hatte auch ihre Familie furchtbar mitgenommen, und sie ahnte das Unheil immer in ziemlich präziser Form voraus. Die Verschlimmerung in der Nacht gegen Morgen, in welche Zeit Herzkrämpfe und tachykardische Zustände fielen, die allgemeine Abspannung und Depression am Morgen veranlassten mich, Magnesium in die Wahl zu ziehen. Ich gab ihr, da sie immer auch an Beschwerden vonseiten der Gallenblase mit Unverträglichkeit von Fett und heftiger Verstopfung mit zeitweise grauen Stühlen litt, Magnesium muriaticum D 12. Nach 20 Tagen wurde der Grundumsatz wiederholt und +1,4% festgestellt. Hand in Hand mit dieser objektiv feststellbaren Besserung ging eine subjektive Hebung des Allgemeinzustandes. Sie hatte bereits angefangen, ihren Haushalt wieder in die Hand zu nehmen, der eine volle Arbeitskraft verlangte. Nach weiteren 3 Monaten kehrte sie wieder in ihren Beruf zurück. Diesen versah sie neben ihrem dreiköpfigen Haushalt allein. Es war also eigentlich eine doppelte Arbeit, die sie nun trotz ihrer äußerst sensitiven Konstitution ausübte. Die einzige Arznei, die sie in diesen Monaten erhielt, war Magnesium muriaticum D 12. – Epikritisch ist noch zu ergänzen, dass in der Zeit des Krankenhausaufenthaltes einige Granulome entfernt wurden (eigene Beobachtung des Verfassers).

303.9.4 Prostatahyperplasie mit völliger Ischurie

Ein 70-jähriger Oberregierungsrat i. R. leidet seit 8 Jahren an einer zunehmenden Prostatahyperplasie, die seit 4 Monaten zu völliger Harnverhaltung geführt hat. Er wird seither 3-mal täglich katheterisiert. Nach Aussage des Blasenspezialisten ist eine totale Operation wegen bereits eingetretener Nierenschädigung nicht mehr durchführbar. Er erhält Magnesium carbonicum D 12, 3-mal täglich. Nach 9 Tagen geht der Harn schon teilweise spontan ab. Nach 2 Monaten war die Harnabsonderung völlig normal. Die vorgenommene Kontrolle ergibt keinen vermehrten Restharn. Die Behandlung war ausschließlich mit Magnesium carbonicum D 12, am Schluss mit D 6 durchgeführt worden (eigene Beobachtung des Verfassers).

303.10 Literatur

[1] Allen TF. Magnesia carbonica. Encyclopedia of pure Materia Medica. Bd. 6. New York: Boericke & Tafel; 1874–1880: 85–112

[2] Bissel GW. Magnesium carbonicum. Amerian Journal of Medical Science 1945; 210: 195

[3] Clarke JH. Magnesia carbonica. Dictionary of practical Materia Medica. Bd. 2.1. London: Homoeopathic Publishing Company; 1900–1902: 355–363

[4] Hahnemann S. Magnesium carbonicum. In: Lucae C, Wischner M, Hrsg. Gesamte Arzneimittellehre. Bd. 2. Stuttgart: Haug; 2007: 1088–1111

[5] Hartlaub CC, Trinks CF. Kohlensaure Magnesia. Reine Arzneimittellehre. Bd. 2. Leipzig: Brockhaus; 1828–1831: 257–306

[6] Hughes R. Magnesia carbonica. Cyclopaedia of Drug Pathogenesy. Bd. 3. London: Gould; 1886–1891: 191

[7] Mezger J. Eine Arzneimittelprüfung mit Magnesium carbonicum und Magnesium sulfuricum. Deutsche Zeitschrift für Homoeopathie und deren Grenzgebiete 1944; 60 (9/10): 136–149, 161–177

304   Magnesium fluoratum – mag-fl

lt.: Magnesium fluoratum, dt.: Magnesiumfluorid, engl.: magnesium fluoride

304.1
Substanz

Mineralia – Anorganica – Composita – 2. Gruppe[333] – Magnesiumfluorid – MgF_2

Es handelt sich um tetragonale farblose Kristalle, schwer löslich in Wasser.

Die Substanz wurde vom Verfasser in die Therapie eingeführt. Sie wurde nicht von ihm geprüft, sondern setzte die klinischen Indikationen aus den Anzeigen für Magnesium und Fluor zusammen.

Homöopathische Verwendung findet Magnesiumfluorid.

304.2
Pharmakologie und Toxikologie

Chronische Exposition führt zu Übelkeit und Erbrechen, Zephalgien, Schwindel und Müdigkeit bis hin zu Bewusstlosigkeit.

304.3
Anwendung

Homöopathische Verwendung findet die Zubereitung bei chronischen Infekten im Nasen-Rachen-Raum und bei geriatrischen Erkrankungen (nach Kommission D).

Magnesium fluoratum verdankt seine Einführung dem Bedürfnis, die Wirkungen der Magnesium-Arzneien mit jenen der Fluor-Arzneien zu vereinigen.

Fluor in seinen verschiedenen Verbindungen besitzt eine starke Einwirkung auf das gesamte Bindegewebe samt dem lymphatischen System und den Schleimhäuten, die ihm vorgeschaltet sind.

---

[333] Erdalkalimetalle: Beryllium Be, Magnesium Mg, Calcium Ca, Strontium Sr, Barium Ba, Radium Ra.

Unter den Halogenen entspricht Fluor am meisten allen chronischen Entzündungen (Entzündung der Lymphknoten, der Tonsillen, der Schleimhäute), während Iod häufiger für die akuten und subakuten Entzündungen dieser Gewebe in Frage kommt. Fluor vermag das erschöpfte, toxisch blockierte und gealterte Bindegewebe wieder aufzufrischen und zu tonisieren. Selbst bei chronischen Eiterungen bewährt es sich vielfach.

Magnesium fluoratum als Vereinigung der Wirkung von Fluor und Magnesium ist angezeigt bei den Spätfolgen von allen Keimbesiedelungen mit Viren, Streptokokken, Enterokokken, Staphylokokken und anderen Erregern der Nase, der Nasennebenhöhlen, des Nasen-Rachen-Raums und der Tonsillen einschließlich der Lymphdrüsen. Es ist ein vorzügliches Mittel bei allen fokalen Infekten im Nasen-Rachen-Raum sowie den davon ausgehenden **Intoxikationszuständen** und **Residuen**. Es eignet sich als Basistherapie bei allen **Folgeerscheinungen** durchgemachter *grippaler Infekte*, *Sinusitiden* und *Tonsillitiden* infolge der zurückgebliebenen Toxine wie auch der noch bestehenden chronischen Entzündungen. Oft handelt es sich dabei um Müdigkeit und allgemeine Abspannung, Kopfschmerzen, nervöse Reizbarkeit, Appetitlosigkeit und andere unspezifische Erscheinungen; oft treten rheumatisch-neuralgische Schmerzen und *Myalgien*, Bandscheibenbeschwerden längs der ganzen Wirbelsäule (Halswirbelsyndrom, Schulter-Arm-Syndrom, Brustwirbelsyndrom, Lendenwirbelbeschwerden, Schmerzen im Iliosakralgelenk) oder rheumatische Arthritiden auf. Nach Verabreichung der einschlägigen Nosoden (nach Entfernung eines etwa noch vorhandenen aktiven Fokus) folgt als homöopathisches Drainagemittel Magnesium fluoratum, besonders wenn auf die Gabe des in solchen Fällen gegebenen Sulphur lotum kein voller Erfolg eingetreten ist.

Zunächst sind bei solchen chronischen oder im Übergang von akuten zu chronischen Krankheitsprozessen nach alter homöopathischer Übung Sulphur lotum oder auch Hepar sulphuris die Mittel der Wahl. Wenn man damit im Laufe einiger Wochen nicht vollständig zum Ziele kommt, wie es oft der Fall ist, und es tritt nicht die Symptomatologie eines anderen homöopathischen Mittels in den Vordergrund, so gehe man zu Magnesium fluoratum über. Während dieser Zeit gibt man zweckmäßigerweise die in Frage kommenden Nosoden in einzelnen Gaben. Im Laufe der Behandlung wird dann das angezeigte Konstitutionsmittel ins Blickfeld kommen, womit dann die Behandlung zum Abschluss kommt.

Die im **Senium** Platz greifende Verlangsamung der Stoffwechselvorgänge infolge Hemmung der enzymatischen Prozesse sprechen häufig auf Magnesium-Arzneien an. Auch bei einer Erhöhung des **Cholesterinspiegels** findet es Anwendung. Also auch im Gebiet der Geriatrie besteht ein synergistisches Verhältnis von Fluor und Magnesium. *Brüchige Nägel, Haarausfall, Prostatahyperplasie.*

Die Verbindung von Magnesium und Fluor, MgF_2, besitzt alle Eigenschaften der Magnesium-Arzneien, wovon hier nur die bevorzugte Organotropie zum Stoffwechsel und zu den Verdauungsorganen, besonders der Leber, zu *Gastritis*, *Pädatrophie* und *Milchunverträglichkeit* genannt werden soll. Auch hier fügt Fluor seine eigenen Funktionen hinzu: zum Beispiel wurde bei der Arzneimittelprüfung des Verfassers bei Calcium fluoratum eine deutliche Beziehung zum Pankreas festgestellt, die auch für Magnesium fluoratum Gültigkeit hat.

Die vielfachen Zeichen venöser Stase mit Neigung zu **Thrombose** werden durch den Fluor-Anteil mit seiner Affinität zur kapillaren und venösen Strombahn noch verstärkt. Magnesium fluoratum eignet sich besonders für **chronische *Thrombosen*** und ***Thrombophlebitiden*** mit Infiltration des periphlebitischen Bindegewebes.

Auch bezüglich der **Schilddrüse** vereinigen sich die Fähigkeiten des Magnesiums und des Fluors, da beide Elemente eine Organotropie zu diesem Organ besitzen. Man kann diese Verbindungen mit gutem Erfolg bei *Strumen* aller Art einsetzen. Besonders geeignet erscheint es dem Verfasser bei den Zeichen *vegetativer Dystonie*, die äußerlich oft das Bild einer *Hyperthyreose* (bei normalem Radiojodtest) darbieten. Hier folgt, wie auch sonst, die Fluor-Arznei auf Iodum purum, das für die akutere Phase geeignet ist.

Die wichtigsten **Modalitäten** sind:

Verschlimmerung am frühen Morgen ab 3 Uhr und in den ersten Stunden nach dem Aufstehen (Missstimmung, Abspannung, Appetitlosigkeit und Übelkeit, Benommenheit des Kopfes und Schwindel).

Verschlimmerung nach Schlaf, vor allem nach dem Mittagsschlaf. Depressive Verstimmung, Gereiztheit und Angst, Arbeitsunlust kennzeichnen das geistige Verhalten. Verschlimmerung eine Reihe von Tagen vor der Menses.

Besserung durch Bewegung in der frischen Luft.

Weitere klinische Indikationen: *Chronische Pharyngitis, chronische Tonsillitis, Herzinsuffizienz, Rechtsherzhypertrophie, Koronarsklerose* neben Digitalis purpurea und Strophantus gratus, *Osteoporose.*

304.4

Dosierung

Wurde bis jetzt in seiner Eigenschaft als Funktions- und Drainagemittel fast ausschließlich in D 6 und D 12 2-mal täglich gebraucht.

304.5

Vergleichsmittel

- 2. Gruppe Periodensystem der Elemente: Barium carbonicum, Barium iodatum, Beryllium metallicum, Calcium arsenicosum, Calcium carbonicum, Calcium causticum, Calcium fluoratum, Calcium hypophosphorosum, Calcium iodatum, Calcium phosphoricum, Calcium silicatum, Calcium stibiato-sulphuratum, Calcium sulphuricum, Hepar sulphuris, Magnesium carbonicum, Magnesium iodatum, Magnesium muriaticum, Magnesium phosphoricum, Magnesium sulphuricum, Radium bromatum, Strontium carbonicum.
- Bei den Folgen zurückliegender Infektionskrankheiten mit Entzündungsresten geht oft voraus Sulphur lotum oder Hepar sulphuris, Letzteres bei betonter Empfindlichkeit gegen Kälteeinwirkung.
- Bei zerebraler Atherosklerose folgt gut Strontium carbonicum oder Barium carbonicum. Bei Hyperthyreose ist bei lebhaften Kreislaufstörungen, größerer nervöser Erregung und extremerer Störung der Wärmeregulierung Iodum

purum oder eine Iod-Arznei der Vorzug zu geben, während bei Platz greifender Beruhigung Magnesium fluoratum angezeigt ist.

304.6
Literatur

[1] König P, Swoboda F. Magnesium fluoratum. Documenta Homoeopathica 1987; 8: 231–262

305 Magnesium iodatum – mag-i

lt.: Magnesium iodatum, dt.: Magnesiumiodid, engl.: magnesium iodide

305.1 Substanz

Mineralia – Anorganica – Composita – 2. Gruppe[334] – Magnesiumiodid-Octahydrat – $MgI_2 \cdot 8H_2O$

Es handelt sich um eine farblose, gut lösliche Substanz.

Homöopathische Verwendung findet Magnesiumiodid.

305.2 Anwendung

Homöopathische Anwendung findet die Zubereitung bei Infektneigung, Prostatahyperplasie und Hyperthyreose (nach Kommission D).

Wurde vom Verfasser in die Therapie eingeführt und gegen folgende Erkrankungen verwendet:
1. **Struma**, besonders bei Exsudativen
2. **Hyperthyreosen**
3. **chronische Tonsillitis** und **adenoide Wucherungen des Rachenrings**
4. **chronische Hepatomegalie** (verschiedener Genese)
5. **Prostatahyperplasie**

Der Magnesium-Typus (s. Magnesium carbonicum) ist dabei zu beachten. Bei der Prostatahyperplasie kann ein Versuch mit Magnesium-Arzneien gemacht werden ohne Beachtung der Magnesium-Symptomatik.

305.3 Dosierung

Ab D 8 bis D 30, Letztere besonders bei Hyperthyreosen.

305.4 Vergleichsmittel

2. Gruppe Periodensystem der Elemente: Barium carbonicum, Barium iodatum, Beryllium metallicum, Calcium arsenicosum, Calcium carbonicum, Calcium causticum, Calcium fluoratum, Calcium hypophosphorosum, Calcium iodatum, Calcium phosphoricum, Calcium silicatum, Calcium stibiato-sulphuratum, Calcium sulphuricum, Hepar sulphuris, Magnesium carbonicum, Magnesium fluoratum, Magnesium muriaticum, Magnesium phosphoricum, Magnesium sulphuricum, Radium bromatum, Strontium carbonicum.

305.5 Literatur

[1] Flick R, Novotny I. Magnesium iod. Documenta Homoeopathica 2011; 28: 139–166

---

334 Erdalkalimetalle: Beryllium Be, Magnesium Mg, Calcium Ca, Strontium Sr, Barium Ba, Radium Ra.

306 Magnesium muriaticum – mag-m

lt.: Magnesium muriaticum, dt.: Salzsaures Magnesium, Kochsalzsaure Bittererde, engl.: magnesium chloride

306.1
Substanz

**Mineralia – Anorganica – Composita –
2. Gruppe**[335] **– Magnesiumchlorid-Hexahydrat –
$MgCl \cdot 6H_2O$**

Es handelt sich um farblose, hexagonale, hygroskopische Kristalle von bitterem Geschmack. Natürlich kommt es als Bischofit vor.

Die Herstellungsanweisung ist in den *Chronischen Krankheiten*, Bd. IV, S. 178 beschrieben: „In reiner Kochsalzlösung (aus Kochsalz mit dem gleichem Gewichte, nach glühenden Schmelzen wieder an der Luft zur öligen Konsistenz zerflossener Phosphorsäure durch Destillation ausgetrieben) wird in der Hitze so viel Bittersalzerde aufgelöset, als sich bei 80° Reaum[336] auflösen kann, die Lauge noch heiss durchgeseihet und bei gleicher Wärme eingetrocknet, um diess zerfliessbare Mittelsalz in einem verstopften Glase aufbewahren zu können" ([3]: 1111).

Homöopathische Verwendung findet Magnesiumchlorid-Hexahydrat.

306.2
Anwendung

Homöopathische Anwendung findet die Zubereitung bei Hepatopathien, Dyspepsie, Obstipation, Blaseninkontinenz, Dysurie bei Prostatahyperplasie, Dysmenorrhö, Menorrhagien, Leukorrhö und nervösen Störungen (nach Kommission D).

Die Anwendung in der Homöopathie erfolgt vornehmlich bei *Dyspepsie*, *Hepatopathie*, bei *Dysmenorrhö* mit *Metrorrhagie*, bei *Neuralgien* und *Myalgien*.

306.3
Arzneimittelprüfung

Das salzsaure Magnesium gehört in der Homöopathie zu den hochgeschätzten und häufig gebrauchten Mitteln, obwohl die Prüfungen, auf die sich das Arzneimittelbild stützt, nicht umfangreich sind. Hahnemann hat das Symptomenregister in den Chronischen Krankheiten zusammengestellt, schreibt aber selbst dazu: „Es ist wenig, was ich von dieser Arznei vorzulegen habe." Außer Hahnemann selbst, seinen Schülern Hartlaub, Jahr und Schréter führt er besonders die Ergebnisse des im dunkeln bleibenden Prüfers Nenning und seiner Prüfergruppe an. Diesem in Böhmen lebenden Prüfer war es durch die Gesetze der österreichisch-ungarischen Monarchie verboten, seine Forschungen in das Ausland weiterzugeben.

Wegen dieser nicht befriedigenden experimentellen Grundlage entschloß sich der Verfasser, eine Neuprüfung vorzunehmen. An dieser nahmen im Jahre 1939 16 Personen, acht ärztliche Prüfer und acht weibliche Personen, von denen 2 Ärztinnen und 6 Krankenschwestern waren, teil. Als Prüfstoff wurde ausschließlich D 12 verwendet. Das Alter der Prüfer lag zwischen 23 und 45 Jahren. Jeder Prüfer wurde 2 Wochen lang unter Placebo beobachtet. Die Dauer der Prüfstoffeinnahme betrug im Mittel 28,7 Tage, die Nachbeobachtung etwa 10 Tage.

---

335 Erdalkalimetalle: Beryllium Be, Magnesium Mg, Calcium Ca, Strontium Sr, Barium Ba, Radium Ra.

336 Entspricht 100 °C. Die Réaumur-Skala wurde 1730 vom Naturforscher René-Antoine Ferchault de Réaumur eingeführt und fand vor allem in Frankreich und Deutschland Anwendung. 1901 wurde sie amtlich durch die Celsius-Skala abgelöst. Réaumur teilte seine Skala in 80 gleichgroße Grade ein und nahm als Bezugspunkt die Schmelztemperatur von Eis und den Siedepunkt des Wassers. Sie basierte auf der Ausdehnung von Äthanol, welches eine nichtlineares Ausdehnungsverhalten aufweist.

306.4
Arzneimittelbild

Leitsymptome: Bangigkeit und Ängstlichkeit, Missmut und Verdrießlichkeit.

Große Unruhe und Bedürfnis sich zu bewegen. Morgens unausgeschlafen und müde, kann morgens nicht munter werden.

Allgemeinbefinden und nervöse Beschwerden bessern sich durch Umhergehen an der frischen Luft.

Neuralgien, warmes Einhüllen > und Druck > (Kopf).

Neuralgisch-myalgische Beschwerden, fortgesetzte Bewegung >, Massage >.

Seebäder < und Aufenthalt an der See <.

Leber- und Magenleiden, akut und chronisch mit schafkotartigem Stuhl, mit viel Durst und Sodbrennen.

Verdauungsorgane, Milch <, Zigaretten <, Wein <, kalte Getränke <. Widerwillen gegen Süßigkeiten und gegen Fleisch, aber auch Naschhaftigkeit auf Süßigkeiten.

Aufregung verursacht schlechten Schlaf, Kopfschmerzen und Müdigkeitsgefühl sowie Magenbeschwerden.

Geist und Gemüt: Sehr ängstlich und bange, mit Langeweile. Bang und weinerlich nach dem Mittagessen. Verdrießlichkeit und missmutig nach dem Aufstehen. Verdrießlich und unaufgelegt zu geistiger Arbeit. Unentschlossenheit. Es verdross ihn zu sprechen, er wollte einsam seinen Gedanken nachhängen.

Hypochondrie durch Gastro- und Hepatopathien

Kopfschmerz: Eingenommenheit des Kopfes mit Völlegefühl. Schwere und Drücken im Kopf mit Hitzegefühl. Kopfschmerzen nach Aufregung.

Die Kopfschmerzen und die Symptome des Geistes und Gemüts **bessern sich durch Bewegung in der frischen Luft**; sie verschlimmern sich durch Erschütterung.

Reißende, bohrende Kopfschmerzen, morgens früh einsetzend. Durch Einhüllen des Kopfes und starken Druck bessern sich Kopfschmerzen.

Neuralgie zephal

Nase: Schnupfen mit wunden, schorfigen Nasenlöchern, mit reichlicher Schleimabsonderung oder verstopfter Nase, Verlust des Geruchssinnes. Ausfluss widrigen, eiterartigen Nasenschleims.

Rhinopharyngitis chronisch

Gesicht: Lippen brennend, aufgesprungen. **Gesicht blassgelb. Subikterus. Reißende Gesichtsschmerzen.**

Mund: Bitterer, saurer oder pappiger Geschmack im Mund. **Große Trockenheit im Mund. Kaum zu stillender Durst.** Zunge wie Leder. **Zunge brennend.** Zahnfleisch geschwollen und schmerzhaft, leicht blutend.

Zähne: Zahnschmerzen, besser durch Warmes.

Innerer Hals: Wundschmerz im Hals, schlimmer beim Schlucken, Trockenheit und Rauheit im Hals oder Bildung zähen, fadenziehenden Schleims.

Äußerer Hals: Verdickung der Schilddrüse mit Gefühl der Enge am Hals, am 3. Tag einsetzend und über die ganze Prüfung anhaltend.

Hyperthyreose
Thyreopathie

Magen: Heftiges **Sodbrennen** nach dem Essen, verbunden mit Brechreiz und Würgen, Verschlimmerung beim Bücken, besser beim Hintenüberstrecken, an den meisten Tagen beobachtet. Magenschmerzen mit krampfhaftem Erbrechen; Liegen und Überwärmen bessert. Übelkeit mit Ohnmachtsgefühl im Hals, Aufsteigen in den Hals.

Gastritis

Abdomen: Schmerzen in der Lebergegend, nach dem Erbrechen und nach dem Durchfall Erleichterung. Übelkeit in den Mittags- und Abendstunden oder nach dem Abendessen. Appetitlosigkeit.

⊙ **Drückender Leberschmerz, am schlimmsten beim Liegen auf der rechten Seite. Starke Flatulenz**, Leib aufgetrieben, übelriechende Winde. **Krämpfe, Kneipen und Schneiden** im Bauch, besser durch Druck und Zusammenkrümmen.

Dyspepsie
Hepatopathie chronisch
Colitis ulcerosa

Rektum und Stuhl: Stuhl knollig-hart, massig, wie Schafkot oder wie verbrannt, grau. Verstopfung während der ganzen Prüfungszeit. **Stuhl mit Schleim überzogen** oder **Durchfall** mit heftigem Drang, grünlich. Durchfall nach reichlichem Obst.
Vergeblicher Drang zum Stuhl. Gefühl, als gehe der Stuhl wieder zurück.
Bei und nach dem Stuhl Brennen und Schründen im After. Vorfall des Afters bei dem Durchfall. **Nach dem Stuhl Leibweh und Übelkeit.**

Obstipation
Hämorrhoiden

Blase: Harnabgang nur unter Anstrengung der Bauchmuskeln. Öfteres Harnen mit Brennen in der Harnröhre. Unwillkürliches Harnen beim Gehen, und als er den Harn, stillstehend, lassen wollte, ging keiner ab. Gefühl, als ob er den Harn nicht halten könne. Der Harn geht nur tröpfelnd ab und es bleibt immer noch etwas zurück.
Schmerzhafte Blasenentleerung (bei einem Manne); Schmerz bei voller Blase zum Zusammenkrümmen zwingend. Die Schmerzen sind von krampfartigem Charakter und bessern sich bei Bettwärme.

Blasenatonie

Prostata:

Prostatahyperplasie

Urin: Harn dunkelgelb, riecht scharf.

Geschlechtsorgane:
- weiblich: **Menses dunkel, in schwarzen Klumpen.** Menses zu früh und zu stark, erscheint wieder bei einer in den Wechseljahren stehenden Frau, nachdem sie bereits ausgeblieben war. **Große Aufgeregtheit bei der Menses.** Leukorrhö nach dem Stuhl und dem Harnlassen.

Leukorrhö
Metrorrhagie
Kongestion uterin

- männlich: Erektionen morgens. Schmerzen in den Hoden, wie im Samenstrang und Kreuz.

Larynx und Trachea: Heiserkeit mit Wundheitsgefühl in der Kehle und Brust. Hitze und Trockenheit in der Kehle.

Laryngitis

Husten und Expektoration: Nachts öfter bei trockenem Husten erwacht, wozu sie sich aufsetzen muss. Husten mit Kribbeln im Hals, mit zähem Schleimauswurf. Tiefer, rauer, angreifender Husten, mit rauer Sprache, Pfeifen in der Kehle und leichtem Auswurf salzig-süßlichen Schleims. Im Freien ist ihr schlimmer auf der Brust; jedes Einatmen reizt zum Husten.

Bronchitis

Brust: Herzstiche, den Atem versetzend. Herzklopfen im Sitzen, bei Bewegung vergehend. Starkes Herzklopfen, mit Pulsieren der Adern.

Rücken:

Wirbelsäulensyndrom

Extremitäten: (Ein schon vor der Prüfung vorhandener Kreuzschmerz mit **linker Ischialgie** steigert sich erheblich; beim Pressen zum Stuhl, beim Husten, Niesen und Schnäuzen schießt ein blitzartiger Schmerz in das linke Bein ein. Scharfes Anwinkeln des Beines im Knie- und Hüftgelenk erleichtert den Schmerz. Bewegung verschlimmert anfänglich, Besserung bei fortgesetzter Bewegung. Druck auf den Hüftnerv in ganzer Länge ist schmerzhaft[337]. Kann ab 3 Uhr wegen Ischialgie nicht schlafen.)

Schmerz in Kreuz und Hand- und Fußgelenk sowie in der Achillessehne, besser durch Wärme und durch Massieren.

(Schmerz im N. ischiadicus nach mehrstündiger Radfahrt, schlimmer beim Sitzen und Stehen, besser beim Herumgehen, am besten in der Wärme. Ein Vierteljahr vorher hatte sie eine ähnliche Ischialgie.)[337]

Lumbalgie mit Schmerz beim Bücken und Bewegung. (Die schon vor der Prüfung vorhandenen Gliederschmerzen steigern sich; heftiger Schmerz im linken Oberarm, besser durch Hochheben und durch Wärme.)[337]

Rheumatische Schmerzen, vorwiegend reißender Art. Sie bessern sich durch fortgesetzte Bewegung und durch Wärme. Eingeschlafenheitsgefühl der Glieder. **Muskelkrämpfe** in den Waden, die ganze Nacht, wovon ein Schmerz zurückbleibt. **Unruhe in den Füßen**, sodass er sie immer bewegen muss.

Hitzegefühl am ganzen Körper in der Nacht, Schweiß mit Durst. Hitze in den Füßen, vor Mitternacht, sie muss sie aus dem Bett strecken.

Myalgie
Neuralgie

Schlaf: Tagesschläfrigkeit. Der Schlaf ist nicht erfrischend, früh ist er müde. **Früh ist sie unausgeschlafen**, kann die Augen nicht aufbringen. Viel Gähnen.

Schlaf nachts sehr unruhig. Kann erst sehr spät einschlafen. **Abends im Bett, sobald sie nur die Augen schließt, Unruhe im ganzen Körper.** Nachts konnte sie an keiner Stelle Ruhe finden und musste sich immer umwenden. Um 2 Uhr nachts erwachte er und konnte eine Stunde nicht schlafen; **Unruhe trieb ihn zu beständigem Umhergehen** im Zimmer, dabei säuerlicher Mundgeschmack.

---

337 Diese Zeichen von 2 Prüfern, die nicht voll den Anforderungen entsprechen, die man an die Gesundheit der Prüfer stellen soll, habe ich hier aufgenommen, da die Symptome durchaus den Modalitäten entsprechen, wie man sie vielfach mit Magnesium muriaticum heilen kann.

Insomnie

Schweiß: Neigung zu übelriechenden, die Wäsche gelbfärbenden **Achselschweißen**.

Haut: Kopfschuppen und Haarausfall verschlimmern sich.

Ein zu Beginn der Prüfung vorhandenes mykotisches Ekzem beider Füße, nässend und stark juckend, nässt vom 20. Tag ab nicht mehr und ist gegen Ende der 26 Tage dauernden Prüfung praktisch verschwunden. 8 Tage nach Ablauf der Prüfung zeigt es sich wieder und nimmt allmählich wieder den gleichen Zustand an.

Dyshidrosis lamellosa sicca, mit der der Prüfer behaftet ist, und die in den Tagen vor Beginn der Prüfung wieder aufgeflammt war, juckt nicht mehr und verschwindet. Heftiges Jucken der Haut, das durch Kratzen vergeht oder an einer anderen Stelle wiederkommt. Gefühl von Ameisenlaufen oder von auf der Haut kriechenden Würmern.

Hühneraugen entzünden sich.

Verruca
Epitheliom

Allgemein: Gewichtsabnahme in Verbindung mit den dyspeptischen Beschwerden und der Thyreopathie.

Fette Speisen und Zigaretten werden nicht ertragen. ☉ **Milch wird nicht ertragen** (Übelkeit, Magenbrennen, Durchfall). **Unverträglichkeit von Wein. Verlangen nach Kuchen.**

Nach 5-minütlichem Bad in der Nordsee wird sie schwach, sie konnte vor Schwäche kaum sprechen. Ohnmachtsanfall beim Mittagessen, mit Ängstlichkeit, Übelkeit und Gesichtsblässe; sie zittert am ganzen Körper; sodann Aufstoßen, worauf ihr besser wird.

Nach **Aufregung** sehr schlechter Schlaf, Kopfschmerzen, Müdigkeit und Bangigkeitsgefühl auf der Brust.

Tagesschläfrigkeit und Müdigkeit mit Schwere in den Gliedern.

chronisches Fatigue-Syndrom

306 – Magnesium muriaticum – mag-m

306.5
Dosierung

In allen Potenzen, von der D 3 ab verwendbar. Dilutionen erst ab D 1 lieferbar, Triturationen ab D 2 herstellbar.

306.6
Vergleichsmittel

2. Gruppe Periodensystem der Elemente: Barium carbonicum, Barium iodatum, Beryllium metallicum, Calcium arsenicosum, Calcium carbonicum, Calcium causticum, Calcium fluoratum, Calcium hypophosphorosum, Calcium iodatum, Calcium phosphoricum, Calcium silicatum, Calcium stibiato-sulphuratum, Calcium sulphuricum, Hepar sulphuris, Magnesium carbonicum, Magnesium fluoratum, Magnesium iodatum, Magnesium phosphoricum, Magnesium sulphuricum, Radium bromatum, Strontium carbonicum.

306.7
Literatur

[1] Allen TF. Magnesia muriatica. Encyclopedia of pure Materia Medica. Bd. 6. New York: Boericke & Tafel; 1874–1880: 112–131

[2] Clarke JH. Magnesia muriatica. Dictionary of practical Materia Medica. Bd. 2.1. London: Homoeopathic Publishing Company; 1900–1902: 364–369

[3] Hahnemann S. Magnesia muriaticum. In: Lucae C, Wischner M, Hrsg. Gesamte Arzneimittellehre. Bd. 2. Stuttgart: Haug; 2007: 1111–1130

[4] Hughes R. Magnesia muriatica. Cyclopaedia of Drug Pathogenesy. Bd. 3. London: Gould; 1886–1891: 191

[5] Mezger J. Eine Neuprüfung mit Magnesium muriaticum. Allgemeine Homöopathische Zeitung 1974; 219 (3): 94–105

[6] Noack A, Trinks CF. Magnesium muriaticum. Handbuch der homöopathischen Arzneimittellehre. Leipzig: Schumann; 1843–1848

[7] Schréter GA. Kochsalzsaure Bittererde. In: Hartlaub CC, Trinks CF, Hrsg. Annalen der homöopathischen Klinik. Bd. 3. Leipzig: Fleischer; 1830–1833: 134–136

307 Magnesium phosphoricum – mag-p

lt.: Magnesium phosphoricum, dt.: Magnesiumhydrogenphosphat-Trihydrat, engl.: magnesium phosphate

307.1 Substanz

Mineralia – Anorganica – Composita – 2. Gruppe[338] – Magnesiumhydrogenphoshat-Trihydrat – $MgHPO_4 \cdot 3H_2O$

Es handelt sich um ein weißes kristallines Pulver, wenig wasserlöslich. Es schmilzt unter Wasserabgabe und Bildung von Magnesiumdiphosphat.

Homöopathische Verwendung findet Magnesium-hydrogenphosphat-trihydrat.

307.2 Anwendung

Homöopathische Anwendung findet die Zubereitung bei Neuralgien, schmerzhaften Krämpfen des Magen-Darm-Kanals und Dysmenorrhö (nach Kommission D).

Seine **Anwendung** erfolgt bei **Schmerzen krampfartigen und kolikartigen Charakters an allen Hohlorganen**, bei **Koliken** sowie bei **Neuralgien**, bei welchen neben den krampfartigen Schmerzen auch solche schneidender, stechender Art beobachtet werden. Wie bei allen Magnesium-Modalitäten finden wir auch hier den anfallsweisen Charakter mit symptomenfreien Pausen. Die Schmerzen kommen und vergehen plötzlich, sind schlimmer bei Nacht und zeigen deutliche Verschlimmerung bei Kälteeinwirkung. Bewegung bessert nicht, im Gegensatz zu den übrigen Magnesium-Arzneien. Druck und Zusammenkrümmen bessern die Schmerzen, ebenso Wärme.

307.3 Arzneimittelprüfung

Magnesium phosphoricum wurde von H. C. Allen einer Prüfung unterzogen, die in Medical Advance 1889, Dezembernummer, leider zusammen mit klinischen Symptomen veröffentlicht wurde. Diese Arbeit war mir nicht zugänglich. Eine Bearbeitung dieser Veröffentlichung wurde von Hesse vorgenommen. Auf diese stützt sich das folgende Arzneimittelbild, eine Trennung der klinischen Symptome von den Symptomen der Arzneimittelprüfung konnte hier nicht durchgeführt werden [3].

307.4 Konstitution

Der Typus entspricht dem bei Magnesium carbonicum geschilderten, insofern es sich um äußerst reizbare, unruhige Menschen handelt. Es tritt bei Magnesium phosphoricum eine verstärkte Empfindlichkeit gegen Kälte und Verschlimmerung zutage.

Wenn man ein Arzneimittel lediglich auf seine Wirkung auf Schmerzen und Krämpfe hin verordnen will, so ist es wünschenswert, wenn dieses eben nur diese schmale Angriffsfläche besitzt. Dies trifft aber auf Magnesium phosphoricum mit seinen umfassenden konstitutionellen Beziehungen sicher nicht zu. Es dürfte deshalb ratsam sein, bei der Verordnung von Magnesium phosphoricum Vorsicht walten zu lassen. Man wird auch dann, wenn man die Schmerzmodalitäten genau beachtet, doch in manchen Fällen darüber hinaus das Auftreten von Magnesium-Symptomen erwarten müssen. Die Wirkung von Magnesium phosphoricum nimmt ihren Weg über die Gesamtkonstitution in seiner psycho-physischen Ganzheit. Wenn Nebenerscheinungen bei der Verordnung gegen Krampfschmerzen nicht oft beobachtet werden, so dürfte dies meines Erachtens darauf zurückzuführen sein, dass man an diese Möglichkeit zu wenig denkt und dass solche Symptome oft nicht im unmittelbaren zeitlichen Zusammenhang mit

---

338 Erdalkalimetalle: Beryllium Be, Magnesium Mg, Calcium Ca, Strontium Sr, Barium Ba, Radium Ra.

307 – Magnesium phosphoricum – mag-p

der Verordnung, sondern erst mit Verzögerung und auch intermittierend (eine Eigenschaft aller Magnesium-Arzneien) in Erscheinung treten. Solche Erwägungen sollten vor einem gedankenlosen und routinemäßigen Gebrauch warnen. In diesem Sinne ist auch die Bemerkung Kents zu verstehen, wenn er schreibt: Wenn die Prüfung vollständig wäre, hätten wir wahrscheinlich Lebersymptome, da sowohl Magnesium wie Phosphor Lebersymptome besitzen.

307.5
Arzneimittelbild

Leitsymptome: Schmerzen scharf, durchdringend, stechend, wie mit einem Messer, blitzartig kommend und gehend, intermittierend.
Kolikartige Leibschmerzen, besser durch Wärme und durch Zusammenkrümmen.
Sämtliche Beschwerden, durch Wärme >, durch Zusammenkrümmen > (Koliken), Druck >, und durch Kälte in jeder Form < (kalte Luft, Kaltwerden), durch Berührung <, und (im Gegensatz zu den übrigen Magnesium-Arzneien) durch Bewegung <.

Geist und Gemüt: Unmöglichkeit, klar zu denken, auswendig zu lernen, zu studieren. Depression und Ängstlichkeit. Schlaf gestört durch hässliche Träume; Erwachen um 3 Uhr. Tagsüber schläfrig.

Kopfschmerz: Schmerzen in allen Teilen des Kopfes, besonders aber im Hinterkopf beginnend, schießend, stechend, die Stelle wechselnd, intermittierend, stets durch äußere Wärme und durch Druck gebessert. Blitzartig durch den Kopf schießende Schmerzen. Kopfschmerzen wie elektrische Schläge, vom Kopf in allen Körperteile ausstrahlend. Kopfschmerz regelmäßig in der Schule. Kopfschmerzen mit gerötetem Gesicht (klinisch). Schmerzen neuralgischer Art im Gesicht, in den Augen und Ohren.

Neuralgie
Neuritis
Schulkopfschmerz

Nase: Nase wechselt zwischen reichlicher Absonderung und Verstopfung.

Mund: Schlechter, fauler Geschmack im Munde, besonders morgens. Mund wie verbrannt, wie wund.

Zähne:

Odontalgie
Dentitio difficilis

Innerer Hals: Krampfhaftes Zusammenschnüren im Hals.

Magen: Große Abneigung gegen Kaffee. Zahnschmerzen, die Stelle wechselnd, schlimmer von Kälte. ⊙ **Krampfhafter Schluckauf.**

Gastralgie

Abdomen: Kolikartige Schmerzen nach einem Schluck kalten Wassers, besser durch Zusammenkrümmen und Aufstoßen. Blähungsauftreibung des Leibes mit krampfartigen Schmerzen, besser durch Zusammenkrümmen und Wärme. Schmerzhaftigkeit und äußerste Empfindlichkeit des Epigastriums gegen Berührung; saures Aufstoßen, saures Erbrechen jeden Mittag 12 Uhr. Leib von Blähungen aufgetrieben mit kolikartigen Schmerzen, besser durch Druck, Wärme und Zusammenkrümmen.

Cholelithiasis mit Koliken
Darmkolik

Rektum und Stuhl: Unmittelbar nach dem Frühstück plötzlicher Durchfall, zuerst dickbreiig, dann wässrig, zuletzt mit Blut gemischt.

Blase: Krampfhafter Blasenzwang mit beständigem schmerzhaftem Drängen.

Niere:

Nierenkolik

Urin: Phosphaturie, Sand im Harn.

Geschlechtsorgane:
- weiblich: Menses 8 Tage zu früh. Schwellung und Schmerzhaftigkeit der äußeren Genitalien. Kolikschmerzen vor der Menses, nachlassend, sobald das Blut anfängt zu fließen; Wärme bessert.

Dysmenorrhö

- männlich: Fast ständiges geschlechtliches Verlangen seit Beginn der Prüfung.

Rücken: Wundschmerz in Kopf, Rücken, Kreuz.

Ischialgie

Extremitäten: Schmerzen in den Gelenken, Muskeln und Nerven, schlechter durch Bewegung, besser durch Wärme. Rückenwirbelsäule auf 6 Zoll Länge sehr schmerzhaft und empfindlich gegen Berührung wochenlang (Nebenwirkung), bei Verordnung gegen Neuralgie.

Neuralgie
Beschäftigungskrämpfe (zum Beispiel bei Pianisten)
Schreibkrampf

Frost und Frösteln: Übereinstimmend Frostigkeit, die Kälte läuft den Rücken herauf und herunter, oder Gefühl, als ob der Rücken mit kaltem Wasser begossen würde. Es bleibt beim Frost, es folgen weder Hitze noch Schweiß.

Allgemein: Die Prüfer fühlen sich schlechter in Bewegung und besonders im Freien, im Gegensatz zu den anderen Magnesium-Arzneien; sie müssen zu Bett.

307.6 Dosierung

Wenn es als Kolikmittel angewendet wird, D 4 bis D 12. Bei Beachtung der Magnesium-Konstitution auch Hochpotenzen. Es wird empfohlen, Magnesium phosphoricum in heißem Wasser gelöst zu geben.

307.7 Vergleichsmittel

- 2. Gruppe Periodensystem der Elemente: Barium carbonicum, Barium iodatum, Beryllium metallicum, Calcium arsenicosum, Calcium carbonicum, Calcium causticum, Calcium fluoratum, Calcium hypophosphorosum, Calcium iodatum, Calcium phosphoricum, Calcium silicatum, Calcium stibiato-sulphuratum, Calcium sulphuricum, Hepar sulphuris, Magnesium carbonicum, Magnesium fluoratum, Magnesium iodatum, Magnesium muriaticum, Radium bromatum, Strontium carbonicum.
- Kolikschmerzen, besser durch Wärme und Zusammenkrümmen: Colocynthis.

307.8 Literatur

[1] Allen HC. Magnesium phosphoricum. Medical Advance 1889 (Dez)

[2] Clarke JH. Magnesia phosphorica. Dictionary of practical Materia Medica. Bd. 2.1. London: Homoeopathic Publishing Company; 1900–1902: 369–376

[3] Hesse. Magnesia phosphorica nach Prüfung und Krankengeschichten. Zeitschrift des Berliner Vereines Homöopathischer Ärzte 1892; 11 (6): 430–448

[4] Hughes R. Magnesia phosphorica. Cyclopaedia of Drug Pathogenesy. Bd. 4. London: Gould; 1886–1891: 644

308 Magnesium sulphuricum – mag-s

lt.: Magnesium sulphuricum, dt.: Magnesiumsulfat-Septahydrat, Bittersalz, engl.: epsom salts

308.1 Substanz

Mineralia – Anorganica – Composita –
2. Gruppe[339] – **Magnesiumsulfat-Septahydrat** – $MgSO_4 \cdot 7H_2O$

Bei der Substanz handelt es sich um farblose, gut wasserlösliche Kristalle von bitterem Geschmack. Im Temperaturbereich von 1,8–48,2 °C liegt Magnesiumsulfat als Septahydrat vor. Als natürliches Mineral heißt es Epsomit.

Homöopathische Verwendung findet Magnesiumsulfat-Septahydrat.

308.2 Pharmakologie und Toxikologie

Da Sulfate sehr schlecht resorbiert werden, wirken sie osmotisch laxierend.

308.3 Anwendung

Homöopathische Anwendung findet die Zubereitung bei Magen-Darm-Erkrankung sowie Leber- und Gallestörung (nach Kommission D).

Siehe bei Magnesium carbonicum.

Nach der vom Verfasser vorgenommenen Prüfung lässt sich die Beziehung zum **Gallensystem** gegenüber den anderen Magnesiumsalzen, einschließlich Magnesium muriaticum, noch unterstreichen, da bei 3 Prüfern graue Stühle aufgetreten waren, teils mit Durchfall, teils mit Verstopfung. Einer der Prüfer, der weder mit D 12 noch mit D 4 noch mit D 2 in 3-mal täglich gegebenen Dosen reagiert hatte, erhielt 2 Tage lang alle 2 Stunden D 2, worauf er in der Nacht einen Fieberanfall mit 40 °C Fieber erlitt, der im Verlauf von 3 Tagen abebbte. Die körperliche Untersuchung ergab keinerlei Symptome, außer einer deutlichen Druckempfindlichkeit der Gallenblase. Man musste mit Wahrscheinlichkeit einen Anfall von Gallenblasenentzündung, vielleicht ausgelöst durch einen Spasmus der Gallenblase, annehmen. Fett und Fettgebackenes, auch Fleisch und Wurstwaren wurden von den Prüfern verschiedentlich abgelehnt. Bei den alten Prüfungen haben sich die Galle-Leber-Beziehungen allerdings nicht annähernd so deutlich ergeben.

Der **intermittierende Charakter** der Beschwerden zeigte sich, wie bei anderen Magnesium-Arzneien, auch hier wieder auffallend, und zwar bei den Magen-Darm-Symptomen wie auch bei den *rheumatoiden Beschwerden* sowie den anfallsweise auftretenden *Palpitationen*. Dies war so in die Augen springend, dass die Prüfer immer eine andere Ursache als den Prüfstoff glaubten anschuldigen zu müssen, da sie bei gleichbleibendem Einnehmen auch gleichmäßig fortschreitende Symptome erwarteten.

Von den **Modalitäten** lässt sich analog den anderen Magnesium-Arzneien die Besserung vieler Beschwerden bei Bewegung in frischer kühler Luft erkennen, zum Beispiel die psychische Verfassung des Geistes und Gemüts, die *Kopfschmerzen*, die *rheumatoiden Schmerzen*. Außerdem kann man in den Prüfungsprotokollen auch die für die anderen Magnesium-Arzneien geltende Verschlimmerung am frühen Morgen finden. Eisenbahnfahren scheint die Magen-Darm-Symptome *Erbrechen*, *Übelkeit* und heftigen *Durchfall* lebhaft zu erneuern.

Neben den *rheumatoiden Gliederschmerzen* finden wir eine dem Muskelkater ähnliche Schmerzhaftigkeit, besonders an den angestrengten Muskelpartien.

Die Beziehung zu den weiblichen Geschlechtsorganen, die wir von Magnesium carbonicum kennen, klingt nach den alten Prüfungen auch hier an. Bezüglich der Schilddrüse und der männlichen Geschlechtsorgane wurden keine auffallenden Symptome erhalten; man muss jedoch mit der

---

[339] Erdalkalimetalle: Beryllium Be, Magnesium Mg, Calcium Ca, Strontium Sr, Barium Ba, Radium Ra.

Möglichkeit rechnen, dass hier vielleicht eine weniger günstige Auswahl von in dieser Hinsicht nicht disponierten Prüfern vorlag. Denn die Art unserer Prüfungen setzt zum großen Teil eine schon vorhandene Sensibilisierung voraus. Jedenfalls ließ die therapeutische Verwendung bei *Hyperthyreose* und bei *Prostatahyperplasie* eine einwandfreie Wirkung in dieser Richtung erkennen.

308.4
Arzneimittelprüfung

Das Bittersalz wurde vom Verfasser an 14 Personen einer eingehenden Nachprüfung am Gesunden unterzogen. Geprüft wurde hauptsächlich D 12, von einem Teil der Prüfer außerdem D 4 und D 2. Nur einer der Prüfer zeigte mit D 12 keine sichere Wirkung, dagegen wurde bei allen anderen mit dieser Potenz der ganze Umfang des Prüfungsbildes erhalten. Das Ergebnis zeigte weitgehende Übereinstimmung mit den alten Prüfungen. Auch lässt sich die Verwandtschaft mit den anderen Magnesium-Arzneien deutlich erkennen.

Die erste Prüfung wurde von Nenning mit seiner Prüfergruppe vorgenommen.

308.5
Arzneimittelbild

Leitsymptome: Überreiztheit des zentralen und vegetativen Nervensystems.

Starke Gemütsspannungen.

Leber- und Gallenmittel. Graue, meist durchfällige Stühle. Durchfall auf Fettgebackenes, Widerwille gegen fette Speisen.

Intermittierendes Auftreten der Beschwerden, oft mit langen beschwerdefreien Pausen.

Dunkles, klumpiges Menstrualblut. Die Zeit der Menses und die dieser vorausgehenden Tage sind begleitet von Verschlimmerung aller anderen Beschwerden.

Neigung zu Krämpfen an allen Hohlorganen, Spasmen.

Frühmorgens <.
⊙ **Aufenthalt an der See <.**

Bewegung in der frischen Luft >. Eisenbahnfahrten <, ⊙ **Fahren im geschlossenen Auto <**, weniger im offenen Wagen und auf dem Motorrad.

Geist und Gemüt: Bange, trübe Stimmung, als stehe Unglück bevor. Angst wie zum Sterben. Verdrießlichkeit und große Gereiztheit; sehr aufgeregt und empfindlich, übelnehmend.

Alle nervösen Beschwerden des Kopfes, des Geistes und Gemüts sind meist schlimmer am Morgen, besser im Freien, in der frischen Luft und durch Kaltwaschen.

Schwindel: Schwindel und Eingenommenheit des Kopfes.

Kopfschmerz: Kopfschmerzen mit Völlegefühl und Blutandrang oder Reißen, Stechen und Bohren in verschiedenen Teilen des Kopfes.

Nase: Fließ- und Stockschnupfen mit Wundheit der inneren Nase.

Gesicht: Gesichtsfarbe aschgrau. Reißen in den Gesichtsknochen.

Innerer Hals: Halsweh beim Schlucken und Stechen bis ins Ohr; vermehrte Schleimabsonderung im Rachen.

Magen: Durst mit Verlangen nach reichlichen Getränken, auch nach Obst, grünem Salat und derlei kühlenden Speisen. **Trockenheitsgefühl im Mund, bitterer Geschmack**. Schlechter Appetit. Abneigung gegen Fleisch und Wurst. **Abneigung gegen Fett und Fettgebackenes**, Durchfall nach Pfannkuchen. In der Nachwirkung aber auch auffallendes Bedürfnis nach Fett. Übelkeit, Erbrechen, Sodbrennen, Magendrücken, wie wenn man zu viel gegessen hätte.

Gastritis
gastrokardiales Syndrom
Gastroenteritis

Abdomen: Schmerz beim Atmen in der Lebergegend vorn und hinten. Nächtlicher Anfall von Fieber mit Hitze und Frieren mit Druckempfindlich-

308 – Magnesium sulphuricum – mag-s

keit in der Gallenblasengegend; Temperatur bis 40 °C.

Cholezystitis
Cholelithiasis mit Koliken

Rektum und Stuhl: Durchfall von grauer Farbe, Verstopfung mit Stuhl von grauer Farbe, mit Schleim überzogen. Durchfall und Erbrechen, das sich beim Eisenbahnfahrten so steigert, dass sie mehrere Stunden das Klosett kaum verlassen kann.

Obstipation

Blase: Reichliches und häufiges Harnlassen.

Harnröhre: Brennen in der Harnröhre.

Geschlechtsorgane:
- weiblich: Menses zu früh oder zu spät, zu schwach oder zu stark. Blut dick und schwarz. Menses nach 2 Tage aussetzend und dann wiederkehrend. Bei der Menses viele Beschwerden: Schwere im Kopf, Schmerzen in den Oberschenkeln und im Kreuz, 2 Tage vor der Menses wiederholt sich ein Anfall von Übelkeit, Erbrechen und Durchfall, nachdem diese Beschwerden schon einige Zeit sich wesentlich abgeschwächt hatten. Dicke Leukorrhö mit Zerschlagenheitsschmerz in den Schenkeln und im Kreuz.

Brust: Herzklopfen und Kurzatmigkeit bei körperlicher Arbeit. Stechen in der Herzgegend ohne äußeren Anlass. Ein ½-stündiger Anfall von Herzklopfen, der ihn nötigt, die Arbeit zu unterbrechen und niederzusitzen, schlimmer durch Wärme. Erwachen nachts mit starkem Herzklopfen infolge eines angstvollen Traumes.

Rücken: Ischiasartige Schmerzen, schlimmer nachts und in der Ruhe, besser beim Gehen.

Extremitäten: Rheumatoide Schmerzen in der Muskulatur der verschiedensten Körperteile. Starke Schmerzen in der Brustmuskulatur und in den Armen, beim Bewegen wie Muskelkater. Betasten dieser Muskeln macht Schmerzen bei einem Arbeiter, der diese Muskelgruppen anstrengend gebrauchte; er beobachtete einen starken Rückgang der Muskelkraft und Herzklopfen sowie Kurzatmigkeit bei der Arbeit.

Schlaf: Erwacht morgens um 3 Uhr und kann nicht mehr einschlafen. Erwacht nachts mit Herzklopfen. Aufgeregte Träume mit ängstlichem Inhalt. – Unwiderstehliche Tagesschläfrigkeit.

Frost und Frösteln: Frostigkeit, Schüttelfrost.

Fieber: Mit Hitze und Schweiß.

Haut: Juckreiz am ganzen Körper, am schlimmsten im Bett. Juckende Aknepusteln am Rücken. Furunkel im Nacken. Feuchte Hände durch Handschweiß.

Warzen

Allgemein: Verlangen nach Obst, grünem Salat und derlei kühlenden Speisen. Abneigung gegen Fleisch und Wurst. **Abneigung gegen Fett und Fettgebackenes,** in der Nachwirkung aber auch auffallendes Bedürfnis nach Fett.

308.6 Dosierung

Meistgebrauchte Verdünnungen D 6 bis D 12 und hohe Potenzen. Gegen Warzen werden auch tiefe Potenzen von Magnesium sulphuricum und Magnesium muriaticum empfohlen.

308.7 Vergleichsmittel

- 2. Gruppe Periodensystem der Elemente: Barium carbonicum, Barium iodatum, Beryllium metallicum, Calcium arsenicosum, Calcium carbonicum, Calcium causticum, Calcium fluoratum, Calcium hypophosphorosum, Calcium iodatum, Calcium phosphoricum, Calcium silicatum, Calcium stibiato-sulphuratum, Calcium sulphuricum, Hepar sulphuris, Magnesium car-

bonicum, Magnesium fluoratum, Magnesium iodatum, Magnesium muriaticum, Magnesium phosphoricum, Radium bromatum, Strontium carbonicum.
- Verschlimmerung an der See: Carcinosinum, Iodum purum, Medorrhinum, Natrium muriaticum, Tuberculinum.

308.8 Kasuistik

308.8.1 Trigeminusneuralgie

Die Plötzlichkeit des Anfall-Eintrittes war für mich leitend für die Wahl von Magnesium. Es handelte sich um einen jungen Mann von grazilem Körperbau, welcher sich die Schwere der Kriegsgefangenschaft dadurch leichter zu machen suchte, dass er sich als „starschi antifaschist" der sowjetischen Lagerleitung zur Verfügung stellte. Er litt seit Monaten an einer immer heftiger werdenden Trigeminusneuralgie, die von meinen Lagerkollegen Prof. Dr. Barth und Dr. Ott bereits mit Zahnextraktionen, Zahnfleisch- und Alveolarresektionen angegangen, aber in keiner Weise gebessert war. Der Mann war verzweifelt und wollte sich aufhängen, wenn es nicht bald besser mit ihm würde; er war Choleriker; ich zweifle nicht, dass er eines Tages damit Ernst gemacht hätte. Auch hier hatte ich Gelegenheit, den Mann bei seinen Schmerzanfällen zu beobachten, sie kamen urplötzlich, er warf sich dann auf seinem Bett mit plötzlichen Umdrehungen hin und her, sprang inzwischen auch einmal auf, schrie und jammerte vor unerträglichen Schmerzen. Der Habitus des Patienten, die Plötzlichkeit der Anfälle und die Anamnese, welche häufige Muskelkontraktionen in Form von Sehnenhüpfen hier und da, Schluckauf, Schwindelanfälle usw. angab, leiteten mich auf Magnesium, welches auch in diesem Falle in der Art eines Sekundenphänomens die Anfälle zum Stopp brachte; er erhielt Magnesium sulphuricum, gewöhnlichen Zucker āā.

Epikritisch ist zu diesem Fall Folgendes zu berichten: Etwa 2 Monate später bekam der Patient aus voller Gesundheit nach dem Trinken von Alkohol einen so schweren Anfall, dass er nur mit Morphium zu beherrschen war. Der kleine Magnesium-Vorrat war verbraucht, und neues Material war nicht zu beschaffen. Nunmehr schritten wir zur Extraktion zweier weiterer, erst vor Kurzem gefüllter Zähne, der Inhalt des Zahnkanals erwies sich als aashaft stinkend. Seitdem endgültige Heilung (nach Wohlgemuth [7]).

(Diese Krankengeschichte mag auch erweisen, welch großer Spielraum in der Dosis gegeben ist. Mangels einer homöopathischen Potenz gab Wohlgemuth die unpotenzierte Substanz mit sofortigem Erfolg. Es wäre zu erwarten gewesen, dass dieselbe Wirkung mit dem Arzneireiz einer homöopathischen Potenz eingetreten wäre [Verfasser].)

308.9 Literatur

[1] Allen TF. Magnesia sulfurica. Encyclopedia of pure Materia Medica. Bd. 6. New York: Boericke & Tafel; 1874–1880: 131–142

[2] Clarke JH. Magnesia sulphurica. Dictionary of practical Materia Medica. Bd. 2.1. London: Homoeopathic Publishing Company; 1900–1902: 376–379

[3] Heneke K. Beiträge zur Pharmakodynamik. Magnesia sulphurica. Neues Archiv für die homöopathische Heilkunst 1844; 1 (3): 187–188

[4] Hughes R. Magnesia sulphurica. Cyclopaedia of Drug Pathogenesy. Bd. 3. London: Gould; 1886–1891: 191–196

[5] Mezger J. Eine Arzneimittelprüfung mit Magnesium carbonicum und Magnesium sulfuricum. Deutsche Zeitschrift für Homoeopathie und deren Grenzgebiete 1944; 60 (9, 10): 136–149, 161–177

[6] Nenning. Schwefelsaure Bittererde. (Magnesia sulphurica). Annalen der homöopathischen Klinik 1833; 4: 466–486

[7] Wohlgemuth H. Zur Homöopathie der Trigeminusneuralgie. Deutsche Homöopathische Monatsschrift 1960: 79

309 Magnolia grandiflora – magn-gr

lt.: Magnolia grandiflora, dt.: Magnolie, engl.: magnolia

309.1 Substanz

Plantae – Magnoliaceae (Magnoliengewächse) – **Magnolia grandiflora**

Es handelt sich um einen immergrünen, bis 24 m hohen pyramidenförmigen Baum mit glatter grauer Rinde. Die Blätter sind 12 bis 23 cm lang und 5 bis 10 cm breit, umgekehrt elliptisch oder eiförmig. Die Blüten sitzen aufrecht becherförmig, sind 15 bis 20 cm groß, wachsartig weiß. Die braunfilzigen Früchte sind eiförmig. Die Samen leuchtend rot. Die Pflanze ist in den USA von Nord-Carolina, Texas bis Florida heimisch.

Homöopathische Verwendung finden die frischen Blüten.

309.2 Pharmakologie und Toxikologie

Es finden sich Sequiterpenlactone vor allem Melampomagnolide A und B, Magnolialid, Lignan wie Magnolol und Honokiol und ätherisches Öl. Es besteht eine antitumorale und eine antimikrobielle Wirkung.

309.3 Anwendung

Volkstümliche Anwendung fand die Droge bei Malaria, Hypertonie und Erkrankungen des rheumatischen Formenkreises.

309.4 Arzneimittelbild

Dem Arzneimittelbild wurden die Angaben von Clarke (Dictionary) zugrunde gelegt, der sich auf das Handbuch von Allen stützt.

Leitsymptome: Schmerzen rheumatischer Art, häufig den Ort wechselnd oder alternierend.
Rheumatische Schmerzen in der Brust- und der Herzgegend.
Luftzug <, besonders bei feuchtem Wetter <. Bei trockenem Wetter >.

Kopfschmerz: Neuralgische Schmerzen im Kopf.

Geschlechtsorgane:
- weiblich: Blutige Leukorrhö im Intermenstruum. Menses verspätet, blass und spärlich.

Brust: Schmerzen in der Brust mit Erstickungsgefühl. Steifigkeit in den Flanken der Brust wie nach Luftzug bei Überhitzung. Schmerzen in der Herzgegend, beim Tiefatmen, beim Liegen auf der linken Seite, am Morgen beim Aufstehen. Die Brustschmerzen wechseln mit Schulterschmerzen, Schmerzen in der Herzgegend wechseln mit Schmerzen in der Milzgegend.

Rücken: Rheumatoide Rückenschmerzen.

Extremitäten: Rheumatische Schmerzen im Rücken und den Gliedern, wandernd. Steifigkeit durch geringsten Luftzug bei feuchtem Wetter. **Abneigung gegen Bewegung.**

309.5 Dosierung

Im Allgemeinen D 3 bis D 12.

309.6 Vergleichsmittel

- Wegen der Symptome wie Verschlimmerung durch Luftzug bei feuchtem Wetter und nach Überhitzung ist Magnolia grandiflora mit Rhus toxicodendron zu vergleichen, von welcher sie sich aber deutlich durch die Abneigung gegen Bewegung unterscheidet.
- Verlangen Bewegung: Rhus toxicodendron, Pulsatilla pratensis, Hedera helix.
- Weitere Vergleichsmittel: Dulcamara, Thuja occidentalis.

309.7 Literatur

[1] Clarke JH. Magnolia grandiflora. In: Clarke JH, Hrsg. A Dictionary of practical Materia Medica. London: The Homoeopathic Publishing Company; 1900–1902: 388–390

310 Mancinella hippomane – manc

lt.: Hippomane mancinella, syn.: Hippomane dioica, dt.: Manzinellenbaum, engl.: manganeel apple

310.1 Substanz

Plantae – Euphorbiaceae (Wolfsmilchgewächse) – **Mancinella hippomane**

Es handelt sich um monözische[340] 3 bis 20 m hohe Bäume, die einen ätzenden giftigen Milchsaft enthalten. Die langstieligen, elliptischen Blätter stehen wechselständig, sind gezähnt und weisen am Übergang zum Blattstiel eine dunkelrote kugelige Drüse auf. Sie zeigen eine deutliche Netznervierung durch Blattadern an der Blattoberseite. Die männlichen und weiblichen Blüten sind klein, gelblich bis rosa. Im Spanischen heißt er Mancinella della muerte (Äpfelchen des Todes).

Verbreitet ist der Baum entlang der Meeresküsten von Florida und Mexiko bis über die Westindischen Inseln und Zentralamerika hin nach Kolumbien und Venezuela. Er wird auch in Afrika und Indien beschrieben.

Homöopathische Verwendung finden zu gleichen Teilen die frische Rinde, die Früchte und die Blätter.

310.2 Pharmakologie und Toxikologie

Hauptinhaltsstoff ist das giftige Mancinellin, ein Diterpen vom Tiglian-Typ[341], welches karzinogen ist. Diese Wirkung beruht wahrscheinlich auf einer Aktivierung der Protein-Kinase C. Neben der karzinogenen Wirkung ist auch eine tumorprotektive und zytostatische Wirkung nachgewiesen worden. Daneben findet sich durch Hemmung von Nikotinamidadenindinukleotidphosphat (NADPH) eine Hemmung der mitochondrialen Zellatmung.

Tigliane wirken sehr stark haut- und schleimhautreizend mit Bläschenbildung, die nachher ohne Eiterung verschwinden mit folgender Abschuppung. Bei Inkorporation beobachtet man unter anderem Krämpfe, Magenschmerzen, Diarrhö, Arrhythmien, Schwindel. Arbeiter, welche diese Bäume umhauen, sind durch den milchartigen Saft gefährdet, indem sie Hautausschläge und heftige Entzündung der Augen erleiden. Selbst der Rauch des brennenden Mancinellaholzes ist den Augen schädlich. Menschen, denen der Tau der Bäume auf den unbedeckten Kopf herabtropft, bekommen die typischen Bläschenausschläge.

310.3 Anwendung

Die Eingeborenen haben den Saft als Pfeilgift verwendet, auch als Ätzmittel bei syphilitischen Geschwüren wurde er gebraucht. Volkstümliche Anwendung findet die Substanz bei Paresen und Exanthemen auf den Westindischen Inseln, Ulzera und Elephantiasis in Kuba.

Homöopathische Anwendung findet die Zubereitung bei Dermatosen, Entzündungen von Mund und Rachen sowie Dysthymien (nach Kommission D).

Gegen bläschenartige Hautausschläge wurde es unter anderem von A. Stiegele empfohlen.

Neben den Hauterscheinungen haben für den homöopathischen Gebrauch noch die geistigen Symptome auf Empfehlung von Hering Beachtung gefunden, der davon Erfolge gesehen hat bei psychischen Störungen, die mit Angst, den Verstand zu verlieren, verbunden waren.

---

340 Einhäusig, d. h., bei Samenpflanzen befinden sich weibliche und männliche Blüten auf einer Pflanze.

341 Diese Klasse der Diterpene findet sich besonders in den Euphorbiaceae, den Wolfsmilchgewächsen, wie zum Beispiel Croton tiglium.

310.4
Arzneimittelbild

Geist und Gemüt: Die Gedanken vergehen plötzlich. Sie vergisst, was sie tun will. Fürchtet, den Verstand zu verlieren. Gefühl von unnatürlicher Leichtigkeit, als flöge man durch die Luft. Tiefe innere Ruhe. Heiterkeit. Traurigkeit. Stumpfheit des Geistes mit Gleichgültigkeit.

Depression
Mutismus [5]

Augen: Heftiges Brennen der Augen mit Lichtscheu und Entzündung der Bindehaut und der Augenlider. Brennen in den Augen, nur wenn man sie schließt.

Konjunktivitis

Mund: Weißbelegte Zunge, Brennen und Prickeln. Mund und Zunge sind mit kleinen Bläschen bedeckt. Übelriechender Speichelfluss. Der Mund ist so schlimm, dass er nur flüssige Nahrung zu sich nehmen kann.

Stomatitis

Innerer Hals: Das Zäpfchen hängt lang herab. Tonsillen sind geschwollen.

Magen: Wiederholtes grünes Erbrechen.

Abdomen: Kolik.

Rektum und Stuhl: Grüne oder blutige Entleerungen bei Kolik.

Haut: Jucken, Stechen und Brennen im Gesicht mit aufsteigender Hitze, das Gesicht ist gerötet und geschwollen. Am nächsten Tag bilden sich **kleine Bläschen von der Größe eines Stecknadelkopfes mit gelber Flüssigkeit gefüllt**. Am folgenden Tag vergehen sie durch Abschuppung. Große Blasen, besonders an den Fußsohlen. Frieselartiges Erythem.

Pemphigus
Erysipel

310.5
Dosierung

D 4, D 3.

310.6
Vergleichsmittel

- Euphorbiaceae: Acalypha indica, Croton tiglium, Euphorbia resinifera, Hura brasiliensis, Stillingia silvatica.
- Ferner Cantharis, Mezereum, Rhus toxicodendron.

310.7
Literatur

[1] Allen TF. Mancinella. Encyclopedia of pure Materia Medica. Bd. 6. New York: Boericke & Tafel; 1874–1880: 142–150

[2] Bute, Hering C. Mancinella. Allgemeine Homöopathische Zeitung 1850 (2): 127

[3] Clarke JH. Mancinella. In: Clarke JH, Hrsg. Dictionary of practical Materia Medica. Bd. 2.1. London: Homoeopathic Publishing Company; 1900–1902: 396–399

[4] Hering C. Mancinella. Allgemeine Homöopathische Zeitung 1850 (2. Suppl.): 127

[5] Voisin H. Materia medica des homöopathischen Praktikers. 3. Aufl. Heidelberg: Haug; 1991: 805–808

311 Mandragora officinarum – mand

syn.: Mandragorae radix, Mandragora e radice siccato, dt.: Alraunwurzel, engl.: mandrake

311.1 Substanz

Plantae – Solanaceae (Nachtschattengewächse) – **Mandragora officinarum**

Bei der Alraune handelt es sich um eine bodennahe, stängellose Pflanze, die ihre ganze Kraft in die bis zu 50 cm große Wurzel steckt. Diese ist stark gegabelt und erinnert manchmal an eine menschliche Gestalt. Der Wurzelstock und die Blätter sondern einen unangenehm schwefeligen Geruch ab. Die Blütezeit ist von März bis April, wobei sich im Frühsommer an den in der Mitte der Pflanze von der bodenständigen Blattrosette umgebenen, hellgelb bis violett gefärbten Blüten 2 bis 4 cm große, kugelige, essbare Früchte bilden. Mit dem Reifen der Früchte, die sich gelb-orange färben, vergilben die runzeligen Blätter, bis die Blattrosette vollständig verschwunden ist und überirdisch nur noch die Früchte sichtbar bleiben. Die Pflanze ist im Nahen Osten und in den Mittelmeerländern heimisch.

Das Wort Alraune stammt aus dem Althochdeutschen und bedeutet Geheimnis. Die Alraune ist ein altbekanntes und bedeutsames Arzneimittel und wurde schon im Papyros Ebers[342] erwähnt. Pythagoras[343] gibt an, dass die Mandragora wegen ihrer menschenähnlichen Wurzel im Kultus sämtlicher Völker als Zaubermittel verwandt wurde. Alle Überlieferungen sind mit einem geheimnisvollen Zauber umgeben. Als Liebestrank wird sie in der Bibel erwähnt, den der Erzvater Jakob von seiner Ehefrau Rahel erhielt, nachdem er seine Liebe der Nebenfrau zugewandt hatte. Bei den Griechen galt die Wurzel, welche den Menschen in die Abgründe seiner Triebhaftigkeit stürzte, als das Kraut des giftigen Liebeszaubers, mit dem die Zauberin Zirke die Menschen ihres Menschentums berauben und sie in Tiere verwandeln konnte. Sie war der Hekate, der Göttin der Unterwelt, geweiht. Diese vermochte damit Tollheit und Wahnsinn zu erregen und zur Liebesleidenschaft zu zwingen. Das frühe Christentum sah in dieser Wurzel das Sinnbild des in die Triebhaftigkeit und den Wahnsinn verstrickten Menschen.

Homöopathische Verwendung findet zur Herstellung von Mandragora officinarum die Wurzel (Hager).

Cave: Die Herstellung einer homöopathischen Zubereitung aus den oberirdischen Pflanzenteilen der Alraune wird Mandragora ex herba genannt.

311.2 Pharmakologie und Toxikologie

In der Wurzel finden sich Solanaceen-Alkaloide wie Scopolamin und Hyoscyamin. Ihre Wirkung ist atropinähnlich, also parasympatholytisch, sedativ, spasmolytisch und mydriatisch.

311.3 Anwendung

Historische medizinische Anwendung bei Schmerz- und Erregungszuständen, Depression und als Schlafmittel. Es wurde zur Sedation vor chirurgischen Eingriffen verwendet. Wegen ihrer den Geschlechtstrieb bei Männern wie bei Frauen erregenden Wirkung war sie als Mittel gegen Unfruchtbarkeit und als Emmenagogum gebraucht. Paracelsus[344] kannte sie noch bei Nierensteinleiden, er reihte sie unter die Sedativa bei Epilepsie, beim Veitstanz und beim Husten ein. Dann reißt der Gebrauch in der Medizingeschichte fast vollständig ab. Anthroposophisch medizinische Verwendung findet die Alraune bei Gicht und Erkrankungen des rheumatischen Formenkreises.

---

[342] Ein ca. 20 m langer medizinischer Papyrus des alten Ägyptens, der heute in der Universitätsbibliothek Leipzig aufbewahrt wird.

[343] Pythagoras von Samos, 570–510 v. Chr., griechischer Gelehrter.

[344] Theophrastus Bombastus von Hohenheim (1493–1541), Schweizer Arzt und Gelehrter.

Homöopathische Anwendung findet die Zubereitung bei Zephalgie, Herz-Kreislauf-Beschwerden, Dyspepsie bei Leber-Galle-Störungen sowie Ischialgie (nach Kommission D).

Das Zentralnervensystem erweist sich verändert sowohl im Sinne einer *Euphorie* wie einer *Depression*. Ein Zusammenhang mit spastischen Vorgängen lässt sich erkennen an einer Besserung der *Depression* nach Einsetzen einer Diurese. Bemerkenswert ist das Auftreten von Schläfrigkeit, „als habe man ein Schlafmittel genommen", bei D 12.

Das Auftreten von *Anästhesie der Haut*, die sich über den ganzen Körper ausbreitete, wurde bei D 4 bemerkt.

Die Sinnesorgane, besonders Augen und Ohren, sind überempfindlich und gereizt. Klinisch zeigt sich eine **Angina pectoris**, die sich in Ruhe und im Liegen bessert, aber auch eine Abhängigkeit von den Verdauungsorganen im Sinne des **gastrokardialen Syndroms** mit Besserung bei Stuhlentleerung erkennen lässt.

Am Kreislauf werden allgemein **Kopfkongestionen** hervorgerufen, welche einen nachhaltigen Charakter zeigen und auch mit hartnäckigem **Tinnitus** einhergehen können. Hitze, Sonne, Bücken, schwüles Wetter verschlimmern diese Kopfbeschwerden, ebenso Tabak und Alkohol. Dieser Blutandrang zum Kopf ist mit kalten Händen und Füßen verbunden, auch abgestorbene Hände, weiß und blutleer, werden beobachtet.

Ein unvermitteltes Erblassen des Gesichts und das Auftreten von kaltem Schweiß im Gesicht bei den oben angeführten Beklemmungen weisen auf eine Neigung zu *Synkopen* hin. Die Symptome, die in Richtung auf *Angina pectoris* weisen, sind schlimmer vor einem Gewitter und bessern sich beim Herumgehen in frischer Luft. Blähungen bessern sich nach einer durchfälligen Entleerung. Bei anginösen Beschwerden der Patienten mit Zwerchfellhochstand, die vor dem von den Baucheingeweiden ausgehenden Druck nach rückwärts ausweichen und den Bauch vor sich herschieben, kann Mandragora von vorzüglicher Wirkung sein. Die Besserung durch Rückwärtsbeugen[345] und durch Ausstrecken kennzeichnet oft den Mandragora-Patienten, sowohl bei *Kopfschmerz*, *Bauchschmerz* und *Ischialgie*.

Verschiedene Zeichen lassen auf venöse Stase im Kreislauf schließen. Mehrfach entstehen **Hämorrhoiden** mit reichlichem gussartigem Abgang von Blut und Brennen im Anus. Die physiologische Blutstauung im weiblichen Becken vor der Menses ist gesteigert und führt zu übelriechender **Leukorrhö** vor der Menses. Bei einer Prüferin bilden sich am linken Unterschenkel vorher nicht beachtete **Varizen** aus, die nach der Prüfung wieder zurückgehen. Die Verschlimmerung einer **Ischialgie** während des Stehens weisen in die gleiche Richtung. Eine hämorrhagische Tendenz kommt nicht nur bei *Hämorrhoiden* zum Vorschein, eine Prüferin gibt *Petechien* am Oberschenkel an. Ferner kommt es zu *Hämorrhagien* aus dem Zahnfleisch. Es bildet sich in einem Fall ein Zustand vergleichbar einer **Stomatitis haemorrhagica** aus. Die Menses ist verstärkt.

Im Mittelpunkt des Symptomenbildes stehen die Erscheinungen, die sich um das Verdauungssystem gruppieren.

Widerwille und Verschlimmerung gegen Fett sowie hellgelbe bis graue Stühle weisen auf einen Einfluss bei **Cholezystopathien** hin. An der Gallenblase werden brennende Schmerzen angegeben. Vielfach zeigen sich spastische Schmerzen, die sich bis zum vollausgeprägten Bild einer nächtlichen *Gallenkolik* steigern können. Besserung von **Ma-**

---

345 Welche funktionelle Störung dem Symptom der „Besserung durch Rückwärtsbeugen", das sich bei der Mandragora-Prüfung mit sehr viel größerer Deutlichkeit als bei der Belladonna-Prüfung ergab, zugrunde liegt, können wir am besten aus dem sogenannten **Hockversuch** ableiten. Dieser wird zur Prüfung des vegetativen Nervensystems angewendet und zeigt bei positivem Ausfall eine Parasympathikotonie an. Nach vorausgegangenen Kniebeugen geht der Patient in die Hocke mit vorwärtsgeneigtem Oberkörper und gesenktem Kopf. Bei gesteigerter parasympathischer Erregbarkeit wird eine deutliche Verlangsamung des Pulses oder Aussetzen des Pulses, ein Nachlassen der Spannung bis zum Verschwinden des Pulsdruckes gefunden. Dieser Effekt wird auf Reizung des Parasympathikus in seinem kranialautonomen wie in seinem abdominellen Bereich zurückgeführt. Der Patient erleidet also bei diesem Versuch eine Verschlimmerung seines Zustands in Bezug auf seinen Kreislauf durch diese Bewegung des Vorwärtsbeugens; demgemäß dürfte eine Beseitigung dieser Hemmung durch Wiederausstrecken beziehungsweise durch Rückwärtsbewegen zu erwarten sein. Die Besserung durch Rückwärtsbeugen darf daher als ein Anzeichen für eine gesteigerte Erregbarkeit des Parasympathikus gewertet werden. Damit dürfte diese eigenartige und seither unerklärbare Modalität ihre Aufklärung gefunden haben.

genschmerzen durch Essen und Trinken** gehört zu den wertvollsten Symptomen und hat zu therapeutischer Bewährung sowohl bei *Ulzera* wie bei *Cholezystopathien* geführt. Neben Fett werden Süßigkeiten, Alkohol und Tabak schlecht ertragen. Es wird großes Verlangen nach pikanten Speisen und nach Fleisch und nach Süßigkeiten geäußert. Trockenheit des Mundes ist ein typisches Zeichen.

Alle Symptome im Verdauungskanal sind von lebhafter Blähungsbildung begleitet. Abgang von Blähungen und von Stuhl bringen Besserung, die zum Teil auch über das Gebiet der Verdauungsorgane hinausragt, zum Beispiel bessern sich anginöse Zustände des Herzens durch eine dünne Stuhlentleerung. Stürmische, durchfällige Entleerungen führen zum Abgang von Blähungen.

Der Stuhl ist übelriechend, oft hellgelb oder grau. Auch weicher Stuhl kann nur schwer entleert werden wegen frustranen Drangs. **Obstipation** mit kleinknolligen, spastischen Stühlen mit viel vergeblichem Drang und dem Gefühl des Nichtfertigseins nach dem Stuhl werden mehrfach beobachtet.

Bei der ausgeprägten Zielrichtung der Alraune auf das Leber- und Gallenblasensystem ist es nicht verwunderlich, dass **die Symptomatik die rechte Seite deutlich bevorzugt**, und zwar viel eindeutiger und klarer als bei anderen Mitteln, wie zum Beispiel Chelidonium majus und Lycopodium clavatum, bei denen wir die bevorzugte Rechtsseitigkeit erst in der klinischen Anwendung kennengelernt haben. Neben diesem Einfluss auf **Hepatopathien** ist es auch ein brauchbares Mittel bei **Pankreopathien**.

Bei *Neuralgien*, wie zum Beispiel bei **Ischialgie** mit Verschlimmerung beim Stehen und Besserung durch Rückwärtsbeugen hat sich mir die Alraune des Öfteren heilsam erwiesen. Bewegung bessert dabei. Auch bei anderen **rheumatischen Erkrankungen** wird man sich mit Vorteil der Mandragora bedienen, wobei auch das Gefühl von Gefühllosigkeit der Haut zu beachten ist. Ein Zusammenhang mit den Vorgängen der inneren Organe, besonders der Leber, ist dabei nicht selten zu erkennen.

Eine venöse Stase zeigt sich bei Besserung der Gliederschmerzen durch Bewegung, durch Verschlimmerung beim Stehen und durch Erleichterung beim Flachliegen.

Das Ergebnis der Arzneimittelprüfungen hat die Berechtigung der althergebrachten Verwendung als Narkotikum, als Spasmolytikum und als Aphrodisiakum wohl erbracht, darüber hinaus aber noch wertvolle Beziehungen zum Leber-Gallen-System, zu Magen und Duodenum und dem übrigen Darm ergeben. Auch die Symptome an den Gelenken sind therapeutisch von großem Wert.

311.4 Arzneimittelprüfung

1834 und 1874 wurden jeweils von einem Prüfer ganz kurze Versuche mit der Pflanze (ohne Wurzel) vorgenommen [1].

Im Jahre 1951 wurde vom Verfasser eine umfassende Arzneimittelprüfung mit der getrockneten Wurzel an 30 Ärzten, darunter 8 Frauen, welche die Kurse am Robert-Bosch-Krankenhaus besuchten, angestellt. Es wurde D 6, D 4 und D 2, bei je 1 Prüfer auch D 12 und D 1 verwendet [5].

Eine weitere Prüfung erfolgte 1966 durch Raedside, der ein 10%iges Dekokt zugrunde legte. Er verfügte über 15 Prüfer, die D 3, D 6 und D 12 einnahmen. Es ergaben sich als wichtigste Symptome heftige Schmerzen in den Gliedmaßen (15-mal) bei sämtlichen Prüfern, 7-mal Schmerz oder Empfindlichkeit der Augen, 6-mal Jucken oder Reizung der Augen, 12-mal Stirnkopfschmerz, 7-mal Depression, 7-mal Erschwerung der Konzentration, 8-mal Schlaf durch Träume gestört. Die Betonung der rechten Körperseite war sehr dominierend, die Symptome seitens der Verdauungsorgane sind jedoch spärlich ausgefallen (nach Illing [3]).

311.5 Arzneimittelbild

Leitsymptome: Depressiver Zustand, besser durch Abgang einer Harnflut. Nervöser Reizzustand, überempfindlich gegen Geräusche und Gerüche.

Schläfrigkeit, als hätte man ein Schlafmittel genommen. Kopfschmerzen kongestiv mit Ohrensausen, hepatogen oder gastrogen, besonders morgens, ⊙ **mit Besserung durch Essen und Ver-**

schlimmerung, wenn nicht zu gewohnter Zeit gegessen wird.

Magen- und Leberstörungen, schlimmer durch fette Speisen, durch Kaffee, durch Alkohol und Tabak, besser durch Essen und durch Rückwärtsbeugen beziehungsweise Ausstrecken.

Stühle hellgelb oder grau, kleinknollig, mit viel frustranem Drang und Gefühl des Nichtfertigseins.

Gefühllosigkeit in einzelnen Partien oder am ganzen Körper. Charakteristisch ist auch ein Gefühl des Brennens an verschiedenen Teilen.

Überwiegende Rechtsseitigkeit der Erscheinungen.

Schwüles Wetter <, vor Gewitter <.

Stehen und Herabhängen der Glieder <.

Fettgenuss und Reizmittel, wie Kaffee, Alkohol und Tabak <.

⊙ **Aufregung <.**

Verschlimmerung nachts von 24 Uhr ab bis in den Morgen hinein mit einem Höhepunkt der Beschwerden zwischen 3 und 5 Uhr.

Sitzende, vornübergebeugte Haltung <.

Bewegung an der frischen Luft >.

Essen >.

Aufstoßen >, Abgang von Winden und Stuhl >.

Rückwärtsbeugen > und Ausstrecken >.

Im Liegen >.

Geist und Gemüt: Wohlbefinden und beste Laune; möchte die ganze Welt umarmen. Sehr wach und aufgeschlossen, unternehmungsfreudig.

Depressive, unzufriedene Stimmung mit Entschlussunfähigkeit und innerer Unruhe, schlechter Konzentration und Gedächtnisschwäche; Kopf wie benebelt. **Sehr nervös und gereizt, überempfindlich gegen Geräusche, Besserung der Stimmungslage durch Abgang reichlichen Urins.**

Euphorie schlägt leicht in Depression um und umgekehrt.

Zephalgie kongestiv, gastrogen, hepatogen

Kopf: Kongestionen zum Kopf mit Hitzegefühl und Schwindel, mit Eingenommenheit des Kopfes und großer Müdigkeit. Kopf wie eingenebelt und vergrößert.

Kopfschmerz: Pulsierender Kopfschmerz. Drückende, bohrende, stechende Schmerzen im Kopf, schlimmer beim Bücken, durch Sonnenbestrahlung, vor Gewitter, durch körperliche Anstrengung, durch Tabak und Alkohol, bei leichter Berührung. Besser durch Druck, durch Kälte, in frischer Luft, ⊙ **in dem Augenblick, als sich nach gewitterschwülem Wetter das Gewitter entlädt.** ⊙ **Kopfschmerzen bei leerem Magen, besser durch Essen.** Morgens Kopfweh, wie von verdorbenem Magen, dabei sehr schlechte Laune.

Augen: Erweiterung der Pupillen. Überempfindlichkeit gegen Licht (Kopfschmerz). Verdunkelung des Gesichtsfeldes. Konjunktivitis beidseits. Gerstenkörner.

Flimmerskotom

Ohren: Wochenlang anhaltendes Ohrensausen. Überempfindlichkeit gegen Geräusche (psychische Gereiztheit). **Ohrensausen**, das lange Zeit, auch über die Arzneimittelprüfung hinaus anhält.

Tinnitus

Nase: Reichliche Absonderung von Schleim, viel Niesen. Morgens ist die Nase verkrustet. Schnupfen wässrig, zähschleimig, blutig tingiert, Krusten bildend, stehend und sitzend <, liegend >.

Rhinitis

Gesicht: Plötzliches Blasswerden des Gesichts und Gefühl, als wären die Finger abgestorben.

Mund: Zunge weiß belegt. Übler Mundgeruch, von ihm selbst wahrgenommen. Zunge wie verbrüht. Aphthen an Zunge und Wangenschleimhaut. Blutungen des Zahnfleisches. Im ganzen Mund und Rachen ödematöse Schwellung, kapilläre Blutung wie Stomatitis haemorrhagica und Angina tonsillaris, 1 Woche lang, dabei **Pelzigkeit im Mund.** Neigung zu **Pelzigkeitsgefühl im Mund.**

Stomatitis hämorrhagica

311 – Mandragora officinarum – mand

Zähne: Akute Zahnwurzelentzündungen, die geringste Berührung ist äußerst schmerzhaft.

Innerer Hals: Schluckbeschwerden. Aufflammen einer chronisch-rezidivierenden Tonsillitis mit tiefsitzenden Eiterpfröpfen und Fieber bis 39 °C.
Trockenheit in Mund und Rachen. Taubheitsgefühl im Rachen wie Lokalanästhesie.

Magen: Krampfartige Magenschmerzen mit deutlicher, wiederholt beobachteter Besserung durch Essen, durch Trinken, durch Ausstrecken. Nüchternschmerz, Hohlheits- und Schwächegefühl im Magen, mit Besserung durch Essen, muss alle 2 Stunden etwas essen, um arbeiten zu können. **Aufstoßen, besser durch Essen.** ☉ **Heiße Umschläge werden nicht ertragen. Starker, krampfartiger Singultus mit Speichelfluss**, Übelkeit und Aufstoßen, 30 Minuten lang.

Obwohl vor den Mahlzeiten ein gewisses Hungergefühl bestand, trat nach wenigen Bissen ein unangenehmes Völlegefühl auf, sodass die Mahlzeit abgebrochen werden musste.

Völlegefühl und Druckgefühl im Oberbauch mit Herzklopfen und Atemnot, besser durch Herumgehen und Aufstehen. Häufiges Aufstoßen und Völlegefühl, Aufstoßen und Abgang von Blähungen bessert.

Der Magen ist **sehr empfindlich gegen Druck und Bewegung, wie wund, jeder Schritt ruft einen stechenden Schmerz hervor**, besser in Ruhe und durch Zusammenkrümmen.

gastrokardialer Symptomenkomplex
Gastritis
Hepatopathie
Gastroenteritis
Ulcus pylori et duodeni
Kinetose
Hyperemesis gravidarum

Abdomen: Um 22 Uhr kurzdauernder Schmerz im Unterleib, alle ½ Stunde wiederkehrend, **Besserung durch Rückwärtsbeugen.**

4 Nächte um 24 Uhr stärkste Blähungen, die ganze rechte Seite ist aufgebläht, starkes Drängen zum Stuhl. **Ausstrahlen dieser Schmerzen in die rechte Schulter und die rechte Kopfseite**, Schmerz unter dem rechten Rippenbogen.

Häufiges Kollern im Leib und Abgang von reichlichen Blähungen.

Cholezystopathie
Gallenkolik
Pankreatopathie

Rektum und Stuhl: Neigung zu blutenden Hämorrhoiden.

Morgens gelblicher Stuhl mit griesartigen Körnern. Stühle hellgelb bis weiß, übelriechend. Auch weicher Stuhl ist schwer zu entleeren, mit vergeblichem Drang. Durchfällige Stühle mit krampfartigen Schmerzen und Blähungen im Bauch, explosiv, morgens in der Frühe (5 Uhr) einsetzend, hydrantenartig, mit viel Tenesmus. **Durchfall nach Fettgebackenem.** ☉ **Plötzliche durchfällige Entleerungen mit unwiderstehlichem Drang, dass der Abort nicht erreicht werden kann.** ☉ **Fieberhafte Sommerdurchfälle mit unwillkürlichen Entleerungen, dabei aber Hungergefühl, muss essen.**

Verstopfung mit hartem, kugeligem Stuhl mit vergeblichem Drang. Ziegenartige Stühle. Gefühl des Nichtfertigseins nach dem Stuhl.

Durchfällige und harte Stühle sind mit Blut vermischt, **gussartige Entleerung von Blut** oder von Blutklumpen infolge von Hämorrhoiden. **Brennen am After** nach dem Stuhl.

Hämorrhoiden hämorrhagisch
Obstipation spastisch

Blase: Blasentonus auffallend schlaff, trotz vorausgehendem Drang. Erschwerter Harndrang, muss die letzten Tropfen stoßweise auspressen. Reichlicher Harnabgang mit Besserung der Stimmung. Urin geht in dickerem Strahl.

Enuresis nocturna

Urin: Urin reichlich und hell, milchig durch Phosphatsediment oder bierbraun mit verstärktem Geruch, dabei Sklerenikterus.

Geschlechtsorgane:
- weiblich: Menses einige Tage zu früh oder zu spät. Blut dick, klumpig, dunkel. Vor der Menses 1½ Tage lang übelriechende, gelbbraune Leukorrhö mit heftigen Kreuz- und Leibschmerzen, besser durch Liegen und Ruhe.
- männlich: Libido herabgesetzt, nach der Prüfung umso stärker.

Larynx und Trachea: Schleimig-glasiges Sekret in Rachen und Kehlkopf. Kehle trocken, rau, Heiserkeit der Stimme.

Husten und Expektoration: ⊙ **Krampfhafter, unaufhörlicher Reizhusten, trocken oder locker.**

Husten krampfhaft, trocken

Brust: Herzklopfen, Herzstechen und **Herzbeklemmungen, wie wenn die Brust zusammengeschnürt oder ein eiserner Ring um die Brust gelegt** würde, besser bei Ruhe, Liegen und Wärme. Anginöse Herzbeschwerden von einer Stunde Dauer mit kaltem Schweiß auf der Stirne. Erwachen um 5 Uhr mit anginösen Beklemmungen. **Vor einem Gewitter Atemnot und Herzbeklemmung.** In der Nacht nach Erwachen noch nie gehabte Herzstiche, 3-mal hintereinander. Herzdruck mit Lähmigkeit in der linken Schulter und im linken Arm. Die Herzbeklemmungen verschlimmern sich in der Nacht gegen Morgen, vor Gewitter, durch Anstrengung, durch Bewegung, besser durch Ruhe, Niederlegen, in frischer Luft. Andererseits aber auch wurde Besserung beobachtet nach einer durchfälligen Entleerung und Besserung des Druckgefühls mit Herzklopfen und Atemnot durch Aufstehen und Herumgehen (gastrokardialer Symptomenkomplex?).

Angina pectoris

Rücken: ⊙ **Rückenschmerzen besser nach Harnlassen.**

Zervikalsyndrom
Lumbalgie
Arthropathie

Extremitäten: Abgeschlagenheit und Bleischwere in den Gliedern und Schmerzen in den Muskeln, wie Muskelkater, und in Gelenken bei der Mehrzahl der Prüfer. Schmerzen in allen Gelenken, einschließlich der Wirbelsäule, meist **besser durch fortgesetzte Bewegung.**

Die Schreibbewegungen können nicht beherrscht werden wegen Spasmen der Hände.

⊙ **Wadenkrämpfe und andere Muskelkrämpfe.**
Ischialgie, schlimmer morgens, **schlimmer beim Aufrechtstehen und beim Herabhängenlassen** des Beins, in der Ruhe, muss aufstehen und umhergehen. Besserung durch Wärme, durch Umhergehen, durch Druck, während beim Sitzen durch Druck des Stuhls auf den Nervenstrang Verschlimmerung eintritt.

Die Hände werden nicht mehr als körpereigen empfunden. Gegenstände, die man in der Hand hält, können mit dem Tastsinn nicht mehr identifiziert werden. Man hat den Eindruck, dass auch die Tiefensensibilität gestört wäre.

⊙ **Neuralgie, verbunden mit Taubheitsgefühl.**

Schreibkrämpfe
Ischialgie
Brachialgie paraesthetica nocturna
Neuralgie

Schlaf: Schläfrigkeit am Tage trotz ausreichender Nachtruhe. **Gefühl, als habe man ein Schlaf- oder Beruhigungsmittel genommen.** Unruhiger Schlaf mit ängstlichen Träumen; träumt, mit dem Flugzeug abzustürzen oder von Mordanschlägen. Erwachen morgens zwischen 3 und 5 Uhr.

Fieber: Öfter Fiebergefühl mit heißem Kopf, Temperatur dauernd subfebril, Frösteln über den Rücken. Bei 2 Prüfern erhöhte Temperatur mit Gallenblasenstörung. Bei einem weiteren Prüfer Fieber bis 39°C bei Angina lacunaris.

Schweiß: Zähe klebrige Schweiße an den Handinnenflächen und auf der Stirne in der Nähe des Haaransatzes. Nachtschweiße, verstärkter Schweißgeruch. Nachts erschöpfende kalte Schweiße am Rumpf, vor allem nach Mitternacht, danach Gefühl der Besserung.

311 – Mandragora officinarum – mand

Haut: Herpesbläschen im Gesicht, urtikarielles Exanthem am linken Handrücken und der linken Kieferwinkelpartie, Furunkel im Gesicht.

Unreinheit des Gesichts, fettige Gesichts- und Nackenhaut, Bett- und Leibwäsche werden schmutzig. Brennschmerz der Haut an Exanthem und Furunkel. Jucken der Haut.

Taubheits- und Fremdheitsgefühl in den Armen und Beinen, am Kopf und Gesicht einschließlich der Schleimhäute.

> *anästhetische Hautbezirke bei Leber- und Gallenleiden*
> *Neuritis*
> *Herpes zoster*

Allgemein: Auffallende Müdigkeit, Erschöpfung und Abgeschlagenheit.

Rechtsseitigkeit der Beschwerden. Bei einem der Prüfer aber auch Beschwerden nur links (Hals, Schulter, Herz- und Nierengegend).

Hunger auf pikante Speisen, auf Fleisch (selbst bei einem Vegetarier), **nach Käse, nach Süßigkeiten**. Abneigung gegen alkoholische Getränke und Unverträglichkeit derselben. Widerwille gegen Fettes, gegen den Geruch von Gebratenem. Verlangen nach süßen Speisen, dieselben werden jedoch nicht ertragen. **Verschlimmerung durch fette Speisen, durch Kaffee.**

311.6
Dosierung

Vom Verfasser meist als D 12, 2-mal täglich, aber auch D 30 verwendet. Auch D 4 bis D 2 werden gelobt, andererseits auch LM-Potenzen.

311.7
Vergleichsmittel

- Solanaceae: Belladonna, Capsicum annuum, Dulcamara, Fabiani imbricata, Hyoscyamus niger, Stramonium, Tabacum.
- Besonders bei akuten Zuständen und akuten Remissionen chronischer Erkrankungen passend. Auf Mandragora officinarum folgt gut Lycopodium clavatum bei Leber- und Gallenleiden.
- Wie bei dem Schwestermittel Belladonna, kann man mit unmittelbarem Eintritt des Erfolges rechnen.
- Gastralgie Essen > und leerer Magen < : Acidum fluoricum, Anacardium orientale, Bromum, Calcium fluoratum, Chelidonium majus, Conium maculatum, Graphites naturalis, Hedera helix, Iodum purum, Ignatia amara, Petroleum crudum.
- Zephalgie Essen > : Lycopodium clavatum, Psorinum.
- Zephalgie nach Diurese > : Acidum phosphoricum, Gelsemium sempervirens, Sanguinaria canadensis, Silicea terra, Veratrum album.
- Stehen < : Sulphur, durch Herabhängen der Glieder < : Pulsatilla pratensis.
- Rückwärtsbeugen > : Belladonna, Bismutum subnitricum, Dioscorea villosa.
- Erbrechen, hat das Bedürfnis, nach dem Erbrechen gleich wieder zu essen, mit Besserung dadurch: Petroleum crudum, Tabacum.
- Bewegung fortgesetzt > : Hedera helix, Iodum, Pulsatilla pratensis, Rhus toxicodendron.
- Enteritis mit explosiver Entleerung: Podophyllum pellatum; mit Tenesmus: Mercurius solubilis Hahnemanni; mit unwillkürlicher Entleerung: Aloe.
- Obstipation mit vergeblichem Drang und kleinknolligen Stühlen: Alumina oxydatum, Nux vomica, Plumbum metallicum.
- Gallenkolik: Belladonna, Berberis vulgaris, Chelidonium majus, China officinalis, Colocynthis, Lycopodium clavatum, Magnesium-Arzneien.
- Rechtsseitigkeit: Chelidonium majus, Lycopodium clavatum, Sanguinaria canadensis.
- Gastropathie psychogen, Stuhlgang > und Abgang von Winden >: Agaricus muscarius.
- Verlangen nach pikanten Speisen, Käse, Fleisch, Fisch: Calcium phosphoricum.
- Neuralgie mit Taubheitsgefühl: Gnaphalium polycephalum.
- Parästhesien, brennend, an verschiedenen Teilen: Capsicum annuum.

311.8 Kasuistik

311.8.1 Hepatitis

Dass die Alraune einen vorzüglichen Einfluss bei der Hepatitis haben kann, wurde mir zur Überzeugung bei einem im Jahre 1907 geborenen Fabrikdirektor, den ich im Jahre 1955 und den folgenden Jahren zu behandeln hatte. Der rechte und der linke Leberlappen war hart und derb geschwollen, der Leberrand stand 3 Querfinger tiefer als normal – also ein Befund, wie man ihn besonders bei Leberzirrhose zu erheben gewohnt ist. Milzschwellung war nicht festzustellen.

Es bestand starkes Druckgefühl an der Leber, Meteorismus, Atemnot, er konnte sich wegen Kurzatmigkeit kaum bücken. Er bezeichnete sich selbst höchstens als 50% arbeitsfähig. Beim Autofahren steigerte sich das Druckgefühl infolge der Vorwärtsneigung des Oberkörpers außerordentlich, die Beine schliefen ihm dabei ein.

Durch verschiedene klinische Untersuchungen und Behandlungen bei Prof. S. und durch Behandlungen in einer Mergentheimer Spezialklinik war die Diagnose einer chronischen Hepatitis, welche auf eine im Jahre 1951 durchgemachte akute Hepatitis zurückgeführt wurde, sichergestellt. Die Leberfunktionsproben, die Laparoskopie und das Ergebnis der Leberpunktion sicherten die Diagnose.

Die Behandlung wurde von mir mit Magnesium carbonicum eingeleitet, welches sein Befinden besserte. Wegen der Verschlimmerung durch Vorwärtsbeugen beziehungsweise Besserung durch Ausstrecken erhielt er anschließend Mandragora officinarum D 12, das auch noch durch die Besserung seiner Bauchbeschwerden durch die Nahrungsaufnahme und den brennenden Charakter der Schmerzen angezeigt war. Diese Verordnung erfolgte unmittelbar nach einer längeren Kur in Bad Mergentheim, wo er ohne subjektive Besserung und ohne Besserung der Leberteste zurückgekehrt war.

Damit wurde er weitgehend beschwerdefrei, ohne dass er die von den Klinikern verschriebenen Präparate einnahm. Doch wurde er von diesen stark unter Druck gesetzt, doch nun endlich die nach den „neuesten Errungenschaften der Wissenschaft" entwickelten Medikamente zu nehmen. Seine Firma verlangte von ihm regelmäßig klinische Untersuchungen, sodass er sich dem Einfluss dieser Autoritäten nicht entziehen konnte. Die von den Klinikern verordneten Mittel lehnte er ab, da sie ihm nicht bekämen. Solange ich ihn beobachten konnte, war das subjektive Befinden durch Mandragora officinarum außerordentlich gebessert worden, die Leberschwellung war allerdings nur um etwa 1 Querfinger zurückgegangen. Doch war dies bei der Induration der Leber ja auch nicht anders zu erwarten. Sein Befinden war mit Mandragora officinarum bedeutend gebessert und seine Arbeitskraft wiederhergestellt worden.

Ich sah den Patienten 1960 wieder, als ihm eine Phenylbutazon-Kur, die ihm wegen eines Bandscheibenschadens verabreicht worden war, eine schwere Nesselsucht eingebracht hatte. Die Leber war weiterhin an Umfang zurückgegangen. Er hatte fortlaufend Mandragora officinarum weitergenommen und fühlte sich dabei wohl und leistungsfähig.

311.8.2 Darmkatarrh

Eine 78-jährige pensionierte Lehrerin leidet seit vielen Jahren an einem Mastdarmprolaps, für den ihr ein Ring in die Ampulla recti eingesetzt worden war. Seit ½ Jahr treten bei der sehr geschwächten Patientin plötzliche, heftige Entleerungen von wäßrig-dünnen Stühlen auf, die sie auch nicht einige Augenblicke zurückhalten konnte und sich in die Kleider entleerten. Wegen der Organverlagerung im Becken mit Abknickung der Harnröhre muss sie auch täglich 2-mal katheterisiert werden. Sie bekommt nun Mandragora officinarum D 12 für die Enteritis mit alsbaldigem und dauerndem Erfolg. Sie kann nun wieder Ausgänge machen, was ihr vorher wegen der plötzlich und unangemeldet auftretenden Entleerungen unmöglich war. 1 Jahr später wiederholten sich diese explosiven und unbeherrschbaren Durchfälle. Auch diesmal alsbaldige Wiederherstellung mit Mandragora officinarum.

311.8.3 Neuritis

71-jährige Patientin ständig in Beobachtung wegen Hypertonie, erkrankt an heftiger Meralgia paraesthetica des linken Beines. Sie wird intensiv 4 Wochen lang mit Antiphlogistika und Schmerzmitteln behandelt, ohne anderen Erfolg als der Schmerzbetäubung. Schmerz ausgesprochen brennend, besser bei Bewegung und bei Ausstrecken des Beins. Ich gebe ihr 1 ml Mandragora officinarum D 3 subkutan. Eigentlich hätte ich ihr lieber eine höhere Potenz gegeben, diese war aber nicht greifbar. Im Bewusstsein, dass ich eine erhebliche Erstverschlimmerung riskiere, war ich auch nicht überrascht, dass die erste Nacht viel schlechter war. Von da aber sofort gründliche Besserung. Mit Mandragora officinarum D 6 3-mal täglich 5 Tropfen 3 Wochen lang war der Schmerz nicht mehr nennenswert und heilte nach weiteren 2 Wochen gänzlich ab.

Aus einem Aufsatz des Verfassers [5].

311.8.4 Arthritis im rechten Knie

Als ein typisches Beispiel hierfür soll die 83-jährige Witwe eines homöopathischen Arztes gelten, die schon lange in Beobachtung steht wegen Herzinsuffizienz mit absoluter Arrhythmie. Im September 1962 trat eine **Arthritis im rechten Knie** mit stärkerer Schwellung auf. Sie magert ab und kann wenig essen. BSG. 92/109. Der Allgemeinzustand ist derart schlecht, dass ein ernsthafter Verdacht eines Karzinoms erhoben werden musste. Doch lehnte sie eine vorgeschlagene Krankenhausbeobachtung ab. Sie wird mit unblutigen Schröpfköpfen behandelt und bekommt neben ihrem Digitalis-Präparat zuerst Lycopodium clavatum, und später Antimonium crudum. Mit Letzterem wird der Appetit besser, das Knie ist unverändert. Auch als ich zu den noch drastischer wirkenden blutigen Schröpfköpfen überging, trat trotz örtlicher Reaktion im Knie keine Besserung ein. Es wurde nun überhaupt auf Schröpfung verzichtet, die Patientin erhielt nun Mandragora officinarum D 12. Inzwischen war auch das linke Kniegelenk – in etwas geringerem Grade – befallen worden. Damit trat nach kurzer Zeit eine entscheidende Besserung ein, und 5 Wochen später konnte die Patientin völlige Schmerzfreiheit melden.

311.9
Literatur

[1] Allen TF. Mandragora. Encyclopedia of pure Materia Medica. Bd. 6. New York: Boericke & Tafel; 1874–1880: 150–151

[2] Clarke JH. Mandragora. Dictionary of practical Materia Medica. Bd. 2.1. London: Homoeopathic Publishing Company; 1900–1902: 399–400

[3] Leeser O. Lehrbuch der Homöopathie. Stuttgart: Hippokrates; 1933: 738

[4] Mezger J. Mandragora. Deutsche Homöopathische Monatsschrift 1952; 3: 129

[5] Mezger J. Mandragora, Arzneibild und Erfahrungen. Allgemeine Homöopathische Zeitung 1964; 209 (3): 107–122

[6] Mezger J. Arzneiprüfung von Mandragora officinarum (30 Teilnehmer). In: Faltin T, Hrsg. Homöopathie in der Klinik: Die Geschichte der Homöopathie am Stuttgarter Robert-Bosch-Krankenhaus von 1940 bis 1973. Bd. 7. Quellen und Studien zur Homöopathiegeschichte. Stuttgart: Haug; 2002: 171

312 Manganum aceticum – mang-acet

lt.: Manganum aceticum, dt.: Mangan(II)-acetat, engl.: manganum aceticum

312.1
Substanz

**Mineralia – Organica – Composita –
7. Gruppe[346] – Mangan(II)-acetat-Tetrahydrat –
$C_4H_6MnO_4 \cdot 4H_2O$**

Bei Mangan(II)-acetat-Tetrahydrat mit der Konstitutionsformel $Mn(O\text{-}CO\text{-}CH_3)_2$ handelt es sich um einen luftbeständigen Feststoff aus blassrosa Nadeln oder Tafeln, der in Ethanol und Wasser löslich ist. Mangan gehört mit den Elementen Technetium, Rhenium und Bohrium zur Mangan-Gruppe, der 7. Gruppe des Periodensystems. Es ist ein Spurenelement. Die Substanz findet Anwendung als Sikkativ, in der Düngemittelindustrie, in der Gerberei- und Textilindustrie, als Polymerzusatz, als Katalysator und Sauerstoffüberträger.

Homöopathische Verwendung findet Mangan(II)-acetat-Tetrahydrat.

312.2
Pharmakologie und Toxikologie

Die Substanz ist reizend. Mangan gehört zu den essenziellen Spurenelementen[347]. Seine Resorption erfolgt intestinal aus Pflanzen in Form von Mangan(II)-Verbindungen zu 1 bis 15 % und ist abhängig von der Menge und der Bindungsform in den zugeführten Lebensmitteln. Bei Eisenmangel ist die Mangan-Resorption um das 2- bis 3-Fache erhöht. Nach Aufnahme des Mn(II) wird dieses zu Mn(III) oxidiert, im Plasma als Mn(III)-β-Globulin zur Leber transportiert, wo der größte Teil retiniert wird, ein kleinerer Teil wandert, gebunden an Transferrin, in extrahepatische Gewebe, wo es in Leber, Pankreas, Nieren und Knochen gespeichert wird. Intrazellulär findet man das Element in Mitochondrien, Lysosomen und im Nucleus. Seine Ausscheidung erfolgt über die Gallenflüssigkeit.

Mangan findet sich in einigen Metalloenzymen wie der Arginase und Mangan-Superoxid-Dismutase. Daneben fungiert es als Aktivator vieler Enzyme, wie den Hydrolasen, Kinasen, Decarboxylasen und Transferasen. Über die Mangan-abhängigen Pyruvat-Decarboxylase, Mevalonatkinase und Glycosyltransferse wirkt das Element auf den Kohlenhydratstoffwechsel ein. Auch hat es Einfluss auf die Cholesterol-Synthese, die Proteoglycansynthese beim Knorpelaufbau, die Blutgerinnungsfaktoren, die Synthese von Mucopolysacchariden und die Atmungskettenphosphorylierung.

Mangan führt lokal zu Reizungen der Haut und der Atemwege. Bei chronischer Intoxikation kommt es zu Störungen des zentralen Nervensystems mit schweren psychischen Störungen und Parkinson-ähnlichen Symptomen. Man beobachtet Propulsion und Retropulsion beim Gehen, Zwangsweinen und Zwangslachen, Nystagmus, Zittern der Zunge, spastischen Gang mit Auftreten auf den Zehenballen, maskenartiges Gesicht und Speichelfluss. Bei Mangan-Vergiftungen in Hüttenwerken und Mangan-Bergwerken hat sich eine Affinität zu den Stammganglien ergeben.

Das Element hat eine wichtige Funktion bei der Photosynthese. Bei seinem Fehlen kommt es zu einem starken Minderwuchs. Beispielhaft sei hier die Dörrfleckenkrankheit des Hafers genannt, die durch manganhaltige Düngemittel behoben werden kann.

In Nahrungsergänzungsmitteln findet sich das Element Mangan meist als Mangan(II)-gluconat oder als Mangan(II)-sulfat. Auf Grund seiner Neurotoxizität wird das Element in Nahrungsergänzungsmitteln vom Bundesinstitut für Risikobewertung nicht empfohlen.

---

[346] Mangangruppe: Mangan Mn, Technetium Tc, Rhenium Re, Bohrium Bh.

[347] Mikroelemente, anorganische Nahrungsbestandteile, deren Gehalt < 50 ppm (< 50 mg/kg Feuchtgewicht), deren Funktion biochemisch bekannt ist und deren Essenzialität beim Menschen in einer Menge < 50 mg/d experimentell nachgewiesen ist. Zu dieser Gruppe gehören auch Eisen, Iod, Fluor, Zink, Selen, Kupfer, Chrom, Molybdän, Cobalt, Nickel.

312 – Manganum aceticum – mang-acet

312.3 Anwendung

Homöopathische Anwendung findet die Substanz bei Infekten der oberen Luftwege, chronischen Dermatosen, Osteoalgie, Arthralgien, Anämie, Paralysen und allgemeinem Erschöpfungssyndrom (nach Kommission D).

Die Hauptwirkungen ist auf das Nervensystem gerichtet mit Schwächung, *Depression*, Störung des Gleichgewichtssinnes, *Neuralgien* und *Sensibilitätsstörungen*, mit Spasmen und Bewegungsstörung bis zu Krankheitsbildern, die dem **Parkinson-Syndrom** und der *Multiplen Sklerose* ähnlich sind. Daneben findet es therapeutische Anwendung bei *Anämie*, rheumatoide Schmerzen in Knochen, Gelenken und Nerven. Auch wirkt es auf Entzündung der Schleimhäute des Kehlkopfes, Rachens und der Verdauungsorgane einschließlich Affektion der Leber und Milz, der Geschlechtsorgane, die Haut mit chronischen Ekzemen.

Therapeutisch fand sich beim klinischen Bild eines *Parkinson-Syndroms* eine symptomatische Besserung mit einer gewissen Entspannung der Muskelstarre. Bedeutsamer für die Arzneiwahl sind die funktionellen Symptome.

Daneben hat die Zubereitung eine gewisse Bedeutung bei der Behandlung von **Infekten der oberen Luftwege** erlangt.

312.4 Arzneimittelprüfung

Bei Dr. Hahnemann sind auch einige Symptome von Manganum carbonicum aufgenommen. Die Giftwirkungen von Mangansuperoxyd (Braunstein) sind bei Lewin (*Gifte und Vergiftungen*) ausführlich dargestellt unter dem Begriff „Der chronische Manganismus".

312.5 Arzneimittelbild

Leitsymptome: Durch Niederliegen tritt Besserung ein, zum Beispiel bessert sich Husten durch Niederliegen; ☉ **auch die Angst und Unruhe.**

Schmerzempfindlichkeit des ganzen Körpers bei Berührung.

Kälte < und ☉ **nasskaltes Wetter**.

Schmerzen in allen Teilen des Körpers, wie zerschlagen, wie verrenkt, Stechen, Schneiden, Reißen, Brennen, Klamm- und Spannschmerz, Ziehen, Bohren. Die Schmerzen sind meist nicht von langer Dauer und wechseln die Stelle. – Mattigkeit in allen Gelenken mit Zittern.

Misslaunig, sodass er durch die freudigste Musik nicht aufgeheitert, durch die traurigste aber gleichsam erquickt wird. Lebhafte, angstvolle Träume die ganze Nacht.

Geist und Gemüt: Traurigkeit, Missmut und Niedergeschlagenheit, der Patient ist voller Angst und Unruhe – ungewöhnliche Ärgerlichkeit und Reizbarkeit.

Schwächung der geistigen Funktionen, besonders Nachlassen des Gedächtnisses. Schreibt ganz kleine Schrift mit dem Unvermögen, größer zu schreiben. Verschreibt und verspricht sich leicht.

Schwindel: Schwindel, muss sich halten, um nicht vorwärts zu fallen. Der Gleichgewichtssinn ist gestört, er ist nicht imstande, rückwärts zu gehen, ohne zu fallen. Bei geringem Druck gegen die Brust fällt der Kranke nach hinten, Bergabgehen führt zu Zwangslaufen und Hinfallen.

Kopf: Gefühl wie zu groß und zu schwer. Blutandrang zum Kopf.

Multiple Sklerose
Parkinson-Syndrom

Kopfschmerz: Drückend betäubende Kopfschmerzen.

Augen: Vorübergehende Blindheit und Gesichtsfeldeinschränkung. Einstellung der Akkommodation auf unendlich. Das äußere Auge ist entzündet, Funkensehen, Schwäche der Augen bei Anstrengung derselben. Schmerz in den Augen beim Nahsehen und Sehen ins helle Licht. Kurzsichtigkeit.

Trockenheit der Augen. Pupillen erweitert.

Ohren: Schmerzen im äußeren und inneren Ohr, zum Teil durch Sprechen und Gehen hervorgerufen, in der Ruhe sich bessernd. Schmerzen von der Stirn oder von den schmerzhaften Zähnen oder vom Rachen in das Ohr strahlend. Ohrenbrausen und Läuten, Gefühl, als wären die Ohren verstopft.

Entzündung der Tuba auditiva

Nase: Fließschnupfen oder Stockschnupfen.

Gesicht: Starrer, maskenartiger Gesichtsausdruck. Bläschen auf den Lippen, trockene, dürre Lippen.

Mund: Saurer oder bitterer Geschmack, Bläschen und Knötchen an der Zunge. Trockenheit des Mundes. Speichelfluss.

Zähne: Zahnschmerzen, besser durch Beißen, schlimmer durch kühle Getränke.

Innerer Hals: Trockener Hals.

Magen: Gastropathie.

Abdomen: Enteropathie ohne charakteristische Symptome.

Hepatopathie
Hepatomegalie
Splenomegalie

Rektum und Stuhl: Stuhl blassgelb. Verstopfung.

Oxyuriasis

Blase: Häufiger Harndrang mit viel Urinabgang. Ungeheures Schneiden in der Blase ohne Harndrang.

Harnröhre: Stich im hinteren Teil der Harnröhre beim Abgang einer Blähung.

Urin: Harn goldgelb oder violett.

Geschlechtsorgane:
- weiblich: Menses tritt zu früh und zu häufig auf, ist aber schwach, das Blut ist ätzend.

Dysmenorrhö

- männlich: Brennendes Zucken von den Samenbläschen bis zur Eichel. Schmerzen im Samenstrang, in den Hoden, in der Harnröhre.

Larynx und Trachea: Laryngitis und Pharyngitis mit dem Gefühl von Wundheit und Bedürfnis zu räuspern sowie reichlicher Schleimabsonderung. Beginn nach kalter Luft.

Sprache und Stimme: Schwache Stimme, inflammatorisch oder paretisch, raue Sprache.

Laryngitis
Rekurrensparese

Atmung:

Bronchitis
Asthma bronchiale

Husten und Expektoration: Quälender trockener Husten, besser durch Hinlegen, ☉ schlimmer durch nasskaltes Wetter. Morgens schleimiger Auswurf, auch Blut im Auswurf.

Extremitäten: Starre Haltung der Glieder. Arme und Beine sind schwach. Erhöhung des Muskeltonus und der Reflexe.

Neuralgische Schmerzen im Trigeminus, in den Interkostalnerven, im N. radialis, an den Unterschenkeln. **Gefühl, als ob Kopf, Hände und Füße angeschwollen seien.**

Schmerzhafte Spasmen in den Muskeln, Spannen und Steifheit, Schwäche und Zittern (als Vorstadien zu den zentralen spastischen Lähmungen). Empfindlichkeit der Haut bei Berührung. Parästhesien. Schmerzen in den Knochen und Gelenken, ☉ **hauptsächlich im Schienbein, den Fußknöcheln und der Ferse beim Auftreten.**

312 – Manganum aceticum – mang-acet

Das Gehen wird schwer und schmerzhaft, ebenso das Stehen. Mattigkeit in allen Gelenken mit Zittern.

Neuralgie
Arthropathie

Frost und Frösteln: Häufige Frostigkeit, besonders im Freien. Kalte Hände und Füße. Schüttelfrost. Arge Hitze im Kopf mit Frost am übrigen Körper.

Schweiß: Nachtschweiße.

Haut: Sehr bleich, starkes Jucken, flechtenartige Ausschläge und Knötchenbildung. **Ausgeprägte Schmerzempfindlichkeit der Haut bei Berührung.** Entzündliche, berührungsempfindliche Stellen über dem Schienbein.

Ekzem vesikulär
Dermatitis sicca
Erythem

Allgemein:

Anämie

312.6 Dosierung

Meist wurde bisher die D 4 als Verreibung oder Potenz verwendet. Gegen Oxyuren werden nur niedere Potenzen gebraucht; wahrscheinlich wird hier die desinfizierende Wirkung ausgenützt.

312.7 Vergleichsmittel

- Bronchitis und Laryngitis: Argentum nitricum, Stannum metallicum.
- Parkinson-Syndrom: Araninum, Conium maculatum.

312.8 Literatur

[1] Allen TF. Manganum. Encyclopedia of pure Materia Medica. Bd. 6. New York: Boericke & Tafel; 1874–1880: 151–165

[2] Clarke JH. Manganum. Dictionary of practical Materia Medica. Bd. 2.1. London: Homoeopathic Publishing Company; 1900–1902: 400–406

[3] Fouché L. Le manganese à doses Homéopathiques dans le traitement de l'astheme, de l'eczema et d'autres affections. Cahiers de biothérapie : thérapeutique de l'homme total 1972; 9: 207–214

[4] Hahnemann S. Manganum. In: Lucae C, Wischner M, Hrsg. Gesamte Arzneimittellehre. Bd. 2. Stuttgart: Haug; 2007: 1168–1191

[5] Hughes R. Manganum. Cyclopaedia of Drug Pathogenesy. Bd. 3. London: Gould; 1886–1891: 196–199

[6] Lewin L. Mangan. In: Lewin L, Hrsg. Gifte und Vergiftungen. Lehrbuch der Toxikologie. 6. Aufl. Heidelberg: Haug; 1992: 326–330

313 Medorrhinum – med

lt.: Medorrhinum, dt.: Trippernosode, engl.: gonoreal virus

313.1 Substanz

Nosode – Medorrhinum – Ausgangsmaterial ist der gonorrhoische Eiter

Bei der Gonorrhö handelt es sich um eine Erkrankung, die durch das Bakterium Neisseria gonorrhoeae (Gonokokkus) hervorgerufen wird. Der Erreger wurde 1879 von dem Dermatologen Albert Neisser entdeckt. Es handelt sich um eine nierenförmige, gramnegative Diplokokke. Er wurde von Berridge einer Prüfung mit Hochpotenzen unterzogen. An Gonorrhö erkrankte Personen können mit einem gewissen Recht ebenfalls als Prüfer bezeichnet und ihre Symptome im Arzneimittelbild verwertet werden. Medorrhinum ist als Nosode der Sykose[348] zugeordnet.

313.2 Klinik des Erregers der Gonorrhö

Die Erkrankung gehört zu den sexuell übertragbaren Erkrankungen. Eintrittspforten sind die Schleimhäute. Die Inkubationszeit beträgt 3 bis 10 Tage. Resistenzentwicklungen, besonders gegen Chinolone, führen zu einer Zunahme der Inzidenz.

Klinik männlich: Zunächst kommt es zu einem Juckreiz in der Urethra. Dann stellt sich eine Algurie ein. Es kommt zu einer Urethritis mit gelbgrünlichem Sekret, bevorzugt morgens (Bonjour-Tropfen). Der Meatus ist gerötet, die Miktion schmerzhaft. Meist sistiert die Infektion nach einigen Wochen spontan. 20 % der infizierten Männer haben einen asymptomatischen Verlauf. Komplikationen entstehen bei einem Aufsteigen der Infektion und können zu Prostatitis und Epididymitis führen, was Infertilität als Spätfolge haben kann. Auch Harnröhrenstrikturen, besonders bei Mehrfachinfektionen werden beobachtet. Bei Simultaninfektion mit einem zweiten Erreger wie zum Beispiel Chlamydien oder Ureaplasma urealyticum kann es zur Ausbildung einer postgonorrhoischen Urethritis kommen.

Klinik weiblich: Hier verläuft die Infektion in 70 % blande. Symptome entwickeln sich im Durchschnitt nach 8 Tagen (3 bis 21 Tagen) postexpositionell. Bevorzugte Eintrittspforte ist das Übergangsepithel vom Plattenepithel des Ektozervix zum Zylinderepithel des Endozervix. In einem Viertel der Fälle steigt die Infektion auf und es kommt zu einer Salpingitis, Adnexitis, Endometritis bis zur Peritonitis. Aus der Urethra und den Bartholinischen Drüsen ist eitriges Sekret auspressbar. Die Vaginalschleimhaut der erwachsenen Frau wird in der Regel nicht befallen. Beobachtet wird in seltenen Fällen auch die Ausbildung einer Perihepatitis acuta gonorrhoica[349], bei der die Gonokokken über die Adnexen direkt in den Bauchraum penetrieren und diese Perihepatitis auslösen.

Selten kommt es durch hämatogene Streuung in nur 1 % der Fälle zu einem generalisierten Verlauf mit Fieberschüben, Vaskulitiden akral und Arthritiden.

Bei Neugeborenen kann es zu einer Ophthalmoblennorrhoea neonatorum kommen, die sich ca. 5 Tage post partum zeigt.

Heute ist die Infektion häufig mit einer Chlamydieninfektion assoziiert.

---

[348] Miasma, bei dem das Erleben der inneren und äußeren Dynamik des Individuums dem Überfluss (Exzess) entspricht. Ein Miasma ist eine Zustandsbeschreibung des Individuums, die auf verschiedenen Betrachtungsebenen ähnlich charakterisiert werden kann. Oben zum Beispiel durch das Erleben der inneren und äußeren Dynamik – hier Überfluss (Exzess).

[349] Fitz-Hugh-Curtis-Syndrom.

313.3
Anwendung

Homöopathische Anwendung findet die Zubereitung bei Schleimhautentzündungen der Harn- und Geschlechtsorgane, der Atemwege, des Magen-Darm-Kanals, bei Erkrankungen des rheumatischen Formenkreises, Verhaltensauffälligkeiten und Voralterung (nach Kommission D).

Die Bedeutung dieses Mittels erhellt aus Erkenntnis vieler Ärzte, dass eine chronische Infektion mit Gonokokken, obwohl sie oft sehr schwer erkennbar ist, in entscheidender Weise die künftige Gesamtkonstitution beeinflusst. *Augenentzündungen*, *chronische Ekzeme* und *Favus*, die von Kind auf bestanden, konnten damit geheilt werden. Selbst *Entwicklungsverzögerung* der Kinder kann nicht nur mit Syphilinum, sondern auch mit Medorrhinum günstig beeinflusst werden. Ein äußerst widerlicher und ekelerregender Körpergeruch führt nicht selten zur Wahl dieses entscheidenden Mittels. Als unterscheidendes Zeichen zwischen Syphilinum und Medorrhinum wird die **Verschlimmerung am Morgen bis zum Abend** bei Medorrhinum angesehen, während für Syphilinum die Verschlimmerungszeit von Sonnenuntergang bis Sonnenaufgang liegt. Bei Medorrhinum hellt sich alles am Abend auf, während morgens eine allgemeine Verschlimmerung besteht. Eine nervöse Sensibilität zeigt sich zum Beispiel bei Berührung durch die Kleidung oder die Haare einer nicht zusagenden Person. Das leichteste Geräusch lässt gleich auffahren. Die Sensibilität ist bis zum Hellsehen gesteigert, wobei meist richtige Voraussagen gemacht werden. Immer in der Eile und voller Hast und Ungeduld; die Zeit vergeht zu langsam. Verliert den Faden der Gedanken beim Sprechen, kann sich nicht konzentrieren. Schwächeanfälle treten auf, will dabei trotz äußerer Kälte angefächelt werden. Es besteht eine sehr große Anfälligkeit und Widerstandslosigkeit gegen Kälte und daher eine große Neigung zu Infekten überall und zu *Erkrankungen des rheumatischen Formenkreises*. Rheumatische Beschwerden und auch eine Verschlimmerung des Allgemeinzustands tritt auf, wenn die gonorrhoische Leukorrhö unterdrückt wurde. Umgekehrt erneuert sich beim Gebrauch von Medorrhinum nicht selten die frühere Leukorrhö wieder, wodurch der Beginn der Heilung eingeleitet wird.

Der Sitz der chronischen gonorrhoischen Infektion sind immer die Schleimhäute der Genitalien und die durch Aufsteigen der Infektion erreichten inneren Geschlechtsorgane, vielleicht auch die Schleimhäute der oberen Luftwege. An eine Metastasierung der Infektion in den Gelenken, Sehnenscheiden und Muskeln muss ebenfalls gedacht werden. Nach der Ansicht homöopathischer Ärzte, die sich aus der klinischen Arbeit mit Medorrhinum entwickelt hat, wird eine sykotische Belastung hereditär übertragen.

Man kann zwar durch Silberpräparate eine gonorrhoische Infektion der Augen bei Neugeborenen kupieren, die Konstitution wird nach klinischer Beobachtung jedoch in spezifischer Weise (Sykose[350]) bestimmt.

313.4
Konstitution

Nervös angegriffene und sensible, selbst sensitive Menschen, die einen chronisch-leidenden Eindruck machen. Sie sind immer hastig und ungeduldig, oft auch von schlimmen Ahnungen erfüllt. Ihr Organismus ist durch eine vor vielen Jahren, vielleicht schon in der Kindheit durchgemachte gonorrhoische Infektion durchseucht und in seiner Widerstandskraft erschöpft worden. Nach Aufhören oder lokaler Unterdrückung des Ausflusses hat sich das Kontagium „nach innen geschlagen", und der Körper befindet sich in einem ständigen Kampf gegen die Infektion ohne Aussicht, sie aus eigener Kraft zu überwinden. Es treten Sehnenscheidenentzündungen und chronisch verlaufende Arthritiden, ebenso Neuralgien und Neuritiden mit enormer Empfindlichkeit gegen Kälte und Nässe auf. Die Widerstandslosigkeit gegen Kälteeinflüsse ist typisch für den fast immer frierenden Patienten. Einzelne Körperteile sind besonders kalt, zum Beispiel die Nasenspitze, die Hände und Füße, bei Frauen die Brustwarzen und die Brüste. Trotzdem werden die Füße in der Nacht brennend heiß empfunden, es wird keine Bedeckung ertragen und Verlangen nach Anfächeln derselben

---

[350] Miasma, bei dem das Erleben der inneren und äußeren Dynamik des Individuums dem Überfluss (Exzess) zugeordnet ist.

geäußert. Die Fußsohlen sind empfindlich und beim Gehen schmerzhaft.

Auf der Haut begegnen wir chronischen Hautausschlägen, die heftig jucken und bei denen die übelriechende Hautausdünstung, die wir oft bei Medorrhinum finden, zutage tritt.

Die aus der aufsteigenden Gonorrhö entstehenden chronischen Restzustände im Genitale und in den Harnorganen unterhalten das Siechtum, das Hahnemann als eine der Hauptseuchen chronischer Krankheiten neben der Psora und der Syphilis bezeichnete, nämlich die Sykosis[351]. Solange eine floride Entzündung besteht, wird vom Gebrauch von Medorrhinum abgeraten. Jedoch, wenn die Abwehr des Organismus zum Erlahmen kommt, ist dieses spezifische Abwehrmittel am Platze. Mit dem Einsetzen der Abwehrsteigerung tritt eine ehemalige Leukorrhö wieder auf, womit sich die Besserung einleitet. Es versteht sich, dass dieser nicht durch Adstringenzien unterdrückt, sondern lediglich durch homöopathische Mittel angegangen werden darf. Als Stoßmittel soll dann Medorrhinum 1- bis 2-mal wöchentlich wiederholt werden, bis die Leukorrhö wieder erscheint. Im Allgemeinen und sobald die Leukorrhö wieder eingetreten ist, halte ich es für richtig, die Wiederholung nicht öfter als 2- bis 4-wöchentlich vorzunehmen; denn die Wirkungsdauer erstreckt sich auf diesen Zeitraum. In der Zwischenzeit kann das angezeigte Simile gegeben werden. Damit kann eine alte Oophoritis, Parametritis, Adnexitis und eine dadurch verursachte Sterilität oder eine Prostatitis, Urethritis und Entzündung der Samenbläschen zur Ausheilung gebracht werden. Die Menses bei solchen Patientinnen ist übelriechend und stark, mit heftigen kolikartigen Schmerzen verbunden, die Leukorrhö dünn, ätzend und wundmachend, ebenfalls übelriechend (oft nach Fisch riechend).

Auch bei chronischer Leukorrhö der Harnröhre oder der Vagina auf gonorrhoischer Basis, bei der der akute Kampf einem Stellungskrieg gewichen ist, wird die Widerstandskraft des Organismus durch Medorrhinum kräftig belebt.

Nicht immer ist der Sitz der Infektion in den Geschlechtsorganen. Es gibt Fälle, wo derselbe in der Nase, in den Nasennebenhöhlen, in dem Nasen-Rachen-Raum und in der Luftröhre anzunehmen ist. Ein chronischer Schnupfen mit Verstopfung der Nase und blutig-eitrigem Sekret, eine Rhinopharyngitis mit ständigem Abfließen von ätzendem Sekret in den Rachen, oder eine chronische Bronchitis mit krampfhaftem, trockenem oder schleimig-eitrigem, auch blutigem Sekret mit nächtlicher Verschlimmerung ist die Folge. Unter dem Einfluss der chronischen Infektion verliert der Organismus seine Anpassungsfähigkeit an die Wettereinflüsse. Nasskalte Witterung ruft Neuralgien, Arthropathien und dergleichen hervor; Sturm ist unerträglich. Föhniges Wetter wirkt wie eine Lähmung. Katarrhalische Erscheinungen erneuern sich bei der geringsten Abkühlung und nehmen einen hartnäckigen und chronischen Charakter an. Dabei wird das Versagen gut angezeigter, sonst zuverlässiger Mittel immer offenkundiger. In diesem Zustand ist Medorrhinum ein durchgreifendes Heil- und Umstimmungsmittel.

Medorrhin-Kinder sind bleich, mager, mit Augenrändern und gedeihen nicht, Kopfrollen auf den Knien, Hautausschläge, übler Mundgeruch.

313.5
Arzneimittelbild

Eine Trennung der klinischen Symptome von denen der Arzneimittelprüfung in dem Symptomenregister von H. C. Allen ist kaum möglich. Es ist deshalb darauf verzichtet worden, die klinischen Symptome besonders zu kennzeichnen. Die Prüfung erfolgte mit Hochpotenzen.

Leitsymptome: Spezifisches Reaktionsmittel, um die Abwehr bei chronischen Folgen von Gonorrhö (Sykosis) zu beleben und den unterdrückten Ausfluss wieder hervorzurufen.

Frieren im ganzen oder an einzelnen Teilen: kalte Nase, kalte Hände und Füße, kalte Brustwarzen und Brüste.

Nervös angegriffene und überreizte Menschen, immer in der Hast, voller Ungeduld. Widerstandslos gegen seelische Eindrücke, die ihn zu Boden drücken und mit ängstlichen Ahnungen erfüllen.

---

[351] Sykose, Miasma, bei dem das Erleben der inneren und äußeren Dynamik des Individuums dem Übermaß entspricht.

313 – Medorrhinum – med

Mangel an Konzentration, verliert den Faden beim Sprechen.

Kann sich nicht an das eben Gelesene erinnern.

Heißhunger, selbst unmittelbar nach dem Essen; Verlangen nach Alkohol und Stimulanzien.

Übler Körpergeruch und übler Geruch der Ausscheidungen.

Hautjucken, Darandenken <, auch andere Störungen verschlimmern sich beim Darandenken.

Liegen auf dem Gesicht oder in Knie-Ellenbogen-Lage bessert Husten, aber auch andere Beschwerden. Bauchlage mit angezogenen Knien bessert.

Kälte <, Sturm <, aber auch föhniges Wetter <, während eines Gewitters <.

Verschlimmerung morgens und während der Tagesstunden von Sonnenaufgang bis Sonnenuntergang.

Gliederschmerzen, feuchtes, warmes Wetter >.

Rheumatischen Gelenkschmerzen, an der See >.

Wiedereintreten der Sekretion >.

Brennende Füße und Hände, Aufdecken >.

Geist und Gemüt: Geistige Verwirrung; verliert ständig den Faden beim Sprechen. Vergisst die Namen der nächsten Freunde, selbst den eigenen. Beginnt richtig beim Sprechen, aber weiß nicht wie weiter. Kann sich nicht konzentrieren. Die Gedanken springen von einem Gegenstand zum anderen. Ist in großer Eile und Ungeduld; Zeit vergeht zu langsam. Fehler beim Sprechen und Schreiben. Gefühl wie im Traum; wie wenn alles unwirklich wäre. Verzweifeltes, wildes Gefühl wie bei beginnendem Wahnsinn. Sensitiv: ahnt Ereignisse voraus und meist richtig. Kann vor Erregung nicht sprechen, ohne dass Tränen kommen. Gefühl, als hätte er eine unverzeihliche Sünde begangen und wäre zur Hölle verdammt. Sieht fremde Menschen, Ratten und dergleichen im Raum. Meint, sterben zu müssen; sagt den Tod voraus. Suizid durch Schusswaffen. Sehr angstvoll, Furcht im Dunkeln. Das leichteste Geräusch belästigt und ermüdet sie. Aufschrecken beim geringsten Geräusch. Alles regt sie auf.

Unruhig mit ängstlichen Träumen; muss sich ständig herumwälzen wegen Unbehagens der Teile, auf denen man liegt.

Schwindel: Beim Bücken, besser durch Niederliegen.

Kopf: Gefühl eines engen Bandes um den Kopf, wie wenn die Haut zu knapp wäre, schlimmer beim Vorwärtsneigen. Haar glanzlos, trocken und spröde, elektrisch. Heftiges Jucken der Kopfhaut.

Tinea capitis favosa[352]
Ekzem seborrhoisch

Kopfschmerz: Erwacht mit Kopfweh über den Augen und in den Schläfen, schlimmer an der Sonne. Schmerz über dem Os parietale, wenn der Wind dagegen bläst. Heftige Schmerzen im Kopf zum Wahnsinnigwerden, kann weder lesen noch die Gedanken gebrauchen. Schmerzen im Hinterkopf.

Augen: Neuralgische Schmerzen im Augapfel, wenn man die Augen zusammenpresst, schlimmer beim Augendrehen. Röte und Trockenheit der Augen, Kongestion der Skleren und Gefühl von einem kalten Wind in den Augen, besonders in den inneren Augenwinkeln. Tanzen von dunklen Punkten vor den Augen. Schwellung der unteren Lider mit runzliger, zerknitterter Haut (Symptom bei Tripperkrankten).

Konjunktivitis chronisch
Blepharitis
Epiphora

Ohren: Fast völlige Taubheit in beiden Ohren. Beim Wispern wird der Klang im Ohr doppelt gehört. Schnelle, plötzliche Schmerzen in beiden Ohren.

Tubenmittelohrkatarrh
Otitis chronisch mit Hypakusis

Nase: Kälte der Nasenspitze. Nase äußerlich wund und geschwollen. Heftiges Brennen in beiden Nasenlöchern beim Atmen. Verlust des Geruchs. Nase ständig fließend sowohl nach vorn als durch den Rachen. Hintere Nase verstopft, besser nach Ausräuspern von dickem, grünem, blutigem Schleim. Nasenbluten.

---

352 von Favus, Dermatophytose der Kopfhaut, Erreger Trichophyton schönleinii.

Rhinitis chronisch
Sinusitis
Säuglingsschnupfen

Gesicht: Grünlich blasse Farbe. Neuralgie über dem Ober- und Unterkiefer. Gesicht bedeckt mit Akne, trockenen Ausschlägen und Sommersprossen. Fieberbläschen in der Nähe der Mundwinkel.

Mund: Kleine Ulzera und Pusteln sehr schmerzhaft an der Zunge, der Innenseite der Lippe und der Wangen, im Rachen. Zäher Schleim fließt im Schlaf aus dem Mund. Übler Geruch aus dem Mund am Morgen.

Innerer Hals: Der Rachen füllt sich ständig mit Schleim, der von der hinteren Nase herabfließt. Wunder Hals und Kälte im Kopf, bessert sich durch Baden in der See. Gieriger Hunger sofort nach dem Essen.

Pharyngitis chronisch

Magen: Enormer Durst. Heftiger Schmerz im Magen und dem oberen Bauch mit einem Gefühl von Enge. Gefühl von Elendigkeit und äußerster Übelkeit im Magen.

Gastritis chronisch

Abdomen: Heftige, quälende Schmerzen im ganzen Bauch mit Krämpfen.

Enteritis chronisch
Cholera infantum

Kann nur Stuhl entleeren beim Rückwärtsbeugen; Entleerung sehr schmerzhaft, als ob ein Knollen an der Hinterseite des Sphinkters säße. Sickern von Flüssigkeit aus dem After, übelriechend wie Fischlake.
 Wässriger, gelber, übelriechender Stuhl entleert sich spontan aus dem Darm, bei völligem Kollaps (Säugling und Kleinkind). Heftiges Jucken des Afters. Heftige Schmerzanfälle mit Hämorrhoiden, die heiß und geschwollen sind.

Analekzem
Hämorrhoiden
Proktitis

Blase: Ständiger Harndrang, Harninkontinenz beim Kaltwerden.

Enuresis
Zystitis chronisch mit Pyelozystitis

Niere: Heftige Nierenkolik. Schmerzen in der Nierengegend, besser durch reichliches Harnlassen.

Harnröhre: Harn fließt langsam; schneidender Schmerz an der Wurzel des Penis am Schluss des Urinierens.

Urin: Harn dunkel, scharf riechend. Schleimfäden im Urin mit Leukozyten besetzt. Fressend scharfer Urin, bei Säuglingen, die Haut wundmachend.

Geschlechtsorgane:
- weiblich: Dunkle Menses, schwer auszuwaschen, auch helles Blut, mit Schwäche. Heftige Menstrualkolik, muss die Füße hochziehen, mit heftigen wehenartigen Schmerzen. Starke, gelbliche, wundmachende und heftig juckende Leukorrhö mit üblem Geruch (wie nach Fisch). Jucken der Vagina und der Labien.

Condylomata acuminata
Gonorrhö chronisch
sexuelle Dysfunktion

- männlich: Pollutionen, Ejakulat wässrig oder zu dick, daher erschwerte Entleerung, mit Fäden weißer, undurchsichtiger Substanz durchzogen. Erektile Dysfunktion oder häufige Erektionen bei Tag und Nacht. Schmerzen längs der Harnröhre ziehend, brennend. Schneidender Schmerz vom Bauch in den Samenstrang; Hoden sehr empfindlich.

sexuelle Dysfunktion

313 – Medorrhinum – med

Larynx und Trachea: Heiserkeit, besonders beim Lesen, mit gelegentlichem Aussetzen der Stimme. Kehlkopf so sehr verstopft, dass keine Luft durchtreten konnte, nur gebessert durch Liegen auf dem Gesicht und Heraushängen der Zunge. Trockenheit der Zunge mit Schmerz beim Schlucken. Gefühl eines Klumpens im Kehlkopf.

Laryngitis chronisch

Husten und Expektoration: Bronchitis mit Laryngitis, Schwellung der Tonsillen und Halsdrüsen bis in die Ohren sich ziehend mit vorübergehender Taubheit.
Husten durch Kitzel unter dem oberen Teil des Brustbeins hervorgerufen. Ununterbrochener, trockener Husten, schlimmer bei Nacht, erwacht dadurch wieder gleich nach dem Einschlafen. Schrecklicher, schmerzvoller Husten, wie wenn der Kehlkopf in Stücke zerrissen wäre, mit reichlicher Absonderung von zähem, grauem Schleim, gemischt mit Blut. Auswurf weiß, eiweißähnlich oder grünlich. Der Schleim kann nicht heraufgebracht werden, bis er sich auf das Gesicht legt.

Brust: Kälte der Brüste und der Brustwarzen. Brüste kalt wie Eis bei Berührung. Brüste und Brustwarzen sehr empfindlich bei Berührung, auch entzündet; ein gummiartiges Sekret sondert sich ab. Herztätigkeit sehr erregbar. Schmerzen am Herzen, in den linken Arm ausstrahlend.

Bronchitis chronisch

Rücken: Schmerzen in den Muskeln des Halses, der Schultern, des Rückens und Kreuzes mit Brennen, schlimmer durch Bewegung. Heftiges Brennen im Nacken, längs der Wirbelsäule hinabsteigend, mit Steifigkeit, bis in den Kopf hinaufziehend.

Extremitäten: Fast völliger Verlust der Kraft in Armen und Beinen. – Brennen der Hände, will sie gefächelt haben. Hände immer kalt. Schmerzen in den Schenkeln, kann sie nicht still halten. Krämpfe in den Sohlen und Waden bei Nacht. Während eines Gewitters heftige Schmerzen in den Knien. Brennen der Füße, will sie aufgedeckt oder angefächelt haben. Brennen der Hände und Füße, will sie gefächelt und nicht bedeckt haben. Wundheitsgefühl der Zehenballen. Hühneraugen schmerzhaft.

Arthritis in großen Gelenken postgonorrhoisch Polyarthritis

Frost und Frösteln: Leidet viel unter Frieren und Kälte. Will ständig gefächelt werden; wirft die Kleider ab, doch ist die Haut kalt.

Schweiß: Fieber mit Schweißen. Nachtschweiße. Übler Körpergeruch.

Haut: Jucken heftig und ohne Unterbrechung, wandernd, schlimmer nachts; manchmal auf eine Seite begrenzt. Jucken überall, an Vagina, Labien, Rücken; schlimmer beim Darandenken. Feuerroter Ausschlag um den After bei Säuglingen, der Harn frisst fürchterlich. Kleine gestielte Warzen, wie Nadelköpfe, an verschiedenen Stellen des Körpers. Säuglingsekzem am Gesäß, wobei das Kind auf dem Gesicht liegt (Julian).

Windeldermatitis

Allgemein: Nervöse und psychisch angegriffene Menschen. Anfälle von synkopaler Schwäche, will dabei angefächelt werden.
Verlangen nach Likör, Bier; nach Salz, Süßigkeiten, grünen, unreifen Früchten; nach Eis; sauren Speisen; Apfelsinen.
Erkältet sich beim geringsten Luftzug; der Infekt beginnt im Kopf und steigt in die Bronchien herab.
Krampfhaftes Gähnen, gefolgt von Krampf der Glottis.

313.6
Dosierung

Wenn als Reaktionsmittel bei Sykosis gegeben, sind höhere und Hochpotenzen zu empfehlen. Ich habe meist C 30 oder D 30 gegeben und nach 2 Wochen C 200 oder D 200 folgen lassen. Öfteres Wiederholen ist nie erforderlich.

313.7
Vergleichsmittel

- Nosoden: Anthracinum, Bacillinum, Carcinosinum, Lyssinum, Psorinum, Pyrogenium, Syphilinum, Tuberculinum, Tuberculinum Klebs, Tuberculinum Koch alt, Tuberculinum Marmoreck.
- Kälte und Nässe <, chronische Gonorrhö: Thuja occidentalis.
- Gonorrhö, chronisch: Acidum nitricum, Pulsatilla pratensis, Selenium amorphum, Sepia officinalis.
- Arthritis postgonorrhoisch: Hedera helix, Kalium iodatum, Thuja occidentalis.
- Arthritis postgonorrhoisch, Tendivaginitis, Urethritis: Aristolochia clematitis.
- Dermatosen übelriechend: Magnesium carbonicum, Psorinum, Sulphur lotum.
- Muss nachts die Füße aufdecken: Acidum fluoricum, Calcium fluoratum, Magnesium fluoratum, Sulphur lotum.
- Säuglingsschnupfen: Carbo animalis, Conium maculatum, Sambucus niger, Syphilinum, Tuberculinum.
- Brennenden Füße, Aufdecken >: Calcium fluoricum, Sulphur lotum.
- Empfindlichkeit gegen Kälte und Nässe: Thuja occidentalis.
- Immer frierend: Psorinum.
- Körpergeruch übelriechend: Psorinum, Sulphur lotum.
- Erkältungskrankheiten hartnäckig und chronisch: Tuberculinum.
- Sonnenaufgang bis -untergang: Medorrhinum; Sonnenuntergang bis -aufgang: Thuja occidentalis, Syphilinum.
- Sagt den Tod voraus: Aconitum napellus.

313.8
Kasuistik

313.8.1 Leukorrhö rezidivierend

46-jährige Direktorsgattin, II.-para, leidet seit 7 Jahren an Bronchitis von asthmatischem Charakter. Vor 3 Jahren Myomoperation, vor 1 Jahr Gallensteinoperation. Da sie schlecht allopathische Arzneimittel verträgt und dadurch Leberbeschwerden bekommt, sucht sie den homöopathischen Arzt auf.

Seit der Myomoperation kommt die Menses nur noch 6-wöchentlich und schwach.

Die Bronchitis tritt nach dem Bericht der Patientin jeweils im Frühjahr, wenn das warme Wetter beginnt, ein. Im Herbst lässt der Husten wieder nach. Die Nase ist meist verstopft. Reichliche Sekretion durch den Nasen-Rachen-Raum. Sie leidet an häufigem Kopfweh, offenbar durch Sinusitis verursacht. Temperatur normal, BKS 10/24, Hb. 80 %. RR 130/90.

Patientin fühlt sich sehr hinfällig, sie kann ihren Hausfrauenpflichten nicht nachkommen. Sie leidet an häufigem Frieren, abwechselnd mit Schweißausbrüchen.

Für die spastische Bronchitis, die sich durch Wärme verschlimmert, erhält sie Hedera helix D 12, 3-mal täglich 5 Tropfen. Damit ist die Bronchitis in 2 Wochen beseitigt. Das Kopfweh ist nur noch schwach aufgetreten. Die Behandlung erleidet nun eine Unterbrechung.

Als sie nach 6 Wochen wieder zur Behandlung kommt, ist die Bronchitis beseitigt, doch fühlt sie sich noch recht elend und klagt trotz des eingetretenen Sommers unter Kältegefühlen. Die weitere Exploration ergibt, dass sie schon seit einer Reihe von Jahren an einer rezidivierenden Leukorrhö leidet, die durch fachärztliche Maßnahmen (adstringierende Einlagen) jeweils zum Sistieren gebracht wird. Wenn sie nicht rechtzeitig isst, treten noch starke Kopfschmerzen ein. Sie erhält nun wieder Hedera helix D 12, dazu einige Körner Medorrhinum C 30. Letzteres erscheint angezeigt wegen des ständigen Frierens und der wiederholt unterdrückten Leukorrhö, wodurch offenbar ihr Gesamtbefinden verschlechtert wurde.

Nach 2 Tagen zeigt sich wieder eine starke, wundmachende Leukorrhö mit Anschwellung der Vulva. Die Patientin ist sehr geängstigt, da sie Krebs befürchtet und geht wieder zum Frauenarzt, der sie jedoch in dieser Hinsicht beruhigen kann.

14 Tage nach der 1. Gabe Medorrhinum C 30 wird dieselbe Gabe wiederholt, nach welcher sie sich 1 Woche lang so wohl fühlt wie schon seit Jahren nicht. Nach 2 weiteren Wochen erhält sie Acidum nitricum D 12 und eine Gabe Medor-

rhinum C 200. Auch nach dieser Gabe wiederum sehr erfrischt. Als sie nach 2 Wochen später wiederkommt, geht es ihr ausgezeichnet. Sie ist voller Pläne, dass sie im nächsten Winter wieder im Hochgebirge Ski laufen wolle. Die Leukorrhö ist ohne fachärztliches Zutun verschwunden, die Nase ist frei. Sie hat ihre Arbeit im vollen Umfang wieder aufgenommen, friert nicht mehr und hat auch kein Kopfweh mehr bekommen. Ich habe die Patientin eindringlich darüber belehrt, daß sie keine vaginalen Einlagen während dieser Behandlung anwenden darf. (Beobachtung des Verfassers)

313.9
Literatur

[1] Allen HC. Medorrhinum. Materia Medica of the Nosodes. Philadelphia: Boericke & Tafel; 1910: 295–344

[2] Berridge EW. Medorrhinum-Proving. In: Allen HC, Hrsg. Medical Advance Homoeopathic Medicine. Bd. 17. Ann Arbor: Advance Publishing Company; 1886: 352–355

[3] Berridge EW. A Proving of Medorrhinum. In: American Institute of Homoeopathy, Hrsg. Transactions of the Forty-Second-Session. 1889. Philadelphia: Sherman; 1889: 221–271

[4] Clarke JH. Medorrhinum. Dictionary of practical Materia Medica. Bd. 2a. London: Homoeopathic Publishing Company; 1900–1902: 409–418

[5] Hering C. Medorrhinum. Guiding Symptoms of the Materia Medica. Bd. 7. Philadelphia: Estate of Constantine Hering; 1888: 292–324

314 Medusa – medus

lt.: Aurelia aurita, dt.: Ohrenqualle, engl.: jellyfish

314.1 Substanz

Animalia – Ulmariidae – Aurelia aurita

Es handelt sich beim Ausgangsstoff dieser Arznei um die frei beweglichen Formen der Nesseltiere (Cnidaria), welche mit den festsitzenden Kolonien dieser Tiere, die als Polypen bezeichnet werden, im Generationswechsel stehen. Die Medusen können durch das Vorschnellen von Nesselfäden, an denen sich Nesselkapseln befinden, auch beim Menschen Wunden erzeugen, in welche sich das Nesselgift entleert.

Homöopathische Verwendung findet das im Sommer gesammelte ganze Tier.

314.2 Pharmakologie und Toxikologie

In dem Gift der Nesselkapseln werden zwei Polypeptide, das Thalassin und das Congestin, unterschieden.

314.3 Anwendung

Homöopathische Anwendung findet die Zubereitung bei Urtikaria (Kommission D).

Eine Prüfung am Gesunden wurde nicht vorgenommen. Die bei der Berührung mit den Nesselquellen beobachteten Hauterscheinungen sind:

Brennen und Hitzegefühl der Haut. Auftreten von *Erythemen*, *Urtikaria*, *Bläschen* und *Pusteln*, selbst *angioneurotische Ödeme*. Bei einer Frau, die 2 Tassen einer Medusenabkochung zu sich genommen hat, trat neben den üblichen Erscheinungen von Ödemen im ganzen Gesicht, die verbunden waren mit erschwertem Sprechen und Angstgefühl, auch eine Milchsekretion beider Brüste auf. Die letzte Geburt lag 3 Jahre zurück. Bei 12 früheren Geburten konnte sie keines der Kinder stillen [3]. Diese Beobachtung legt die Anwendung bei *Galaktorrhö* nahe.

Die Verwendung von Medusa bei *Urtikaria* und *Arzneimittelexanthemen* hat sich nach mündlichem Bericht von Ulrich Mezger häufig bewährt, wo andere Arzneien, wie Apis mellifica, Rhus toxicodendron und andere, erfolglos geblieben waren. Besondere Modalitäten, welche die Wahl von Medusa bestimmen könnten, sind nicht bekannt.

314.4 Dosierung

D 2 und D 3.

314.5 Vergleichsmittel

- Urtikaria: Acidum carbolicum, Apis mellifica, Graphites naturalis, Urtica urens.
- Laktationsstörungen: Lac caninum, Phytolacca decandra, Urtica urens.

314.6 Literatur

[1] Allen TF. Medusa. Encyclopedia of pure Materia Medica. Bd. 6. New York: Boericke & Tafel; 1874–1880: 175

[2] Clarke JH. Medusa. Dictionary of practical Materia Medica. Bd. 2.1. London: Homoeopathic Publishing Company; 1900–1902: 419

[3] Friard. A case of Poisoning attributed to a Decoction of Urtica Marina (Sea Nettle). Hahnemannian Monthly 1873; 8 (2): 84–85

[4] Houard JG. Medus. Hahnemannian Monthly; 8 (8): 84

315 Melilotus officinalis – meli

lt.: Melilotus officinalis, dt.: Gelber Steinklee, engl.: yellow clover

315.1 Substanz

Plantae – Leguminosae (gleich Fabaceae, früher Papilionaceae, Hülsenfruchtgewächse) – **Melilotus officinalis**

Beim Steinklee handelt es sich um 1- bis 2-jährige krautige Pflanzen von 60 bis 150 cm Höhe, die aufrechte, verzweigte Stängel haben. Ihre wechselständig spiralig angeordneten Blätter sind in Blattstiele und Blattspreite gegliedert. An den Blattspreiten sitzen drei gestielte Fiederblättchen. Sie bilden achselständige unverzweigte traubige Blütenstände aus, aus welchen sich kleine Hülsenfrüchte mit 1 bis 3 Samen bilden. Verbreitet ist die Pflanze im eurasischen Raum. Man findet sie an Wegrändern und auf Wiesen, wo ihre gelben, nektarreichen Blüten als Bienenweide dienen.

Homöopathische Verwendung finden die frischen oberirdischen Teile ohne verholzte Stängel.

315.2 Pharmakologie und Toxikologie

Enthält Cumarine[353], natürliche Pflanzenstoffe von angenehm würzigem, heuartigem Geruch. Es ist die Grundstruktur von photoallergischen Naturstoffen wie dem Umbelliferon, dem Aesculin und dem Furocumarin. Sie wirken antikoagulatorisch über eine Hemmung der Vitamin-K-Epoxid-Reduktase, was zu einer Synthesehemmung des Prothrombins führt. Es findet Anwendung als Antikoagulanz und bei Nagern als Rodentizid. Sie haben eine nachgewiesene Langzeitwirksamkeit bei Lymphödemen, wobei der Wirkmechanismus unklar ist. Tierexperimentell gibt es Anhaltspunkte für eine Kanzerogenität für Lungentumore (Adenome und Karzinome), Leberzelladenome, eine geringe Inzidenz für Nierentumore. In Bezug auf den Menschen ist ihre Kanzerogenität nach IARC[354] derzeit nicht abschätzbar. Die Aufnahmemenge in Lebensmitteln ist wegen der Lebertoxizität reglementiert. Cumarine werden oral und enteral gut resorbiert.

Des Weiteren findet sich in Melilotus officinalis Cumestrol, welches teratogen wirkt und in der Forschung als experimentelles Carcinogen Verwendung findet.

Darüber hinaus Melilotinsäure, welche sich in Melilotus- und Artemisia-Arten sowie im Urin des Rothirsches findet und antiulzerogene Wirkung hat. In der Parfümindustrie wird es als holzig-süße Duftkomponente verwendet.

Beim Menschen kann Melilotus-Extrakt zu Übelkeit, Erbrechen, Kopfschmerzen und Benommenheit führen. Die Einnahme von cumarinhaltigen Arzneimitteln kann zur reversibler Erhöhung der Serumtransaminasen, begleitet von klinischen Zeichen einer Hepatitis, führen.

315.3 Anwendung

Homöopathische Anwendung findet die Zubereitung bei Zephalgie und Epilepsie (nach Kommission D).

Von Bedeutung ist eine kreislaufartige Wirkung ohne Gerinnungshemmung, die zur Behandlung *venöser Stasen* und zur **Thromboembolie**-*Prophylaxe* ausgenützt wird.

Am Menschen beobachtet man heftige Kongestionen zum Kopf mit **Zephalgien** und **Epistaxis** und **manischer Affektivitätsstörung**. Bei 2 der 10 Prüfer, welche Allen aufzählt, waren die Kopfkongestionen von Nasenbluten begleitet und besserten sich einmal mit dem Auftreten von reichlichem Nasenbluten. Dieses Symptom hat sich als besonders charakteristisch und als führend erwiesen.

---

353 In Melilotus-Arten, Lavendelöl, Pfefferminzöl, Muskatellersalbeiöl und Zimt.

354 International Agency for Research in Cancer, gegründet 1965 von der WHO, Sitz Lyon.

Über eine neue Prüfung, durchgeführt an 23 ärztlichen Prüfern mit D 30, D 12, D 6, D 2, D 1 und Tinktur, berichtet Müller-Touraine. Es ergaben sich in 13 Fällen Kopfschmerzen; D 30 war nicht sicher wirksam. Das Resultat dieser Prüfung lässt sich folgendermaßen zusammenfassen:

Kopfschmerzen, völlige Ruhe >.

Parästhesien, Ameisenlaufen, Unruhe in Armen und Beinen. Alte neuritische Erscheinungen in Arm und Knie klangen während der Prüfung ab.

Herzstechen und Herzklopfen, Beklemmungen.

Vermehrter Stuhl bis zu Durchfall. Hämorrhoiden gehen zurück oder treten unter Verstopfung auf.

Akne und Ekzem treten auf mit Jucken.

Gemütsverfassung gedrückt oder reizbar, einmal auch euphorisch.

Keine Blutungsneigung [5].

Eine Bereicherung und schärfere Herausarbeitung des Melilotus-Bildes verdanken wir R. Römer. Er fand als Symptome, die durch Melilotus officinalis entweder wesentlich gebessert oder gänzlich beseitigt wurden:
1. Berstende Kopfschmerzen mit starkem Hitzegefühl im Kopf und glühender Gesichtshaut, eventuell mit konjunktivaler Injektion einhergehend.
2. Plötzliches Auftreten der Attacken kurze Zeit nach körperlicher Arbeit in Ruhe, daher:
   a) körperliche Ruhe <.
   b) deswegen besonders abends <.
   c) körperliche Tätigkeit >, im Gegensatz zur Arzneimittelprüfung, bei der sich Besserung durch völlige Ruhe ergab.
3. Stuben- und Küchen-Wärme <, im Freien > und durch Bewegen in der frischen Luft >.
4. Schlagartiges Aufhören der Kopfschmerzen durch Nasenbluten.

Bei 3 von Römer dargestellten Fällen tritt eine beachtliche Neigung zu blauen Flecken in der Haut hervor. Sie ist bei der Arzneimittelprüfung nicht aufgefallen, hängt aber wie das profuse Nasenbluten mit einer *Thrombozytopenie* zusammen.

315.4
Arzneimittelbild

Geist und Gemüt: Delirien mit Angst, schwindendes Bewusstsein. Gemütsverfassung gedrückt oder reizbar, einmal auch euphorisch.

Kopfschmerz: Kopfschmerzen mit heftigem Blutandrang und Druckgefühl, dabei Würgen und Erbrechen; wogendes und klopfendes Gefühl in der Stirne, **das sich mit dem Auftreten von starkem Nasenbluten bessert**. Kopfschmerzen, besser in völliger Ruhe.

⊙ **Berstende Kopfschmerzen mit starkem Hitzegefühl im Kopf und glühender Gesichtshaut.**

⊙ **Plötzliches Auftreten der Attacken kurze Zeit nach körperlicher Arbeit in Ruhe, also Verschlimmerung in Ruhe und am Abend, Besserung durch körperliche Tätigkeit (!), Besserung im Freien durch Bewegen in frischer Luft;** schlagartiges Aufhören der Kopfschmerzen durch Nasenbluten.

Neuralgien im ganzen Kopf.

Zephalgie kongestiv

Nase:

Epistaxis

Gesicht: Gesicht glühend, mit Klopfen der Karotiden, Hände und Füße kalt.

Rektum und Stuhl: Vermehrter Stuhl bis zu Durchfall. Hämorrhoiden gehen zurück oder treten unter Verstopfung auf. ⊙ Hämorrhoiden.

Brust: Heftige Oppression auf der Brust mit sehr erschwertem Atemholen und quälendem Husten. Herzstechen und Herzklopfen, Beklemmungen.

Extremitäten: Ameisenlaufen, Parästhesien, Unruhe in den Armen und Beinen. Alte neuritische Erscheinungen in Arm und Knie klangen während der Prüfung ab. ⊙ **Varikosis, Thrombophlebitis.**

315 – Melilotus officinalis – meli

Haut: Akne und Ekzem treten auf mit Jucken.
⊙ **Blaue, blutunterlaufene Stellen an allen Gliedmaßen.**

315.5
Dosierung

D 4 bis D 6. Römer hat auch C 30 und C 200 mit bestem Erfolg verwendet.

315.6
Vergleichsmittel

- Leguminosae: Alfalfa, Baptisia tinctoria, Copaiva, Cytisus laburnum, Dolichos pruriens, Lathyrus sativus, Lespedeza sieboldii, Ononis spinosa, Physostigma venenosum, Robinia pseudacacia, Sarothamnus scoparius, Senna, Trifolium pratense.
- Varikosis, Hämorrhoiden blutend: Hamamelis virginiana.
- Varikosis, Brachialgie: Aesculus hippocastanum.
- Zephalgie, Epistaxis >: Ferrum phosphoricum, Petroleum crudum, Psorinum.

315.7
Kasuistik

315.7.1 Zephalgie mit Epistaxis

A. S., eine 22-jährige Hausgehilfin, erscheint am 17.8.1950 vormittags in meiner Sprechstunde. Sie komme wegen heftigen Nasenblutens, das sie seit 8 Wochen sehr oft belästige. Der Hausarzt habe schon mehrfach ohne Erfolg die Nasenschleimhaut geätzt. Frage: „Haben Sie Kopfschmerzen dabei?"

Antwort: „Ja, furchtbare."

Frage: „Haben Sie bei den Kopfschmerzen ein Hitzegefühl im Kopf?"

Antwort: „Ja und wie!"

Frage: „Werden Ihre Kopfschmerzen besser, sobald das Nasenbluten anfängt?"

Antwort: „Ja, sofort."

Die Patientin macht einen ziemlich borniertren, stupiden Eindruck, gibt nur widerwillig Antwort, so, als sei ich – der Arzt – dumm, weil ich sie frage.

Die eingehende poliklinische **Untersuchung** ergibt:

Gesicht auffällig schwammig, gedunsen, blass. Nach dem Auskleiden finden sich an allen Gliedmaßen zahlreiche bis zu fünfmarkstückgroße blaue Flecken (von denen die Patientin übrigens bisher nichts gewusst hat!). Feucht-kalte Hände. Bei Rumpel-Leede-Versuch nach 5 Minuten noch keine Purpura in der Ellenbeuge. Hingegen klagt die Patientin dabei nach kurzer Zeit bereits über Kribbeln und Taubheitsgefühl in dem von der Blutdruckmanschette abgeschnürten Unterarm und in der Hand, die sie bewegen muss. Die Hand nimmt dabei Geburtshelferstellung ein. Bei der Allgemeinuntersuchung fällt beim Betasten ein häufiges schreckhaftes Zusammenzucken auf, besonders bei der Palpation des Bauchraumes. Beim Beklopfen des N.-facialis-Stamms 1 bis 2 cm ventral des Lobus auricularis tritt ein Pseudo-Chvostek auf. Die Hyperreflexie ist an den Beinen besonders deutlich. Der PSR hat beiderseits starken Nachklonus. Leber nicht vergrößert, nicht druckschmerzhaft. Milz nicht palpabel.

Herz: auskultatorisch und perkussorisch A 2 betont. RR: 130/85 mmHg. Pulsfrequenz: 76/Min. EKG: Verdacht auf Myokardschaden. Lungen: auskultatorisch und perkussorisch o. p. B. Thoraxdurchleuchtung: Lungenfelder frei, deutliche Gefäßzeichnung in beiden Lungen, quergestelltes, nach links hin verhältnismäßig großes Herz. Urin: ohne Befund. Urobilinogen: normal.

BSG: 9 nach 1 Stunde.

Blutbild: Hämoglobin: 84 %, Erythrozyten: 4,68 Mill., Leukozyten: 5 000. Differenzial-Blutbild: Stabkernige: 1, Segmentkernige: 37, Eosinophile: 2, Kleine Lymphozyten: 59, Monozyten: 1 %.

Thrombozyten: 56 160.

Gerinnungszeit: 6½ Min.

Blutungszeit: 1¾ Min.

Diagnose: Hämorrhagische Diathese vom Typ des Morbus Werlhof.

Arzneimitteldiagnose: Melilotus officinalis.

Die Patientin erhält ein Rezept über Melilotus officinalis D 1 mit der Weisung, die Tropfen 2-stündlich einzunehmen. Sie solle sich in 2 Tagen wieder vorstellen.

Verlauf: 19.8.1950: Die Patientin berichtet: Es gehe jetzt wesentlich besser, aber diese Teufelstropfen! Wenige Minuten nach der Einnahme von 5 Tropfen Melilotus officinalis vorgestern habe sie schlimmere Kopfschmerzen als je zuvor bekommen. Das Gesicht habe geglüht, und – was sie zuvor noch nie beobachtet habe – die Augen seien blutunterlaufen gewesen. Dann habe ein heftiges Nasenbluten begonnen, das nach etwa 20 Minuten versiegt sei. Sie habe sich danach so leicht wie noch nie im Leben gefühlt, habe indessen keine Tropfen mehr genommen, weil sie zu heftig wirken. Nasenbluten sei bisher nicht wieder aufgetreten; auch die Kopfschmerzen seien nicht mehr in nennenswertem Maße erschienen. Auf die Frage, wie oft sie das Nasenbluten vor Beginn der homöopathischen Behandlung bemerkt habe, antwortete sie, dass die Kopfschmerzen jedesmal dann aufgetreten seien, wenn sie sich körperlich nicht betätigt habe. Das ganze Blut sei ihr, sobald sie sich ausruhen wollte, jedesmal zu Kopf geschossen. Die Kopfschmerzen und das Nasenbluten seien daher täglich mehrfach, indes vorwiegend gegen Abend aufgetreten. Alles sei schlimmer in Küchenwärme, besser im Freien gewesen.

Die Patientin erhält heute ein Rezept über Melilotus officinalis D 6 (3-mal 5 Tropfen täglich).

13.9.1950: Kein Nasenbluten inzwischen. Gelegentlich noch leichte Kopfschmerzen bei heißem Kopf. Hat keine blauen Flecken mehr!

Kontrolluntersuchung des Blutes:

BSG: 6.

Blutbild: Hämoglobin: 81 %, Erythrozyten: 4,34 Mill. Leukozyten: 7 400.

Differenzial-Blutbild: Stabkernige: 1, Segmentkernige: 44, Eosinophile: 4, Lymphozyten: 51.

Thrombozyten: 169 000.

Gerinnungszeit: 4½ Min.

Blutungszeit: 1¾ Min.

Urin: ohne Befund. Im Sediment: Phosphate.

Lungendurchleuchtung: Zwerchfelle, Lungen und Herz: ohne Befund.

Da unter der Medikation von Melilotus officinalis D 6 sich die geringen Restbeschwerden nicht völlig beseitigen ließen, verordnete ich nun die in ihrer Wirkung ähnliche Sanguinaria canadendis D 6.

Ende Oktober 1950 traf ich die Patientin auf der Straße wieder. Sie sagte mir, dass sie nun völlig beschwerdefrei sei, offenbar, seitdem sie die Sanguinaria-Tropfen benutze. Auch 1 Jahr später hatte sich noch kein Rückfall eingestellt. Leider war die Patientin nicht zu veranlassen, sich einer neuerlichen Kontrolle zu unterziehen. Eine Sternalpunktion hatte sie schon vorher abgelehnt.

Zusammenfassung: Ein 22-jähriges Mädchen, das seit mehr als 8 Wochen an schweren Kopfschmerzen mit Nasenbluten litt und bei dem sich klinisch eine hämorrhagische Diathese vom Typ des Morbus Werlhof vorfand, wurde mit dem homöopathisch angezeigten Melilotus officinalis behandelt. Nach 5 Tropfen der D 1 stellte sich wenige Minuten später eine äußerst lebhafte Erstreaktion ein, der eine fast völlige Beschwerdefreiheit folgte. Erst nach Wochen traten wieder mäßige Kopfschmerzen unter der Medikation von Melilotus officinalis D 6 auf. Bei der etwas über 3 Wochen später durchgeführten poliklinischen Nachuntersuchung fanden sich keinerlei Hämorrhagien unter der Haut. Thrombozyten waren jetzt um das Dreifache zahlreicher, und die Gerinnungszeit hat sich der Norm genähert. Das Differenzialblutbild, das ursprünglich eine Neutropenie aufwies, zeigte eine ansteigende Tendenz der Granulozyten. Noch ab und zu vorhandene leichte Kopfschmerzen wurden durch Sanguinaria canadensis gänzlich beseitigt [6].

315.8
Literatur

[1] Allen TF. Melilotus. Encyclopedia of pure Materia Medica. Bd. 6, 10. New York: Boericke & Tafel; 1874–1880: 176–177, 577–578

[2] Bowen GW. Melilotus officinalis. Allgemeine Homöopathische Zeitung 1877; 94 (26): 206–207

[3] Bowen GW. Melilotus. Allgemeine Homöopathische Zeitung 1899; 138 (21–22): 168–170

[4] Clarke JH. Melilotus. Dictionary of practical Materia Medica. Bd. 2.1. London: Homoeopathic Publishing Company; 1900–1902: 420–424

[5] Müller T. Melilotus officinalis. Deutsche Homöopathische Monatsschrift 1951: 150

[6] Römer R. Beobachtungen über Melilotus. Zeitschrift für Klassische Homöopathie 1960; 4 (1): 21–28

316 Menyanthes trifoliata – meny

lt.: Menyanthes trifoliata, dt.: Fieber- oder Bitterklee, engl.: buck bean

316.1
Substanz

Plantae – Menyanthaceae (Fieberkleegewächse) – **Menyanthes trifoliata**

Die Menyanthaceae sind eine monotypische Gattung und umfassen ausschließlich die Art Menyanthes trifoliata. Sie stehen den Gentianaceae[355] nahe. Es ist eine ausdauernde, bis zu 30 Jahre alt werdende Sumpf- und Wasserpflanze, die eine Land-, eine Seichtwasser-, und eine submerse[356] Wasserform bildet. Sie wird 15 bis 20 cm hoch, hat wechselständig gestielte Blätter. Die Rhizome sind wie die Stängel bei Lichtexposition grün, sonst elfenbeinfarbig. Die Blüten sind weiß bis rosafarben. Man findet sie in Sümpfen und Teichen, an versandeten Seeufern, langsam fließenden Gewässern, feuchten Wiesen bis in die alpine Stufe (bis 2500 bis 3000 m Höhe). Heimisch ist sie in den gemäßigten Zonen der nördlichen Hemisphäre. Europa, Asien und Nordamerika. Menyanthes trifoliata speichert Schwermetalle und kann zum Biomonitoring zum Erkennen von Gewässerverschmutzungen herangezogen werden. Menyanthes trifoliata steht in Deutschland unter Naturschutz.

Homöopathische Verwendung findet die frische, zur Blütezeit gesammelte ganze Pflanze.

316.2
Pharmakologie und Toxikologie

Menyanthes trifoliata enthält Bitterstoffe vom Secoiridoidglycosid-Typ, wie Dihydrofoliamenthin, Menthiafolin. Des Weiteren findet sich Loganin[357]. Der höchste Bitterstoffgehalt findet sich zum Zeitpunkt der Blüte und Knospenbildung. Daneben finden sich Flavonoide, die auf den Aglyka Kämpferol, Methylquercetin und Quercetin beruhen. Das ätherische Öl enthält Benzaldehyd, Benzylalkohol, Citronellol, Damascenon, Ethylhexanal, Hexanal, Eugenol, Furfural, Geranial, Ionol, Linalool, Neral, Pentanol, Pfenylacetylaldehyd. Daneben noch Ascorbinsäure, Gerbstoffe wie Tannine, und Cumarine (Scopoletin, Cumarin). Es besteht eine antimikrobielle und antiinflammatorische Wirkung. Eine Verdauungssaft fördernde Wirkung kann aufgrund der Bitterstoffe angenommen werden. Bitterkleetee kann auf den Magen reizend wirken und hat in höheren Dosierungen laxierende und emetische Wirkung. Eine fiebersenkende Wirkung konnte nicht nachgewiesen werden.

316.3
Anwendung

Volksmedizinische Anwendung findet die Droge bei Appetitlosigkeit und dyspeptischen Beschwerden. Bei Obstipation und Flatulenz, Gastritis und gastro-ösophagealem Reflux. Ferner wird es bei Erkrankungen des rheumatischen Formenkreises, besonders bei Fibromyalgie, bei Gicht, Trigeminusneuralgien, Migräne, Dermatosen, Skorbut und Helminthiasis und bei postinfektiöser Glomerulonephritis eingesetzt. Bei den Indianern in der Rekonvaleszenz.

Homöopathische Anwendung findet die Substanz bei Fieberanfällen, Zephalgie und Myalgien (nach Kommission D).

Wie Gentiana lutea wurde Menyanthes trifoliata früher als Amarum zur Stärkung der Magenfunktion und als Mittel gegen *Wechselfieber* verwendet.

---

355 Enziangewächse. Früher wurde Menyanthes den Gentianaceae zugeordnet. Sie unterscheiden sich jedoch sowohl anatomisch als auch embryologisch deutlich voneinander. Auch chemische Merkmale stützen diese systematische Stellung. Beide Gattungen weisen Bitterstoffe vom Secoiridoid-Typ auf, allerdings sind diese bei Menyanthes durch eine veresterte Monoterpensäure am Secoiridoid-Grundgerüst charakterisiert. Des Weiteren weist nur Menyanthes Loganin auf.

356 Unter der Wasseroberfläche wachsend.

357 Wurde bereits 1884 aus Strychnos nux vomica (Loganiaceae) isoliert.

Es bewirkt:
1. **Neuralgische Schmerzen** im ganzen Körper, besonders aber im *Trigeminus*.
2. **Krämpfe und Muskelzucken** in der glatten wie der quergestreiften Muskulatur.
3. **Wechselfieberartige Zustände** mit vorwiegender Kälteempfindung. Folgen von *Malaria*. Katarrhalische Infekte mit *Kopfschmerzen*.
4. (Therapeutisch von untergeordneter Bedeutung): **rezidivierende Infekte** der Luftwege, der Verdauungsorgane und Harnwege.

Als Leitsymptome gelten Kältegefühle als Begleiterscheinung der Beschwerden. Im Winter 1969/1970 hat Menyanthes trofoliata bei entsprechenden Symptomen gute Hilfe geleistet (Gawlik in Leeser [5]).

316.4
Arzneimittelbild

Leitsymptome: Besserung durch Druck auf die befallenen Teile und durch Bewegung (mit Ausnahme der Kopfschmerzen). Kältegefühle begleiten die Beschwerden.

Zephalgie
Trigeminusneuralgie
Zephalgie mit Kongestionen beim Halswirbelsäulensyndrom

Kopfschmerz: Kopfschmerz mit Schwere und Benommenheit. **Druck im Kopf von oben nach unten, besser durch harten Druck mit der Hand. Gefühl eines Gewichtes auf dem Scheitel, als wolle der Schädel bersten**, schlimmer beim Treppensteigen, hinauf oder hinab. Halbseitige Schmerzen, ☉ **besonders im 1. Ast des Trigeminus**.

Ohren: Ohrgeräusche.

Otosklerose

Gesicht: Zuckungen und schmerzhafter Krampf der Gesichtsmuskeln und der Augenmuskeln.

Magen: Am Magen krampfhafte Schmerzen.

Abdomen: Krämpfe im Darm.

Angina abdominalis

Blase: Krämpfe des Urogenitalsystems.

Geschlechtsorgane:
- männlich: Neuralgien in Samenstrang und Hoden.

Brust: Krämpfe in Brust.

Extremitäten: Neuralgische Schmerzen, Reißen, Zuckungen und Zusammenkrampfen in allen Gliedern und allen Muskeln, in Armen, Beinen, Rücken, Hüfte. Emporwerfen der Oberschenkel, Bewegung lindert.

Neuralgie (nach Malaria)

Frost und Frösteln: Frostschauer über dem ganzen Körper mit folgender Hitze, kalte Hände und kalte Füße bei Wärme des übrigen Körpers, kalte Nasenspitze, kalte Ohren, Kältegefühl im Bauch. – Hitzegefühl mit Schweiß.

316.5
Dosierung

D 1 bis D 3.

316.6
Literatur

[1] Allen TF. Menyanthes. Encyclopedia of pure Materia Medica. Bd. 6. New York: Boericke & Tafel; 1874–1880: 182–191

[2] Clarke JH. Menyanthes. Dictionary of practical Materia Medica. Bd. 2.1. London: Homoeopathic Publishing Company; 1900–1902: 429–432

[3] Hahnemann S. Menyanthes. In: Lucae C, Wischner M, Hrsg. Gesamte Arzneimittellehre. Bd. 2. Stuttgart: Haug; 2007: 1191–1202

[4] Hughes R. Menyanthes. Cyclopaedia of Drug Pathogenesy. Bd. 3. London: Gould; 1886–1891: 200

[5] Leeser O. Lehrbuch der Homöopathie. Spezieller Teil. B: Pflanzliche Arzneistoffe. Teil 1. Heidelberg: Haug; 1973

317 Mephitis putorius – meph

lt.: Mephitis putorius, dt.: Skunk, Stinktier, engl.: skunk

317.1 Substanz

Animalia – Mustelidae – Mephitis putorius

Es handelt sich um das Sekret der Analdrüsen des nordamerikanischen Stinktieres oder Skunks, der sein übelriechendes Analsekret als Wehrsekret verwendet. Es besitzt einen abstoßenden, an Asa foetida erinnernden Geruch.

Homöopathische Verwendung findet das Analsekret des amerikanischen Stinktiers.

317.2 Pharmakologie und Toxikologie

Im Analsekret des Stunks konnten (E)-2-Buten-1-thiol, 3-Methyl-1-butanthiol, weitere Thiole und Acetate nachgewiesen werden. Die Acetate werden unter Anwesenheit von Wasser in Thiole gespalten. Aus diesem Grunde kann der Geruch auch lange Zeit nach dem Skunk-Angriff wieder entstehen, wenn das Material mit Wasser in Berührung kommt.

317.3 Arzneimittelprüfung

Homöopathische Verwendung findet die Zubereitung bei spastischem Husten (nach Kommission D).

Man ist auf die von C. Hering mit Hochpotenzen (C 30) vorgenommene Prüfung angewiesen, bei welcher sich vor allem **psychische Störungen**, ähnlich denen von Moschus moschiferus, ergeben haben. Bei der Herstellung der Tinktur und der Potenzen wurden jedoch auch örtliche Reizerscheinungen an den Augen, im Gesicht und der Nase beobachtet.

Neben der psychischen Erscheinung sind die **spastischen** Erscheinungen an den **Atmungsorganen** von Bedeutung geworden, die bei der Arzneimittelprüfung herausgekommen sind und durch klinische Erfahrungen noch weiter ausgebaut wurden. Der *spastische Husten* und *Pertussis*, welcher das Hauptanwendungsgebiet von Mephitis geworden ist, wurde bei einem jungen Mann mit Erscheinungen von *Tuberkulose* nach der Verordnung von Mephitis beobachtet [4].

317.4 Arzneimittelbild

Geist und Gemüt: Erregter Zustand mit heißem Kopf. Ärgert sich über Kleinigkeiten oder über eingebildete Begebenheiten. Abneigung gegen geistige Arbeit, wegen ablenkenden Phantasien. Lebhafte angstvolle Träume.

Schwindel: Beim Bücken oder plötzlich beim Sitzen, bei Bewegung des Kopfes.

Kopf: Dumpfe Verwirrung des Kopfes; Kopf wie zu groß, mit Verstimmung und Schwindel. Dumpfer Kopfdruck, besonders im Hinterkopf.

Augen: Heiß und gerötet. Augenschmerzen nach Anstrengung. Kann Buchstaben nicht unterscheiden.

Nase: Flüssiger Schnupfen. Nasenbluten.

Magen: Beim Trinken und Sprechen verschluckt man sich leicht. Krampfartige Schmerzen im Magen und Darm.

Atmung: Erstickungsgefühl beim Einatmen, wie wenn man Schwefeldämpfe eingeatmet hätte; kann nicht ausatmen, erbricht die Speisen Stunden nach dem Essen, nachts und nach dem Niederlegen schlimmer.

Husten und Expektoration: Husten krampfartig, plötzliches Erstickungsgefühl in der Kehle beim Trinken oder Sprechen; Husten beim Lautlesen, beim Sprechen und nach Trinken, durch Erstickungsgefühl hervorgerufen.

⊙ **Krampfartiger Husten** mit einem krähenden Laut, die ganze Nacht anhaltend und mehrmals wiederkehrend (bei einem jungen Manne, der Symptome von Schwindsucht hatte); Husten schlimmer nachts.

Pertussis

Extremitäten: Beine unruhig, erwacht nachts mit Blutandrang zu den Beinen. Glieder heiß. Gefühl von Taubheit. Anwendung von eiskaltem Wasser wird sehr angenehm empfunden.

317.5
Dosierung

Meist werden D 4 bis D 6 bis D 12 verwendet, auch Potenzen bis zu D 2 (= ⌀) werden bei Schlaflosigkeit empfohlen.

317.6
Vergleichsmittel

Bei Pertussis besonders: Belladonna, Chamomilla recutita, dann Drosera rotundifolia, Coccus cacti, Cuprum metallicum.

317.7
Literatur

[1] Allen TF. Mephitis. Encyclopedia of pure Materia Medica. Bd. 6. New York: Boericke & Tafel; 1874–1880

[2] Clarke JH. Mephitis. Dictionary of practical Materia Medica. Bd. 2.1. London: Homoeopathic Publishing Company; 1900–1902: 432–435

[3] Mephitis. Correspondenzblatt der Homöopathischen Aerzte 1837; (2)

[4] Neidhard C. Mephitis Putorius, and other remedies in Whooping-cough. North American Homoeopathic Journal 1853; 3: 504–511

[5] Stapf JE. Mephitis. Archiv für die Homöopathische Heilkunst 1840; 18 (1): 198–200

318 Mercurius chromicus oxydulatus – merc-chr-o

lt.: Hydrargyrum chromicum oxydulatum, dt.: Quecksilber(I)-chromat, engl.: mercurius chrom oxyd

318.1 Substanz

Mineralia – Anorganica – Composita – 12. Gruppe[358] **– Quecksilber(I)-chromat – Hg_2CrO_4**

Homöopathische Verwendung findet Quecksilber(I)-chromat.

318.2 Anwendung

Dieser Stoff vereinigt die Wirkung des Quecksilbers und des Chroms. Er zeichnet sich durch tieffressende, wie ausgestanzt aussehende *Ulzera* aus und wurde daher bei entsprechenden **syphilitischen Prozessen** in tiefen Verreibungen (D 2 bis D 3) gegeben. Eine Prüfung liegt nicht vor.

318.3 Vergleichsmittel

- Quecksilber-Arzneien: Aethiops antimonialis, Aethiops mineralis, Cinnabaris, Mercurius cyanatus, Mercurius dulcis, Mercurius iodatus flavus, Mercurius iodatus ruber, Mercurius solubilis Hahnemanni, Mercurius sublimatus corrosivus, Mercurius vivus.
- 12. Gruppe Periodensystem der Elemente: Aethiops antimonialis, Aethiops mineralis, Cadmium metallicum, Cadmium sulphuricum, Cinnabaris, Mercurius iodatus flavus, Mercurius iodatus ruber, Mercurius dulcis, Mercurius solubilis Hahnemanni, Mercurius sublimatus corrosivus, Mercurius vivus, Zincum metallicum, Zincum aceticum, Zincum cyanatum, Zincum oxydatum, Zincum phosphoricum, Zincum picrinicum, Zincum sulphuricum, Zincum valerianicum.

---

358 Zink-Gruppe: Zink Zn, Cadmium Cd, Quecksilber Hg, Copernicum Cn.

319 Mercurius corrosivus – merc-c

lt.: Hydrargyrum bichloratum, syn:. Mercurius sublimatus corrosivus, dt.: Sublimat, engl.: corrosive sublimate mercuric chloride

319.1 Substanz

Mineralia – Anorganica – Composita – 12. Gruppe[359] – Quecksilber(II)-chlorid – $HgCl_2$

Mercurius sublimatus corrosivus ist neben dem Mercurius dulcis das zweite Quecksilberchlorid.

Es handelt sich um strahlig durchscheinende weiße Kristalle oder um rhombische Bipyramiden. Es besitzt für Metallchloride eine sehr geringe elektrische Leitfähigkeit. Dies liegt an den ausgebildeten kovalenten Bindungen, die ein Dissoziieren verhindern.

Die Alchemisten verwendeten die beiden Chloride des Quecksilbers unter den Namen Sublimat und Kalomel (Mercurius dulcis = Quecksilber(I)-chlorid = Hg_2Cl_2).

Die homöopathische Zubereitung erfolgt aus Quecksilber(II)-chlorid.

319.2 Pharmakologie und Toxikologie

Quecksilber(II)-chlorid ist sehr giftig und ätzend. Es wirkt auf Bakterien und Pilze hemmend oder vernichtend.

319.3 Anwendung

Homöopathische Anwendung findet die Zubereitung bei hochakuten Entzündungen der Schleimhäute wie Konjunktivitis, Stomatitis, Kolitis, Nephritis, Urethritis und Vaginitis (nach Kommission D).

Die Schleimhautsymptome sind verschärft, es zeigen sich ätzende, blutige Sekrete und vermehrt Ulzera. Demgemäß wird es bei der blutigen wässrigen *Diarrhö* mit Entzündung und Ulzera im Rektum bevorzugt.

319.4 Vergleichsmittel

- Quecksilber-Arzneien: Aethiops antimonialis, Aethiops mineralis, Cinnabaris, Mercurius chromicus oxydulatus, Mercurius cyanatus, Mercurius dulcis, Mercurius iodatus flavus, Mercurius iodatus ruber, Mercurius solubilis Hahnemanni, Mercurius vivus.
- 12. Gruppe Periodensystem der Elemente: Aethiops antimonialis, Aethiops mineralis, Cadmium metallicum, Cadmium sulphuricum, Cinnabaris, Mercurius iodatus flavus, Mercurius iodatus ruber, Mercurius dulcis, Mercurius chromicus oxydulatus, Mercurius solubilis Hahnemanni, Mercurius vivus, Zincum metallicum, Zincum aceticum, Zincum cyanatum, Zincum oxydatum, Zincum phosphoricum, Zincum picrinicum, Zincum sulphuricum, Zincum valerianicum.
- Vergleiche das deutlich weniger giftige zweite Chlorid des Quecksilbers, Mercurius dulcis = das Kalomel = Quecksilber(I)-chlorid. Mercurius sublimatus corrosivus = Sublimat = Quecksilber(II)-chlorid ist auch giftiger als Mercurius solubilis Hahnemanni mit schnellerer akuter Wirkung.

319.5 Literatur

[1] Allen TF. Mercurius corrosivus. Encyclopedia of pure Materia Medica. Bd. 6. New York: Boericke & Tafel; 1874–1880: 236–263

[2] Buchner JB. Mercurius corrosivus. Allgemeine Homöopathische Zeitung 1897; 135: 92

[3] Hahnemann S. Mercurius corrosivus. In: Lucae C, Wischner M, Hrsg. Gesamte Arzneimittellehre. Bd. 2. Stuttgart: Haug; 2007: 1236–1237

[4] Hughes R. Mercurius corrosivus. Cyclopaedia of Drug Pathogenesy. Bd. 3, 4. London: Gould; 1886–1891: 236–260, 646–647

[5] Masselot. Mercurius corrosivus. Arch. gen. Med. sér. IV; 11 (11): 58

---

359 Zink-Gruppe: Zink Zn, Cadmium Cd, Quecksilber Hg, Copernicum Cn.

320 Mercurius dulcis – merc-d

lt.: Hydrargyrum chloratum, dt.: Kalomel, engl.: calomel

320.1 Substanz

Mineralia – Anorganica – Composita – 12. Gruppe[360] – Quecksilber(I)-chlorid – Hg_2Cl_2

Halogenid des Quecksilbers war bereits den Alchemisten unter dem Namen Kalomel bekannt. Es handelt sich um ein weißes, geruchs- und geschmackloses Pulver, welches beim Übergießen mit Ammoniak durch die Bildung fein verteilten Quecksilbers eine schwarze Farbe annimmt. Aus diesem Phänomen leitet sich sein Name Kalomel aus dem griechischen Wort *kalós* für schön und *mélas* für schwarz ab. Natürlich findet sich die Substanz als Quecksilberhornerz oder auch Hornquecksilber. Sie findet sich im grünen Bengalischen Feuer[361].

Die Alchemisten verwendeten die beiden Chloride des Quecksilber unter den Namen Kalomel und Sublimat (Mercurius sublimatus corrosivus = Quecksilber(II)-chlorid = $HgCl_2$).

Homöopathische Verwendung findet Quecksiber(I)-chlorid.

320.2 Pharmakologie und Toxikologie

Giftig, jedoch deutlich weniger als das gut wasserlösliche Sublimat.

320.3 Anwendung

Die Substanz findet Verwendung als Antisept und Antimykotikum. Früher war die Substanz offizinell als Diuretikum und Laxans sowie bei der Behandlung der Syphilis.

Homöopathische Anwendung findet die Zubereitung bei Diarrhö, Entzündungen des Leber-Galle-Systems und Angina tonsillaris (nach Kommission D).

Homöopathische Verwendung findet die Zubereitung bei **Hepatitis A** und **Cholezystopathien**. Es gilt als ein sehr bewährtes Mittel bei dem **hepatitischen Ikterus** und kann auf die bloße Diagnose hin bei den ja meist sehr symptomarmen Fällen gegeben werden. *Diarrhö* mit grünen, gallig gefärbten und blutigen Stühlen mit Tenesmus.

320.4 Arzneimittelprüfung

Hahnemann bringt im 1. Band der *Reinen Arzneimittellehre*, S. 422, einige Prüfungssymptome. Im Übrigen stammt unsere Kenntnis des Arzneimittelbildes aus Intoxikationen und Überdosierungen, die sich bei Allen [1] zusammengestellt finden. Dabei fallen Durchfälle mit grünem oder gallig gefärbtem, blutigem Stuhl auf.

320.5 Dosierung

Bei Ikterus ohne weitere Symptome D 2 bis D 3, bei Durchfällen D 4 bis D 6.

320.6 Vergleichsmittel

- Siehe das zweite Chlorid des Quecksilbers, das Sublimat = Mercurius sublimatus corrosivus, $HgCl_2$.
- Quecksilber-Arzneien: Aethiops antimonialis, Aethiops mineralis, Cinnabaris, Mercurius chromicus oxydulatus, Mercurius cyanatus, Mercurius iodatus flavus, Mercurius iodatus ruber, Mercurius solubilis Hahnemanni, Mercurius sublimatus corrosivus, Mercurius vivus.

---

360 Zink-Gruppe: Zink Zn, Cadmium Cd, Quecksilber Hg, Copernicum Cn.
361 Feuerwerkskörper.

- 12. Gruppe Periodensystem der Elemente: Aethiops antimonialis, Aethiops mineralis, Cadmium metallicum, Cadmium sulphuricum, Cinnabaris, Mercurius iodatus flavus, Mercurius iodatus ruber, Mercurius chromicus oxydulatus, Mercurius solubilis Hahnemanni, Mercurius sublimatus corrosivus, Mercurius vivus, Zincum metallicum, Zincum aceticum, Zincum cyanatum, Zincum oxydatum, Zincum phosphoricum, Zincum picrinicum, Zincum sulphuricum, Zincum valerianicum.

320.7 Literatur

[1] Allen TF. Mercurius dulcis. Encyclopedia of pure Materia Medica. Bd. 6. New York: Boericke & Tafel; 1874–1880

[2] Clarke JH. Mercurius dulcis. Dictionary of practical Materia Medica. Bd. 2.1. London: Homoeopathic Publishing Company; 1900–1902: 467–469

[3] Hahnemann S. Mercurius dulcis. In: Lucae C, Wischner M, Hrsg. Gesamte Arzneimittellehre. Bd. 2. Stuttgart: Haug; 2007: 1235–1236

321 Mercurius iodatus flavus – merc-i-f

lt.: Hydrargyrum iodatum, dt.: Quecksilber(I)-iodid, engl.: yellow merc iodide

321.1 Substanz

Mineralia – Anorganica – Composita – 12. Gruppe[362] – Quecksilber(I)-iodid – HgI

Quecksilber(I)-iodid entsteht bei der Verreibung von Quecksilber mit Iod unter Wärmeeinwirkung und hat eine gelbe Farbe. Kühlt die Verbindung auf Raumtemperatur ab, wird sie wieder rot. Siehe auch Mercurius iodatus ruber.

Zur homöopathischen Zubereitung wird gelbes Quecksilber(I)-iodid verwendet.

321.2 Anwendung

Homöopathische Anwendung findet die Zubereitung bei Angina tonsillaris (nach Kommission D).

Dieses Salz hat bei einem der Prüfer eine schmerzhafte Schwellung der rechten Tonsille hervorgerufen. Diese eine Angabe genügt ebenso wenig wie bei Mercurius iodatus ruber für links, um Mercurius iodatus flavus für die rechte Tonsille mit Beschlag zu belegen. Man wird daher diese Angabe, wie auch Donner mit Recht bemerkt, korrigieren müssen. Vielmehr können beide, Mercurius iodatus ruber und Mercurius iodatus flavus, für die eine oder die andere wie auch für beide Tonsillen mit Erfolg verordnet werden. Die Anzeigen erstrecken sich auf die akute und chronische **Angina tonsillaris** und auf **Pharyngitis** mit hypertrophischen Schleimhäuten, Seitenstranggina und **Adnexitis**, sowie **rheumatischen Affektionen**. Hier soll es sich bei Wechsel rheumatischer Beschwerden zwischen rechtem Handgelenk und linker Hüfte bewährt haben.

321.3 Dosierung

Gewöhnlich D 3 bis D 6.

321.4 Vergleichsmittel

- Quecksilber-Arzneien: Aethiops antimonialis, Aethiops mineralis, Cinnabaris, Mercurius chromicus oxydulatus, Mercurius cyanatus, Mercurius dulcis, Mercurius iodatus ruber, Mercurius solubilis Hahnemanni, Mercurius sublimatus corrosivus, Mercurius vivus.
- 12. Gruppe Periodensystem der Elemente: Aethiops antimonialis, Aethiops mineralis, Cadmium metallicum, Cadmium sulphuricum, Cinnabaris, Mercurius iodatus ruber, Mercurius dulcis, Mercurius chromicus oxydulatus, Mercurius solubilis Hahnemanni, Mercurius corrosivus, Mercurius vivus, Zincum metallicum, Zincum aceticum, Zincum cyanatum, Zincum oxydatum, Zincum phosphoricum, Zincum picrinicum, Zincum sulphuricum, Zincum valerianicum.

321.5 Literatur

[1] Allen TF. Mercurius iodatus flavus. Encyclopedia of pure Materia Medica. Bd. 6. New York: Boericke & Tafel; 1874–1880: 269–282

[2] Hughes R. Mercurius iodatus. Cyclopaedia of Drug Pathogenesy. Bd. 3. London: Gould; 1886–1891: 266–273

---

362 Zink-Gruppe: Zink Zn, Cadmium Cd, Quecksilber Hg, Copernicum Cn.

322 Mercurius iodatus ruber – merc-i-r

lt.: Hydrargyrum biiodatum rubrum, dt.: Quecksilber(II)-iodid, engl.: red mercuric iodid

322.1 Substanz

Mineralia – Anorganica – Composita – 12. Gruppe[363] – Quecksilber(II)-iodid – HgI_2

Hydrargyrum iodatum rubrum, HgI_2, gehört zu den Quecksilberiodiden, die bei Verreibung von Quecksilber und Iod entstehen. Geschieht dies bei Raumtemperatur, so bildet sich das rote Quecksilber(II)-iodid. Aus den gasförmigen Teilen wird bei erhöhter Temperatur die gelbe Form, das Quecksilber(I)-iodid, entspricht Mercurius iodatus flavus. Dieser Vorgang ist bei einem Absinken der Temperatur reversibel. Als rotes Pigment fand es früher unter dem Namen Iodzinnober Verwendung.

Homöopathische Verwendung findet rotes Quecksilber(II)-iodid.

322.2 Pharmakologie und Toxikologie

Lokal wirken Quecksilber(II)-salze schleimhautreizend im Magen-Darm-Kanal, wo es zu starken Protein- und Elektrolytverlusten kommen kann. Entgegen reinem Quecksilber werden die Quecksilber(II)-salze bis zu 15 % aus dem Gastro-Intestinal-Trakt resorbiert. Dies führt besonders im Zentralen Nerven System zu Störungen wie Parästhesien, Tremor, Ataxien und Koma.

322.3 Anwendung

Homöopathische Anwendung findet die Zubereitung bei Schleimhautentzündungen der Nase, des Rachens, der Tonsillen und der Augen (nach Kommission D).

Mercurius iodatus ruber wird benutzt bei **Angina tonsillaris** im akuten und chronischen Stadium. Bei der Arzneimittelprüfung ergab sich bei einem der Prüfer ein früheres Anschwellen der linken Tonsille als der rechten. In der Literatur wird daher Mercurius iodatus ruber eine bevorzugte Beziehung zur linken Tonsille zugeschrieben. Da diese Beobachtung sich jedoch nur auf einen Prüfer stützt, so ist diese angebliche Affinität schwach unterbaut. Denn es kann ja ebenso wohl sein, dass der betreffende Prüfer in seiner linken Tonsille einen latenten Entzündungszustand besaß, welcher auf den Reiz des Prüfstoffes schneller ansprach als die rechte Tonsille. Auch die angebliche Bewährung bei Behandlung von Anginen der linken Tonsille wird solange nicht viel besagen können, als man nicht die Gegenprobe gemacht und Mercurius iodatus ruber auch bei Affektionen der rechten Mandel versucht hat. Jedenfalls habe ich nie beobachten können, dass die Heilwirkung auf die rechte Tonsille geringer gewesen wäre. Man wird diese Seitenbeziehung also wohl fallen lassen müssen, wofür sich auch Donner ausspricht.

Es verkleinert zuverlässig chronisch entzündete Tonsillae pharyngeales und palatinae, wenn man es etwa 6 Wochen lang 2-mal täglich in D 4 oder D 6 gibt.

Bei **Diphtherie** hat Mercurius iodatus ruber viele Fürsprecher gefunden; es wird hier anderen Quecksilbersalzen vorgezogen, wenn die regionären Lymphdrüsen stark geschwollen sind. Bei **Sinusitis** kommt es im akuten Stadium ebenfalls in die engere Wahl.

Zu den stehenden Mitteln gehört es bei **Adnexitis** der weiblichen Geschlechtsorgane akuter und subakuter Natur. Man wird häufig damit beginnen, um später zu Thuja occidentalis oder

---

363 Zink-Gruppe: Zink Zn, Cadmium Cd, Quecksilber Hg, Copernicum Cn.

einem anderen Mittel mit konstitutioneller Beziehung übergehen, z. B. Sulphur lotum oder Sepia succus.

Gegen **Syphilis** wurde es früher in allen Stadien hochgeschätzt.

322.4
Dosierung

Die untere Grenze liegt bei D 3, welche man bei Syphilis oder bei starken Drüsenschwellungen gebrauchen kann. Im Allgemeinen wird man mit D 4 bis D 6 gut auskommen. Jedoch ist bei Syphilis die antibiotische Behandlung einwandfrei überlegen.

322.5
Vergleichsmittel

- Quecksilber-Arzneien: Aethiops antimonialis, Aethiops mineralis, Cinnabaris, Mercurius chromicus oxydulatus, Mercurius cyanatus, Mercurius dulcis, Mercurius iodatus flavus, Mercurius solubilis Hahnemanni, Mercurius sublimatus corrosivus, Mercurius vivus.
- 12. Gruppe Periodensystem der Elemente: Aethiops antimonialis, Aethiops mineralis, Cadmium metallicum, Cadmium sulphuricum, Cinnabaris, Mercurius iodatus flavus, Mercurius dulcis, Mercurius chromicus oxydulatus, Mercurius solubilis Hahnemanni, Mercurius sublimatus corrosivus, Mercurius vivus, Zincum metallicum, Zincum aceticum, Zincum cyanatum, Zincum oxydatum, Zincum phosphoricum, Zincum picrinicum, Zincum sulphuricum, Zincum valerianicum.
- Zur Vermeidung von Rückfällen ist als Folgeverschreibung ein konstitutionelles Mittel wie Barium iodatum, Calcium iodatum oder auch Barium carbonicum oder Calcium carbonicum in höheren Potenzen zu geben. Auch Silicea terra ist zu diesem Zweck sehr wertvoll, desgleichen Calcium fluoratum und Magnesium fluoratum.

322.6
Literatur

[1] Andrien. Pathogénésie comparée du Bhodure de Mercure, de Mercure soluble et du Bisulfure de Mercure. Journal de la Société gallicane de médecine homoeopathique 1856; 8: 139–147

[2] Clarke JH. Mercurius biniodatus. Dictionary of practical Materia Medica. Bd. 2.1. London: Homoeopathic Publishing Company; 1900–1902: 456–458

[3] Hering C. New proving of the following remedies. Mercurius proto-jodatus. Philadelphia: Tafel; 1866: 69–93

[4] Hering C. Mercurius jodatus ruber. Materia medica. New York: Boericke & Tafel; 1873: 241–258

[5] Hughes R. Mercurius biniodatus. Cyclopaedia of Drug Pathogenesy. Bd. 3. London: Gould; 1886–1891: 273–278

[6] Robinson HW. Fragmentary provings of drugs in various potencies conducted during the year 1862. The British journal of Homoeopathy 1866; 24: 516–517

323 Mercurius solubilis Hahnemanni – merc

syn.: Hydrargyrum oxydulatum nigrum Hahnemanni, Mercurius praecipitatus niger, Hydrargyrum oxydulatum nitrico-ammoniatum, dt.: Schwarzes Quecksilberoxid, engl.: dimercuros amonium nitrate

323.1 Substanz

Mineralia – Anorganica – Mixtur – 12. Gruppe[364] – Quecksilber-Gemisch kolloidal

Dr. Samuel Hahnemann hatte in dem Bestreben, eine lösliche Quecksilber-Arznei herzustellen, Mercurius solubilis Hahnemanni eingeführt, wobei es sich hierbei jedoch um eine kolloidale Dispersion handelt.

Nach der Vorschrift des HAB1 werden 10 Teile Hydrargyrum nitricum oxydulatum in einer Mischung aus 88 Teilen H_2O und 2 Teilen HNO_3 gelöst. Die Lösung wird mit verdünnter NH_3-Lösung R2 auf pH7 eingestellt. Der ausgefallene Niederschlag wird sofort über eine Filternutsche mit einem harten Filter abgetrennt. Der Rückstand wird rasch dreimal mit wenig H_2O gewaschen, durch Abpressen zwischen mehreren Lagen Filterpapier vom größten Teil der anhaftenden Feuchtigkeit befreit und im Exsikkator über Silicagel 24 Stunden lang im Dunkeln getrocknet. Es entsteht ein schweres schwarzes Pulver. Die Analyse dieser Zubereitung ergibt im Wesentlichen Quecksilber(II)-amidonitrat und metallisches Quecksilber.

Die homöopathische Zubereitung wird aus oben beschriebenem Gemisch hergestellt.

323.2 Pharmakologie und Toxikologie

Quecksilber ist toxisch. Die Toxizität ist abhängig von der chemischen Verbindung.

Man unterscheidet Intoxikationen durch elementares Quecksilber, durch Quecksilber(II)-salze und durch organische Quecksilberverbindungen.

Anorganisches Quecksilber wird inhalativ zu 80% resorbiert, wovon wiederum 80% in die Blutzirkulation übergehen. Eine enterale Resorption findet unter 0,01% statt. Diese geringe enterale Resorptionsrate betrifft auch die Quecksilber(I)-salze. Anders dagegen bei den Quecksilber(II)-salzen, deren Resorptionsquote um die 15% liegt.

Organische Quecksilberverbindungen, hier besonders das Methylquecksilber-Ion CH_3Hg^+, welches aufgrund seiner Lipophilie die Blut-Hirn-Schranke passieren kann, werden zu über 95% enteral resorbiert, was eine enorme Bedeutung für die Schwermetallaufnahme über die Nahrungskette hat.

Nichtpolare Quecksilberverbindungen wie Quecksilberdampf oder Methylquecksilberchlorid passieren die Blut-Hirn-Schranke besser als polare Verbindungen wie Quecksilberchlorid. Elementares Quecksilber oxidiert intrazellulär in Hg^{2+}, was im ZNS eine Akkumulation zur Folge hat, da dieses die Blut-Hirn-Schranke nicht wieder überwinden kann. Daher sind selbst kleinste Mengen bei Dauerexposition toxisch.

Die einmalige Exposition elementaren Quecksilbers führt zu dessen Ablagerungen am endo- und ektodermalen Endothel. Das bedeutet ein Nachweis der Substanz in Cortex, Niere, Leber, Pankreas, Testes, auch an der intestinalen Mukosa, Speichel- und Schweißdrüsen sowie in Haut und Haaren.

Der Mechanismus der Toxizität liegt an den Interaktionen mit den Thiol- und Aminogruppen der Proteine. Es kommt zu Veränderungen in der Proteinbiosynthese und bei Carrier-vermittelten Transportsystemen.

Die Behandlung der Intoxikation erfolgt durch Aktivkohle und durch Chelatbildner.

---

[364] Zink-Gruppe: Zink Zn, Cadmium Cd, Quecksilber Hg, Copernicum Cn.

323 – Mercurius solubilis Hahnemanni – merc

Die akute Toxizität zeigt sich in Magenschmerzen, Erbrechen und blutigen, wässrigen Stühlen mit Tenesmus. Es findet sich ein metallischer Mundgeschmack, Hypersalivation, Zahnlockerung, Hepatomegalie, Albuminurie, Anurie, Kreislaufkollaps. Quecksilberdampf führt zu Atemnot, Bronchitis, zu Fieber und Zephalgien.

Chronische Intoxikationssymptome sind Enzephalopathien wie Demenz, Schriftbildstörungen, Tremor, Kachexie, Kiefernekrosen, Ostitis, hartnäckige Aphthen, eitrige Konjunktivitiden und Keratitis, nephrotisches Syndrom.

323.3 Anwendung

Historische Anwendung fand Quecksilber bei einer Vielzahl von Erkrankungen, äußerlich wie auch innerlich, vor allem zur Behandlung der Syphilis.

Homöopathische Anwendung findet die Substanz bei Schleimhautentzündungen der Atemwege, des Magen-Darm-Kanals, der Harn- und Genitalorgane. Bei Tonsillitis, Lymphadenitis, Hepatitis und Nephritis. Erkrankungen des rheumatischen Formenkreises, schmerzhaften Knochenprozessen, Zerebralsklerose, Dermatosen und bei Erkrankungen mit protrahiertem Verlauf (nach Kommission D).

Seine Anwendung hat sich klinisch bei den folgenden Indikationen besonders bewährt.

Bei allen **Infekten** und **Entzündungen** der Schleimhäute des ganzen Körpers. Besonders sind sie angezeigt **bei Entzündungen der Schleimhäute des Anfangs- und Endteiles des Verdauungskanals, also bei Entzündungen des Mundes und des Rachenringes und bei Entzündungen des Rektums mit dem typischen Tenesmus**. Die Schleimhäute haben rotes, livides bis bläulich rotes Aussehen, sind stark geschwollen und neigen zu **Ulzera** und zu **Gangrän**. Die Absonderung ist schleimig und gelbgrün, auch blutig. Da die Schwellung der Schleimhäute zum Begriff der Quecksilberintoxikation gehört, kommt Quecksilber bei dem ersten Beginn eines Schleimhautinfektes seltener in Frage, sondern entfaltet seine Hauptwirksamkeit mit dem Eintritt der Schwellung.

Bei Entzündungen des Lymphsystems wie der Nodi lymphatici, der Vasa lymphatica, der Tonsillen, der Adenoiden, der enteralen Lymphfollikel, einschließlich des Appendix.

Bei **fieberhaften Anginen** entfaltet Mercurius solubilis Hahnemanni eine zuverlässige Heilwirkung.

Bei Entzündungen der Haut, des Unterhautzellgewebes, des gesamten Bindegewebes in allen Körperteilen und Organen, mit Neigung zu **Eiterungen**. Sie entsprechen derjenigen Entzündungsphase, welche der Eiterung unmittelbar vorausgeht oder bei Beginn der eitrigen Einschmelzung.

Auf der Haut werden damit nässende, pustulöseitrige *Ekzeme* behandelt. Angezeigt ist es ferner bei **Synovitis**, **Periostitis**, **Tendinitis**, **Tendovaginitis**, **Periodontitis** und **Pulpitis**. Eine Begleiterscheinung bei vielen Krankheitszuständen sind die starken und übelriechenden Schweiße, welche jedoch keine Entlastung und Erleichterung bringen (führendes Symptom).

Alle Lymphknoten und Drüsen zeigen eine große Bereitschaft zu Schwellung und eitriger Entzündung. Dies betrifft die Parotis, die Leber, das Pankreas, die Mammae, die Testes, den Appendix mit seinem lymphatischen Gewebe sowie das gesamte Bindegewebe. Wichtiges Mittel bei **Hepatitis mit Ikterus**. Diuretische Wirkung.

323.4 Arzneimittelbild

Leitsymptome: Übler Geruch aus dem Mund und reichlicher Speichelfluss.

Übelriechende, klebrige, auch gelbliche Schweiße, ☉ **die keine Besserung, oft sogar Verschlimmerung bringen**. Die Schweiße färben die Wäsche gelblich und treten besonders nachts auf.

Alle Absonderungen sind ätzend und oft blutig tingiert, später schleimig und mild.

Die entzündlichen Teile zeigen meist eine starke Schwellung (Haut, Schleimhäute, alle Drüsen).

Die entzündeten und geschwollenen Schleimhäute rufen an Rachen, After und Harnröhre das Gefühl von Tenesmus hervor.

Nachts < und in der Bettwärme <. Es werden weder Wärme noch Kälte ertragen, auch nasskaltes Wetter verschlimmert.

Geist und Gemüt: Erregung der Nerven mit Angst und Unruhe, hastiges Wesen und Gereiztheit **(Erethismus mercurialis)**, hastiges Strecken, Angst und Besorgnis, meint den Verstand zu verlieren, exaltiertes Wesen, die Gedanken verwirren sich, kann nicht denken und sich nicht konzentrieren; später geistige Stumpfheit. **Sinnt auf Selbstmord.** ☉ **Impulse von Gewalttätigkeit; Drang, andere zu töten.**

Kopf: Zittern des Kopfes. Schmerzhaftigkeit der Kopfhaut bei Berührung. Schmerzen der Knochen des Kopfes.

Kopfschmerz: Heftiger Blutandrang zum Kopf und Kopfschmerzen mit Gefühl eines Reifens um den Kopf oder wie auseinanderpressend. Dabei Schweiße und Wallungen.

Augen: Lidränder und Lider geschwollen und gerötet, Tränen ätzend und fressend, Sandgefühl in den Augen, Absonderung von Schleim und Eiter. **Hornhaut und Bindehaut entzündet** mit Geschwüren und Bläschen. Augenlider sind krampfhaft geschlossen, **Licht wird nicht ertragen.**

Konjunktivitis
Blepharitis
Keratitis
Uveitis

Ohren: Stechende Schmerzen in den Ohren und Schwerhörigkeit. Entzündliche Schwellung des Gehörganges. **Absonderung blutigen, übelriechenden Eiters. Heftiger Schmerz, schlimmer nachts und durch Wärme.**

Otitis media
Seromukotympanum

Nase: Naseneingang wund, Absonderung von eitrigem Schleim, Verstopfung der Nase durch Schwellung der Schleimhäute oder **scharfer Fließschnupfen mit wundmachender, auch blutiger Absonderung.**

Rhinitis
Pharyngitis
Sinusitis

Gesicht: Reißen im Gesicht und den Zähnen mit großer Empfindlichkeit gegen Zugluft.

Gesichtsneuralgie
Parotitis

Mund: Zunge geschwollen, mit dem Abdruck der Zähne, schmutzig gelb oder weiß belegt. Zittern der Zunge beim Herausstrecken. **Zahnfleisch geschwollen und schwammig, leicht blutend, geschwürig**, löst sich von den Zähnen ab, mit gelblich weißem Belag.

Ausgesprochener Speichelfluss und übler Geruch aus dem Mund.

Schleimhaut der Lippen, der Zunge, der Wangen und des Gaumens entzündet und geschwollen, mit lividen Geschwüren besetzt, Grund derselben graugelb, leicht blutend oder granulierend.

Geschmack süßlich, metallisch, auch bitter, salzig und faul.

Aphthen
Stomatitis
Kandidose oral

Zähne: Zahnschmerzen, durch heiße und durch kalte Speisen schlimmer, bei Nacht und in Bettwärme auftretend. Zähne lockern sich und fallen aus, besonders die Backenzähne.

Karies

Innerer Hals: Kratzen und Rauheit im Hals. Zäpfchen verlängert und geschwollen. **Tonsillen eitrig belegt.** Unmöglichkeit zu schlucken wegen Trockenheitsgefühl im Hals. **Fortgesetzter Drang zu schlingen** infolge Speichelflusses.

Angina tonsillaris
Pharyngitis

Äußerer Hals: Schwellung der Lymphdrüsen an Hals und Kieferwinkel, Parotis und Sublingualdrüsen.

Magen: Heftiger Durst, Brennen im Magen, Übelkeit, will nur kalte Speisen.

Gastropathie akut

Abdomen: Leber heftig stechend. Leib aufgetrieben und hart.
Kann nicht auf der rechten Seite liegen wegen Schmerzen im Gedärme, als wenn es gedrückt würde. Bauchgrimmen und drückende Bauchschmerzen.

Duodenopathie akut
Hepatitis mit Ikterus

Rektum und Stuhl: Stühle mit reichlichem Schleimabgang, auch blutig, mit ständigem Drang und vielen kleinen, grünlichen Entleerungen. Nach dem Stuhl setzt sich der Drang fort, **Gefühl, als ob immer noch etwas nachkäme**; kann deshalb die Toilette nicht verlassen. Bildung von Membranen und Geschwüren im Rektum. ⊙ **Verschlimmerung nachts.** Nach dem Stuhl Frösteln. **After wund** durch scharfe, wundmachende Stühle, vordrängende Hämorrhoiden mit Wundheit und Nässen, mit Tenesmus.
Stuhl verstopft mit heftigen Schmerzen im After.

Enteritis akut
Kolitis akut
Obstipation

Blase:

Zystitis akut

Niere: Anurie.

Harnröhre: Entzündet mit eitriger Absonderung, fortgesetzter, schmerzhafter Harndrang, vor allem nachts tropfenweiser Abgang von blutigem und eitrigem Schleim.

Urin: Harn dunkel, scharf, mit Eiweiß und Zylindern.

Geschlechtsorgane:
- weiblich: **Ätzende Leukorrhö mit Brennen und Wundheit an der geschwollenen Vulva.** Abortneigung.

    Vaginitis
    Zervizitis
    Endo- und Parametritis
    Adnexitis
    Peritonitis

- männlich: **Grünlicher, eitriger Ausfluss aus der Harnröhre mit Brennen.** Erektile Dysfunktion.

Sprache und Stimme: Heiserkeit.

Laryngitis

Husten und Expektoration: Auswurf schleimig, salzig schmeckend, blutig.

Bronchitis

Brust: Husten quälend, trocken, kurz, mit Schmerzen auf der Brust. Stiche auf der Brust beim Husten. Anschwellen der Brüste.

Extremitäten: Reißen und Steifheit in allen Muskeln und Gelenken, durch Erkältung bei nasskaltem Wetter, dabei Wallungen und starke, übelriechende Schweiße ⊙ **ohne Besserung** durch diese. Allgemeine **Schwäche mit Zittern, Zuckungen und Krämpfen der Glieder** (Tremor mercurialis). Ausfahrende, ataktische Bewegungen. **Kann nicht sitzen und liegen bleiben, muss dauernd die Lage ändern.** Nächtliche Knochenschmerzen.
Große Neigung der Glieder, einzuschlafen. Zittern der Hände. Verrenkungsschmerz in allen Gelenken mit Unruhe, die auf keiner Stelle verharren lässt und die zu stetem Bewegen der Glieder nötigt.

> Erkrankungen des rheumatischen Formenkreises
> Neuralgie
> Phlebitis
> Osteomyelitis

Frost und Frösteln: Frieren in der kalten Luft, allgemeines Frösteln. Je mehr der Patient sich am warmen Ofen zu erwärmen sucht, umso mehr fröstelt er. Frieren nachts im Bett. Frieren mit Hitze im Wechsel.

Schweiß: Ständige Neigung zu schwitzen beim geringsten Anlass. Häufig sind **reichliche Nachtschweiße; fette, profuse, übelriechende, gelbfärbende Schweiße, welche die Bettwäsche steif machen.**

Haut:

> Ekzem sezernierend
> Erythem
> Urtikaria
> Dermatitis
> Erysipel
> Pyodermie

Allgemein: Ödeme an Gesicht, Händen und Füßen mit Anämie. Große Schwäche und rascher Verlust der Kräfte, muss sich niederlegen, muss sich aber trotzdem immer bewegen. Abneigung gegen alle Nahrung, ausgenommen Bier.

> Lymphadenitis

323.5
Dosierung

Bei Syphilis ist die Behandlung mit Antibiotika unzweifelhaft überlegen. Trotz stärksten Dosen konnte durch Mercurius-Arzneien meist keine Heilung, sondern nur eine Unterdrückung erreicht werden. Auch bei Gonorrhö ist antibiotische Behandlung entschieden vorzuziehen.

323.6
Vergleichsmittel

- Quecksilber-Arzneien: Aethiops antimonialis, Aethiops mineralis, Cinnabaris, Mercurius chromicus oxydulatus, Mercurius cyanatus, Mercurius dulcis, Mercurius iodatus flavus, Mercurius iodatus ruber, Mercurius sublimatus corrosivus, Mercurius vivus.
- 12. Gruppe Periodensystem der Elemente: Aethiops antimonialis, Aethiops mineralis, Cadmium metallicum, Cadmium sulphuricum, Cinnabaris, Mercurius iodatus flavus, Mercurius iodatus ruber, Mercurius dulcis, Mercurius chromicus oxydulatus, Mercurius sublimatus corrosivus, Mercurius vivus, Zincum metallicum, Zincum aceticum, Zincum cyanatum, Zincum oxydatum, Zincum phosphoricum, Zincum picrinicum, Zincum sulphuricum, Zincum valerianicum.
- Quecksilber-Arzneien allgemein verdienen besondere Beachtung bei Adenopathie, wenn es bei akuten Prozessen bereits zu einer entzündlichen Schwellung gekommen ist. Ab diesem Zeitpunkt entfaltet das Quecksilber seine bedeutende antiinflammatorische Wirkung, die es nicht verliert, solange sich die Entzündungen in der Phase lebhafter Aktivität befinden. Bei schleichenden Prozessen, wie etwa der skrofulösen Ophthalmie[365], tritt es seinen Platz entweder an die Schwefel-Verbindung des Quecksilbers, Cinnabaris, oder an Aethiops antimonialis ab. Oder aber es treten Konstitutionsmittel, wie Hepar sulphuris, Calcium carbonicum Hahnemanni, Calcium iodatum, Calcium sulphuricum, Silicea terra, Magnesium metallicum oder auch Sulphur lotum und Sulphur iodatum, in die Reihe.
- Ulzerationen mit Sekret, ätzend, blutig: Mercurius corrosivus (schnellere akute Wirkung).

---

[365] Ophthalmia scrophulosa ist gekennzeichnet durch Konjunktivitis, Blepharitis, Entzündung der Tunica conjunctiva bulbi (mehrschichtiges unverhorntes Plattenepithel mit wenigen Becherzellen) und der Glandulae tarsales (Maibomsche Drüsen). Klinisch lassen sich skrophulöse Augenentzündungen leicht an der extrem ausgeprägten Photophobie und der Modalität morgens <, abends > (entgegen aller anderen Augenentzündungen) ohne viel Mühe diagnostizieren [10].

- Hepatopathie und Renopathien: Mercurius dulcis = Calomel, das Präparat mit der geringsten Lokalwirkung an den Schleimhäuten.
- Pharyngitis, membranös: Mercurius cyanatus.
- Angina tonsillaris: Als einr besonders empfehlenswerte Arznei ist Mercurius iodatus ruber anzusehen.
- Bei Entzündungsphasen, unmittelbar vor der Eiterung oder mit Beginn der eitrigen Einschmelzung: Apis mellifica.
- Eiterungen mit Einschmelzungen: Calcium sulphuricum, Hepar sulphuris. Als Folgemittel dann Mercurius solubilis Hahnemanni.
- Ozaena: Argentum nitricum, Asa foetida, Kalium bichromicum, Magnesium fluoratum, Syphilinum.
- Knochenfisteln, Periostitis: Acidum fluoricum, Angustura vera, Asa foetida, Kalium iodatum, Phosphorus, Silicea terra, Syphilinum.

323.7 Literatur

[1] Allen TF. Mercurius solubilis. Encyclopedia of pure Materia Medica. Bd. 6. New York: Boericke & Tafel; 1874–1880: 296–324

[2] Andrien. Pathogénésie comparée du Bhodure de Mercure, de Mercure soluble et du Bisulfure de Mercure. Journal de la Société gallicane de médecine homoeopathique 1856; 8: 139–147

[3] Clarke JH. Mercurius sol. Hahn. Dictionary of practical Materia Medica. Bd. 2.1. London: Homoeopathic Publishing Company; 1900–1902: 438–455

[4] Donner F. Zum Aufbau einer deutschen homöopathischen Arzneimittellehre. AHZ 1940; 188: 11–16

[5] Hahnemann S. Mercurius solubilis Hahnemanni. In: Lucae C, Wischner M, Hrsg. Gesamte Arzneimittellehre. Bd. 2. Stuttgart: Haug; 2007: 1206–1235

[6] Hartlaub CGC, Trinks CF. Mercurius. Annalen der homöopathischen Klinik 1833; 2: 159

[7] Hughes R. Mercurius. Cyclopaedia of Drug Pathogenesy. Bd. 3, 4. London: Gould; 1886–1891: 201–236

[8] Knorre. Beobachtungen nebst Bemerkungen aus der homöopathischen Praxis von Dr. Knorre, Stadtphysikus zu Pernau in Liefland. Mercurius solubilis. AHZ 1835; 6 (3): Sp. 35–36

[9] Robinson HW. Fragmentary provings of drugs in various potencies conducted during the year 1862. The British journal of Homoeopathic 1866; 24: 516–517

[10] Weiß LS. Die Augenheilkunde und die Lehre der wichtigsten Augenoperationen nach den Erfahrungen Jüngken's, Beer's, Himley's, Sharpa's und anderer berühmter Augenärzte, sowie nach Beobachtungen in gedrängter Kürze dargestellt. Quedlinburg und Leipzig: Gottfried Basse; 1837: 40–42

[11] Wesselhoett C. Examination of certain drug preparations. In: American Institute of Homoeopathy, Hrsg. Transactions of the Thirty-Ninth-Session of the American Institute of Homoeopathy. Pittsburgh: Stevenson & Foster; 1886: 158–167

[12] Wesselhoett C. Detailed Supplementary Report of Provings on the subject of Pharmacy. In: American Institute of Homoeopathy, Hrsg. Transactions of the Forty-First-Session. Philadelphia: Sherman; 1888: 50–59

324 Mercurius vivus – merc

lt.: Hydrargyrum, dt.: Elementares Quecksilber, Hydrargyrum, engl.: mercury

324.1
Substanz

Mineralia – Anorganica – Elementa – 12. Gruppe[366] – Quecksilber – Hg

Die Substanz ist das einzige Metall, das bei Normalbedingungen[367] flüssig ist. Wegen seines hohen Dampfdruckes ist es relativ flüchtig. Die chemische Verwandtschaft zu den ebenfalls in der 12. Gruppe des Periodensystems (Zink, Cadmium, Quecksilber, Copernicium) stehenden Zink und Cadmium ist gering. Die Substanz gehört zu den seltenen Elementen. Das mit Abstand wichtigste Quecksilbermineral ist Cinnabarit, β-HgS.

Das Symbol Hg ist vom lateinischen Wort Hydrargyrum abgeleitet, aus griech. *hydor* = Wasser und *árgyros* = Silber, entspricht Wassersilber. Die deutsche Bezeichnung kommt aus dem althochdeutschen *quecsilbar* = lebendiges Silber (quicksilver).

Das Alchemisten-Gold ist eine goldfarbene Quecksilberverbindung mit der Formel $Hg_{2,85}AsF$, in welcher die Oxidationsstufe des Quecksilbers < 1 ist.

Die Legierungen des Quecksilbers heißen Amalgam vom arabischen *al malgam* = erweichende Salbe. Verwendung in der Dentaltechnik finden die Zinn-Kupfer-Edelmetall-Amalgame, die 50 % Quecksilber, 25 % Silber, 12 % Zinn und 13 % Kupfer enthalten. Die Freisetzung von Quecksilber in Spuren ist über geringfügige Erhöhung seiner Messwerte im Serum von Amalgam-Plomben-Trägern nachweisbar.

Für die homöopathische Zubereitung wird elementares Quecksilber, Hg verwendet.

324.2
Pharmakologie und Toxikologie

Quecksilber ist toxisch. Seine Toxizität ist in den verschiedenen Verbindungen sehr unterschiedlich.

Bei Inhalation von Quecksilberdampf und flüchtigen organischen Verbindungen werden ca. 80 % resorbiert. Enteral kann anorganisches Quecksilber nur in ganz geringen Mengen aufgenommen werden. Die Verbindung mit der höchsten Resorptionsrate der Quecksilberverbindungen ist Quecksilber(II)-sulfat, dessen Resorptionsquote bei ca. 15 % liegt. Organische Quecksilberverbindungen hingegen weisen eine sehr hohe Resorptionsrate auf, die bei 95 % liegt. Dies hat Bedeutung im Hinblick auf Schwermetallbelastungen über die Nahrungskette.

Lipophile Quecksilberverbindungen passieren die Blut-Hirn-Schranke. Wird dort dann elementares Quecksilber Hg intrazellulär zu Hg^{2+} oxidiert, kommt es zu einer Akkumulation im zentralen Nervensystem, da dieses Ion die Blut-Hirn-Schranke nicht wieder überwinden kann. Dieser Umstand ist der Grund, warum auch niedrigste Langzeitexpositionen über die Zeit neurotoxisch wirken.

Bei einmaliger Exposition kommt es zur Umverteilung des Quecksilbers innerhalb von 24 Stunden. Die Substanz lagert sich besonders in Gehirn, Niere, Leber, Pankreas und Testes ab. Sie lässt sich im Speichel und im Schweiß nachweisen sowie in Haut und Haaren.

Die zweiwertigen Quecksilbersalze akkumulieren besonders im Nierencortex. In der Niere beträgt die Halbwertszeit der Substanz 54 Tage. Die Elimination erfolgt zu gleichen Teilen renal und enteral.

Der Pathomechanismus beruht auf den Interaktionen von Quecksilber mit den Amino- und Thiogruppen der Proteine.

Eine akute inhalative Intoxikation führt zu Dyspnoe, Bronchitis, begleitet auch mit Fieber (Merkurialfieber) und Kopfschmerzen.

Chronische Intoxikationen zeigen eine Enzephalopathie, Tremor und ein nephrotisches Syndrom.

---

366 Zink-Gruppe: Zink Zn, Cadmium Cd, Quecksilber Hg, Copernicum Cn.

367 $t_n = 0\,°C$; $p_n = 101\,325\,Pa$.

Orale Intoxikationen führen in den seltensten Fälle zu Erscheinungen, es sei denn, es handelt sich um Quecksilber(II)-Verbindungen. Diese führen zu gastrointestinalen Schäden mit großen Protein- und Elektrolytverlusten, welche zu Kreislaufversagen und Schock führen können.

Antidote einer Intoxikation sind Aktivkohle und Chelatbildner wie Dimercaptopropansulfonsäure, DMPS oder Dimercaptobernsteinsäure, DMSA.

Da die toxischen Wirkungen des Quecksilbers beziehungsweise die Nebenwirkungen desselben bei der konventionellen Therapie, bei welcher man nahe an die toxische Grenze heranzugehen gezwungen ist, heute nicht allen Ärzten aus der Beobachtung so geläufig sind, wie dies früher, besonders beim Gebrauch der Schmierkur, der Fall war, so sollen die Vergiftungserscheinungen hier kurz wiederholt werden.

In Mund und Rachen wird die Schleimhaut blassblau, später treten graugelbe Auflagerungen, vereinzelt von ½ bis 1 cm Umfang auf. Die Stomatitis erscheint unter starkem Speichelfluss in 30 bis 40 % aller Fälle. Eine Gingivitis stellt sich unter Schwellung und Loslösung der Schleimhaut des Zahnfleisches ein; diese kann den Charakter einer Gingivitis ulcerosa annehmen mit dunkelrotem, dick geschwollenem Zahnfleisch und grauem, stinkendem Belag oder Ulzera. Diese schmerzlosen Ulzera zeigen eine graue oder graubraune Basis. Die Zunge ist geschwollen, dick weißbelegt und zeigt an den Rändern die Eindrücke der Zähne. Die Geschwüre haben einen dunkelroten Entzündungshof, sind flach und gezackt und mit einer grüngelben, fest anhaftenden Membran bedeckt. Die Zähne können ausfallen, die Alveolarfortsätze der Kiefer können Abszesse bilden. Der dicke fadenziehende, übelriechende Speichel fließt dauernd aus dem Munde. Die regionären Lymphknoten sind geschwollen

Die Tonsillen nehmen an der allgemeinen Entzündung des Mundes und Rachens teils mit Rötung, Schwellung, Ulzerationen und anderem. Als Begleiterscheinung der lokalen Veränderungen wird Fieber bis 40 °C und höher beobachtet.

Am Magen-Darm-Kanal treten Erscheinungen einer Stomatitis auf mit den üblichen Beschwerden einer solchen. In den Sekreten der Verdauungsorgane wird reichlich Quecksilber gefunden. Eine besonders starke Beziehung des Quecksilbers besteht zum Kolon und zum Rektum, wo sich diphtherische Membranen und Geschwüre bilden. Der Anfangsteil des Verdauungskanals mit Mund und Rachen sowie der Endteil sind also dem Angriff des Quecksilbers besonders unterworfen. Ein Unterschied im Aussehen des Rektums bei Sublimatvergiftung gegenüber einer Kolitis ist dabei nach Aussage pathologischer Anatomen nicht feststellbar. Die Lokalisation dieser ulzerösen Entzündung im Rektum bedingt den für Quecksilber kennzeichnenden Tenesmus.

Intoxikation akut: Es kommt zum Nierenversagen. Nach einer polyurischen Phase kommt es zu einer Oligurie bis hin zur Anurie. Histologisch finden sich Nekrosen an den Tubuli contorti, weniger an den Tubuli recti.

Intoxikation subakut: Dabei kommt es zu einer ausgeprägten Hypersalivation. An der Mundschleimhaut finden sich Entzündungen und Ulzerationen, das klinische Bild der Stomatitis mercurialis. Auch die Gingiva reagiert mit und bildet über die Zeit einen Saum. Es kann zu Darmschädigungen und Niereninsuffizienz kommen.

Intoxikation chronisch: Hier kommt es vor allem zu neurologischen Störungen, besonders bei Inhalation von Quecksilberdampf. Es bestehen seelischen Veränderungen, welche sich als Verstimmung und erhöhte Reizbarkeit, oder als Schreckhaftigkeit oder Schüchternheit kundtun. Die Art und Weise des psychischen Erethismus ist also verschiedenartig und von der Individualität abhängig. An den peripheren Nerven werden klonische Zuckungen, besonders aber der Tremor mercurialis, hervorgerufen. Diese Nervenerscheinungen werden bei chronischer Exposition, zum Beispiel bei Arbeitern, die mit Quecksilber zu tun haben, beobachtet.

Intoxikationen lokal: An der Haut, besonders nach Schmierkuren, zeigen sich Urtikaria, Erythema vom Aussehen eines Scharlachexanthems oder von papulösem Aussehen, Ekzeme mit Bläschen und Pusteln mit eitrigem Inhalt, pemphigusartige Blasen, Abszesse und Furunkel. Lewin hebt hervor, dass diese Nebenwirkungen oft erst durch Kälteeinflüsse ausgelöst würden, ferner dass ihr Eintritt ungleich schnell, manchmal erst nach einigen Wochen erfolge, dass die Erscheinungen mitunter aussetzen, um nach einer Pause wieder zu erscheinen. Auch ist die persönliche Empfindlichkeit sehr verschieden. Auch können die unerwünschten Wirkungen an ganz anderen Körperstellen eintreten, als die Anwendung erfolgte.

324.3
Anwendung

Historisch fand die Substanz als Externum und Internum in der Medizin breite Anwendung. Viele Behandelte verstarben iatrogen. Aktuell findet es in Form des Amalgams Anwendung in der Zahnheilkunde.

324.4
Konstitution

Der Typus der Quecksilber-Arzneien ist geprägt durch chronische Infekte des oberen Respirationstraktes mit dicken oder auch ätzenden, wässrigen Absonderungen, mit großen, akut oder chronisch-entzündeten Tonsillen und Adenopathie. Es besteht eine allgemeine Gedunsenheit und Schlaffheit der Gewebe mit einer ungewöhnlichen Neigung zu Schweißen, die sich durch üblen Geruch und gelbliche Färbung der Wäsche auszeichnen. Das Einsetzen von Schweißen führt beim Erkrankten nicht zu einer Erleichterung. Kälteeinwirkung wie auch Wärme wird nicht vertragen, selbst Bettwärme nicht. Nachts verschlimmern sich die Beschwerden.

Donner setzt sich dafür ein, die nächtliche Verschlimmerung für Mercurius solubilis Hahnemanni zu streichen, da sie bei den toxikologischen Beobachtungen des Quecksilbers, auf die sich unsere Kenntnis fast ausschließlich gründe, nicht in Erscheinung getreten sei [2]. So sehr ich Donner in seinen kritischen Bemerkungen über die Arzneimittellehre zustimmen muss, so kann ich ihm hier nicht voll beipflichten. Denn einmal gründet sich die bestgekannte Quecksilber-Arznei unserer Arzneimittellehre, Mercurius solubilis Hahnemanni, ausschließlich auf die Arzneimittelprüfung und nicht auf die Toxikologie. Ferner lässt sich eine Verstärkung des Stuhlbedürfnisses tatsächlich bei Nacht nicht erkennen, weder bei Mercurius vivus noch bei corrosivus oder solubilis Hahnemanni. Mercurius solubilis Hahnemanni lässt einen leicht vermehrten Harndrang nachts erkennen. Auffällig und deutlich ist jedoch eine klare Verschlimmerung von Zahnschmerzen nachts. Bei der Aufstellung der Modalitäten für ein Arzneimittelbild, einem ebenso schweren wie wichtigen Kapitel unserer Arzneimittellehre, verdient das Verhalten der Zähne in der Tat eine besondere Berücksichtigung. Denn einerseits gehören sie zu den anfälligsten Organen mit vielen latenten Schäden und dadurch bedingter leichter Ansprechbarkeit bei Arzneimittelprüfungen. Es ist uns immer wieder bei den Arzneimittelprüfungen aufgefallen, wie oft Zahnschmerzen auftraten und sich das Bedürfnis meldete, den Zahnarzt aufzusuchen. Zum andern befinden sich die Zähne ja bei Nacht in Ruhe, und man sollte daher auch Beschwerdefreiheit annehmen dürfen. Wenn sie sich aber trotzdem in gehäufter Weise störend bei Nacht melden, so kann man darüber nicht ohne Weiteres weggehen. Dazu ist man umso weniger geneigt, wenn man bei sich selbst oder anderen bei solchen nächtlichen Zahnschmerzanfällen mit Mercurius-Arzneien einen prompten Erfolg hatte.

Ferner ist die nächtliche Verschlimmerung für Mercurius solubilis Hahnemanni bei den Fiebererscheinungen, zum Beispiel Frieren und Frösteln sowie Hitzezuständen mit den typischen Nachtschweißen, nicht zu verkennen. Man wird also mit Recht die nächtliche Verschlimmerung für Mercurius-Arzneien beibehalten können.

Damit ist nun allerdings noch nicht bewiesen, dass man aus diesen Beobachtungen eine nächtliche Verschlimmerung auf die Arzneimittelbilder der Mercur-Arzneien übertragen darf. Da darüber aber doch so viele Erfahrungen aus der Beobachtung am Kranken vorzuliegen scheinen, so möchte ich doch vorläufig dafür stimmen, die nächtliche Verschlimmerung zu belassen.

324.5
Vergleichsmittel

- Quecksilber-Arzneien: Aethiops antimonialis, Aethiops mineralis, Cinnabaris, Mercurius chromicus oxydulatus, Mercurius cyanatus, Mercurius dulcis, Mercurius iodatus flavus, Mercurius iodatus ruber, Mercurius solubilis Hahnemanni, Mercurius sublimatus corrosivus.

- 12. Gruppe Periodensystem der Elemente: Aethiops antimonialis, Aethiops mineralis, Cadmium metallicum, Cadmium sulphuricum, Cinnabaris, Mercurius iodatus flavus, Mercurius iodatus ruber, Mercurius dulcis, Mercurius chromicus oxydulatus, Mercurius solubilis Hahnemanni, Mercurius sublimatus corrosivus, Zincum metallicum, Zincum aceticum, Zincum cyanatum, Zincum oxydatum, Zincum phosphoricum, Zincum picrinicum, Zincum sulphuricum, Zincum valerianicum.
- Am häufigsten gebraucht wird die Hahnemann'sche Arznei Mercurius solubilis Hahnemanni.
- Größere Giftigkeit mit schnellerer akuter Wirkung: Mercurius sublimatus corrosivus, besonders bei Ulzerationen mit ätzenden, blutigen Sekreten.
- Die Arznei mit geringster Lokalwirkung an den Schleimhäuten: Mercurius dulcis, welches besonders bei Hepatopathien sowie Nierenprozessen verwendet wird.
- Die Iodsalze Mercurius iodatus ruber und Mercurius iodatus flavus haben Bezug zu den Lymphdrüsen sowie den Schleimhäuten des Rachens, Kehlkopfes und der Nasennebenhöhlen.
- Iodverbindungen: Ammonium iodatum, Arsenicum iodatum, Barium iodatum, Bromum iodatum, Calcium iodatum, Ferrum iodatum, Kalium iodatum, Magnesium iodatum, Mercurius iodatus flavus, Mercurius iodatus ruber, Sulphur iodatum.
- Membranbildungen im Hals: Mercurius cyanatus.
- Auf schleichende Prozesse, wie Sinusitis, entzündliche Adnextumoren und Parametritis: Cinnabaris.

324.6 Literatur

[1] Allen TF. Mercurius vivus. Encyclopedia of pure Materia Medica. Bd. 6. New York: Boericke & Tafel; 1874–1880: 208–235

[2] Donner F. Zum Aufbau einer deutschen homöopathischen Arzneimittellehre. Allgemeine Homöopathische Zeitung 1940; 188: 11–16

[3] Gruber. Ueber den wissenschaftlichen Werth der homöopathischen Arzneiprüfungen. Homöopathische Vierteljahrschrift 1855; 6: 353, 400

[4] Hughes R. Mercurius vivus. Cyclopaedia of Drug Pathogenesy. Bd. 3. London: Gould; 1886–1891: 201–236

[5] Lewin L. Mercurialis annua L. Gifte und Vergiftungen. Lehrbuch der Toxikologie. 6. Aufl. Heidelberg: Haug; 1992: 862

[6] Morrison. Mercurius vivus. Eine zufällige Prüfung. Allgemeine Homöopathische Zeitung 1875; 91: 6–7

325 Mezereum – mez

lt.: Daphne mezereum, dt.: Seidelbast, Kellerhals, engl.: spurge olive

325.1
Substanz

Plantae – Thymelaeceae (Seidelbastgewächse) – **Daphne mezereum**

Es handelt sich um einen bis zu 2,5 m hohen, sommergrünen, aufrechten Strauch mit korkenartigen Ruten, die an den Zweigspitzen beblättert sind. Die lanzettlich, spiralig aufsteigenden Laubblätter sind kurzstielig und bis zu 12 cm lang. Die Blüten sitzen radiär in Büscheln um die Spitzen. Ihre Farbvarianz reicht von rot über rosa bis selten ganz weiß. Sie bilden scharlachrote runde Früchte mit einem Durchmesser um die 5 mm aus. Anzutreffen ist die Pflanze von Europa bis Westasien. Sie steht meist vereinzelt in schattigen, feuchten Bergwäldern mit kalkhaltigem Boden.

Homöopathische Verwendung findet die frische, vor der Blütezeit gesammelte Zweigrinde.

325.2
Pharmakologie und Toxikologie

Enthält Diterpenester wie das Daphnetoxin in der Rinde und das Mezerein in den Früchten. Extern kommt es zu allergischer Kontaktdermatitis. Die Rinde des Seidelbasts, auf die Haut gebracht, ruft ähnlich den Kanthariden eine heftige Entzündung mit Erythem, Blasen- und Pustelbildung, ja selbst Nekrosen hervor. Bei Inkorporation werden die Schleimhäute in der gleichen Weise gereizt; es kommt zu Niesen, heftigem Brennen im Hals, Erbrechen, Durchfällen, Nierenreizung mit Albuminurie und Strangurie. Das Nervensystem ist beteiligt mit Kopfschmerzen, Schwindel, Delirien und Konvulsionen.

Beide Substanzen sind stark hautreizend, spasmogen und karzinogen. Die orale Aufnahme bereits geringer Mengen der Beeren oder Blüten führt bei Kindern und Tieren zum Tod.

325.3
Anwendung

Mezereum wurde in den vergangenen Jahrhunderten bei Ödemen und als Purgans verwendet. Die stark hautreizende Wirkung hat zu seiner Verwendung als Vesikans geführt; die Innenseite der Rinde oder ein Pulver aus der Rinde, zu einem Pflaster verarbeitet, wurde ähnlich den Spanischen Fliegen gebraucht. Hufeland rühmte seine Verwendung gegen Exostosen mit Kopfschmerzen, wie sie nach venerischen Krankheiten beobachtet werden. Wegen der Beziehung zur Knochenhaut wurde es als Gegenmittel bei Quecksilberintoxikation angewendet. Auch die Modalitäten der Verschlimmerung bei Nacht und Verschlimmerung durch Kälte erinnern an das Quecksilber-Bild.

Homöopathische Anwendung findet die Zubereitung bei juckenden Hautreizungen und Hauteiterungen, Infekten der Atemwege, Dyspepsie, Neuralgien, Knochenschmerzen und anderen Schmerzzuständen (nach Kommission D).

Seine Hauptverwendung erstreckt sich auf die Behandlung von **Dermatosen**, wie **Ekzem, Erythem, Erysipel, Ulcus cruris** und **Herpes zoster**. Ferner werden **Neuralgien** und **Neuritiden** erfolgreich damit behandelt. Eine wertvolle Indikation scheint auch in **Periostitis** zu liegen. Hahnemann rechnet Mezereum unter die antipsorischen Mittel, die nach dem Verschwinden oder Vertreiben von Ausschlägen angezeigt sind.

325.4
Arzneimittelbild

Leitsymptome: Hautentzündungen mit heftigem Juckreiz.

Neuralgien mit scharfem, schießendem oder zuckendem Schmerz, nachher Taubheitsgefühl.

Kältegefühl an den befallenen Körperteilen und Verschlimmerung durch Kälte. Folge von Verschwinden von Hautausschlägen.

Nachts < und Bettwärme <. Berührung <.

325 – Mezereum – mez

Geist und Gemüt: Sehr gleichgültig, hat an nichts Freude. Traurige und verzweifelte Stimmung. Er ist sehr reizbar und gerät über die harmlosesten Dinge in Streit. Gedanken verwirrt, Kopf benommen.

Schwindel: Schwindelgefühl mit Benommenheit des Kopfes und verwirrten Gedanken.

Kopfschmerz: Heftige Kopfschmerzen und Schmerzen in den Schädelknochen bei der geringsten Berührung. Bohrende und ziehende Schmerzen überall am Kopf. Dabei Hitze am Kopf und Frieren am übrigen Körper.

Augen: Bindehäute gerötet und entzündet mit Jucken, Gefühl von Trockenheit in den Bindehäuten. Hartnäckiges Zucken im oberen Augenlid.

Konjunktivitis

Ohren: Stechen und Reißen in den Ohren. Gefühl, als blase ein kalter Wind durch den Gehörgang. Gefühl, wie wenn das Ohr verstopft wäre. Geräusche in den Ohren.

Nase: Wässriger oder schleimiger Schnupfen oder Stockschnupfen. Nasenlöcher wund und verschwollen, blutiger Schleim.

Gesicht: Zucken in den Gesichtsmuskeln. Reißen und Ziehen im Gesicht, in den Schädel- und Gesichtsknochen, mit Empfindlichkeit gegen kalte Luft.

Trigeminusneuralgie

Mund: Speichelfluss, Mund und Zunge schmerzhaft entzündet und wund mit Bläschen und Geschwüren. Gefühl wie verbrannt.

Stomatitis

Zähne: Zahnschmerzen durch Kälte, Zähne wie zu lang, Zahnfleisch geschwollen und blutend.

Zahnschmerzen

Innerer Hals: Hitzegefühl und Brennen im Rachen, Kratzen und Trockenheitsgefühl. Zusammenschnüren im Hals.

Magen: Übelkeit, heftiger Druck und Brennen im Magen, Erbrechen. Krampfartige Schmerzen. Erbrechen durch unablässigen Husten, der von Essen ausgelöst wird.

Gastritis

Abdomen: Leibschneiden und Rumpeln im Bauch.

Rektum und Stuhl: Nach dem Stuhl Zusammenkrampfen im After. Durchfällige Stühle.

Larynx und Trachea: Heiserkeit mit Husten und Rauheit auf der Brust.

Husten und Expektoration: Trockener heftiger Husten im Kehlkopf oder in der Tiefe der Brust, kann keinen Schleim heraufbringen; später reichlicher, schleimiger, auch blutiger Auswurf. Essen ruft Husten hervor, der nicht nachlässt, bis Erbrechen eintritt.

Brust: Beschleunigte Herztätigkeit mit unterdrückbarem Puls. Tod im Kollaps.

Extremitäten: Kraftlosigkeit und Zittern der Glieder. Ziehende und reißende Schmerzen in allen Gliedern. Zuckungen in den Gliedern. **Schmerzen nachts im Periost der langen Röhrenknochen, besonders der Tibia**, schlimmer nachts und im Bett und durch die geringste Berührung.

Neuritis
Periostitis
Neuralgie auch nach Herpes zoster

Frost und Frösteln: Frösteln, Frieren und Kälte am ganzen Körper, empfindlich gegen kalte Luft. Kalte Glieder. Innerliches Kältegefühl.

Schweiß: Hitzegefühl und Schweiße.

Haut: Heftiges Jucken und Brennen. Starke Rötung der Haut mit Bläschenbildung und Nässen. Bläschen mit rotem Hofe. **Nässender Ausschlag mit Krusten bedeckt**, unter welchen sich Eiter ansammelt. Scharfe fressende Sekrete. Die Ausschläge sitzen am Kopf, in den Haaren, im Gesicht und am übrigen Körper.

> Impetigo
> Erysipel
> Quecksilberintoxikation chronisch
> Herpes zoster

Allgemein: Schwäche und Müdigkeit, abgeneigt gegen jede Tätigkeit. Puls hart oder weich und leicht unterdrückbar.

325.5
Dosierung

Im Allgemeinen werden von der D 6 ansteigende Verdünnungen empfohlen. Andererseits kann man bis zur D 3 herabgehen. Bei Spätfolgen von Hautausschlägen Hochpotenzen.

325.6
Vergleichsmittel

- Durchweg: Mercurius solubilis Hahnemanni.
- Knochen- und Periostschmerzen: Angustura vera, Asa foetida, Aurum metallicum, Calcium fluoratum, Calcium phosphoricum, Kalium iodatum, Mercurius solubilis Hahnemanni, Phytolacca decandra, Stillingia silvatica, Symphytum officinale, Syphilinum.
- Knochenfisteln, Periostitis: Acidum fluoricum, Angustura vera, Asa foetida, Kalium iodatum, Mercurius solubilis Hahnemanni, Silicea terra, Symphytum officinale, Syphilinum.
- Ekzem sezernierend: Euphorbia resinifera, Graphites naturalis, Mancinella officinarum, Ranunculus bulbosus, Rhus toxicodendron.
- Neuralgie fazial: Verbascum thapsiforme, Plantago major.
- Stomatitis: Acidum nitricum, Arum triphyllum, Borax veneta, Hydrastis canadensis, Kalium bichromicum, Kalium chloricum, Hepar sulphuris, Lachesis muta, Phytolacca decandra.
- Herpes zoster: Anacardium orientale, Cantharis vesicatoria, Mandragora officinarum, Rhus toxicodendron.

325.7
Literatur

[1] Allen TF. Mezereum. Encyclopedia of pure Materia Medica. Bd. 6, 10. New York: Boericke & Tafel; 1874–1880: 330–366, 584–585

[2] Clarke JH. Mezereum. Dictionary of practical Materia Medica. Bd. 2.1. London: Homoeopathic Publishing Company; 1900–1902: 481–490

[3] Dunham. Mezereum. Neue Zeitschrift für Homöopathische Klinik 1860; 9 (15): 119

[4] Gerstel. Mezereum. Transact. intern. homoeop. Convention 1870; 19

[5] Hahnemann S. Mezereum. In: Lucae C, Wischner M, Hrsg. Gesamte Arzneimittellehre. Bd. 2. Stuttgart: Haug; 2007: 1243–1259

[6] Hartlaub H. Prüfungen von Mezereum und Colchicum, nebst anderen Beiträgen zu diesen Mitteln. Daphne Mezereum L. Homöopathische Vierteljahrschrift 1857; 8 (1): 1–85

[7] Hughes R. Mezereum. Cyclopaedia of Drug Pathogenesy. Bd. 3 + 4. London: Gould; 1886–1891: 293–310, 648–649

[8] Kowzan E. Mezereum. Materia medica revisa homoeopathiae. Glees: Gypser; 2009

[9] Lembke J. Mezereum-Prüfung. Neue Zeitschrift für Homöopathische Klinik 1868; 13 (5): 35–37

[10] Stapf JE. Kellerhals. (Daphne Mezereum, Seidelbastrinde). Archiv für die Homöopathische Heilkunst 1825; 4 (2): 119–172

[11] Wahle W. Journalauszüge. Mezereum. Allgemeine Homöopathische Zeitung 1860; 61 (13): 103–104

326 Millefolium – mill

lt.: Achillea millefolium, dt.: Schafgarbe, engl.: yarrow

326.1 Substanz

Plantae – Asteraceae (früher Compositae; Korbblütengewächse) – **Achillea millefolium**

Es handelt sich um eine ausdauernde, krautige, 0,1 bis 1,5 m hohe Pflanze mit gefiederten Blättern. Sie bildet kleine Blütenkörbchen, die in Trugdolden stehen. Sie können als Schwermetallmonitor dienen, da sie Schwermetalle anreichern, deren Gehalt mit der Konzentration in Boden und Luft korreliert. Die Sammlung erfolgt aus Wildbeständen und Kulturen.

Homöopathische Verwendung findet das frische blühende Kraut.

Linné hat der Pflanze ihren Namen gegeben, da das Fabelwesen Chiron dem Achilles geraten haben soll, sie gegen die blutenden Wunden der Krieger zu verwenden.

326.2 Pharmakologie und Toxikologie

Die Droge enthält ätherische Öle[368] mit bis zu 40 % Azulen[369], hier besonders das Chamazulen (besonders reichlich auch in Artemisia pontica[370] und in Chamomilla recutita). Bei der Monoterpenfraktion findet sich besonders Campfer, β-Pinen, Cineol. Bei den Flavonen neben Apigenin und Luteolin das Quercetinglycosid Rutin. Dieses wirkt antiinflammatorisch, spasmolytisch, antimikrobiell. Als unerwünschte Wirkungen sind selten allergische Reaktionen bei innerer sowie äußerer Anwendung bekannt. Es können sich Exantheme, auch bullöser Art, mit Pruritus zeigen. Kontaktdermatitis (Wiesendermatitis). Kreuzreaktionen mit anderen Asteraceae sind bekannt. Gegenanzeigen sind allergische Reaktionen gegen Millefolium und andere Asteraceae.

326.3 Anwendung

Kosmetische Anwendung in Antiseborrhö-Produkten. Als Wundheilmittel genoss die Schafgarbe in der Volksmedizin das größte Ansehen. Es wurden blutende, frische Wunden, aber auch alte, vernachlässigte Wunden damit behandelt. In Russland wird die Pflanze als Schnitt- oder als Beilhiebkraut bezeichnet. Wegen ihrer Eigenschaft, Nasenbluten hervorzurufen, wurde der Pflanze in England der Name Nosebleed beigelegt. Volksmedizinische Indikationen sind Appetitlosigkeit, dyspeptische Beschwerden, Leber-Galle-Leiden, Blasen- und Nierenerkrankungen, Diarrhö, Dysmenorrhö. Bei leichten krampfartigen Magen-Darm-Störungen. Äußerliche volksmedizinische Anwendung findet die Substanz bei Entzündungen, Wunden, Blutungen, Hämatomen, Hämorrhoiden.

Homöopathische Verwendung findet die Zubereitung bei hellroten Hämorrhagien, Varizen, Koliken (nach Kommission D).

Blutungen mit **hellrotem Blut** aus allen Organen, zum Beispiel **Epistaxis, Hämorrhoidalblutungen, Hämoptysis, Metrorrhagien, Nieren-** und **Blasenhämorrhagien**. Erregung des Gefäßsystems zeigte sich durch Gesichtsröte, Gefühl, als wenn alles Blut gegen den Kopf stiege, Wallungen im Kopf beim Bücken, Schwindel, Getöse im Ohr. Blutungen wurden dabei nicht beobachtet, doch berichten mehrere Beobachter, dass man mit Mille-

---

[368] Ein Gemisch aus flüchtigen Komponenten, die durch Wasserdampfdestillation aus pflanzlichen Rohstoffen extrahiert werden. Stammverbindungen in ihnen sind Monoterpene, Sesquiterpene, Polypropon-Derivate und längerkettige aliphatische Verbindungen. Viele ätherische Öle wirken antioxidativ, mikrobizid, fungizid, insektizid. Ebenso haben sie Bedeutung als Repellent, indem sie über den Geruchssinn abstoßend wirken können.

[369] Gruppenbezeichnung für blaue bis violette, nicht benzoide, aromatische Kohlenwasserstoffverbindungen. Die meisten Azulene entstehen bei der Aufarbeitung ätherischer Öle aus sog. Proazulenen.

[370] Römischer Beifuß.

folium, als Tee verwendet, nicht nur Blutungen aller Art stillen, sondern solche auch erzeugen könne. So berichtet H. Bock, einer der „Väter der Botanik", 1539, dass das rotblühende Kraut, in die Nase gebracht, Nasenbluten hervorrufe. Von anderen wurde es als Emmenagogum gebraucht. Solche Angaben können nur von dem in der Ähnlichkeitsregel nicht Bewanderten als Widerspruch angesehen werden. Es wurden Blutungen aus verschiedenen Organen, wie Nase, Magen, Mastdarm und After, Blase, Uterus und Lunge, damit behandelt.

Der Wirkung auf Blut und Gefäße entspricht auch die Verwendung bei **Varokosis** an **Vulva** und **Beinen**, die besonders in der Schwangerschaft hilfreich ist.

Eine heute weniger bekannte Anwendung ist diejenige gegen **Koliken** und **Konvulsionen** aller Art. Es werden *Blähungskoliken, Magenkrampf, krampfhafte Nachwehen, Dysmenorrhö*, ja selbst *epileptische Krämpfe* genannt.

Als weitere Indikationen führt H. Schulz noch an: **Bronchitis, Asthma humidum, Enuresis, Nephro- und Zystopathien** und **atonische Magen-Darm-Infekte**.

Bergmann (Kamenz) konnte bei Hypertonikern auf Teedarreichung eine **Diurese** feststellen [2]. Derselbe beobachtete bei einem 4-jährigen Jungen nach wochenlang getrunkenem Schafgarbentee eine Nierenblutung. Die lästigen **Schweiße im Wochenbett** sollen nach Bergmann unter Vermehrung der Harnabsonderung und Ableitung auf die Nieren sofort beseitigt werden („eine ganz zuverlässige Indikation"), die **Lochien** werde reguliert unter Beseitigung einer zu schwachen oder zu starken Ausscheidung, eine **postpartale Ischurie** werde gelöst. Bei **Nephrolithiasis** und **Zystitis** mit oder ohne Blutung besitzt es eine alte Empfehlung. Farrington hat Millefolium mit Erfolg bei **Milchstau** im Frühwochenbett verwendet.

Bei **Magen- und Darmleiden** bei **Leber- und Gallenleiden** findet Millefolium Anwendung.

Eine **krampflösende Wirkung** wurde nicht nur bei **Dysmenorrhö**, sondern auch bei **Angina pectoris** und den ausstrahlenden Schmerzen bei **Myodegeneration** von Flamm beobachtet. Vor allem dürfte Millefolium beim **gastrokardialen Symptomenkomplex** ohne organische Herzleiden und auch mit organischen Veränderungen zu beachten sein.

326.4
Arzneimittelbild

Leitsymptome: ☉ **Krämpfe:** Magen- und Bauchkrämpfe, Dysmenorrhö, krampfhafte Nachwehen, Abortus imminens, Konvulsionen bei unterdrückten Lochien. **Hellrote Blutungen** ☉ **aus den Schleimhäuten aller Organe, aus Wunden.**

Hämorrhagie aus allen Organen

Geist und Gemüt: Heftig und auffahrend nach dem Mittagessen oder abends.

Schwindel: Schwindel, bei geringer Bewegung, beim Gehen, mit Übelkeit beim Bücken.

Kopf: Blutandrang zum Kopf, besonders beim Bücken. Klopfen der Arterien im Kopf. Benommenheit des Kopfes mit Kopfschmerzen.

Nase: Ruft Nasenbluten hervor. Bluten der Nase, wenn das Kraut in die Nase gebracht wird.

Epistaxis

Mund: Zunge belegt und geschwollen. Kleiner Knoten auf der Innenseite der Unterlippe, am nächsten Tag ein oberflächliches Geschwür.

Innerer Hals: Rauheit und stechende Schmerzen im Hals beim Schlucken.

Magen: Magendrücken wie ein Pflock. Vermehrtes Hungergefühl. Leeres Aufstoßen. Schmerzen im Magen wie von Fasten. Brennen im Magen und im Bauch.

Abdomen: Heftiges Kneipen im Bauch. Auftreibung des Leibs mit Blähungskolik. Reichlicher Abgang von stinkenden Blähungen. Grobes Stechen in den letzten, rechten Unterrippen.

Rektum und Stuhl: Stuhl beschleunigt, durchfallartig. Grauweißer Stuhl wird gelbbraun [5] S 155 Symptom 157.

Blase: Beständiger Drang zum Harnen.

Nephrorrhagie

Urin: Blutharnen.

Geschlechtsorgane:
- weiblich: Befördert oder verringert die Menstruationsblutung. Leukorrhö.

Menorrhagie

Extremitäten: Stechen, Reißen, Ziehen, Kribbeln, Brennen der Glieder.

326.5
Dosierung

D 2 bis D 6.

326.6
Vergleichsmittel

- Asteraceae: Abrotanum, Absinthium, Arctium lappa, Arnica montana, Bellis perennis, Calendula officinalis, Carduus marianus, Chamomilla recutita, Cina maritima, Echinacea angustifolia, Erigeron canadensis, Eupatorium perfoliatum, Eupatorium purpureum, Gnaphalium polycephalum, Grindelia robusta, Latuca virosa, Senecio aureus, Senecio fuchsii, Siegesbeckia orientalis, Solidago virgaurea, Taraxacum officinale, Tussilago petasites, Wyethia helenoides.
- Blutungen: Erigeron canadensis, Ipecacuanha, Sabina, Trillium pendulum, China, Natrium nitricum, Geranium maculatum, Crocus sativus.

326.7
Literatur

[1] Allen TF. Millefolium. Encyclopedia of pure Materia Medica. Bd. 6. New York: Boericke & Tafel; 1874–1880: 366–371

[2] Bergmann J. Millefolium. Allgemeine Homöopathische Zeitung 1938: 163

[3] Clarke JH. Millefolium. Dictionary of practical Materia Medica. Bd. 2.1. London: Homoeopathic Publishing Company; 1900–1902: 490–493

[4] Hartlaub CC, Trinks CF. Schaafgarbe (Achillaea Millefolium). Annalen der homöopathischen Klinik 1833; 4: 344–347

[5] Hering C. Die Schaafgarbe. (Achillea Millefolium). Amerikanische Arzneiprüfungen und Vorarbeiten zur Arzneilehre als Naturwissenschaft. Leipzig: Winter; 1857: 144–170

[6] Hughes R. Millefolium. Cyclopaedia of Drug Pathogenesy. Bd. 3. London: Gould; 1886–1891: 310–312

[7] Keil. Millefolium. Zeitschrift für homöopathische Klinik 1854; 3: 140

327 Momordica balsamina – mom-b

lt.: Momordica balsamina, dt.: Balsambirne, engl.: balsam apple, balsam pear

327.1
Substanz

Plantae – Cucurbitaceae (Kürbisgewächse) – Mormodica balsamina

Es handelt sich um eine bis 1,5 m hohe Kletterpflanze. Die Früchte sind eiförmig breit und weisen einen höckrigen Kamm auf. Die anfänglich grünen Früchte werden während des Reifungsvorganges orangegelb, das Fruchtfleisch wird rot. Die Pflanze stammt aus dem tropischen Afrika und aus Asien, auch im tropischen Amerika eingeschleppt.

Homöopathische Verwendung finden die reifen Früchte.

327.2
Pharmakologie und Toxikologie

Inhaltsstoffe sind die bitteren Cucurbitacine aus der Gruppe der trizyklischen Triterpene, die als giftige Bitterstoffe in Gurken- und Kürbisgewächsen (Cucurbitaceae), in einigen Kreuzblütlern (Brassicaceae) und in einem Blätterpilz (Hebevinoside) isoliert wurden. Sie wirken deutlich purgativ, diuretisch, antihypertensiv und antirheumatisch.

327.3
Anwendung

Momordica balsamina wurde von den Kräuterärzten des 16. Jahrhunderts (Lonicerus, Boch, Matthiolus) eine starke wundheilende Kraft zugeschrieben. Auch nach v. Haller wurde das Balsamapfelöl als „treffliches, milderndes und kühlendes Wundöl" gerühmt. Matthiolus (1626) schrieb ihm eine gute Wirkung bei Darmgicht, Nachgeburtsschmerzen, Bauchgrimmen, Brüchen, Brust- und Uterusgeschwülsten und Hämorrhoidalbeschwerden zu.

Homöopathische Verwendung findet die Zubereitung bei Diarrhö und Blähungskoliken (nach Kommission D).

Klinische Bestätigung fand ihr Einsatz bei **Darmkoliken** mit ausgeprägtem *Meteorismus*.

327.4
Arzneimittelprüfung

Die Verwendung in der Homöopathie gründet sich auf eine Arzneimittelprüfung an einer Frau, vorgenommen mit 24 Tropfen der Tinktur, veröffentlicht von A. Mercier (West. J. Homoeop.) und bei Allen [1].

327.5
Arzneimittelbild

Kopf: Gefühl von Benommenheit, von großer Leichtigkeit im Kopf. Gefühl, als ob das Gewicht des ganzen Inhalts des Kopfes herabgesetzt wäre. Leichte Kopfschmerzen.

Augen: Gefühl von vorübergehendem Nebel oder Wolken vor den Augen.

Gesicht: Gesicht zeitweise rot, aber meist sehr bleich.

Meteorismus über der Flexura lienalis

Magen: Leichte Übelkeit im Magen.

Abdomen: Kneifende Kolikschmerzen, ausgehend vom Rücken und sich über den ganzen Bauch ausbreitend. Heftige wehenartige Schmerzen im Hypogastrium. Mehrere Tage lang 2 oder 3 gesunde Stühle. ☉ **Blähsucht über der Flexura lienalis**.

327 – Momordica balsamina – mom-b

Geschlechtsorgane:
- weiblich: Schmerzhafte und zu starke Menses, aber von normaler Dauer. Wehenartige Schmerzen während der Menses, gefolgt von einem Blutabgang. Weißliche, etwas schleimige Absonderung zwischen den Menses. Schmerzen im Kreuz während der Menses, beginnend im Kreuz, nach vorne ins Becken ziehend.

Dysmenorrhö
Menorrhagie

327.6
Dosierung

Tinktur bis D 2.

327.7
Vergleichsmittel

- Cucurbiaceae: Bryonia alba, Colocynthis, Elaterium officinarum, Luffa operculata.
- Flatulenz: Allium cepa, Argentum nitricum, Asa foetida, Carbo vegetabilis, China officinalis, Lycopodium clavatum, Magnesium carbonicum, Sulphur lotum und andere.

327.8
Literatur

[1] Allen TF. Momordica. Encyclopedia of pure Materia Medica. Bd. 6. New York: Boericke & Tafel; 1874–1880: 378

[2] Clarke JH. Momordica. Dictionary of practical Materia Medica. Bd. 2.1. London: Homoeopathic Publishing Company; 1900–1902: 495–496

328 Morphinum – morph

lt.: Morphinum hydrochloricum, dt.: Morphium, engl.: morphine

328.1
Substanz

Mineralia – Organica – Aromatica – 7,8-Dihydro-4,5α-epoxy-17-methyl-3,6-morphinandiol

Es handelt sich um ein Hauptalkaloid des Opiums[371]. Morphin ist einen weißes, kristallines, geruchsloses, bitteres Pulver. 1803 von Sertürner erstmals in Reinform aus Opium isoliert, wurde seine Struktur 1925 von Robinson und Schöpf aufgeklärt und die erste Synthese erfolgte 1952 durch Gates.

Im menschlichen Gehirn wurden bisher drei Peptidgruppen gefunden, die an den Opioid-Rezeptor binden: Endorphine, Enkephaline und Dynorphine.

Die homöopathische Zubereitung wird aus 7,8-Dihydro-4,5α-epoxy-17-methyl-3,6-morphinandiol hergestellt.

328.2
Pharmakologie und Toxikologie

Morphin ist ein Alkaloid und bindet an spezifische µ-Opioidrezeptoren im ZNS, deren Dichte vor allem im limbischen System, dem Hypothalamus, Thalamus, Striatum, Mesencephalon und Medulla oblongata hoch ist. Dies modifiziert die Freisetzung verschiedener Neurotransmitter[372].

Morphin hemmt spezifisch die Nozizeption und ist damit eines der stärksten Analgetika. Begleitend ist dabei eine unspezifische Reduktion zentralnervöser Aktivität, die sich in einer Abnahme der Vigilanz und sämtlicher Sinnesempfindungen zeigt.

Daneben ist Morphin suchterzeugend, hat eine atemdepressive Wirkung, einen antitussiven Effekt[373], wirkt euphorisierend, dämpfend, erzeugt eine Miosis, erzeugt Übelkeit und Erbrechen, orthostatische Dysregulation, eine Verminderung der Darmperistaltik.

Pharmakokinetisch liegt die Bioverfügbarkeit von Morphin bei 20 bis 30 %. Es unterliegt bei oraler Einnahme einem starken First-Pass-Metabolismus.

Morphin wird in der Leber durch Glucuronidierung inaktiviert und über Galle und Niere eliminiert.

Toxische Reaktionen bei Überdosierung sind eine Atemdepression, die durch Beatmung und einen Morphinantagonisten (Naloxon, Naltrexon) behandelt werden kann.

328.3
Anwendung

Medizinische Anwendung findet die Substanz bei akuten und schweren chronischen Schmerzzuständen.

Es ist ein schönes Beispiel für eine biphasische Arzneimittelwirkung. Die lähmende und erregende Beziehung zum Zentralnervensystem tritt stark hervor. An den Hohlorganen und willkürlichen Muskeln treten *Spasmen* auf. Die depressorische Wirkung auf die Zelltätigkeit kommt an den Geschlechtsorganen in *erektile Dysfunktion* und *Amenorrhö* zum Ausdruck.

Die Darmtätigkeit wird weniger beeinflusst als durch Opium, dagegen beobachtet man *Strangurie* der Blase sowie Uterusspasmen.

---

[371] Opium ist der getrocknete, beim Anritzen der unreifen Samen austretende weiße Saft aus Papaver somniferum, Papaveraceae. Die Hauptalkaloide des Opiums sind Morphin, Codein, Papaverin, (-)-α-Narcotin und Thebain.

[372] Wie Adrenalin, Noradrenalin, Substanz P und Dopamin.

[373] Durch zentralen Angriff des Hustenzentrums der Medulla oblongata.

328 – Morphinum – morph

328.4
Arzneimittelbild

Zur Grundlage des Arzneimittelbildes wurde auch Morphinum sulphuricum und Morphinum aceticum mitverwendet.

Leitsymptome: Unfähigkeit, Schmerz zu ertragen (infolge Willensschwächung), und Hyperästhesie.
Spasmen an der willkürlichen und unwillkürlichen Muskulatur.
Nach Schlaf <.
Schwindelanfälle bei der geringsten Bewegung des Kopfes.
Plötzliche Schwächeanfälle.
Ruhelosigkeit und Überempfindlichkeit der Sinne. Plötzliche Anfälle von Schwäche wie zum Sterben. Bett erscheint wie zu hart.

Geist und Gemüt: Allgemeiner Zustand von Erregung, äußerst lebhaft und schwach mit Unstetigkeit und Hast. Delirien und Halluzinationen. Große Ähnlichkeit mit Alkoholvergiftung, der Morphin-Vergiftete neigt jedoch mehr zu **melancholischer Verstimmung**. Melancholie oder stumme Verzweiflung, Angstzustand. **Unfähigkeit, Schmerzen zu ertragen**, sowie Hyperästhesie. Rascher Gedankenflug. Die Gedanken springen von einem Gegenstand zum andern.
Er kann seine Beschwerden nicht berichten vor lauter Tränen und Seufzen.
Verlust des Bewusstseins. Betäubung. Komatöser Zustand. Plötzlicher Kollaps mit Niederstürzen und drohender Gehirnlähmung. Zustand von Bewusstlosigkeit und stertoröser Atmung und bläulicher Kongestion ähnlich einer Apoplexie. Somnolenz, unterbrochen durch konvulsive Krämpfe. Tiefer Schlaf, nach dem Erwachen Kopfschmerzen. Schlaflosigkeit.

Halluzinationen, sobald er die Augen schließt (sieht Gestalten im Zimmer)
Agitation
Hypersensivität der Sinnesorgane
Schmerzüberempfindlichkeit
Schock

Schwindel: Heftiger Schwindel mit Übelkeit und Erbrechen bei der geringsten Bewegung des Kopfes.

Schwindel bei der geringsten Kopfbewegung

Kopf: Spannen und Drücken im Kopf, als wäre der Schädel zu klein für das Gehirn.

Kopfschmerz: Kongestive Kopfschmerzen. Kopfschmerz mit Somnolenz.

Augen: Parese der Mm. recti interni, Ptosis der Lider, die Augen drängen aus den Höhlen vor. Divergierender Strabismus. Pupillen erweitert oder verengert.

Gesicht: Gerötet, beinah zyanotisch und gedunsen, Lippen, Zunge und Hals livid. Oder Gesicht blass bei lividen Lippen. Mund verkrampft.

Mund: Trockener Mund.

Magen: Tödliche Übelkeit und krampfhaftes, galliges Erbrechen. Heftige krampfartige Magen- und Bauchschmerzen.

Rektum und Stuhl: Wässrige Diarrhö mit schrecklichem Tenesmus. Obstipation.

Blase: Ständiger Harndrang, ohne Harn lassen zu können. Harnverhaltung. Strangurie.

Ischurie spastisch

Urin:
Harn oft ätzend mit hoher Dichte, häufig ist Eiweißgehalt, der oft erst nach Entzug von Morphin auftritt.

Geschlechtsorgane:
- weiblich: Menses unregelmäßig oder unterdrückt für Monate und Jahre. Reifung der Graaf'schen Follikel setzt aus.
- männlich: Zuerst vermehrte Erregung, dann sexuelle Schwäche bis zur erektilen Impotenz.

Larynx und Trachea: Schleimrasseln in der Luftröhre.

Extremitäten: Neuralgie in den verschiedensten Teilen des Körpers. Ruhelosigkeit und Zittern der Glieder, Tremor. Muskelverkrampfungen tetanischer Art. Zuckungen und konvulsive Bewegungen.

> *Ruhelosigkeit der Glieder*
> *Neuralgie*

Schlaf:

> *Insomnie durch Erregung*

Haut: Heftiges Jucken. Hyperästhesie und wundes Gefühl. ⊙ **Bett scheint zu hart.**

> *Pruritus sine materia*

328.5
Dosierung

Da sich das Mittel an das Zentralnervensystem wendet, sind höhere Potenzen vorzuziehen. Bei spastischen Zuständen wurden auch tiefere Potenzen (bis herab zu D 3) gebraucht. Von einem Gebrauch bei Morphiumsucht ist mir nichts bekannt, doch ist dieser durchaus naheliegend.

328.6
Vergleichsmittel

- Papaveraceae: Chelidonium majus, Corydalis cava, Corydalis formosa, Opium, Sanguinaria canadensis.
- Überempfindlichkeit gegen Schmerz: Aconitum napellus, Arnica montana, Arsenicum album, Belladonna, Chamomilla recutita, Coffea tosta, Hepar sulphuris, Staphysagria, Stramonium.
- Schwindel bei Bewegung des Kopfes: Bryonia alba, Cocculus indicus, Conium maculatum.

328.7
Literatur

[1] Allen TF. Morphinum. Encyclopedia of pure Materia Medica. Bd. 6, 10. New York: Boericke & Tafel; 1874–1880: 378–398, 585–589

[2] Buchner JB, Wibmer CA. Morphium aceticum. Allgemeine Homöopathische Zeitung 1841; 20: 206

[3] Clarke JH. Morphinum. Dictionary of practical Materia Medica. Bd. 2.1. London: Homoeopathic Publishing Company; 1900–1902: 496–500

[4] Hartlaub CC, Trinks CF. Morphin. Reine Arzneimittellehre 1828; 1: 313–317

[5] Heneke K. Beiträge zur Pharmacodynamik. Morphium aceticum. Neues Archiv für die homöopathische Heilkunst 1846; 3 (1): 160–171

[6] Hughes R. Morphium. Cyclopaedia of Drug Pathogenesy. Bd. 3, 4. London: Gould; 1886–1891: 498–525, 651–652

329 Moschus moschiferus – mosch

lt.: Moschus, dt.: Bisam, engl.: musk

329.1 Substanz

Animalia – Moschidae (Moschushirsche) – **Moschus moschiferus**

Es handelt sich um das erogene Drüsensekret des Bisams[374], welches aus einer beutelähnlichen Hauttasche in der Nähe der Genitalien des männlichen Moschushirschen gewonnen wird. Seine Konsistenz ist im frischen Zustand salbenartig, rotbraun, geruchsintensiv und bitter. Gehandelt wird die Substanz in getrocknetem Zustand, einer schwarzbraunen gekörnten Masse mit ammoniakalischem animalischem Geruch. Der trockene holzartige Geruch entwickelt sich erst bei der alkoholischen Aufbereitung der Tinktur. Pharmazeutische Verwendung findet ausschließlich der tonkinesische und tibetanische Moschus aus den Provinzen Tonkin und Szechuan. Der Moschushirsch steht unter Artenschutz.

Die homöopathische Zubereitung erfolgt aus dem getrockneten Sekret der Präputialdrüsen des adulten männlichen Moschushirschen.

329.2 Pharmakologie und Toxikologie

Der duftgebende Inhaltsstoff ist das Muscon[375], ein bereits 1926 nachgewiesenes Keton. Daneben die Alkaloide Muscopyridin, Musclid-A1, Musclid-A2 und Musclid-B. Des Weiteren finden sich Androgene, Cholesterol und seine Ester.

329.3 Anwendung

Volkstümliche Anwendung fand die Substanz bei Kollaps und Synkopen sowie bei Herzschwäche. Als Abortivum.

Homöopathische Anwendung findet die Zubereitung bei nervösen Störungen (nach Kommission D).

Moschus moschiferus ruft einen Zustand von geistiger Verwirrung hervor, wobei der Prüfer die Kontrolle über sein seelisches Verhalten verliert. Es entstehen Erregungszustände mit Ausbrüchen von Affekten wie ungehemmtes Schimpfen, Zornesanfälle, Zerstörungswut, übertriebene Schmerzäußerungen, übersteigertem Verhalten. Diese Entladungen gehen in *synkopale Affektkrämpfe* mit Ohnmachtsanfällen bei Blässe und Zyanose des Gesichts und Niederstürzen über. Während zuerst ein Blutandrang zum Kopf hervortritt, herrschen nachher Kältegefühle mit Frösteln und Empfindlichkeit gegen äußere Kälte hervor.

An den übrigen Organen zeigen sich Spasmen wie krampfartige Beengung im Hals, Herzklopfen wie von ängstlicher Erwartung, gewaltsames Luftaufstoßen und Meteorismus. Abwärtsdrängen nach den Geschlechtsteilen. Die Menses tritt zu früh ein. Sexuelle Erregung bei beiden Geschlechtern. Die Erscheinungen treten wenige Minuten nach der Einwirkung des Stoffes ein, verschwinden aber auch schnell wieder, besonders an der frischen Luft.

329.4 Arzneimittelbild

Geist und Gemüt: Sehr ängstlich und schreckhaft. Angst vor dem Tode mit Gefühl von Ohnmacht. Fühlt sich wie berauscht, spricht verwirrt. **Wutanfall, kennt sich nicht mehr vor Zorn. Heftiges, unaufhörliches Schimpfen, bis das Gesicht leichenblass und die Lippen blau werden und die Patientin ohnmächtig niederfällt.** Zusammenschrecken mit Zittern bei geringstem Anlass. **Be-**

---

374 Abgeleitet von türkischen Wort besem = Geruch.

375 3-Methylcyclopentadecanon.

nommenheit der Sinne. Schläfrigkeit mit häufigem Gähnen am Tage.

Affektivitätsstörung
Affektkrämpfe

Schwindel: Schwindel und Kopfschmerzen mit Kältegefühl. Gefühl des Fallens.

Kopf: Kopfhaut schmerzt beim Berühren.

Kopfschmerz: Kopfschmerzen, Eingenommenheit und Schwindel, schlimmer von Bewegung, besser an der frischen Luft.

Augen: Plötzliche Trübheit vor den Augen.

Ohren: Rauschen in den Ohren wie von starkem Wind.

Gesicht: Ohnmachtsanwandlungen mit leichenblassem Gesicht und bläulichen Lippen.

Innerer Hals:

Globussyndrom

Magen: Anfälle von Übelkeit und Erbrechen, schlimmer schon beim Anblick von Speisen. Gewaltsames Aufstoßen von Luft.

Abdomen: Völle, Blähsucht und Kneipen.

Geschlechtsorgane:
- weiblich: Drängen in den Teilen nach unten, wie wenn die Menses erscheinen wollte. **Die Menses erscheint zu früh und zu stark.** Die Menses, welche bei einer 48-jährigen Frau bereits 1 Jahr ausgeblieben war, tritt wieder ein. **Geschlechtliche Erregung** bei einer 60-jährigen Frau, die noch nie in ihrem ganzen Leben ein derartiges Gefühl hatte.

Menorrhagie
Dysmenorrhö

- männlich: Starke geschlechtliche Erregung.

Brust: Auf der Brust Empfindungen wie zusammengeschnürt. Sie meint, sie müsse ersticken und muss nach Luft schnappen. Herzklopfen wie von ängstlicher Erwartung.

Asthma bronchiale psychogen

Schlaf: Nachts unruhiger, wonnereicher Schlaf.

Frost und Frösteln: Friert ständig, empfindlich gegen äußere Kälte.

Allgemein: Blutkreislauf: erregt, Kollapsgefühle.

329.5
Dosierung

Hahnemann hat die C 30 verwendet.

329.6
Vergleichsmittel

- Seiner Herkunft und biologischen Bestimmung nach besteht eine Verwandtschaft mit Castoreum und Mephitis putorius.
- Ohnmachtsanfälle bei Erregung: Nux moschata.
- Globussyndrom: Valeriana officinalis, Asa foetida, Ignatia amara.
- Lach- und Weinkrämpfe: Crocus sativus, Ignatia amara.
- Krankhafte sexuelle Erregung, Nymphomanie: Agnus castus, Camphora, Cantharis vesicatoria, Hyoscyamus niger, Stramonium, Platinum metallicum, Nux vomica, Nuphar luteum.

329.7
Literatur

[1] Allen TF. Moschus. Encyclopedia of pure Materia Medica. Bd. 6. New York: Boericke & Tafel; 1874–1880: 398–412

[2] Clarke JH. Moschus. Dictionary of practical Materia Medica. Bd. 2.1. London: Homoeopathic Publishing Company; 1900–1902: 500–504

[3] Hahnemann S. Moschus. In: Lucae C, Wischner M, Hrsg. Gesamte Arzneimittellehre. Bd. 2. Stuttgart: Haug; 2007: 1259–1265

[4] Hromoda. Moschus. Journal homöop. Arzneimittel; 1 (2): 99

[5] Hughes R. Moschus. Cyclopaedia of Drug Pathogenesy. Bd. 3. London: Gould; 1886–1891: 313–320

[6] Joerg. Moschus. In: Hartlaub CC, Trinks CF, Hrsg. Reine Arzneimittellehre. Bd. III. Leipzig: Brockhaus; 1828–1831: 287–289

[7] Jörg J. Materialien zu einer künftigen Heilmittellehre. durch Versuche der Arzneyen an gesunden Menschen gewonnen und gesammelt. Leipzig: Cnobloch; 1825

[8] Kühnen W. Moschus. Homöopathie in Österreich 1996; 3: 19

[9] Röper A. Moschus. Materia medica revisa homoeopathiae. Glees: Gypser; 2013

330 Murex purpurea – murx

syn.: Murex branderis, Bolinus brandaris, dt.: Purpurschnecke, engl.: purple fish

330.1
Substanz

Animalia – Muricidae (Stachelschnecken) **– Bolinus brandaris**

Bei der Substanz handelt es sich um den frischen Saft der Purpurdrüse von Bolinus branderis auf Milchzucker getrocknet. Dieses Sekret befindet sich in den Hypobranchialdrüsen der Tiere.

Homöopathische Verwendung findet das Sekret aus der Purpurdrüse von Bolinus branderis.

330.2
Pharmakologie und Toxikologie

Das Purpurdrüsensekret, ein farbloses Sekret, enthält substituierte 6-Bromidoxysulfate, die unter Anwesenheit von Arylsulfatase, Sauerstoff und Licht die Purpurfarbstoffe bilden. Diese sind eine Mischung aus verschiedenen Indigo-Farbstoffen. Man findet 6,6'-Dibromindigo, 6,6'-Dibromrubin, Indigo, Indirubin und andere Farbstoffe.

330.3
Anwendung

Homöopathische Anwendung findet die Zubereitung bei Entzündungen und Schmerzen der weiblichen Geschlechtsorgane, Dysthymien und Schwächezuständen (nach Kommission D).

Aus der Symptomatik kann auf eine vorwiegend arterielle *Hyperämie* zu den weiblichen Geschlechtsorganen geschlossen werden, während man bei Sepia succus eine venöse *Hyperämie* annimmt. Die starke geschlechtliche Erregung von Murex purpurea findet sich bei Sepia succus in der Gegenphase als geschlechtliche Ablehnung.

330.4
Arzneimittelbild

Geist und Gemüt: Niedergedrückte Gemütsverfassung, Furcht und Angst. Verwirrung der Gedanken und Verlust des Gedächtnisses, kann die Worte nicht finden. Kopfschmerzen früh beim Erwachen bis um 10 Uhr. Gefühl von Enge im Hinterkopf, besser durch Rückwärtsbeugen.

Blase: Ständiger Harndrang.

Harnröhre: Abgang blutigen Schleims nach dem Harnlassen.

Geschlechtsorgane:
- weiblich: **Heftiger Geschlechtstrieb**; eine solche Erregung, dass Wille und Vernunft der Kranken kaum die Oberhand behielten. Berührung steigert die geschlechtliche Erregung, Geschlechtsverkehr verschafft keine Befriedigung. Gefühl von Schwere und Schwellung in den großen Schamlippen. Gefühl von Abwärtsdrängen in den Geschlechtsteilen, muss die Beine kreuzen. Scharfer Schmerz an der rechten Seite der Gebärmutter, der den ganzen Körper kreuzt und sich in die linke Brust erstreckt. Die Menses setzt zu früh ein. Leukorrhö mit blutigem Schleim.
- männlich:

> *Hypersexualität*

Brust: Weibliche Brüste sehr schmerzhaft, im Bett scharfe schmerzhafte Stiche in den Brüsten.

330.5
Dosierung

D 4 bis D 12 zu empfehlen.

330.6
Vergleichsmittel

Nymphomanie: Asterias rubens, Hyoscyamus niger, Lilium tigrinum, Mandragora officinalis, Onosmodium, Platinum metallicum, Sepia succus.

330.7
Literatur

[1] Allen TF. Murex. Encyclopedia of pure Materia Medica. Bd. 6. New York: Boericke & Tafel; 1874–1880: 412–415

[2] Clarke JH. Murex. Dictionary of practical Materia Medica. Bd. 2.1. London: Homoeopathic Publishing Company; 1900–1902: 505–508

[3] Dunham C. Murex purpurea. American Homeopathic Review 1864; 4 (9): 399–408

[4] Hering C. Murex. American Homeopathic Review; 4: 406

[5] Hughes R. Murex. Cyclopaedia of Drug Pathogenesy. Bd. 3, 4. London: Gould; 1886–1891: 320–321, 652

[6] Pétroz. Murex brandaris. Etud.; 1864

331 Mygale lasiodora – mygal

lt.: Citharacanthus spinicrus?, dt.: Schwarze Kubanische Vogelspinne, engl.: black Cuban spider

331.1 Substanz

Animalia – Arachnida (Spinnentiere) **– Theraphosidae** (Vogelspinnen) **– Citharacanthus spinicrus?**

Nach der Erstbeschreibung (Latreille 1818) einer Spinne mit dem Namen Mygale spirinicrus aus der Sammlung von De Sagra als eine Art aus Brasilien setzte sich der Arachnologe Walckenaer 1837 mit dieser Erstbeschreibung auseinander. Er untersuchte 11 Männchen und 1 Weibchen einer zuvor noch nicht beschriebenen Art und gab ihnen den Namen Mygale Kubana. Diese Tiere stammten aus der Sammlung von De Sagra, die auch der Erstbeschreiber verwendet hatte, allerdings fiel Walckenaer auf, dass sie falsch als Mygale spinicrus etikettiert waren. Dies erkannte er als Fehler, denn die Art Mygale spinicrus war bereits beschrieben und entsprach nicht den von ihm untersuchten Exemplaren. Das Aufstellen der neuen Art war korrekt.

Diese Forschungsarbeit ging jedoch unter und Mygale Kubana wurde als Synonym von Mygale spinicrus, einer ganz anderen Spinne, geführt.

1857 wurde die Originalspezies aus der Sammlung De Sagra nochmals beschrieben, allerdings von einem Arachnologen, dessen Zuverlässigkeit zweifelhaft ist. Bei der Beschreibung von Ausserer 1875 stimmen die beschriebenen Merkmale exakt mit der Spezies Eurypelma spinicrus überein, die später unter die Gattung Citharacanthus subsummiert wurde. Ab dem Zeitpunkt der Ausarbeitungen Ausserers ist jedoch nicht mehr nachvollziehbar, ob der Holotyp aus der Sammlung De Sagra vorgelegen hat.

Heute ist das Exemplar der Erstbeschreibung nicht mehr auffindbar, sodass diese Art als *nomen dubium incerta sedis* zu gelten hat [5].

Homöopathische Verwendung fand das ganze Tier.

331.2 Pharmakologie und Toxikologie

Der Biss dieser in Kuba heimischen Spinne rief bei einen Gebissenen eine starke Rötung der Haut hervor, die sich in Streifen, den Bahnen der Lymphgefäße folgend, ausbreitete, mit violetter, später grünlicher Verfärbung. Frost, auf den Fieber folgte, trockener Mund, großer Durst, Tremor, Atemnot, Verzweiflung mit Todesangst. Übelkeit mit Herzklopfen, große allgemeine Schwäche.

331.3 Anwendung

Homöopathische Anwendung findet die Zubereitung bei Muskelzuckungen (Kommission D).

Besonders zur Behandlung der **Chorea minor**, wenn die Arme und Beine sich in ständiger Bewegung befinden, die Gesichtsmuskeln sich dabei verkrampfen. Die Unruhe lässt im Schlaf nach.

331.4 Dosierung

D 6 bis D 12 und höhere Verdünnungen.

331.5 Vergleichsmittel

Spinnen-Arzneien: Aranea diadema, Araninum, Latrodectus mactans, Theridion curassavicum, Tarantula cubensis, Tarantula hispanica.

331.6
Literatur

[1] Allen TF. Mygale. Encyclopedia of pure Materia Medica. Bd. 6. New York: Boericke & Tafel; 1874–1880: 431–432

[2] Clarke JH. Mygale. Dictionary of practical Materia Medica. Bd. 2.1. London: Homoeopathic Publishing Company; 1900–1902: 514–515

[3] Houard. Mygale lasiodora. Hahnemannian Monthly 1869; 5

[4] Hughes R. Mygale. Cyclopaedia of Drug Pathogenesy. Bd. 1. London: Gould; 1886–1891: 333

[5] Rudloff J. Einige Anmerkungen zur Gattung Citheracanthus Pocock, 1901 (Theraphosinae:Theraphosidae: Mygalomorphae). Arachnologisches Magazin 1998; 6 (1): 1–13

332 Myrica cerifera – myric

lt.: Myrica cerifera, dt.: Nordamerikanischer Wachsbaum, engl.: bayberry

332.1 Substanz

Plantae – Myricaceae (Gagelstrauchgewächse) – **Myrica cerifera**

Es handelt sich um einen immergrünen, großen Strauch oder kleinen Baum. Er ist diözisch[376] und entwickelt im Mai achselständig ovale Blütenkätzchen an den weiblichen und längliche Blütenkätzchen an den männlichen Individuen. Aus den weiblichen Blüten entwickeln sich einsamige schwarze Steinfrüchte, die wegen ihres starken Wachsüberzuges weiß imponieren. Die Pflanze ist im atlantischen Nordamerika heimisch. Der in Deutschland wachsende Gagelstrauch, Myrica Gale, ist mit diesem verwandt.

Homöopathische Verwendung findet die frische Wurzelrinde von Myrica cerifera.

332.2 Pharmakologie und Toxikologie

Als Inhaltsstoffe wurden die Flavonole Myricin und Myricitrin sowie ihr Aglycon (+)-aR,11S-Myricanol, isoliert. Bei Letzterem wird ein Einfluss auf Tauopathien[377] vermutet.

332.3 Anwendung

Homöopathische Anwendung findet die Zubereitung bei Erkrankungen des Leber-Gallen-Systems (nach Kommission D).

---

[376] zweihäusig, das bedeutet, dass es weibliche und männliche Individuen gibt.

[377] Bei dieser heterogenen Gruppe neurodegenerativer Erkrankungen findet sich eine intrazelluläre Aggregation des Tau-Proteins als gemeinsames Merkmal.

Die Wirkung ist ganz besonders auf die Leber gerichtet, sodass bei der Prüfung sogar *Ikterus* aufgetreten ist.

332.4 Arzneimittelbild

Geist und Gemüt: Unfähig zu jeder geistigen Konzentration. Stumpfheit des Verstandes. Schläfrig und stuporös. Bedrückter Sinn, will nicht sprechen, noch will er angesprochen werden. Fühlt sich in einem verzweifelten, trübsinnigen Zustand, kann nicht schreiben, kümmert sich um nichts, auch nicht um seine Freunde. Sehr ärgerlich und übelnehmerisch, blickt auf die Welt, als wäre sie nicht wert, länger darin zu leben; betrachtet sich selbst besser als die anderen; verdammt sich selbst wegen verschiedener eingebildeter Fehler. Aufgebracht wegen Kleinigkeiten, am Morgen, alles scheint ihm schief zu gehen.

Schwindel: Mit Übelkeit.

Kopfschmerz: Vielfache Schmerzen in allen Teilen des Kopfes, morgens. Schmerzen in Stirne und Scheitel mit Klopfen im Rhythmus des Pulses. Schwindel mit Blutandrang zum Kopf beim Bücken.

Augen: Sandgefühl in den Augen. Hitzegefühl in den Augen mit leichtem Ermüden beim Lesen. Bindehaut gerötet und gelb.

Ohren: Läuten in den Ohren.

Nase: Starker Schnupfen am Morgen. Zäher, übelriechender Schleim in der Nase und im Rachen.

Pharyngitis bei Hepatopathie

Gesicht: Bohrender Schmerz im rechten Kiefergelenk.

332 – Myrica cerifera – myric

Mund: **Trockenheit im Mund.** Geschmack bitter und ekelig mit üblem Mundgeruch. Zunge schmutzigweiß oder gelb belegt. Die Mundhöhle mit einem zähen, schweren Belag versehen.

Innerer Hals: Schwer löslicher, zäher Schleim in Rachen, Hals und Nase voller zähem übelriechendem Schleim. Wundes Gefühl, wie von einem Fremdkörper im Hals, mit ständigem Bedürfnis zu schlucken. Schlucken schmerzhaft.

Magen: Bohrender, unnatürlicher Appetit mit Völlegefühl. Völliger Mangel des Appetits mit Völle im Bauch. Starkes Verlangen nach Saurem. Übelkeit, gefolgt von Kopfschmerz. Elendigkeitsgefühl im Magen, Erbrechen. Bauchkrümmen in der Magengegend und im Bauch.

Abdomen: Rumpeln und kolikartige Schmerzen im Bauch mit übelriechenden Blähungen. Komplette **Gelbsucht mit bronzefarbener Haut, Appetitlosigkeit, Völlegefühl im Magen und im Bauch,** spärlichem, gelbem, schaumigem Harn, lockerem, hellem Stuhl, Mangel an Galle, großer Schwäche und Schläfrigkeit bis zu Stupor. (Diese Gelbsucht wurde nicht gebessert durch Podophyllum peltatum, Leptandra virginica, Nux vomica, Arsenicum album oder Mercurius dulcis, jedoch schnell beseitigt durch Digitalis purpurea D 1.)

Dyspepsie hepatogen
Hepatopathie
Hepatitis

Rektum und Stuhl: Weiche, reichliche Stühle mit Tenesmus und kolikartigen Bauchschmerzen. **Stühle hellfarben, gallearm.**

Blase: Erschwertes Harnlassen: die Blase scheint die Kontraktionsfähigkeit verloren zu haben.

Urin: Zuerst hell gefärbt, später spärlich, dunkel bis ikterisch.

Brust: Herzschlag verstärkt, aber Pulsfrequenz herabgesetzt.

Extremitäten: Wundheit und dumpfes Wehtun in allen Gliedern. Schießende und scharfe Schmerzen in den Armen und Beinen.

Schlaf: Tagsüber schläfrig und benommen. In der Nacht Schlaf sehr unruhig, besonders gegen Morgen, durch schwere Träume gestört. Morgens nicht erfrischt.

Haut: Jucken der Haut. Krabbeln im Gesicht wie von Insekten.

332.5
Dosierung

D 2 bis D 6.

332.6
Vergleichsmittel

Antimonium crudum, Carduus marianus, Chelidonium majus, China officinalis, Fel tauri, Lachesis muta, Leptandra virginica, Magnesium carbonicum, Magnesium muriaticum, Mercurius dulcis, Natrium choleinicum, Podophyllum peltatum, Mandragora officinarum.

332.7
Literatur

[1] Allen TF. Myrica. Encyclopedia of pure Materia Medica. Bd. 6. New York: Boericke & Tafel; 1874–1880: 432–442

[2] Clarke JH. Myrica cerifera. Dictionary of practical Materia Medica. Bd. 2.1. London: Homoeopathic Publishing Company; 1900–1902: 515–519

[3] Hale EM. Myrica cerifera (Bayberry.). New Remedies. 5. Aufl. Philadelphia: Boericke & Tafel; 1897: 445–453

[4] Hughes R. Myrica. Cyclopaedia of Drug Pathogenesy. Bd. 3. London: Gould; 1886–1891: 322–327

[5] [Anonym]. Myrica cerifera. Med. Soc. Transact. 1864 (2): 397

[6] Sharp W. Myrica cerifera. M. month. Rev.; 20: 749

333 Myristica sebifera – myris

lt:. Virola sebifera, dt.: Talkmuskatnussbaum, engl.: brazial ocuba

333.1 Substanz

Plantae – Myristicaceae (Muskatnussgewächse) – **Virola sebifera**

Es handelt sich um einen Baum mit herzförmigen Laubblättern. Seine Beerenkapseln enthalten nur einen Samen, der auch neben der echten Muskatnuss gehandelt wird. Aus den Früchten wird ein Fett gewonnen, aus dessen Talg Kerzen hergestellt werden. Heimisch ist der Baum im tropischen Südamerika.

Zur Gewinnung des Ausgangsmaterials für die Herstellung der homöopathischen Zubereitung wird die Rinde dieses Baumes angeritzt und der austretende, frische, rote Saft (als Kino bezeichnet) aufgefangen.

333.2 Pharmakologie und Toxikologie

Inhaltsstoffe sind Indol-Alkaloide vom Tryptamin- und β-Carbolin-Typ.

333.3 Anwendung

Homöopathische Anwendung findet die Zubereitung bei purulenten Inflammationen (nach Kommission D).

Die Zubereitung besitzt eine bedeutende Beziehung zu eitrigen Entzündungen und wird verwendet zur **Ausheilung von Eiterungen,** sei es, dass sie zur Resorption kommen sollen oder dass die **eitrige Einschmelzung gefördert und beschleunigt** werden soll. Beispielsweise wurde bei eitrigen *Arthritis* Resorption mit Wiederherstellung der Funktion erzielt. Träge Eiterungen werden aktiviert und zur Reife gebracht, die Ausheilung wird beschleunigt. Sehr wertvolles Mittel zur Behandlung von **Abszessen,** wird hier als „homöopathisches Messer" bezeichnet. Oft bewährtes Mittel, das in zahlreichen Fällen von Abszessen entscheidende Hilfe gebracht hat.

333.4 Arzneimittelprüfung

Eine kurze Prüfung wurde vorgelegt von Mure. Dabei wurde Schmerz in den Fingernägeln mit Schwellung der Phalangen beobachtet. Dies soll der Anlass gewesen sein, Myristica bei eitrigen Entzündungen aller Art, Abszessen usw., einzusetzen [4].

333.5 Dosierung

D 2 bis D 6.

333.6 Vergleichsmittel

- Myristicaceae: Nux moschata.
- Abszesse: Mercurius solubilis Hahnemanni, Hepar sulphuris, Lachesis muta, Calcium sulphuricum, Silicea terra.

333.7 Literatur

[1] Allen TF. Myristica. Encyclopedia of pure Materia Medica. Bd. 6. New York: Boericke & Tafel; 1874–1880: 443–444

[2] Clarke JH. Myristica sebifera. Dictionary of practical Materia Medica. Bd. 2.1. London: Homoeopathic Publishing Company; 1900–1902: 519–520

[3] Hallström H, Thuvander A. Toxicological evaluation of myristicin. Nat. Toxins 1997; 5 (5): 186–192

[4] Swartz. Myristica sebifera. In: Mure B. Hrsg. Materia Medica. New York: Radde; 1854: 211–213

334 Naja naja – naja

syn.: Naja naja, dt.: Schlangengift der Brillenschlange, Indische Cobra, engl.: venom of cobra

334.1
Substanz

Animalia – Serpentes (Schlangen) – **Elapidae**[378] (Giftnattern) – **Elapinae** (echte Giftnattern) – **Naja** (echte Kobras) – **Naja naja**

Bei der Substanz handelt es sich um das physiologische Wehr- und Jagdsekret aus den Giftdrüsen der Schlange Naja naja. Sie gehört zu den proteroglyphen Schlangen, bei welchen man an der Vorderseite längsgefurchte starre Maxillarzähne findet. Die Natter erreicht Längen von 1,2 bis 1,5 m und ist tag- und dämmerungsaktiv. Auf der Rückseite ihres Halsschildes weist sie eine auffällige brillenähnliche Zeichnung auf. Durch ihre auffallend fürsorgliche Brutpflege unterscheidet sie sich von anderen Schlangen. Ihr Verbreitungsgebiet reicht vom südlichen Himalaya über Indien bis nach Sri Lanka. In der Gattung der echten Cobras (Naja) gehört sie zu den gefährdeten Arten.

Homöopathische Anwendung findet das Wehr- und Jagdsekret von Naja naja.

334.2
Pharmakologie und Toxikologie

Schlangengifte sind komplexe Gemische aus nieder- und hochmolekularen Polypeptiden, Kohlenhydraten, Nukleosiden, Metallionen, Aminen und wenigen Lipiden und freien Aminosäuren. 90 bis 95 % des Trockengewichtes sind Proteine. Je nach Zusammensetzung weisen sie in den klinischen Erscheinungen differierende Symptomatiken auf. Daneben ist die Schwere der Intoxikation abhängig von der Toxizität des Giftes, der applizierten Giftmenge, der Lokalisation des Applikationsortes (peripher versus zentral), der individuellen Sensitivität des gebissenen Individuums, dessen Körpergewicht, Allgemeinzustand und auch von klimatischen Bedingungen wie Luftfeuchtigkeit und Umgebungstemperatur.

Im Speziellen weist das Drüsensekret von Naja naja hauptsächlich Polypeptide einer Länge zwischen 60 und 74 Aminosäuren auf, deren Tertiärstruktur über 4 bis 5 kovalente Disulfidbrücken stabilisiert wird. Ihre Wirkung ist vor allem neurotoxisch, mit Wirkung auf die motorische Endplatte, daneben, jedoch weniger kardiotoxisch. Hyaluronidasen fördern die Diffussion der Toxine im Gewebe.

Nach dem Biss der Schlange kommt es zu einem scharfen Schmerz an der Bissstelle, Anschwellung des gebissenen Gliedes, blauen Flecken durch Blutungen unter der Haut, nekrotischen Geschwüren, Taubheitsgefühl im betroffenen Glied. Bald setzt Mattigkeit, Benommenheit und Verwirrung, Bewusstseinsverlust bis zum Koma ein. Motorische Lähmungen der Glieder, Ptosis der Lider, Schluck- und Sprachstörungen durch bulbäre Lähmungen, Lähmung der Atmung. Die Herztätigkeit ist beschleunigt, arrhythmisch, der Puls schwach, fadenförmig.

334.3
Anwendung

Homöopathische Anwendung findet die Zubereitung bei Krämpfen der Speiseröhre und der Atemwege, bei Kardiopathien sowie Depression (nach Kommission D).

Das Arzneimittelbild von Naja tripudians ist in seinen Grundzügen mit dem anderer Schlangengifte ähnlich in seiner Neigung zu *Hämorrhagien* und *Thrombose*, zu *Sepsis*, zu nervösen Störungen, wie Beengungsgefühl an verschiedenen Teilen, besonders am Hals, zu Erregung der Blutzirkulation, zu Erkrankungen des Herzens und die Beziehungen zum Rachenring, die meines Erachtens als Gruppensymptome, besonders von Lachesis muta, Crotalus horridus und Naja tripudians, bezeichnet werden, wenn sie auch nicht in den Arzneimittelbildern aller Schlangengifte mit gleicher Schärfe

---

[378] Elaps corallinus.

hervortreten. Die Verschlimmerung durch Schlaf, die sich bei Lachesis muta so überaus deutlich, wie nicht selten bei einer Modalität ausprägte, möchte ich für Naja tripudians nach meinen Erfahrungen an Kranken ebenfalls in Anspruch nehmen.

Die häufigste Anwendung von Naja tripudians wird gemacht bei **Kardiopathien**, und zwar besonders bei **akuter und chronischer Myokarditis,** bei **akuter und chronischer Endokarditis,** bei **Erregungsleitungsstörungen,** bei **Koronarinsuffizienz** und dergleichen, ferner bei **septischen Prozessen.**

Im Jahre 1938 habe ich alle Fälle, die ich mit Naja tripudians behandelt habe und bei denen sich ein unzweideutiger Erfolg ergeben hatte, planmäßig gesammelt. Es wurden nur solche Fälle gezählt, bei denen sich Naja über einen längeren Zeitabschnitt – mindestens 6 Wochen – bewährt hat.

Es handelte sich fast durchweg um Fälle, die zu meinem hausärztlichen Beobachtungskreis gehörten, über deren Konstitution und Krankheitsbefund die erforderliche Klarheit vorhanden beziehungsweise durch die entsprechenden Untersuchungsmethoden geschaffen war. Ihre Zahl hat in diesem Jahre 31 erreicht. Sie unterteilen sich in (▶ Tab. 334.1).

Myodegeneratio cordis[379] und **Myocarditis chronica**: Naja tripudians darf nicht als ein Mittel betrachtet werden, das eine vorhandene Dekompensation größeren Ausmaßes – also mit Aszites und schwereren Ödemen – beseitigen könnte. Bei **drohender** Dekompensation kommt es aber sehr wohl in Frage: die Zyanose ist dafür der objektive Hinweis aus dem Prüfungsbild neben der großen Schwäche.

13 dieser Fälle der ersten Gruppe befanden sich dementsprechend trotz der Schwere der Erkrankung noch nicht im Stadium der Dekompensation.

Trotzdem gibt es auch noch im Stadium der Dekompensation Fälle, bei denen Naja tripudians sehr nutzbringend verwendet werden kann.

▶ Tab. 334.1

Befund	Zahl
Myokarditis und Myodegeneratio chronica	14
Myocarditis acuta	4
Klappenfehler nach Gelenkrheuma	1
Hypertonikerherz	2
nervöse Herzzustände	6
Thyreotoxikosen	4

Bei den Fällen von **Thyreotoxikose** war mir in erster Linie der Nachweis wichtig, dass hier Naja tripudians ebensogut wie Lachesis muta gewählt werden kann, und zwar aufgrund der Symptome, die man ebensowohl als Leitsymptome von Lachesis muta ansehen könnte: Schwächeanfälle, Tachykardien, Verschlimmerung durch Schlaf. Der Erfolg war durchaus gut und entsprach dem, was ich von dem Mittel erwartete.

Im Übrigen enthielten die Krankengeschichten nichts Kennzeichnendes, brauchen also im Einzelnen nicht angeführt zu werden. Als weitere Indikation wurde dabei das Ausbleiben der Menses in den Wechseljahren und Verschlimmerung dadurch angesehen. Erwähnenswert ist noch, dass bei der Mehrzahl als Ursache Iod-Gebrauch bzw. -Missbrauch gegen die vorhandene Struma nachzuweisen war. Die Schlangengifte beziehen in ihre Wirkung die Schilddrüse und besonders auch die Ovarien ein, sodass eine breitere Basis für die Verordnung gegeben ist.

Besonderer Erwähnung bedürfen noch die Fälle von akuter **Myokarditis.** Bei allen mit Naja tripudians behandelten Fällen von akuter *Myokarditis* handelte es sich um Folgeerscheinungen von *grippalen Infekten* oder *Tonsillitiden.* Es konnte festgestellt werden, dass Naja tripudians im ersten akuten Stadium nicht wirksam war, dagegen war im subakuten Stadium eine regularisierende Wirkung auf die Herztätigkeit für Arzt und Patient deutlich erkennbar. Das Gefühl von Herzklopfen und Leistungsschwäche besserte sich zusehends. Um einen Dauererfolg zu erreichen, musste eine Behandlung mit Spigelia anthelmia, Kalmia latiflora oder Kalium carbonicum angeschlossen werden.

Eine weitere Gruppe von Patienten umfasst **Synkopen infolge Blutdruckschwankungen** und **Anfälle von Tachykardie,** welche aufgrund einer

---

[379] Bei dem Begriff Myodegeneratio cordis handelt es sich um eine pathologisch-anatomische Beschreibung morphologischer Veränderungen des Herzens mit Defekten des Herzmuskels, Bindegewebswucherungen bis hin zur Narbe. Im klinischen Gebrauch wurde der Begriff für alle Formen der Herzinsuffizienz verwendet, deren pathophysiologische Ursache man nicht näher spezifizieren konnte (Diethelm et al. 1974).

Disharmonie des vegetativen Systems oder innersekretorischer Störung bestanden. Zum Beispiel bekam eine Patientin mit thyreogener Tetanie schwere Synkopen, die sich auf Naja tripudians sehr befriedigend behoben. Andere Patientinnen hatten unter Synkopen infolge Hypotonie zu klagen. Hier sind es weniger die Hypotonien mit gleichbleibendem niedrigem Blutdruck, die der Behandlung mit Naja tripudians besonders zugänglich sind, sondern alle Fälle, welche großen Schwankungen des Blutdrucks unterworfen sind und bei jeder negativen Schwankung zu einem Schwächeanfall neigen. Hier gelingt es nicht nur über diese Krisen hinüberzuhelfen, sondern bei längerer Darreichung auch eine Stabilität und einen nicht unerheblichen Anstieg des Blutdrucks zu erzielen. In solchen Fällen stellt sich Naja tripudians gleichwertig der Lachesis muta an die Seite.

Dorcsi misst Naja tripudians besonderen Wert bei Herzinfarkt, nach Überwindung des ersten Schocks mit Veratrum album oder Tabacum oder Arsenicum album bei.

334.4
Arzneimittelbild

Leitsymptome: Bewegung <, während frische Luft und Gehen im Freien >.
 Beengung und Zusammenschnüren am Hals.
 Herzbeschwerden mit Schwächeanfällen und Beengung.
 Morgens <, ⊙ **Schlaf <**.
 Reizmittel <.

Geist und Gemüt: Trübe Stimmung, sehr niedergeschlagen, Selbstmord in einem Anfall von Wahnsinn.

Kopfschmerz: Kopfschmerzen mit Völlegefühl im Kopf, Kopfschmerz in der Nacht oder morgens nach dem Erwachen beginnend, besser im Freien. Kopfschmerz vom Auge zum Hinterkopf.

Zephalgie bei Kardiopathie

Innerer Hals: Zusammenschnüren im Hals, kann deshalb nicht schlucken, Gefühl eines Klumpens im Hals, linke Tonsille entzündet und schmerzhaft. Kann kaum schlucken wegen Krampfes der Speiseröhre.

Magen: Völle und Druck im Magen, Übelkeit und Brechreiz.

Rektum und Stuhl: Durchfall grünlicher oder tonfarbiger, schleimiger Stühle.

klimakterische Beschwerden besonders an Herz und Kreislauf

Geschlechtsorgane: Reizung und Schwächung der Potenz.
• weiblich: Schmerzen am linken Eierstock.

Ovarialgie
Adnexitis

Larynx und Trachea: Heiserkeit und Hustenreiz im Kehlkopf. ⊙ **Greift nach dem Hals vor Schmerzen und Beengung.** Schnappen nach Luft.

Atmung: Asthmaähnliches Zusammenschnüren der Brust ½ Stunde lang.

Husten und Expektoration: Trockener Reizhusten, Kurzatmigkeit und Beklemmung.

Brust:

Stauungsbronchitis

Herz sehr erregt, sichtbares und hörbares Herzklopfen, Puls schwach und beschleunigt, kaum fühlbar. Gefühl großer Elendigkeit und Schwäche am Herzen. **Herzkollaps mit kalten Gliedern**, dabei trockener Husten. Zittern und Kälte. Heftige Herzschmerzen, ⊙ **ausstrahlend in den linken Arm, Schulter und Nacken, schlimmer bei jeder Bewegung, dabei Todesangst und Beklemmung** und Schmerzen zwischen den Schulterblättern.

Kardiopathie psychogen
Endokarditis
Myokarditis
Mitralstenose
Arrhythmie
Herzinfarkt

Steigerung der Milchsekretion in den ersten Tagen, nachher Verminderung.

Extremitäten: Überwältigende Schwäche und Mattigkeit. Schwellung der gebissenen Glieder mit heftigen Schmerzen, von der gebissenen Stelle aufsteigend. **Bläuliche oder purpurrote Färbung der Umgebung der Bissstelle**; Nekrose der Umgebung. Fleckige und livide Verfärbung der Haut.

Frost und Frösteln: Kalte Glieder, allgemeines Frösteln am ganzen Körper, brennende Hitze. ⊙ **Frösteln und Hitzewallungen lösen einander ab.**

Fieber:

Diphtherie septisch mit Herzbeteiligung

Allgemein:

Hypertonie, auch mit Linksherzhypertrophie

334.5
Dosierung

Ab D 6. Im Allgemeinen D 8 bis D 30.

334.6
Vergleichsmittel

- Schlangen-Arzneien: Bothrops lanceolatus, Cenchris contortrix, Crotalus horridus, Elaps corallinus, Hydrophis cyanocinctus, Lachesis muta, Vipera berus.
- Neigung zu Blutungen und Thrombose, zu Sepsis, zu nervösen Störungen, wie Beengungsgefühl an verschiedenen Teilen, besonders am Hals, zu Erregung der Blutzirkulation, zu Erkrankungen des Herzens, die Beziehungen zum Rachenring können meines Erachtens als Gruppensymptome der Schlangen gelten, besonders zu Lachesis muta, wobei Vipera berus davon am meisten abweicht.
- Myokarditis: Spigelia anthelmia, Kalmia latifolia, Aconitum napellus, Kalium carbonicum.
- Angina pectoris: Lachesis muta, Cactus grandiflorus, Latrodectus mactans, Glonoinum, Aurum metallicum.
- Embolie: Lachesis muta, Crotalus horridus.
- Klimakterische Kreislaufstörungen, Hypertonie und Hypotonie: Lachesis muta, Crotalus horridus.
- Septische Prozesse: Acidum carbolicum, Carcinosinum, Chininum arsenicosum, Cocculus indicus, Lachesis muta, Magnesium carbonicum, Pyrogenium.
- Tonsillitis und Diphtherie: Carbo animalis, Lac caninum, Lachesis muta, Crotalus horridus, Mercurius-Arzneien.

334.7
Kasuistik

334.7.1 Kardiomyopathie mit enormer Dilatation und Embolien

50-jährige Frau; sämtliche 4 Geschwister herzleidend, wovon 2 an ihrem Herzleiden bereits gestorben; auch der Vater ist an Herzwassersucht gestorben.

Befund: Herzdilatation größten Ausmaßes; die Erweiterung war derart, dass das Herz sowohl der seitlichen wie der hinteren Brustwandung anlag, dabei Arrhythmia absoluta und Tachykardie. Die Patientin hat wegen ödematöser Anschwellung der Beine und des Leibes eben eine Strophanthin-Kur im Krankenhaus hinter sich mit dem Erfolg der Beseitigung aller Wasseransammlungen und Rückfall nach 3 Wochen. Sie bekommt nun hintereinander 4 schwere Embolien im Bereich der Arteria mesenterica, einmal mit blutigem Harnabgang. Sehr beschleunigte, schwache und völlig unregelmäßige Herztätigkeit. Heftige Schmerzen im Bauch und Fieber bis 40°C. Die Tachykardie und Beklemmung veranlassen mich, Naja naja D 12 dazu zu geben, neben dem bereits seit längerer Zeit eingenommenen phytotherapeutischen Scilla maritima Präparates (Herzglycosid). Dabei bewog mich zur Wahl eines Schlangengiftes der starke Einfluss der Schlangengifte auf die Blutgerinnung und die Blutkoagulation. Nachdem sie sich nun schon 2 Wochen in einem Zustand schwerster Embolien befunden hatte, verwandelte sich die Lage mit Einsatz von Naja naja plötzlich. Die Schmerzen verschwanden sofort, die Herztätigkeit besserte sich auffallend, und das Fieber ging in 3 Tagen zur Norm herunter. Weitere Embolien blieben aus. Über den weiteren Verlauf ist noch interessant, dass die Kranke mit Apocynum cannabinum Ø völlig entwässert wurde und in einen leidlich guten Zustand gebracht werden konnte.

Dieser Fall veränderte sich mit dem Einsatz von Naja naja so auffallend, dass ich es für gerechtfertigt halte, bei derartigen Fällen von Embolie infolge von Herzleiden die Schlangengifte in die Wahl zu ziehen.

334.7.2 Koronare Herzkrankheit mit Hypertonie

Ein 60-jähriger Pfarrer, der wegen seines Herzens frühzeitig pensioniert worden war, litt an einer Hypertonie mit RR 215/110. Er war dabei sehr gedrückt und apathisch. Seine hoffnungslose Gemütsverfassung lag wie ein Alb auf der Familie. Nach 2-monatiger Behandlung mit Naja naja D 12 war der Blutdruck auf 155/120 heruntergegangen. Anfälle von Herzklopfen mit pectanginösen Beschwerden hatten Naja naja nahegelegt. Was bei diesem Fall mehr ins Gewicht fiel, war die bedeutende Aufhellung des Gemützustandes und die Wiederkehr der Arbeitsfreudigkeit, sodass er alsbald ein freiwilliges, ziemlich anstrengendes Amt übernahm. (Beobachtungen des Verfassers)

334.8 Literatur

[1] Allen TF. Naja. Encyclopedia of pure Materia Medica. Bd. 6, 10. New York: Boericke & Tafel; 1874–1880: 445–466, 590

[2] Clarke JH. Naja. Dictionary of practical Materia Medica. Bd. 2.1. London: Homoeopathic Publishing Company; 1900–1902: 523–529

[3] Hoeffken W, Felix R, Wolfers H. VIII. Das Altersherz und die sogenannte Myodegeneratio cordis. In: Diethelm L, Heuck F, Olsson O, Ranniger K, Strnad F, Vieten H, Zuppinger A, Hrsg. Handbuch der Medizinischen Radiologie. Berlin, Heidelberg, New York: Springer; 1974: 181

[4] Hughes R. Naja. Cyclopaedia of Drug Pathogenesy. Bd. 3, 4. London: Gould; 1886–1891: 328–341, 652–653

[5] Russel RJ. On the poison of the Naja tripudians, commonly called the Cobra di Capello. British Journal of Homoeopathic 1853; 11: 72–96, 591–596

[6] Stokes. Naja tripudians. British Journal of Homoeopathic 1853; 11: 596–598

[7] Stokes. Naja tripudians. Monthly Homoeopathic Review 1859; 3

335 Natrium carbonicum – nat-c

lt.: Natrium carbonicum, dt.: Nartriumcarbonat, Soda, engl.: sodium carbonate

335.1
Substanz

Mineralia – Anorganica – Composita – 1. Gruppe[380] **– Natriumcarbonat-Monohydrat – $Na_2CO_3 \cdot H_2O$**

Das Monohydrat bildet rhombische Kristalle. Natriumcarbonat ist ein Salz der Kohlensäure und kommt natürlicherweise in Sodaseen vor, die abflussfrei und carbonathaltig, einer hohen Verdunstungsrate unterliegen, wodurch es an ihren Rändern zur Kristallisation kommt. Wasserfreies Natriumcarbonat ist ein weißes Pulver, das Haut und Schleimhäute reizt. Es muss luftdicht verschlossen aufbewahrt werden, da es stark hygroskopisch wirkt, weshalb es auch als Entfeuchtungsmittel benutzt wird. Beim Lösen in Wasser entsteht unter Wärmeentwicklung eine alkalische Lösung, die auch für die glänzende Oberfläche von Laugengebäck verantwortlich ist. Vor allem aber findet es Verwendung als Fluss- und Schmelzmittel bei der Glasherstellung. Weitere Anwendungen sind das Entkalken von Wasser, das Bleichen von Kleidung, die Herstellung von Seife und als Hausmittel die Neutralisation der Magensäure bei Sodbrennen.

Homöopathische Verwendung findet Natriumcarbonat-Monohydrat.

335.2
Pharmakologie und Toxikologie

Natrium ist das wichtigste osmotisch wirksame Kation des Extrazellularraums und reguliert wesentlich die Wasserverteilung im Intrazellularraum ICR und Extrazellularraum ECR. Mit Hilfe unter anderem der ATP-abhängigen Na^+-K^+-ATPase sorgt es für das Membranpotenzial als Vorraussetzung für Aktionspotenziale an erregbaren Zellen. Der steile Na^+-Gradient an den Zellmembranen bedingt eine große Zahl an Stoffwechselvorgängen. Der Gesamtnatriumbestand des Menschen liegt bei 55 bis 60 mmol/l, wovon 30 bis 40 % ossär gebunden ist. Von den anderen 60 bis 70 % befinden sich 95 % im ECR und 5 % im ICR. Es wird über die Nahrung enteral resorbiert und hauptsächlich renal eliminiert.

Hypernatriämien können bei Hyperaldosteronismus auftreten. Dies kann primär durch ein Nebennierenrinden-Adenom und eine ACTH-Überfunktion bedingt sein. Oder es kommt durch eine Herzinsuffizienz oder eine Nierenarterienstenose sekundär, über eine Steigerung des Renin-Angiotensin-Systems, zu einem Hyperaldosteronismus.

Hyponatriämien sind klinisch meist medikamentös bedingt. Daneben entstehen sie bei schweren Diarrhöen oder Gastroenteritiden, bei übermäßigem Schwitzen oder bei Hypoaldosteronismus (selten).

Zu rasche Substitution einer unequilibrierten Natriumbilanz führt klinisch zu einem Hirnödem mit Kopfschmerzen, Übelkeit, Bewusstseinsstörungen bis hin zu Krampfanfällen und Koma. Bei langsamen, chronischen Veränderungen stehen unspezifischere Symtome wie Ruhelosigkeit, Reizbarkeit, Muskelkrämpfe, Appetitlosigkeit, Müdigkeit, Verwirrtheit mit Wesensveränderungen und Gleichgewichtsstörungen mit gehäuften Stürzen im Vordergrund [3].

335.3
Anwendung

Homöopathische Anwendung findet die Zubereitung bei chronischen Entzündungen der Atemwege, bei Leukorrhö, Dyspepsie, körperlicher und geistiger Schwäche sowie Dysthymien (nach Kommission D).

Bei Natriumcarbonat besteht eine Organotropie zum Pankreas.

Die Wirkung des Natriums auf die **Haut** ist allgemein bekannt durch die Anwendung von Seife,

---

[380] Alkalimetalle: Wasserstoff H, Lithium Li, Natrium Na, Kalium K, Rubidium Rb, Carsium Cs, Francium Fr.

335 – Natrium carbonicum – nat-c

welche bei empfindlichen Personen eine Trockenheit und Empfindlichkeit der Haut erzeugt. Natrium carbonicum ist als Heilmittel bei rauer, rissiger Haut im Gesicht und an den Händen, bei *Ekzem*, *Herpes simplex*, ferner bei *Warzen* homöopathisch angezeigt.

Alle Schleimhäute nehmen teil an diesen entzündlichen, katarrhalischen Veränderungen, Nase, Augen, Mund und der ganze Verdauungskanal. Es tritt eine dicke, gelbe, eitrige *Leukorrhö* auf. Die regionären Lymphknoten sind angeschwollen.

Die **seelische Verfassung** befindet sich in einer tiefen Traurigkeit und Melancholie, der Patient ist ständig mit seinen traurigen Gedanken beschäftigt. Ein Gewitter schlägt sich aufs Gemüt, Musik greift sehr an und bringt ihn zum Weinen. Diese hypochondrische Verfassung ist oft eine Begleiterscheinung eines Zustandes der Verdauungsorgane. Die Verstimmung und die vorhandene geistige Erregtheit sind schlimmer nach einer Mahlzeit, sie gehen zurück mit dem Fortschreiten des Verdauungsaktes, wenn die Speisen das Duodenum passiert haben (Farrington). Geistige Anstrengung verschlimmert den Zustand.

Es besteht eine große Neigung zu **Gastropathien**. Wohl ist ein unangenehmes Leeregefühl und Nüchternheitsgefühl im Magen vorhanden, das zum Essen nötigt, aber nach dem Essen tritt Völle, allgemeines Unbehagen und Herzklopfen ein. Gemüse und stärkereiche Speisen werden nicht ertragen, Milch ruft Durchfall hervor. Die geistige Spannkraft und die gute Stimmung sind von dem Verhalten des Magens abhängig.

Dass bei Natrium carbonicum ein Einfluss auf die **Harnorgane** zu beobachten ist, kann bei diesem Stoff, von dem in so hohem Grade die Wasserregulation abhängig ist, nicht verwundern. Man beobachtet Abgang von großen Mengen Harns, besonders auch in der Nacht; auch häufiges Drängen bei geringem Abgang und andererseits unwillkürlicher Harnabgang bei Nacht ins Bett wird berichtet. In der Harnröhre wird beim Harnlassen Brennen, Schründen und Stechen empfunden. Der Harn trübt sich nach dem Harnen, er ist sauer riechend oder stinkend.

An den **weiblichen Geschlechtsorganen** wird eine reichliche, gelbe, dicke *Leukorrhö* hervorgerufen. Nach dem Koitus geht Schleim ab, aus diesem Grund soll sich Natrium carbonicum bewährt haben, wenn das Ejakulat nach dem Koitus ausgestoßen wird. Während der Tage der Menses ist eine Zeit allgemeiner Verschlimmerung.

Bei den **Männern** finden sich alle Formen von Schwäche- und Reizzuständen der Geschlechtsorgane wie *gesteigerte Libido, Ejaculatio praecox, Impotentia coeundi, Pollutionen*; Schmerzen in den Genitalien nach Koitus; dazu Wundheit an der Glans penis und am Skrotum.

Die **Extremitäten** zeigen sich schwach mit Verschlimmerung durch jede Bewegung. Der Gang ist schwankend, jedes Hindernis auf dem Pflaster gibt Veranlassung zu Sturz. Die Fußgelenke sind schwach und brennen. Krämpfe und Zuckungen in den Gliedern. Das Verhalten gegenüber **Wärme und Kälte** ist dadurch bestimmt, dass Aufenthalt in warmen Räumen und in der Sonne nicht ertragen wird, es tritt dadurch ein Schwächezustand und Kopfweh ein[381]. Andererseits ist der Natrium-carbonicum-Mensch frostig mit großer Abneigung gegen Luftzug, Entblößung, kalte Getränke. Nasskaltes Wetter und Sturm verschlimmern. Aber jede Anstrengung ruft Schweiß hervor. Frostigkeit ist ein wichtiges Kennzeichen des Natrium-carbonicum-Typs. Diese Widerstandslosigkeit gegenüber Einflüssen der Kälte ist also nicht einheitlich, denn es wird auch Unverträglichkeit gegenüber Wärme beobachtet.

Die meisten Symptome treten **morgens** auf oder sind am Morgen schlimmer. Schwächezustand um 10 oder 11 Uhr. Die mit der Magenverdauung zusammenhängenden Beschwerden steigern sich nach den Hauptmahlzeiten.

Es besteht eine weitgehende **Ähnlichkeit** mit Kalium und Ammonium in Bezug auf die allgemeine Frostigkeit und die Morgenverschlimmerung.

---

381 Die einzigen Symptome, die auf diese Wärmeempfindlichkeit und Empfindlichkeit gegen Sonne hinweisen, sind die Beobachtungen von Schréter (bei Hahnemann): „Eingenommen, taumelig und schwer im Kopfe, bei angestrengter Arbeit, besonders in der Sonne" und „Husten, besonders wenn er aus der Kälte ins warme Zimmer kommt".

335.4
Arzneimittelbild

Leitsymptome: Essen ruft Abspannung und ängstliche Verstimmung hervor, die sich durch fortschreitende Entleerung des Magens bessert.

Verdauungsschwäche; erträgt keine Milch, Gemüse und stärkereiche Speisen.
⊙ **heißes Wetter <, Gewitter <, Sonne <.**
Kälte < und Luftzug <.
Geistige Anstrengung <.
Überempfindlichkeit gegen Sinneseindrücke, Musik rührt zum Weinen.
Bewegung und Reiben (Massieren) bessert rheumatische und viele andere Beschwerden.
In den Morgenstunden <, nachmittags > und abends >.

Geist und Gemüt: Große Schwermut und Bangigkeit, zittrig und zum Weinen geneigt. Weinerlichkeit einige Tage lang. Angst vor der Zukunft.
Große Unruhe, bald mit diesem, bald mit jenem beschäftigt, ohne das Mindeste zu vollenden.
Unlust zur Arbeit.
Jedes Ereignis macht einen heftigen Eindruck auf die Patientin, ein wallendes Zittern in den Nerven mit Ohnmachtsgefühlen.
Große Schreckhaftigkeit. ⊙ **Musik bringt sie zum Weinen.** Beim Klavierspielen wird sie von schmerzhafter Beängstigung, Zittern am ganzen Körper und Mattigkeit ergriffen, sodass sie sich niederlegen musste.
Verdrießlichkeit und ärgerlich, man kann ihr nichts recht machen; ärgert sich über Kleinigkeiten; kann keinen Widerspruch ertragen; der Kranke hätte sich prügeln mögen, und es wäre ihm lieber gewesen, gar nicht zu sein. Sehr ängstlich und übel gelaunt, schlimmer nach dem Essen und bei Gewitter.
Abneigung gegen Gesellschaft, ⊙ **selbst gegen die eigene Familie.**
Es fehlt ihm die Auffassungskraft. Unfähig, scharf und anhaltend zu denken, mit Schwindel. Vergesslichkeit. Verschreibt sich leicht.

Schwindel: Schwindel nach geistigen Anstrengungen.

Kopf: Haarausfall.

Kopfschmerz: Kopfschmerzen mit Hitzegefühl und Völle durch Sonnenhitze und ⊙ **Sonnenbestrahlung und heißes Wetter.**

Folgen von Hitze und Sonnenstich

Nase: Flüssige oder dickschleimige Rhinitis, besonders in der hinteren Nase und im Nasen-Rachen-Raum. Gelber stinkener Nasenauswurf.

Sinusitis

Gesicht: Röte des Gesichts mit Hitze. Gedunsenes oder bleiches eingefallenes Gesicht mit Ringen um die Augen.

Mund: Bitterer oder saurer Geschmack im Mund, reichlicher Durst.

Innerer Hals: Rauheit und Kratzen im Rachen mit Räuspern und Spucken, schlimmer bei jedem Luftzug.

Pharyngitis chronisch

Magen: Nach dem Essen Druck im Magen mit Unbehagen, Herzklopfen und ängstlicher Verstimmung, was sich erst mit der Entleerung des Magens langsam bessert. **Schwäche und unangenehmes Nüchternheitsgefühl im Magen, durch Essen vergehend.** Hunger zu ungewöhnlichen Zeiten, zum Beispiel vormittags trotz reichlichen Frühstücks. **Der Magen ist schwächlich und leicht zu verderben.**

Dyspepsie

Abdomen:

Hepatopathie
Pankreatopathie

Rektum und Stuhl: Durchfall durch Milch verursacht. Harter bröckeliger Stuhl, der mit viel Anstrengung entleert wird. Häufige dünne Stühle. Stuhl kleinkugelig wie Erbsen. Abgang einer gelben geleeartigen Masse (wie Orangenmasse).

335 – Natrium carbonicum – nat-c

Blase: Abgang von großen Mengen Harn mit reichlichem Drang; häufiger Drang mit geringem Harnabgang. Unwillkürlicher Harnabgang nachts ins Bett.

Harnröhre: In der Harnröhre beim Harnabgang Brennen, Schneiden und Stechen.

Geschlechtsorgane:
- weiblich: Bewegung in der Gebärmutter wie von einer Leibesfrucht. Pressen in der Gebärmutter, als ob alles zum Leib herausdrängen wollte. Abgang von Leukorrhö nach öfteren Anfällen von Leibschneiden. – Während der Menses ist eine Zeit allgemeiner Verschlimmerung (Auftreibung des Bauches, Schmerzen im Unterleib, Kopfschmerzen, Kreuzschmerzen, allgemeine Abgeschlagenheit, Frost mit Schütteln).
- männlich: Libido gesteigert mit Erektionen am Morgen. Nächtliche Pollutionen ohne Wollustgefühl. Am Tage nach einer (schmerzhaften) Pollution verdrießlich und missmutig. Vorzeitiger Samenerguss. Nach Beischlaf Schmerz hinter der Eichel oder Pulsieren in den Genitalien. Wundwerden der Eichel und am Hodensack.

Sprache und Stimme: Ungeläufige Zunge, schwere Sprache. Anstoßen mit der Zunge.

Husten und Expektoration: Trockener Husten beim Eintritt in ein warmes Zimmer, trotzdem große Erkältlichkeit. Auswurf von teils salziger, teils stinkend-eitriger Beschaffenheit.

Brust:

Bronchitis

Extremitäten: Große Schwäche und Schwere im ganzen Körper, schlimmer durch Bewegung. Schwache Gelenke, Fußknöchel knicken leicht um. Rheumatoide Erscheinungen in allen Gliedern, besser durch Bewegung und durch Reiben. Er benimmt sich ungeschickt. Unsicherheit beim Gehen, strauchelt leicht; Fußgelenke knicken leicht um.

Frost und Frösteln: Im Allgemeinen beherrscht Frostigkeit das Bild.

Schweiß: Aber auch Hitze und Schweiße. Bei Bewegung Schweißausbruch, Schweiß an Händen und Füßen. Nachtschweiße.

Haut: Trocken und spröde, rissig. Neigung zum Wundwerden. Bläschenförmige Ausschläge an den Händen und am ganzen Körper. Furunkel.

Pemphigus

Allgemein: Gedunsenheit der Haut – oder Abmagerung. Anschwellung der Lymphknoten in Achseln und Leisten, der Speicheldrüsen und der Schilddrüse.
  Widerwille gegen Milch, gegen Fleisch und Fette. ⊙ **Gemüse und stärkereiche Speisen werden schlecht ertragen.**
  Entzündlich-katarrhalischer Zustand aller Schleimhäute und der äußeren Haut mit Schwellung der Lymphknoten, der Speicheldrüsen und der Schilddrüse.

335.5 Dosierung

D 6 in Verreibung. Entsprechend der konstitutionellen Bedeutung des Mittels sind auch hohe Potenzen zu empfehlen.

335.6 Vergleichsmittel

- 1. Gruppe Periodensystem der Elemente: Alumen, Causticum Hahnemanni, Kalium arsenicosum, Kalium bichromicum, Kalium bromatum, Kalium carbonicum, Kalium chloricum, Kalium iodatum, Kalium muriaticum, Kalium nitricum, Kalium phosphoricum, Kalium sulphuricum, Kalium sulphuricum chromicum, Lithium carbonicum, Natrium fluoratum, Natrium muriaticum, Natrium nitricum, Natrium phosphoricum, Natrium sulphuricum.
- Verschlimmerung durch Milch: Aethusa cynapium, Calcium carbonicum, Carbo vegetabilis, Lac defloratum, Magnesium carbonicum, Sulphur lotum.

- Musik greift sehr an: Ambra grisea, Sepia succus, Thuja occidentalis.
- Verschlimmerung durch warme Witterung: Carbo vegetabilis, Hedera helix, Iodum purum, Lachesis muta.
- Frühjahr <: Hedera helix, Iodum purum, Lachesis muta, Natrium muriaticum.
- Sonne <: Aconitum napellus, Apis mellifica, Belladonna, Glonoinum, Natrium muriaticum.
- Abneigung gegen die eigene Familie: Sepia succus, Lycopodium clavatum.
- Gewitter <: Phosphorus, Rhododendron chrysanthum, Silicea terra.
- Husten schlimmer im warmen Zimmer: Bryonia alba, Iodum purum, Natrium muriaticum, Pulsatilla pratensis.
- Dyspepsie bei schwülem Wetter: Antimonium crudum.
- Bewegung und Massieren >: Bellis perennis, Pulsatilla pratensis, Rhus toxicodendron.
- Gelenke schwach, leichtes Umknicken: Carbo animalis, Causticum Hahnemanni.

335.7 Literatur

[1] Allen TF. Natrum carbonicum. Encyclopedia of pure Materia Medica. Bd. 6. New York: Boericke & Tafel; 1874–1880: 498–528

[2] Clarke JH. Natrum carbonicum. Dictionary of practical Materia Medica. Bd. 2.1. London: Homoeopathic Publishing Company; 1900–1902: 537–545

[3] Classen M. Innere Medizin. 6. Aufl. München: Elsevier, Urban & Fischer; 2009: 1301

[4] Hahnemann S. Natrum carbonicum. In: Lucae C, Wischner M, Hrsg. Gesamte Arzneimittellehre. Bd. 2. Stuttgart: Haug; 2007: 1286–1311

[5] Heinrich PC, Müller M, Graeve L, Hrsg. Löffler/Petrides. Biochemie und Pathobiochemie. Springer-Lehrbuch. 7. Aufl. Berlin: Springer; 2003: 928

[6] Hughes R. Natrum carbonicum. Cyclopaedia of Drug Pathogenesy. Bd. 3. London: Gould; 1886–1891: 342

[7] Kurtz. Natrium carbonicum. Allgemeine Homöopathische Zeitung 1844; 26 (16): 249–256

[8] Müller-Esterl W. Biochemie. Eine Einführung für Mediziner und Naturwissenschaftler. München, Heidelberg: Elsevier, Spektrum; 2004

[9] Nenning, Schréter GA. Natrum. In: Hartlaub CC, Trinks CF, Hrsg. Reine Arzneimittellehre. Bd. III. Leipzig: Brockhaus; 1828–1831: 290–329

336 Natrium fluoratum – nat-f

lt.: Natrium fluoratum, dt.: Natriumfluorid, engl.: sodium floride

336.1
Substanz

Mineralia – Anorganica – Composita – 1. Gruppe[382] – Natriumfluorid – NaF

Es handelt sich um farblose, stark ätzende und giftige, meist kubische, selten tetragonale Kristalle. Natriumfluorid bildet grünliche oder weißliche Kristalle, die in der Natur als seltenes Mineral namens Villiaumit vorkommen. Industriell fällt es als Nebenprodukt an, wobei es durch thermische Zersetzung von Hexafluoridokieselsäure gewonnen wird, die bei der Phosphorgewinnung aus Apatit anfällt. Bei Säureeinwirkung bildet sich hochgiftiger Fluorwasserstoff, ausschlaggebend für seine Verwendung als Holzschutz- und Schädlingsbekämpfungsmittel. Im Alltag begegnet es uns am häufigsten als Fluoridbeigabe in Zahnpasta.

Homöopathische Verwendung findet Natriumfluorid.

336.2
Pharmakologie und Toxikologie

Natriumfluorid ist giftig, die letale Dosis für den erwachsenen Menschen wird mit 5 g angegeben. Es wirkt reizend auf Schleimhäute und kann zu Übelkeit und Erbrechen führen. Im menschlichen Körper wird es vor allem in Knochen, Zähnen und Schilddrüse kumulativ eingelagert. Bei Überdosierungen kommt es zum Bild der Fluorose, mit Verdickung der Kortikalis des Knochens, exostotischer Auftreibung und Kalzifizierung von Bändern, Sehen und Gelenken bis hin zu Versteifung, auch der Wirbelsäule. Bei Überdosierung in den ersten Lebensjahren kann es zu irreversiblen Schmelzdefekten der Zähne kommen.

---

[382] Alkalimetalle; Wasserstoff H, Lithium Li, Natrium Na, Kalium K, Rubidium Rb, Caesium Cs, Francium Fr.

Im Stoffwechselsystem hemmt Natriumfluorid zahlreiche Enzyme u. a. mit einer ausgeprägten Hemmung der Glykolyse. Da Natriumfluorid Calcium bindet, führen Überdosierungen zu Hypokalzämie, verbunden mit deren zahlreichen Symptomen wie Gefäßerweiterung mit Blutdruckabfall, Hemmung der Blutgerinnung und zentralerregenden Eigenschaften. Außerdem beeinträchtigt es die Kontraktionsfähigkeit des Herzmuskels und der quergestreiften Muskulatur, wobei unklar ist, ob dies ein direkter Effekt des Natriumfluorids ist oder durch die Calciumbindung zustande kommt.

Natriumfluorid findet flächenhafte Anwendung im Rahmen der Kariesprophylaxe. Die frühere Anwendung bei Osteoporose führte zu harten, aber spröden Knochen, ohne die Stabilität des Knochens zu verbessern. Nebenwirkungen der Natriumfluorid-Therapie waren u. a. Gelenk-, Knochen- und Muskelschmerzen.

336.3
Anwendung

Homöopathische Anwendung findet die Zubereitung bei Muskel- und Gelenkschmerzen (nach Kommission D).

336.4
Arzneimittelprüfung

Natrium fluoratum wurde von W. Gutmann in New York einer Prüfung an 21 Prüfern unterworfen. Geprüft wurden Tabletten 1 : 1 000 000 über 50 Tage unter weitgehendem Gebrauch von Plazebo.

Das hervorstechendste Symptom, berichtet in 6 Fällen, war Muskelzucken, welches als ein typisches Fluorsymptom anzusehen ist. Sollmann erwähnt in seinem *Lehrbuch der Pharmakologie*, dass Froschmuskeln, in eine natriumfluoridhaltige Lösung getaucht, zu zucken beginnen. Muskelzuckungen gehören zu den typischen Symptomen bei industriellen Vergiftungen. Flury bemerkt in seinem Buch *Toxikologie und Hygiene industrieller Lösungsmittel*: „Spezifische Fluor-Wirkungen sind Zittern und Muskelkrämpfe", ferner: „In diesem Zusammenhang muss man in erster Linie an eine Störung des Calcium-Stoffwechsels denken." Roholm in *Heffters Handbuch der Pharmakologie* beschreibt Fibrillation von Muskeln bei Fröschen und Säugetieren unter dem Einfluss von Fluor und rheumatische Schmerzen bei Arbeitern, die mit Kryolith, einer Fluor-Verbindung, zu tun hatten. Außerdem bemerkte er bei diesen auch Verstopfung. Petri gibt im *Handbuch der Pathologischen Anatomie*, Abschnitt „Vergiftungen", als Symptome Muskelzuckungen und Konvulsionen auch degenerative Veränderungen nicht nur in den Knochen, sondern auch in den Muskeln und Sehnen an. Spiry fand in seinen Rattenexperimenten Veränderungen der Haut und intensiven Juckreiz. Alle diese Beobachtungen stehen in Übereinstimmung mit den Resultaten dieser Prüfung (nach Gutmann).

336.5
Arzneimittelbild

Leitsymptome: Die charakteristischen Symptome von Natriumfluorid sind: Blitzartige Schmerzen, kommend und gehend in Muskeln und Gelenken, besonders während der Ruhe, oder wenn nicht abgelenkt, erleichtert durch Druck. Muskelzuckungen begleiten die meisten Beschwerden. Häufig erscheinen Muskelzuckungen der Augenlider. Die Schmerzen erscheinen mehr auf der linken Seite. Die Schultergegend scheint besonders betroffen zu sein.

Geist und Gemüt: Depression.

Magen: Übelkeit und allgemeine Symptome von Magenverstimmung. Magenschmerzen wie Hungerschmerz, nicht erleichtert durch Essen.

Rektum und Stuhl: Verstopfung mit Gasbildung.

Haut: Jucken der Haut mit und ohne Ausschläge.

336.6
Dosierung

D 6 bis zu Hochpotenzen.

336.7
Literatur

[1] Gutmann W. Homöopathische Forschung. Zeitschrift für Klassische Homöopathie 1957; 1 (1): 3–12

[2] Redaktion Arzneimittelbrief. Osteoporose-Therapie-Stand 2004. Arzneimittelbrief 2004; 38: 33

337 Natrium muriaticum – nat-m

lt.: Natrium chloratum, dt.: Kochsalz, engl.: sodium chloride

337.1 Substanz

Mineralia – Anorganica – Composita – 1. Gruppe[383] – Natriumchlorid – NaCl

Natriumchlorid ist ein auf der Erde häufiges Element und kommt natürlicherweise gelöst im Meerwasser und mineralisch in Form von Halit vor. Es ist ein für Menschen und Tiere lebensnotwendiges Mineral, wobei der menschliche Körper ca. 0,9 % davon enthält. Täglich müssen ca. 2 bis 6 g zugeführt werden müssen. Kochsalz gilt als das wichtigste Gewürz und wurde in früheren Zeiten, da selten und aufwendig in Salinen gewonnen, mit Gold aufgewogen. Heutiges Kochsalz wird vor allem durch Abbau von Steinsalzlagerstätten und zu einem kleineren Teil aus Meerwasserverdunstung hergestellt. Es dient neben der Verwendung als Speisesalz z. B. der Konservierung von Lebensmitteln, der Entkalkung von Geschirrspülmaschinen, als Tausalz im Winter oder zur industriellen Herstellung von Salzsäure (HCl) oder Soda (Na_2CO_3).

Homöopathische Verwendung findet Natriumchlorid.

337.2 Pharmakologie und Toxikologie

Es bleibt ein Rätsel zu lösen, warum der zur Verreibung verwendete Milchzucker, der ja auch Kochsalz enthält, nicht schon für sich allein die Natrium-muriaticum-Wirkung besitzt, da er ja bei der Arzneizubereitung auch dem Verreibungsprozess unterworfen ist. Es gilt aber hier, sich zu den Tatsachen zu bekennen, die genügend feststehend erscheinen, trotz mancher wissenschaftlicher Zweifel, die eine spätere Zeit gewiss noch aufhellen wird. Daran zweifeln wir bei dem raschen Fortschreiten der Forschungen auf den verwandten Gebieten nicht.

337.3 Anwendung

Homöopathische Anwendung findet die Zubereitung bei Migräne, Magen-Darm-Erkrankungen, Dysthymien, Dermatosen sowie Erkrankungen des Stützgewebes (nach Kommission D).

Stoffwechsel: Bei übermäßigem Salzkonsum kommt es zu einer Abmagerung. Diese Teilwirkung des Kochsalzes hat man in erster Linie dem Chlor-Bestandteil zuzuschreiben, dessen Verwandtschaft zum Iod sich darin zu erkennen gibt. Die Oxidation des Körpers ist beschleunigt, der Eiweißabbau verstärkt. Mit diesen Feststellungen hängt auch das Kochsalz-Fieber zusammen, das nach starken Kochsalz-Gaben besonders bei Kindern auftreten kann. Im Arzneimittelbild erscheint das Symptom: Abmagerung trotz guten Appetits.

Da der Natrium-muriaticum-Patient Hitze, besonders Sommerhitze, nicht verträgt, kann man Kochsalz als ein Sommermittel betrachten. Chronische Leiden beginnen sich im Frühjahr zu regen und halten bis zum späten Herbst an, wie zum Beispiel *chronische Bronchitis*, *Asthma bronchiale*, *chronische Dermatosen*. Trotzdem aber besteht auch ein Mangel an Lebenswärme und eine Frostigkeit, unter der der Patient leidet. Man wird diesen Mangel an Lebenswärme in erster Linie dem Natrium-Anteil zuschreiben müssen.

Innere Sekretion: Bei Frauen haben wir nicht selten eine ovarielle Schwäche mit *hypophysärer Ovarialinsuffizienz*. Die Menses ist verzögert, sehr schwach und kurz, dabei lebhafte *Lumbalgie* mit Bedürfnis nach Gegendruck. Es sind nicht selten Fälle von Infantilismus mit etwas virilen Zügen (Hagerkeit, herbes Wesen, schwache Menses), die in Natrium muriaticum ihren Gegenspieler finden.

Schleimhäute: Eine Reizung der Schleimhäute finden wir sowohl beim Chlor wie beim Natrium. An den Atmungsorganen ist der zerstörende und

---

[383] Alkalimetalle: Wasserstoff H, Lithium Li, Natrium Na, Kalium K, Rubidium Rb, Caesium Cs, Francium Fr.

akute Einfluss des Chlors abgemildert; während Chlorgas einen Spasmus des Kehlkopfes infolge der Heftigkeit der Reizung hervorruft, haben wir bei Natrium muriaticum nur noch eine gewisse Schärfe der Absonderungen. An die Eigenart des Chlors erinnert die Verschlimmerung des Hustens beim Eintritt in ein warmes Zimmer.

Zu den **Verdauungsorganen** darf man besonders nahe Beziehungen erwarten, da Kochsalz als tägliches Gewürz zur Appetitanregung und Vermehrung des Magensafts dient.

Neben vermehrter Absonderung von Speichel und Magensaft wird auch Trockenheit des Mundes mit großem Durst beobachtet, ja diese **Trockenheit des Verdauungskanals** gilt im Allgemeinen für Natrium muriaticum als kennzeichnend. Vielleicht hängt mit dieser Trockenheit auch die Abneigung gegen Brot, besonders Schwarzbrot, zusammen, welche ein bewährtes Kochsalzsymptom ist. Am Darm ist ebenfalls die Trockenheit und dadurch bedingte *Obstipation* häufiger als eine *Diarrhö*. Jedoch können auch *Diarrhöen*, besonders am Morgen oder Vormittag, den Verschlimmerungszeiten des Mittels, häufig damit geheilt werden. Bei *thyreotoxischer Diarrhö* habe ich es schon ausgezeichnet wirken sehen.

Typisch für Natrium muriaticum ist ein **Parallelgehen der Verdauungsbeschwerden**, insbesondere der *Obstipation*, mit den Symptomen des Nervensystems (Geist und Gemüt) sowie des Allgemeinbefindens. Daran lässt sich die enge Beziehung zu dem sympathischen Nervensystem, dem hier die Vermittlerrolle zukommt, erkennen. Nach dem Essen steigern sich die Beschwerden. Wenn der Magen leer wird, und nach dem Stuhl geht es ihm besser.

Für die *chronische Bronchitis*, auch mit *Emphysem*, gilt Natrium muriaticum als ein bedeutsames Mittel. Die Schleimhäute sind trocken, der Husten daher mühsam, schlimmer am Morgen, bei Frauen spritzt der Harn beim Husten weg. Der hochgebrachte Schleim ist von salzigem Geschmack.

Nervensystem: Auch bezüglich der Nerven hat Natrium muriaticum Züge von Natrium wie von Chlor. Wie bei Natrium carbonicum findet sich eine *Depression* mit Ängstlichkeit, aber auch Heftigkeit und Ärgerlichkeit. Vom Chlor selbst kennt man ja neben der erregenden auch eine narkotische Phase, die beim Einatmen von Chlordämpfen beobachtet wird und sich beim Chloroform, $CHCl_3$, noch besonders ausprägt. Auch eine Schwächung des Gedächtnisses, besonders für Namen, wird bei Einwirkung von Chlorgas beobachtet. Daneben kommt es zu *Agitationen*.

Es besteht eine psychovegetative Überlagerung mit Herzbeschleunigung, Palpitationen und pulsierender Empfindung durch den ganzen Körper.

Nicht selten ist Natrium muriaticum bei *Kopfschmerzen* und **Migräne** angezeigt. Man findet dann den Beginn morgens, mit Höhepunkt am Vormittag, weinerlich gereizte Stimmung, Schwäche des Rückens mit Verlangen, sich niederzulegen und zurückzuziehen, kalte Umschläge bessern. Die Anfälle treten meist gegen Ende der Menses ein; Verdunklung der Augen, Blitze und ähnliche *Sehstörungen* gehen manchmal voraus. *Kopfschmerzen* bei Schulkindern und in den Entwicklungsjahren, bei verspäteten und schwachen Menses.

Im Zusammenhang mit den Schleimhäuten und der äußeren Haut sind auch die **Lymphdrüsen** zu betrachten, die sich in einem Zustand entzündlicher Reizung befinden, sodass es zu Lymphadenosen und -adenitis kommen kann.

Die **Haut** gehört zu den bevorzugten Wirkungsfeldern des Kochsalzes. Die *Kochsalzakne* verdankt ihre Entstehung vorwiegend dem Chlor, das wie die anderen Halogene, Jod und Brom, diese Fähigkeit besitzt. Die *Akne* kann auch gelegentlich in Furunkulose ausarten. An der Haut kennen wir heftig *juckende, seborrhoische Ekzeme*, die nach der homöopathischen Tradition die Streckseiten der Glieder bevorzugen sollen. Die Übergangsstellen von Haut zu Schleimhaut an Nase, Mund und After sowie die Haargrenze an der Stirne sind besonders betroffen. Manchmal wird ein Seeaufenthalt nicht ertragen und führt zu Verschlimmerung der Haut- oder anderer Symptome.

337.4 Arzneimittelprüfung

Das Arzneimittelbild wurde aufgebaut auf den von Hahnemann zusammen mit einigen seiner Schüler gewonnenen Symptomen (*Chronische Krankheiten*, 1. und 2. Aufl.) und besonders auch auf der umfassenden Arzneimittelprüfung der österreichischen Prüfergruppe, wobei an 35 Prüfern Potenzen mit der D 30 bis herab zu der reinen Substanz einer umfassenden Prüfung unterzogen wurden. Ein Teil dieser Prüfer verwendete nur tiefe Potenzen und starke Gaben [6]. Die Wirkung der von Watzke ebenfalls ausgewerteten Salinen von Ischl und der von Hartlaub beim Verzehr von Salzheringen gewonnenen Symptome wurden nicht berücksichtigt.

337.5
Konstitution

Das Kochsalz prägt den Typ durch seine ihm eigene Dynamik. Die Verordnung von Natrium muriaticum kann nicht nach organotropen Zügen, sondern nach den Allgemeinreaktionen, die sich in allen Teilen seines Verhaltens erkennen lassen, getroffen werden.

Die Gemütsverfassung ist agitiert, oft herb, verschlossen, abweisend und in sich gekehrt. Er ist ein wenig umgänglicher Mensch und legt Wert auf seelische Distanz. Er braust leicht zornig auf; bei der meist niedergeschlagenen Stimmung wird Zuspruch abgelehnt, der sogar einen Zornesausbruch hervorrufen kann, da er dies als seelische Einmischung empfindet. Kränkungen trägt er lange nach und kann ärgerliche Gedanken lange nicht loswerden. Von Ärger oder Kummer kann er sich nicht losmachen und muss ständig daran denken.

Nicht weniger wichtig ist auch ein verzweifelter und hoffnungsloser Gemütszustand mit viel Tränen. Natrium muriaticum ist eines unserer tränenreichsten Mittel: weint, „wenn ihn jemand nur ansieht", „muss unwillkürlich weinen", „nimmt alles von der schlimmsten Seite und weint und heult" sind bewährte Symptome aus der Hahnemann'schen Prüfung.

Entsprechend der durch das Kochsalz bedingten Dehydration, sind es oft schmale, hagere Menschen mit müdem Rücken. Die Gesichtsfarbe ist blass und fahl, die Haut welk und mager. Der ganze Mensch ist abgemagert, besonders fällt die Abmagerung der Halsgegend und des oberen Brustteils in die Augen.

Als wesentliche Züge zur Erkennung des Natrium-muriaticum-Patienten soll noch die Verschlimmerungszeit morgens und um 11 Uhr hervorgehoben werden. Abends ist es ihm durchweg wohler. Er hat das Bedürfnis, sich oft zu legen und ein hartes Kissen unter das Kreuz zu stopfen, da ihm dieser Gegendruck angenehm ist.

Auch für Kinder hat Natrium muriaticum Bedeutung als Konstitutionsmittel. Es sind Kinder von meist schlechtem Ernährungszustand mit Untergewicht. Sie sind nicht freundlich und entgegenkommend, sondern scheu und ablehnend und wollen in Ruhe gelassen sein. Wenn nicht, geraten sie in Wut und Zorn und fangen an zu schreien. Wenn man Anteil nehmen will an ihrem Kummer und sie trösten will, geraten sie in Wut. – Wenn Drüsenschwellungen vorhanden sind, so sind diese nicht groß. Für Crusta lactea ist Natrium muriaticum ein wichtiges Mittel. Typisch sind Ausschläge an der Haargrenze der Stirne sowie an den Streckseiten der Glieder. Die Haut ist im Allgemeinen unrein und neigt zu Fettigkeit. – Psychisch sind sie lebhaft, rasch, sogar hastig und, wenn sie nicht gehemmt ist durch das gedrückte Gemüt, überlebendig. Die Magerkeit tritt besonders am Hals hervor. Nicht selten sind die Kinder sehr durstig und zeigen große Gier auf Salz, das sie – wie andere Kinder den Zucker – naschen.

Sie empfinden Zärtlichkeit als ein unerwünschtes Eindringen in ihre persönliche Sphäre. Dies beruht auf einem übersensiblen Zustand, die eine Unsicherheit und Schüchternheit zur Ursache hat. Deshalb gehen sie auf Abstand und wollen nicht angesprochen werden.

Die Beanspruchungen der Pubertät bereiten den Mädchen wie den Jungen besondere Schwierigkeiten, die Sexualität psychisch zu integrieren. Die mangelhafte zwischenmenschliche Beziehung erschwert das Verhältnis zum andern Geschlecht.

Bei jungen Mädchen finden wir verspätete und schwache Menses. Eine etwa vorhandene Leukorrhö besitzt das Aussehen von Eiklar. Bei verheirateten Frauen zeigt sich ein Mangel an Anschmiegsamkeit und Warmherzigkeit gegenüber dem Ehepartner. Beim Koitus empfinden sie keine Befriedigung. Infolge Trockenheit der Scheide ist die Kohabitation erschwert.

Wenn auch diese Hagerkeit oft den Natriummuriaticum-Typ kennzeichnet, so soll man das Kochsalz als Arznei nicht verwerfen, wenn der Patient wohlgenährt ist, aber andere Leitsymptome zutreffen. Dadurch geht mancher Krankheitsfall dieser tiefgreifenden Arznei verloren. Ja sogar eine Gegenphase zu der Magerkeit, eine dickliche aufgeschwemmte Verfassung, kann hinweisend sein.

Bei Grippeepidemien habe ich Natrium muriaticum schon öfter als **epidemisches Mittel** wirken sehen. Die Bronchitis und auch die oft sich sehr hinausschleppende Rekonvaleszenz sind in solchen Epidemien dann sehr rasch besser geworden. Jahreszeitlich lagen diese Epidemien im Frühjahr mit mildem Wetter oder sogar schon im Sommer. In der vorausgehenden kalten Jahreszeit war Sulphur lotum das epidemische Mittel gewesen, wie überhaupt diese beiden Mittel sehr verwandte Züge aufweisen.

Neben der Grippe kenne ich Natrium muriaticum als Heilmittel bei fieberhaften Krankheiten nur noch bei prolongierter Malaria, wo es durch den ganzen Habitus angezeigt ist. Die Fieberanfälle treten vornehmlich am Vormittag auf.

Das **Verhalten gegenüber Wärme- und Kälteeinflüssen** muss noch einer kurzen Betrachtung unterzogen werden. Ganz allgemein ist der Natrium-muriaticum-Patient **zweifellos frostig und schätzt Kälte und nasskaltes Wetter** keineswegs. Doch liegt oft in der warmen Jahreszeit von März bis Oktober die Zeit seiner Verschlimmerung. Die Verschlimmerung des Hustens im kalten Zimmer jedoch und Besserung des Kopfwehs manchmal durch kaltes Abwaschen sowie durch Umhergehen in der frischen Luft lässt Stasen in der kapillaren Blutzirkulation erkennen, wodurch das etwas widerspruchsvoll scheinende Verhalten seine Erklärung findet. Sonnenbestrahlung bekommt ihm schlecht.

Wenn ein Patient nach einem **Aufenthalt an der See** verschlimmert zurückkommt, so offenbart sich dadurch häufig der Natrium-muriaticum-Fall. Dabei kann es wohl der Fall sein, dass der Patient sich zunächst belebt und erfrischt fühlt, und die nachteiligen Folgen erst Wochen später zum Vorschein kommen. Die Unverträglichkeit gegen Sonnenbestrahlung vereinigt sich hier nicht selten mit den nachteiligen Folgen des Seewassers.

Die Wirkung der **beiden Bestandteile des Kochsalzes**, Natrium und Chlor, lassen sich im Arzneimittelbild ohne große Mühe wiederfinden. So darf man die Abmagerung bei gutem Appetit auf den Halogencharakter des Chlors zurückführen; die Verschlimmerung am Morgen ist sowohl eigentümlich für Natrium wie für Chlor; während die Schwäche um 11 Uhr wohl von Natrium stammt. Die Unverträglichkeit von Hitze und Sonne finden wir sowohl bei Natrium wie bei Chlor. Die Depression des Gemüts ist vornehmlich dem Natrium eigen, während die nervösen Herzstörungen wiederum dem Halogen Chlor zukommen dürften.

Natrium muriaticum wird an den meeresnahen Gegenden Europas als ein sehr oft angezeigtes und tief wirkendes Konstitutionsmittel geschätzt, während es, wie ich aus jahrzehntelanger Beobachtung sagen kann, in den vom Meer entfernteren Gegenden, wie meinem Wohnsitz Stuttgart, wesentlich seltener in Frage kommt.

337.6
Arzneimittelbild

Leitsymptome: Nervöse Reizbarkeit mit Überempfindlichkeit gegenüber äußeren Eindrücken.

Depressive Verstimmung: höchst ärgerlich und gereizt, Patient will nicht angesprochen werden; verzweifelt und hoffnungslos mit reichlichen Tränen. Der Versuch zu trösten, greift ihn sehr an.

Abmagerung trotz guten Appetits.

Großes Verlangen nach Salz und scharfen Speisen; großer Durst; Abneigung gegen Schwarzbrot.

Körperliche und geistige Anstrengung <.

Kälte < und kaltes Wetter <. Neigung zu Erkältungen, Umhergehen in frischer Luft sagt ihm aber zu. Trockenheit der Schleimhäute (oder vermehrte Absonderung). Periodisches Auftreten der Beschwerden (Kopfschmerzen und Fieber).

⊙ **Sonnenbestrahlung und Hitze wird nicht ertragen, er wird dabei elend und bekommt Kopfweh.**

⊙ **Aufenthalt an der Meeresküste <** (in manchen Fällen zu Anfang auch Besserung und erst Wochen später <).

⊙ **vom Frühjahr bis zum Herbst <.**

Ärger <. ⊙ **Kann von seinem Kummer oder Ärger nicht loskommen.**

Gegen das Ende der Menses <.

Die Abspannung bessert sich durch Niederlegen; muss dabei ein hartes Kissen unter das Kreuz stopfen wegen der Kreuzschmerzen.

Alle nervösen Beschwerden werden schlimmer durch Geschlechtsverkehr und nach der Menses.

337 – Natrium muriaticum – nat-m

Morgens nach dem Aufstehen < und ☉ **vormittags zwischen 9 und 11 Uhr <**. Nachmittags > und abends >. Manche Beschwerden steigen und fallen mit der Sonne (zum Beispiel Kopfschmerzen, Mattigkeit).

Geist und Gemüt: Muss unwillkürlich weinen. Nimmt alles von der schlimmen Seite und weint und heult.

Wenn ihn jemand nur ansah, musste er weinen. Wenn sie allein ist, macht sie sich Gedanken und muss weinen. Traurige, bängliche Zaghaftigkeit. **Kummervoll quält der Patient sich selbst, indem er lauter unangenehme Gedanken aufsucht, was ihn sehr schwächt.**

Beleidigungen, die er ehedem jemand und die man ihm zugefügt hatte, konnte er nicht loswerden, was ihn sehr verstimmte.

Wenn man ihn tröstete, griff es ihn noch mehr an. Anfälle gänzlicher Hoffnungslosigkeit und innerer Verzweiflung, die ihr alle Kräfte raubte. Ängstlich um die Zukunft besorgt. ☉ **Depression am Ende der Menses.** Unnatürliche Teilnahmslosigkeit.

Fährt heftig auf bei der geringsten Kleinigkeit, möchte am liebsten überhaupt nicht sprechen.

Wortkarg, es verdross ihn zu antworten. Mundfaul.

Sehr träge und keine Lust zu arbeiten. Arbeitsscheu. **Große Gereiztheit, höchst ärgerlich, verdrießlich, maulfaul.** Jede Kleinigkeit reizt ihn zum Zorn.

Plötzliche Ängstlichkeit und Herzklopfen, vormittags. ☉ **Kann seelische Traumen nicht überwinden;** leidet an deren Folgen. Hass gegen Personen, die ihn früher beleidigt haben. ☉ **Kann Kummer und Ärger nicht überwinden;** sie machen ihn ganz krank.

Sehr lebhaft, möchte nur singen und tanzen. Lebhaft, gutgelaunt, heiter.

Auffallender Wechsel von Verdrießlichkeit, Ärgerlichkeit und höchster Ermattung mit Munterkeit und Leichtigkeit der Glieder. Sie lacht über nichtlächerliche Dinge so heftig, dass sie sich gar nicht beruhigen kann. Kann nicht denken und sich nicht konzentrieren. Gedächtnis sehr schwach. Zerstreutheit, es fällt dem Patient aus, was er sagen will.

Sehr lebhafte Träume wollüstiger Art oder ärgerliche und ängstliche, schreckliche Träume mit Weinen. **Träume von Mord**, Feuer, Schlägereien, **von Dieben.**

Kopf: Kälteempfindlichkeit am Kopf. **Denken und Sprechen ruft Kopfschwere hervor. Haare fettig, Ausschlag an der Haargrenze** der Stirne. Jucken der Kopfhaut und im Nacken.

Kopfschmerz: Kopfschmerzen mit Völlegefühl, berstend, klopfend, morgens oder vormittags auftretend, mit Übelkeit und Schwindel, nachmittags besser werdend, wie auch durch Niederliegen. Teilweise besteht beim Kopfweh Verlangen nach kaltem Abwaschen und frischer Luft, wodurch Besserung eintritt.

Plötzlicher, heftiger Kopfschmerz an rechtem Auge und Schläfe mit großer Empfindlichkeit des Auges; Berührung und Licht verschlimmern; gebessert durch Trinken von kaltem Wasser und beseitigt um 17 Uhr nach mehrstündiger Dauer nach einer kräftigen Mahlzeit. ☉ **Kopfschmerzen steigend und fallend mit der Sonne**.

Periodisch auftretende Kopfschmerzen in Stirne und Schläfen, oft einseitig, mit heftigem Klopfen „wie mit tausend Hämmern", vorher Gesichtsverdunkelung, Flimmern und Blitze vor den Augen; jede Bewegung, besonders der Augen, verschlimmert; Ruhe, Niederlegen und Schlaf erleichtern. Beginn morgens beim Aufwachen oder gegen 10 Uhr einsetzend, nachmittags nachlassend; zuweilen Parästhesien in Gesicht und Lippen; starker Schwindel, Übelkeit und Erbrechen.

Schulkopfschmerz
Zephalgie durch Anstrengung geistige
Migräne
Zephalgie durch Naharbeit

Augen: Tränen der Augen, besonders in der kalten Luft. Katarrh der Bindehäute. Lidränder entzündet. Gefühl wie Sand in den Augen, am Morgen. Druck im Auge beim angestrengten Sehen.

Blepharitis
Konjunktivitis
Keratitis
Flimmerskotom

Ohren: Krustiges Ekzem hinter den Ohren,

Nase: Mäßiger Schnupfen, Nase verstopft. Nase wund und geschwollen. Nase und Lippen rissig und wund. Geruch und Geschmack verloren.

Rhinitis

Gesicht: Blass, grau und mager, Haut trocken. **Haut trocken oder** ⊙ **fettig**; am meisten unter den Haaren. Fettigglänzend, ⊙ **wächsern**.

Herpes labialis an den Lippen; Lippen aufgesprungen. Riss in der Mitte der Unterlippe. Akne, besonders an der Stirn-Haar-Grenze.

Acne vulgaris

Mund: Brennen auf der Zungenspitze. ⊙ **Gefühl eines Haares auf der Zunge.** ⊙ **Landkartenzunge.** Zunge mit kleinblasigem Speichel bedeckt.

Trockenheitsgefühl in Mund und Rachen, großer Durst; oder ständiger Speichelfluss und trotzdem Durst. Kratzen und Rauheit im Hals, **Geschmack bitter oder salzig.**

Innerer Hals: Rauigkeit und Kratzen in der Kehle.

Pharyngitis

Magen: Heißhunger, trotzdem fortschreitende **Abmagerung.** Elendigkeit, Sodbrennen, Druck und Zusammenziehen im Magen; Übelkeit. **Große Müdigkeit, Abspannung und Schläfrigkeit nach dem Essen**, besser werdend mit fortschreitender Verdauung.

Hyperemesis gravidarum

Abdomen: Spasmen um den Bauch, Unbehaglichkeit und Lastgefühl wie von Unverdaulichem. Kneipen wie von versetzten Blähungen. Völle im Leib, ⊙ **besser durch enge Kleidung.**

Enteritis chronisch
Hepatopathie
Hepatomegalie
Splenomegalie

Rektum und Stuhl: Dünne, wässrige Stühle, morgens früh und um 11 Uhr.

Trockenheit des Mastdarms mit Verstopfung. Stuhl besteht aus harten Brocken, schwer zu entleeren. Krampfhaftes Zusammenschnüren im Rektum. ⊙ **Stuhl am Rand des Afters abbröckelnd.** Gefühl, als sei der After zu eng. Brennen und Wundheit im After. Die Verdauungsbeschwerden bessern sich nach dem Stuhlgang, ⊙ **ebenso das gesamte Befinden.** ⊙ **Verstopfung bei Aufenthalt an der See.**

Obstipation chronisch

Blase: ⊙ **Harn kann beim Husten, Lachen oder Schmerzen nicht gehalten werden und spritzt weg.**

Harnröhre: Brennen in der Harnröhre. Gelblich eitrige Absonderung aus der Harnröhre. ⊙ **Kann in Gegenwart anderer keinen Harn lassen.** ⊙ **Harn kann beim Husten, Lachen oder Schmerzen nicht gehalten werden.**

Urethrorrhö postinfektiös

Geschlechtsorgane:

- **weiblich: Menses zu spät und spärlich** oder stark und zu früh. Dünne, ätzende Leukorrhö. Abneigung gegen den Geschlechtsverkehr und gegen Männer. **Trockenheit der Scheide.** Nach der Menses Verstimmung und Abgespanntheit. Lumbalgie im Zusammenhang mit den Genitalstörungen.

Leukorrhö
Hypomenorrhö
Oligomenorrhö
Menorrhagie

- **männlich:** Geschlechtliches Verlangen vermindert mit Abneigung gegen Geschlechtsverkehr, fast Abneigung gegen Frauen. Oder Geschlechtstrieb sehr gesteigert. Häufige Pollutionen. Nachhaltige Rückenschwäche und Verstimmtheit nach dem Geschlechtsverkehr.

erektile Dysfunktion
Pollutionen

Larynx und Trachea:

Laryngitis

Atmung: Auffallende Kurzatmigkeit.

Husten und Expektoration: Hustenreiz im Kehlkopf und auf der Brust. Reizhusten mit berstenden Kopfschmerzen und Tränen der Augen. Krampfhaft-trockener Husten. Auswurf schleimig, salzig schmeckend. ☉ **Husten schlimmer beim Eintritt in einen warmen Raum und bei nasskaltem Wetter.**

Brust: Stechen am Herzen, Gefühl wie zusammengeschnürt. Ängstliches Herzklopfen, besser durch Aufsitzen. Aussetzende Herztätigkeit. ☉ **Linksliegen verschlimmert.** ☉ **Kältegefühl in der Herzgegend bei geistiger Arbeit und bei Überanstrengung** mit Zittern des Herzens und Pulsieren durch den ganzen Körper. Heftiges Klopfen in den Blutgefäßen, nachts beim Erwachen.

Bronchitis akut und chronisch
Emphysem
Kardiopathie psychogen

Rücken: Rückenschmerzen, ☉ **mit dem Bedürfnis, auf etwas Festem zu liegen, stopft ein hartes Kissen ins Kreuz.**

Extremitäten: Rheumatoide Schmerzen in allen Teilen, schlimmer durch Kälte, ☉ **durch naßkaltes Wetter.**

Arthropathie rheumatisch
Gicht

Schlaf: Sehr schläfrig am Tage, es kostet große Überwindung, sich morgens vom Bett zu trennen. Nachts sehr verspätetes Einschlafen, auch völlige Schlaflosigkeit, häufiges Erwachen. Erwachen nachts um 2, 3 oder 4 Uhr mit Durst.

Frost und Frösteln: Viel Frieren und Frostigkeit, ☉ **besonders bei nasskaltem Wetter.** Kalte Hände und Füße. Handflächen heiß und feucht. Frost und Fieber, mit schwerem Durst, ☉ **um 10 oder 11 Uhr beginnend.** Nachtschweiße.

Fieber:

Grippaler Infekt auch epidemisch im Sommer
Malaria chronisch

Haut: Bei Berührung überall schmerzempfindlich. Urtikaria, krustiges Ekzem, ☉ **an den Gelenkbeugen.** Heftiges Jucken dabei. **Neigung zu Rissen an Nase, Mund und After.** Schmerzhafte Empfindlichkeit der Haut am ganzen Körper, besonders in den Lenden.

Urtikaria
Furunkulose
Ekzeme seborrhoisch, Sonne<, Meer<

Allgemein: Große Schwäche mit Zittern am ganzen Körper, besonders an Händen und Füßen.
Schmerz aller Muskeln bei Bewegung.
Fettwerden und gutes Aussehen.
Große Gier nach Salz und scharfen Speisen. Abneigung gegen Schwarzbrot. Brot schmeckt ihm besser als alles andere, kann nicht genug davon essen.
Abmagerung; bleiches, eingefallenes Aussehen, besonders morgens und nach dem Essen. **Abmagerung, besonders am Hals, verliert an Fleisch und an Kraft.** ☉ **Die Abmagerung schreitet von oben nach unten fort.**
Entwicklungsrückstand bei Kindern: sie lernen spät laufen und sprechen.

Diabetes insipidus

337.7 Dosierung

Die besten Kuren macht man mit Hochpotenzen in seltenen Gaben, etwa 1 Gabe C 30, an die nach 3 bis 4 Wochen eine C 200 angeschlossen wird. Doch wirken auch niedrigere Potenzen gut. Bei Obstipation wird sogar D 3 als besser wirksam genannt. Es gibt viele homöopathische Ärztinnen und Ärzte, die aus verstandesmäßigen Hemmungen kein Verhältnis zu Natrium muriaticum finden können. Dazu kann ich nur sagen; sie vergeben sich manchen schönen Erfolg. Warum soll man es bei passender Gelegenheit nicht einfach einmal mit dem Kochsalz versuchen?

337.8 Vergleichsmittel

- 1. Gruppe Periodensystem der Elemente: Alumen, Causticum Hahnemanni, Kalium arsenicosum, Kalium bichromicum, Kalium bromatum, Kalium carbonicum, Kalium chloricum, Kalium iodatum, Kalium muriaticum, Kalium nitricum, Kalium phosphoricum, Kalium sulphuricum, Kalium sulphuricum chromicum, Lithium carbonicum, Natrium carbonicum, Natrium fluoratum, Natrium nitricum, Natrium phosphoricum, Natrium sulphuricum.
- Abmagerung trotz gutem Appetit: Abrotanum, Fluor-Arzneien, Hedera helix, Iodum purum.
- Am Meer <: Iodum purum, Magnesium-Arzneien.
- Frühjahr <: Iodum purum, Lachesis muta, Natrium carbonicum.
- Am frühen Morgen <: Argentum nitricum, Hedera helix, Iodum purum, Kalium carbonicum, Lachesis muta, Magnesium-Arzneien, Nux vomica.
- Sonnenbestrahlung < und Hitze <: Apis mellifica, Glonoinum, Hedera helix, Iodum purum, Lachesis muta.
- Melancholie mit Gereiztheit: Sepia succus.
- Elendes Gefühl am Vormittag um 10 oder 11 Uhr: Sulphur lotum.
- Lumbalgie mit Bedürfnis nach Gegendruck: Sepia succus.
- Haargefühl auf der Zunge: Carboneum sulphuratum, Kalium bichromicum, Ranunculus bulbosus.
- Landkartenzunge: Arsenicum album, Taraxacum officinale, Magnesium-Arzneien.
- Harninkontinenz beim Husten: Causticum Hahnemanni, Kalium carbonicum, Pulsatilla pratensis, Scilla maritima.
- Husten, beim Eintritt in ein warmes Zimmer <: Bryonia alba, Hedera helix, Natrium carbonicum.
- Herpes labialis: Apis mellifica, Arsenicum album, Capsicum annuum, Carcinosinum, Rhus toxicodendron.
- Lippen rissig, aufgesprungen: Acidum nitricum, Arsenicum album, Clematitis erecta, Cundurango, Graphites naturalis, Pulsatilla pratensis (Mitte der Unterlippe).
- Abmagerung von oben nach unten fortschreitend: Lycopodium clavatum.
- Sonnenbestrahlung <: Natrium carbonicum.

337.9 Kasuistik

337.9.1 Tinea barbae

Eine Beobachtung an meiner eigenen Person überzeugte mich selbst sowohl von der Wirkung von Natrium muriaticum als auch von der der Hochpotenzen.

Nach dem ersten Weltkrieg hielt ich mich 1919 3 Wochen lang an der Ostsee auf. Als ich nach Stuttgart zurückkam, war ein mykotisches Ekzem an meinem Bart aufgetreten, das ich zunächst mit desinfizierenden Maßnahmen anging. Durch Bepinseln mit Jodtinktur, noch besser durch Verätzen mit Acidum carbolicum liquefactum heilten die befallenen Stellen jeweils ab, doch erschienen immer wieder neue Stellen, wodurch ich recht verunstaltet war. Als ich einmal – als Anfänger der Homöopathie – das Arzneimittelbild von Natrium muriaticum studierte, fielen mir dann verschiedene charakteristische Symptome auf, die auch bei mir vorhanden waren. Dies war einmal meine Magerkeit, die trotz reichlichem Appetit vorhanden war, dazu bestand ein starker Durst. Morgens fühlte ich mich immer schlapp, am späten Abend wurde ich jedoch munter und unternehmungslustig. Besonders war auch die Zeit am Vormittag ein Höhepunkt der Schlappheit. Meine psychische Verfassung entsprach sehr dem verschlossenen, wenig umgänglichen und in sich gekehrten Grübler. Die Verschlimmerung durch den Aufenthalt an der See beziehungsweise die Entstehung der Mykose hatte ich auch an mir verspürt.

Obwohl ich annehmen musste, dass die Mykose durch eine Infektion hervorgerufen war, machte ich den Versuch mit der homöopathischen Behandlung, um durch Einwirkung über die Konstitution dem Ekzem den Boden zu entziehen. Verschiedene homöopathische Mittel hatten fehlgeschlagen, als ich ein paar Tropfen Natrium muriaticum D 30 einnahm. Mein Erstaunen war nicht gering, als schon am nächsten Morgen alle Reizerscheinungen verschwunden waren und die Abschuppung nach dem nächsten Rasieren nicht mehr festzustellen war. Eine weitere Verordnung war nicht mehr nötig, das Ekzem, das mich mehr als 1 Jahr belästigt hatte, war geheilt.

Die Geschichte hatte aber noch eine Fortsetzung. 14 Jahre später kam ich wieder an die Ostsee. Die See war nicht mein Klima, das war mir schon lange bekannt. Aber dass ich nun wieder mit demselben Ekzem heimkommen würde, hatte ich doch nicht erwartet. Aber wie das erste Mal verschwand das Ekzem mit Natrium muriaticum D 30 sehr rasch. (Beobachtung des Verfassers)

337.9.2 Hyperthyreose

Frau E. B., 56 Jahre, kommt seit einigen Jahren immer wieder mit Anzeichen von Basedow in meine Behandlung. Sie hat vor 4 Jahren eine Rippenfellentzündung durchgemacht und vor 8 Jahren die Regel verloren. Nach dieser Rippenfellentzündung trat der Basedow zum ersten Mal akut auf: heftiges Herzklopfen mit fassungsloser Unruhe und Angst, starke Schwindel- und Schweißausbrüche, die nicht übermäßige Kropfanschwellung pulsierte. Ich behandelte sie das erste Mal mit Secale cornutum D 4 und Cactus grandiflorus D 2, worauf sie langsam ihrer Genesung entgegenging. Seither ist sie jedes Jahr wieder erkrankt, meist im Anschluss an eine Grippe oder auch an eine tüchtige Aufregung. Da sie dann auch über Gallenblasenschmerzen und erhöhte Temperatur klagte, ferner Besserung gegen Abend und Verschlimmerung am Vormittag etwa gegen 10 Uhr festgestellt war, so verordnete ich ihr nun Natrium muriaticum D 30. Dabei trat nach einer etwa 2-tägigen unangenehmen Arzneikrise eine sehr rasche Besserung ein, wie ich es nicht erwartet hätte. Nach 10 bis 14 Tagen war sie wieder völlig hergestellt. Seither hat sie noch 3 weitere Rückfälle erlebt, die jeweils unter dem Bild des Natrium muriaticum verliefen und damit rasch geheilt wurden, oder besser gesagt, in Latenz übergingen. ([5]: 250)

337.9.3 Paruresis

Da von Gegnern der Homöopathie die Wirksamkeit homöopathischer Mittel häufig auf Suggestion zurückgeführt wird, sei ein Fall aus der Veterinärmedizin angeführt, wo dieses Argument ja nicht ins Feld geführt werden kann.

Ein brauner Langhaardackel, 4 Monate alt, Besitzerin M. in F., wird in der Sprechstunde vorgestellt. Die Besitzerin klagt, dass der so junge Hund ihr doch schon viele Umstände bereite. Nie könne er seine kleinen Geschäfte, wie es normalerweise geschieht, auf der Straße erledigen. Immer müsse sie ihn in die Küche einsperren, und wenn der Hund dann mindestens ¼ Stunde allein sei und die Gewissheit habe, dass ihn keiner sieht, dann erst würde er sich lösen.

Natürlich konnte diesem „kleinen Mann" geholfen werden. Es ist gewiss ein Idealfall, wenn ein solches Symptom im „Kent" unter der Rubrik: „Kann Urin in Anwesenheit anderer nicht lassen", im dritten Grad zu finden ist und nur ein einziges Mittel dieses Symptom hat. Natrium muriaticum C 30, 5 Korn auf die Zunge, schaffte diesen Kummer noch am gleichen Tage aus der Welt. (nach Wolff [7])

337.10
Literatur

[1] Allen TF. Natrum muriaticum. Encyclopedia of pure Materia Medica. Bd. 6. New York: Boericke & Tafel; 1874–1880: 528–598

[2] Clarke JH. Natrum muriaticum. Dictionary of practical Materia Medica. Bd. 2.1. London: Homoeopathic Publishing Company; 1900–1902: 549–562

[3] Hahnemann S. Natrium muriaticum. In: Lucae C, Wischner M, Hrsg. Gesamte Arzneimittellehre. Bd. 2. Stuttgart: Haug; 2007: 1312–1342

[4] Hughes R. Natrum muriaticum. Cyclopaedia of Drug Pathogenesy. Bd. 3. London: Gould; 1886–1891: 343–395

[5] Mezger J. Das Kochsalz im physiologisch-pathologischen Geschehen und die homöopathische Natriummuriaticum-Therapie. Deutsche Zeitschrift für Homoeopathie und deren Grenzgebiete 1935; 14 (10): 237–251

[6] Watzke. Das Kochsalz. Oesterreichische Zeitschrift für Homöopathie 1848; 4 (1): 4–256

[7] Wolff HG. Der kranke Hund. (Aus einer homöopathischen Veterinärpraxis). Deutsche Homöopathische Monatsschrift 1959; 10 (8): 349–354

338 Natrium nitricum – nat-n

lt.: Natrium nitricum, dt.: Natriumnitrat, engl.: sodium nitrate

338.1
Substanz

Mineralia – Anorganica – Composita – 1. Gruppe[384] – Natriumnitrat – $NaNO_3$

Es handelt sich um ein farbloses rhombisch kristallisierendes Salz, welches den Pflanzen als Stickstoffquelle dient. Der Hauptfundort des Natriumsalzes der Salpetersäure ist Chile, woher sein Trivialname, Cilisalpeter, stammt. Es ist eine natürliche Stickstoffquelle und wird vor allem zur Düngemittelherstellung verwendet. Die Salpetersäure selbst dient hingegen der Herstellung von Sprengstoffen. Verbreitete Anwendung findet Natriumnitrat beim Pökeln und Umröten von Fleischprodukten, die es haltbar macht und deren Farbe es erhält. Daneben in der Tabakindustrie als Weißbrandmittel.

Homöopathische Verwendung findet Natriumnitrat.

338.2
Pharmakologie und Toxikologie

Nitrate selbst sind nicht gesundheitsgefährlich, sie können jedoch in Lebensmitteln oder im menschlichen Körper in Nitrite umgewandelt werden, die vor allem gefäßerweiternd wirken. Des Weiteren sind Nitrite Methämoglobinbildner, was Säuglingen in den ersten 3 Lebensmonaten gefährlich werden kann. Der Hinweis auf Mineralwasserflaschen „Für Säuglingsnahrung geeignet" weist u. a. auf einen niedrigen Nitratanteil von unter 10 mg/l hin. In Verbindung mit Proteinen können präkanzeröse Nitrosamine entstehen, die im Tierversuch stark karzinogen wirken. Aus diesem Grund birgt der Einsatz von großen Mengen Nitratdüngers oder der übermäßige Konsum von nitratbehandelten Lebensmitteln gesundheitliche Gefahren. Dem Ökosystem zugeführter Stickstoff gelangt als Lachgas (N_2O) in die Atmosphäre, wo es den Treibhauseffekt fördert. Die durch den Menschen herbeigeführte massive Stickstoffzufuhr durch Kunstdünger und Verbrennung fossiler Brennstoffe hat globale Ausmaße angenommen, die unser Ökosystem als Ganzes betreffen.

338.3
Anwendung

Homöopathische Anwendung findet die Zubereitung bei Infekten, Erkrankungen des rheumatischen Formenkreises, Hämorrhagien, Dyspepsie sowie Schwächezuständen (nach Kommission D).

Es wurde von Rademacher[385] sehr ausgiebig als Universalmittel bei allen Krankheiten, die unter dem Einfluss eines bestimmten Genius epidemicus stehen, besonders auch **bei rheumatischen Arthropathien, Enteritis, Scharlach** und anderen *fieberhaften Erkrankungen* in sehr starken Dosen verwendet. Die anderen beiden Universalmittel, die Rademacher für eine „Urergriffenheit des Gesamtorganismus" zur Anwendung brachte, waren Ferrum und Cuprum. Es ist ihm aber nicht gelungen, die Arzneimittelbilder dieser verschiedenen epidemischen Mittel beschreibend auseinander zuhalten, sondern er richtete sich vielmehr nach dem Versuch am Kranken. Die Erfahrungen Rademachers können daher zur Aufstellung des klinischen Bildes nicht verwertet werden.

Die Prüfung am Gesunden zeigt starke Beziehungen zum Gefäßsystem und zum Blut, welche in erster Linie auf den Nitratanteil, der im Organismus in Nitrit übergeführt wird, zurückgeführt werden muss, zum Beispiel **Blutungen aus den Schleimhäuten,** *Kongestionen, Gefäßspasmen* und *Angina pectoris* und *Fieber.* Ferner wurden deutliche Verlangsamung des Pulses und weicher aussetzender Puls festgestellt. Mit starken Dosen ergab sich eine *Hydrämie* des Blutes und vermehrte

---

[384] Alkalimetalle: Wasserstoff H, Lithium Li, Natrium Na, Kalium K, Rubidium Rb, Carsium Cs, Francium Fr.

[385] Gotttfried Rademacher, 1772–1850, deutscher Arzt, verfasste seine Erfahrungsheillehre 1841.

Gerinnungsfähigkeit sowie Vermehrung der weißen Blutkörperchen. Die Harnmenge ist vermehrt.

Erkältungsneigung. Sensationen am Gefäßsystem, wie *Kongestionen* und *Angina pectoris*, *Hämorrhagien*, fieberartige Erregung der Blutzirkulation. Bei habitueller *Epistaxis* oft bewährt.

338.4
Arzneimittelbild

Leitsymptome: Zerschlagenheitsschmerz in allen Gliedern.

Nasenbluten, Blutungen aus allen Schleimhäuten. Gefäßspasmen, wie Kongestionen, Herzbeengung, kalte Füße.

Puls weich und verlangsamt.

> *Apoplexie drohend oder Erfolg mit Kopfkongestionen*

Kopf: Hitzewellen zum Kopf, Kopfschmerzen, schlimmer in der Wärme, besser im Freien.

Nase: Neigung zu Nasenbluten, besonders in der Pubertät und bei Anämie.

> *Epistaxis*

Gesicht: Blass und mager.

Mund: Zahnfleisch geschwollen und aufgelockert, bei Berührung leicht blutend. Roter Streifen am Zahnfleischsaum.

> *Hämorrhagie gingival*

Zähne: Zahnschmerzen.

Magen: Starker Durst, saures Aufstoßen, Blähungsbeschwerden und dergleichen.

Rektum und Stuhl: Durchfall bei verzögerter Stuhlentleerung und Gefühl des Nicht-fertig-Seins.

Blase: Vermehrte Harnabsonderung; Harndrang.

Niere:

> *Hämoglobinurie postinfektiös*
> *Oligurie*

Urin: Harn dunkel, konzentriert, später hell.

Brust: Am Herzen Enge und Druckgefühl, Beklemmung wie Angina pectoris.

> *Angina pectoris*

Extremitäten: Flüchtige, stechende Schmerzen in Muskeln und Gelenken mit Unsicherheit beim Gehen und Zusammenknicken.

Frost und Frösteln: Frösteln und Kältegefühl, besonders an den Füßen und Unterschenkeln, Frostschauer.

Schweiß: Nachtschweiße.

Haut: Langsames Heilen von Verletzungen.

Allgemein: Mattigkeit und Arbeitsunlust, Zerschlagenheitsschmerz in Muskeln und Knochen, Schlafsucht oder schlechter Schlaf. Hitzewallungen.

Puls deutlich verlangsamt, schwächer und weicher werdend, auch unregelmäßig.

Gerinnungsfähigkeit deutlich beschleunigt, Venenblut beim Aderlass kirschrot. Wassergehalt vermehrt. Färbung der roten Blutkörperchen verstärkt. Zahl der Leukozyten erhöht.

> *Hämorrhagie mukosal*

338.5
Dosierung

D 3 bis D 6. Bei Blutungen mehrmals täglich bis stündlich, bei chronischen Fällen 1- bis 2-mal täglich.

338.6
Vergleichsmittel

- 1. Gruppe Periodensystem der Elemente: Alumen, Causticum Hahnemanni, Kalium arsenicosum, Kalium bichromicum, Kalium bromatum, Kalium carbonicum, Kalium chloricum, Kalium iodatum, Kalium muriaticum, Kalium nitricum, Kalium phosphoricum, Kalium sulphuricum, Kalium sulphuricum chromicum, Lithium carbonicum, Natrium carbonicum, Natrium fluoratum, Natrium muriaticum, Natrium phosphoricum, Natrium sulphuricum.
- Hämorrhagien, hämorrhagische Diathese: Acidum nitricum, Acidum sulphuricum, Crotalus horridus, Glonoinum, Lachesis muta, Natrium sulphuricum, Phosphorus.
- Angina pectoris: Cactus grandiflorus, Glonoinum, Lachesis muta, Latrodectus mactans.
- Dulcamara, Natrium sulphuricum, Thuja occidentalis.

338.7
Literatur

[1] Allen TF. Natrum nitricum. Encyclopedia of pure Materia Medica. Bd. 6. New York: Boericke & Tafel; 1874–1880: 598–601

[2] Boecker. Natrium nitricum. Beiträge zur Heilkunde 1849

[3] Burnett JC. Provings of Natrum nitricum (Sal Poluchrestrum-Leewenhoek). Homoeopathic World 1904; 39 (März): 106–107

[4] Clarke JH. Natrum nitricum. Dictionary of practical Materia Medica. Bd. 2.1. London: Homoeopathic Publishing Company; 1900–1902: 562–563

[5] Gross GW. Symptomenfragmente. Natrium nitricum. Archiv für die Homöopathische Heilkunst 1833; 13 (2): 179–181

[6] Haupt J. Beitrag zur Kenntnis des kubischen Salpeters (Natrium nitricum). Deutsche Zeitschrift für Homoeopathie und deren Grenzgebiete 1924; 41 (11/12): 277–300

[7] Hering C. Symptomenfragmente. Natrum nitricum. Archiv für die Homöopathische Heilkunst 1833; 13 (2): 179–181

[8] Hughes R. Natrum nitricum. Cyclopaedia of Drug Pathogenesy. Bd. 3. London: Gould; 1886–1891: 396–402

[9] Ledig M, Wittke G. Nitrat in Lebensmitteln. Naturwissenschaften im Unterricht 1994; 5 (23): 7–9

[10] Löffler. Natrium nitricum. Zeitschrift Erfahr. Heillehre; 1: 41

339 Natrium phosphoricum – nat-p

lt.: Natrium phosphoricum, dt.: Dinatriumhydrogenphosphat, engl.: disodium hydrogen phosphate

339.1 Substanz

Mineralia – Anorganica – Composita – 1. Gruppe[386] – Dinatriumhydrogenphosphat – Na_2HPO_4

Natriumhydrogenphosphat ist ein geruchloses, weißes, kristallines Pulver. Es kann aus phosphathaltigen Gesteinen wie Apatit gewonnen werden. In Wasser gelöst reagiert es als Säure.

Homöopathische Anwendung findet Dinatriumhydrogenphosphat.

339.2 Anwendung

Homöopathische Anwendung findet die Zubereitung bei Magen-Darm-Erkrankungen (nach Kommission D).

Hat hauptsächlich durch Schüßler[387] Eingang in die Homöopathie gefunden. Es wird fast nur auf das bewährte Symptom **Sodbrennen** und **hyperacider Magen** verordnet. Aus den bisher vorgenommenen Prüfungen lässt sich eine Ähnlichkeit zu Acidum phosphoricum feststellen mit seinen vielfachen Nervenbeschwerden; ferner ergab sich eine Erregung und Schwächung der männlichen Geschlechtsorgane. *Diarrhö* mit vorwiegend schmerzlosen Entleerungen.

Nach Schüßler soll die Zunge einen dick-gelben Belag besitzen; auch die Absonderungen der übrigen Schleimhäute bei *Konjunktivitis, Bronchitis, Leukorrhö* sollen diesen gelben rahmigen Charakter aufweisen.

339.3 Arzneimittelprüfung

Eine Prüfung an 19 Personen, meist mit hohen Potenzen, hat eine große Ähnlichkeit mit Natrium carbonicum und Acidum phosphoricum ergeben. Die auf diese Prüfung sich stützende klinische Verwendung ist jedoch gering.

339.4 Dosierung

Gewöhnlich D 6.

339.5 Vergleichsmittel

- 1. Gruppe Periodensystem der Elemente: Alumen, Causticum Hahnemanni, Kalium arsenicosum, Kalium bichromicum, Kalium bromatum, Kalium carbonicum, Kalium chloricum, Kalium iodatum, Kalium muriaticum, Kalium nitricum, Kalium phosphoricum, Kalium sulphuricum, Kalium sulphuricum chromicum, Lithium carbonicum, Natrium carbonicum, Natrium fluoratum, Natrium muriaticum, Natrium nitricum, Natrium sulphuricum.
- Acidum phosphoricum.

339.6 Literatur

[1] Allen TF. Natrum phosphoricum. Encyclopedia of pure Materia Medica. Bd. 6. New York: Boericke & Tafel; 1874–1880: 601–610

[2] Clarke JH. Natrum phosphoricum. Dictionary of practical Materia Medica. Bd. 2.1. London: Homoeopathic Publishing Company; 1900–1902: 565–569

[3] Farrington EA. Proving of Natrium phosphoricum. Hahnemannian Monthly 1846/77; 12 (4): 172–174

[4] Flick R, Schoitsch S. Natrium phos. Documenta Homoeopathica 2000; 20: 207–228

[5] Hughes R. Natrum phosphoricum. Cyclopaedia of Drug Pathogenesy. Bd. 4. London: Gould; 1886–1891: 657

---

386 Wasserstoff H, Lithium Li, Natrium Na, Kalium K, Rubidium Rb, Carsium Cs, Francium Fr.

387 Wilhelm Heinrich Schüßler, 1821–1898, deutscher Arzt, Begründer der „biochemischen Heilweise" mit Schüßler-Salzen.

340 Natrium sulphuricum – nat-s

lt.: Natrium sulphuricum, dt.: Natriumsulfat, Glaubersalz, engl.: sodium sulfate

340.1
Substanz

**Mineralia – Anorganica – Composita –
1. Gruppe[388] – Natriumsulfat-Decahydrat –
$Na_2SO_4 \cdot 10\ H_2O$**

Natriumsulfat ist ein geruch- und farbloses, stark hygroskopisch wirkendes Salz. Unter starker Abkühlung löst es sich in Wasser. Natürlich ist es in vielen Mineralquellen zu finden, daneben in Evaporit-Mineralen wie Glauberit, Mirabilit, Astrakanit und Thenardit. Es wurde um 1655 von Glauber[389] aus Natriumchlorid NaCl und Schwefelsäure H_2SO_4 hergestellt. Als Lebensmittelzusatzstoff trägt es die Kennung E514.

Homöopathische Verwendung findet Natriumsulfat.

340.2
Pharmakologie und Toxikologie

Es gehört zur Gruppe der osmotisch wirkenden Laxanzien. Wegen seiner schweren Resorbierbarkeit führt die oral inkorporierte Substanz zu einem vermehrten Wassereinstrom ins Darmlumen und damit zur Defäkation. Sein Gebrauch kann über nicht kompensierbare Natriumretension zu einer hypertonen Blutdruckentgleisung führen. Cave: Frühjahrsfastenkuren.

340.3
Anwendung

Homöopathische Anwendung findet die Zubereitung bei Leber-Galle-Darm-Störungen, Morgendiarrhö, Asthma bronchiale, Folgen eines Traumas des Nervensystems sowie Erkrankungen des rheumatischen Formenkreises (nach Kommission D).

Die Arznei findet Einsatz wegen ihrer **leberstimulierenden Wirkung** und als **Cholagogum**. Daneben wird sie oft erwähnt bei *Diabetes mellitus*. Auch die Absonderung des Pankreas scheint sie anzuregen. Als **Koagulanz** bei *Hämophilie* und ähnlichen Zuständen wird sie wiederholt empfohlen. Wenn auch eine Verschlimmerung durch Feuchtigkeit aus den Arzneimittelprüfungen nicht hervorging, so hat sie sich im klinischen Versuch in dieser Richtung bewährt.

Da in der Sykose[390] diese Anfälligkeit gegen Feuchtigkeit ebenfalls gefunden wird, so wird der Gebrauch von Natrium sulphuricum auch bei *chronischer Gonorrhö* und *Arthritis gonorrhoica* empfohlen.

Verschlimmerung durch Nebel und feuchte Luft findet man bei *Asthma bronchiale* als Regel, doch genügt dieses Symptom noch nicht, um von Natrium sulphuricum eine Heilwirkung erwarten zu können. Diese Empfindlichkeit gegen Kälte und Nässe muss schon evident sein, wenn man sich darauf stützen will. Die reizbare und depressive Stimmung erinnert sehr an andere Natrium-Arzneien. Auch die *Dyspepsie* hat viel Ähnlichkeit mit der anderer Natriumsalze. Musik greift sehr an und ruft melancholische Stimmung hervor.

---

[388] Alkalimetalle: Wasserstoff H, Lithium Li, Natrium Na, Kalium K, Rubidium Rb, Carsium Cs, Francium Fr.

[389] Johann Rudolph Glauber, 1604–1670, deutscher Apotheker und Chemiker.

[390] Sykose, Miasma, bei dem das Erleben der inneren und äußeren Dynamik des Individuums dem Übermaß entspricht.

340.4
Konstitution

Konstitutionelle Verschlimmerung der Erkrankungen durch feuchtes Wetter und Nebel sowie Aufenthalt an Binnenseen. Es bestehen deutliche Organbeziehungen zu Leber und Milz. Die linke Seite scheint mehr betroffen zu sein. Die klinischen Empfehlungen beschreiben einen **Wasserhaushalt im Sinne einer Retention im Gewebe mit der Ausbildung von Ödemen und Hydrämie.** Auch die Entstehung des Gegentyps, nämlich einer Exsikkose, ist nach obiger Ausführung möglich, hat aber bis jetzt keine Beachtung gefunden.

340.5
Arzneimittelbild

Leitsymptome: Missgelaunte und melancholische Stimmung.
  ⊙ **Leber- und Gallenfunktionsmittel.**
  Morgendurchfälle, aus dem Bett treibend oder durch Bewegung auftretend.
  Fröstelt stets, wird selbst nachts im Bett nicht warm.
  ⊙ **Linke Seite ist stärker befallen.**
  ⊙ **Kälte <, feuchtes Wetter <, Nebel <**, an Binnenseen <.

Geist und Gemüt: Hängt trüben Gedanken nach, ist missvergnügt und verstimmt, Musik greift sehr an und macht melancholisch. ⊙ **Neigung zu Selbstmord.**

Kopf: Schwindel und Eingenommenheit des Kopfes.

Kopfschmerz: Kopfschmerzen kongestiv und neuralgisch.

Zephalgien posttraumatisch mit meningealer Reizung

Augen: Katarrhalische Erscheinungen der Bindehäute.

Gesicht: Bleich wie übernächtigt.

Mund: Brennen im Mund mit Bläschen an Zunge und Gaumen. ⊙ **Bitterer Geschmack, schmutziggraugrünlicher oder brauner Zungenbelag.**

Magen:

Gastropathie

Abdomen: Empfindlichkeit der Lebergegend bei Berührung und beim Bücken, Stechen in der Lebergegend beim Tiefatmen. Stechen in der linken Rippengegend bei Druck und Tiefatmen.

Gastropathie
Cholelithiasis
Hepatopathie
Hepatosplenomegalie
Diabetes mellitus

Rektum und Stuhl: Durchfälle meist schlimmer frühmorgens, vorausgehend Leibschneiden durch Blähungen. **Stühle dünn, gelb, wässrig, gussweise kommend**, gemischt mit kleinen Kotklümpchen. **Bei jedem Stuhl Abgang reichlicher Blähungen. Außerdem fällt die große Masse der Stühle auf.** Verstopfung. Durchfall wechselt mit Verstopfung.

Enteritis

Urin: Harn vermindert oder vermehrt, brennend beim Durchgang.

Geschlechtsorgane:

Gonorrhö chronisch

Husten und Expektoration: Trockener Husten mit wenig Schleim, mit stechenden Schmerzen in der Brust beim Husten. ⊙ **Typisch soll aber auch reichlicher lockerer Husten sein.** ⊙ **Bronchialasthma bei nebligem, nasskaltem Wetter.**

Asthma bronchiale

340 – Natrium sulphuricum – nat-s

Extremitäten: Zahlreiche rheumatoide Schmerzen in allen Gliedern (näher bestimmt durch die Leitsymptome).

> Arthropathie rheumatisch durch Kälte und Nässe
> Arthritis gonorrhoica

Frost und Frösteln: Ständiges Frösteln, kann selbst im Bett nicht warm werden.

Fieber:

> Malaria

Schweiß: Nachtschweiße.

Allgemein: Hitze.

> Hämophilie

- Nässe und Kälte <: Acidum sulphuricum.
- Arthropathien nach Gonorrhö: Aristolochia clematis, Hedera helix, Iodum purum, Medorrhinum, Pulsatilla pratensis, Thuja occidentalis.
- Hämophilie: Acidum sulphuricum.
- Gemüt reizbar und depressiv: Natrium carbonicum, Natrium muriaticum.
- Musik berührt und macht schwermütig: Natrium carbonicum.

340.8 Kasuistik

340.8.1 Asthma bronchiale

9 Monate altes Kind. Die Mutter klagt, dass das Kind jedes Mal, wenn sie nachts in den Luftschutzkeller müsse (es war im Jahre 1943), einen schweren Asthmaanfall bekäme. Nach Natrium sulphuricum D 4, 3-mal täglich 1 Gabe, trat kein Asthmaanfall mehr auf [5].

340.6 Dosierung

Meist D 6.

340.7 Vergleichsmittel

- 1. Gruppe Periodensystem der Elemente: Alumen, Causticum Hahnemanni, Kalium arsenicosum, Kalium bichromicum, Kalium bromatum, Kalium carbonicum, Kalium chloricum, Kalium iodatum, Kalium muriaticum, Kalium nitricum, Kalium phosphoricum, Kalium sulphuricum, Kalium sulphuricum chromicum, Lithium carbonicum, Natrium carbonicum, Natrium fluoratum, Natrium muriaticum, Natrium nitricum, Natrium phosphoricum.
- Thuja, Medorrhinum, Dulcamara.
- Morgendiarrhö: Bryonia alba, Podophyllum peltatum, Rumex crispus, Sulphur lotum, Thuja occidentalis.
- Stuhlmenge groß: Podophyllum peltatum.
- Linksseitigkeit: Fluor-Arzneien, Hedera helix, Iod-Arzneien, Spigelia anthelmia, Thuja occidentalis.

340.9 Literatur

[1] Allen TF. Natrum sulfuricum. Encyclopedia of pure Materia Medica. Bd. 6, 10. New York: Boericke & Tafel; 1874–1880: 611–633, 602

[2] Clarke JH. Natrum sulphuricum. Dictionary of practical Materia Medica. Bd. 2.1. London: Homoeopathic Publishing Company; 1900–1902: 571–579

[3] Haehl E. Einige selten gebrauchte homöopathische Arzneimittel. 14. Natriun sulfuricum (Glaubersalz). Allgemeine Homöopathische Zeitung 1942; 190

[4] Hughes R. Natrum sulphuricum. Cyclopaedia of Drug Pathogenesy. Bd. 3. London: Gould; 1886–1891: 402–411

[5] Imhäuser H. Behandlung des klinischen Asthmas. Zeitschrift für Klassische Homöopathie 1961; 5 (1): 33

[6] Lembke J. Natrum sulphuricum. Neue Zeitschrift für Homöopathische Klinik 1866; 11 = 15 (13, 14, 15): 97–99, 105–108, 113–115

[7] Nenning. Schwefelsaures Natrium (Natrium sulphuricum.). In: Hartlaub CC, Trinks CF, Hrsg. Annalen der homöopathischen Klinik. Bd. 3. Leipzig: Fleischer; 1830–1833: 487–506

341 Nepenthes distillatoria – nep

lt.: Nepenthes distillatoria, dt.: Nepenthes, engl.: pitcher plant

341.1
Substanz

Plantae – Nepenthaceae (Kannengewächse) **– Nepenthes distillatoria**

Die Pflanze gehört zu den Carnevoren, den fleischfressenden Pflanzen, die sich von tierischer Nahrung ernähren. Diese fangen sie durch zu Gleitfallen umgebaute Blätter, die urnenartige Blattkelche von 10 bis 60 ml Volumen bilden. In diesen verschließbaren Urnen fangen sich Insekten, Spinnen, sogar kleine Mäuse, welche von dem süßen Saft derselben angezogen werden. Außerhalb der Pflanze wird die Beute durch die in den ausgeschiedenen Säften enthaltenen Proteasen, Phosphatasen, Esterasen, in geringerer Menge auch Amylasen, Lipasen, Peroxidasen und Ribonucleasen enthaltenen Enzyme verdaut, und die Nährstoffe werden dann mittels Resorptionshaaren inkorporiert.

Die Nepentaceae sind in den subtropischen Gegenden von Madagaskar, der Insel Reunion, Ceylon und Indonesien heimisch.

Für die homöopathische Zubereitung wird die ganze Pflanze verwendet.

341.2
Pharmakologie und Toxikologie

Im Gegensatz zu den Aristolochiaceen ist Nepenthes ungiftig. Bei Tierversuchen wurde sogar eine Beschleunigung des Wachstums junger Ratten gefunden.

341.3
Anwendung

Nach Julian finden sich für die Zubereitung folgende klinische Indikationen:

- Neurologisch: *Migräne, Hypochondrie (Depression), Angststörung.*
- Gastrointestinal: *Glossitis, Pharyngitis, Aerophagie, Gastralgie, Magenulkus, Magenkarzinom.*
- Urogenital: *Amenorrhö, Dysmenorrhö, Libidominderung, Infertilität.*
- Respiratorisch: *Rhinitis, Laryngitis.*
- Motorisch: *Tortikollis, Lumbarthrose, Koxarthrose (links).*
- Dermatologisch: *Ekzem trocken, Alopezie.*

341.4
Arzneimittelprüfung

Das Arzneimittelbild ergibt eine Ähnlichkeit mit der botanisch verwandten Aristolochia clematitis, die besonders bezüglich der Symptome der Geschlechtsorgane, der Verdauungsorgane und der Haut in die Augen fällt. Die emmenagoge Wirkung dürfte eine der Hauptgrundlagen des Mittels sein.

Die Arzneimittelprüfung wurde von A. Julian [1] vorgenommen. Es wurden die D 15, D 6 und D 3 geprüft; bei der D 15 sind die Symptome am deutlichsten herausgekommen.

341.5
Arzneimittelbild

Leitsymptome: Fieberneigung, Gereiztheit, Erregung.

Plötzliche, aber vorübergehende Belebung gegen 15 Uhr.

Verdauungsstörungen mit Blähungen. Trockenheit des Mundes, Heißhunger und Gefühl von Verletzung in der Magengegend.

Emmenagoge Wirkung und Libidominderung bei der Frau.

Trockenheit der Haut.

Frischen Luft > .

Nachts < und gegen Tagesende < .

Geist und Gemüt: Niedergeschlagenheit, Traurigkeit und Müdigkeit. Gereiztheit. Ungeduld. Auf-

341 – Nepenthes distillatoria – nep

regung mit Angstgefühl. Angstgefühl mit Traurigkeit und Spleen. Allgemeines inneres Zittern mit Besserung nach einer Ruhepause. Neues, unbekanntes und niedergeschlagenes Gefühl. Überreizung der Nerven. Fühlt sich vollkommen „in Form", weniger ermüdet, sehr entspannt. Optimismus. Alles erscheint leichter, weniger Lebensüberdruss. Keine Lust zum Rauchen. Gefühllosigkeit. Narkolepsie.

Depression
Angststörung

Schwindel: Schwindel.

Kopf: Schwere im Kopf. Schmerzempfindung in der Kopfhaut. Die Haare sind kräftiger und lassen sich leichter kämmen.

Alopecia

Kopfschmerz: Kopfschmerzen. Migränen.

Migräne

Augen: Prickeln in den Augenlidern.

Nase: Rhinitis. Trockenheit der Nasenschleimhäute.

Rhinitis

Gesicht: Trockene Gesichtshaut mit kleinen ekzemartigen Ausschlägen. Lippenflechte an der rechte Seite der Oberlippe.

Mund: Schalheitsgefühl im Mund. Eisengeschmack im Mund am Vormittag. Brandgeschmack im Mund mit Trockenheitsgefühl im Mund (ähnlich dem Geschmack von Belladonna, der Tollkirsche). Andauernder Pfeffergeschmack im Mund.
Besonderes, undefinierbares Gefühl im Mund. Trockene verdickte Zunge. Trockenheit des Mundes, besonders im Schlund, mit schleimartigem Auswurf. Durstgefühl. Pergamentgefühl an der Zungenspitze und der Gaumenwölbung. Prickeln an der Zungenspitze.

Entzündung des Zahnfleisches. Zungenentzündung. Die Mittellinie der Zunge scheint erhöht gegen den Hintergrund. Tabak bringt die Störungen an der Zunge wieder hervor.

Glossitis

Innerer Hals: Kratzgefühl am Gaumen.

Pharyngitis

Äußerer Hals:

Tortikollis

Magen: Hunger mit Schwächegefühl. Heißhunger: um 6 Uhr und gegen 11 Uhr. Gefühl von Verletzungen im Magen. Gefühl eines schweren Druckes in der Herzgrubengegend. Aufblähung. Schwere im Magen mit Drang zu tiefem Atemholen. Magenschmerzen und Sodbrennen, bessern sich mit alkalischen Mitteln und durch Bewegung in der frischen Luft.
Ekelempfindung.

Aerophagie
Gastralgie
Ulcus ventriculi
Magenkarzinom

Abdomen: Blähungen. Dumpfe Schmerzen in der Leber.

Rektum und Stuhl: Leichtere, aber schmerzhafte Stuhlentleerung. Leichter Stuhlgang mit Bluthämorrhoiden. Schwierige Stuhlentleerung.

Blase: Vermehrte Harnabsonderung. Verstärkte Harnabsonderung am Morgen.

Geschlechtsorgane:
- weiblich: Geschlechtliche Kälte. Schweregefühl im Unterleib. Prickelnde, blitzartige Schmerzen in der Gegend des rechten Eierstocks am Morgen. Schmerzen am linken Eierstock, die nach der Niere ausstrahlen. Um 5 Tage zu früh erscheinende starke Menses. Wiedererscheinen

der Menses nach einer sechsmonatigen Menstruationspause. Schwellungsgefühl im ganzen Körper 10 Tage vor der Menses.

> *Amenorrhö*
> *Dysmenorrhö*
> *Libidominderung*
> *Sterilität*

Larynx und Trachea: Gefühl von Härte im Kehlkopf. Empfindlichkeit des Kehlkopfes bei Betasten.

> *Laryngitis*

Husten und Expektoration: Trockener Husten.

Brust: Ziemlich heftiges Schmerzgefühl in der Herzgegend ohne Ausstrahlung in die Arme; verschwindet langsam nach ½ Stunde und wird nicht verstärkt durch Bewegung. Beklemmung hinter dem Brustbein nach den Mahlzeiten.

Extremitäten: Schmerzen in der Lumbalgegend beim Bücken. Krämpfe im linken Bein; hören auf bei Beugen des Beines. Schmerzen in der linken Hüfte. Müdigkeit in den Lenden. Rasche und deutliche Rückbildung eines Knöchelödems. Lumbalgie.

> *Koxarthrose links besonders*

Schlaf: Leichter und aufgeregter Schlaf. Anfängliche Schlaflosigkeit, dann tiefer Schlaf. Frühes Erwachen.

Fieber: Fieberneigung, Erregtheit, fieberhafte Tätigkeit.

Haut: Trockenheit der Haut und der Schleimhäute. Starker Juckreiz, der seinen Sitz in der Armbeuge hat.

> *Ekzem trocken*

Allgemein: Gefühl der allgemeinen, geistigen und physischen Spannkraft.

Große Neigung zu Ermüdung mit Frösteln, Ermattung, Niedergeschlagenheit mit darauffolgendem allgemeinen größeren Wohlbefinden.

Allgemeine Müdigkeit mit kurzer Neubelebung gegen 15 Uhr. Gähnen. – Schläfrigkeit nach den Mahlzeiten.

Keine Lust zum Rauchen. Ungewöhnliche Hitzewellen.

341.6
Dosierung

D 3 bis D 15.

341.7
Vergleichsmittel

- Sehr große Ähnlichkeit mit der botanisch nahestehenden Aristolochia clematis.
- Julian hebt noch die Verwandtschaft mit Argentum nitricum hervor (Präzipitation, Angstzustände, Blähsucht).

341.8
Kasuistik

341.8.1 Magenschmerzen mit Blähungen, fehlende Libido

Herr Du., Maurice, 53 Jahre, ist in Behandlung wegen eines in guter Besserung befindlichen Magengeschwürs.

In der Konsultation vom 30.4.1960 klagt der Patient über Magenschmerzen mit Blähungen sofort nach der Nahrungsaufnahme, schleimigem Mund am Morgen; plötzliches Aufleben jeden Nachmittag. Unregelmäßiger, mehr oder weniger gut gebildeter Stuhl. Unregelmäßiger Schlaf; erwacht zwischen 3 und 4 Uhr. Gänzliches Fehlen der Libido.

Behandlung: Nepenthes distillatoria 3 X[391], 15 Tropfen am Morgen; Nepenthes distillatoria 7 CH[392], 15 Tropfen abends.

---

391 3 X entspricht D 3.
392 7 CH entspricht C 7 Hahnemann-Potenz.

Wir sehen den Patienten am 6.5.1960 wieder. Sehr gute Besserung der Verdauung, aber keine Änderung betreffs der Libido. Dieselbe Behandlung. Er kommt zurück am 30.6. Beklagt sich über keinerlei Verdauungsstörungen. Der Stuhlgang ist normal. Weder Magenschmerzen noch Blähungen. Leichte Erhöhung der Libido. Wir nehmen eine leichte Änderung der Verordnung vor: beim Erwachen 15 Tropfen Nepenthes distillatoria 7 CH, 5 CH, 3 XH[393]; abends vor dem Schlafengehen 15 Tropfen Rauwolfia serpentina 7 CH, 5 CH. Bei seinem Wiedererscheinen am 7.10.1960 ist die Besserung vollständig, sogar hinsichtlich der Libido. (nach Julian [1])

341.8.2 Amenorrhö

Frau Desp., Marie Madeleine, 48 Jahre, war bei uns in Behandlung wegen eines krebsartigen Zustandes mit chronischer Cholezystitis und Zervizitis.

Am 6.4. konsultiert sie uns wegen Aufhörens der Menses seit Februar 1960.

Sie hatte ihre erste Menses mit 13 Jahren; 3 normale Schwangerschaften; keine Fehlgeburt und bis dahin regelmäßige Menses und starke Blutungen, 4 bis 5 Tage dauernd, ohne Schmerzen.

Die gynäkologische Untersuchung zeigt eine der Größe, dem Umfang und der Form nach normale Gebärmutter; der Gebärmutterhals ist ohne krankhaften Befund nach der vorhergehenden Behandlung.

Behandlung: Nepenthes distillatoria 3 X, 15 Tropfen morgens; Nepenthes distillatoria C, 15 Tropfen abends.

Die Patientin sagt uns am 23.6., dass die Menses am 3.5. und dann am 13.6. wieder erschienen sind und dass der Allgemeinzustand viel besser ist.

Wir sehen sie im September und November wieder. Ihre Menses sind auch weiterhin normal. (nach Julian [1])

341.9 Literatur

[1] Julian O. Pathogenese der Nepenthes. Allgemeine Homöopathische Zeitung 1963; 208 (4): 193–209

---

393 3 X H entspricht D 3 Hahnemann-Potenz.

342 Niccolum metallicum – nicc

lt.: Niccolum metallicum, dt.: Nickel, engl.: metallic nickel

342.1
Substanz

Mineralia – Anorganica – Elementa – 10. Gruppe[394] – Nickel – Ni
Es handelt sich um ein silberglänzendes Metall. Es gehört zu den Spurenelementen[395]. Kiefern können Nickel aus dem Boden anreichern. Es akkumuliert über die Nahrungskette. Cave: Bei Jahr steht Niccolum für Niccolum carbonicum.
Homöopathische Verwendung findet Nickel.

342.2
Pharmakologie und Toxikologie

Nickel ist ein Kontaktallergen, das allergische Reaktionen Typ IV auslösen kann.
Inhalative Intoxikationen durch Nickelstäube und Salze führen zu Pneumonie, Lungenödem, Hämorrhagien, später auch zu Leberinsuffizienz, Niereninsuffizienz, intrakraniellen Hämorrhagien und Ödemen. Tödliche Arbeitsunfälle wurden im Zusammenhang mit Nickeltetracarbonyl beschrieben.
Orale Intoxikationen führen zu Nierenschäden. Chronische Intoxikation kann Dermatosen auslösen, Lungenschäden und Neoplasien.

342.3
Anwendung

Homöopathische Anwendung findet die Zubereitung bei Schleimhautentzündungen der Atemwege, Erkrankungen des rheumatischen Formenkreises, Zephalgien und Depression (nach Kommission D).
Sein Hauptgebiet umfasst nervöse Störungen mit *Kopfschmerzen* und Augenschwäche, *Dyspepsie*, *Obstipation*. Wurde dementsprechend schon mit Erfolg bei Geistesarbeitern mit periodischen Kopfschmerzen und Verdauungsstörungen verwendet.
Der Kopfschmerz setzt morgens ein, hat seinen Höhepunkt um 10 bis 11 Uhr, bevorzugt die linke Seite, um nach der rechten Seite überzuspringen (nach Moser [3]: 61). Bei **spastischem Singultus** wurde es mehrfach empfohlen, sonst aber noch wenig gebraucht.

342.4
Arzneimittelbild

Leitsymptome: Bewegung <.
Meist morgens <, aber auch durch Betätigung <.
Aufenthalt an frischer Luft >, durch Kaltwaschen > (Augen).

Geist und Gemüt: Ängstlichkeit, Weinerlichkeit und gedrückte Stimmung; Verdrossenheit, Abneigung gegen Reden, Gereiztheit, ärgerlich und zornig; fängt Streit an.

Schwindel: Morgens im Bett, besser in der frischen Luft.

Kopfschmerz: Kopfschmerz und Völle, morgens wie unausgeschlafen, besser im Freien. Kopfschmerz neuralgisch, alle 14 Tage periodisch auftretend, mit Sehstörungen. Ziehende und stechende Schmerzen an verschiedenen Stellen. Nagelkopfschmerz. Erwachen um 2 Uhr mit Schmerzen im Hinterkopf und in den Augen.

Zephalgie neuralgisch
Migräne

Augen: Reizerscheinungen der Bindehaut. Gegenstände erscheinen zu groß. Undeutliches Sehen.

---
[394] Nickelgruppe: Nickel Ni, Palladium Pd, Platin Pt, Darmstadtium Ds.
[395] Anorganische Elemente, deren Gewebsgehalt < 50 ppm liegt, deren Essenzialität beim Menschen in einer Dosis von < 50 ppm experimentell nachgewiesen wurde und deren Funktion bekannt ist.

Brennen in den Augen, besser nach Kaltwaschen. Schwäche der Augen gegen Abend.

Nase: Schnupfen, flüssig oder mit verstopfter Nase.

Mund: Entzündliche Erscheinungen an den Schleimhäuten des Mundes, übler Geruch aus dem Mund, Trockenheit oder Speichelfluss. Mund voller Speichel.

Zähne: Übelriechende Flüssigkeit entleert sich an den Backenzähnen beim Saugen an diesen.

Innerer Hals: Rachen und Tonsillen rau und wund, Schluckschmerzen, Anschwellung der Tonsillen. Gefühl von Zusammenschnüren im Hals.

Äußerer Hals: Schilddrüse sehr empfindlich bei Druck.

Magen: Sehr durstig Tag und Nacht. Krampfhaftes Aufstoßen, Übelkeit, Schmerz im Magen wie von Hunger, aber ohne Appetit. Magenschwäche mit Schmerz, besser von Essen.

Singultus

Abdomen: Heftige Blähsucht.

Rektum und Stuhl: Durchfälle nach Milch, mit Zwang. Auch weicher Stuhl kann nur mit Anstrengung entleert werden. Verstopfung, harter, mühsam zu entleerender Stuhl.

Blase: Erwacht nachts mehrmals mit Harndrang. Harnmenge vermehrt.

Geschlechtsorgane:
- weiblich: Menses verspätet und zu schwach oder verstärkt oder unterbrochen. Leukorrhö wässrig. Schmerzen in den Ovarien, als ob die Menses eintreten wolle.

Sprache und Stimme: Heiserkeit.

Husten und Expektoration: Hustenanfälle, nachts, muss deshalb aufsitzen.

Brust: Druck und Stechen auf der Brust, bei Bewegung, beim Husten.

Extremitäten: Zittern und Schwäche der Beine. Schmerzen rheumatischer Art in allen Muskeln und Gliedern, auch im Rücken und der Brust.

Frost und Frösteln: Frostschauer und Frieren, doch vorwiegend Hitzegefühl mit Bedürfnis, an die frische Luft zu gehen.

342.5
Dosierung

Etwa D 6 (in Verreibung) bis D 12.

342.6
Vergleichsmittel

- 10. Gruppe Periodensystem der Elemente: Niccolum sulphuricum, Palladium metallicum, Platinum metallicum, Platinum colloidale, Platinum iodatum, Platinum muriaticum.
- Zephalgie morgens nach Anstrengung: Argentum nitricum.
- Singultus: Belladonna, Hyoscyamus niger, Magnesium-Arzneien, Nux vomica, Tabacum.
- Gefühl, als würde das Auge an einer Schnur nach rückwärts gezogen: Paris quadrifolia.
- Die Prüfung ergab große Ähnlichkeit mit Ferrum und Cobaltum, wobei die zentralnervösen Symptome noch stärker als bei diesen hervortreten.

342.7
Literatur

[1] Allen TF. Niccolum. Encyclopedia of pure Materia Medica. Bd. 6. New York: Boericke & Tafel; 1874–1880: 633–646

[2] Clarke JH. Niccolum. Dictionary of practical Materia Medica. Bd. 2.1. London: Homoeopathic Publishing Company; 1900–1902: 580–584

[3] Moser H. Niccolum in Migraine. American Homoeopathist 1897; 23: 61

[4] Nenning. Beiträge zur physiologischen Pharmakodynamik, Nickel. Annalen der homöopathischen Klinik 1832; 3: 353–374

343 Niccolum sulphuricum – nicc-s

lt.: Niccolum sulphuricum, dt.: Nickel(II)-sulfat Hexahydrat, engl.: nickel(II)-sulfate hexahydrate

343.1 Substanz

Mineralia – Anorganica – Composita – 10. Gruppe[396] – Nickel(II)-sulfat – $NiSO_4 \cdot 6H_2O$

Die Substanz bildet türkise oder blaue Kristalle.
Homöopathische Anwendung findet Nickel(II)-sulfat Hexahydrat.

343.2 Pharmakologie und Toxikologie

In größeren Mengen inkorporiert kommt es zu Reizungen im Magen-Darm-Trakt. Es hat kontaktallergische Potenz.

343.3 Anwendung

Homöopathische Anwendung findet die Zubereitung bei Zephalgien und Kongestionen (nach Kommission D).

343.4 Arzneimittelbild

Kopf: Kopf groß und schwer, wie wenn er eine Stütze brauche; wünscht sich niederzulegen.

Augen: Gefühl, als ob das Auge an einer Schnur gegen die Gehirnbasis gezogen würde.

Gesicht: Heiße Füße und heißes Gesicht jeden Nachmittag.

Rücken: Schmerzen im Hinterkopf und die Wirbelsäule hinunter, die beim Liegen auf dem Rücken sich verschlimmern, während Reiben bessert.

Schlaf: Nachts 2 oder 3 Uhr Erwachen mit Harndrang und Brennen der Füße.

Frost und Frösteln: Heiße Füße und heißes Gesicht jeden Nachmittag.

Schweiß: Sobald zwei Stellen der Körperoberfläche miteinander in Berührung kommen, bricht dort Schweiß aus (N.S.). Starke Hitzewellen mit Schweißausbrüchen bei Tag und Nacht.

343.5 Dosierung

Ab D 4.

343.6 Vergleichsmittel

10. Gruppe Periodensystem der Elemente: Niccolum metallicum, Palladium metallicum, Platinum metallicum, Platinum colloidale, Platinum iodatum, Platinum muriaticum.

343.7 Literatur

[1] Clarke JH. Niccolum sulphuricum. In: Clarke JH, Hrsg. Dictionary of practical Materia Medica. Bd. 2.1. London: Homoeopathic Publishing Company; 1900–1902: 584

[2] Fahnenstock JC. Niccolum sulphuricum. In: Anshutz EP, Hrsg. New, old and forgotten remedies. 2. Aufl. Philadelphia: Boericke & Tafel; 1917: 382–387

---

[396] Nickelgruppe: Nickel Ni, Palladium Pd, Platin Pt, Darmstadtium Ds.

344 Nosoden

dt.: Nosoden, engl.: nosodes

344.1
Substanz

Nosoden sind homöopathisch aufbereitete Arzneien, deren Ausgangsmaterial aus einem pathologischen Gewebe oder Sekret, einem Krankheitserreger oder seinen Stoffwechselprodukten oder aus Zersetzungsprodukten menschlicher oder tierischer Materialien stammt.

Die erste dokumentierte Erwähnung des Begriffs findet sich in einem Brief vom 10.10.1850, in dem Hering schreibt: „Mein Vorschlag, Nosoden (Krankheitsprodukte) zu prüfen, wurde …"

Unter diesen Begriff subsummierte H. C. Allen später auch Pyrogenium, das bakterielle Zersetzungsprodukt von Rindfleisch, was per se kein Krankheitsprodukt ist.

Samuel Swan fasste den Begriff noch weiter und ordnete auch Lac caninum, die Hundemilch, darunter, welche aus einem physiologischen Sekret als Ausgangsstoff hergestellt wurde. Er verstand den Begriff Nosode nicht mehr als Arznei, deren Ausgangssubstanz Krankheitsprodukte sind.

Es werden also zum Beispiel Eiter bei Sepsis, Sputum bei Pertussis oder Lungentuberkulose, der Inhalt der Hauteffloreszenzen der Pocken oder Sekrete gonorrhoischer oder syphilitischer Affektionen oder der Abstrich diphtherischer Tonsillen als Ausgangsprodukte für die homöopathische Zubereitung verwendet.

Die Reinkulturen der Krankheitserreger werden ebenfalls in derselben Weise gebraucht. Sie haben den Vorteil, dass eine Beimengung anderer Stoffe dabei vermieden werden kann.

Anstatt der unmittelbaren Verwendung der Krankheitsprodukte infektiöser Krankheiten oder der Reinkulturen der Erreger werden auch von Tieren gewonnene Antitoxine dieser Erreger gebraucht. Diese Seren enthalten also sowohl die Toxine als auch die Antitoxine der Erreger und entfalten eine ähnliche spezifisch gerichtete Wirkung bei der entsprechenden Infektionskrankheit.

Wenn keiner dieser Ausgangsstoffe zur Verfügung stand, wurden auch schon aus dem Blutserum des an einer Infektionskrankheit leidenden Patienten sogenannte Autonosoden hergestellt und mit gutem Erfolg verwendet. Autonosoden sind solche Nosoden, die von einem bestimmten Kranken gewonnen und bei demselben Patienten verwendet werden.

Es bestehen wenige einheitliche Vorschriften, Homöopathische Monographien, über die Ausgangsstoffe der einzelnen Nosoden. So kommt es, dass Nosoden gleichen Namens verschiedener Hersteller aus differierenden Ausgangsmaterialien hergestellt werden. Die Erregernosoden können also entweder aus Sekreten, welche Bakterien enthalten, oder aus den Reinkulturen dieser Erreger oder aus Impfstoffen gegen die Infektionskrankheit oder aus antitoxischen Seren gewonnen werden.

Hahnemann äußert sich in der Fußnote zum §56 zur Nosoden-Therapie und Isopathie wie folgt: „Man möchte gern eine dritte Kurart durch **Isopathie**, wie man sie nennt, erschaffen, nämlich mit gleichem Miasm eine gleiche vorhandene Krankheit heilen. Aber, gesetzt auch, man möchte dieß, so würde, da sie das Miasm nur hoch potenzirt, und folglich, verändert dem Kranken reicht, sie dennoch nur durch ein, dem *Simillimo* entgegen gesetzten *Similimum* die Heilung bewirken. Dieses **Heilenwollen** aber durch eine **ganz gleiche** Krankheits-Potenz (per idem) widerspricht allem gesunden Menschen-Verstande und daher auch aller Erfahrung: Denen, welche zuerst die sogenannte Isopathie zur Sprache brachten, schwebte vermuthlich die Wohlthat vor Augen, welche die Menschheit durch Anwendung der Kuhpocken-Einimpfung erfuhr, daß dadurch der Eingeimpfte von aller künftigen Menschenpocken-Ansteckung frei erhalten, und gleichsam schon im voraus von letzterer geheilt ward. Aber beide, die Kuhpocken wie die Menschenpocke, sind nur sehr ähnlich, auf keine Weise ganz die selbe Krankheit; sie sind in vieler Hinsicht von einander abweichend, namentlich auch durch den schnelleren Verlauf und die Gelindigkeit der Kuhpocken, vorzüglich aber dadurch, daß diese nie durch ihre Nähe den Menschen anstecken, und so durch die allgemeine Verbreitung ihrer Einimpfung allen Epidemien jener tödlichen, fürchterlichen Menschenpocken dergestalt ein Ende gemacht haben, daß die jetzige Generation gar keine anschauliche Vorstellung von jener ehemaligen scheußlichen Menschenpocken-Pest mehr hat. So werden allerdings auch ferner einige, den Thieren eigne Krankheiten uns Arznei- und Heil-Potenzen für **sehr ähnliche**, wichtige Menschen-Krankheiten darreichen, und demnach unsern homöopathischen Arznei-Vorrath glücklich ergänzen. Aber mit einem menschlichen Krankheitsstoffe (z. B. einem Psorikum von Menschen-Krätze genommen, gleiche menschliche Krankheit, Menschen-Krätze oder davon entstandene Uebel) heilen zu wollen – das sei fern! Es erfolgt nichts davon als Unheil und Verschlimmerung der Krankheit." (Vergleiche dazu Psorinum.)

Die Nosoden werden unter dreierlei Gesichtspunkten angewendet:

1. Alle Nosoden können als spezifisches Heilmittel, als Isotherapeutikum bei der entsprechenden Krankheit angewendet werden, der sie entstammen. Im Allgemeinen werden sie in diesem Falle als Zwischenmittel neben den angezeigten homöopathischen Arzneien gereicht.
2. Mit einem Teil der Nosoden wurden Arzneimittelprüfungen vorgenommen und auf diese Weise ein Arzneimittelbild gewonnen. Dieses wurde durch Symptome der entsprechenden Krankheit und weiter durch Symptome, welche man bei Anwendung der Nosode am Kranken beobachtet hat, ergänzt, zum Beispiel Tuberculinum, Medorrhinum, Syphilinum, Pyrogenium, Psorinum. Diese Nosoden können also nicht nur bei der spezifischen Krankheit, sondern auch nach der Ähnlichkeit des Arzneimittelbildes verordnet werden.
3. Nach klinischer Erfahrung stellen die Nosoden eine ausgezeichnete Möglichkeit zur Roborierung nach überstandener Krankheit dar. Auch bei Dauerausscheidern wurden Erfolge beobachtet.

Beispiele von Nosoden sind:
Nosoden aus Bacteria:
Anthracinum, Bacteria, Bacillaceae, Bacillum anthracis, aus dem alkoholischen Extrakt der Milz eines an Milz-Brand erkrankten Schafes.

Bacillus dysenteriae Bach, Bacteria, Enterobacteriaceae (Darmbakterien), dessen Ausgangsmaterial das Bakterium Shigella ist.

Bacillus Gärtner (Bach), Bacteria, Enterobacteriaceae (Darmbakterien), einem Subtyp von Morgan Bach.

Colibacillinum, Bacteria, Enterobacteriaceae (Darmbakterien), verwendet als Ausgangsmaterial verschiedene Stämme von Escherichia coli

Enterococcinum, Bacteria, Enterococaceae Gattung Milchsäurebakterien, Enterococcus faecalis aus Kulturen.

Typhus abdominalis Nosode, Bacteria, Enterobacteriaceae (Darmbakterien), obligat pathogen, Salmonella typhi.

Paratyphus A Nosode, Parathyphus B Nosode, Bacteria, Enterobacteriaceae (Darmbakterien), obligat pathogen, Salmonella paratyphi (A, B, C).

Botulinum, Nosode, Bacteria, Clostridiaceae, Clostridium botulinum, der Erreger des Botulismus, als Ausgangsstoff wird infiziertes Schweinefleisch verwendet.

Brucella melitensis, Nosode, Bacteria, Brucellaceae, Erreger des Maltafiebers.

Diphtherinum, Bacteria, Corynebacteriaceae, Corynebacterium diphtheriae, bei dem das Ausgangsmaterial die Pseudomembranen einer an Diphtherie erkrankten Person ist.

Syphilinum oder Luesinum, Bacteria, Spirochaetaceae, Treponema pallidum ssp. pallidum aus dem Sekret des luetischen Schankers.

Medorrhinum, Bacteria, Neisseriaceae, Neisseria gonorrhoeae, bei welchem als Ausgangssubstanz gonorrhoischer Eiter verwandt wird.

Gonococcinum, Bacteria, Neisseriaceae, Neisseria gonorrhoeae, aus Gonokokkenkulturen.

Meningococcinum, Bacteria, Neisseriaceae, deren Ausgangssubstanz Bakterienkulturen aus Neisseria meningitidis

Pertussinum, Bacteria, Alcaligenaceae, Bordetella pertussis, aus humanem Sputum eines an Pertussis Erkranktem.

Staphylococcinum, Bacteria, Staphylococcaceae, aus der Bakterienkultur von Staphylococcus epidermis, haemolyticus und stimulans.

Tuberculinum Koch, Bacteria, Mycobacteriaceae (Mykobakterien), getrocknete humane oder bovine Stämme von Mykobakterium tuberculosis.

Tuberculinum Koch alt, aus Alttuberkulin, das hitzekonzentrierte Filtrat eines flüssigen Nährmediums, auf dem ein humaner oder boviner Stamm von Mycobacterium tuberculosis gezüchtet wurde.

Tuberculinum Koch neu, nach Ph. EUR./1783: „Gereinigtes Tuberculin wird aus den hitzebehandelten Wachstums- und Lyseprodukten eines oder mehrerer Stämme von Mycobacterium tuberculosis gewonnen und zeigt bei einem mit Mikroorganismen derselben Art sensibilisierten Tiere eine Überempfindlichkeit vom Spättyp an."

Tuberculinum aviaire, Bacteria, Mycobacteriaceae, Mycobacterium avium ssp. avium.

Tuberculinum Marmoreck, als Ausgangssubstanz wird das Serum von mit humanen oder bovinen Stämmen von Mycobacterium tuberculosis behandelten Pferden verwendet.

Tuberculinum residuum Koch aus dem Filtrationsrückstand des flüssigen Nährmediums, auf dem ein humaner Stamm von Mycobacterium tuberculosis gezüchtet wurde.

Pyrogenium, aus einem bakteriellen Zersetzungsprodukt tierischen Gewebes.

Nosoden aus Viridae:

Lyssinum (Hydrophobinum), Virida, Rhabdoviridae, Rabies Virus (RABV), (-)-RNA, helicales Capsid, Hülle, aus dem Speichel eines tollwütigen Hundes.

Influenzium, Virida, Myxo-Viren, (-)-RNA, helicales Capsid, Hülle, aus Grippeimpfstoff verschiedener Grippestämme.

Morbillinum, Nosode, Virida, Paramyxoviridae, (-)-RNA, helicales Capsid, Hülle, Ausgangsmaterial ist das buccopharyngeale Exsudat als Abstrich eines an Masern Erkrankten gewonnen.

Variolinum Nosode, Virida, Poxviridae (Pocken-Virus), Doppelstrang DNA, helicales Capsid, Hülle, Ausgangsmaterial aus der serösen Flüssigkeit von Pockenblasen, (nicht aus der Impfpustel).

Varicellen Nosode, Virida, Herpesviridae (Herpes-Viren), Doppelstrang DNA, Capsid, Hülle, Ausgangsmaterial aus dem Varicella-Impfstoff.

Nosoden sonstige:

Toxoplasmose-Nosode, Protozoa, Sarcocystidae, Toxoplasma gondii

Psorinum, Nosode, Animalia, Arachnidae (Spinnentiere), Acaridae (Lausmilben), Sarcoptes scabiei (Krätzmilbe). Ausgangsmaterial aus den Hauteffloreszenzen der Ektoparasitose Skabies.

Carcinosinum, Gewebe, nicht monographiert. Siehe Carcinosinum.

344.2
Herstellungsvorschriften

Nosoden dürfen nur als registrierte homöopathische Arzneien durch pharmazeutische Unternehmen oder als Rezepturmittel durch Apotheken auf der Basis einer ärztlichen Verschreibung an Patienten abgegeben werden.

Auf Europaebene bemüht man sich um eine Harmonisierung der Gesetzeslage zur Herstellung und Verbreitung von Nosoden. Mit der Ausarbeitung entsprechender Richtlinien ist die Homeopathic Medicinal Working Group der European Medicines Agency befasst. Seit 2007 ist deren zuletzt erarbeitete Guideline „Points to Consider on Safety of Homeopathic Medicinal Products from Biological Origin" in Kraft.

Darin wird festgelegt, dass für die Nosoden besondere Vorkehrungen aufgrund ihres pathologischen Ausgangsmaterials beachtet werden müssen.

Es ist der Nachweis erforderlich, dass pathogene Stoffe bei der Herstellung ausreichend inaktiviert wurden. Dies betrifft auch Viren und TSE-Prionen. Diese Inaktivierung muss durch Studien belegt werden. Solche Abreicherungsstudien kosten fünfstellige Beträge. Es wird darauf hingewiesen, dass die Verdünnung für sich alleine keine ausreichende biologische Sicherheit gewährleistet.

Handelt es sich jetzt noch um eine pathologische Substanz humanen Ursprungs, greift eine zusätzliche Regelung, die 2004 in Kraft trat. Hierin wird die Auswahl geeigneter Spender, Sicherheitsverfahren und Qualität geregelt (Directive 2004/23/EC).

Im Europäischen Arzneibuch findet sich in der Monographie 07/2011:1038 der Hinweis, dass für Ausgangsmaterialien menschlichen Ursprungs der

Spender die gleichen Anforderungen erfüllen muss, die für Blutspender und Spenderblut angewandt werden, es sei denn, es liegen begründete Ausnahmen vor. Im Homöopathischen Arzneimittelbuch sind für die Herstellung der Nosoden die Herstellungsvorschriften 6, 43, 44, 58a und 58b anzuwenden. Hier ist festgelegt, dass das Ausgangsmaterial in einem Dampfsterilisator über 20 Minuten im gespannten, gesättigten Wasserdampf bei einer Kerntemperatur von 133 °C und einem Druck von 3 bar zu sterilisieren ist. Danach muss vor einer weiteren Verarbeitung eine Überprüfung auf Sterilität erfolgen.

Die im Homöopathischen Arzneibuch geforderte Sterilisation führt zu so starken Veränderungen der Ausgangssubstanz, dass es sich bei den daraus hergestellten Arzneimitteln um andere Arzneien handelt, als die ursprünglich geprüften. Hier Lösungen zu finden, darum bemüht man sich derzeit in der Homeopathic Medicinal Working Group (HMPWG) der European Medicines Agency (EMA).

344.3
Dosierung

In akuten Fällen kann man die Nosoden alle 3 Tage wiederholen. Voisin empfiehlt dazu D 15 oder D 20, ich selbst habe meist D 30 gebraucht.

In chronischen Fällen habe ich es für zweckmäßig gefunden, zuerst eine Gabe D 30 zu geben und die nächste Gabe nach 2 Wochen, frühestens jedoch nach 10 Tagen folgen zu lassen. Die 2. Gabe ist dann in höherer Potenz, am besten als D 200 zu reichen; man muss, um die volle Wirkung der Nosode zu erzielen, mit der Potenz ansteigen. Die Nachwirkung dieser Potenzen ist mindestens auf weitere 3 Wochen anzusetzen; damit dürfte in den weitaus meisten Fällen keine weitere Gabe mehr erforderlich sein. Nicht selten kann man durch die Anwendung der Nosoden einen unmittelbaren Umschwung des Krankheitszustandes beobachten. Zweifellos wird die Nosoden-Therapie noch eine bedeutende Zukunft haben. Man wird auf den Vorteil nicht verzichten wollen, bei einer Streptokokkenangina neben Mercurius solubilis Hahnemanni oder Mercurius iodatus ruber auch Streptococcinum zu geben oder einem Keuchhustenpatienten Pertussinum, einem Typhuspatienten Typhinum zu reichen. Bei chronischen Krankheitszuständen gestaltet sich die Nosoden-Therapie wesentlich komplizierter, da in solchen Fällen die Nosoden aller Infektionskrankheiten, mit denen der Patient in Kontakt gekommen ist, in Frage kommen. Besonders sind hier die Nosoden Tuberculinum, Syphilinum, Medorrhinum und Carcinosinum welche erfahrungsgemäß bei jedem chronischen Patienten eine Rolle spielen, von großer Bedeutung.

344.4
Vergleichsmittel

Nosoden: Anthracinum, Carcinosinum, Lyssinum, Medorrhinum, Psorinum, Pyrogenium, Syphilinum, Tuberculinum, Tuberculinum-Arzneien.

344.5
Literatur

[1] Bündner M. Die tierischen Arzneien, Nosoden und Sarkoden unserer Materia Medica. Klassische Homöopathie 2002; 234–248, DOI: 10.1055/s-2006–938 839

[2] Hahn H, Falke D, Klein P, Hrsg. Medizinische Mikrobiologie. Berlin, Heidelberg, New York: Springer; 1991

[3] Hahnemann S. Organon Aufl. 5. In: Luft B, Wischner M, Hrsg. Organon-Synopse. Heidelberg: Haug; 2001: 391–393 (6 § 56)

[4] Hofmann A. Nosoden-Status und Verfügbarkeit. Allgemeine Homöopathische Zeitung 2014; 259 (6): 7–9

[5] Julian OA. Materia medica der Nosoden. 10. Aufl. Stuttgart: Haug; 2004: 196

[6] Pötters H. Handlexikon der Homöopathie. Euskirchen: Homöopathisches Wissen; 1999

345 Nuphar luteum – nuph

lt.: Nuphar luteum, dt.: Gelbe Teichrose, engl.: yellow pond lily

345.1 Substanz

Platae – Nymphaeaceae (Seerosengewächse) – **Nuphar luteum**

Es handelt sich um eine ausdauernde krautige Wasserpflanze, die aus ihren Rhizomen an langen Stielen sehr große, runde, auf dem Wasser schwimmende Laubblätter treibt. Von Juli bis September bildet sie endständig an kräftigen Stielen einzelne, gelbe Blüten aus. Heimisch ist sie in Europa, Vorderasien und Zentralasien.

Homöopathische Verwendung findet der frische Wurzelstock.

345.2 Pharmakologie und Toxikologie

Hauptinhaltstoffe der Teichrosen sind Nuphar-Alkaloide. Das ihnen zugrunde liegende C-Gerüst entspringt komplett dem Terpen-Stoffwechsel und nicht dem Aminosäurestoffwechsel, sodass es sich um keine echten Alkaloide handelt. Aus diesem Grunde werden sie auch als Sesquiterpen-Alkaloide bezeichnet. Man unterscheidet Furyliperidine wie das Nupharamin von den Furylchinolizidinen wie dem Desoxynupharidin und den dimeren schwefelhaltigen Furylchinolizidine wie dem Thiobinupharidin. Aufgrund eines bei vielen Nuphar-Alkaloiden integrierten Chinolizidin-Ringsystems werden diese chemisch-physiologisch in der Nähe der Chinolizidin-Alkaloide der Fabaceae und der Lycopodium-Alkaloide gesehen, zu welchen jedoch keine biogenetische Verbindung besteht. Das Nuphar-Alkaloid Castoramin findet sich auch in Castoreum, dem Bibergeil.

Eine bakterostatische und fungostatische Wirkung wurde nachgewiesen.

345.3 Anwendung

In Frankreich wurden die Blüten zu einem die sexuelle Erregbarkeit dämpfenden Eau de Nénuphar verwandt.

Homöopathische Anwendung findet die Zubereitung bei morgendlicher Diarrhö (nach Kommission D).

Die Prüfung wurde von Dr. Pitet an sich selbst mit Gaben der 4., 6., 7. und 8. Dezimalpotenz vorgenommen. Dabei hat sich diese Wirkung als Anaphrodisiakum bestätigt, doch muss auch darauf hingewiesen werden, dass sich in der Nachwirkung eine Steigerung der Libido ergab. Es wurde eine Diarrhö um 5 Uhr mit gelben Stühlen beobachtet. Auf der Haut bildete sich eine psoriasisartige Effloreszenz.

345.4 Arzneimittelbild

Geist und Gemüt: Höchstes Mitgefühl, das großen Schmerz verursacht, wenn der Kranke Zeuge von Leiden der Tiere wird. Große Ungeduld beim geringsten Widerspruch.

Kopfschmerz: Schmerzen im Kopf beim Gehen, besser an der frischen Luft. Schmerzen in den Augenhöhlen.

Rektum und Stuhl: Gelbe, durchfällige Stühle um 5 oder 6 Uhr mit vorausgehenden Kolikschmerzen.

Geschlechtsorgane:
- männlich: Völliger Mangel an Erektionen und Libido. Sexuelle Vorstellungen rufen keine Erektion hervor. Verminderung wollüstiger Gedanken und des sexuellen Verlangens über 10 Tage, gegenteilige Wirkung in den folgenden Tagen.

*Spermatorrhö
Dysfunktion erektil
Hypersexualität*

Haut: An verschiedenen Teilen des Körpers treten rote prominente Papeln auf, die sich mit silbrig-weißen Schuppen wie Psoriasis bedecken, 1½ Monat andauernd.

345.5
Dosierung

Bei erektiler Dysfunktion mit mangelnder Erektion, evtl. mit Spermatorrhö D 6.

345.6
Vergleichsmittel

- Erektile Dysfunktion: Acidum phosphoricum, Acidum picrinicum, Agnus castus, Caladium seguinum, China officinalis, Nux vomica, Staphysagria.
- Diarrhö am frühen Morgen: Aloe socotrina, Podophyllum peltatum, Rumex crispus, Sulphur lotum.

345.7
Literatur

[1] Allen TF. Nuphar luteum. Encyclopedia of pure Materia Medica. Bd. 7. New York: Boericke & Tafel; 1874–1880: 59–61

[2] Clarke JH. Nuphur luteum. Dictionary of practical Materia Medica. Bd. 2.1. London: Homoeopathic Publishing Company; 1900–1902: 602–604

[3] Hughes R. Nuphar. Cyclopaedia of Drug Pathogenesy. Bd. 4. London: Gould; 1886–1891: 657–658

[4] Pitet. Nuphar luteum. Soc. gall. méd. homéop.; 3: 129

346 Nux moschata – nux-m

lt.: Myristica semen, dt.: Muskatnuss, engl.: nutmeg

346.1 Substanz

Plantae – Myristicaceae (Muskatnussgewächse) – **Myristica fragrans**

Es handelt sich um die 2 bis 3 cm langen, elliptischen Samenkerne eines ca.10 m hohen flachwurzelnden Baumes, der ein feuchtwarmes tropisches Klima benötigt. Zum Schutz der empfindlichen Myristica-Kulturen verwendet man große starke Bäume zur Beschattung und zum Windschutz der Kultur. Die Haupterntezeit der Früchte ist von Juni bis Oktober, wenn deren Pericarp aufgeplatzt ist. Die Samen werden gelinde getrocknet. Die Trocknungstemperatur darf 45 °C nicht übersteigen, um den Fettanteil zu erhalten. Nach 4 bis 8 Wochen, wenn der Samenkern in der Fruchtschale klappert, wird diese durch Aufschlagen entfernt. Als Schutz gegen Insektenfraß werden die Nüsse in einen frischen Brei aus Meerwasser und Kalk eingetaucht, wobei der typische weiße Überzug der Nüsse entsteht. Nach ihrer Herkunft werden die Sorten unterschieden, wobei die Banda-Muskatnüsse die feinste Sorte sind mit einem Anteil von 8 % an ätherischen Ölen. Wegen ihres aromatischen, schwach bitteren Geschmacks wird sie als Gewürz verwendet. Herkunft ursprünglich von den südlichen und östlichen Molukken Indonesiens.

Homöopathische Verwendung finden die getrockneten, vom Samenmantel und der Samenschale befreiten Samenkerne.

346.2 Pharmakologie und Toxikologie

Pharmakologisch wirksame Inhaltsstoffe sind die ca. 10 % Phenylpropanderivate wie Myristicin[397], Safrol[398], Eugenol[399] und Elemicin. Safrol wirkt antiseptisch und insektizid, antimikrobiell, ist tierexperimentell genotoxisch und karzinogen. Sie hat eine halluzinogene und narkotische Wirkung, die auf die amphetaminähnlichen Metabolisten des Myristicins und des Elemicins zurückgeführt wird. Durch Transaminierung des Myristicins bildet sich MMDA[400] und durch Metabolisierung des Elemicins TMA[401], deren psychomimetische Wirkung doppelt so stark sein soll, wie die des Mescalin. Am Herzen konnten bei Einmalgabe Sinustachykardien und bei Gaben über 15 Tagen Sinusbradykardien beobachtet werden. Die Muskatnuss wirkt in Tierexperimenten hemmend auf die Prostaglandinsynthese. Weitere pharmakologisch wirksame Inhaltsstoffe sind die Monoterpenkohlenwasserstoffe α- und β-Pinen und Sabinen zu jeweils 20 bis 30 %. Für Geruch und Geschmack verantwortlich sind in kleinen Mengen Terpinen-4-ol, Safrol, Eugenol, Isoeugenol.

Intoxikationen fanden sich besonders nach dem 2. Weltkrieg in den USA, wo sie wegen ihrer narkotischen und halluzinogenen Wirkung vor allem von Studierenden und Strafgefangenen als Ersatz für Cannabis, Mescalin und LSD gebraucht wurde.

---

[397] Myristicin findet sich unter anderem ebenfalls in Petersilie, Möhren und Anis und dient als Ausgangsstoff für die Synthese illegaler Designerdrogen (Ecstasy). Es verursacht den typischen Muskatnussgeruch. Tierexperimentell wurde eine geringe Hemmung der zentralen MAO (Monoaminooxidase) nachgewiesen.

[398] Findet sich bis zu 90 % in Sassafrasöl, daneben auch in Campheröl, Basilikum, Zimt, Fenchel, Anis, schwarzem Pfeffer. Die Biosynthese erfolgt aus Phenylalanin.

[399] Auch in Nelkenöl, Pimentöl, Bayöl, Zimtöl, Basilikumöl. Es duftet nach Nelken. Durch Kaliumpermanganat und Ozon oxidiert es zu Vanillin.

[400] 3-Methoxy-4,5-methylendioxyamphetamin.

[401] 3,4,5-Trimethoxyamphetamin.

Die Muskatnuss ruft nach oraler Einnahme von einer bis mehreren Nüssen in zerriebenem Zustand mit einer Latenz von 2–5 Stunden Vergiftungserscheinungen hervor. Es kommt zu psychischen Missempfindungen vor allem des Raum-Zeit-Gefüges und zu Gefühlen des Schwebens und der Schwerelosigkeit, zu Benommenheit, Schläfrigkeit, Stupor, Irrereden, Lachkrämpfen. Visuelle Halluzinationen sind deutlich seltener als bei Mescalin und LSD. Körperlich findet man Synkope mit Zyanose, Diplopie, Lähmung der Schließmuskeln. Die Schleimhäute des ganzen Körpers werden gereizt, was zu Gastritis, Diarrhö und Hämaturie führt. An der Muskulatur werden rheumatoide Zustände hervorgerufen. Die Symptome nehmen nach 12 bis 14 Stunden ab. Als Nachwirkung bleibt eine Aversion gegen den Muskatnussgeschmack, was den Gebrauch physiologisch deutlich einschränkt. Seine Anwendung in der Lebensmittelindustrie ist konzentrationsbeschränkt.

346.3
Anwendung

Volkstümliche Anwendung findet die Muskatnuss bei Gastropathie, Flatulenz, Hyperemesis gravidarum, Kinetose und Diarrhö. In der Heimat der Muskatnuss glaubt man, die fällige Menses damit hinausschieben, andererseits auch die wegen Schwangerschaft ausbleibende Menses wieder hervorrufen zu können.

Homöopathisch wird die Zubereitung bei Burn-out-Syndrom, Wahrnehmungsstörungen, Dyspepsie mit Flatulenz eingesetzt (nach Kommission D).

Am **Zentralnervensystem** wird eine Verwirrung der Gedanken und ein Zustand wie im Traum hervorgerufen. Dabei erscheint alles lächerlich, man ist glücklich und heiter, das **Gedächtnis** ist gestört beziehungsweise aufgehoben. Auch traurige Verstimmung wird gefunden. Der Kopf ist benommen, es bildet sich eine unüberwindliche Schlafsucht aus. Man findet sich in bekannten Straßen nicht zurecht, die Schätzung für Raum und Zeit geht verloren. Es entsteht eine Art von *Stupor*.

Es wird eine auffallende Trockenheit der Haut wie der Schleimhäute beobachtet. Der Mund ist **trocken ohne eigentlichen Durst.** Ferner ergibt sich eine Verstimmung des Magens und Darms mit einer außerordentlichen Tympanie des Bauches. Der Tonus der glatten Muskulatur ist gestört, es kommt sowohl zu Spasmen als auch zu Atonie. *Flatulenz* begleitet die Beschwerden und ist die Ursache vieler Symptome.

Hitzewallungen über den ganzen Körper. Beengung und Blutandrang zur Brust, zusammen mit Meteorismus, rufen das *gastrokardiale Syndrom*, hervor. Andererseits wird auch synkopale Schwäche erzeugt. Schon vor Jahrhunderten wurde der Satz geprägt: unica nux prodest, nocet altera, tertia mors est.[402]

346.4
Konstitution

Der Typus des Nux-moschata-Patienten ist geprägt durch die Schläfrigkeit oder Betäubung des Gehirns, die Verwirrung und den Verlust des Gedächtnisses, die Neigung zu Gastropathie und zu Enteritis, die Störung der Innervation der glatten Muskulatur aller Hohlorgane, besonders an den Verdauungsorganen, am ganzen Gefäßsystem und am Herzen, die einerseits zu Herzbeklemmungen, neurozirkulatorischer Dystonie und pektanginösen Beschwerden, Blähungskolik usw., andererseits zu Synkope und Darmatonie („auch weicher Stuhl lässt sich nur schwer entleeren") und zu synkopaler Schwäche führen. Die besondere Prägung bekommen diese Zustände durch den erheblichen Meteorismus, die Trockenheit des Mundes ohne Durst und die kühle und trockene, zum Teil auch empfindungslose Haut. Die schlechte Blutzirkulation und die kühle Haut bringen es mit sich, dass Verschlimmerung durch Kälte und durch Nässe eintritt. Die Schwächung des Zentralnervensystems bedingt die Verschlimmerung durch Gemütserregung und durch jede geistige Beanspruchung. Eine Seitenbetonung der linken Körperseite wird beobachtet. Während der Menses und vor diesen bestehen nicht nur Schmerzen im Becken, sondern auch Verwirrung der Gedanken und eine auffallende Schwäche der Beine, sodass die Bewegungen nicht beherrscht werden.

---

[402] Die erste Nuss ist nützlich, die andere schädlich, die dritte tötlich.

346 – Nux moschata – nux-m

346.5
Arzneimittelbild

Leitsymptome: Nervöse Mattigkeit und Schläfrigkeit bis zur Betäubung des Gehirns, zu geistiger Verwirrung und Gedächtnisverlust.

Große Neigung zu Schwächezuständen, Aussetzen des Bewusstseins, Ohnmachtsanfällen, oder zu Krämpfen bei geringer Veranlassung.

Schmerzhaftigkeit der Haut, besonders beim Daraufliegen. Gefühllosigkeit an verschiedenen Teilen.

Trockenheitsgefühl der Schleimhäute und der äußeren Haut.

Trockenheit im Mund und auf der Zunge, ohne Durst.

Kann nicht schwitzen. Trockenheit der Haut.

Außerordentliche Auftreibung des Bauches mit Atembeengung und vielen Blähungsbeschwerden.

Gemütserregung< und geringfügige geistige Anstrengung<. Kälte und Nässe<, nasskaltes Wetter< mit allgemeiner Frostigkeit. Vor und während der Menses<. Wärme>. Die linke Körperseite ist stärker befallen.

Geist und Gemüt: Bedrückte Stimmung und Weinerlichkeit. Geschwätzigkeit, läppische Heiterkeit, alles kommt dem Patienten lächerlich vor, rascher Wechsel der Stimmung.

Traumhafte Verwirrung der Gedanken. **Betäubung und Gedächtnisschwäche**, die Gedanken schwinden beim Schreiben oder Lesen, sodass er in tiefen Schlaf versinkt. Muss sich lange auf eine Antwort besinnen. Beim Sprechen fallen ihm Worte nicht ein. Lässt beim Schreiben Buchstaben aus. **Aussetzen des Bewusstseins, Ohnmacht bei geringfügigem Anlass.**

Scheint aus zwei Personen zu bestehen. Das eigentliche, bewusste Ich beobachtet das andere.

Lebt wie im Traum, ist völlig irre und findet sich nicht zurecht. Er kennt bekannte Straßen nicht wieder, täuscht sich über Raum und Zeit.

⊙ **Stimmung wechselt zwischen Lachen und Weinen, zwischen Heiterkeit und Trübsinn, zwischen Lebhaftigkeit und Ruhe.**

Unwiderstehliche Schlafsucht; die Augen fallen ihm ständig zu vor Schlaf und kann kaum geweckt werden.

Konzentrationsschwäche
Agitation
Psychose
Synkope

Schwindel: Taumeln beim Gehen, Schwindel mit Schwere des Kopfes.

Kopf: Gefühl, als ob der Kopf zu groß wäre. Rieseln über die Kopfhaut wie von elektrischem Strom. Kopfschwarte schmerzhaft. Der Kopf will beim Sitzen vorwärts fallen, muss ihn mit den Händen stützen. Alle Beschwerden am Kopf steigern sich nach dem Essen.

Kopfschmerz: Kopfschmerzen mit heißem Kopf, beim Schütteln des Kopfes Gefühl, als schlüge das Gehirn gegen das Schädeldach an.

Augen: Schlaffheit der Augenlider, kann sie nicht offenhalten. Konjunktivitis mit Trockenheitsgefühl der Schleimhaut. **Gegenstände erscheinen zu groß.** Pupillen weit, Augen blutrot und geschwollen.

Ohren: Gehör übermäßig scharf.

Nase: Trockenheit der Nase, verstopfte Nase mit Besserung beim Aufrichten zum Sitzen. Heiserkeit, trockener Husten.

Rhinitis

Gesicht: Aschgrau, blau und kalt, blaue Ringe unter den Augen.

Mund: Große Trockenheit im Munde, dass die Zunge am Gaumen klebt, Zunge belegt, Gefühl wie pelzig und steif, beim Berühren mit dem Finger wie Leder; Sprechen erschwert. **Trotz Trockenheit kein Durst**, Speichel dick und klebrig – oder auch **starker Durst**, kaum zu stillen.

Zähne: Zahnschmerzen mit Verschlimmerung durch kalte Luft oder kalte Speisen.

Innerer Hals: Kratzen und Trockenheit des Rachens. Gefühl eines Klumpens im Hals.

Globussyndrom

Äußerer Hals: Enge des Halses, als würde die Kranke erwürgt.

Magen: Verminderter Appetit oder gieriger Hunger. Ekel beim Denken an Speisen. Übelkeit, Völle und Drücken im Magen.

Dyspepsie
Gastroenteritis
Sommerdiarrhö
Hyperemesis gravidarum

Abdomen: Nach dem Essen **ungewöhnlich starke Auftreibung des Leibes, alle Speise scheint in Gas überzugehen**. Kneipen im Bauch infolge Blähsucht.
Nach dem Essen großes Schlafbedürfnis.
Gefühl in der Gürtelgegend wie zusammengeschnürt, besser durch Gegendruck mit den Händen. Krampfartige, kolikartige Schmerzen im Bauch. Viel Rumpeln und Gurgeln im Bauch.

Hepatopathie

Rektum und Stuhl: Verstopfung, **auch weicher Stuhl lässt sich nur mühsam entleeren**. – Wässriger Durchfall, auf Milch **durchfälliger Stuhl, wird unter viel Blähungen entleert**.
Nach dem Stuhl Gefühl, als ob noch mehr komme (Tenesmus).

Blase: Strangurie.

Harnröhre: Brennen beim Harnlassen in der Harnröhre.

Urin: Häufiger Abgang von wasserhellem Urin in kleinen Portionen; oder verminderter Abgang von konzentriertem Harn. Harn von aromatischem Geruch (nach Veilchen oder Muskatnuss riechend).

Geschlechtsorgane:
- weiblich: Dysmenorrhö mit Schlafsucht oder Ohnmacht während der Menses, Menses zu früh oder zu spät, Blut dunkel, klumpig. Unterdrückung der Menses ☉ **durch Gemütserregung**. Die Menses wird durch den Genuss von einem Viertel bis einer Hälfte einer Muskatnuss hinausgeschoben. Während der Menses hat sie vor Schwäche keine Herrschaft über die Beine.

Dysmenorrhö
Amenorrhö
Menorrhagie

- männlich: Schlaffheit der Teile und verminderte Potenz.

Larynx und Trachea:

Laryngitis
Tracheitis

Brust: Beklemmung der Brust mit erschwertem Atmen. Schmerzhaftes, atemerschwerendes Lastgefühl auf der Brust, oder wie in einem Schraubstock gespannt, zum Tiefatmen und gewaltsamen Erweitern der Brust nötigend.
Gefühl von Blutandrang zum Herzen. Gefühl, als würde das Herz umschnürt oder als schlüge es in einem Hohlraum. Anfälle von Herzklopfen nach Mitternacht, wie wenn das Herz stillstände und dann heftig schlüge, mit lautem Aufstoßen, besser nach Trinken von heißem Wasser und Warmhalten.

Gastrokardialer Symptomenkomplex

Rücken:

Lumbalgie

Extremitäten: Zerschlagenheitsschmerz in den Lenden wie nach starker Anstrengung. **Schmerz in den Teilen, auf denen der Patient liegt**, völlige Kraftlosigkeit in den Gliedern mit Zittern. Krämpfe in allen Muskeln, einschließlich Gesicht und Nacken. Gefühl, als ob die Knochen in Stücke zerschlagen wären. Rheumatischer Schmerz in der linken Schulter. Rheumatische Schmerzen in allen Gliedern. Anfälle von Krämpfen, sich immer wiederholend.

346 – Nux moschata – nux-m

In den Fingern und Zehen ein Summen wie nach Erfrierung.
Verschlimmerung der Gliederschmerzen **durch Kälte und Nässe**.
Gefühllosigkeit der Glieder wie tot oder taub.

Erkrankungen des rheumatischen Formenkreises

Frost und Frösteln: Kalte und trockene Haut am ganzen Körper. Friert sofort an der kalten Luft, kalte Hände und Füße.

Schweiß: Ausbleiben jeden Schweißes. Bei Vergiftungen werden nach Lewin auch Schweißausbrüche beobachtet [7].

Haut: Rotgefleckt, blau, **Gefühllosigkeit der Haut**, Pelzigkeitsgefühl, das sich bessert bei Berührung. Gefühl von elektrischen Schlägen bei jeder Bewegung. **Die Haut am ganzen Körper ist kalt**. Haut blass oder bläulich, rotgefleckt.

Allgemein: Puls beschleunigt oder aussetzend und unregelmäßig, Puls verlangsamt, kaum fühlbar.

346.6
Dosierung

Ab D 2.

346.7
Vergleichsmittel

- Myristicaceae: Myristica sebifera.
- Es besteht eine auffallende Ähnlichkeit in der Arzneiwirkung in allen ihren Teilen zu Opium.
- Betäubung und Benommenheit, unwillkürliche Stühle, Schreck<, aber Kälte>. – Starke Flatulenz, Kälte< und Berührung<: China officinalis.
- Gliederschmerzen, Kälte< und Nässe<. Dabei fortgesetzte Bewegung>. Bewegungsdrang bei den Schmerzen: Bellis perennis, Dulcamara, Hedera helix, Pulsatilla pratensis, Rhus toxicodendron.
- Große Flatulenz mit Schwäche, Blähungsabgang>. Gastrokardiales Syndrom: Carbo vegetabilis, China officinalis, Magnesium carbonicum, Lycopodium clavatum, Sulphur lotum.
- Kein Durst trotz Fieber: Apis mellifica, Conium maculatum, Oleander, Pulsatilla pratensis, Rhododendron chrysanthemum, Ruta graveolens.
- Trockenheit der Schleimhäute, Hitze<. Schmerzen, geringste Bewegung<: Bryonia alba.
- Ekel beim Denken an Speisen: Arsenicum album, Colchicum autumnale, Sepia succus.
- Schläfrigkeit, Benommenheit, Herabsinken der Augenlider: Alumina oxydatum, Carboneum sulphuratum, Conium maculatum, Gelsemium sempervirens.
- Schläfrigkeit, große Schwäche, Enteritis: Acidum phosphoricum.
- Synkope bei Schock und seelischer Erregung oder Krampfzustände nach Aufregung: Ignatia amara.
- Kann nicht schwitzen, Haut trocken: Aconitum napellus (im Fieber), Alumina oxydatum, Belladonna, Graphites naturalis, Mandragora officinarum, Sulphur lotum.
- Rheumatische Schmerzen durch Kälte oder Nässe: Dulcamara, Rhus toxicodendron.

346.8
Kasuistik

346.8.1 Enteritis nach kaltem Bad

Bei einer Hochgebirgswanderung in Tirol im Sommer wurde ich nach einem kalten Bad in einem eiskalten Gebirgsbach von einer akuten Enteritis befallen. Ich bekam eine große Schwäche und Schläfrigkeit, konnte kaum die Augen offenhalten. Es war mir klar, dass ich Nux moschata zu nehmen hatte. Aber wie sollte ich in den Besitz derselben kommen? In dem kleinen Gebirgsstädtchen, das ich erreichte, war es nicht zu bekommen. Also ging ich in eine Lebensmittelhandlung und ließ mir eine Muskatnuss geben. An dieser knabberte ich ein wenig und wiederholte dies noch einige Male an demselben Tag. Damit erreichte ich sofortige und gründliche Heilung, sodass ich meine Bergsteigerei fortsetzen konnte. (Eigenbeobachtung des Verfassers)

346.8.2 Enteritis prolongiert

Dahlke erzählt von einer Patientin, die er in mehreren Behandlungen wegen einer schon länger bestehenden Enteritis behandelte, ohne einen Erfolg zu erzielen. Als er sie wieder einmal sah, berichtete sie auf Befragen, sie hätte auf Anraten einer Nachbarin etwas Muskatnuss geschabt und davon genommen, worauf sie schnell hergestellt wurde.

346.9 Literatur

[1] Allen TF. Nux moschata. Encyclopedia of pure Materia Medica. Bd. 7, 10. New York: Boericke & Tafel; 1874–1880: 61–83, 604

[2] Bosch. Vergiftung durch Muscatnüsse. Monatsblatt zur Allgemeine Homöopathische Zeitung 1869; 19: 20

[3] Clarke JH. Nux moschata. Dictionary of practical Materia Medica. Bd. 2.1. London: Homoeopathic Publishing Company; 1900–1902: 604–613

[4] Helbig. Die Muskatnuss. Nach homöopathischen Grundsätzen bearbeitet. Heraklides. Ueber Krankheitsursachen und Heilmittel, nach ihren reinen Wirkungen. 1833 (1): 1–40

[5] Hering C. Nux moschata. Homöopathische Vierteljahrschrift 1859; 10: 90–94

[6] Hughes R. Nux moschata. Cyclopaedia of Drug Pathogenesy. Bd. 3, 4. London: Gould; 1886–1891: 411–428, 659–660

[7] Lewin L. Myristica fragans Houtt. Gifte und Vergiftungen. Lehrbuch der Toxikologie. 6. Aufl. Heidelberg: Haug; 1992: 851–852

[8] Thümann. Nux moschata. Allgemeine Homöopathische Zeitung 1836; 8: 351

[9] Trinks CF. Lesefrüchte. Nux moschata. Allgemeine Homöopathische Zeitung 1836; 8 (22): 351

347 Nux vomica – nux-v

lt.: Strychnos nux vomica, dt.: Gewöhnliche Brechnuss, engl.: poison nut

347.1 Substanz

Plantae – Loganiaceae (Brechnussgewächse) – **Strychnos nux vomica**

Es handelt sich um einen ca. 20 m hohen, immergrünen Baum mit gabelteiligen Zweigen, dessen ledrige, eiförmige, gestielte Laubblätter gegenständig stehen. Sie bilden röhrenförmige weiße Blüten, aus welchen sich die bis 5 cm großen runden Beeren bilden, in deren Fruchtfleisch die ca. 2 cm großen, harten, sehr bitteren, hellgrauen Samen liegen. Heimisch ist die Pflanze in Südostasien.

Homöopathische Verwendung finden die reifen getrockneten Samen.

347.2 Pharmakologie und Toxikologie

Als Inhaltsstoff findet sich das Indol-Alkaloid Strychnin, welches hochselektiv an den Glycin-Rezeptor bindet. Es führt zentralnervös zu einer Verschärfung der Sinneswahrnehmungen, zu einer Steigerung von Atmung, Muskeltonus und Gefäßtonus. Es fand Einsatz zur Leistungssteigerung als Dopingmittel. Die Substanz hat eine analeptische Wirkung. Daneben ist noch sein Dimethoxy-Derivat Brucin nachweisbar, ein bitteres und sehr giftiges Alkaloid mit ebenfalls zentral stimulierender Wirkung. Die Droge wird gut enteral resorbiert, hepatisch metabolisiert und rasch eliminiert.

Die Intoxikation führt zu Unruhe und Angstzuständen, an den Sinnesorganen zu einer Steigerung und Schärfung der Sinnesfunktionen, besonders des Sehens, des Riechens und des Schmeckens. vonseiten des Magens zeigen sich Übelkeit und – selten – Erbrechen. Es kommt zu gesteigerten Reflexen, zu qualvollen, schmerzhaften Krämpfen bei vollem Bewusstsein, die durch die geringsten optischen oder taktilen Reize ausgelöst werden können. An der Muskulatur tritt lang anhaltender Tetanus ein, welcher sich auch auf das Zwerchfell ausdehnt. Die Krampfanfälle treten nach vorausgegangener Angst und Bangigkeit plötzlich mit krampfartigem Zucken und Tetanus der Gesichtsmuskeln, der Kaumuskeln, der Muskulatur des Kehlkopfes und des Zwerchfelles sowie mit Beuge- und Streckbewegungen der ganzen Skelettmuskulatur ein. Der ganze Körper wird mit einem Ruck in die Brücke geworfen. Während dieser Krämpfe können sich krampfartige Erektionen zeigen. Diese Anfälle sind unterbrochen durch Remissionen, während welcher jeder Spasmus vermisst wird. Auf die Krampfanfälle kann eine Lähmung folgen. Die Anfälle können durch geringfügige Anlässe, wie Berührung oder Reize auf Auge oder Ohr, erneuert werden. In der Nachwirkung zeigen sich lähmungsartige Schwäche, unfreiwilliger Harn- und Stuhlabgang. Der Tod tritt nach wenigen dieser Anfälle durch Ersticken, Erschöpfung oder Atemlähmung ein. 1 mg/kg Droge ist für den Menschen tödlich.

Hühner und andere Vögel besitzen eine verhältnismäßig hohe Widerstandsfähigkeit gegen die Giftwirkung des Strychnins, wenn sie das Gift fressen. Bei Einspritzungen sollen auch sie erliegen.

Obwohl in der Wirkung der Nux vomica sowohl Überreizung des Nervensystems als auch Erschlaffung und Lähmung, desgleichen sowohl Spasmus der glatten und quergestreiften Muskulatur als auch Lähmung enthalten sind, so treten die Symptome der nervösen Überreizung und der Muskelspasmen weit mehr in den Vordergrund, und daher wird von diesen fast allein therapeutischer Gebrauch gemacht.

Die auffallende Ähnlichkeit der Strychnin-Vergiftung (selektiver Glycin-Rezeptor-Antagonist) mit der Tetanie (Hemmung der Freisetzung hemmender Neurotransmitter wie Glycin und γ-Aminobuttersäure) hat zu Versuchen geführt, Strychnin als Heilmittel gegen diese zu verwenden, jedoch mit negativem Erfolg.

Die Intoxikation durch Brucin besitzt eine weit geringere Giftigkeit, unterscheidet sich aber im

Übrigen sehr wenig. Die tetanische Starre der Strychnin-Krämpfe fehlt jedoch dem Brucin, welches nur einfache Zuckungen und krampfartige Bewegungen ohne Tetanus hervorruft. Auch die Kumulation, welche bei Strychnin beobachtet wird, fehlt dem Brucin.

347.3
Anwendung

Volksmedizinische Anwendung fand die Substanz bei intermittierenden Fiebern, Schweißausbrüchen, Asthma bronchiale, Diabetes mellitus, als Aphrodisiakum und zur Anregung des Appetits.

Homöopathische Anwendung findet die Zubereitung bei fieberhaften Erkrankungen, Entzündungen der Atemorgane, Entzündungen und Krampfzuständen des Magen-Darm-Kanals, Leber- und Gallestörungen, Obstipation, Hämorrhoiden, Unverträglichkeiten von Nahrungsmitteln, Arzneimitteln und Genussmitteln, Harnwegserkrankungen, Kreislaufbeschwerden, Schwindel, Angina pectoris, Hämorrhagien, Zephalgien, Neuralgien und rheumatischen Schmerzen, Krämpfen an Hohlorganen, Muskelkrämpfen, Paresen, Insomnien, Agitationen, Depression (nach Kommission D).

Ein bevorzugter Angriffspunkt von Nux vomica sind die **Verdauungsorgane**. Ein *Reizmagen* oder *Gastritis* mit häufigem Magendruck einige Zeit nach dem Essen sowie **Sodbrennen** stehen im Vordergrund. Die Dyskinesie der Peristaltik, welche für Nux vomica kennzeichnend ist, zeigt sich in einer **Obstipation** mit vergeblichem Drang und in **Magendruck** mit Bedürfnis aufzustoßen, was aber nicht gelingen will. Wenn solche Magenerscheinungen zugegen sind, ist es auch hilfreich bei **Angina pectoris** oder **Asthma bronchiale** und dergleichen.

Bei **Magen**- und **Darmkrebs** regelt Nux vomica palliativ oft die Magenfunktion und beseitigt die Schmerzen, sodass die Assimilation wieder in Gang kommt und eine zeitweilige Kräftigung erfolgt.

Klinisch haben wir in Nux vomica ein kaum versagendes Gegenmittel bei **Nikotinvergiftung**, und es verdient neben dem Isopathikum Tabacum unsere Beachtung.

347.4
Arzneimittelprüfung

Die Prüfung von Nux vomica wurde von Hahnemann vorgenommen. Von den 1300 Symptomen, die in der 3. Auflage des 1. Bandes der *Reinen Arzneimittellehre* verzeichnet sind, stammen 1209 aus der Arzneimittelprüfung, der Rest wurde der Literatur entnommen. Zu dieser Prüfung Hahnemanns wurde bei Allen noch eine Anzahl toxikologischer Bemerkungen und Prüfungen amerikanischer Autoren hinzugefügt, die noch weitere 294 Symptome ergaben.

347.5
Konstitution

Wegen der einseitig auf das Zentralnervensystem und die vegetativen Nerven gerichteten Wirkung kann Nux vomica kaum, wie es von einigen Autoren geschieht, als Konstitutionsmittel im engeren Sinn bezeichnet werden, jedoch ist es eines unserer wichtigsten und wertvollsten Polychreste[403]. Die dafür geeigneten Kranken sind gekennzeichnet durch eine bestimmte psychische Verfassung. Hahnemann schreibt, „daß diejenigen Personen sie häufiger bedürfen, welche sehr sorgfältigen, eifrigen, feurigen, hitzigen Temperaments sind oder tückischen, boshaften, zornigen Gemüts". Es ist ihnen eine große Reizbarkeit eigen, die zu großer Streitsucht und Ärgerlichkeit neigt, seltener zu Ängstlichkeit. Die „Geladenheit" macht sich bei geringfügigem Anlass in einem Ausbruch von Zorn Luft, ohne nachher Reue zu zeigen. Die Hastigkeit des Wesens ist ein Grundzug des Mittels. Man findet daher auch unter gehetzten Geschäftsleuten und Managern sehr häufig Nux-vomica-Typen. Man hat die Nux vomica deshalb als ein Mittel bezeichnet, das für Männer passend ist; oder wenn es Frauen sind, so zeichnen sie sich durch ein ähnliches heftiges, aktives und reizbares Temperament aus. Diese Stimmung wird hervorgerufen zum Teil durch unmittelbare Reizung des Zentralnervensystems, zum Teil ist sie aufzufassen als psychischer Reflex der Vorgänge auf der Ebene des

---

[403] Arzneien, die häufig in der Homöopathie verwandt werden. Sie sind homöopathisch gut geprüft, haben ein breites Anwendungsfeld und werden häufig gelehrt.

vegetativen Nervensystems, besonders im Bereich der Verdauungsorgane. An Letzteren ist eine Hyperämie im kleinen Becken mit *Hämorrhoiden* und *spastischer Obstipation*, mit *Reizmagen* und Neigung zu Sodbrennen und Magendruck nach dem Essen zu beobachten. Dieser Zustand der *Hyperämie* ist oft eine Folge sitzender Lebensweise. Zusammen mit dem „sorgfältigen", peniblen Charakter entsteht so das Bild des „Staatshämorrhoidariers".

Die im Nux-Bild erkennbare Reizung des vegetativen Nervensystems macht es sehr geeignet als Gegenmittel gegen die Einwirkung von Genussmitteln wie Tabak, Alkohol, Kaffee, aber auch gegen zu stark dosierte oder unpassende Arzneimittel. Es hebt die Schäden solcher gewohnheitsmäßig genommener Arzneimittel, wenn sie sich in der typischen allgemeinen Reizbarkeit und in den Magenbeschwerden mit Verstopfung mit blindem Drang äußern, oft rasch auf. Auch bei Arzneimittelprüfungen leistet es sehr gute Dienste. Wenn die Überreiztheit durch übermäßiges Studieren, Sorgen, Nachtarbeit hervorgerufen wurde, kommt es gleicherweise in Betracht. Ferner hat es sich oft bewährt bei Geschäftsleuten mit gehetzter Lebensweise, besonders wenn sie obigen Genussmitteln verfallen sind.

Am frühen Morgen ist der Nux-vomica-Patient, sowohl psychisch als auch somatisch, von einem katerartigen Zustand beherrscht. Er ist dann besonders schlecht aufgelegt und zu Ärger geneigt. Besonders plagt ihn der Magen. Er leidet unter Übelkeit, Müdigkeit und Kopfschmerzen. Eine zweite Zeit des Missbehagens ist die Zeit nach einer Mahlzeit, besonders wenn diese reichlich war. Der Höhepunkt der Beschwerden liegt 1 bis 2 Stunden nach dem Essen. Es besteht ein starkes Bedürfnis nach Reizmitteln wie Tabak, Alkohol, Kaffee und Gewürzen, obwohl ihr Genuss von einer Verschlimmerung gefolgt wird. Der Schlaf ist zwischen 3 und 5 Uhr unterbrochen, der Patient ist um diese Zeit munter und hellwach; er schläft dann nochmals ein und erwacht später benommen und verkatert. Nach kurzem Schlaf ist er erfrischt, nach langem Schlaf benommen und schlecht aufgelegt.

Die Darmtätigkeit ist durch eine spastische Obstipation gekennzeichnet, es besteht der für Nux vomica typische „frustrane Drang". Sehr häufig sind Hämorrhoiden zugegen. Der spastische Zustand des Mastdarms ruft ein ständiges, unangenehmes Gefühl hervor. Er wird nicht selten durch Myalgien in den Lenden oder den Schultern geplagt und benimmt sich dann sehr ungebärdig, schon ein geringer Luftzug kann eine Lumbalgie oder einen Schnupfen hervorrufen. Die Erfahrung zeigt, dass die Nux-Naturen meist ein dunkles, gelbliches Kolorit besitzen, dunkle Haare und Augen, gelbliche Farbe des Gesichts und der Skleren. Die Gestalt hager.

347.6
Arzneimittelbild

Leitsymptome: Lebhafte und reizbare Naturen mit gehetzter Lebensweise, mit nervösem, cholerischem und hypochondrischem Temperament, zu Heftigkeit und Streitsucht, aber auch zu ängstlicher Verfassung geneigt.

Sinnesorgane überempfindlich gegen Licht, Geräusche, Gerüche und Berührung sowie Erschütterung.

Neigung zu tetanischen Krämpfen an allen Muskeln, an allen Hohlorganen (Magen, Darm, Blase, Blutgefäße, Uterus usf.).

⊙ **Periodisches Auftreten der Beschwerden.**

Magenbeschwerden mit Druck, Sodbrennen und Übelkeit, nach dem Essen einsetzend, ⊙ **besonders 1 bis 2 Stunden nach dem Essen.**

Hyperämie abdominell bei spastischer Obstipation mit vergeblichem Stuhldrang, Hämorrhoiden, Menorrhagie.

Große Infektneigung in der freien Luft, ⊙ **besonders bei nasskaltem Wetter.**

Alle Reiz- und Genussmittel verschlimmern, obwohl starkes Verlangen danach besteht, zum Beispiel Kaffee, Alkohol, Tabak.

⊙ **Gegenmittel bei Arzneimittelmissbrauch.**

Geistige Anstrengung, vor allem Nachtarbeit sowie sitzende Lebensweise <.

Zorn <, Ärger < und sexuelle Ausschweifung <.

Früh beim Erwachen <, am Abend >.

Nach dem Essen allgemein <.

Frische Luft <, bei trockenem Wetter <.

Im warmen Zimmer >.

Nach kurzem Schlaf >, nach langem ununterbrochenem Schlaf <.

Auffallendes Wohlbefinden vor dem Ausbruch einer Krankheit.

Geist und Gemüt: Große Angst und Bangigkeit mit Lebensüberdruss. Antriebslosigkeit und große innere Unruhe. **Ärgert sich über Kleinigkeiten und gerät in Streit. Ärgerliche Missstimmung und Missmut.** So gereizt und ungehalten, dass er sich zähmen musste, jedem, der ein Wort zu ihm redet, nicht ins Gesicht zu schlagen. **Neigung zu Heftigkeit und Jähzorn. Zanksucht bis zu Tätlichkeiten.** Man kann dem Kranken nichts recht machen, tadelt ständig und macht Vorwürfe. Schmerzen werden nicht ohne lautes Jammern und Winseln, mit Vorwürfen und Zanken untermischt, ertragen. Zanken, Vorwürfe, Schimpfereien, eifersüchtige Schmähungen mit unzüchtigen Ausdrücken untermischt, dann bald Heulen und lautes Weinen.

Große Angst, hat auf keiner Stelle Ruhe und möchte lieber sterben. **Fürchtet, der Tod stehe ihm bevor.**

Unschlüssigkeit, beständiges Schwanken in seinem Vorhaben. Unlust zu jeder Arbeit. Er hat zur Arbeit keine Geduld. Des Morgens Scheu vor geistiger Arbeit, bei der man selbst denken muss.

Verredet und verschreibt sich leicht. **Überempfindlichkeit gegen äußere Eindrücke wie Licht, Geräusche, Gerede, Musik.** Starke Gerüche und helles Licht sind ihm unerträglich.

Katzenjammer nach Alkohol

Schwindel: Wie betrunken und benebelt mit Schwanken beim Gehen, infolge drehenden Schwindels.

Kopf: Eingenommener wüster Kopf mit Schwindel, besonders nach dem Essen. Schwitzen am Kopf beim Essen.

Kopfschmerz: Kongestive Kopfschmerzen, besonders frühmorgens wie unausgeschlafen. Kopfschmerzen nach geistiger Arbeit. Das Kopfweh ist mit Übelkeit und Brechreiz beziehungsweise Erbrechen verbunden. Kopfweh schlimmer von Bücken und Husten, nach dem Essen. Reißende Schmerzen in Kopf und Gesicht.

Zephalgie neuralgisch
Zephalgie gastral

Nase: Trockenheit der Nase. Schnupfen mit unerträglichem Jucken. Fließschnupfen, nachts ist die Nase verstopft. ⊙ **Schnupfen besser im Freien, schlimmer in der Wärme. Nasenbluten mit heißem Kopf.**

Rhinitis

Gesicht: Krampfartiges Zucken im Gesicht und in den Kiefermuskeln. Kiefer krampfhaft geschlossen. Reißende Schmerzen im Gesicht.

Mund: Zunge belegt, übler Mundgeruch.

Zähne: Zahnschmerzen, sehr empfindlich gegen Kälte.

Innerer Hals: Kratzender, rauer und trockener Husten mit brennenden Schmerzen im Rachen und im Kehlkopf.

Pharyngitis akut

Äußerer Hals:

Tortikollis

Magen: Übelkeit, Brechreiz und Erbrechen; bitterer, saurer oder fauler Geschmack, **besonders früh**. ⊙ **Hunger trotz vorhandener Übelkeit.** Hunger mit Abneigung gegen Essen. ⊙ **Verlangen nach fetten Speisen, die nicht ertragen werden.** Widerwille gegen die gewohnten Speisen, gegen Alkohol und Tabak, ⊙ **gegen Fleisch.** Anfälle von Heißhunger, ⊙ **besonders 1 Tag vor dem Ausbruch einer Magenverstimmung. Magengegend sehr empfindlich** gegen äußeren Druck (zum Beispiel Kleiderdruck). **Drücken im Magen wie von einem Stein,** ⊙ **besonders 1 bis 2 Stunden nach dem Essen.** Schlucksen; **Bedürfnis aufzustoßen, doch gelingt dies nicht** infolge krampfartigen Zusammenschnürens der Speiseröhre. Bitteres oder saures Aufstoßen, heftiges Sodbrennen. Krampfhafte Magenschmerzen. **1 bis 2 Stunden**

nach dem Essen ist der Höhepunkt der Magenbeschwerden. Verdorbener Magen besonders nach Alkohol, Tabak, Kaffee oder Lebensmittelintoxikation.

Gastritis akut und chronisch
Gastropathie toxisch
Pylorospasmus bei Säuglingen
Magenkarzinom palliativ (beseitigt oft Appetitlosigkeit und Schmerzen)

Abdomen: Nach dem Essen Vollheit und Auftreibung in Magen und Bauch. Stechender oder klopfender Schmerz in der Lebergegend. Kolikartige Schmerzen im Bauch wie von versetzten Blähungen, ⊙ **besser durch Rückwärtsbeugen.**

Hyperämie abdominell
Darmkolik
Ileus
Hepatopathie
Pankreopathie

Rektum und Stuhl: Schwieriger Stuhlgang, gefolgt von erneutem Drängen, als ob nicht alles abgegangen wäre, oder **vergeblicher Drang zum Stuhl.** Durchfällige kleine Stühle mit Schleimabgang. ⊙ **Stuhl wie Ziegenkot.** Zusammenschnürendes Gefühl im Mastdarm. **Hämorrhoidalbeschwerden** mit Blutabgang.

Obstipation spastisch
Hämorrhoiden

Blase: Schmerzhafter, vergeblicher Drang.

Zystitis nach Verkühlen oder Alkohol
Urethralsyndrom
Ischuria auch paradoxa

Niere:

Nierenkolik

Harnröhre: Brennen und Reißen im Blasenhals und in der Harnröhre.

Geschlechtsorgane:
- weiblich: Menses tritt verfrüht ein mit Krämpfen, Kreuzschmerzen und Übelkeit. ⊙ **Menses zu stark und zu lang.** ⊙ **Krampfhaftes Drängen der Gebärmutter nach unten.** Übermäßige Erregung des Geschlechtstriebs.

  Menorrhagie
  Dysmenorrhö
  Braxton-Hicks-Kontraktionen[404] mit Stuhl- und Harndrang

- männlich: Erregung des Geschlechtstriebs auf geringste Anlässe; Erektionen morgens im Bett; Pollutionen.

  Pollutionen
  Dysfunktion erektil

Husten und Expektoration: Kopfschmerzen und Übelkeit begleiten den Husten.

Husten trocken bei Erkältung oder nach Alkohol

Brust: Zusammenschnürendes, krampfhaftes Gefühl auf der Brust.

Rücken: Nächtliche Kreuzschmerzen, die das Umwenden im Bett hindern, als wolle das Kreuz brechen, ⊙ **muss sich aufsetzen im Bett, um sich umdrehen zu können. Steifigkeit und Reißen im Rücken, zwischen den Schulterblättern.**

Myalgie
Lumbalgie

Extremitäten: Er benimmt sich ungeschickt, stößt sich leicht und stößt Sachen um. Kribbeln, Taubsein und Einschlafen der Glieder, Zittern. **Anfallsweises Auftreten von Muskelkrämpfen** am ganzen Körper, ganz ähnlich dem Tetanus; Glieder, Hals und Nacken, Kaumuskeln, auch Atemmuskeln, sind völlig steif und verkrampft. Die Anfälle setzen durch **Berührung oder Geräusch** ein, dabei Trismus, Opisthotonus und Muskelstarre

---

[404] Vorwehen ab der 20. SSW, die nicht geburtseinleitend sind. Sie führen zu keiner Eröffnung der Cervix uteri, können jedoch sehr schmerzhaft sein.

des Brustkorbs, sodass das Atmen kaum möglich ist. Reißen, lähmige Steifheit und Verkrampfung der Muskeln und Glieder. Schmerzen in allen Gelenken.

Neuralgie
Parese infolge Nikotinvergiftung
Schreibkrampf
Wadenkrämpfe

Schlaf: Oft unterbrochen. Beim Einschlafen fährt der Kranke schreckhaft empor. **Erwacht um 3 Uhr und kann nicht mehr einschlafen.** Schlaf sehr unruhig, voll ängstlicher Träume oder Träume von dringenden Geschäften, von unangenehmen Dingen des Tages zuvor.
Morgens unausgeschlafen, unlustig und verdrossen, verkatert, mit Übelkeit. Größere Müdigkeit morgens beim Aufstehen als abends beim Schlafengehen. ☉ **Je weniger der Schlaf unterbrochen war, umso weniger fühlt er sich wohl.** Morgens zu müde zum Aufstehen.

Frost und Frösteln: Großes Kältegefühl, weder im Bett noch in der Ofenwärme zu beseitigen. Dabei Hitze im Kopf und Röte des Gesichts. Kalte blaue Glieder und Durst auf Bier. Große Scheu vor der freien Luft und große Infektneigung. Hitze mit Schweißen, Frost und Hitzeanfälle wechseln.

Allgemein: Selbst der leiseste Fußtritt und die mindeste Erschütterung des Fußbodens ist der Patientin schmerzhaft und unerträglich.

Nikotin-Intoxikation

347.7
Dosierung

Ich halte den Gebrauch der niederen Potenzen im Allgemeinen nicht für angezeigt. Man bedient sich am zweckmäßigsten der mittleren Potenzen zwischen D 4 und D 12 und kann, wenn man mehr organische Veränderungen, wie eine Myalgie, ins Auge fasst, auch noch tiefere Potenzen wählen, während man die höheren bevorzugt, wenn man vorwiegend auf die psychischen Störungen und die starke geschlechtliche Erregbarkeit Einfluss nehmen will.

Es wird empfohlen, Nux vomica, besonders wenn es in Hochpotenzen und einzelnen Gaben verabreicht wird, am Abend zu geben, da der Organismus des Nux-Patienten am Abend gelöster und daher auch reaktionsbereiter ist.

347.8
Vergleichsmittel

- Loganiaceae: Curare, Ignatia amara, Spigelia anthelmia.
- Der Unterschied gegenüber der botanisch sehr nahestehenden Ignatia amara, welche wie Nux vomica als wichtigste Bestandteile Strychnin und Brucin enthält, liegt in der sehr veränderlichen Gemütsstimmung der Ignatia amara, die zu Gram und Kummer sehr geneigt ist und Neigung zu Gefühlsausbrüchen aufweist. Auch die körperlichen Empfindungen zeigen einen unberechenbaren Charakter und verlaufen meistens paradox und umgekehrt, als man erwarten sollte. Die Neigung zu Krämpfen ist jedoch auch der Ignatia amara eigen und äußert sich nicht selten im Globusgefühl. Die Überempfindlichkeit der Ignatia amara wirkt sich nicht, wie bei Nux vomica, in einer Ärgerlichkeit, sondern eher in einem stillen, in sich gekehrten Verdruss aus.
- Zu Sulphur lotum besteht ein sehr nahes Verhältnis. Die Gemeinsamkeit liegt in der Ähnlichkeit der Beziehung zu dem Gefäßsystem, in welchem von beiden eine Erschlaffung besonders der Venen hervorgerufen wird, sowie in der beiden gemeinsamen abdominalen Hyperämie. Deshalb folgt Sulphur lotum gut auf Nux vomica und wird auch im Wechsel mit Nux vomica bei Hämorrhoiden usw. gegeben.
- Übelkeit morgens mit Kopfschmerzen: Bryonia alba, Lachesis muta, Magnesium carbonicum, Mandragora officinarum (Essen bessert), Natrium muriaticum, Sulphur lotum.
- Gefühl eines Steins oder Klumpens im Magen: Abies nigra, Antimonium crudum, Bryonia alba.
- Übelkeit und Erbrechen nach schweren Speisen, Rauchen, Alkohol: Antimonium crudum, Carbo vegetabilis, Ipecacuanha, Pulsatilla pratensis.

- Alkohol < und Folgen von: Acidum sulphuricum, Alumina oxydatum, Antimonium crudum (saure Weine), Carbo vegetabilis, Kalium bichromicum (Bier), Mandragora officinarum, Sulphur lotum.
- Neigung zu Zorn und Ärger, Folgen von Ärger, Zorn: Anacardium occidentale, Bryonia alba, Chamomilla recutita, Colocynthis, Lycopodium clavatum, Magnesium carbonicum, Natrium muriaticum, Staphysagria.
- Überempfindlichkeit gegen Sinneseindrücke (Licht, Geräusch, Gerüche, Erschütterung): Belladonna, Chamomilla recutita, Coffea tosta, Ignatia amara, Opium, Phosphorus, Zincum metallicum.
- Geistige Arbeit <, Folgen von: Acidum phosphoricum, Acidum picrinicum, Agaricus muscarius, Calcium phosphoricum (Schulkopfschmerz), Ignatia amara, Iris versicolor (Migräne), Natrium muriaticum, Phosphorus, Silicea terra, Strychninum phosphoricum.
- Erwachen morgens 3 Uhr: Magnesium carbonicum, Kalium carbonicum, Mandragora officinarum, Natrium muriaticum.
- Rhinitis, im Freien >: Allium cepa, Iodum purum, Hedera helix, Pulsatilla pratensis, im Freien <: Arsenicum album.
- Pylorospasmus der Säuglinge: Aethusa cynapium.

347.9
Kasuistik

347.9.1 Pankreatitis

Eine 63-jährige Patientin, die wegen dyspeptischen Erscheinungen schon seit geraumer Zeit ihrer gestörten Verdauung mit dem Einnehmen von Verdauungsfermenten nachhalf, erkrankte in der Sommerfrische akut an einer Pankreatitis. Bei der Entstehung dieser Erkrankung war zweifellos die ungewohnt fette Kost wesentlich beteiligt. Es traten starke Magenschmerzen auf, die sich nach oben in die Herzgegend und in den Rücken ausdehnten. Patientin wurde gezwungen, sich zu Bett zu legen wegen großer Elendigkeit und starker Schmerzen. Es zeigte sich nun auch Fieber, das in den nächsten Tagen bis auf 38,6 °C stieg. Verschiedene homöopathische Arzneien waren erfolglos geblieben, ebenso wie heiße Kompressen und strenge Diät. Bei der vorgenommenen Röntgenuntersuchung konnte ein Ulkus an Magen und Duodenum ausgeschlossen werden, jedoch wurde festgestellt, dass die Bauchspeicheldrüse in ihrem Verlauf stark druckempfindlich war. Der Zustand hatte sich inzwischen 3 Wochen hingezogen, und das Krankenlager war durch die große Nervosität der Patientin, ihre Ungeduld und ihre Reizbarkeit für sie selbst wie für die Umgebung recht aufregend geworden. Die Patientin kritisierte die ärztlichen Verordnungen, schlug in einer Arzneimittellehre, deren sie habhaft werden konnte, nach, ob die Verordnung auch richtig getroffen wurde, zweifelte die gestellte Diagnose an und erging sich in schweren Befürchtungen über ihre Krankheit. Dazu fiel noch die große Unruhe der Patientin auf, der es schwerfiel, im Bett zu bleiben trotz der Elendigkeit. Nun kam Nux vomica D 12 zum Einsatz. Damit trat schon nach einigen Stunden ein völliger Wandel der ganzen Situation auf, die Temperatur wurde innerhalb von 3 Tagen normal, sodass die Patientin aufstand und sich bei Erweiterung der Kost in weiteren 3 bis 4 Tagen wieder wohl fühlte. Den Gewichtsverlust von etwa 8 kg holte sie sehr schnell wieder ein und konnte in vollem Umfang ihre häusliche Arbeit ausführen. Ein Rückschlag ist innerhalb von 4 Jahren, die inzwischen verflossen sind, nicht eingetreten. (Beobachtung des Verfassers)

347.10
Literatur

[1] Allen TF. Nux vomica. Encyclopedia of pure Materia Medica. Bd. 7, 10. New York: Boericke & Tafel; 1874–1880: 83–126, 604

[2] Clarke JH. Nux vomica. Dictionary of practical Materia Medica. Bd. 2.1. London: Homoeopathic Publishing Company; 1900–1902: 613–631

[3] Hahnemann S. Nux vomica. In: Lucae C, Wischner M, Hrsg. Gesamte Arzneimittellehre. Bd. 2. Stuttgart: Haug; 2007: 1373–1406

[4] Hähner-Rombach S. Nux vomica (AMP 56). In: Hähner-Rombach S, Hrsg. Regesten der Arzneimittelprüfungen und Tierversuche am Robert-Bosch-Krankenhaus (1915–1978). Stuttgart; 2001: 5

[5] Hughes R. Nux vomica. Cyclopaedia of Drug Pathogenesy. Bd. 3. London: Gould; 1886–1891: 428–439

[6] Müller WA, Seybold G. Tierversuche mit Nux vomica D 6 zu Beschleunigung der Abheilung von Magengeschwüren. In: Faltin T, Hrsg. Homöopathie in der Klinik: Die Geschichte der Homöopathie am Stuttgarter Robert-Bosch-Krankenhaus von 1940 bis 1973. Bd. 7. Quellen und Studien zur Homöopathiegeschichte. Stuttgart: Haug; 2002: 173

[7] Ritter H. Doppelblindversuch mit Nux vomica D 4 (147 Fälle). In: Faltin T, Hrsg. Homöopathie in der Klinik: Die Geschichte der Homöopathie am Stuttgarter Robert-Bosch-Krankenhaus von 1940 bis 1973. Bd. 7. Quellen und Studien zur Homöopathiegeschichte. Stuttgart: Haug; 2002: 172

348 Ocimum canum – oci

lt.: Basilicum album, dt.: Kampferbasilikum, engl.: Brazilian Alfavaca

348.1 Substanz

Plantae – Labiatae (gleich Lamiaceae, Lippenblütengewächse) – **Basilicum album**

Es handelt sich um ein 15 bis 45 cm hohes 1-jähriges Kraut. Die Blätter sind gestielt und oval. Die Blüten sind weißlich-violett. Man findet die Pflanze im tropischen Asien und Afrika.

Homöopathische Verwendung finden die frischen Blätter.

348.2 Pharmakologie und Toxikologie

Ätherische Öle mit Kampfer, Terpinen, Linalool, Cineol.

348.3 Anwendung

Die Substanz findet Anwendung als Repellens.

Homöopathische Verwendung findet die Zubereitung bei Nierenkoliken (nach Kommission D).

Es wird als Mittel bei *Nierenkolik* gebraucht.

348.4 Arzneimittelbild

Das Arzneimittelbild ist der *Pathogénésie Brésilienne* von Mure entnommen. Clarke vermutet, wohl mit Recht, dass dieses teilweise aus klinischen Symptomen besteht. Die Wirkung ist von verschiedenen Beobachtern bestätigt worden, zum Beispiel von Lippe und Clarke.

Niere: Nierenkolik (rechte Seite) mit heftigen, alle 15 Minuten wiederholtem Erbrechen. Sie windet sich, schreit und jammert. Schwellung der rechten Leistendrüse. Durchfall, mehrere Male am Tag.

Nierenkolik bei Nephrolithiasis

Urin: Safrangelber Harn. Trüber Harn mit weißem und eiweißhaltigem Sediment. Harndrang. **Roter Harn mit ziegelhaltigem Sediment** nach dem Anfall. Dickeitriger Harn mit einem unerträglichen Geruch nach Moschus.

Geschlechtsorgane:
- weiblich: Scheidenprolaps, aus der Vulva herausdrängend.
- männlich: Hitze, Schwellung und äußerste Empfindlichkeit des linken Testikels.

Brust: Spannung der Brüste; die Brustwarzen sind schmerzhaft; sie schreit bei der geringsten Berührung derselben. Zusammendrückender Schmerz in der Brust wie bei einer stillenden Frau.

348.5 Dosierung

Vannier empfiehlt D 6 bis D 2, Boericke nennt C 6 bis C 30, Clarke C 200.

348.6 Vergleichsmittel

- Labiatae: Agnus castus, Collinsonia canadensis, Leonurus cardiaca, Lycopus virginicus, Origanum majorana, Orthosiphon stamineus, Salvia officinalis, Scutellaria lateriflora, Teucrium marum verum, Teucrium scorodonia.
- Nierenkolik: Erbrechen mit schwerer Übelkeit und kaltem Schweiß: Tabacum.

- Geht in Knie-Ellenbogen-Lage: Berberis vulgaris, Pareira brava.
- Besserung durch Zusammenkrümmen und durch Wärme: Colocynthis, Magnesium phosphoricum.
- Besserung durch Ausstrecken und Hintenüberbeugen, Kongestion zum Kopf, plötzliches Einsetzen und plötzliches Aufhören der Koliken: Belladonna.

348.7 Literatur

[1] Allen TF. Ocimum. In: Allen TF, Hrsg. Encyclopedia of pure Materia Medica. Bd. 7, 10. New York: Boericke & Tafel; 1874–1880: 128; 604

[2] Clarke JH. Ocimum canum. In: Clarke JH, Hrsg. A Dictionary of practical Materia Medica. London: The Homoeopathic Publishing Company; 1900–1902: 633–634

349 Oenanthe crocata – oena

lt.: Oenanthe crocata, dt.: Giftige Rebendolde, engl.: water dropwort

349.1 Substanz

Plantae – **Apiaceae** (früher Umbelliferae, Doldengewächse) – **Oenanthe crocata**

Es handelt sich um ein sommergrünes, dicht verzweigtes ausdauerndes Kraut von bis zu 1,5 m Höhe. Der Wurzelstock ist kurz, dick und geringelt mit 5 bis 6 fleischigen, gelblich bis rötlichen Wurzeln. Die Blätter sind 3- bis 4-fach gefiedert. Zur Blütezeit bildet die Pflanze weiße, große, endständige Dolden aus. Heimisch ist die Pflanze in Westeuropa und in der westlich mediterranen Region. Die Sammlung erfolgt aus Wildbeständen. Verwechslungen treten mit Pastinake, mit Sellerie und mit Karotten auf, sodass nicht selten Vergiftungen beobachtet werden, aus welchen die Wirkung bekannt ist.

Homöopathische Verwendung finden die frischen zur Blütezeit gesammelten Wurzeln.

349.2 Pharmakologie und Toxikologie

Die giftigen Inhaltsstoffe sind die Polyacetylene, besonders das Oenanthotoxin, weniger toxisch Oenanthetol und Oenantheton. Daneben findet sich noch ätherisches Öl mit Apiol und Myristicin.

Tödliche Vergiftungen wurden vor allem bei Kindern beobachtet. Die Mortalitätsrate wird auf 70% geschätzt. Das Vergiftungsbild ähnelt dem der Cicutoxinvergiftung. Exantheme an Gesicht und Oberkörper treten zuerst auf. Es entstehen Entzündungen und Blasenbildungen in Mund und Verdauungstrakt, starkes Erbrechen, Vertigo, Koma, anhaltende Krämpfe, Mydriasis, Zyanose, Parästhesien, Bradykardien. Phototoxische Reaktionen wurden auch beobachtet.

349.3 Anwendung

Homöopathische Anwendung findet die Arznei bei Epilepsie (nach Kommission D).

Ihre **Bedeutung in der Homöopathie** beruht auf dem der **Epilepsie** ähnlichen Zustand, der bei Vergiftungen hervorgerufen wird. Äußerlich wurde sie gegen *Scabies* angewandt.

349.4 Arzneimittelbild

Leitsymptome: Heftige Krämpfe mit Verlust des Bewusstseins, Krämpfe des Gesichts, der Glieder; zuweilen Opisthotonus. Epilepsieähnliche Krämpfe mit Zungenbiss und verkrampftem Unterkiefer.

Geist und Gemüt: Wahnsinn und wilde Delirien wie betrunken. Verlust der Besinnung und des Gedächtnisses. Kann sich nicht erinnern, was sein Übelbefinden hervorgerufen hat. **Plötzliches Niederstürzen unter Aufschreien mit Verlust des Bewusstseins. Blutiger Schaum vor Mund und Nase, Zunge fast stets zerbissen**. Krampfhaftes Zucken der Gesichtsmuskeln, Trismus. – Apoplektische und kongestionierte Herde in der Gehirn- und Rückenmarkssubstanz. Gehirnhäute injiziert. Seröser Erguss in die Ventrikel und an der Gehirnbasis, in das Zellgewebe unter der Arachnoidea.

Epilepsie (ohne Aura)
Meningitis?
Enzephalitis?

Schwindel: Schwindel.

Augen: Pupillen erweitert. Augen aufwärts gedreht.

Nase: Nasenbluten.

Gesicht: Gelbgrüne Gesichtsfarbe, geschwollenes und livides Gesicht. Ausgesprochener Trismus. Zusammenschnürungsgefühl in Mund und Rachen.

Mund: Rote und braune Flecken im Mund. Beißen und Brennen in Mund und Rachen.

Innerer Hals: Heftiges Brennen in Speiseröhre.

Magen: Übelkeit und erfolgloses Brechwürgen oder anhaltendes Erbrechen. Heftiges Brennen in Speiseröhre, Magen und Gedärm. Verstopfung oder Durchfälle.

Extremitäten: Taubheit und Schwäche der Glieder, Zittern derselben. Tetanische Krämpfe. Schreckliche Konvulsionen, gefolgt von Koma. In allen Vergiftungsfällen epilepsieähnliche Konvulsionen.

349.5 Dosierung

Empfohlen werden sowohl mittlere (D 6 bis D 12), mehrmals täglich, als auch tiefe Potenzen, selbst die Tinktur; doch ist von tiefen Potenzen abzuraten. Auch im Hinblick auf die Wiederholung der Gaben wird es sich empfehlen, sich einschleichend zu verhalten. Berichten von Besserungen und Heilungen der Epilepsie stehen Misserfolge gegenüber, wie es bei einem auf ein einzelnes Syndrom hin gewähltes Mittel nicht anders zu erwarten ist. Stauffer und andere haben keine Heilwirkung beobachten können, Clarke hat mehrere Fälle von Heilungen gesammelt.

349.6 Vergleichsmittel

- Apiaceae: Aethusa cynapium, Asa foetida, Cicuta virosa, Conium maculatum, Hydrocotyle asiatica, Petroselinum crispum, Phellandrinum aquaticum, Sumbulus moschatus.
- Absinthium, Acidum hydrocyanicum, Argentum nitricum, Belladonna, Bufo bufo, Calcium carbonicum Hahnemanni, Causticum Hahnemanni, Cicuta virosa, Cuprum metallicum, Hyoscyamus niger, Zincum metallicum.

349.7 Literatur

[1] Allen TF. Oenanthe. Encyclopedia of pure Materia Medica. Bd. 7. New York: Boericke & Tafel; 1874–1880: 128–137

[2] Clarke JH. Oenanthe crocata. Dictionary of practical Materia Medica. Bd. 2.1. London: Homoeopathic Publishing Company; 1900–1902: 635–639

[3] Hughes R. Oenanthe. Cyclopaedia of Drug Pathogenesy. Bd. 3. London: Gould; 1886–1891: 455–458

[4] Lesigang H. Oenanthe crocata. Documenta Homoeopathica 1991; 11: 255–265

350 Oleander – olnd

lt.: Nerium oleander, dt.: Oleander, engl.: rose laurel

350.1
Substanz

Plantae – Apocynaceae (Hundsgiftgewächse) – **Nerium oleander**

Es handelt sich um einen aufrechten, 1,5 bis 2 m hohen Strauch. Die Blätter sind ledrig, lanzettlich, meist zu drei quirlständig und haben eine ausgeprägte Mittelrippe. Die Blüten des Wildtyps sind rosaweiß, duftend und stehen in kräftigen endständigen Doldentrauben. Blütezeit ist Juli bis September. Heimisch ist die Pflanze im Iran bis nach Zentralindien. Sie wächst bis zu einer Höhe von 1950 m.

Homöopathische Verwendung finden die frischen, vor Blütebeginn gesammelten Blätter.

350.2
Pharmakologie und Toxikologie

Die pharmakologisch entscheidenden Inhaltsstoffe sind Herzglykoside[405] vom Cardenolid-Typ[406]. Die wichtigsten herzwirksamen Glykoside des Oleanders sind Oleandrin, Desacetyl-Oleandrin, Nerin und das sehr wirksame Genin Oleandrigenin. Weiter finden sich Flavone. Oleandrin hat eine besonders starke diuretische Wirkung. Rosagenin (Oleandresin) ist ein pikrotoxinartiger Wirkstoff, ein Krampfgift, auf welches man die Sensibilitätsstörungen und das Auftreten von Krämpfen und tiefer Betäubung bei Vergiftungen zurückführt.

Gegenüber Strophantus, welches eine sehr geringe enterale Resorptionsquote hat, zeichnet sich Oleander durch gute Resorbierbarkeit aus. Bei oraler Inkorporation sind Vergiftungen beschrieben. So erkrankten zum Beispiel 5 Soldaten, die einen Gerstenbrei gegessen hatten, der mit einem Stab von Oleander gerührt worden war, unter schweren Erscheinungen von Erbrechen, Konvulsionen, Pupillenerweiterung und Sinnesverwirrung und brauchten 8 Tage zu ihrer Wiederherstellung. Von 12 Soldaten, die an Oleander-Spießen gebratenes Fleisch gegessen hatten, sind 7 gestorben; die anderen schwer erkrankt. Ein 2 Jahre 3 Monate alter Knabe erkrankte nach dem Genuss von Oleanderblüten an einem soporösen Zustand, der Puls setzte nach jedem 3. bis 5. Schlag, später nach jedem 10. bis 12. Schlag aus.

Oleander gehört in die Klasse der lähmenden Gifte von nicht flüchtiger Natur. Im 1. Stadium beobachtet man allmählich zunehmende, bis zur Lähmung fortschreitende Schwäche der willkürlichen Muskelbewegung und eine Schwäche der Atmungs- und Herzbewegungen. Im 2. Stadium wird diese ständig fortschreitende Lähmung unterbrochen von Anfällen klonischer und tonischer Krämpfe der willkürlichen Muskeln. Schließlich erfolgt Stillstand der Respiration, während das Herz noch minutenlang Bewegung zeigt.

An der Hand wurden papulo-pustulöse Exantheme bei Intoxikation beobachtet.

350.3
Anwendung

Volkstümliche Anwendung findet die Pflanze in Indien hauptsächlich als Externum bei verschiedensten Hauterkrankungen. Sie wird als Repellent, als Abortivum und bei Schlangenbissen eingesetzt.

Homöopathische Anwendung findet die Zubereitung bei Kardiopathie, Dyspepsie, sezernierendem Ekzem, Paralyse, Erkrankungen des rheumatischen Formenkreises (nach Kommission D).

Außer als **Herzmittel** wird es in der Homöopathie gegen **Ekzeme** und **Enteritiden**, ferner ge-

---

[405] Steroide Grundstruktur mit 5β, 14β-Steroid-Grundgerüst in cis-trans-Verknüpfung, deren an C 3 sitzende Hydroxygruppe mit einer Oligosaccharidkette glykosidisch verknüpft ist. Man unterscheidet Cardenolid-Herzglykoside, deren 17β-C-Atom zusätzlich einen α, β ungesättigten γ-Lacton-Ring aufweist, von Bufodienolid-Herzglykosiden, die an dieser Stelle einen zweifach ungesättigten δ-Lacton-Ring als Substituent haben.

[406] Auch in Liliaceae, Ranunculaceae, Asclepiaceae, Aponynaceae, Scrophulariaceae.

gen **Sopor** mit Lähmung der willkürlichen sowie der unwillkürlichen Muskulatur (Atmung) verwendet. Auch bei stumpfsinniger Arbeitsunlust und Aufnahmeunfähigkeit des Geistes hat es Empfehlung gefunden, zum Beispiel bei schlechten Schülern, bei geistiger Ermüdung und bei alten Leuten wurde Oleander empfohlen. Auch die glatte Muskulatur beteiligt sich an diesen Krämpfen in Form von **Darmkolik, Mastdarm- und Blasentenesmus**. Dewey empfiehlt die D 12 bei **Crusta lactea**.

Schoeler: „Nach den Ergebnissen der Arzneimittelprüfung ist Nerium Oleander besonders angezeigt bei Herzbeschwerden, wie Herzklopfen, Stichen in der Herzgegend, Herzdruck und Präkordialangst, wenn die Symptome einhergehen mit Stirnkopfschmerzen, Wallungen, Unruhe, Schlaflosigkeit, After- und Blasentenesmen.

Die wichtigsten Leitsymptome für die Mittelwahl sind aber: starker Meteorismus, Völlegefühl und Flatulenz, spastische Darmkoliken und Wechsel von spastischer Obstipation mit explosiven Diarrhöen. Entsprechend den objektiven Befunden ist Oleander bei solchen Herzaffektionen angezeigt, die einhergehen mit Reizleitungsverlangsamung, Extrasystolie, Abflachung und Negativwerden der Finalschwankung, Blockerscheinungen und Absinken des Blutdrucks. Senkung der Zwischenstücke wurde nicht beobachtet, da man den Menschenversuch nicht so weit treiben kann." [6]

350.4
Arzneimittelprüfung

In der Prüfung durch Hahnemann hat sich die Beziehung zum Herzmuskel deutlich ergeben, doch wurde die Beziehung zu Exanthemen und Lähmungen in der Folge mehr therapeutisch ausgewertet als die zum Herzen.

Nachdem schon von Bansi im Elektrokardiogramm gesunder Versuchspersonen eine Abflachung der T-Welle festgestellt wurde, hat die Arzneimittelprüfung durch Schoeler ([6]: 69) bei 9 von 10 Prüfern zu demselben Ergebnis geführt. 2 Prüfer zeigten eine Verlängerung des PQ-Intervalls, 1 Prüfer bekam seltene ventrikuläre Extrasystolen und 2 Prüfer Bradykardie.

Bei dieser Prüfung Schoelers hat sich ergeben, „dass das subjektive Arzneimittelbild den Beobachtungen Hahnemanns völlig entspricht. Damit ist der unbestreitbare Wert seiner über 100 Jahre zurückliegenden Arbeiten erneut bestätigt".

350.5
Arzneimittelbild

Leitsymptome: Als Herzmittel in ähnlichem Bereich wie Digitalis zu verwenden. Kommt wegen der Spasmenbildung, welche durch Oleander hervorgerufen wird, auch für Angina pectoris in Betracht.

Nässende Hautekzeme, ☉ **besonders am behaarten Kopf, im Nacken und hinter den Ohren**.

Enteritis mit Meteorismus und Flatulenz, Darmkoliken mit Wechsel von spastischer Obstipation und Durchfall.

Allgemeine Unruhe und Reizbarkeit – oder soporöser Zustand.

Geist und Gemüt: Gehobene Stimmung und Überlebendigkeit, ängstliche Unruhe; Reizbarkeit und allgemeine Nervosität. Gedrückte Stimmung, Neigung zu Wutausbrüchen. Stumpfsinnig, missgestimmt; weder zur Arbeit noch zur angenehmsten Beschäftigung aufgelegt.

Beim Lesen muss er einen Satz 3- bis 4-mal wiederholen, ehe er ihn versteht, da er in eigene Gedanken abschweift. Er erfasst das Gelesene dann am wenigsten, wenn er daran denkt, dass er es nicht verstehen wird. Während des Lesens drängt sich eine Hitze aus dem Körper heraus.

Schwindel: Wenn er auf die Erde sehen will. Drehschwindel.

Kopf: Schweregefühl im Kopf, muss sich niederlegen, mit Besserung. Heftiges Hautjucken auf dem Kopf wie von Ungeziefer.

Crusta lactea
Ekzeme sezernierend occipital
Apoplex

350 – Oleander – olnd

Kopfschmerz: Sprengender, drückender Kopfschmerz von innen heraus.

Augen: Doppeltsehen. Konjunktivitis mit dem Gefühl eines Fremdkörpers.

Nase: Rhinitis mit zähem, weißlichem Schleim.

Mund: Metallischer, saurer Geschmack im Mund.

Innerer Hals: Pharyngitis mit zähem weißem Schleim.

Magen: Magenübelkeit und Appetitlosigkeit oder übermäßiges Bedürfnis zu essen. Sehr großer Durst auf Wasser.

> *Enteritis mit Flatulenz und Meteorismus*
> *Darmkoliken*

Abdomen: Kolikartige Darmkrämpfe mit Verstopfung, aufgetriebener Leib, oft rasch auftretend.

Rektum und Stuhl: Stühle auffallend dunkel, plötzlich einsetzende, explosive Breistühle und Durchfälle. Wechsel von spastischer Verstopfung und explosiven Durchfällen. Stuhl unverdaut, geht unbemerkt mit den Blähungen ab. Ständiger Stuhldrang.

Blase: Häufiges Harnlassen und heftiger Harndrang.

Urin: Vermehrte oder verminderte Harnmenge. Urobilinogen vermehrt.

Brust: Herzklopfen und stechende Schmerzen am Herzen, Herzbeklemmung und Angst. Mattherzig, als sollte er mit jedem Odem die Seele aushauchen.

> *Myokarditis*
> *Herzdekompensation mit Aszites und Ödemen*
> *Angina pectoris*
> *Koronarsyndrom akut*

Extremitäten: Lähmung der motorischen Nerven, schmerzlose Lähmung der Glieder, dazwischen Krämpfe klonischer und tonischer Art, Muskelschmerzen, fibrilläres Muskelzittern. Taubheit und Ameisenlaufen. Müdigkeit und Abgeschlagenheit.

> *Poliomyelitis*

Schlaf: Schlafsucht bis zum Koma. Erschwertes Einschlafen und Schlaflosigkeit.

Frost und Frösteln: Fiebergefühl und Hitzewallungen, kalte Hände und Füße. Fliegende Hitze überläuft ihn, wenn er etwas eifrig betreibt.

Haut: Juckt abends beim Auskleiden, auf Kratzen wird die Haut leicht wund oder durch Reiben der Kleider. Pickel auf der Haut. ☉ **Nässende, stinkende Ekzeme, besonders am Hinterkopf und hinter den Ohren.** ☉ **Intertrigo.**

> *Ekzeme ubiquitär, besonders okzipital und retroaurikulär*

Allgemein: Puls beschleunigt, später verlangsamt, auch aussetzend. Blutdruck vermindert. Abneigung gegen Rauchen.

350.6
Dosierung

Der Arzneigehalt der Tinktur beträgt ⅓. – Die therapeutische und toxische Dosis liegen wie bei Digitalis purpureum bei Herzleiden nahe beieinander. Die Stärke der Gabe geht der Schwere des Falles parallel (Schoeler). Die therapeutische Breite bei Herzinsuffizienz liegt etwa zwischen D 1, 3-mal täglich 5 bis 15 Tropfen und 3-mal 3 bis 10 Tropfen ∅. Bei feuchter Insuffizienz wird man stärkere Gaben verabreichen als bei trockener Insuffizienz. Bei Angina pectoris, Myokardinfarkt ist die D 2 und D 3 in Verdünnung ratsam, um lösend und entspannend auf die Spasmen einzuwirken. Auch bei frischer Myokarditis halte man sich an diese Dosen. Für die anderen Beziehungen (Dermatosen, Enteritis, Paralysen) werden D 3 bis D 12 und höhere Verdünnungen empfohlen.

Wenn sich beim Verabreichen der Tinktur Nebenerscheinungen, wie Darmkoliken, Darmspasmen und Meteorismus sowie Durchfälle, zeigen und die Verdünnungen nicht hinreichend sind, so wähle man, da Oleander in diesem Fall nicht als in vollem Sinn homöopathisch wirkend angesprochen werden kann, ein anderes Herzmittel.

Bei den übrigen Indikationen dürfte D 4 bis D 12 angebracht sein.

350.7
Vergleichsmittel

- Apocynaceae: Apocynum cannabium, Quebracho, Rauwolfia serpentina, Strophantus gratus, Vinca minor.
- Herzbezug: Adonis vernalis, Apocynum cannabium, Convallaria majalis, Crataegus oxyacantha, Digitalis purpurea, Helleborus niger, Iberis amara, Kalmia latifolia, Laurocerasus, Prunus spinosa, Sarothamnus scoparius, Scilla maritima (wirkt wie Digitalis purpurea bradycard), Strophantus gratus.

350.8
Literatur

[1] Allen TF. Oleander. Encyclopedia of pure Materia Medica. Bd. 7, 10. New York: Boericke & Tafel; 1874–1880: 138–149, 605

[2] Clarke JH. Oleander. Dictionary of practical Materia Medica. Bd. 2.1. London: Homoeopathic Publishing Company; 1900–1902: 641–646

[3] Hahnemann S. Oleander. In: Lucae C, Wischner M, Hrsg. Gesamte Arzneimittellehre. Bd. 3. Stuttgart: Haug; 2007: 1407–1417

[4] Hughes R. Oleander. Cyclopaedia of Drug Pathogenesy. Bd. 3. London: Gould; 1886–1891: 458–459

[5] Kurzak. Vergiftung mit Nerium oleander. Allgemeine Homöopathische Zeitung 1860; 60 (5): 21

[6] Schoeler H. Das Arzneiprüfungsbild von Nerium Oleander. Allgemeine Homöopathische Zeitung 1938; 186 (2): 69–94

351 Oleum animale aethereum Dippelii – ol-an

lt.: Oleum animale, dt.: Brenzöl, engl.: Dippel's animal oil

351.1 Substanz

Mineralia – Organica – Mixtura – Oleum animale aethereum Dippelii

Die Substanz wurde von Johann Konrad Dippel (1673 bis 1734), einem deutschen Arzt, Theologen und Alchemisten entwickelt.

Man gewinnt die Substanz in zwei Schritten. Zunächst stellt man rohes Tieröl, Oleum animale crudum, her, indem man durch thermisches Cracken die langkettigen Kohlenwasserstoffe tierischer Stoffe, das sind Knochen, Hirschhorn, Hufe, Klauen, Knorpel, Haut, Leim, Wolle, Haare und Ähnliches, bei einer Temperatur oberhalb 600 °C in kurzkettige spaltet. Es entsteht eine braunschwarze, trübe Flüssigkeit von sehr unangenehm strengem Geruch, leichter als Wasser. Sie ist in 3 Teilen Ethanol löslich und reagiert mit Lackmus blau, das heißt basisch. Mit diesem Oleum animale crudum füllt man jetzt zu ⅔ eine Retorte[407] und erhitzt diese mäßig, solange sie ein Öl absondert. Die Menge entspricht in etwa 30 bis 40 % des eingesetzten Oleum animale crudum. Diesem Destillat werden dann 4 Teile Wasser zugesetzt und nochmals destilliert, solange das entstehende Destillat noch klar oder hellgelb ist. Danach trennt man dieses Destillat mit einem Scheidetrichter vom Wasser und verschließt das entstandene Oleum animale aetherum Dippelii in Glasgefäßen mit einem Korken.

Homöopathische Verwendung findet Oleum animale aetherum Dippelii.

351.2 Pharmakologie und Toxikologie

Inhaltstoffe von Oleum animale crudum sind Ammonium-Verbindungen, Aminbasen der Methanreihe, Alkylcyanide, Pyrrol und seine Homologen, Pyridin und seine Derivate wie Lutidin und Picolin, Chinolin und seine Derivate, Phenole, Toluol, Äthylbenzol, Naphthalin und andere.

Die Inhaltsstoffe des Oleum animale aethereum Dippeli sind die leichtflüchtigen Fraktionen des Oleum animale crudum sowie die niederen Alkycyanide, Pyrrol, Methylpyrrol, Dimethylpyrrol, Cholin und seine Derivate, kohlenstoffreiche Pyridin-Derivate.

351.3 Anwendung

Homöopathische Anwendung findet die Zubereitung bei Neuralgien, Koliken und Dyspepsie (nach Kommission D).

Oleum animale aethereum Dippelii war ein geschätztes Mittel zu Dippels Zeiten und offenbar auch noch zu Beginn des 19. Jahrhunderts. Es genoss einen Ruf bei Nervenkrankheiten, wenn diese mit *Krämpfen* und Zuckungen, weniger mit Lähmung einhergingen. Es wurde empfohlen bei *Affektivitätsstörungen* und *Affektkrämpfen*, bei *Hypochondrie, Katalepsie, Chorea minor, Tetanie, Asthma bronchiale, Neuralgien*, besonders aber bei *Epilepsie*. Weiter werden genannt *Paralyse* durch *Bleiintoxikation, Gicht, Kontrakturen, Ischialgie*, bei *Amenorrhö* oder *Dysmenorrhö*. Ferner wurde es noch gebraucht gegen *Tumoren, Drüseninduration, Hämangiomen, Perniones* und bei *Helminthiasis* besonders durch *Cestoden*.

In der Homöopathie wird dem Oleum animale aethereum Dippelii Bedeutung zugemessen als Nervenmittel mit besonderer Betonung des vegetativen Nervensystems. Es findet Verwendung bei *Migräne*, wenn diese mit *Polyurie* einhergeht, bei *Neuralgie* der Samenstränge mit dem Gefühl, als ob der Hoden gepackt und krampfhaft nach oben

---

[407] Glasgefäß mit einem Kolben als Destillierblase, der in ein langes, abschüssiges, sich verjüngendes Rohr übergeht, entlang diesem die verdampfte Substanz kondensiert und am Ende aufgefangen werden kann.

gezogen würde, bei *Miktionsstörungen* bei *Prostatahyperplasie*, bei *Affektivitätsstörungen*. Auch bei *Karzinomen* scheint es in geeigneten Fällen palliativ zu wirken [2]. Das Mittel wurde offensichtlich nur selten verwendet; es liegen nur wenige Erfahrungen vor.

351.4 Arzneimittelbild

Leitsymptome: Neigung zu Trockenheit der Schleimhäute und zu Spasmen an den Hohlorganen.
Blähsucht des Magens und Darms mit Besserung durch Aufstoßen und Abgang von Blähungen.
Reichlicher und häufiger Harnabgang begleiten die Beschwerden.
Am Nachmittag und Abend <, von 14 bis 21 Uhr <.
Die Verschlimmerung im geschlossenen Raum und Besserung im Freien ist um so auffälliger, als es sich im Allgemeinen um frostige Menschen handelt.
Besserung des Hautjuckens und anderer Beschwerden durch Reiben und Kratzen.

Geist und Gemüt: Missvergnügte, niedergedrückte Stimmung; sie ist in sich gekehrt und spricht wenig; mürrisch und reizbar.

Kopfschmerz: Stechende, drückende, ziehende Schmerzen, besser durch Reiben und Kratzen.

Migräne

Augen: Reizerscheinungen des äußeren Auges, besser durch Reiben. Tränenfluss während des Essens. Zucken des Oberlids.

Nase: Jucken am Nasenloch, besser durch Kratzen. Schnupfen mit verstopfter Nase, dickem und reichlichem Schleim. Trockene Nase. Atem übelriechend. Kitzel im Hals, zum Husten reizend. Hustenanfälle am Morgen.

Gesicht: Bleich und erdfarben. Spannende und krampfartige Empfindungen in verschiedenen Teilen des Gesichts. **Gefühl, als ob die Oberkieferknochen heftig nach oben gezogen würden**, besser durch Reiben.

Mund: Saurer, fetter oder fader Geschmack im Munde. Reichlicher Speichelfluss; oder trockener Mund und Hals am Morgen beim Erwachen. Schneeweißer Speichel sammelt sich im Munde.

Zähne: Zahnschmerz mit dem Gefühl, als ob Eiseskälte aus den Zahnspitzen ströme. Zahnschmerz, besser durch Druck.

Innerer Hals: Rauheit und Wundheit im Hals, mit dem Gefühl, als ob sich ein harter Körper im Hals befände, der nicht geschluckt werden kann. Trockenheit im Hals und im Kehlkopf. Gefühl von Zusammenschnüren.

Magen: Appetit vermindert, Abneigung gegen Fleisch, dagegen nicht gegen Brot. Aufblähung des Magens und des Bauches mit viel Aufstoßen und Blähungen. Häufiger Druck im Magen mit übelriechendem Aufstoßen. Der Magen und Bauch ist schmerzhaft bei Druck. Aufstoßen bessert das Druckgefühl in Magen und Speiseröhre. **Gefühl, als ob der Magen mit Wasser gefüllt wäre.** Kältegefühl im Magen.

Gastritis mit Meteorismus

Abdomen: Die Spannung und die greifenden Schmerzen im Leib bessern sich durch den Abgang von Blähungen.

Rektum und Stuhl: Übler Geruch der Blähungen, Jucken im After, besser durch Kratzen. Stuhl kann durchfällig oder verstopft sein.

Geschlechtsorgane:
- weiblich: Menses tritt 9 Tage zu früh ein, unter Schmerzen, mit scharfem, schwarzem Blut; nach der Menses Schmerzen in der linken Kopfseite und dem Scheitel, 5 Tage lang vom Abend zum Morgen.

351 – Oleum animale aethereum Dippelii – ol-an

- **männlich:** Ziehen, Stechen, Brennen im Penis. Die Hoden sind schmerzhaft bei Berührung. **Die Hoden sind schmerzhaft hochgezogen.** Druckgefühl in der Gegend der Prostata.

Neuralgie des Funiculus spermaticus
Prostatahyperplasie

Larynx und Trachea: Kitzel im Hals, zum Husten reizend.

Husten und Expektoration: Hustenanfälle am Morgen.

Extremitäten: Schmerzen in der Muskulatur und den Gelenken des ganzen Körpers. Steifheit und lähmige Schwäche.

Frost und Frösteln: Kältegefühl und Schaudern über den ganzen Körper. Kalte Hände und Füße bei warmem Kopf. Trockene Hitze oder Hitze mit Schweißen. Sowohl Frost als auch Hitzegefühl verschlimmern sich nach Eintritt in einen geschlossenen Raum.

Haut: Jucken in allen Teilen der Haut, das durchweg durch Reiben und Kratzen verschwindet.

Pruritus

Allgemein: Puls verlangsamt.

351.5
Dosierung

4. bis 30. Potenz. Stauffer schreibt: „Das Mittel kupiert wohl in 2. bis 3. Potenz, 1- bis 2- stündlich 3 Tropfen, in manchen Fällen die Migräne, es wird wegen seines widerlichen Geschmacks aber meist verweigert, zumal es Übelkeit und Erbrechen verursacht."

351.6
Vergleichsmittel

- Oleum: Kreosotum, Kresol, Petroleum crudum, Pix liquida, Terebinthinae oleum.
- Migräne mit Polyurie: Gelsemium sempervirens, Ignatia amara.
- Dyspepsie, Aufstoßen > und Abgang von Blähungen > : Carbo vegetabilis.
- In Hinsicht der Blähsucht und der Verschlimmerungszeit besteht große Ähnlichkeit zu Lycopodium clavatum.

351.7
Literatur

[1] Allen TF. Oleum animale. Encyclopedia of pure Materia Medica. Bd. 7. New York: Boericke & Tafel; 1874–1880: 149–169

[2] Clarke JH. Oleum animale. Dictionary of practical Materia Medica. Bd. 2.1. London: Homoeopathic Publishing Company; 1900–1902: 646–652

[3] Hartlaub CC, Trinks CF. Aetherisches Thieröl. Reine Arzneimittellehre. Bd. 2. Leipzig: Brockhaus; 1828–1831: 36–79

352 Ononis spinosa – onon

lt.: Ononis spinosa, dt.: Dornige Hauhechel, engl.: rest harrow

352.1 Substanz

Plantae – Leguminose (gleich Fabaceae, früher Papilionaceae, Hülsenfruchtgewächse) – **Ononis spinosa spp spinosa**

Es handelt sich um einen 30 bis 60 cm hohen, aufrecht wachsenden, winterkahlen, dornigen Strauch mit Pfahlwurzel. Von April bis September bildet er rosa bis violette Blüten an in den Blattachseln sitzenden Kurzstängeln aus. Heimisch ist die Pflanze in Europa, Westasien und Nordafrika. Man findet sie auf nährstoffarmen, kalkhaltigen Böden.

Homöopathische Verwendung finden die frischen, zur Blütezeit gesammelten oberirdischen Pflanzenteile.

352.2 Pharmakologie und Toxikologie

Es findet sich viele Flavonoide wie Apigenin, Kämpferol, Luteolin, Rutosid und Quercetin und andere. Des Weiteren Triterpene, Cyclitole, Isoflavone wie Genistein[408] und ätherisches Öl. Eine diuretische Wirkung wird schon von Theophrastus im 4. Jahrhundert v. Chr. erwähnt. Experimentell lässt sich bis heute keine abschließende Aussage treffen.

352.3 Anwendung

Volksmedizinische Anwendung findet die Droge bei Erkrankungen des rheumatischen Formenkreises und bei Gicht, Hepatomegalie, Ikterus und bei Ödemen. Medizinischen Gebrauch findet die Droge als Spülung bei Nierengrieß und Entzündungen der ableitenden Harnwege.

Homöopathische Verwendung findet die Zubereitung bei Ödemen (nach Kommission D).

Nach Untersuchungen, die K. Kass jun. angestellt hat, ist die Tinktur aus der ganzen frischen Pflanze zwar wirksam, wird aber von der Tinktur aus der getrockneten und noch mehr aus der frischen Wurzel an Wirksamkeit übertroffen. Kass hat Versuche bei **dekompensierter Rechtsherzinsuffizienz** mit **Aszites** angestellt und mit 3-mal täglich 10 Tropfen der Tinktur eine Diurese erzielt. Bei leichteren Fällen genügte D 1.

Auch bei **Anurie** infolge Nephropathien konnte Kass von einem Erfolg berichten.

Nach einem weiteren Bericht benützt Kass die D 1 von Ononis spinosa e radice rec. bei leichten **kardial** oder **renal** bedingten **Ödemen**. Antidiuretische Wirkungen, die von anderer Seite erwähnt wurden, habe er nie bemerkt (persönliche Mitteilung 1975).

352.4 Vergleichsmittel

Leguminosae: Alfalfa, Baptisia tinctoria, Copaiva, Cytisus laburnum, Dolichos pruriens, Lathyrus sativus, Lespedeza sieboldii, Melilotus officinalis, Physostigma venenosum, Robinia pseudacacia, Sarothamnus scoparius, Senna, Trifolium pratense.

352.5 Literatur

[1] Clarke JH. Ononis. In: Clarke JH, Hrsg. Dictionary of practical Materia Medica. Bd. 2.1. London: Homoeopathic Publishing Company; 1900–1902: 657–658

[2] Kass KA. Ononis spinosa als Diuretikum. Deutsche Homöopathische Monatsschrift 1959; 10 (7): 313–317

---

[408] Östrogene Wirkung.

353 Onosmodium virginianum – onos

lt.: Onosmodium virginianum, dt.: Falscher Steinsamen, engl.: false cromwell

353.1 Substanz

Plantae – Boraginaceae (Raublattgewächse gleich Borretschgewächse) – **Onosmodium virginianum**

Es handelt sich um eine perennierende, rau behaarte Pflanze von 30 bis 60 cm Höhe. Sie bildet von Juni bis September gelbweiße Blüten aus. Heimisch ist die Pflanze in Nordamerika.

Homöopathische Verwendung findet die frischen oberirdischen Pflanzenteile.

353.2 Anwendung

Homöopathische Anwendung findet die Zubereitung bei Augen- und Kopfschmerzen, Schmerzen der Ovarien, Myalgien und Parästhesien (nach Kommission D).

Zuvor schon war die Pflanze gegen Reizungen der Blase und Harnröhre verwendet worden.

Der bemerkenswerteste Zug ist der Verlust der geistigen Konzentration und der Koordination der Muskelbewegungen. Dies tritt in Erscheinung in der Unmöglichkeit, die Gedanken zu sammeln, großer Gedankenverwirrung, die Augen zu akkommodieren, die Muskelbewegungen zu koordinieren, beim Gehen die Höhe eines Hindernisses zu beurteilen, ferner in *Schwindel* und Gefühl von *Parästhesie* der *Extremitäten* mit allgemeiner Schwäche der Muskulatur. In zweiter Linie nach diesen *Parästhesien* werden *Neuralgien* beobachtet. Diese besitzen einen dumpfen, heftig schmerzhaften Charakter und ergreifen die Hals- und Rückenmarksnerven und die Beckenorgane, die Augen, das Hinterhaupt oder Ziehen vom Auge zum Hinterhaupt, das Kreuzbein. Dies sind die Hauptzentren der Schmerzen, jedoch sind auch die Gedärme, das Herz, die Brüste und die Glieder befallen. Die linke Seite ist mehr betroffen als die rechte.

Symptome wie „Gefühl von Spannung in den Augen, wie bei der Anstrengung des Lesens von kleinem Druck" und „wünscht die Gegenstände weit weg zu halten, um sie sehen zu können", zeigen die lähmende Wirkung auf die Akkommodation des Auges und können als Schlüsselsymptome angesehen werden. Es wurde deshalb mit großem Erfolg bei *Zephalgien*, verbunden mit Überanstrengung der Augen, angewandt.

In der Tinktur und tiefen Potenzen therapeutisch angewendet, hat es nicht selten **Tenesmus der Blase** hervorgerufen. Völliger **Libidoverlust** gilt als bemerkenswertes Symptom bei Männern und Frauen. Schmerzen in der Gebärmutter sind besser bei Aufdecken und bei Rückenlage.

Bei **benigner Prostatahyperplasie** habe ich mit D 6 guten Erfolg gesehen.

353.3 Arzneimittelprüfung

Onosmodium virginianum wurde von W. E. Green in Arkansas mit der Tinktur geprüft. An der Prüfung waren 4 Männer und 2 Frauen beteiligt; alle 6 Personen außer einer waren Ärzte. Der Prüfstoff war den Prüfern nicht bekannt. Gewertet wurden nur solche Symptome, die mindestens bei 2 Prüfern beobachtet wurden, mit Ausnahme der an den weiblichen Geschlechtsorganen aufgetretenen Erscheinungen [2].

353.4 Arzneimittelbild

Leitsymptome: Trockenheit der Schleimhäute in Nase, Mund und Hals, dabei großer Durst auf kaltes Wasser, welches bessert.

Akkommodationsstörungen.

Bewegung<, und Geräusch<, Druck< und enge Kleidung<.

Alle Beschwerden sind schlimmer auf der linken Seite.

Ruhe >, Niederlegen auf den Rücken >, Schlafen >, Ablegen der Kleider >, kaltes Trinken und Essen >.

Geist und Gemüt: Geschwätzig, aber ohne Zusammenhang. Reizbar. Unentschlossen. Gefühl, als ob etwas Schreckliches bevorstände und dass sie unfähig sei, es abzuwehren. **Angst beim Treppensteigen, Angst, hinabzustürzen, wenn sie abwärts sieht; oder ins Feuer zu fallen entgegen allem Bemühen, wenn sie am Feuer vorbeigeht.**

Will nur denken, ohne sich zu rühren; denkt, bis sie alles andere vergisst und wer sie ist. **Kann ihre zerstreuten Gedanken nicht sammeln,** lässt Worte und Buchstaben aus beim Schreiben. Kann ihre Gedanken nicht auf einen Gegenstand konzentrieren. Will etwas holen, aber ehe der gewünschte Gegenstand erreicht ist, hat er vergessen, was er holen wollte.

Fängt ein Thema an und springt, bevor es beendet ist, zu einem anderen über. Die Zeit vergeht ihm zu langsam, Minuten erscheinen ihm wie Stunden. Kann alles nicht schnell genug tun.

Burnout-Syndrom

Kopf: Völle des Kopfes, besser durch Essen und durch Schlaf; Schwere. Leichtigkeit.

Kopfschmerz: Schmerzen in der Stirne, über den Augen, über dem Nasensattel, nach rückwärts bis in den Nacken ziehend. Schmerzen in der linken Schläfe und über dem linken Auge, sich ausbreitend zu Hinterkopf und Nacken, schlimmer durch Bewegung und Geräusch, besser nach Schlaf. Okzipitofrontalschmerz morgens beim Erwachen. Dumpfer Kopfschmerz über dem linken Auge und der linken Schläfe, **schlimmer im Dunkeln** und beim Niederlegen, **Besserung durch Essen und durch Schlaf.**

Sehr heftige Schmerzen zum Nacken.

Zephalgie durch Anstrengung der Augen
Zephalgie kongestiv

Augen: Gefühl in den Augen, wie wenn sie lange den Schlaf entbehrt hätte. **Gefühl von Spannung in den Augen, wie wenn man sich anstrengt beim Lesen von kleinem Druck.** Entfernte Gegenstände erscheinen groß; **es wird als unangenehm empfunden, auf nahe Gegenstände zu blicken; wünscht die Gegenstände weit weg zu halten, um sie sehen zu können.** Augäpfel hyperämisch. Dumpfe, schwere Schmerzen in den Augäpfeln mit Wundheitsgefühl. Sehkraft herabgesetzt; trübe.

Akkommodationsstörung

Ohren: Gehör herabgesetzt. Singen in den Ohren wie nach Chinin.

Nase: Trockenheit der Nase. Viel Schnäuzen am frühen Morgen; die linke Seite der Nase und das linke Auge ist befallen. Hintere Nase verstopft. Weißer, zäher Schleim aus der hinteren Nase.

Gesicht: Gesicht erhitzt, mit Besserung der Kopfschmerzen, solange das Gesicht gerötet war.

Mund: Trockenheit des Mundes und der Lippen, ohne Durst, Besserung durch Trinken von kaltem Wasser, mit weißem Schleim. Zähes, klebriges Gefühl im Mund. Wundheit im Hals mit Behinderung des Sprechens und Schluckens, vorübergehend besser durch Trinken und durch Essen.

Innerer Hals: Trockenheit im Hals.

Magen: Vermehrter Appetit. Hunger nach der Mahlzeit, nervös, alle Tage, Appetit und Durst vermindert. Häufiger Durst auf kalte Getränke, Widerwillen gegen Wasser. Aufstoßen nach dem Essen. Übelkeit mit bitterem, klebrigem Geschmack am Morgen.

Abdomen: Aufgetriebenes Gefühl, besser beim Öffnen der Kleider. **Krampfartige Schmerzen im Bauch, besser durch Rückwärtsbeugen**, durch Aufdecken und durch Liegen auf dem Rücken.

Rektum und Stuhl: Stuhl gelbschleimig, blutig und strähnig. Stuhl treibt ihn morgens eilig aus dem Bett.

Blase: Schmerz in der Prostatagegend der Urethra vor und nach dem Harnlassen. **Häufiges, spärliches Harnlassen. Blasentenesmus.**

353 – Onosmodium virginianum – onos

Zystitis
Prostatahyperplasie

Urin: Urin spärlich, dunkel, sehr sauer, mit hohem spezifischem Gewicht.

Geschlechtsorgane: Libido bei Männern und Frauen vermindert ☉ **oder übermäßige sexuelle Erregung. Steigerung oder Aufhebung des geschlechtlichen Verlangens.**
- weiblich: Schmerzen in der Gebärmutter und den Ovarien mit Abwärtsdrängen, besser durch Aufdecken und in Rückenlage, schlimmer durch Druck. Menses zu früh und zu lang und zu stark. Leukorrhö hellgelb, übelriechend, wundmachend, reichlich, läuft die Schenkel hinab. Jucken an der Vulva, schlimmer durch Kratzen. Die Brüste fühlen sich geschwollen an und aufgetrieben. Weh in den Brüsten, schlimmer links.

Larynx und Trachea: Heiserkeit.

Husten und Expektoration: Bellender Husten mit zähem, klebrigem, weißem Auswurf. Kehlkopfhusten, besser durch Trinken von kaltem Wasser.

Brust: Beklemmungsgefühl am Herzen. Gefühl, als wolle das Herz aufhören zu schlagen.

Extremitäten: Schmerzen in der Lendengegend mit Steifigkeit. Gefühl von Schwäche in den Armen und Beinen. Großes Zerschlagenheitsgefühl.
Schwere in allen Gliedern mit Taubheitsgefühl.
Zittern der Hände und Arme, Zittern der Schenkel. **Sie kann nicht schreiben oder die Hände beim Essen richtig benützen, weil sie die Bewegungen nicht koordinieren kann. Störung des Ganges mit Unsicherheit beim Gehen.** Der Bürgersteig scheint ihr zu hoch, dies lässt sie sehr hoch schreiten.

Neuralgie
Neuritis

Schlaf: Ruhelos und mit Unterbrechungen, mit frühem Erwachen. Schläft gut, aber träumt viel.

Allgemein: Nervöses, zittriges Gefühl wie von Hunger. Zittern von der kleinsten Anstrengung. Schwäche am Morgen mit Steifigkeit.
Fühlt sich wie zerschlagen mit Müdigkeitsgefühl im ganzen Körper. Wünscht umherzugehen, später Neigung, sich niederzulegen und zu ruhen, mit Schläfrigkeit und Benommenheit.
Puls beschleunigt, voll und kräftig oder unregelmäßig und weich und schwach. Mit jedem 3. oder 4. Herzschlag ist die Diastole verlängert bis zum Aussetzen.

353.5
Dosierung

D 3 bis D 12, auch Hochpotenzen.

353.6
Vergleichsmittel

- Boraginaceae: Symphytum officinale.
- Folgen von Überanstrengung der Augen: Agaricus muscarius (Krampf), Crocus sativus, Kalium carbonicum, Natrium muriaticum, Phosphorus, Ruta graveolens, Silicea terra.
- Akkommodationsstörung: Cocculus indicus, Conium maculatum.
- Linksseitige Kopfschmerzen: Argentum nitricum, Lilium tigrinum, Natrium sulphuricum, Thuja occidentalis.
- Geistige Erschöpfung mit Koordinationsstörungen: Acidum picrinicum, Agaricus muscarius, Argentum nitricum, Conium maculatum, Phosphorus, Strychninum purum.

353.7
Literatur

[1] Clarke JH. Onosmodium. Dictionary of practical Materia Medica. Bd. 2.1. London: Homoeopathic Publishing Company; 1900–1902: 658–663

[2] Green WE. Provings of Onosmodium virginianum. Hahnemannian Monthly 1885; 10 (6): 321–336

[3] Hughes R. Onosmodium. Cyclopaedia of Drug Pathogenesy. Bd. 4. London: Gould; 1886–1891: 660–664

354 Opium – op

lt.: Papaver somniferum, dt.: Schlafmohn, engl.: dried latex oft the poppy

354.1 Substanz

Plantae – Papaveraceae (Mohngewächse) – **Papaver somniferum**

Es handelt sich um eine 1-jährige, 30 bis 150 cm hohe Pflanze mit blaugrünen, unverzweigten Stängeln, an welchen die länglich-eiförmigen Blätter sitzen. Die ganze Pflanze führt weißen Milchsaft. Von Juni bis August bilden sich ca. 10 cm große, lila bis weiße oder rote Blüten, abhängig von der Varietät, aus. Sie bilden Kapselfrüchte. Die Pflanze wird ubiquitär zur Opium-, Alkaloid-, Samen- und Ölgewinnung kultiviert. Opium ist der aus eingeschnittenen unreifen Früchten gewonnene, an der Luft getrocknete Saft.

Homöopathische Verwendung findet der getrocknete Milchsaft.

354.2 Pharmakologie und Toxikologie

Der Milchsaft aus Papaver somniferum ist ein Alkaloid-Gemisch von ca. 40 verschiedenen Alkaloiden. Die Wirkung der Opium-Alkaloide ist spasmolytisch, sedierend und analgetisch. Das wichtigste Alkaloid ist Morphin und seine Derivate sowie die Alkaloide vom Papaverin-Typ.

354.3 Anwendung

Homöopathische Anwendung findet die Zubereitung bei Krampfzuständen an den Atemorganen, des Magen-Darm-Kanals, an den Harn- und Geschlechtsorganen und der Skelettmuskulatur. Bei hochfieberhaften Erkrankungen, verschiedenen Schlafstörungen, verschiedenen Beschwerden infolge von Gemütsbewegungen, Erschöpfungs-, Verwirrtheits- und Verstimmungszuständen sowie bei Bewusstlosigkeit (nach Kommission D).

Opium wirkt in ganz bevorzugter Weise auf das Zentralnervensystem und die vegetativen Nerven. Durch Vermittlung des Nervensystems und der vegetativen Nerven äußert sich seine Wirkung an sämtlichen Organen als Überreizung oder als Lähmung. Der alte Streit Opium sedat – Opium me hercle excitat löst sich für uns auf in der Kenntnis des biphasischen Verlaufs der Wirkungskurven.

Bei keinem Mittel kann man die gegenpolare Wirkung so gut verfolgen wie bei Opium. Während Hahnemann die Ansicht vertrat, dass für die Anwendung der Similregel nur die Erstwirkung in Frage komme, sind wir heute der Ansicht, dass es allein auf die Ausgangslage (Reaktionslage) des Prüfenden ankomme, ob die eine oder andere Phase der Wirkung (von Hahnemann Erst- und Nachwirkung benannt) in Erscheinung trete, und dass die **beiden** gegensätzlichen Phasen der Arzneimittelwirkung zugehören. Clarke, dem wir uns anschließen können, schreibt: „Ich für meinen Teil war nie imstande, diese Unterscheidung einer Erst- von einer Nachwirkung bei einem Arzneistoff durchzuführen, und versuche dies auch nicht, außer gelegentlich die Arzneimittelwirkungen zwecks besserer Erinnerlichkeit zu ordnen. Ich finde, dass es von dem Prüfer oder dem Patienten abhängt, ob die Arzneimittelwirkung ‚Erst- oder Nachwirkung' ist. Ich kenne Leute, welche durch alle Dosierungen von Opium absolut schlaflos werden; und Opium C 30 war mir bei Schlaflosigkeit ebenso hilfreich wie Coffea." ([6]: 666)

Die Kenntnis des Opiums besitzen wir aus Prüfungen am Gesunden von Hahnemann, vor allem aber aus Fällen von Vergiftungen und vom Gebrauch als Genussgift, nämlich dem Opiumrauchen.

Die **Wirkung** äußert sich:
1. Am **Gehirn** selbst in Euphorie, lebhafter Gedankentätigkeit, glücklichen Phantasiebildern, Überempfindlichkeit der Sinnesorgane, nervöser Überreizung und Schlaflosigkeit, trauriger Verstimmung, Somnolenz, Betäubung, Reaktionslosigkeit auf äußere Eindrücke mit Herab-

setzung der Schmerzempfindung und der Reflextätigkeit. Die Wirkung von Opium beruht also auf einer Verschiebung der Reizempfänglichkeit des Nervensystems entweder nach der Seite der Reaktionsherabsetzung oder der Seite der Steigerung der Empfindlichkeit gegenüber allen äußeren Reizen.

2. An der **glatten Muskulatur** in Krämpfen sowohl wie Atonie der Verdauungsorgane mit Durchfällen, atonischer und spastischer Verstopfung, Koliken; an den Harnorganen in Dysurie und Blasenschwäche; an den Geschlechtsorganen in Gebärmutterspasmen sowie Aussetzen der Geschlechtstätigkeit.
3. An der **willkürlichen Muskulatur** in Zuckungen, Spasmen und Zittern.
4. Am **Gefäßsystem** in bläulicher, livider Haut- und Schleimhaut (im Mund) und Kongestion zum Kopf mit dunkel- bis blauroter Gesichtsfarbe.
5. Am **Drüsensystem** in Anregung oder Verminderung der Drüsentätigkeit: trockener Mund, durchfälliger oder trockener Stuhl, erektile Dysfunktion der Männer und Aussetzen der Eireifung bei Frauen, Neigung zu reichlichen Schweißen.

Die Sektion Opium-Vergifteter ergibt Hyperämie der Gehirnhäute und des Gehirns selbst sowie des ganzen Nervensystems.

In der Homöopathie werden **beide Phasen der Arzneimittelwirkung** als Simile in Beziehung gesetzt zu den betreffenden Krankheitszuständen. Die Phase der Überreizung der Nerven und Bildung von Spasmen stellt das Spiegelbild dar für klinische Zustände der **Überreizung des Zentralnervensystems** und von **Krämpfen, besonders der gesamten glatten Muskulatur,** während die Phase der Lähmung verglichen wird mit Zuständen wie *Apoplexie, Sonnenstich, Gehirnerschütterung, atonischer Verstopfung*. Die **Hyperämie des Gehirns und seiner Häute** ist ein wertvoller Hinweis auf die sehr bewährte Verordnung bei entsprechenden Reizzuständen wie Folgen einer *Gehirnblutung, Sonnenstich, Gehirnerschütterung* und *Schädelbrüchen*. Arnica montana fällt bei Letzterem die Rolle der Resorption von Blutextravasaten zu, die Blutkongestion und Lähmung wird aber besser von Opium beseitigt.

354.4
Konstitution

Passt für Menschen, die in ihrem Nervensystem durch Reizmittel (Tabak oder Alkohol) und starke Arzneimittel oder Sonneneinwirkung und dergleichen erschüttert sind. Auch Menschen, die psychischen Einwirkungen, wie Schreck, Angst und Ärger, besonders stark unterliegen oder deren Nerven unter den Folgen der Arteriosklerose leiden, fallen unter Opium. Es ist nicht als Konstitutionsmittel anzusehen, doch stärkt es die Nervenfunktionen und stellt die normale Reizempfänglichkeit wieder her.

Hahnemann hat Opium empfohlen, wenn die **Reizempfänglichkeit abgestumpft** oder gelähmt ist und der erwartete Erfolg gegenüber sorgfältig gewählten Arzneien ausbleibt. Dies gilt natürlich nur dann, wenn entsprechende Opium-Symptome vorliegen[409]. Im Verhältnis zum Krankheitsprozess fällt die **Schmerzlosigkeit oder geringe Schmerzhaftigkeit** in die Augen. Doch ist das Vorhandensein von starken Schmerzen keineswegs eine Gegenindikation. Man kann von Opium Gebrauch machen, wenn **bei übererregten und überreiztem vegetativem Nervensystem** eine nachhaltige Besserung nicht eintritt, vielmehr trotz gelungener Regulation die Funktionsstörung rasch wiederkehrt. Infolge ihrer Schwäche und Labilität vermögen die vegetativen Nerven die gewonnene Ausrichtung nicht festzuhalten. Opium befestigt dann den schwankenden Zustand der Funktionen.

An dieser übersteigerten Reizempfänglichkeit gegenüber psychischen Eindrücken ist auch die klinische Modalität „Folgen von Schreck" entwickelt worden. Auch wenn das schreckerregende Ereignis viele Jahre zurückliegt, können die Folgen desselben (*Spasmen, Insomnie, Parese*) wieder zurückgebildet werden.

---

[409] Nach Kleinerts *Geschichte der Homöopathie* (1863, S. 79) verwendete Hahnemann, wenn eine gut gewählte Arznei nicht ansprechen wollte, als Zwischengabe Opium. Hahnemann „rechnete diese Erscheinung einem betäubten Zustand der Nerven zu, welcher beim Kranken die Beschwerden nicht zu der deutlichen Wahrnehmung kommen ließ, und meinte, es sei selten in chronischen, häufiger in akuten Zuständen vertreten. Um diesem Zustand, welcher einer Lähmung des Gemeingefühls gleichzuachten wäre, zu heben und die eigentlichen Krankheitserscheinungen zum Vorschein kommen zu lassen, gab er Opium—".

Opium ist ein wichtiges Heilmittel bei **Intoxikationen**, zum Beispiel von Blei (Kolik) oder von Iod; es kann mit Nutzen bei **Thyreopathien** wie bei **Iodunverträglichkeit** verwendet werden. Wertvollen Gebrauch habe ich auch bei Beschwerden infolge von Arzneimittelmissbrauch und infolge von Arzneimittelprüfungen gemacht. Zu beachten ist der altbewährte Gebrauch bei **Depression**. Stiegele macht auf die durch die Toxikologie gestützte Verwendung beim **Cheyne-Stokes'schen Atemtypus** aufmerksam, welche Indikation sich ab und zu bewähre. Bei Zuständen von **intrakranieller Druckerhöhung**, wie *Folgen von Gehirntraumen, Sonnenstich, Apoplexie*, gehört Opium an die erste Stelle. Bei *zerebralen Durchblutungsstörungen, apoplektischem Insult* und *Enzephalomalazie* hat es sich mir weit besser bewährt als die sonst meist bevorzugte Arnica montana.

Als ein bei seinen Zeitgenossen wohlbekanntes, „**wirkliches Diuretikum**" erwähnt Rademacher die Opium-Tinktur: „drei, vier, aufs höchste fünf Tropfen Mohnsafttinktur in einem Maße Wasser vermischt und in vierundzwanzig Stunden verzehrt." „Dieses Mittel ist in der Medizin bekannt genug, darum will ich es nur eben berühren und dem Leser mit vielem Geschwätz von dessen Wirkung beschwerlich fallen." [14]

354.5
Arzneimittelbild

Leitsymptome: Betäubung und soporöser Zustand mit Reizunempfindlichkeit des Nervensystems. Auffallend geringe Schmerzempfindung. Gesicht dunkelrot und heiß mit Schweiß, Lippen und Zunge livid.

Hirnlähmung mit schnarchender Atmung. ⊙ **Die Nerven- und Gefäßlähmung führt zu schlechter Reaktion gegen Arzneimittel.**

Überlebendigkeit des Gehirns und Überempfindlichkeit der Sinnesorgane.

Angst und Schreckhaftigkeit. ⊙ **Folgen von Schreck, Angst und Ärger** (Schlaflosigkeit, Krämpfe und anderes). Überempfindlichkeit gegen Geräusche, Licht und schwächste Gerüche.

⊙ **Wärme<, Abkühlung>.** Lähmung sowohl wie Spasmen an allen willkürlichen und unwillkürlichen Muskeln.

Nach und während des Schlafes <.

Gefühl von Mut und Tätigkeitsdrang und Kraftgefühl, fühlt sich zu jeder Leistung fähig.

Gefühl des Geschwollenseins und des Zu-lange-Wachsens, In-die-Länge-Wachsens.

Geist und Gemüt: Delirium mit rotem Gesicht, glänzenden Augen und großer Aktivität. Wilde Raserei, lebhafte Phantasie und ungewöhnliches Wohlgefühl. Heitere, beglückte Stimmung, vermehrte Kraft und Leistungsfähigkeit. Halluzinationen angenehmer Art. Wohlgefühl bei offenen Augen, es verschwindet nach dem Augenschließen. Geistig sehr angeregt und beschleunigter Gedankenablauf, Steigerung der geistigen Funktionen, Opiumesser singen Liebeslieder, lachen viel und machen allerlei Grimassen, die heitere Stimmung dauert eine Stunde, dann werden sie ärgerlich und wütend und zum Schluss traurig und weinerlich, um schließlich in Schlaf zu fallen.

Gewalttätigkeit und Streitsucht, rasend wie ein wildes Tier. Fährt auf bei jedem Geräusch. Voller Angst und Schreckhaftigkeit, Furcht, sterben zu müssen. Angstvolle und verzweifelte Stimmung, niedergedrückt bis zu Selbstmordgedanken, Hoffnungslosigkeit, Todesfurcht.

Unfähigkeit, Schmerzen zu ertragen infolge Willensschwäche.

Gedanken abgestumpft, Geist nicht aufnahmefähig. Verlust des Gedächtnisses. Sensibilität herabgesetzt. **Völlig unzugänglich gegenüber äußeren Eindrücken. Bewusstlosigkeit, kann kaum wachgerüttelt werden, fällt sofort in die Betäubung zurück. Tiefe Betäubung mit röchelnder Atmung.**

Folgen von Schreck und Furcht
Depression
Delirium tremens

Schwindel: Schwindel, wie berauscht beim Erwachen vom Schlaf. Er ist kaum bewusst, dass die Füße den Boden berührten, es schien ihm, als ob sie über den Boden glitten. Er scheint in der Luft zu fliegen.

Vertigo arteriosklerotisch

Kopf: Blutandrang zu Kopf und Gehirn mit Klopfen der Arterien. Das Geräusch des Herzschlages wird gehört. Es tritt nicht selten Apoplexie auf. Apoplexie mit schnarchender Atmung, offenem Mund, bleichem Gesicht, bedeckt mit eiskaltem Schweiß.

Sonnenstich
Commotio cerebri
Apoplex
Schädel-Hirn-Trauma

Kopfschmerz: Drückende, pressende Kopfschmerzen, kann nicht denken, mit **glühendem Hitzegefühl und Schweiß am Kopf** bei kalten Gliedern. ⊙ **Besserung durch Kühlung des Kopfes.**

Augen: Augen glänzend und starr, Pupillen verengt oder erweitert. Bindehäute brennend und gerötet. Gefühl, als seien die Augen zu groß für ihre Höhlen. Verdunkelung des Sehens, Flimmern vor den Augen.

Ohren: Heftiges Summen und Läuten in den Ohren. Gehör schärfer als gewöhnlich.

Gesicht: Gedunsen, dunkelrot und livid; oder blass-livid und erdfahl. Erhitztes, schwitzendes Gesicht, Venen aufgetrieben. Lippen livid. Unterkiefer verkrampft oder schlaff herabhängend. Zucken und Zittern der Gesichtsmuskeln.

Mund: Lippen und Zunge bläulich. Mund trocken, ebenso der Rachen.

Innerer Hals: Krampf in der Speiseröhre, kann nicht schlucken wegen Trockenheit und Zusammenschnüren.

Magen: Großer Hunger mit Leeregefühl im Magen; großer Durst; Übelkeit und Erbrechen. Krampfhafte Schmerzen im Magen.

Abdomen: Leib aufgetrieben und gespannt mit Blähsucht und Kolikschmerzen. Oder **völliges Lahmliegen des Verdauungskanals.**

Invagination
Ileus
Bleikolik
Appendizitis
Peritonitis

Rektum und Stuhl: Durchfällige Stühle; oder **langanhaltende Verstopfung mit Untätigkeit des Darmes**; aber auch harte, kleinknollige Stühle mit unvollständiger Entleerung.
⊙ **Unwillkürlicher Abgang des Stuhls, besonders nach Schreck.**

Obstipation atonisch und spastisch

Blase: Muss lange warten, bis der Harn fließt, wegen Tenesmus der Blase. Obwohl die Blase voll ist, kann sie nicht entleert werden oder können nur kleine Mengen entleert werden. Unterbrochene Harnentleerung; Harnverhaltung, sodass der Katheter benützt werden muss. ⊙ **Unwillkürlicher Harnabgang.**

Harninkontinenz
Dysurie
Strangurie

Geschlechtsorgane:
- weiblich: Menses setzt während des Opiumgebrauches aus. Wehenartige Krämpfe der Gebärmutter.

Abortus imminens

- männlich: Opiumraucher werden nach anfänglicher Steigerung des Geschlechtstriebes impotent. Sexuelle Erregung, später erektile Dysfunktion.

Atmung: Häufiges, unwillkürliches, tiefes Atmen. **Mühsame, rasselnde, stertoröse Atmung.** Die Zahl der Atemzüge geht auf 4/Min. zurück, dann setzt die Atmung etwa ½ Min. aus, dann kommen wieder 4 Atemzüge.

Cheyne-Stokes-Atmung

Husten und Expektoration: Heftiger krampfartiger Husten infolge Trockenheit, besser nach einem Glas Wasser. Erstickungsanfälle aus dem Schlaf heraus.

Reizhusten

Brust: Die Milchabsonderung ist vermindert.

Extremitäten: Erschlaffung der Muskeln und Glieder, langsamer Gang; Schwanken und Taumeln beim Gehen. Verminderte Kraft der willkürlichen Muskeln.
  Krampfhaftes Zittern und Zucken der Glieder, Muskelkrämpfe. Klonische und tonische Krämpfe. Neuralgische Schmerzen.

Schlaf: Betäubter Schlaf, ohne Reaktion auf äußere Reize. – Schlaflosigkeit mit lebhafter Tätigkeit der Gedanken und erregter Phantasie. Schläfrig, kann aber nicht einschlafen. Jedes Geräusch von der Straße oder das Ticken der Uhr hindert am Schlaf.

Insomnie

Frost und Frösteln: Kalte Glieder: Frösteln und Frieren

Haut: Blass und livide bis blau; mit starkem Schweiß bedeckt. Heftiges Hautjucken.

Allgemein: Hitze mit reichlichem Schweiß.
  Auffallend geringe Schmerzempfindlichkeit. Konvulsionen und krampfhafte Bewegungen am ganzen Körper mit Rückwärtsbeugen des Kopfes und Rückens. Epilepsie.
  Langsamer, voller Puls bei stöhnendem langsamen Atem oder schneller, heftiger, harter Puls bei dunkelrotem Gesicht. **Strotzende Völle der Blutgefäße**.

Arteriosklerose
Epilepsie nach Schlaf oder Schreck

354.6
Dosierung

Ab D 4.

354.7
Vergleichsmittel

- Papaveraceae: Chelidonium majus, Corydalis cava, Corydalis formosa, Sanguinaria canadensis.
- Morphinum
- Arteriosklerose, zerebrovaskuläre Durchblutungsstörung: Arnica montana, Aurum metallicum, Barium carbonicum, Barium iodatum, Bellis perennis, Conium maculatum, Plumbum metallicum, Radium bromatum, Strontium carbonicum.
- Antidot bei Arzneimittelprüfungen: Camphora, Nux vomica.
- Kongestionen zum Kopf mit Betäubung: Asterias rubens, Arnica montana, Baptisia tinctoria, Gelsemium sempervirens.
- Kongestionen zum Kopf mit rotem Gesicht: Asterias rubens, Arnica montana, Glonoinum, Sanguinaria canadensis.
- Kongestion der Meningen: Apis mellifica, Helleborus niger.
- Folgen von Schreck: Aconitum napellus, Gelsemium sempervirens, Hyoscyamus niger, Petroleum crudum.
- Diarrhö in Folge von Schreck: Argentum nitricum, Gelsemium sempervirens, Veratrum album.
- Stuhlinkontinenz: Aloe socotrina, Mandragora officinarum, Phosphorus.
- Obstipation atonisch: Alumina oxydatum, Bryonia alba, Graphites naturalis.
- Insomnie bei Schläfrigkeit: Belladonna, Chamomilla recutita.
- Schlaf <: Apis mellifica, Arnica montana, Lachesis muta, Magnesium carbonicum.
- Erstickungsgefühl beim Einschlafen: Grindelia robusta, Lachesis muta.
- Unmittelbare Folgen von Gemütserregung: Ignatia amara.

354.8
Kasuistik

354.8.1   Schlaflosigkeit durch Schreck

Quilisch berichtet mündlich in einer Sitzung des Landesverbands Württemberg-Baden des „Deutschen Zentralvereins homöopathischer Ärzte" von einer im Jahre 1945 aus dem deutschen Osten geflüchteten Frau, welche angeblich völlig den Schlaf verloren hatte, seit sie einen schweren Schrecken erlitten hatte, dadurch, dass ihr Dorf vor ihren Augen in Flammen aufging. Irgendeine Anzeige für ein bestimmtes Mittel bot sich nicht dar; so gab ihr Quilisch für diese Folgen des Schrecks Aconitum napellus D 30. In der ersten Nacht schlief sie nicht, in der zweiten war es schon besser, in der dritten Nacht war der Schlaf so gut, dass sie zu spät an die Arbeit kam. Dies währte einige Wochen, dann kehrte die alte Schlaflosigkeit zurück. Nun erhielt sie Opium D 30. Damit besserte sich der Zustand so, dass sie bei täglichem Gebrauch von Opium D 30 eine gute Nachtruhe hatte.

354.8.2 Sonnenstich

Ein hellhaariger Junge von etwa 6 Jahren verfiel infolge eines Sonnenstichs in einen Betäubungszustand, der mehrere Tage andauerte. Die Pupillen waren stark erweitert, die Benommenheit war so, dass der Junge kaum ansprechbar war. Doch nahm er auf Zureden die nötige Nahrung zu sich. Belladonna, Glonoinum und Apis mellifica waren ohne Erfolg. Opium in einer mittleren Verdünnung brachte schnelle Wiederherstellung. [Eigene Beobachtung]

354.8.3 Zephalgie

Frau Cl. B., 72 Jahre alt. Seit 3 Jahren Anfälle von Kopfweh mit Blendung der Augen. Öfters jagende Gedankenbilder ½ Stunde dauernd. Kann dabei nicht willkürlich denken und ist von heftiger Angst beherrscht, fleht dabei ihren Gatten um Hilfe an. Verordnung Opium D 12, morgens und abends 5 Tropfen. Damit bleiben die Anfälle vollkommen aus. Nachbeobachtung 6 Jahre. [Eigene Beobachtung]

354.9 Literatur

[1] Allen TF. Opium. Encyclopedia of pure Materia Medica. Bd. 7,10. New York: Boericke & Tafel; 1874–1880: 173–237, 605–609

[2] Arnold JW. Versuche über die Wirkung des Mohnsaftes auf das Nervensystem. Hygea; 16 (17): 1–16

[3] Böcker. Untersuchungen über die Wirkung des Opiums. Zeitschrift für Erfahrungsheilkunst 1847; 4 (1): 1–80

[4] Buchner J. Fragmente über Arzneiwirkungen. Opium. Allgemeine Homöopathische Zeitung 1841; 21 (1): 14–15

[5] Buchner J. Opium. Allgemeine Homöopathische Zeitung 1842; 22 (10): 160

[6] Clarke JH. Opium. Dictionary of practical Materia Medica. Bd. 2a. London: Homoeopathic Publishing Company; 1900–1902: 664–674

[7] Eidherr M. Arzneiprüfungen. Die Reinwirkungen des weissen Mohnsaftes nach den physiologischen Prüfungsergebnissen. Zeitschrift des Vereins der Homöopathischen Aerzte Oesterreichs. 1862; 1 (3): 1–94

[8] Hahnemann S. Opium. In: Lucae C, Wischner M, Hrsg. Gesamte Arzneimittellehre. Stuttgart: Haug; 2007: 1418–1440

[9] Hartlaub CC, Trinks CF. Mohnsaft. Reine Arzneimittellehre. Leipzig: Brockhaus; 1828–1831: 305–312

[10] Helbig. Opium Heraklides 1833 (1): 4

[11] Hughes R. Opium. In: Hughes R, Hrsg. Cyclopaedia of Drug Pathogenesy. Bd. 3,4. London: Gould; 1886–1891: 459–498, 664–665

[12] Jörg JCG. Mohnsaft (Opium). Materialien zu einer künftigen Heilmittellehre. Bd. 1. Leipzig: Cnobloch; 1825: 385–443

[13] Schmid G. Opium. Hygea; 14: 288–351

[14] Schwarzhaupt W. Wann bestimmen einzelne, eigenartige Symptome die Arzneimittelwahl und machen das Mittel zum Heilmittel (Organon §§ 152 ff.)? Deutsche Homöopathische Monatsschrift 1959; 10 (5): 203–204

[15] Strecker. Reflexionen und Bemerkungen. Allgemeine Homöopathische Zeitung 1837; 12: 134

[16] Waltl J. Fragmente über Arzneiwirkungen. Opium. Allgemeine Homöopathische Zeitung 1842; 22 (10): 160

[17] Wibmer CA. Opium. Allgemeine Homöopathische Zeitung 1849; 21

355 Origanum majorana – orig

lt.: Origanum majorana, dt.: Süßer Majoran, engl.: sweet marjoram

355.1 Substanz

Plantae – Labiatae (gleich Lamiaceae, Lippenblütengewächse) **– Origanum majorana**

Es handelt sich um eine 1-jährige, im Mittelmeerraum mehrjährige, krautige, 20 bis 50 cm hohe Pflanze mit stark verzweigter Sprossachse. Die behaarten Blätter sind klein. Die Blüten weiß, rosa, zartlila. Verbreitung findet die Pflanze im südöstlichen Mittelmeerraum.

Homöopathische Verwendung finden die frischen oberirdischen Teile der blühenden Pflanze.

355.2 Pharmakologie und Toxikologie

Als Inhaltsstoffe finden sich ätherische Öle (besonders Terpene, Phenole[410]), Flavone und Flavonglykoside[411], Lamiaceengerbstoffe[412]. Origano wirkt antioxidativ und antiviral. Da die Droge Arbutin und Hydrochinon enthält ist sie zur Daueranwendung nicht geeignet. Hydrochinon wirkt karzinogen und führt im Tierversuch zu Vitiligo.

355.3 Anwendung

Es dient als Küchenkraut. Volkstümliche Anwendung bei Magen-Darm-Beschwerden, als Diuretikum, als Diaphoretikum, bei Paralyse, Depression, Zephalgien, Vertigo, Infekten der oberen Luftwege, bei Krampfhusten. Als Mundspülung und Externum bei Hauterkrankungen.

Homöopathische Verwendung findet die Zubereitung bei gesteigerter sexueller Erregbarkeit (nach Kommission D).

Heinicke schreibt in seinem *Handbuch der homöopathischen Arzneiwirkungslehre* der Pflanze eine Wirkung auf das Nervensystem und auf die Geschlechtsorgane der Frauen zu und führt folgende Symptome an:

Abwechselnd traurig und heiter mit Heiratsgedanken. Wollüstige Träume, große geschlechtliche Erregung, die zu Onanie treibt. Gesteigertes Verlangen nach Koitus. Jucken und Anschwellen der Brustwarzen und Schmerz in den Brüsten. Nächtliche *Pollutionen*. Bei *Affektivitätsstörungen* und *Hypersexualität*.

Gallavardin[413] hebt Origanum als ein sehr bedeutsames Mittel bei Onanie und bei übermäßigem Geschlechtstrieb sowohl der Männer als auch der Frauen hervor, nach der Empfehlung des Domherrn de Césoles, der es in C 30 verordnete, während Gallavardin C 4, jeden 2. Tag eine Gabe, im Ganzen 4-mal, empfahl. Diese Verordnung kann, wenn sie nicht zum vollen Erfolg führte, wiederholt werden. Wenn Origanum gegen Onanie nicht hilft, wählt Gallavardin unter folgenden Mitteln: China officinalis, Coffea tosta (mit der entsprechenden Schlaflosigkeit), Pulsatilla pratensis und vor allem Staphysagria, Nux vomica, Sulphur Iotum und Causticum Hahnemanni. Zu beachten ist auch Asterias rubens.

355.4 Vergleichsmittel

Labiatae: Agnus castus, Collinsonia canadensis, Leonurus cardiaca, Lycopus virginicus, Ocimum canum, Orthosiphon stamineus, Salvia officinalis, Scutellaria lateriflora, Teucrium marum verum, Teucrium scorodonia.

---

410 Cravacrole, Thymol.
411 Diosmetin, Vitexin, Orientin, Thymonin.
412 Depside der Kaffeesäure.

413 J.-P. Gallavardin: Homöopathische Beeinflussung von Charakter, Trunksucht und Sexualtrieb, 3. Aufl. Karl F. Haug Verlag, Heidelberg 1976.

355.5
Literatur

[1] Allen TF. Origanum. Encyclopedia of pure Materia Medica. Bd. 7. New York: Boericke & Tafel; 1874–1880: 240

[2] Clarke JH. Origanum. Dictionary of practical Materia Medica. Bd. 2.1. London: Homoeopathic Publishing Company; 1900–1902: 677–678

[3] Gallavardin JP. Homöopathische Beeinflussung von Charakter, Trunksucht und Sexualtrieb, 3. Aufl. Heidelberg 1976. Karl F. Haug Verlag. 3. Aufl. Stuttgart: Haug; 1976

[4] Heinigke C. Handbuch der homöopathischen Arzneimittelwirkungslehre. Leipzig: Schwabe; 1922

[5] Hughes R. Origanum. Cyclopaedia of Drug Pathogenesy. Bd. 3. London: Gould; 1886–1891: 532–533

356 Ornithogalum umbellatum – orni

lt.: Ornithogalum umbellatum, dt.: Doldenmilchstern, engl.: star of Bethlehem

356.1 Substanz

Plantae – Asparagaceae (Spargelgewächse) – Ornithogalum umbellatum

Es handelt sich um eine krautige Pflanze, die Zwiebeln als Überdauerungsorgane hat. Vor allem ihre unterirdischen Teile führen einen schleimigen Milchsaft. Sie bilden kleine weiße sternförmige Blüten aus. Heimisch ist die Pflanze in Europa und dem Mittelmeergebiet.

Homöopathische Verwendung finden die frische Zwiebel oder die frischen Blätter.

356.2 Pharmakologie und Toxikologie

Als Inhaltsstoffe wurden herzwirksame Cardenolide nachgewiesen.

356.3 Anwendung

Homöopathische Anwendung findet die Zubereitung bei Gastro- und Duodenalulkus (nach Kommission D).

Wurde von Cooper[414] in die Therapie eingeführt, der bei *Magenulzera* und sogar bei operativ festgestelltem, aber inoperablem Magenkarzinomen Heilung beobachtet haben will. Eine unbeabsichtige Arzneimittelprüfung an einer 45-jährigen, gegen alle Arten von Zwiebelgewächsen überempfindlichen Frau wird berichtet.

356.4 Arzneimittelbild

Leitsymptome: Höchste Depression und Drang zu Selbstmord. Große Schwäche; ☉ **Auszehrung**.

Magen: Auftreibung des Magens und Bauches, mit häufigem, mundvollem Aufstoßen von übelriechenden Gasen; muss die Kleider lockern; völlige Erschöpfung und schmerzhafte Elendigkeit in der Magengrube. Gefühl von Übelkeit, das ihr einen großen Teil der Nacht raubte. ☉ **Schmerzen bei Nacht, vom Magen in die Herzgegend und Schultern ziehend**, wie wenn ein Stein zwischen Brust und Magen gezwängt würde. ☉ **Schmerzen, wenn die Nahrung durch den Pylorus tritt**. ☉ **Erbrechen von kaffeesatzartigen Massen**. ☉ **Magenschmerzen, schlimmer durch kalte Speisen, besser durch warme Getränke**.

> *Gastropathie*
> *Magenkarzinom*
> *Kachexie*

356.5 Dosierung

Cooper gebrauchte 1 Tropfen der Tinktur, die Wiederholung erfolgte erst nach Abklingen der Wirkung nach mehreren Tagen oder Wochen. Voisin empfiehlt D 3 oder D 4 bei jeder Art von Magenschwäche, auch ohne homöopathische Ähnlichkeit, wenn über ein Gefühl der Blockierung in Höhe des Magens bald nach dem Essen geklagt wird.

356.6 Vergleichsmittel

- Asparagales: Agraphis nutans, Scilla maritima.
- Abies nigra, Carbo animalis, Carbo vegetabilis, Conium maculatum, Cundurango, Hydrastis canadensis.

---

[414] Robert Thomas Cooper, 1844–1903, London. Mitglied des Londoner Cooper-Clubs, zusammen mit James Compton-Burnett, John Henry Clark, Thomas Skinner. Der Cooper-Club traf sich in London wöchentlich von ca. 1880–1900.

356.7
Literatur

[1] Clarke JH. Ornithogalum. Dictionary of practical Materia Medica. Bd. 2.1. London: Homoeopathic Publishing Company; 1900–1902: 678–681

357 Orthosiphon stamineus – orthos

lt.: Orthosiphon aristatus, syn.: Koemis Koetjing, dt.: Katzenbart, engl.: Orthosiphon stamineus

357.1
Substanz

Plantae – Labiatae (gleich Lamiaceae, Lippenblütengewächse) **– Orthosiphon aristatus**

Es handelt sich um einen perennierenden, bis 1 m hohen Halbstrauch mit kurzstieligen, kreuzgegenständigen, lanzettlichen Laubblättern. Die bläulich weißen Blüten stehen scheinquirlig und fallen durch ihre langen Staubfäden auf, die der Pflanze den Namen Katzenbart einbrachte. Heimisch ist sie in Hinterindien, dem Malaysischen Archipel und Australien.

Homöopathische Verwendung finden die getrockneten Laubblätter.

357.2
Pharmakologie und Toxikologie

Als Inhaltsstoffe wurden Flavonoide, Saponine, ätherisches Öl sowie Gerbstoffe gefunden. Es gibt Hinweise für eine antioxidative und antihypertensive Wirkung der Droge.

357.3
Anwendung

Nach klinischen Beobachtungen steigert die Droge die Diurese beim Gesunden wie auch bei kardialer und nephrogener Insuffizienz erheblich. Die Kochsalzausscheidung wird gesteigert, die Konzentrationsfähigkeit der Niere bessert sich, auch die Eiweißausscheidung bei Nephrose und chronischer Nephritis lässt sich günstig beeinflussen. Dementsprechend wird es verwendet als Diuretikum und gutes Nierenmittel bei *Albuminurie, Nephritis, Nephrose*. Auch bei *Schrumpfniere* kann ein Versuch gemacht werden. Ferner wird es empfohlen bei *Zystitis*, bei *Urolithiasis*, wobei auch eine spasmolytische gute Wirkung auf *Dysurie* und *Pollakisurie* zu beobachten ist.

Ein weiterer Anwendungsbereich liegt in Leber- und Gallenleiden, insbesondere *Cholezystolithiasis, hepatorenalem Syndrom, Diabetes mellitus* und *Gicht*.

Als organotrope Arznei mit Nierenbezug eignet sich die Zubereitung neben homöopathischen Konstitutionsmitteln. Bei der Anwendung als Diuretikum, bei welcher eine Zufuhr von größeren Mengen von Flüssigkeit nicht erwünscht ist, verwendet man einen konzentrierten Tee oder kaltbereiteten Auszug. Die völlige Unschädlichkeit wird von allen Beobachtern hervorgehoben.

357.4
Dosierung

Extrakt oder Tee aus 2 bis 3 g am Tage.

357.5
Vergleichsmittel

- Labiatae: Agnus castus, Collinsonia canadensis, Leonurus cardiaca, Lycopus virginicus, Ocimum canum, Origanum majorana, Salvia officinalis, Scutellaria lateriflora, Teucrium marum verum, Teucrium scorodonia.
- Nierenbezug: Apis mellifica, Arsenicum album, Berberis vulgaris, Calcium arsenicosum, Cantharis vesicatoria, Lespedeza sieboldii, Phosphorus, Solidago virgaurea, Terebinthinae.
- Nephrolithiasis: Acidum benzoicum, Asarum europaeum, Berberis vulgaris, Calculi renales, Colocynthis, Lycopodium clavatum, Sarsaparilla officinalis, Silicea terra.

357.6
Literatur

[1] Ameer OZ, Salman IM, Asmawi MZ et al. Orthosiphon stamineus: traditional uses, phytochemistry, pharmacology, and toxicology. J Med Food 2012; 678–690, DOI: 10.1089/jmf.2 011 1973

[2] Granzow. Orthosiphon stamineus. Med. Welt 1937 (15): 506

[3] Grüber A. Orthosiphon stamineus. Deutsche Medizinische Wochenschrift 1927; 31 (1): 299

[4] Herdrich W. Orthosiphon stamineus. Deutsche Medizinische Wochenschrift 1928; 6: 229

[5] Kuhlmann. Orthosiphon stamineus. Pharmazeutische Zeitung 1931; 21

[6] Mercier F. Orthosiphon stamineus. Bulletin of Medical Instruction 1936: 523

[7] Orthosiphon stamineus. Regensb. Therap. Bl. 1956; 4 (3, 1/6)

[8] Rutenbeck. Orthosiphon stamineus. Deutsche Medizinische Wochenschrift 1935; 10: 377

[9] Schumann. Inauguraldissertation Orthosiphon stamineus. Marburg; 1927

[10] van Italie. Orthosiphon stamineus. Ned. tschr. pharmacie 1886; 21

[11] Westhing. Inauguraldissertation Orthosiphon stamineus. Marburg; 1928

358 Paeonia officinalis – paeon

lt.: Paeonia officinalis, dt.: Pfingstrose, engl.: peony

358.1
Substanz

Plantae – Ranunculaceae (Hahnenfußgewächse) – **Paeonia officinalis**

Es handelt sich um ein perennierendes, 30 bis 90 cm hohes Kraut, mit stark verdickten knolligen Speicherwurzeln. Aus ihnen entspringen aufrechte, unverzweigte Stängel, an denen dreizählig gelappte Laubblätter sitzen. Nach ihrer Blütezeit im Mai bildet sie mehrsamige Balgfrüchte aus. Die Pflanze ist im südlichen Europa und in Vorderasien heimisch.

Homöopathische Anwendung findet die frische, im Frühjahr gegrabene, knollenartige Wurzel.

358.2
Pharmakologie und Toxikologie

Inhaltsstoffe sind Monoterpene, vor allem Paeoniflorin, daneben Oxipaeoniflorin und Albiflorin. Nachgewiesen wurden Gerbstoffe und Flavonglykoside. Das Gesamtglykosidgemisch wirkt immunmodulatorisch, analgetisch, adstringierend, spasmolytisch, thrombozytenaggregationshemmend und antiinflammatorisch. Auch wurde aus der Gruppe der Stilbenoide das Resveratrol-Oligomer ε-Viniferin isoliert, welches eine wachstumshemmende Wirkung auf Kolon- und Leberkrebszellen zeigt.

358.3
Anwendung

Homöopathische Anwendung findet die Zubereitung bei Hämorrhoiden und anderen Erkrankungen des Afters (nach Kommission D).

Die Arzneimittelprüfung brachte hervor: Blutandrang zum Kopf mit kongestiven Kopfschmerzen, Schwindel, entzündliche Reizung der Schleimhäute des Auges, der Nase und des Rachens. Viele stechende Schmerzen in den Brustwandungen mit Blutandrang und Hitzegefühl sowie mit ängstlicher Beklemmung. Klinische Bedeutung haben die Symptome am After erlangt; hier wird Beißen und Jucken, das zum Kratzen zwingt, beobachtet; der Anus scheint geschwollen. Auf diesen Fingerzeig hin wurde Paeonia officinalis mit viel Erfolg äußerlich und innerlich bei **schmerzhaften Hämorrhoiden, Analfissur** und **schmerzhaften Ulzera im Anus** verwendet. Führend ist der unerträgliche Schmerz während und nach dem Stuhl sowie die feuchte Absonderung und die purpurrote Farbe der Hämorrhoiden. Das Gehirn wird deutlich affiziert; es wird von den Prüfern ängstliche Erregung und Depression angeführt. Bemerkenswert sind schwere ängstliche Träume, die mit den Brustsymptomen zusammen die Form von Alpdruck annehmen können. Teilweise werden auch verliebte Träume mit Pollutionen genannt. In diesem Zusammenhang ist die aus der Volksmedizin stammende, aber auch im Altertum (Galenus) schon bekannte Wirkung bei **Epilepsie** zu verstehen. Auch als Spasmolytikum bei **Asthma bronchiale** und **Koliken** wird Paeonia officinalis genannt.

358.4
Arzneimittelbild

Geist und Gemüt: Ängstlich und gedrückt, schlecht gelaunt. Schwere angstvolle Träume, die sich bis zum Alpdruck steigern. – Auch verliebte Träume mit Pollutionen.

Kopf:

Epilepsie

Kopfschmerz: Kopfschmerz mit Völle, Hitzegefühl und Blutandrang. Gesicht rot und gedunsen, brennendes Hitzegefühl.

Nase: Nase verstopft mit Trockenheit; Gefühl in der hinteren Nase wie verstopft.

358 – Paeonia officinalis – paeon

Innerer Hals: Räuspern.

Magen: Übelkeit, Erbrechen.

Abdomen: Viel Rumpeln im Bauch.

Rektum und Stuhl: Schmerzhafter Durchfall. **Beißen und Jucken im After**, das zum Kratzen zwingt. – Darmausgang ist etwas geschwollen. **Feuchte Absonderung aus dem After.** Stuhl so hart, dass sie hinausschrie, mit großem Hervortreten der Hämorrhoiden. Brennen im After vor und während eines durchfälligen Stuhls. ☉ **Als kennzeichnend gilt die purpurrote Farbe der Hämorrhoiden.**

Analekzem
Analfissur nässend
Hämorrhoiden mit Fissuren bei unerträglichen Schmerzen während und nach dem Stuhl

Blase: Zusammenschnüren im Blasenhals, sodass der Harn nur tropfenweise abgeht. Häufiger Abgang von scharfem Urin, den Schlaf störend.

Geschlechtsorgane:
- weiblich: Äußere Genitalien geschwollen.

Husten und Expektoration: Räuspern und Husten, durch zähen Schleim im Hals verursacht.

Brust: Stechen in der Brust, längs der Achse des Körpers bei jedem Atemzug. Häufiges Stechen in allen Teilen der Brust, schlimmer durch Bewegung. Gefühl von Hitze und Blutandrang zur Brust.

358.5
Dosierung

Meist wird die D 2 bis D 3 gebraucht, äußerlich eine 10 %ige Salbe oder Suppositorien bei Hämorrhoiden und Fissuren.

358.6
Vergleichsmittel

- Ranunculaceae: Aconitum napellus, Actaea spicata, Adonis vernalis, Cimicifuga racemosa, Clematis erecta, Helleborus niger, Hydrastis canadensis, Pulsatilla pratensis, Ranunculus bulbosus, Ranunculus sceleratus, Staphysagria.
- Aftersymptome: Acidum nitricum, Aesculus hippocastanum, Graphites naturalis, Hydrastis canadensis, Ratanhia peruviana, Ruta graveolens, Sulphur lotum.
- Hämorrhoiden mit Stichen wie mit einem Federmesser, trockene Hitze im After, Schmerzen halten nach dem Stuhl stundenlang an: Ratanhia peruviana.
- Splitterschmerz im Anus mit Blutabgang, langanhaltende Schmerzen nach dem Stuhl: Acidum nitricum.
- Brennende, gestaute, blutende Hämorrhoiden mit Schmerzen in Kolon und Mastdarm, Schleimabgang: Aesculus hippocastanum.
- Ängstliche Beklemmung: Ranunculus bulbosus.

358.7
Literatur

[1] Allen TF. Paeonia. Encyclopedia of pure Materia Medica. Bd. 7. New York: Boericke & Tafel; 1874–1880: 276–280

[2] Clarke JH. Paeonia. Dictionary of practical Materia Medica. Bd. 2.1. London: Homoeopathic Publishing Company; 1900–1902: 707–710

[3] Diez S, Schmidt B. Paeonia officinalis. Documenta Homoeopathica 1999; 19: 252–288

[4] Geyer H. Symptome von Paeonia. Praktische Mittheilungen der Correspondierenden Gesellschaft Homöopathischer Ärzte 1827 (4): 61–64

[5] Geyer H. Originalabhandlungen. Paenia officinalis. Hygea 1846; 21 (5,6): 305–328

[6] Hughes R. Paeonia. Cyclopaedia of Drug Pathogenesy. Bd. 3. London: Gould; 1886–1891: 540–542

[7] Schelling JJ. Symptomenfragmente bei der Prüfung einiger Arzneistoffe. Paeonia officinalis. Allgemeine Homöopathische Zeitung 1845; 28: 182

359 Palladium metallicum – pall

lt.: Palladium metallicum, dt.: Palladium, engl.: palladium

359.1 Substanz

Mineralia – Anorganica – Elementa – 10. Gruppe[415] – Palladium – Pd

Da Palladium vor dem Schmelzen erweicht, ist es schmiedbar. Palladium wurde 1803 von William Hyde Wollaston entdeckt. Er gab ihm den Namen des Planeten Pallas, der im Jahr zuvor entdeckt worden war.

Homöopathische Verwendung findet Palladium.

359.2 Pharmakologie und Toxikologie

Die vermehrte Förderung von Palladium und seine technische Nutzung bei Automobilabgaskatalysatoren hat zu einer Zunahme der Palladiumbelastung vor allem des Straßenstaubs geführt. Die Gesundheitsgefährdung dadurch kann im Moment nicht abgeschätzt werden.

Sicher ist die allergisierende Wirkung des Palladiums, vor allem bei Menschen, bei welchen eine Nickelallergie bereits besteht. Die WHO empfiehlt Zahnärzten weltweit, ihre Patienten über die allergisierende Wirkung von Palladium in Zahnfüllmaterialien aufzuklären.

359.3 Anwendung

Homöopathische Anwendung findet die Zubereitung bei Ovarialerkrankungen, Descensus uteri, Ischialgie und Affektivitätsstörungen (nach Kommission D).

In der Homöopathie werden Symptome, die auf einen engen Zusammenhang der Geschlechtsorgane mit dem Gemütszustand weisen, als führend angesehen. In der Prüfung von Hering finden diese Angaben jedoch keine Stütze; Leeser vermutet, dass diese aus klinischen Beobachtungen von Lippe[416] und Skinner[417] stammen. Die Symptomenähnlichkeit mit Platin kann ihren Grund entweder in einer Verunreinigung des Ausgangsmaterials mit Platin haben oder wegen ihrer chemisch-physikalischen Ähnlichkeit bestehen.

Klinische Verwendung findet Palladium bei **sexuellen Störungen,** vor allem des weiblichen Geschlechts, verbunden mit psychischer Reizbarkeit, sehr ähnlich der von Platinum metallicum.

359.4 Arzneimittelbild

Leitsymptome: Häufiger Wechsel der Erscheinungen und Taubheitsgefühle.

Beteiligung der Gemütsverfassung an körperlichen Beschwerden.

Bewegung <.

Geist und Gemüt: Neigung zu heftigen Ausdrücken und Drohungen; zu frechem Benehmen. Kann sich mit niemanden vertragen. Sehr reizbar und ungeduldig, zu Gewalttätigkeit geneigt. ☉ **Sehr zugänglich für Lob, Beifall und Schmeichelei;** leicht gekränkt, fühlt sich zurückgesetzt, ist in Gesellschaft sehr angeregt, nachher sind vorhandene Ovarialschmerzen schlimmer und die Stimmung deprimiert und weinerlich.

Kopf: Gefühl, als würde der Kopf hin- und hergeschwungen (von hinten nach vorn), als würde das Gehirn geschüttelt.

---

415 Nickelgruppe: Nickel Ni, Palladium Pd, Platin Pt, Darmstadtium Ds.

416 Adolph Graf zur Lippe-Biesterfeld-Weissenfeld, 1812–1888, deutscher Arzt, wanderte nach Amerika aus, studierte bei Hering und Wesselhoeft in Allentown.

417 Thomas Skinner, 1825–1906, Mitglied des Londoner Cooper-Clubs zusammen mit James Compton-Burnett, John Henry Clarke und Robert Thomas Cooper.

359 – Palladium metallicum – pall

Kopfschmerz: Vielerlei Kopfschmerzen, hin- und herziehende Stiche, Neuralgien. Druck im Hinterkopf, der sich nach vorne zu schiebt. Taubheitsgefühl am Kopf.

Magen: Uncharakteristische Reizerscheinungen an Magen und Darm.

Geschlechtsorgane:
- weiblich: Menses erscheint einige Tage zu früh. ⊙ **Schweregefühl im Becken mit Herabdrängen.** ⊙ **Herabdrängen bessert sich durch Reiben.**

   Ovarialneuralgie
   Menorrhagie
   Descensus uteri?
   Oophoritis?

- männlich: Erektionen am Morgen, Gefühl, als würden die Hoden gequetscht.

Extremitäten: Taubheitsgefühl; neuralgische Schmerzen, hin- und herziehend, sehr rasch wechselnd. Blitzartige Schmerzen. Steifheit im Nacken und Schmerzen in der Brustwirbelsäule.

Haut: Jucken und Pickelbildung.

359.5
Dosierung

D 6 bis D 12.

359.6
Vergleichsmittel

- 10. Gruppe Periodensystem der Elemente: Niccolum metallicum, Niccolum sulphuricum, Platinum colloidale, Platinum iodatum, Platinum metallicum, Platinum muriaticum.
- Affektionen des rechten Ovars: Apis mellifica, Argentum metallicum, Cimicifuga racemosa, Platinum metallicum.
- Schwere im Becken: Helonias dioica, Lilium tigrinum, Platinum metallicum, Sepia succus, Stannum metallicum.
- Psychische Gereiztheit aufgrund ovarieller Störungen: Cimicifuga racemosa, Pulsatilla pratensis, Sepia succus.

359.7
Kasuistik

359.7.1 Enuresis nocturna

Ein Arbeiter, damals noch bei bescheidenem Lohn, aber von der Homöopathie vollkommen überzeugt, ließ sowohl sich als auch seine Familie stets homöopathisch behandeln. – Nun litt eines seiner Mädchen an Bettnässen. Das 1. Mittel half nichts, das 2. ebenfalls nichts und so ging es weiter, zwei Jahre lang, alle 2 Monate eine Konsultation ohne jeden Erfolg, weil er mir keine Angaben machen konnte über das Verhalten des Töchterchens. – Eine dieser Konsultationen, nachdem alle Versuche bisher fehlgeschlagen waren, fiel auf die letzten Tage vor Weihnachten, und ich hatte den Vater gebeten, das Schulzeugnis des Kindes mitzubringen, welches ausgesprochen schlecht war. Wie es darauf reagiert habe, war meine Frage. „Oh, es war furchtbar niedergeschlagen und untröstlich." „Ob das Kind denn immer so stark reagiere durch Drittpersonen?" „Ja, wenn man es lobe oder wenn es in der Schule an der Spitze sei, dann sei es überglücklich, aber schon bei mittelmäßiger Leistung aufs tiefste verstimmt!" Palladium metallicum 200 C! – Das Mittel war so durchschlagend, dass die Patientin schlagartig und für immer von ihrem Bettnässen befreit war. Hätte mir doch der Vater dies in der ersten Konsultation gesagt, wäre mir ein Verdacht auf dieses Mittel gekommen, und es wäre selbstverständlich sofort geheilt gewesen. (nach Voegeli [7]: 107)

359.8
Literatur

[1] Allen TF. Palladium. Encyclopedia of pure Materia Medica. Bd. 7, 10. New York: Boericke & Tafel; 1874–1880: 280, 610–616

[2] Clarke JH. Palladium. Dictionary of practical Materia Medica. Bd. 2.1. London: Homoeopathic Publishing Company; 1900–1902: 711–714

[3] Frauenhofer Institut. Palladium- ein Schwermetall mit sensibilisierendem Potenzial. Frauenhofer-Institut ITEM News Report 2003: 5–6

[4] Hering C. Palladium. North American Homoeopathic Journal 1878; 9 (2): 136

[5] Hering C. Palladium. Allgemeine Homöopathische Zeitung 1879; 98 (10, 11, 15): 78–79, 87, 117–118

[6] Hughes R. Palladium. In: Hughes R, Hrsg. Cyclopaedia of Drug Pathogenesy. Bd. 3. London: Gould; 1886–1891: 543–545

[7] Voegeli A. Die Rolle des „Simillimum" in der täglichen Praxis. Zeitschrift für Klassische Homöopathie 1975; 19 (3): 104–112

360 Pareira brava – pareir

lt.: Chondodendron tomentosum, dt.: Grieswurz, engl.: virgin vine

360.1 Substanz

Plantae – Menispermaceae (Mondsamengewächse) – **Chondodendron tomentosum**

Es handelt sich um eine Kletterpflanze mit behaarten Trieben. Die Wurzel ist 2 bis 5 cm dick und 15 bis 19 cm lang. Außen ist sie braunschwarz und runzelig. Sie hat einen bitteren Geschmack. Die ledrigen Blätter sind 10 bis 15 cm groß, an der Oberseite spärlich, an der Unterseite dicht weißlich behaart. Die Pflanze bildet hängende Blütentrauben aus. Die halbmondförmigen Samen sind glänzend violettschwarz. Die Pflanze ist heimisch im westlichen Bolivien, in Peru, Ecuador, Zentralkolumbien und Panama. Die Sammlung erfolgt aus Wildvorkommen in Peru. Die Droge wird zur Herstellung von Tubocurare[418] verwendet, das auch Serpa- oder Rio-Huallaga-Curare genannt wird. Tubocurare enthält ausschließlich Chondodendron tomentosum. Die Pflanze wird als diagnostisches Hilfsmittel zur Diagnose der Myasthenia gravis verwandt.

Homöopathische Verwendung finden die getrockneten Wurzeln.

360.2 Pharmakologie und Toxikologie

Das aus der Droge gewonnene Tubocurarin wirkt als Muskelrelaxans, indem es kompetitiv die motorische Endplatte durch Blockade des nicotinergen Acethylcholin-Rezeptors hemmt. Für diese Wirkung sind die Alkaloide vom Bisbenzylisochinolin-Typ[419] verantwortlich.

360.3 Anwendung

Homöopathische Anwendung findet die Droge bei Harnretention, Harnwegsentzündungen, Prostatahypertrophie (nach Kommission D).

Das Anwendungsgebiet umfasst **entzündliche Erkrankungen der Harnwege**, mit oder ohne *Nierensteine*, sowie **Prostatahyperplasie**. Kolikartige Schmerzen von den Nieren bis in die Beine ausstrahlend. Pareira brava hat sich am Krankenbett als sehr heilsam erwiesen bei **Dysurie** und **Strangurie** von besonderer Heftigkeit: **Fortwährender Drang zum Harnen mit Unvermögen, Harn zu lassen.**

360.4 Arzneimittelprüfung

Eine Arzneimittelprüfung am Gesunden liegt nicht vor außer einem Eigenversuch von Lembke ([2]: 173).

---

418 Curare ist ein Sammelbegriff für verschiedene südamerikanische Pfeilgifte. Generell wird zu seiner Herstellung das Ausgangsmaterial zerkleinert und dann in Wasser extrahiert. Das Extrakt wird filtriert und anschließend, eventuell mit weiteren Komponenten versehen, bei schwacher Hitze über Stunden bis Tage konzentriert. Grundsätzlich unterscheidet man zwischen Loganiceen-Curare und Menispermaceen-Curare. Siehe auch Curare.
Auf dem Handelsmarkt differenziert man die Zubereitungen nach den Abfüllgefäßen. Kommt die Zubereitung in Bambusröhren, bezeichnet man sie als Tubocurare (Alkaloide aus Chondrodendron-Arten), in Flaschenkürbissen verpackt als Calabassencurare (Hauptbestandteile meist Alkaloide aus Strychnos-Arten) oder in Töpfchen abgefüllt als Topfcurare (Hauptalkaloide Tubocurarin und Curarin).

419 Größte Gruppe der Isochinolin-Alkaloide. Diese finden sich besonders bei den Berberidaceae, Menispermaceae, Monimiaceae und Ranunculaceae.

360.5
Arzneimittelbild

Harnröhre: Außerordentlich heftige Schmerzen in der ganzen Harnröhre und der Eichel beim Harnlassen. Die Schmerzen steigern sich zuweilen derart, dass der Patient sich auf allen vieren niederlassen muss, um urinieren zu können, wobei oft nur wenige Tropfen dicken, schleimigen Urins abgehen. Die Schmerzen strahlen bis in die Oberschenkel aus.

> Urethritis
> Zystitis
> Zystopyelitis
> Prostatahyperplasie mit Ischurie und Infektion der Harnwege

Urin: Urin dunkel, blutig, dick, schleimig, eitrig.

360.6
Dosierung

D 1 bis D 3.

360.7
Vergleichsmittel

- Menispermaceae: Cocculus indicus.
- Bei Nephrolithiasis und Zystopyelitits: Berberis vulgaris, Cantharis vesicatoria, Chimaphila umbellata, Equisetum hyemale, Colocynthis.

360.8
Literatur

[1] Clarke JH. Pareira. In: Clarke JH, Hrsg. Dictionary of practical Materia Medica. Bd. 2.1. London: Homoeopathic Publishing Company; 1900–1902: 721–722

[2] Lembke J. Pareira brava Prüfung. Beitrag zur Arzneimittellehre. Allgemeine Homöopathische Zeitung 1886; 113 (26): 206–207

361 Paris quadrifolia – par

lt.: Paris quadrifolia, dt.: Vierblättrige Einbeere, engl.: one berry

361.1 Substanz

Plantae – Liliaceae (Liliengewächse) – **Paris quadrifolia**

Es handelt sich um ein ausdauerndes Kraut von 30 cm Höhe. Die Stängel sind aufrecht und unverzweigt. An ihnen sitzen endständig meist 4 bis 10 cm große, eiförmige Blätter. Auf diesen sitzt eine einzelne Blüte, die letztlich eine 1,5 cm große fleischige, blauschwarze Beere ausbildet. Das Rhizom ist kriechend. Die Pflanze ist heimisch in den gemäßigten Zonen Europas, Kleinasiens und Sibiriens. Man findet sie auf feuchten Sand- und Lehmböden. In Laub- und Mischwäldern, auf Auen, in Gebüschen und Erlenbruchwäldern[420].

Homöopathische Verwendung findet die ganze, frische, zur Blütezeit gesammelte Pflanze.

361.2 Pharmakologie und Toxikologie

Für die toxische Wirkung sind die Steroid-Saponine verantwortlich, die schon in geringer Konzentration zur Hämolyse von Erythrozyten führen und eine antimikrobielle Wirkung haben. Nachgewiesen wurde das Saponin Paristyphenin, das im Gegensatz zu anderen Saponinen oral wirksam ist. Daneben Flavonole wie das Kämpferol. Das nachgewiesene Pennegonin-Tetraglykosid hat eine kardiovaskuläre Wirkung. Toxikologisch können Miosis und Atemdepression hervorgerufen werden.

361.3 Anwendung

Volksmedizinische Anwendung fand das Kraut vom Mittelalter bis zum 19. Jahrhundert äußerlich zur Behandlung von Wunden und Hauterkrankungen, Ophthalmien. Innerlich als Emetikum, Laxans, bei Neuralgien, Vertigo, Aphonie, bei durch Erkrankungen des rheumatischen Formenkreises oder Gicht hervorgerufenen Erkrankungen der ableitenden Harnwege, bei Tollwut, verschiedenen Formen des Irrsinns, Keuchhusten, Diphtherie, Hämorrhoiden, Ödemen, Pestbeulen.

Homöopathische Anwendung findet die Pflanze bei Zephalgien, Entzündungen der Atemwege und bei Geruchs- und Tastsinn-Halluzinationen (nach Kommission D).

Nach alten Überlieferungen sollen die Beeren *Psychosen* erzeugen, aber nach Matthiolus diesen auch geheilt haben. Äußerlich wurden die zerquetschten Blätter gegen *Augenkrankheiten* angewendet.

361.4 Arzneimittelbild

Leitsymptome: Bemerkenswert sind die rheumatisch-neuralgischen Beschwerden, hauptsächlich im Gebiet des Kopfes und der Augen.

Der Schlüssel zum Gebrauch war wiederholt das Gefühl, als ob die Augen an einer Schnur in den Kopf gezogen würden.

Geschwätzige Erregung.

Geist und Gemüt: Ärgerlich und unzufrieden; Neigung, die andern verächtlich zu behandeln. **Sehr geschwätzig, springt dabei von einem Gegenstand zum andern; albernes Gebaren.** Unlust zu geistiger Anstrengung, nervös erregt. Unruhiger Schlaf bei Nacht, große Tagesschläfrigkeit.

Schwindel: Nach Lesen.

---

420 Nasser sumpfiger Wald, in dem die Schwarzerle (Alnus glutinosa) dominiert.

Kopf: Blutandrang zum Kopf mit Druckgefühl und Schwere, schlimmer durch Denken.

Kopfschmerz: Kopfschmerzen mit dem Gefühl, als sei der Kopf aufgeblasen, Wogen und Pulsieren im Kopf bei Bewegungen. Kopfschmerzen vom Nacken aufsteigend, Nackenschmerzen mit Steifheit des Nackens.

Augen: Entzündliche Reizung der Augen; Pupillen erweitert, **Gefühl, als seien die Augen zu groß und ständen vor oder als würden sie an einer Schnur in den Kopf gezogen** oder als wären die Gegenstände bewegt. Zucken des oberen Lids.

Schmerz am linken Auge, zuerst supraorbital, später infraorbital mit bohrendem Gefühl dort und Pulsieren gegen den Kopf. (Beobachtung des Verfassers bei einer an sich selbst vorgenommenen Arzneimittelprüfung.)

Ziliarneuralgie
Glaukom

Nase: Fließ- oder Stockschnupfen, Nasenbluten. Geruch verändert, Milch und Brot riechen wie Fleisch.

Gesicht:

Neuralgie fazial

Innerer Hals: Brennen und Kratzen im Hals und ständiger Reiz zu räuspern oder völlige Trockenheit im Halse.

Magen: Reizung der Magen- und Darmschleimhäute.

Rektum und Stuhl: Ungewöhnlich stinkende Stuhlentleerungen, Stuhl angehalten oder durchfällig.

Blase: Verminderte, später vermehrte Harnabsonderung, Häufiger Drang mit Brennen beim Harnlassen.

Geschlechtsorgane:
- männlich: Starke geschlechtliche Erregung, während des Mittagsschlafs Erektionen und Pollution.

Larynx und Trachea: Kehlkopf- und Luftröhreninfekte mit Heiserkeit.

Laryngitis rezidivierend

Husten und Expektoration: Husten mit Auswurf von dickem und zähem, grünlichem Schleim.

Brust: Herzklopfen auch in Ruhe.

Rücken: Steißbeinschmerz.

Extremitäten: Stechen und Reißen in den Muskeln des Nackens, der Schulter und des Rückens. Schweregefühl im Nacken. Taubheitsgefühl und Lähmigkeit der Glieder.

Frost und Frösteln: Frösteln und Hitze mit Schweiß. Kalte Füße und heißer Kopf.

361.5 Dosierung

D 3 bis D 6.

361.6 Vergleichsmittel

- Liliaceae: Helonias dioica, Lilium tigrinum.
- Glaukom: Belladonna, Gelsemium sempervirens, Glonoinum, Lachesis muta.
- Kopf wie zu groß: Apis mellifica, Argentum nitricum, Belladonna, Gelsemium sempervirens, Glonoinum.
- Geschwätzigkeit: Agaricus muscarius, Crocus sativus, Hyoscyamus niger, Lachesis muta, Stramonium.

361.7
Literatur

[1] Allen TF. Paris quadrifolia. Encyclopedia of pure Materia Medica. Bd. 7. New York: Boericke & Tafel; 1874–1880: 282–292

[2] Clarke JH. Paris. Dictionary of practical Materia Medica. Bd. 2.1. London: Homoeopathic Publishing Company; 1900–1902: 722–727

[3] Hahnemann S. Paris quadrifolia. In: Lucae C, Wischner M, Hrsg. Gesamte Arzneimittellehre. Bd. 7. Stuttgart: Haug; 2007: 1441–1445

[4] Hartlaub CC, Trinks CF. Einbeer (Paris quadrifolia). Reine Arzneimittellehre. Bd. 3. Leipzig: Brockhaus; 1828–1831: 149–158

[5] Hering C. Paris quadrifolia. Archiv für die Homöopathische Heilkunst 1833; 13 (1): 171–172

[6] Hughes R. Paris. Cyclopaedia of Drug Pathogenesy. Bd. 3. London: Gould; 1886–1891: 545–549

[7] Stapf JE. Paris. (Paris quadrifolia L. Vierblättrige Einbeere.). In: Gypser K, Waldecker A, Hrsg. Gesammelte Arzneimittelprüfungen aus Stapfs „Archiv für die homöopathische Heilkunst" (1822–1848). Bd. 2. Heidelberg: Haug; 1991–1994: 717–729

362 Passiflora incarnata – passi

syn.: Granadilla incarnata, dt.: Fleischfarbene Passionsblume, engl.: passion flower

362.1
Substanz

Plantae – Passifloraceae (Passionsblumengewächse) – **Passiflora incarnata**

Es handelt sich um einen bis 10 m hohen Kletterstrauch, dessen Laubblätter 6 bis 15 cm groß sind, wechselständig, tief dreiteilig gelappt. Die Blüten erscheinen von Mai bis September, sitzen einzeln an langen Stielen, sind zwittrig, strahlig gebaut mit einem Durchmesser von 5 bis 9 cm. Sie bilden ca. 6 cm große, gelblich bis blassorange Früchte aus, die die Samen enthalten. Heimisch ist die Pflanze in den tropischen und subtropischen Gebieten der südöstlichen Staaten Nordamerikas, auf den Bermudas, den Antillen, in Mittelamerika, Brasilien und Argentinien. Kultiviert werden die beiden kälteresistenten Hybriden Passiflora incarnata cincinnata[421] und Passiflora incarnata caerulea[422].

Die homöopathische Zubereitung erfolgt aus den frischen oberirdischen Teilen.

362.2
Pharmakologie und Toxikologie

Hauptinhaltsstoff sind Indol-Alkaloide, die Harmane. Sie gehören der Naturstoffgruppe der Pyridoindole an, die sich endogen auch in Gehirn, Lunge, Plasma und Urin von Säugern finden. Es handelt sich um Metaboliten des Tryptamins[423].

Ihre Wirkung ist narkotisch und halluzinogen. Sie hemmen selektiv und kompetetiv die Monoamin-Oxidase (MAO-Hemmer), erhöhen die Konzentration biogener Amine im Gehirn und binden reversibel an Benzodiazepin- Rezeptoren.

Intoxikationen mit Harmanen führen zu Rauschzuständen mit Visionen in leuchtenden Farben, Traumphantasien, Agitation, Schweißausbrüchen, Übelkeit, Erbrechen, Synkope.

Harmanplasmaspiegel sind bei Heroinabhängigen und Methadonsubstituierten um bis zu 200 % erhöht. Es gibt pharmakologische Hinweise auf eine Bedeutung bei der Entstehung der Alkoholkrankheit.

362.3
Anwendung

Phytotherapeutische Anwendung findet die Pflanze bei Schlafstörungen als Sedativum.

Homöopathische Verwendung findet die Zubereitung bei Insomnie, Epilepsie und Unruhezuständen (nach Kommission D).

Bei *Insomnie* infolge psychischer Unruhe und Reizbarkeit des Nervensystems in vielen Fällen bewährt. Auch zur Bekämpfung von **Schmerzen** jeder Art zeigt es sich oft nützlich, soweit es sich um leichtere Fälle handelt, und wird dafür empfohlen. Bei Kindern mit großer psychischer und motorischer Unruhe selbst bei *Chorea minor* sieht man Gutes.

Gegen **Krämpfe** der verschiedensten Entstehung kann es versucht werden: *Epilepsie, Tetanus, Zahnkrämpfe, Dysmenorrhö, Angina pectoris, Chorea minor*. Soll beim *Tetanus* der Pferde lebensrettend sein.

Zur Entwöhnung bei *Morphiumsucht* kann es eine brauchbare Hilfe darstellen.

Bei *Delirium tremens* wird Passiflora incarnata lobend hervorgehoben.

Beim *Erysipel* in innerlicher und äußerlicher Anwendung wurde es von einigen Beobachtern sehr empfohlen.

---

421 Gezüchtet 1973 im Horticulture Research Station, Miami.
422 Gezüchtet 1824 von Colvills Nursery in England.
423 Biogenes Amin, entsteht aus Decarboxylierung des L-Tryptophans. Weitere Tryptaminderivate sind Serotonin, Melatonin und die halluzinogenen Indol-Alkaloide Psilocybin und Bufotenin.

362.4
Dosierung

Als Schlafmittel Ø bis D 1, 5 bis 20 Tropfen abends, unter Umständen empfehlen sich 2 Gaben, die erste nachmittags und die zweite etwa 1 Stunde vor der Schlafenszeit. Bei den übrigen Krankheitszuständen sind die Gaben mehrmals täglich zu wiederholen. Bei nicht genügender Wirkung kann die Dosis ohne Schaden auf 60 Tropfen gesteigert werden.

362.5
Literatur

[1] Ackerl, Perz F. Passiflora inc. Homöopathie in Österreich 2003; 2: 27–29

[2] Anshutz EP. Passiflora incarnata. New, old and forgotten remedies. 2. Aufl. Philadelphia: Boericke & Tafel; 1917: 436–444

[3] Clarke JH. Passiflora. Dictionary of practical Materia Medica. Bd. 2.1. London: Homoeopathic Publishing Company; 1900–1902: 730–731

363 Petroleum crudum – petr

lt.: Petroleum crudum, dt.: Steinöl, engl.: crude rock-oil

363.1
Substanz

Mineralia – Organica – Mixtura – Oleum mineralia

Petroleum bezeichnet eine Fraktion des Erdöls im Siedebereich von 130 bis 280 °C. Es diente früher fast ausschließlich als Leuchtöl für Lampen und als Heilmittel.

Verwendet wird ein Petroleum, bei dem die niedrig siedenden Bestandteile (Benzin und Petroläther) sowie die bei gewöhnlicher Temperatur festen Bestandteile (Paraffin und Vaselin), durch welche die Paraffinkrebse hervorgerufen werden, eliminiert wurden. Die verwendeten Fraktionen bestehen aus einem Gemenge vieler Kohlenwasserstoffe mit kleinen Mengen von Erdharzen.

Homöopathische Verwendung findet Steinöl im Siedebereich von 90 bis 300 °C.

363.2
Anwendung

Volkstümliche Anwendung äußerlich bei Erkrankungen des rheumatischen Formenkreises und Perniones, innerlich als Anthelminthikum.

Homöopathische Anwendung findet die Zubereitung bei Dermatosen, Entzündungen der Atemwege, des Magen-Darm-Kanals, der Harnorgane, Erkrankungen des rheumatischen Formenkreises, Vertigo und Verwirrtheitszuständen (nach Kommission D).

Petroleum fand das Interesse Hahnemanns, weil es ihm als heilsam bei Hautausschlägen bekannt war.

Die Hauptwirkung zeigt sich auf der **Haut** mit *Ekzemen*, *Rhagaden* und *vesikulären Exanthemen*. Da die Handflächen und Fußsohlen bei Paraffinarbeitern frei bleiben und Petroleum häufig gegen schuppigen Haarausfall im Gebrauch ist, wird eine Affinität zu den Haarbalgdrüsen vermutet, während die Schweißdrüsen frei bleiben. Der Sitz der Ekzeme ist an den Fingern, hinter den Ohren, an den Nasen- und Mundwinkeln, in den Falten am After, an den Leisten und in den Achselhöhlen. Sie sind nässend oder trocken und neigen zu tiefen Rissen; die kalte Jahreszeit verschlimmert sie.

Als zweite Beziehung sind von Bedeutung die **Magen-Darm-Symptome** mit Reizung des ganzen Verdauungskanals sowie bemerkenswerter *Übelkeit* und *Schwindel* und *gastrischen Beschwerden*. Die **geistige** und **psychische** Sphäre wird deutlich beeinflusst. Diese Reizung des Nervensystems gibt auch den Magensymptomen eine nervöse Färbung durch einen ausgeprägten *Schwindel* und *Übelkeit* bei Bewegung vor allem passiver Art (Fahren in Wagen, Bahn oder Flugzeug). Die vegetativen Zentren sind neben der lokalen Reizung des Magens stark beteiligt.

Sehr tiefgreifende Wirkung, selbst bei Magenkarzinom kann in geeigneten Fällen noch ein Teilerfolg erzielt werden Die Hautleiden aufgrund von Stoffwechselstörungen lassen seine tiefe, antipsorische[424] Wirkung erkennen.

363.3
Arzneimittelprüfung

Die Prüfung wurde von ihm mit seinen Schülern vorgenommen und findet sich in der 1. und 2. Auflage der *Chronischen Krankheiten*. Er betrachtete es als ein wichtiges Antipsorikum und verwendete es daher bei chronischen Krankheiten, die in Wechselwirkung mit inneren Krankheitszuständen standen.

---

424 Psora: Miasma, bei dem das innere und äußere Erleben des Individuums dem Mangel entspricht.

363.4
Arzneimittelbild

Leitsymptome: Verschlimmerung der Übelkeit durch Bewegung, durch Fahren im Wagen oder ⊙ **Schiff oder Flugzeug**. Erbrechen. ⊙ **Übelkeit besser durch Essen.**

Viele Beschwerden gehen einher mit Anfällen von Schwindel, Schwäche und Vergehen der Augen.

Übler Geruch der Absonderungen herrscht vor.

Ärger <, Schreck <.

Morgens < und tagsüber <, zum Beispiel Jucken der Hautausschläge, oder Durchfälle tagsüber.

Verschlimmerung in Kälte in der kalten Jahreszeit.

Menses <.

Geist und Gemüt: Wird durch Verdruss und Schreck übermäßig und nachhaltig beeindruckt, sehr ärgerlich über Kleinigkeiten; leicht beleidigt und aufbrausend, kann nicht loskommen von verdrießlichen Dingen. Keine Lust zu arbeiten, keine Lust an sonst geliebten Gegenständen, daher unerträgliche Langeweile. Verstimmung des Gemüts.

Gedächtnisschwäche, Verwirrtheit und Zerstreutheit, ⊙ **verliert den Weg in sonst wohlbekannten Straßen.** ⊙ **Glaubt Personen neben sich, die nicht vorhanden sind, glaubt, dass die Luft mit eigentümlichen Gestalten erfüllt sei; dass er doppelt sei.**

Folgen von Verdruss und Schreck
Depression
Hypochondrie

Schwindel: Schwindel und Übelkeit beim Bücken, beim Fahren im Wagen, beim Aufwärtssehen, ⊙ **beim Fahren mit dem Schiff.**

Kopf: Eingenommenheit des Kopfes.

Alopezie

Kopfschmerz: Kopfschmerz, schwer wie Blei, besonders in der Frühe, im Hinterkopf.

Haarausfall und Ausschlagblüten auf dem Haarkopf mit starkem Jucken und Schmerzempfindlichkeit der Kopfschwarte.

Neuralgie zephal

Augen: Entzündung der Bindehäute, der Lider, des Tränensacks; Sehstörungen mit Doppeltsehen, Gesichtsverdunkelung, Weitsichtigkeit. Flimmern vor den Augen.

Konjunktivitis
Dakryozystitis
Blepharitis

Ohren: Jucken und Brennen in den Ohren. Entzündliche Anschwellung des Gehörgangs, Ausfluss von Eiter mit Blut vermischt. Ohrensausen und Singen im Ohr, Schwerhörigkeit. Nässender Ausschlag hinter den Ohren.

Otitis externa
Seromukotympanum
Ekzem retroaurikulär

Nase: Eitrige, scharfe Absonderung der Nase, Naseneingang wund und rissig.

Rhinitis atrophica
Ozaena

Gesicht: Geschwulst der Unterkieferdrüsen.

Luxation Kiefergelenk habituell

Mund: Weißbelegte Zunge, übler Mundgeruch; bitterer, saurer oder fauliger Mundgeschmack. Schwellung des Zahnfleisches, Bläschen und Geschwüre in der Mundschleimhaut.

Zähne: Zahnschmerz bei der geringsten Kälte, schon beim Öffnen des Mundes. Zähne zu lang.

Innerer Hals: Stets Ausräuspern von Schleim, besonders morgens. Schleimabsonderung im Hals oder trockener, schmerzhafter Hals.

Pharyngitis chronisch

Magen: Dyspeptische und gastroenteritische Erscheinungen. Magenverstimmung durch Sauerkraut und durch Kohl. Verschlimmerung der Magenbeschwerden bei stürmischem Wetter. ⊙ **Abneigung gegen Fett, Fleisch und gekochte Speisen.** Eingenommenheit des Kopfes und Schwindel nach dem Essen. Saures und faules Aufstoßen. **Ausgesprochene Übelkeit und Schwindel, besonders beim Gehen und Fahren**, mit Wasserzusammenlaufen im Mund, Frösteln und kaltem Schweiß, Herzklopfen, Ohnmachtsgefühl. Elendigkeit und Leeregefühl im Magen, gieriger, kaum zu stillender Hunger, großer Durst. Heißhunger, dass ihr ganz übel wird. Nach dem Essen benebelt und schwindelig im Kopf, viel Aufstoßen. **Erwacht auch nachts an Hunger.** ⊙ **Übelkeit, besser durch Essen. Drücken im Magen, das nach dem Essen vergeht**.

Gastropathie chronisch
Gastritis hyperacid
Hyperemesis gravidarum
Kinetose
Dyspepsie psychogen

Rektum und Stuhl: Durchfälle wässrig oder mit Schleim und Blut oder wie Darmschabsel mit häufigem Stuhldrang und stinkenden Blähungen.

Aufgetriebener Leib von Blähungen, kneipende und schneidende Leibschmerzen.

⊙ **Durchfälle nach dem Genuss von Kraut und Sauerkraut.** Öfters Stühle bloß blutigen Schleims unter großer Mattigkeit. **Nach dem Stuhl Heißhunger. Nach dem Stuhlgang ganz schwach und dusselig.** Das Gesicht verging ihm. ⊙ **Durchfall nur am Tage**.

Diarrhö

Blase: Häufiger Harndrang und stark vermehrte Harnmenge. Harndrang nach dem Schleimabgang aus der Harnröhre.

Zystitis

Harnröhre: Brennen und Schneiden in der Harnröhre beim Harnlassen. Harndrang nach dem Harnlassen. ⊙ **Schneiden in der Harnröhre.**

Urethritis

Urin: Scharfer, stinkender, säuerlich oder ammoniakalischer Geruch des Harns. Harn mit rotem, schleimigem oder weißlichem Satz.

Geschlechtsorgane:
- weiblich: Menses einige Tage zu früh (auch zu spät) und wundmachend. Leukorrhö.
- männlich: Erregung des Geschlechtstriebs, Pollutionen, Jucken und Nässen des Skrotums.

Beschwerden postgonorrhoisch

Larynx und Trachea: Trockenheitsgefühl und Kratzen im Kehlkopf und tief in der Luftröhre sitzender zäher Schleim.

Laryngitis chronisch

Sprache und Stimme: Heiserkeit, trockener Husten.

Husten und Expektoration: Husten mit Rasseln auf der Brust, Verschlimmerung durch Kälte.

Extremitäten: Rheumatoide Schmerzen in allen Muskeln und Gelenken ohne charakteristische Kennzeichen.

Schlaf: Große Schläfrigkeit tagsüber. Nachts sehr unruhiger und unterbrochener Schlaf mit schrecklichen Träumen.

Frost und Frösteln: Große Empfindlichkeit gegen Kälte, viel Frieren, Schüttelfrost. Kalte Hände und Füße.

Schweiß: Hitzegefühl mit Neigung zu Schweißen. Schweiße in den Achselhöhlen und Füßen **(⊙ entsprechend dem Charakter des Mittels übelriechend)**. Nachtschweiß.

Haut: Rau, trocken und verdickt, **leicht aufspringend und zu blutigen Schrunden geneigt. Schrunden und nässende Ausschläge am Übergang der Haut zur Schleimhaut, besonders an Mundwinkeln, Ohren, Nase, After und Hodensack. Schmerzhafte Schrunden an den Fingerspitzen.** Bildung von Pusteln um die Haarbälge. Die Handflächen, Fußsohlen und Fingerknöchel bleiben von den Ausschlägen frei. Furunkulose der Haut, bevorzugt im Nacken.

Schmerzhafte Empfindlichkeit der Haut des ganzen Körpers, jede Bekleidung schmerzt; **es ist ihr alles zu hart.**

Schlecht heilende Haut; selbst kleine Verletzungen eitern und greifen um sich.

Ekzeme chronisch mit Rhagaden
Ekzeme seborrhoisch

Allgemein: Hitze im Kopf bei kalten Händen und Füßen.

363.5
Dosierung

Häufig gebraucht D 6, aber auch hohe Potenzen bei psorischen Zuständen.

363.6
Vergleichsmittel

- Oleum: Kreosotum, Kresolum, Oleum animale aethereum Dippelii, Pix liquida, Terebinthinae oleum.
- Andere Kohlenstoffabkömmlinge: Carbo vegetabilis, Graphites naturalis und Kreosotum.
- Übelkeit und Erbrechen, muss aber trotzdem essen, was >: Tabacum, Mandragora officinarum.
- Trocken-schrundige Ekzeme: Acidum nitricum, Alumina oxydatum, Carboneum sulphuratum, Causticum Hahnemanni, Graphites naturalis, Psorinum, Ruta graveolens, Sulphur lotum.
- Nässende Ekzeme hinter den Ohren: Graphites naturalis, Oleander, Vinca minor, Viola tricolor, Staphysagria.
- Hautausschläge, schlimmer in der kalten Jahreszeit: Alumina oxydatum, Causticum Hahnemanni, Psorinum, Silicea terra, Thuja occidentalis.

363.7
Literatur

[1] Allen TF. Petroleum. Encyclopedia of pure Materia Medica. Bd. 7, 10. New York: Boericke & Tafel; 1874–1880: 311–333, 616–617

[2] Clarke JH. Petroleum. Dictionary of practical Materia Medica. Bd. 2.2. London: Homoeopathic Publishing Company; 1900–1902: 742–751

[3] Hahnemann S. Petroleum. In: Lucae C, Wischner M, Hrsg. Gesamte Arzneimittellehre. Bd. 3. Stuttgart: Haug; 2007: 1446–1463

[4] Hartlaub D. Schwerhörigkeit. Annalen der homöopathischen Klinik 1832; 3: 167

[5] Hartlaub H. Ohrbrausen. Annalen der homöopathischen Klinik 1833; 4: 200

[6] Hughes R. Petroleum. Cyclopaedia of Drug Pathogenesy. Bd. 3. London: Gould; 1886–1891: 550–552

364 Petroselinum crispum – petros

lt.: Petroselinum crispum, syn.: Petroselinum sativum, dt.: Petersilie, engl.: parsley

364.1 Substanz

Plantae – Apiaceae (früher Umbelliferae, Doldengewächse) **– Petrosilinum crispum**

Es handelt sich um eine 2-jährige, kahle, 30 bis 100 cm hohe Pflanze mit würzigem Geruch. Die Blütezeit ist Juni/Juli. Blütendolden bilden sich erst im 2. Jahr. Sie hat eine rübenförmige Wurzel. Verwechslungen sind möglich mit der giftigen Aethusa cynapium und dem giftigen Conium maculatum. Ursprünglich kommt sie aus dem Mittelmeergebiet, wird heute ubiquitär angebaut und hat sich zum Teil ausgewildert.

Homöopathische Verwendung findet die frische, zu Beginn der Blüte gesammelte ganze Pflanze.

364.2 Pharmakologie und Toxikologie

Die gesamte Pflanze enthält ätherisches Öl mit den Phenylpropanen p-Apiol[425] und Myristicin[426], und Monoterpene wie α- und β-Pinen und Sesquiterpenen wie α-Cubebin[427]. Daneben noch Flavone, hier vor allem Apiin.

Wenige Furanocumarine wie Psoralen, Isopimpinellin, Xanthotoxin, Bergapten wurden nachgewiesen, die für die sehr selten vorkommenden phototoxischen Reaktionen verantwortlich sind.

Der Vitamin-C-Gehalt der frischen Petersilie ist mit 165 mh/100 g sehr hoch. Der pharmakologisch wichtigste Bestandteil ist ein ätherisches Öl, das Apiol (Petersilienkampfer) und das nahe verwandte Myristicin enthält. Apiol ruft gesteigerte Kontraktilität der glatten Muskulatur, besonders der Harnwege und am Uterus, hervor und wird als Emmenagogum bei schwacher oder ausbleibender Menses sowie als Abortivum verwendet. Eine ähnliche Wirkung wird heute auch dem Myristicin zugeschrieben, das auch in der Muskatnuss, Nux moschata, vorkommt. Sie soll für die halluzinogene Wirkung der Muskatnüsse verantwortlich sein.

Es besteht eine harntreibende Wirkung und tierexperimentelle Tonussteigerung des Meerschweinchenuterus.

Vergiftungserscheinungen beim Menschen entstehen durch den Apiolgehalt der Droge und führen zu hämorrhagischen Gastroenteritiden, Zephalgien, Tachykardien, Schock und Koma. Des Weiteren wurden Nierenreizungen mit Hämaturie, Anurie und Leberschädigungen beobachtet.

364.3 Anwendung

Volkstümliche Anwendung findet die Droge zur Steigerung der Diurese bei Ödemen. In Indien wird sie bei Dysmenorrhö und Amenorrhö angewandt. Als Abortivum. Bei Magen-Darm-Beschwerden, bei Flatulenz.

Homöopathische Anwendung findet die Droge bei Urethritis und Urethralsyndrom (nach Kommission D).

Beim männlichen Geschlecht wird sexuelle Erregung hervorgerufen. Allgemein gilt der **Petersilientee** als **diuretisch** bei *Ödemen*. Auch bei *Lithiasis* und *Gonorrhö* findet er Verwendung.

Schwarzhaupt schreibt: „Bei sehr vielen Bettnässern handelt es sich doch ganz offensichtlich um eine Schließmuskelschwäche der Blase. Der Harndrang kommt so plötzlich und unaufhaltsam, dass ihm keinerlei Einhalt mehr geboten werden kann. Dieser Reaktionsablauf ist einzig und allein bei Petroselinum crispum in diesem ausgeprägten Maße der Fall, sowohl wenn man die Toxikologie

---

[425] Durch eine moderate Ca-Kanal-Blockierung hat die Substanz diuretische und abortive Wirkung.

[426] Ein Methylendioxybenzol-Derivat, das sich in Petersilie, Möhren, Anis und Muskatnuss findet. Myristicin ist für den typischen Muskatnussgeruch und für die halluzinogene Wirkung derselben verantwortlich. Wie die anderen Derivate dieser Gruppe besitzt es eine insektizide Wirkung.

[427] Harnantiseptische Wirkung.

und die Arzneimittelsymptomatik dieses Mittels betrachtet. Ich habe daraufhin in letzter Zeit systematisch jetzt jedem bettnässenden Kind, bei dem ich keine andere typische Indikation im Sinne eines besonderen Reaktionsablaufes feststellen konnte, Petroselinum crispum gegeben, und zwar in D 3, und habe damit die denkbar besten Erfolge und praktisch überhaupt keine Versager mehr gehabt." ([4]: 210). Beim Patienten mit Prostatahyperplasie mit derselben Symptomatik empfiehlt Schwarzhaupt jedoch mehr Conium maculatum D 2 oder Sabal serrulatum Ø mit längerer Behandlungszeit.

364.4
Arzneimittelbild

Harnröhre: Häufiger Harndrang, beinah jede ½ Stunde sich wiederholend, hervorgerufen durch Kribbeln und Stechen an der Fossa navicularis. Ziehen und Stechen in der Fossa, das nach dem Harnlassen in einen schneidenden Schmerz übergeht. Kribbeln und Jucken längs der ganzen Harnröhre. Absonderung einer milchigen Flüssigkeit aus der Harnröhre. ☉ **Als besonders charakteristisch hat sich in der Krankenbehandlung ein heftiger und plötzlicher Drang zum Harnlassen herausgestellt**, sodass es kaum gelingt, das Klosett zu erreichen oder die Kleider zu öffnen. Es findet Anwendung bei **Reizzuständen der Harnröhre und des Blasenhalses** mit diesem plötzlichen unwiderstehlichen Harndrang.

Urethritis sezernierend
Pollakisurie
Enuresis
Harninkontinenz bei Prostatahyperplasie, bei Frauen als Folge von Uterusoperationen

364.5
Dosierung

D 2 bis D 6.

364.6
Vergleichsmittel

- Apiaceae: Aethusa cynapium, Asa foetida, Cicuta virosa, Conium maculatum, Hydrocotyle asiatica, Oenanthe crocata, Phellandrinum aquaticum, Sumbulus moschatus.
- Plötzlicher unwiderstehlicher Harndrang: Kreosotum, Cantharis vesicatoria, Mercurius corrosivus, Populus tremuloides, Sulphur lotum.

364.7
Literatur

[1] Allen TF. Petroselinum. Encyclopedia of pure Materia Medica. Bd. 7. New York: Boericke & Tafel; 1874–1880: 333

[2] Bethmann. Petrosilinum. Archiv für die Homöopathische Heilkunst 1841; 18 (3): 34–36

[3] Clarke JH. Petroselinum. Dictionary of practical Materia Medica. Bd. 2.2. London: Homoeopathic Publishing Company; 1900–1902: 751–752

[4] Schwarzhaupt W. Wann bestimmen einzelne, eigenartige Symptome die Arzneimittelwahl und machen das Mittel zum Heilmittel (Organon §§ 152 ff.)? Deutsche Homöopathische Monatsschrift 1959; 10 (5): 210

365 Phellandrium aquaticum – phel

lt.: Oenanthe aquatica, dt.: Wasserfenchel, engl.: water dropwort

365.1
Substanz

Plantae – Apiaceae (früher Umbelliferae, Doldengewächse) **– Oenanthe aquaticum**

Es handelt sich um eine 1- bis 2-jährige, 30 bis 150 cm hohe Pflanze, die nach einmaligem Fruchtstand abstirbt. Sie bildet 8- bis 12-strahlige mittelgroße Dolden aus. Die reifen Früchte sind 3,5 bis 4,5 mm groß. Phellandrium aquaticum ist in Europa und Westasien heimisch, wurde nach Nordamerika verschleppt. Sie findet sich in stehenden Gewässern, Sümpfen und feuchtem schattigem Gelände. Die Sammlung erfolgt aus Wildvorkommen. Verwechslungen mit den Früchten von Cicuta virosa sind möglich.

Homöopathische Verwendung finden die getrockneten reifen Samen.

365.2
Pharmakologie und Toxikologie

In seinem ätherischen Öl findet sich das monocyclische Terpen β-Phellandren[428], sowie die Phenylpropane Apiol[429] und Myristicin[430].

365.3
Anwendung

Volkstümliche Anwendung als schleimlösendes und hustenstillendes Arzneimittel bei chronischen Infekten der Atemwege und bei Asthma bronchiale. Auch bei Verdauungsbeschwerden.

Homöopathische Verwendung findet die Pflanze bei Brustschmerzen während des Stillens sowie bei Atemwegsinfekten (nach Kommission D).

Phellandrium aquaticum wird von alters her gegen prolongierte und *chronifizierte Atemwegsinfekte* gerühmt. Die Arzneimittelprüfung am Gesunden sowie die homöopathische Anwendung haben diese Anwendung bestätigt.

365.4
Arzneimittelbild

Kopf: Gefühl von Schwere und Völle im Kopf und auf dem Scheitel.

Augen: Tränen der Augen.

Nase: Wund, rot und mit Bläschen besetzt, verstopft, dass sie kaum Luft bekommt.

Innerer Hals: Verschleimung im Halse, die zum Räuspern und Husten zwingt.

Sprache und Stimme: Heiserkeit.

Husten und Expektoration: Trockener Husten mit Atemnot. Häufiger, leichter Schleimauswurf am Morgen. ☉ Bluthusten, schlimmer nachts, besser an der frischen Luft. Expektoration profus.

Bronchitis chronisch fötide

Brust: Heftig schmerzende Stiche durch die Brüste zum Rücken durch.

Mastitis

Frost und Frösteln: Frösteln und Hitzegefühle.

---

[428] Findet sich auch in Eukalyptusöl, Pimentöl, Fenchelöl, Elemi-Öl, Ginger-Gras-Öl, im schwarzen Pfeffer (Piper nigrum).

[429] Ein Phenylpropan, das durch seine moderate Ca-Kanal-Blockierung eine diuretische und abortive Wirkung hat.

[430] Ein Methylendioxybenzol-Derivat, das sich in Petersilie, Möhren, Anis und Muskatnuss findet. Myristicin ist für den typischen Muskatnussgeruch und für die halluzinogene Wirkung derselben verantwortlich. Wie die anderen Derivate dieser Gruppe besitzt es eine insektizide Wirkung.

365.5
Dosierung

Meist wird D 3 gebraucht. Stauffer empfiehlt D 6, da es in niederen Verdünnungen „nach Herausbeförderung des massenhaften Schleims trockenen Husten, sogar Bluthusten macht". Ich wäre eher geneigt, im letzteren Falle anzunehmen, dass es nicht das passende Mittel war und durch ein anderes zu ersetzen ist.

365.6
Vergleichsmittel

- Apiaceae: Aethusa cynapium, Asa foetida, Cicuta virosa, Conium maculatum, Hydrocotyle asiatica, Oenanthe crocata, Petroselinum crispum, Sumbulus moschatus.
- Fötide Bronchitis: Acidum nitricum, Balsamum peruvianum, Carbo vegetabilis, Sanguinaria canadensis, Sulphur iodatum, Sulphur lotum.

365.7
Literatur

[1] Allen TF. Phellandrium. Encyclopedia of pure Materia Medica. Bd. 7. New York: Boericke & Tafel; 1874–1880: 335–346

[2] Clarke JH. Phellandrium. Dictionary of practical Materia Medica. Bd. 2.2. London: Homoeopathic Publishing Company; 1900–1902: 757–760

[3] Hartlaub CC, Trinks CF. Wasserfenchel; (Phellandrium aquaticum.). Reine Arzneimittellehre. Bd. 2. Leipzig: Brockhaus; 1828–1831: 138–161

[4] Hughes R. Phellandrium. Cyclopaedia of Drug Pathogenesy. Bd. 3. London: Gould; 1886–1891: 552

366 Phosphorus – phos

lt.: Phosphorus, dt.: Phosphor, engl.: yellow phosphorus

366.1
Substanz

Mineralia – Anorganica – Elementa – 15. Gruppe[431] – Phosphor – P

Es handelt sich um ein Element, das keine natürlichen Isotope bildet. Es kommt in drei allotropen Formen vor. Der weiße, auch α-Phosphor, mit seiner wachsigen Struktur, an den Schnittflächen gelblich. An der Luft raucht er, zeigt Chemolumineszenz und entzündet sich spontan bei Außentemperaturen über 50 °C. Bei Temperaturen < −76,9° geht er in den weißen hexagonalen β-Phosphor über. Beim roten Phosphor handelt es sich um ein dunkelrotes Pulver, das man herstellen kann, wenn man weißen Phosphor unter Luftabschluss auf über 250 °C erhitzt. Die letzte Modifikation, der schwarze Phosphor, wird unter Hochdruck gewonnen und bildet graue, metallisch glänzende Kristalle. Der Name leitet sich aus dem Griechischen ab und bedeutet lichtbringend.

Homöopathische Verwendung findet Phosphor.

366.2
Pharmakologie und Toxikologie

Phosphor macht ca. 1 % des Körpergewichts aus. Inkorporierte organische Phosphat-Verbindungen werden durch Phosphatasen gespalten und der anorganische Phosphor zu 50 bis 70 % enteral resorbiert, davon das meiste durch erleichterte Diffusion, ein kleiner Teil durch einen Vitamin-D-abhängigen aktiven Transport. Im Organismus liegt er zu ¾ als Calciumphosphat ossär vor. Seine Elimination erfolgt überwiegend renal.

Ernährungsphysiologisch gehört es zu den Mengenelementen, das bedeutet dass ihre Essenzialität mit einem Bedarf über 50 ppm/d experimentell nachgewiesen wurde.

Lokal verursacht Phosphor schwere Verbrennungen mit tiefen, sehr schlecht heilenden Wunden.

Obwohl weißer Phosphor sehr giftig ist, kommen akute Intoxikationen sehr selten vor. Dabei kommt es zu brennenden Schmerzen im Epigastrium, Erbrechen und Durchfällen, bis hin zu Synkope mit Atemlähmung und Tod.

Bei der subakuten Intoxikation kommt es zu brennenden Schmerzen im Epigastrium mit Erbrechen und Diarrhö. Nach einer Latenzphase von 2 bis 3 Tagen folgen eine Hepatomegalie und Ikterus. Die Harnproduktion nimmt ab bis hin zur Anurie. Im Urin werden Urobilinogen und Bilirubin, Proteine und Glukose nachweisbar. Der Urin hat ein milchiges Aussehen und es finden sich mikroskopisch hyaline Fettzylinder. Auch eine Hämaturie wird häufig beobachtet. Überhaupt kommt es in diesem Stadium zu Haut und Schleinhautblutungen aus Mund, Magen, Darm und Uterus. Häufig besteht eine Tachykardie. Daneben finden sich entzündliche Erscheinungen im Rachen und in den Bronchien. Es kann zu pneumonischen Herden der Lunge kommen, Pleuraexsudate können sich bilden. An der Haut kommt es zu petechialen Blutungen. Ossäre Reaktionen wie Nekrosen und Gangrän, besonders an den Unterschenkeln und den Füßen, können sich ausbilden. Der Tod tritt nach ca. 3 Wochen ein.

Bei der chronischen Phosphorintoxikation ist eine der auffallendsten Erscheinungen die Kiefernekrose, die man bei Phosphorarbeitern in phosphathaltiger Luft findet. Sie beginnt an bereits kranken Zähnen mit einer Periostitis am Alveolarrand, welche von einer Nekrose oft ausgedehnter Knochenpartien gefolgt ist. Befallen ist fast nur der Unterkiefer in seltenen Fällen der Oberkiefer.

Die Magenschleimhaut zeigt sich hyperämisch und geschwollen, sie ist verdickt und neigt zu Blutungen und kleinen, flachen Geschwüren. Die tieferen Abschnitte des Verdauungskanals sind ebenfalls entzündlich verändert.

---

431 Stickstoffgruppe: Stickstoff N, Phophor P, Arsen As, Antimon Sb, Bismut Bi, Ununpendium Uup.

An den Leberzellen findet man Fetttröpfchen, das Glykogen schwindet. Das Bild lässt sich nicht unterscheiden von dem einer schweren akuten Hepatitis mit Ikterus. Außerdem beobachtet man auch eine Wucherung des interstitiellen Bindegewebes, sodass sich nicht selten das Bild einer Leberzirrhose samt ihren Folgezuständen, wie Aszites, Splenomegalie, Neigung zu Blutungen aus den Magen- und Darmschleimhäuten, entwickelt.

An allen Muskeln entsteht eine Fettinfiltration, ebenso am Herzmuskel. Auch die Blutgefäße einschließlich der Kapillaren machen keine Ausnahme, sodass es leicht zu Blutaustritten kommt. Ein wesentlicher Teil der Phosphorintoxikation kommt gerade durch die in allen Organen beobachtete Kapillarschädigung zustande. Mehr noch als diese Schädigung der Blutgefäße kommt die Neigung zu Blutungen durch eine Herabsetzung der Gerinnungsfähigkeit des Blutes zustande.

Am Augenhintergrund bildet sich eine Gefäßwandschädigung aus, die zu Blutungen, Verdickung und Ablösung der Netzhaut führt. Die Folge ist Degeneration bis zu Atrophie des Sehnervs.

Bei dem an sich ungiftigen roten, amporphen Phosphor kann es nach Inhalation größerer Mengen von Phosphorstaub selten zu Pneumonien kommen.

366.3
Anwendung

Homöopathische Verwendung findet die Zubereitung bei Entzündungen der Atmungsorgane, der Verdauungsorgane, der Harn- und Geschlechtsorgane, bei schweren Infektionskrankheiten, verzögerter Rekonvaleszenz und Erschöpfungszuständen, Herzinsuffizienz, Herzschmerzen, Kreislaufstörungen, Hämorrhagien, Blut- und Gefäßkrankheiten, Erkrankungen des rheumatischen Formenkreises, Wirbelsäulenbeschwerden, Osteitis und Osteoporose, Nerven- und Kopfschmerzen, Paresen, Entwicklungsstörungen bei Kindern, Überempfindlichkeit der Sinnesorgane, bei Ophthalmopathien, Affektivitätsstörungen und Depression (nach Kommission D).

Von therapeutischer Bedeutung ist die Einwirkung des Phosphors auf den Knochenstoffwechsel mit *Exostosen*, *Kiefernekrose* und *Osteitis*, sowie auf die Schilddrüse. Die Verwendung von Phosphor in der Homöopathie bei *Thyreopathien* und endokrinen Drüsen hat sich bewährt. Bei den Arzneimittelprüfungen stehen die starken *nervösen und psychischen Veränderungen* im Mittelpunkt.

Die früher geübten arzneilichen Gaben von Phosphaten oder Phosphorsäure, wie sie zur kurzfristigen geistigen Leistungssteigerung bei Examensvorbereitungen angewendet wurden, haben sich nicht bewährt. Einer kurzzeitigen Euphorie folgte schnell ein Zusammenbruch, sodass dieses Prozedere nicht empfohlen werden kann.

366.4
Konstitution

Zarte sensitive Menschen mit Überempfindlichkeit gegen geistige Beanspruchung, gegen alle Sinneseindrücke und seelische Erregung. Die Ermüdung und die Schwäche tritt plötzlich und überraschend ein. Sie sind geistig lebhaft und eindrucksfähig, ermüden aber schnell. Die geistige Lebendigkeit macht dann einem apathischen Zustand Platz. Auffallenderweise erholen sie sich jedoch rasch wieder, nach wenig Schlaf oder einer Mahlzeit und kurzer Ruhe sind sie meist wieder frisch.

Der Phosphor-Typ ist aufgeweckt, geistig beweglich und intelligent, nimmt schnell auf, ist aber rasch erschöpft und dann von mangelnder Konzentration, sensibel, überempfindlich gegen Sinneseindrücke wie helles Licht, Gerüche (zum Beispiel Blumenduft macht Kopfweh), Geräusche. Die Haut ist ungewöhnlich kitzelig, sodass die Untersuchung schwer fällt. Man begegnet künstlerischen Anlagen und Neigungen. Trotz des manchmal etwas infantilen Aussehens und weichen, femininen Betragens besteht lebhaft Sexualität.

Sie sind nicht selten von einer ängstlichen Gemütsverfassung, fürchten sich vor dem Alleinsein in der Dämmerung und bei Gewitter. Der Geschlechtstrieb ist lebhaft bei Schwäche der Potenz. Die Blutzirkulation ist leicht erregbar, besonders auch auf seelische Anlässe, und verursacht leichtes Erröten.

Man hat gefunden, dass sich solche Menschen besonders gerne und besonders oft unter blonden bis rötlichen, blauäugigen zartgliedrigen Personen mit durchscheinender Haut und dünnem seidigem Haar, langen, seidigen Augenwimpern finden und verwendet Phosphor mit viel Erfolg gerade bei Kindern und Heranwachsenden mit zartem Wuchs und reizbarer Nervenverfassung zur Kräftigung der Konstitution. Die Ansicht, dass dieser Körperbau sich bereits bei den Prüfungen als besonders empfindlich herausgestellt hätte, ist jedoch irrig.

Auch **kleinwüchsige** Kinder, jedoch von zartgliedrigem schwächlichem Bau und heller, zarter Haut sprechen nach meiner Erfahrung ebenso gut auf Phosphor an. Auch unter diesen Kindern befinden sich viele blonde, blauäugige mit pigmentarmer Haut. Dasselbe gilt auch für Erwachsene von unterdurchschnittlicher Größe, aber schmalem zartem Wuchs und hellen Farben.

Das **Arzneimittelbild,** wie es sich auf Prüfungen und Intoxikationen aufbaut, **ist bei der sicheren Verschreibung alleine ins Auge zu fassen**. Man wird daher nicht selten Phosphor verwenden bei gänzlich andersartigem Habitus, jedoch deutlichen Prüfungssymptomen, Es erscheint notwendig, dies auch ausdrücklich hervorzuheben gegenüber einer häufig überwertig herausgestellten Betonung des Typenbildes. Besonders bei allen akuten Krankheiten ist das Vorhandensein des Phosphor-Habitus Nebensache.

366.5
Arzneimittelbild

Leitsymptome: Große nervöse Erregbarkeit und Schwäche des Nervensysems mit Erschöpfung und Überempfindlichkeit gegenüber äußeren Eindrücken, besonders auch gegen Sinneseindrücke der Augen, des Gehörs, des Geruchs, ferner gegen geistige Anstrengung und gegen Gemütserregung. ⊙ **Enorm kitzelig.**

Angst beim Alleinsein, in der Dämmerung, im Dunkeln.

Elendigkeit und rascher Verbrauch der Körpersubstanz. Zittrige Schwäche, wenn der Magen leer ist, muss daher öfters etwas essen. (Dieses Symptom leitet nicht nur bei Magenleiden und Leberleiden oder Thyreopathien, sondern auch bei psychischer Erschöpfung, Herzleiden, usw. oft die Wahl von Phosphor.) Es besteht Neigung zu Ohnmachten und zu plötzlichen Schwächeanfällen. Jedoch ebenso schnelle Wiederherstellung und Erholung.

⊙ **Schwächezustände nach erschöpfenden Krankheiten, nach Verlust von Körpersäften, wie Blutungen, Stilltätigkeit, Geburt oder infolge Schnellwachsens.**

Das Gefühl von Brennen ist bei allen Beschwerden vorherrschend.

Neigung zu Blutungen aus allen Organen. Kleine Wunden bluten stark. ⊙ **Blaue Hämatome bei geringem Stoß.** Hämorrhagische Diathese.

Kälte und frische Luft wird schlecht ertragen, mit Ausnahme von Schwindel und Kopfweh, die sich in der frischen Luft bessern, große Infektneigung.

Verlangen nach kalten Getränken, ⊙ **die aber wieder erbrochen werden, wenn sie im Magen warm geworden sind.**

Kann nicht links liegen, da sich das Herzklopfen dabei verschlimmert, ⊙ **ebenso der Husten** (es zeigt sich dabei die Schwäche des Herzens und die Stauung im kleinen Kreislauf an). Atembeklemmung, sodass er aufsitzen muss.

⊙ **Fühlt sich besonders wohl im kalten Wasser.**

Verschlimmerung abends und nachts.[432]

Besserung durch Ruhe und Schlaf, auch wenn er kurz ist.

Körperliche und geistige Anstrengung <, Aufregung <.

Geist und Gemüt: Manie und Delirium, will dabei ständig aus dem Bett. Phantasien erotischen Inhalts. Ohne Scham, deckt sich auf und will nackt gehen, wie von Sinnen. Geschwätziges Delirium.

Sehr niedergeschlagen und traurig. Furchtsam und sehr schreckhaft, schlimmer bei Gewitter und am Abend. Ängstlich, besorgt, die Krankheit könne übel ausgehen. Furcht vor allem Möglichen. Furchtsamkeit, als sähe aus jedem Winkel ein grässliches Gesicht hervor. **Ängstlichkeit beim**

---

[432] Es wird von den meisten Autoren eine Verschlimmerung vor Mitternacht angegeben; es will mir aber scheinen, dass diese Modalität konstruiert wurde zur Abgrenzung gegen Arsenicum album, mit dem es chemisch und physiologisch sehr nahe verwandt ist und welches durch Verschlimmerung nach Mitternacht ausgezeichnet ist. Nach den Arzneimittelprüfungs- und Vergiftungsprotokollen ist die Verschlimmerung auf die ganze Nacht zu legen, die Schlaflosigkeit ist allerdings schlimmer vor Mitternacht.

Alleinsein, am Abend und in der Dunkelheit. Meint sein Körper sei in Stücke, die er nicht zusammenfügen könne. Sehr zugänglich für alle Aufregungen besonders für Sorge. Großer Ärger bei geringer Veranlassung mit Hitze im Gesicht und Herzklopfen. Kommt bei Ärger in Wut und Bosheit. Missvergnügt und ärgerlich.

Lustig und gutgelaunt, sie singt und trällert. Lebhafte Phantasie. Krampfhaftes Lachen und Weinen. Sie muss wider Willen lachen, während sie traurig ist.

Große Apathie, mag nicht reden. Apathisch, antwortet nur langsam und träge. Gleichgültig gegen alles. **Kann seine Gedanken nicht konzentrieren. Furcht vor geistiger Anstrengung und unfähig zu geistiger Arbeit,** Gehirn wie gelähmt.

Geist übermäßig tätig. **Überempfindlich gegen alle Sinneseinrücke, vor allem Licht, Geräusche, Gerüche.** Durch Blumenduft oder Musik entsteht Kopfweh.

Erschöpfung kognitiv
Angststörung

Schwindel: Mit dem Gefühl, als drehe sich alles; wie berauscht. Schwarzwerden vor den Augen. **Schwindel morgens nach dem Erwachen,** beim Aufstehen vom Sitzen.

Schwindel senil

Kopf: Kältegefühl an einzelnen Teilen des Kopfes. Gefühl von Betäubung des Kopfes, als könne er keinen Gedanken fassen.

Kopfschmerz: Kopfschmerz durch Blutandrang, besser von kalter Luft und von Kaltwaschen, schlimmer bei jeder geistigen Beschäftigung.

Zephalgie nach geistiger Anstrengung
Schulkopfschmerz

Augen: Allerlei Sehstörungen, Flocken vor den Augen, sieht wie durch Nebel, Buchstaben scheinen beim Lesen rot, grüner Hof um die Gegenstände. Erweiterte Pupillen. Schwäche der Augen nach Anstrengung

Mouches volantes
Visusstörung nach Überarbeiten
Retinitis
Atrophie N. opticus inflammatorisch und degenerativ

Ohren: Gesteigerte Schärfe des Gehörs, Schwerhörigkeit, Ohrgeräusche. Widerhallen der eigenen Worte in den Ohren wie ein Echo. Überempfindlich gegen Musik.

Otosklerose
Neuritis N. acusticus

Nase: Schleimhaut der Nase geschwollen und geschwürig, flüssiger oder Stockstupfen, Nasenbluten. **Geruch verschärft, besonders gegen üble Gerüche.**

Rhinitis chronisch

Gesicht: Krankhaft, blass oder grau mit hellen Augen, ☉ **mit umschriebener Röte.** Ikterus, Schmerzen in den Backenknochen und Kiefern. Nekrose des Unterkiefers. Unterkiefer geschwollen; Kiefernekrose, ausgehend von kranken Zähnen.

Mund: Mundschleimhaut brennend wie Feuer und wund. Saurer Geschmack im Mund. Der natürliche Geschmack der Speisen wird nicht empfunden. Zunge trocken, glatt und brennend; weiß oder braun belegt; oder mit **vortretenden roten Papillen.** Zahnfleisch blutet leicht und setzt sich von den Zähnen ab.

Zähne: Die Zähne sitzen locker und fallen aus. Zahnschmerz durch Kälte und bei Berührung.

Karies

Innerer Hals: Trockenheit im Rachen und Wundheit. Schlucken schmerzhaft.

Äußerer Hals:

Thyreopathie

Magen: Saures Aufstoßen. **Brennen im Magen, verlangt nach kalten Getränken,** ⊙ **die jedoch wieder erbrochen werden**, wenn sie im Magen warm geworden sind. **Großer Durst.** Appetitlosigkeit oder Heißhunger mit Nervosität oder **zittriger Schwäche,** ⊙ **besser nach dem Essen.** Erwacht auch nachts mit Hunger und kann erst wieder einschlafen, wenn er etwas gegessen hat. ⊙ **Appetit auf Pikantes, Herzhaftes, Saures.** Abneigung gegen warme Milch. Abneigung gegen das gewohnte Tabakrauchen.

Bitteres und saures Erbrechen. Magen wie wund und sehr druckempfindlich, schmerzt bei jeder Berührung. Erbrechen der Speisen, bald nachdem sie genossen sind. **Erbrechen von Blut und kaffeesatzartigen Massen.**

Gastritis
Gastroenteritis
Hämorrhagie gastrointestinal obere
Ulcus ventriculi et duodeni
Magenkarzinom

Abdomen: Elendigkeit und Schwächegefühl im Bauch. Leberschwellung und Milzschwellung, Gelbsucht. Leib hart und gespannt, Wundheitsgefühl bei Druck, Abgang vieler Blähungen.

Hepatitis ikterisch akut und chronisch
Leberdystrophie akut
Pankreatopathie

Rektum und Stuhl: Verstopfung. ⊙ **Kot lang und dünn, Bleistiftstühle. Durchfall schmerzlos, aber mit folgender Schwäche, schwächend, schleimig wie Froschlaich, grün oder grau, blutig. Fettstühle.** Stuhl geht oft unwillkürlich, bei Bewegung oder beim Husten ab. ⊙ **Gefühl, als stehe der After offen.** Stuhl enthält Öl, beziehungsweise Fett. ⊙ **Durchfall frühmorgens, krampfartiges Zusammenziehen und Brennen im After.**

Obstipation

Blase: Unwillkürlicher Harnabgang. Häufiger und überreichlicher Harnabgang, besonders in den Nachtstunden.

Niere:

Nephritis

Urin: Harn eiweißhaltig, mit Blut, Zylindern und Gallenfarbstoff.

Geschlechtsorgane:
- weiblich: **Menses zu früh, zu stark, zu lang.** Ätzende weiße Leukorrhö, reichlich und brennend.
- männlich: **Geschlechtstrieb stark vermehrt**, unwillkürliche Samenverluste in der Nacht mit erotischen Träumen. Verlust des geschlechtlichen Verlangens.

Sexuelle Überreizung und Schwäche
Pollutionen

Larynx und Trachea: Heiserkeit mit zusammenschnürendem Gefühl in der Kehle, abends schlimmer; Sprechen und Husten sehr schmerzhaft.

Laryngitis akut und chronisch
Larynxtuberkulose

Husten und Expektoration: Husten hohl und trocken, Reizhusten, Gefühl wie Baumwolle in der Kehle. Husten mit Brennen in der Kehle, nötigt zum Aufsitzen. Husten erneuert sich **bei Kälte, durch Sprechen, beim Essen und Trinken,** beim Niederlegen. ⊙ **durch Linksliegen**, auf nervöse Anlässe (zum Beispiel durch Verlegenheit, Erregung). ⊙ **Husten**, schlimmer durch Gerüche, sowie abends und nachts. **Auswurf wenig, zähschleimig, blutig tingiert, rostfarben.** Stiche in den seitlichen Brustpartien, kurzer, mühsamer Atem mit angstvoller Beklommenheit.

Stauungsbronchitis
Bronchitis
Pneumonie
Lungentuberkulose

Brust: Brennen und Stechen in den Brüsten.

366 – Phosphorus – phos

Herzklopfen bei Bewegung, bei Linksliegen. Herzklopfen mit zittriger Schwäche, sobald der Magen leer wird. ☉ Herzklopfen bei Erregung, bei Überraschung. Blutandrang zur Brust mit Angst, **Atembeklemmung und Atemnot, sodass er aufsitzen muss.**

Kardiopathie psychogen
Myokarditis ohne Insuffizienz
Linksherzinsuffizienz

Rücken: Brennen zwischen den Schulterblättern im Rücken. Die Dornfortsätze der Rückenwirbel zwischen den Schulterblättern und die Muskulatur neben der Wirbelsäule **sind hochgradig empfindlich bei Druck.**

Rachitis
Osteomyelitis
Osteomalazie

Extremitäten: Reißen und Ziehen in den Gliedern, Stechen in den Ellbogen und Schultergelenken. Plötzliches Versagen der Glieder und Schwäche; Zittern und Schwäche nach jeder Anstrengung. Taubheitsgefühl an Händen und Füßen, Lähmungen der Arme und Beine.

Arthrosis deformans
Fistel ossär
Knochentuberkulose
Neuralgie
Neuritis
Parese

Schlaf: Schläfrig und wie betäubt bei Tage. Bei Nacht schlaflos infolge ständiger Unruhe, wirft sich ständig umher. **Kann nicht einschlafen vor Mitternacht,** Schlaf durch lebhafte Träume von Tagesgeschäften oder Träume voll quälender Angst oder Träume lüstern-erotischen Inhalts mit Pollutionen. Albdruck, dass er aufschreit im Schlaf. ☉ **Erwachen nachts mit Hitzegefühl, Beklemmung und Herzklopfen, muss aufsitzen.** Träume von Verstorbenen, kommt auch morgens nicht davon los.

Fieber:

Fieber schwächend

Schweiß: Heftige Nachtschweiße im Schlaf ohne Besserung.

Haut: Außerordentlich kitzelig bei Berührung beim Untersuchen. Juckende, schorfige, aufspringende und sich abschälende Haut. Ödem der Lider und der Lippen. Urtikaria.
Pickel, Papeln, Bläschen. Furunkel bilden sich.
Haut schmerzhaft wie von einem Schlag. Geschwüre bluten beim Herannahen der Menses. Petechien der Haut. Hämorrhagisches Exanthem über den ganzen Körper.
Brennen der Haut, Kribbeln, Ameisenlaufen, heftiges Jucken; Gefühllosigkeit der Haut.

Allgemein: Hitzewallungen mit Angst. Trockene Hitze, die am Schlafe hindert. Kongestionen zu allen Körpergebieten und Körperteilen; **Gefäßerregung und Pulsieren und Wallungen bei geringster Ursache;** besonders auch bei psychischen Anlässen; Pulsieren in den Arterien.
Puls beschleunigt und schwach.

Dysregulation orthostatisch

366.6
Dosierung

Bei akuten Fällen wird meist D 6 bis D 12 verwendet. Bei chronischen Fällen sind Hochpotenzen in einzelnen Gaben vorzuziehen, während bei akuten Fällen die Wiederholung 2- bis 3-stündlich vorgenommen werden kann, zum Beispiel bei Pneumonie. Bei Tuberkulose sind die niederen Potenzen möglichst zu vermeiden wegen der Gefahr der Aktivierung des Prozesses und der Möglichkeit der Blutung. Noch mehr aber ist in solchen Fällen ein schematisches Einnehmen ohne laufende Beobachtung der Wirkung zu vermeiden. – Die niedrigste therapeutische Dosis dürfte bei D 4 liegen.

366.7
Vergleichsmittel

- 15. Gruppe Periodensystem der Elemente: Aethiops antimonialis, Ammonium bromatum, Ammonium carbonicum, Ammonium causticum, Ammonium iodatum, Ammonium muriaticum, Antimonium arsenicosum, Antimonium crudum, Antimonium sulphuratum aurantiacum, Antimonium tartaricum, Arsenicum album, Arsenicum iodatum, Bismutum subnitricum.
- Karies: Calcium phosphoricum.
- Knochenfisteln, Periostitis: Acidum fluoricum, Angustura vera, Asa foetida, Kalium iodatum, Mercurius solubilis Hahnemanni, Silicea terra, Symphytum officinale, Syphilinum.
- Akute Gastroenteritis: Acidum carbolicum, Acidum sarcolacticum, Arsenicum album, Aethusa cynapium, Cuprum metallicum, Dulcamara, Ipecacuanha, Podophyllum peltatum, Veratrum album.
- Hämorrhagien hellrot: Millefolium, Sabina officinalis.
- Wahnvorstellung, der Körper sei in Stücke, die er nicht zusammenfügen könne: Baptisia tinctoria. Geistige Erschöpfung: Argentum nitricum, Acidum phosphoricum, Acidum picrinicum, Calcium phosphoricum, Gelsemium sempervirens, Ignatia amara, Kalium phosphoricum, Natrium muriaticum, Onosmodium virginianum, Silicea terra, Staphysagria, Strychninum purum, Sulphur lotum, Zincum metallicum.
- Geistige Erschöpfung, kann sich nicht konzentrieren, Schwindel: Acidum phosphoricum, Acidum picrininum, Argentum nitricum, Ferrum picrinicum, Strychninum nitricum.
- Schwächezustände nach erschöpfenden Krankheiten und nach Säfteverlust: China officinalis (das Gefühl der Erholung nur sehr verzögert eintretend im Gegensatz zu Phosphor).
- Schulkopfschmerz: Calcium phosphoricum, Natrium muriaticum.
- Delirium geschwätzig, schamlos: Stramonium.
- Essen >: Iodum purum, Hedera helix, Ignatia amara, Mandragora officinarum, Anacardium orientale, Psorinum.
- Zittrige Schwäche und Unruhe bei leerem Magen: Acidum fluoricum, Calcium fluoricum, Conium maculatum, Hedera helix, Iodum purum, Psorinum (muss nachts etwas essen, um weiterschlafen zu können).
- Kleine Wunden bluten stark: Acidum nitricum, Arsenicum album, Carbo vegetabilis, Crotalus horridus, Lachesis muta.
- Petechien, Ekchymosen: Arnica montana, Arsenicum album, Acidum sulphuricum, Bellis perennis, Hamamelis macrophylla, Ledum palustre.
- Brennen in allen Teilen: Arsenicum album, Mandragora officinarum, Sulphur lotum.
- Plötzliche Schwächeanfälle: Ammonium carbonicum, Camphora, Veratrum album.
- Brennen zwischen den Schulterblättern: Lycopodium clavatum, Medorrhinum.
- Druckempfindlichkeit der Dornfortsätze der Rückenwirbel: Chininum sulphuricum, Cimicifuga racemosa.
- Unwillkürlicher Abgang des Stuhles: Aloe socotrina, Mandragora officinarum.

366.8
Kasuistik

366.8.1 Gastritis mit Foetor ex ore

Richard T., 7 Jahre. Seit seinem 2. Lebensjahr bei mir in Behandlung. Er ist hellblond, schlank bis schmächtig, hat lange seidige Wimpern und eine transparente Haut. In der Schule bekommt er beim Turnen Herzklopfen. Meine Karteikarte ist voll von Erkrankungen der Atmungsorgane. Bronchitis, fieberhafte Bronchitis, Pertussis, Tracheitis und schließlich Pneumonie.

Im Herbst 1962 kommt der kleine Patient wegen einer heftigen Gastritis mit erheblichem Foetor ex ore zu mir. Er ist eines von jenen Kindern, die ständig am Wasserhahn hängen und kaltes Wasser in sich hineingießen. Er hat auch oft Bauchweh.

Im Laufe der Zeit ergaben sich bei ihm folgende Symptome: Er ist nicht gerne alleine, kann nicht allein und ohne Licht schlafen.

Er hat deutliche Angst bei Gewitter.

366 – Phosphorus – phos

Er hat häufiger nach dem Trinken von kaltem Wasser erbrochen.

Er ist ein sehr lebhaftes Kind, das nicht ruhig sitzen kann. In der Schule sei er faul, sagt seine Mutter. Dies stimmt aber nicht, denn es ist die leichte Ermüdbarkeit dieses kleinen Patienten.

Frühmorgens würde er oft ungut und grantig aufwachen.

Bei diesem 7-jährigen Knaben trat nach einer einmaligen Gabe von Phosphorus Dil. D 12 innerhalb von 8 Tagen eine erstaunliche Besserung ein. Die Mutter berichtet, dass die Magenbeschwerden und der Mundgeruch behoben seien. Das Kind sei ruhiger geworden und auch ausgeglichener. Er geht aufrecht und ist nicht mehr so reizbar. [6]

366.8.2 Hepatitis toxisch

Ein 54-jähriger Beamter bekommt von seinem Arzt bei einem Anfall von Ischialgie eine Kur mit Amidophenazon und Phenylbutazon. 2 Monate später schwere Magenblutung mit Absinken des HB bis auf 30%, infolgedessen lag der Patient 5 Wochen im Krankenhaus, wo er unter anderem mit Bluttransfusionen behandelt wurde. 3½ Monate später Wiederholung der schweren Magenblutungen; Hb fiel auf 40% ab, nochmals Bluttransfusionen. Die Ursache der Blutungen konnte durch eine Röntgenuntersuchung nicht eindeutig geklärt werden, es wurde jedoch ein Ulcus duodeni angenommen. Der Aufenthalt im Krankenhaus nach der 2. Blutung betrug 6 Wochen. Bald nach der Entlassung stellte sich ein Ikterus ein, der ein volles Vierteljahr zu seinem Rückgang erforderte.

Mutmaßlich war auf die Amidophenazon- und Phenylbutazon-Behandlung ein Ulcus duodeni entstanden, welches diese Blutungen zur Folge hatte. Das Auftreten des Ikterus war möglicherweise durch die Bluttransfusion zu erklären.

Nach der Beseitigung des Ikterus war der Zustand des Patienten noch sehr unbefriedigend. Der Patient war noch völlig arbeitsunfähig. Er war unfähig, auszugehen und klagte über:

Anfallsweise auftretende Schwächeanfälle und Zittern, das sich besonders nach dem Stuhl bemerkbar machte;

Pulsieren im Bauch, Herzklopfen;

Sehr erschöpfbar, aber nach dem Niederlegen bald wieder erholt; Stuhl von Zeit zu Zeit trotz Gallendiät immer noch acholisch;

Leibschmerzen nach dem Stuhl, besser durch Essen. Nachdem er mehrere Arzneien ohne Erfolg bekommen hatte, darunter auch Iodum purum, gab ich ihm für diesen Restzustand nach Hepatitis Phosphorus C 200, das auch durch die vorausgehenden Blutungen angezeigt war. Wiederholung alle 3 Wochen eine Gabe. Damit trat eine baldige Wiederherstellung mit sprunghaftem Anstieg des Körpergesichts um 4½ kg und Beseitigung aller Beschwerden ein. Er befindet sich seit 2 Jahren ohne Unterbrechung wieder in seinem Dienst. (nach einer Beobachtung des Verfassers)

366.9 Literatur

[1] Allen TF. Phosphorus. Encyclopedia of pure Materia Medica. Bd. 7, 10. New York: Boericke & Tafel; 1874–1880: 366–464, 617

[2] Clarke JH. Phosphorus. Dictionary of practical Materia Medica. Bd. 2.2. London: Homoeopathic Publishing Company; 1900–1902: 772–793

[3] Dewey. Phosphorus. Transact. Paris Inter. H. Congr. 1900: 317

[4] Hahnemann S. Phosphorus. In: Lucae C, Wischner M, Hrsg. Gesamte Arzneimittellehre. Bd. 3. Stuttgart: Haug; 2007: 1495–1536

[5] Hughes R. Phosphorus. Cyclopaedia of Drug Pathogenesy. Bd. 3 + 4. London: Gould; 1886–1891: 553–605, 671–675, 744–746

[6] Liebig J. Das Arzneimittelbild von Phosphor. Zeitschrift für Klassische Homöopathie 1963; 7 (4): 170–180

[7] Sorge WG. Der Phosphor, ein grosses Heilmittel. Leipzig: Purfürst; 1862

367　Physostigma venenosum – phys

lt.: Physostigma venenosum, dt.: Kalabarbohne, engl.: calabar bean

367.1
Substanz

Plantae – Leguminose (gleich Fabaceae, früher Papilionaceae, Hülsenfruchtgewächse) – **Physostigma venenosum**

Es handelt sich um eine perennierende, linkswindende, bis zu 16 m hohe Kletterpflanze, am Grunde verholzend, während die höheren krautig sind. Sie hat aus drei Blättern zusammengesetzte Laubblätter, eiförmig zugespitzt. Sie bildet ganzjährig, mit Schwerpunkt von Juni bis September, große, sich schneckenförmig einrollende, purpurne Blüten aus, die in Trauben achselständig hängen. Zu finden ist sie bevorzugt in sumpfigen Regionen geschlossener Wälder an der afrikanischen Westküste bei Kalabar und im Nigerdelta. Gewinnung erfolgt aus Wildsammlungen mit anschließender Luft- oder Sonnentrocknung. Die Kultur ist bis heute nicht erfolgreich gelungen. Die Droge findet fast nur noch Verwendung zur Isolierung der Inhaltsstoffe.

Homöopathische Verwendung finden die getrockneten Samen.

367.2
Pharmakologie und Toxikologie

Physostigmin[433] ist das hochgiftige Indolalkaloid der Calabarbohne, das wie Physovenin und Norphysostigmin als Hemmstoff der Acetylcholinesterase wirkt. Eseramin und Geveserin hingegen zeigen keine Wirkung darauf.

Die Wirkung der Droge führt meist 20 Minuten nach oraler Aufnahme zu starkem Schwindel, zunehmender Benommenheit mit großer Schwäche. Miosis. Bradykardie. Gesicht blass, Lippen livide. Reflexe sind vermindert auslösbar. Es kann nicht erbrochen werden. Es kommt zu abdominellen Schmerzen, Anregung der Darmperistaltik und Stuhlabgang. Es kommt zu Zuckungen der Thoraxmuskulatur und durch die Beeinträchtigung der Muskelkraft zu einem Verlust der Stand- und Gehfähigkeit. Die Extremitäten sind livide und kalt. Lähmung und Zittern prädominieren über die Krämpfe, Zuckungen und Spannung der Muskeln, doch sind Letztere ebenso charakteristisch. Die Schweiß- und Drüsensekretionen werden angeregt.

Physostigmin wirkt als indirektes Parasympathomimetikum. Es hemmt die Wirkung der Cholinesterase. Dieser kommt die Aufgabe zu, Acetylcholin in den motorischen Endplatten der motorischen Nerven zu spalten. Die Unterbrechung der durch Acetylcholin bedingten Reizung der motorischen Endplatten fällt damit aus. Infolgedessen kommt es zu einer Steigerung der Erregung der Muskulatur. Die häufigste Verwendung von Physostigmin (syn. Eserin) in der heutigen Medizin ist die Erzeugung einer Myosis beim Glaukom. Daneben werden Physostigmin-Derivate als Therapieoption bei Hirnleistungsstörungen und Demenz erforscht.

Die letale Dosis bei oraler Aufnahme beim Menschen sind 6 bis 10 mg. Parenteral ist die Toxizität noch größer. Schwere Vergiftungen führen nach Krämpfen und Atemlähmung zum Tod. Antidote sind die parasympatolytisch wirkenden Substanzen Atropin-Sulfat und Scopolamin[434].

Bei dem 1876 identifizierten Calabarin handelt es sich um ein Zwischenprodukt des Analyseprozesses des Physostigmins.

367.3
Anwendung

Medizinische Anwendung von Physostigmin als Antidot bei Intoxikationen mit parasympatolytischen Substanzen.

---

[433] Vorkommen auch in Streptomyceten.

[434] Findet sich bei den Solanaceen in Hyoscyamus niger, Datura stramonium, Duboisia myoporoides, Atropa belladonna, Mandragora officinarum, Scopolia carniolica.

Homöopathische Verwendung findet die Arznei bei Konvulsionen, Paralysen und Paresen (nach Kommission D).

In der Homöopathie wurden Versuche unternommen bei paralytischem Zustand des Geistes und Körpers. Als ein führendes Symptom wird angesehen: Abneigung gegen das (gewohnte) Wassertrinken, gegen Baden. Weitere Indikationen: *Epilepsie, Tetanus, Chorea minor, Paresen* (auch diphtherische), *Akkommodationsstörungen* nach akuten Infektionskrankheiten und *Parkinson-Krankheit*. Gesicherte Erfahrungen müssen noch gesammelt werden.

367.4
Arzneimittelbild

Leitsymptome: Unbeschreibliche Schwäche des Muskelsystems. Die Muskeln gehorchen dem Willen nicht, jedoch Zittern, Zucken und Fibrillieren der Glieder. Die linke Seite scheint stärker beeinflusst zu sein. **Schreck und Abneigung vor kaltem Wasser**, er lässt sein gewohntes Bad ausfallen. Ruhelosigkeit, kann in keiner Lage ruhig liegen.

Geist und Gemüt: Ungewöhnliche geistige Aktivität. Erheitert am Morgen, abends betrübt. Reizbar. Nervös, kann Schmerz nicht ertragen. Geistige Erschöpfung, kann sich an nichts erinnern. Kann die Gedanken nicht konzentrieren, erschwertes Denken.

Schwindel: Bei Bewegung und beim Gehen mit Ohnmachtsgefühl und fliegenden Mücken vor den Augen, beim Lesen, beim Treppenherabsteigen, mit Übelkeit mit Gefühl, als schwanke das Gehirn.

Kopf: Verwirrung und Benommenheit. Umschnürungsgefühl oder Kappengefühl über den Schläfen. Hitzegefühl und Blutandrang zum Kopf. Klopfen der Temporal- und Halsschlagadern. Levitationsgefühl.

Parkinson-Krankheit
Chorea minor

Kopfschmerz: Kopfschmerzen in verschiedenen Teilen, schlimmer durch Bewegung.

Augen: Entzündet. Skleren trocken, rot und geschwollen. Schmerz im Augapfel bei Bewegung der Augen. Schmerz beim binokularen Sehen, zum Beispiel beim Lesen; ein Auge muss geschlossen werden. Mouches volantes. Helle Punkte beim Sehen auf ein Objekt. Dunkelgelbe Punkte, welche 1 bis 2 Buchstaben bedecken. **Krampfgefühl der Augenlider, mit Schwierigkeit, sie zu öffnen. Kontraktion der Pupillen**, später Mydriasis. Gestörte Akkommodation. Myopie.

Akkommodationsstörung

Nase: Flüssiger Schnupfen. Brennen. Schmerzen der Nasenlöcher. Nase verstopft und heiß.

Gesicht: Gesicht bleich, Hitzewallungen zum Gesicht. Neuralgische Schmerzen, Taubheitsgefühle. Krämpfe und Spasmen, gegen den Nacken hinziehend. Submandibulardrüsen geschwollen.

Mund: Zungenspitze wund, wie verbrannt. Taubheit und Prickeln auf der Zunge und den Lippen. Reichlicher, dicker Speichelfluss. Erschwertes Sprechen.

Innerer Hals: Hals wund, schmerzhaftes Schlucken. Brennen und Rauheit im Hals. Tonsillen geschwollen, Zäpfchen verlängert. Kleine Geschwüre mit gelbem Grund im Rachen. Fischgrätengefühl im Hals. Gefühl im Hals wie zusammengeschnürt.

Abdomen: Hunger, aber weiß nicht auf was. Appetitlosigkeit. **Lehnt** Nahrung, Kaffee, Tabak, besonders aber **kalte Getränke ab. Gefühl, als ob unverdaute Speise im Magen liege**, Schwere und Druckgefühl. Leere und Schwächegefühl im Magen. Schmerzen und Krümmen im Magen und Bauch.

Rektum und Stuhl: Stuhl durchfällig oder verstopft.

Geschlechtsorgane:
- weiblich: Leukorrhö, schlimmer durch Anstrengung tagsüber. Unregelmäßige Menses.
- männlich: Pollutionen ohne Träume oder sexuelle Erregung. Scharf riechender Schweiß an den Genitalien.

Larynx und Trachea: Husten durch Kitzel im Hals.

Atmung: Angestrengte, seufzende Atmung.

Brust: Heftiges Herzklopfen mit Pulsieren durch den ganzen Körper. Herzaktion unregelmäßig und stürmisch, schlimmer bei linker Seitenlage, besser durch Kaffee.

Extremitäten: Steifigkeit und krampfartige Gliederschmerzen. **Konvulsive Zuckungen und Fibrillieren der Muskeln. Heftiges Zittern über den ganzen Körper.** Große Erschöpfung des Muskelsystems. Herabgesetzte Reflextätigkeit.

Parese

Schlaf: Ausgeprägte Tagesschläfrigkeit.

Frost und Frösteln: Frösteln und Frieren sowohl wie Hitzegefühle.

Schweiß: Ausbrüche von reichlichem Schweiß.

367.5
Dosierung

Die Wirkung hält nicht lang an; auch schwere Vergiftungen werden in 24 Stunden überwunden. Zu empfehlen von D 4 an aufwärts, in akuten Fällen mehrmals täglich zu wiederholen.

367.6
Vergleichsmittel

- Leguminosae: Alfalfa, Baptisia tinctoria, Copaiva, Cytisus laburnum, Dolichos pruriens, Lathyrus sativus, Lespedeza sieboldii, Melilotus officinalis, Ononis spinosa, Robinia pseudacacia, Sarothamnus scoparius, Senna, Trifolium pratense.
- Gelsemium sempervirens, Lathyrus sativus, Strychninum purum.

367.7
Literatur

[1] Allen TF. Proving of Physostigma venenosum (Calabar Bean). Transactions of the American Institute of Homoeopathy 1874; 27: 172–249

[2] Allen TF. Physostigma. Encyclopedia of pure Materia Medica. Bd. 7. New York: Boericke & Tafel; 1874–1880: 466–502

[3] Christison R. On the properties of the ordeal bean of Old Calabar. Monthly J Med (London) 1855; 20: 193–204

[4] Clarke JH. Physostigma. Dictionary of practical Materia Medica. Bd. 2.2. London: Homoeopathic Publishing Company; 1900–1902: 795–802

[5] Hughes R. Physostigma. Cyclopaedia of Drug Pathogenesy. Bd. 3. London: Gould; 1886–1891: 606–625

368 Phytolacca decandra – phyt

lt.: Phytolacca decandra, dt.: Kermesbeere, engl.: phytolacca berry

368.1 Substanz

Plantae – Phytolacaceae (Kermesbeerengewächse) **– Phytolacca decandra**

Es handelt sich um ein perennierendes, bis zu 2 m hohes Kraut mit kräftiger Pfahlwurzel. An aufrecht wachsenden Stängeln, oft dunkelviolett anlaufend, sitzen kurzgestielte, eiförmige, lanzettliche Laubblätter. Von Juni bis September bildet die Pflanze reichblühende überhängende Blütentrauben aus, aus welchen sich die schwarzroten beerenartigen Früchte entwickeln. Sie ist in Nordamerika heimisch und wird in Südeuropa sowie Nordafrika an feuchten Plätzen vielfach angebaut. Wegen ihrer Farbe werden die Beeren zum Schminken und zum Färben von Zuckerwaren verwendet.

Verwendet wird zur Tinktur die im Herbst gesammelte Wurzel.

368.2 Pharmakologie und Toxikologie

Die Droge enthält Phytolacca-Antivirus-Protein, was über seine Ribosomen inaktivierende Wirkung antivirale Eigenschaften besitzt. Daneben das Phytolacca-Mitogen, ein Lektin der Kermesbeere, welches die Differenzierung der B- und T-Lymphozyten stimuliert.

Bei Inhalation tritt eine starke Reizung der Augen, der Nase auf und es werden Erbrechen, Diarrhö und Pharyngitis als die häufigsten Symptome gefunden.

Bei orale Intoxikation bei einem Jungen, welcher von der Wurzeltinktur getrunken hatte, trat ein tetanusähnlicher Zustand auf: Glieder steif, Hände fest geschlossen, Füße gestreckt, Zehen gebeugt, Kinnbacken verkrampft, Lippen nach außen gedreht. Opisthotonus. Atmung erschwert und rasselnd. Die Starre steigerte sich während einer ganzen Stunde und ging in Krämpfe der Gesichts- und Nackenmuskeln über, das Kinn war zum Sternum herabgezogen. Dann völlige Entspannung und Rückkehr der Krämpfe nach 20 Minuten. Nach kurzem Schlaf baldige Erholung.

Bei einem 8-jährigen Jungen, welcher von den Beeren gegessen hatte, fand sich Übelkeit wie zum Sterben, Magen wie zusammengekrampft. Dann heftiges Erbrechen, wunder und trockener Hals. Schlund dunkelrot, Mandeln geschwollen. Nachdem das Erbrechen aufgehört hatte, setzte Durchfall ein mit dünnem dunkelbraunem Stuhl; heftiger Schmerz in der Magengegend bei Druck. Später hatte er brennendes Leibweh in der Nabelgegend, weißbelegte Zunge, krampfartiges Zucken in den Gliedern.

368.3 Anwendung

Homöopathische Anwendung findet die Zubereitung bei hochfieberhaften Infekten, Schleimhautentzündungen, besonders der Atemorgane, Entzündungen und Erkrankungen der Mammae, Erkrankungen des rheumatischen Formenkreises (nach Kommission D).

Wilde Tauben und andere Vögel, welche die Beeren fressen, sollen eine hochrote Farbe bekommen und ihr Fett verlieren. Auf dieser Beobachtung fußt der Gebrauch der Tinktur aus den Beeren bei **Adipositas**. Hale berichtet (nach Clarke), dass die Melker in Amerika die Wurzel verwenden, um irgendwelche Unregelmäßigkeiten in der Milchsekretion zu beseitigen, sei es, dass sie ätzend, zu dick, zu dünn, geronnen, eitrig oder blutig sei. Ganz besonders wird sie gegen Verdickungen im Euter geschätzt.

Homöopathisch bewährt hat sich Phytolacca decandra bei **Tumoren**, vor allem solchen der weiblichen Brust und bei **Mastitis** stillender Frauen.

Clarke hat bei einer 45-jährigen Patientin, die er wegen einer Halsentzündung mit Phytolacca decandra D 30 behandelte, diese Behandlung nach wenigen Gaben abbrechen müssen, da die Brüste gespannt und schmerzhaft wurden und im oberen Segment der linken Brust sich für 5 Tage ein harter Knoten entwickelte.

Wertvolle klinische Erfahrungen verdanken wir Schlüren an einem großen klinischen Krankengut [7].

Er schreibt: Wir haben an der Geburtshilflichen Abteilung des Kreiskrankenhauses Reutlingen in den letzten 6 Jahren bei zirka 12.000 Geburten 467-mal Phytolacca angewandt, zunächst nur auf einer Wöchnerinnenstation, inzwischen auf allen Wochenstationen. Die Indikationen waren dabei folgende:

1. Bei harten, schwergehenden, empfindlichen Brüsten zur Erleichterung des Milchflusses (das sind die meisten Fälle). **Nicht** bei normalem Milcheinschuss, auch wenn dieser mit harten Brüsten und Fieber einherging, wenn die Milchsekretion mit anderen Maßnahmen wie Massage, Einreibung mit Vitamin-B1-Salbe, Vorpumpen und so weiter in Gang kam. Als Dosis wählten wir anfangs die D 3 bis 4, später die D 12 meist als Injektion 1-mal s. c., in 41 Fällen waren 2 Gaben nötig, in 13 Fällen 3 Gaben, in 1 Fall 4 Gaben.
2. Bei überreichlicher Milchsekretion zum „Bremsen", das heißt, zu vorübergehender Reduktion der Milchmenge.
3. Zum primären und sekundären Abstillen.
4. Bei Versagen anderer Abstillmittel, das heißt Milcheinschuss trotz Gaben von Quinestrol, einem synthetischen Östrogen, und Injektionen mit Diethylstilbestrol.
5. Bei Versagen anderer Mittel zur Förderung des Milchflusses wie Oxytocin-Injektionen beziehungsweise -Nasenspray.
6. Bei beginnender Mastitis.

Die Ergebnisse sind in den folgenden Tabellen ausgewertet (▶ Tab. 368.1, ▶ Tab. 368.2, ▶ Tab. 368.3, ▶ Tab. 368.4). In der 1. Gruppe wurde anfangs unterschieden zwischen harten, empfindlichen Brüsten, die sich schwer entleeren ließen, Milchstauungen mit Knotenbildungen und allgemein schwergehenden Brüsten. Die Erfolge waren dieselben, weshalb sie in ▶ Tab. 368.1 zusammengefasst sind.

Hinzu kommen noch 7 Fälle, in denen Oxytocin-Injektionen beziehungsweise -Nasensprays versagt hatten. In 6 Fällen war der Erfolg gut, in 1 mäßig.

Hinzu kommen 8 Fälle, bei denen Phytolacca D 1 bis 3 zum sekundären Abstillen (3 bis 10 Wochen nach der Geburt) angewandt wurde, in allen Fällen mit Erfolg. Dazu 4 Fälle mit Galaktorrhö, zum Teil noch nach Jahren. Auch diese reagierten prompt.

Kritisch könnte man einwenden, dass ein Teil der Milchstauungen auch ohne Phytolacca decandra hätte behoben werden können. Das ist richtig, aber eben nur ein Teil und nicht in der Schnelligkeit wie mit Phytolacca decandra.

Zur Behandlung der Mastitis eignet sich Phytolacca decandra D 12. Massive Gaben von Antibiotika wirken sicherer.

Dass Krebs in der Brust, auch im Mastdarm, damit geheilt worden sein soll, hören wir mit ernsthaftem Zweifel. Immerhin nehmen wir dies als einen Ausdruck der zerteilenden Kraft der Kermesbeere.

▶ **Tab. 368.1** Wirkung von Phytolacca bei Milchstauungen und schwergehenden Brüsten.

	Zahl	gute Wirkung	mäßige Wirkung	keine Wirkung
Phytolacca D 12	304	276	26	2
Phytolacca D 3 u. 4	22	22	0	0
Insgesamt	326	296	26	2

▶ **Tab. 368.2** Wirkung von Phytolacca bei Hypergalaktie zum vorübergehenden „Bremsen".

	Zahl	gute Wirkung	mäßige Wirkung
Phytolacca D 3 u. 4	23	20	3

▶ **Tab. 368.3** Wirkung von Phytolacca beim Abstillen.

	Prim.	Abstill.		mit Phytolacca		Versagen			Estrovis		Versagen			Cyren-B
	Zahl	gut	mäßig k.	Wir.	nach Zahl	gut	mäßig k.	v.	Wir.	nach Zahl	gut	mäßig k.	v.	Wir.
Phytol. D 3, 4	19	14	0	5	1	1	0	0	0	2	1	0	0	1*
Phytol. D 2	1	1	0	0	–	–	–	–	–	1	1	0	0	0
Phytol. D 1	18	11	4	8	22	22	0	0	0	16	15	0	1	0
Insgesamt	38	26	4	13	23	23	0	0	0	19	17	0	1	(1)

* Der Versager mit Phyt. D 4 reagierte dann prompt auf Phyt. D 1.

▶ **Tab. 368.4** Wirkung von Phytolacca bei Mastitis.

	Zahl	Gut	Mäßig	Keine Wirkung
Phytolacca D 12	18	14	2	2

Eine intensive Wirkung entfaltet Phytolacca decandra im Hals. Schwellung und dunkle Rötung des Rachens und der Tonsillen mit Schmerzen beim Schlucken bis in die Ohren, Brennen wie von einem glühenden Eisen, das sich durch heiße Getränke verschlimmert, haben zum erfolgreichen Gebrauch bei **Angina tonsillaris** geführt. Das häufige Vorhandensein rheumatischer Symptome hat Stiegele veranlasst, Phytolacca bei **akuten rheumatischen Arthropathien** zu verwenden, wenn dieser durch eine Angina eingeleitet wurde. Er hat dabei über gute Erfolge berichten können [9]. Dass damit eine Endokarditis als Folge von Gelenkrheumatismus verhindert werden könne, wird bestritten. Bei **grippalen Infekten** mit *Pharyngitis* und wandernden Gliederschmerzen wird es von Clarke gerühmt. Nach Nash ist Phytolacca decandra bei **follikulärer Pharyngitis** mit dem Gefühl des Brennens bei Menschen, welche viel zu sprechen haben, zu empfehlen [6]. Eine neue Arzneimittelprüfung durch Schoeler hat folgendes Ergebnis gebracht: Linksverschiebung des Blutbildes, kongestive Kopfschmerzen mit Konzentrationsunfähigkeit, Entzündung des Rachenrings, Konjunktivitis, Stirnkopfschmerzen, Otalgie, allgemeine Abgeschlagenheit und Gliederschmerzen; grippeähnlicher Zustand [8].

Zusammenfassung: In der Arzneimittelprüfung am Gesunden haben sich ergeben: *Kongestionen* zum Kopf mit *Entzündung* aller Schleimhäute des Kopfes und Halses (Auge, Nase, Ohr, Mund, Rachen, Kehlkopf). Die Absonderung der Speichel- und Tränendrüsen, die Gallenabsonderung und die Urinausscheidung sind vermehrt. Es treten *rheumatoide Schmerzen* in Muskeln, Gelenken und peripheren Nerven auf. Klinisch wurde eine Affinität zu den Lymphknoten, den Mammae und den Hoden festgestellt.

Schoeler nennt folgende Indikationen aufgrund der von ihm vorgenommenen Arzneimittelprüfung: 1. *grippaler Infekt* mit *Kopfkongestionen*, *Gliederschmerzen*, *Halsschmerzen*, *Konjunktivitis*, *Stirnkopfschmerzen*, *Ohrenschmerzen* und allgemeine

Abgeschlagenheit; 2. *anginoide Rachenbeschwerden* und trockene Pharyngitis (ähnlich *Belladonna*); 3. *rheumatoide Arthropathie* (mehr subakut) mit anginoiden Rachenbeschwerden; 4. eventuell bei juckenden, lichenoiden *Exanthemen* mit Hitzegefühl in der Haut [8].

368.4
Arzneimittelbild

Leitsymptome: Bemerkenswert ist die Beziehung zu den Organen des Rachenrings und zur Rachenschleimhaut, einschließlich des Mittelohres. Brennen im Rachen, ☉ **kann nichts Heißes schlucken**.

Krankheitszustände, die durch eine Entzündung der Tonsillen eingeleitet werden (zum Beispiel akuter Gelenkrheumatismus).

Affinität zu den Lymphknoten und zu drüsigen Organen, wie Brustdrüsen, Parotis und Hoden.

Rheumatische Schmerzen in den Muskeln, Gelenken und peripheren Nerven mit Verschlimmerung durch Bewegung und ☉ **bei nasskaltem Wetter**.

Halsschmerzen, Warmtrinken <.
Nachts <.

Geist und Gemüt: Betäubung und Schwindel mit Schwäche der Augen. Düstere und reizbare Stimmung. Apathie und Unfähigkeit zu geistiger Arbeit.

Kopf: Hitze im Kopf bei kaltem Körper.

Kopfschmerz: Heftige kongestive Kopfschmerzen.

Augen:

Konjunktivitis

Ohren:

Seromukotympanon
Otitis media

Nase:

Rhinitis

Gesicht: Erhitzt, rot bis bläulich, oder bleich und eingefallen mit Ringen um die Augen.

Mund: Schleimhaut des ganzen Mundes wund und entzündet, mit kleinen Geschwüren besetzt. Zunge hinten gelb, Spitze rot, brennend; Speichelfluss.

Stomatitis

Zähne: Unwiderstehliche Neigung, die Zähne aufeinanderzubeißen. **Schmerzen in der Zungenwurzel, im Rachen und in den Tonsillen, beim Schlucken bis in die Ohren ausstrahlend**[435]. Tonsillen geschwollen, Trockenheit im Hals. Rachenschleimhäute dunkelrot. Gefühl wie von einem glühenden Eisenball im Rachen und längs der ganzen Speiseröhre. ☉ **Kann etwas Heißes nicht schlucken, besser dagegen Kaltes.** Kann keine feste Speise schlucken. Ständiger Reiz, sich zu räuspern, ☉ **ohne dass hierdurch eine Besserung eintritt**. Appetitlosigkeit und Übelkeit, Erbrechen, Auftreibung des Leibes, vermehrte Gallenabsonderung. Durchfall von schleimigen und blutigen, auch grünen Stühlen. Abgang von Darmschabsel. Schmerzen in Magen- und Lebergegend, kann sich nicht auf die rechte Seite legen.

Innerer Hals:

Angina tonsillaris
Pharyngitis akut und chronisch

Geschlechtsorgane:
- männlich: Schmerzen in den Samensträngen und in den Hoden.

Orchitis
Epididymitis

Herz: Zusammenziehender Schmerz in der Herzgegend; sehr viel schlimmer beim Gehen. Gelegentliche Schmerzanfälle in der Herzgegend, so-

---

435 Da die Ausstrahlung des Schmerzes in die Ohren bei Angina tonsillaris gewissermaßen zu den obligaten Symptomen bei Angina gehört, habe ich davon Abstand genommen, dieses Symptom als Leitsymptom herauszuheben, wie es sonst geschehen ist.

368 – Phytolacca decandra – phyt

bald der Schmerz am Herzen nachlässt, erscheint ein ähnlicher Schmerz im rechten Arm. – Puls beschleunigt und schwach oder hart und voll; oder langsam und schwach.

Endokarditis

Brust: Brüste geschwollen, hart und schmerzhaft, ⊙ **besonders während der Menses.** ⊙ **Entzündung der Brüste stillender Frauen.** Der Schmerz strahlt beim Saugen des Kindes über den ganzen Körper aus.

Mastitis akut
Drüsenknoten mammillär
Hypergalaktie
Mastitis puerperalis

Extremitäten: Schmerzen in allen Gliedern, in Rücken, Nacken und Kreuz. Muskelkrämpfe und Steifheit der Glieder. Tetanusartige Starre. Großes Zerschlagenheitsgefühl im ganzen Körper; Ruhelosigkeit, muss sich bewegen, obwohl die Schmerzen dadurch schlimmer werden. Zuckungen der Arme und Beine, tetanische Krämpfe an allen Muskeln (bei Vergiftungen). Steifheit der Glieder. Schießende Schmerzen wie elektrische Schläge. Schmerz auf der Außenseite des Beines. Stechen, Ziehen und Reißen in den Gliedern, ⊙ **Gelenke geschwollen, steif bei nasskaltem Wetter.** Schmerzen wie bei Entzündung der Knochenhaut, besonders am Stirnbein und an anderen Gesichtsknochen.

Erkrankungen des rheumatischen Formenkreises
Tendinitis
Periostitis
Neuralgie
Neuritis
Meralgia paraesthetica

Frost und Frösteln: Schaudern und Frieren, Kältegefühl über den ganzen Körper.

Fieber: Mit Durst.

Infekt grippal

Schweiß: Kalte Schweiße am Kopf und an den Händen begleiten das Erbrechen und den Durchfall.

Haut: Blasenartiges Erythem über den ganzen Körper vom Kopf bis zu den Füßen fortschreitend. Flechtenähnlicher Hautausschlag. Heftiges Hautjucken.

Scharlach

Allgemein: Hitzegefühl vorwiegend am Kopf.

368.5
Dosierung

Bei akuten Prozessen kommen besonders die niederen Potenzen in Frage; bei akuter rheumatoider Arthropathie, grippalem Infekt oder Angina tonsillaris D 2 bis D 4, selbst D 1. Bei chronischen Erkrankungen, zum Beispiel Knoten in der Mamma, follikulärer Pharyngitis und dergleichen, werden auch hohe Potenzen empfohlen.

Bei allgemein schwergehenden Brüsten, bei Milchstauung D 12, D 3, D 4. Bei Hypergalaktie D 3, D 4. Zum Abstillen D 1 bis D 4. Bei Mastitis D 12 (Schlüren).

368.6
Vergleichsmittel

- Arthritis akut rheumatoid: Bryonia alba, Lachesis muta, Mercurius solubilis Hahnemanni, Pulsatilla pratensis.
- Arthritis akut mit Endokarditis: Kalmia latifolia, Spigelia anthelmia.
- Pharyngitis akut: Apis mellifica, Belladonna, Mercurius biiodatus, Mercurius solubilis Hahnemanni.
- Hypergalaktie: Bryonia alba, zum Abstillen D 3, D 4, D 1.

368.7 Kasuistik

368.7.1 Arthritis akut rheumatoid

K. W., 20 Jahre. Aufnahme 29.3.1934.

Das jetzige Leiden begann Anfang Februar mit einer schweren Halsentzündung und hohem Fieber, er lag damals 14 Tage zu Bett, ging dann gegen ärztlichen Rat wieder an die Arbeit; nach weiteren 4 Wochen traten stechende Schmerzen an den Fuß- und Kniegelenken auf, später auch im rechten Handgelenk und in den Fingergelenken, die sich bei Bewegung verschlimmern und durch Wärme bessern, im Halse brennendes Trockenheitsgefühl.

Der objektive Befund war entsprechend:

Hochrote hintere Rachenwand, Tonsillen ohne Belag; Fuß- und Kniegelenke zeigen eine mäßige Schwellung, rechtes Handgelenk stark geschwollen. Systolisches Geräusch am 5. Punkt und an der Spitze. Verordnung: Bryonia alba D 6, 2-stündlich 5 Tropfen.

31.3.1934: Keine Besserung, klagt nun auch über das linke Handgelenk und beide Ellbogengelenke. Rachenerscheinungen unverändert; die Mittelwahl war falsch. Belladonna oder Phytolacca decandra hätten den subjektiven und objektiven Erscheinungen besser entsprochen; aus didaktischen Gründen blieb ich bei Bryonia alba und setzte um den Einwand des etwaigen Dosierungsfehlers auszuschalten, Bryonia alba D 1 ein.

3.4.1934: Der Kranke klagt heute über stechende Schmerzen in der Herzgegend und starken Herzdruck. Temperatur ansteigend, Gelenkschmerzen nun an allen Gelenken der oberen und unteren Extremität, mit Ausnahme der Schulter- und Hüftgelenke, jedoch nicht mehr so heftig wie vor einigen Tagen.

Das systolische Herzgeräusch ist stärker geworden und schleift auch auf den zweiten Ton hinüber. Allgemeinbefinden schlecht. Cont.

4.4.1934: Befinden unverändert, Temperatur weiter ansteigend.

Objektiver Befund: Lautes perikarditisches Reiben über dem ganzen Herzen. Phytolacca decandra D 1, 3-stündlich 5 Tropfen.

7.4.1934: Patient fühlt sich heute etwas wohler. Cont.

12.4.1934: Befinden zusehends sich bessernd, was die Gelenkschmerzen anlangt, aber vermehrter Herzdruck, Engegefühl beim Atmen. Cont.

22.4.1934: Besserung anhaltend, allmählicher Abfall des Fiebers, Gelenkschmerzen nicht nennenswert. Systolisches und Reibegeräusch kaum noch hörbar. Cont.

29.4.1934: Entfiebert, beschwerdefrei.

Objektiver Befund: Gelenke und Herz frei.

Der Einfluss der Phytolacca decandra ist deutlich erkennbar, bemerkenswert ist wegen seiner verhältnismäßigen Seltenheit auch die völlige Rückbildung des endokardialen Geräusches. [9]

368.7.2 Polyarthritis akut

Kurz vor dem letzten Kriege suchte mich um 21 Uhr ein Patient auf, der gerade von einer Reise zurückkehrte. Seit dem Vortage fühlte er sich nicht wohl, er war matt, wie zerschlagen. Bald hatten heftige Halsschmerzen eingesetzt, kurz darauf Schmerzen in mehreren Gelenken, besonders in den Handgelenken. Die Temperaturmessung ergab 39,4 °C. Die Tonsillen waren stark gerötet, ebenso der ganze Rachen und die Zungenspitze, während die Zunge sonst belegt war. Die Handgelenke, weniger stark die Sprung- und Kniegelenke, waren etwas teigig geschwollen und schmerzten bei Druck und Bewegung. Auf Befragen hin wurden die Halsschmerzen als stechend-wund mit Trockenheitsgefühl angegeben, sie strahlten zu den Ohren aus. Wenn mir auch das fast gleichzeitige Auftreten der Halsentzündung und der Gelenkerscheinungen ungewöhnlich erschien, glaubte ich doch, die Diagnose beginnender Polyarthritis acuta stellen zu müssen. Die Art der Halsschmerzen und die von Stiegele betonte Beziehung der Phytolacca decandra zu Hals- und Gelenkprozessen, ließ mich dieses Mittel wählen und in der D 3 verordnen. Am Abend sollte noch 2-mal eingenommen werden, am nächsten Tag 2-stündlich. Ich bat um telefonische Nachricht am Vormittag des folgenden Tages. Sie erfolgte von der Arbeitsstelle des Patienten aus. Nach 2-maligem Einnehmen am Abend war er am Morgen ohne Beschwerden erwacht. Die Temperatur war normal, Hals- und Gelenkschmerzen mit den Schwellungen verschwunden. Ich sah den Patienten erst wieder nach etwa 1 Jahr, und er berichtete mir, dass er nie wieder irgendeine Folgeerscheinung dieser Erkrankung gespürt habe. [10]

368.8
Literatur

[1] Allen TF. Phytolacca. Encyclopedia of pure Materia Medica. Bd. 7. New York: Boericke & Tafel; 1874–1880: 502–519

[2] Clarke JH. Phytolacca. Dictionary of practical Materia Medica. Bd. 2.2. London: Homoeopathic Publishing Company; 1900–1902: 802–812

[3] Goldmann R. Phytolacca. Materia medica revisa homoeopathiae. Glees: Gypser; 2012

[4] Hale EM. Phytolacca decandra. (Poke.). New Remedies. 5. Aufl. Philadelphia: Boericke & Tafel; 1897: 307–327

[5] Hughes R. Phytolacca. Cyclopaedia of Drug Pathogenesy. Bd. 3, 4. London: Gould; 1886–1891: 625–634, 676

[6] Nash EB, Wilbrand R. Leitsymptome in der homöopathischen Therapie. 2. Aufl. Stuttgart: Haug; 2009: 466

[7] Schlüren E. Phytolacca und die weibliche Brust. Allgemeine Homöopathische Zeitung 1973; 218 (5): 201–205

[8] Schoeler H. Arzneimittelprüfung mit Phytolacca decandra. Allgemeine Homöopathische Zeitung 1937; 185 (3): 149–167

[9] Stiegele A. Meine Erfahrungen bei akuten und chonischen Gelenkerkrankungen. Allgemeine Homöopathische Zeitung 1935; 183 (5): 272

[10] Triebel H. Erfolge und Misserfolge in meiner Praxis. Deutsche Homöopathische Monatsschrift 1959; 10 (7): 295–304

369 Piper methysticum – pip-m

lt.: Piper methysticum, syn.: Macropiper latifolium, dt.: Rauschpfeffer, Kawawurzel, engl.: Kawa Kawa

369.1 Substanz

Plantae – Piperaceae (Pfeffergewächse) – **Piper methysticum**

Es handelt sich um einen aufrechten, immergrünen, diözischen[436] Busch mit großen herzförmigen Blättern. Sie bilden ährenartige Blütenstände aus, von denen nur die männlichen blühen. Er hat einen starken saftigen Wurzelstock. Die Pflanze ist auf den polynesischen Inseln heimisch.

Homöopathische Verwendung findet der frische Wurzelstock mit den daran hängenden Wurzeln.

369.2 Pharmakologie und Toxikologie

Pharmakologisch aktiv sind die Styrylpyrone, deren Grundgerüst das 6-Styryl-2 pyron ist. Man findet Kawain, 5,6-Hydroxykawain, 5,6-Dehydro-7,8-dehydrokawain, Yangonin, 5,6,7,8-Tetrahydroyangonin, Marindinin, Methysticin.

Das aus Extrakten hergestellte Rauschgetränk Kawa-Kawa wirkt vasodilatorisch und sedativ. Die analgetische Wirkung wird dem Kawain und dem Methysticin zugeschrieben. Schon Lewin erkannte die Kawawurzel als ausgezeichnetes Anästhetikum [5]. Alle Pyrone des Rhizoms, ausgenommen Yangonin, wirken lokalanästhetisch und analgetisch. Auszüge des Rhizoms sind fungistatisch gegen Trichophytenarten, wirken aber nicht antibakteriell.

Kawain wirkt emotional dämpfend, stimmungsaufhellend. Es hat eine lokalanästhetische und – nach Resorption bei oraler Zufuhr oder Injektion in den Kreislauf – eine endanästhetische Wirkung. Das bedeutet, dass es durch Hemmung der sensiblen Rezeptoren der Blutgefäßwandungen zu einer Dysregulation kommt. Durch die Erweiterung des Kapillarnetzes kommt es zur Querschnittsvergrößerung und damit zu einer Volumenvergrößerung des Kapillarnetzes. Die kapillare Kreislaufzeit wird erheblich verkürzt. Damit wird der zunehmenden Kapillarverarmung des alternden Gewebes entgegengewirkt. Diese von Bürger als „Wipfeldürre des Kapillarbaumes" bezeichnete Altersveränderung kann daher mit Kawain therapeutisch beeinflusst werden.

Wegen schwerer lebertoxischer Effekte, die meist 3 bis 4 Monate dosisabhängig nach Einnahmebeginn auftraten, wurde vom Bundesinstitut für Arzneimittel und Medizinprodukte 2002 die Zulassung sowohl für zulassungspflichtige Zubereitungen als auch für die lose Droge entzogen, bis auf homöopathische Zubereitungen ab der D 4. Kawa-Kawa-Produkte können abrupt abgesetzt werden. Danach werden Leberschäden nicht mehr beobachtet.

369.3 Anwendung

Die Wurzel wurde von den Südseeinsulanern seit alters zu rituellen Zwecken bei religiösen Festen verwendet. Darüber findet sie als Tonikum, als schwach stimulierendes Getränk (Kawa-Trank) bei großen Anstrengungen Anwendung. Von den einheimischen Ärzten wurde sie als Anästhetikum verwendet, bei Zystopathien, bei Gonorrhö und bei viele andere Krankheiten. Ein euphorischer Zustand tritt ein, wenn nicht zu reichlich davon genossen wird und jegliche Müdigkeit und Mattigkeit verschwindet, es tritt ein euphorischer Zustand ein. Bei Genuss größerer Mengen erfolgt ein rauschartiger Zustand wie bei Alkoholgenuss. Bei langdauerndem Missbrauch bildet sich ein Zustand der Haut wie Ichthyosis, verbunden mit einer gewissen Atrophie ohne Entzündungserscheinungen, oder wie Leprose, aus.

Homöopathische Verwendung findet die Zubereitung bei Erregungs- und Erschöpfungszuständen, hyperaziden Gastropathien und Urethralgie (nach Kommission D).

---

[436] zweihäusig bedeutet, dass es weibliche und männliche Pflanzen gibt.

369 – Piper methysticum – pip-m

Es hat sich hier bewährt bei Zuständen *geistiger Erschöpfung* infolge übermäßiger Beanspruchung, etwa bei Examensarbeit, dann bei Schmerzzuständen wie *Neuralgien*, besonders wenn sie dadurch gekennzeichnet sind, dass sie sich durch **Ablenkung bessern,** ferner durch Lagewechsel und Bewegung. Eine alte Indikation sind auch Reizzustände der Blase und der Harnröhre. Hierzu kommt aufgrund der neuen pharmakologischen Forschung eine breite Anwendung in der **Geriatrie**. Es wird nicht selten mit Erfolg gegeben bei Wesensveränderungen auf der Basis von *zerebralen Durchblutungsstörungen* mit Einengung der Kompensationsbreite, innerhalb deren eine rationell gesteuerte psychische Reaktion möglich ist, und mit Einschränkung der Interessensphäre. Bei diesen Patienten werden Beschwerden und Schmerzen, auch Ärger, immer mehr in das Zentrum der Aufmerksamkeit gerückt. Es kann sich um Altersstarrsinn und agitierte oder hypochondrische *Depression*, *Parkinson-Syndrom*, Restsyndrom nach *Gehirntraumen* handeln.

369.4
Arzneimittelprüfung

Eine Arzneimittelprüfung an mehreren Prüfern mit C 3 und C 2, dazu einige toxikologische Beobachtungen finden sich bei Allen und Hughes.

369.5
Arzneimittelbild

Leitsymptome: Besserung der psychischen Beschwerden und des Kopfwehs durch Ablenkung. Schmerzen, verbunden mit Drang, die Lage zu verändern und sich zu bewegen, wodurch Besserung eintritt. Geistige Tätigkeit < .

Geist und Gemüt: Kawatrinker werden nicht streitsüchtig wie nach Alkohol, im Gegenteil, eine angenehme Ruhe und Gleichgültigkeit überkommt sie. Angenehme Anregung und Stärkung trotz großer Anstrengung. Fühlte sich den ganzen Tag ungewöhnlich lebendig, kräftig und heiter (bei mäßigen Gaben). Vergiftung mit einem traurigen, stillen und schläfrigen Charakter (bei starken Gaben). Tiefer Stupor mit Erregung durch das geringste Geräusch, phantastische Ideen und Verlangen umher zu hüpfen, obwohl er sich kaum für einen Augenblick auf den Beinen halten kann. Schmerzen bessern sich vorübergehend, wenn die Gedanken auf einen anderen Gegenstand gelenkt werden. Verliebtheit.

Spannungs- und Angstzustände
Erschöpfung kognitiv bei Examen
Durchblutungsstörung zerebral mit Gedächtnisverlust und Depression

Schwindel: Schwindel und Gefühl von Hirnerschöpfung.

Kopf: Der Kopf und alle befallenen Teile scheinen von doppelter oder dreifacher Größe.

Kopfschmerz: Kopfschmerzen an verschiedenen Stellen des Kopfes, mit Schläfrigkeit und stupidem Gefühl, besser an der frischen Luft und bei Bewegung, schlimmer beim Denken und Lesen. Dagegen verschlimmert fortgesetzte Bewegung und Anstrengung. Schmerzen besonders am Kopf, vorübergehend gebessert durch Ablenkung auf einen anderen Gegenstand.

Morbus Menière
Neuralgie

Ohren:

Tinnitus
Presbyakusis

Magen: Störung der Magenverdauung infolge psychischer Einflüsse. Dyspepsia acida (bewährt nach Stauffer). Nimmt seine Nahrung mit rabenartiger Hast und Gier zu sich. Riesiger Appetit. Saures Aufstoßen, besonders 1 Stunde vor den Mahlzeiten, vom Magen in den Schlund aufsteigend.

Hyperazidität

Rektum und Stuhl: Ständiger Stuhldrang bei festem Stuhl. Durchfälliger Stuhl.

Blase: Brennen beim Wasserlassen.

Zystitis

Geschlechtsorgane:
- männlich: Schießender Schmerz im Glied, Schmerz im rechten Hoden. Nach einem Samenverlust Lebhaftigkeit.

Extremitäten: Schmerzen an verschiedenen Stellen. Tremor, dass kaum eine Tasse zum Mund geführt werden kann. Kontrolle über die Körperbewegungen geht verloren (statische und motorische Atonie), wackliger, unsicherer Gang, Entspannung der Extremitätenmuskulatur.

Schlaf: Schlaf wie betäubt mit Kopfweh beim Erwachen, Schlaf sehr unruhig und unterbrochen, mit aufregenden Träumen.

Haut: Haut ist bedeckt mit großen Schuppen, welche abfallen und weiße Stellen zurücklassen, an denen sich Geschwüre bilden, ähnlich Lepra.

Ichthyosis

Allgemein:

Folgen körperlicher Überanstrengung

369.6
Dosierung

Bei geistiger Ermattung Tinktur und D2 bis D3, bei Überreizung D4 bis D6. Bei organischen Prozessen, wie zerebraler Durchblutungsstörung, auch Tinktur. Bei geistiger Überanstrengung, wenn Examensangst damit verbunden, kombiniert Bartels Piper mit Strophantus gratus (D2).

369.7
Vergleichsmittel

- Piperaceae: Cubeba officinalis, Piper nigrum.
- Bei Besserung der Beschwerden durch Ablenkung bzw. Verschlimmerung derselben durch Darandenken: Acidum oxalicum, Calcium phosphoricum, Gelsemium sempervirens, Helonias dioica, Medorrhinum, Staphysagria.

369.8
Literatur

[1] Allen TF. Piper methysticum. Encyclopedia of pure Materia Medica. Bd. 6. New York: Boericke & Tafel; 1874–1880: 542–552

[2] Clarke JH. Piper methysticum. Dictionary of practical Materia Medica. Bd. 2.2. London: Homoeopathic Publishing Company; 1900–1902: 829–833

[3] Eichler W, Moser B, Schild G. Piper methysticum. Documenta Homoeopathica 1999; 19: 83–93

[4] Hughes R. Piper methysticum. Cyclopaedia of Drug Pathogenesy. Bd. 4. London: Gould; 1886–1891: 677–681

[5] Lewin L. Piper methysticum Forst. Gifte und Vergiftungen. Lehrbuch der Toxikologie. 6. Aufl. Heidelberg: Haug; 1992: 851

[6] Redaktion Arzneimitteltelegramm. Kawa-Kawa-Produkte jetzt vom Markt [blitz-at 18. Juni. 2002]. Im Internet: http://www.arznei-telegramm.de/html/2002_06/0206510_01.html; Stand: 13.08.2016

370 Piper nigrum – pip-n

lt.: Piper nigrum, dt.: Schwarzer Pfeffer, engl.: black pepper

370.1 Substanz

Plantae – Piperaceae (Pfeffergewächse) – **Piper nigrum**

Es handelt sich um einen immergrünen, kriechenden oder kletternden, 2 bis 6 m hohen Strauch. Fructus piperis nigri (Schwarzer Pfeffer) und Fructus piperis albi (Weißer Pfeffer) sind Steinfrüchte ein und derselben Pflanze. Der Schwarze Pfeffer ist die unreife, noch grüne, beim Trocknen durch Schrumpfung gerunzelte Frucht. Der Weiße Pfeffer ist die reife, von der äußeren Fruchtschale befreite und getrocknete Frucht. Heimisch ist die Pflanze im indomalaysischen Gebiet.

Homöopathische Verwendung finden die getrockneten unreifen Früchte von Piper nigrum L.

370.2 Pharmakologie und Toxikologie

Hauptinhaltsstoff ist das Piper-Alkaloid Piperin, welches eine antimikrobielle Wirkung hat. Durch Erregung der Thermorezeptoren kommt es zu jener scharfen Geschmacksempfindung, was zu einer reflektorischen Salivation führt.

370.3 Anwendung

Die unreifen, getrockneten Früchte von Piper nigrum werden zur Anregung der Magen- und Pankreasfunktion, zur Steigerung des Appetits oder zur Vermehrung der Milchsekretion verwendet.

Homöopathische Anwendung findet die Zubereitung bei Schleimhautreizungen und Galaktorrhö (nach Kommission D).

Voisin fand das Mittel bei pathologischer *Galaktorrhö*, auch besonders puberal, wirksam. Er empfiehlt es außerdem bei **Urethritis** mit **Priapismus** und dem Gefühl des Brennens auch außerhalb der Miktion. Bei entzündlichen Reizungen der Schleimhäute mit dem Gefühl von Brennen, jedoch ohne nennenswerte Absonderung.

370.4 Arzneimittelbild

Leitsymptome: Empfindung von Brennen und Druck in allen Teilen.

Geist und Gemüt: Traurig, angegriffen. Unfähig zur Konzentration.

Kopfschmerz: Schwerer Kopfschmerz mit der Empfindung von Druck an der Nase und den Gesichtsknochen.

Augen: Die Augen brennen. Das Gesicht ist brennend rot. Berstender Schmerz in den Augäpfeln.

Nase: Niesen. Nasenbluten.

Gesicht: Trockene und aufgesprungene Lippen.

Magen: Unstillbarer Durst.

Abdomen: Koliken und Krämpfe im Leib. Blähung und Völlegefühl.

Harnröhre: Brennende Schmerzen in der Harnröhre wie Feuer, häufiger, erfolgloser Drang.

Geschlechtsorgane:
- männlich: Priapismus.

Sprache und Stimme: Heiserkeit.

Husten und Expektoration: Kurzluftig, schmerzhafter Husten, wie die Brust zersprengend.

Brust: Milchabsonderung in der Pubertät oder außerhalb der Laktation.

Allgemein: Entzündung aller Schleimhäute mit Brennen und Trockenheitsgefühl. Verlangen nach groben und absonderlichen Speisen.

370.5
Dosierung

D 3 bis D 6, Voisin C 4 bis C 9.

370.6
Vergleichsmittel

Piperaceae: Cubeba officinalis, Piper methysticum.

370.7
Literatur

[1] Allen TF. Piper nigrum. Encyclopedia of pure Materia Medica. Bd. 7, 10. New York: Boericke & Tafel; 1874–1880: 552, 618–620

[2] Boericke W. Pocket manual of the Homoeopathic Materia medica. 3. Aufl. New York: Boericke & Runyon; 1906

[3] Clarke JH. Piper nigrum. Dictionary of practical Materia Medica. Bd. 2.2. London: Homoeopathic Publishing Company; 1900–1902: 833–835

[4] Grewe R, Freist W, Neumann H et al. Über die Inhaltsstoffe des schwarzen Pfeffers. Chem. Ber. 1970; 3 752–3 770, DOI: 10.1002/cber.19701031204

[5] Houat LT. Schwarzer Pfeffer. Allgemeine Homöopathische Zeitung 1867; 74 (20): 158–160

[6] Leeser O. Lehrbuch der Homöopathie. Spezieller Teil. B: Pflanzliche Arzneistoffe. Teil 1. Heidelberg: Haug; 1973: 730–732

[7] Voisin H. Materia medica des homöopathischen Praktikers. 3. Aufl. Heidelberg: Haug; 1991: 970

371 Pix liquida – pix

lt.: Pix liquida, dt.: Nadelholzteer, engl.: pine tar

371.1 Substanz

Mineralia – Organica – Mixtura – Pix liquida

Es handelt sich um den durch trockene Destillation der Stämme, Zweige und der Wurzeln gewonnenen Teer von Larix sibirica (Pinaceae), einem bis zu 30 m hohen, schmalstämmigen Baum mit rotbrauner Rinde.

Man gewinnt Holzteer als Nebenprodukt bei der Holzkohlegewinnung, bei welcher Hartholz in eisernen Retortenöfen trocken erhitzt wird. Aus den abgehenden Dämpfen werden durch Kondensation verschiedene Produkte erhalten. Die für Arzneizwecke in Frage kommende Fraktion scheidet sich bei Temperaturen unter 150 °C ab. Es handelt sich um eine harzähnlich riechende, brenzlig scharf schmeckende, dickflüssige, körnige Masse.

Homöopathische Verwendung findet Nadelholzteer.

371.2 Pharmakologie und Toxikologie

Enthält Kohlenwasserstoffe, besonders Benzol, Guajacol, Kresol, Phenol, Styrol, Toluol, Xylol und andere polycyclische Kohlenwasserstoffe wie Naphthol, Naphthalin, Reten, Benzpyren. Seine Wirkung ist antiinflammatorisch, antiproliferativ, antiekzematös, antikanthotisch, keratoplastisch, schwach antiseptisch, antipruriginös und karzinogen.

371.3 Anwendung

Medizinische Anwendung findet die Substanz für Bäder bei lichenifizierter chronisch entzündeter Haut mit starkem Pruritus.

Homöopathische Anwendung findet die Zubereitung bei Ekzemen der Hände mit Rhagaden und bei Bronchitis (nach Kommission D).

Die Symptome sind zum Teil aus Nebenerscheinungen bei der äußeren Anwendung von Teerpräparaten bei Hautkrankheiten entnommen, zum Teil sind sie Indikationen des früher mehr geübten Gebrauchs bei **chronischer Bronchitis** und bei **Lungentuberkulose**. Als eine spezielle Indikation gilt ein **Schmerz an dem Übergang des 3. linken Rippenknorpels in die Rippe**. Bei der äußeren Anwendung auf die Haut entstehen **Akne**, **Ekzeme** mit ödematöser Anschwellung.

371.4 Arzneimittelbild

Kopf: Völlegefühl und Schmerz im Kopf.

Magen: Magenschmerzen; ständiges Erbrechen von schwarzer Flüssigkeit.

Abdomen: Heftige Schmerzen in den Därmen und in den Lenden.

Blase: Brennen beim Wasserlassen.

Urin: Dunkelfarbiger Harn.

Husten und Expektoration: Auswurf von eitrigem Schleim, von üblem Geruch und Geschmack und begleitet von einem Schmerz am Rippenknorpel der 3. linken Rippe, teilweise zum Rücken durchdringend. Chronischer Husten, schlimmer bei Nacht, mit eitrigem Auswurf und nächtlichem Fieber.

Bronchitis chronisch
Lungentuberkulose Stadium III

Fieber: Gelegentlich hohes Fieber.

Haut: Akutes Ekzem. Hautausschläge, besonders an den Handrücken, unerträglich juckend bei Nacht und blutend beim Kratzen.

Exanthem juckend heftig

371.5
Dosierung

D 3 bis D 12.

371.6
Vergleichsmittel

- Oleum: Kreosotum, Kresolum, Oleum animale aethereum Dippeli, Petroleum crudum, Terebinthinae.
- Expektorat übelriechend: Asa foetida, Balsamum peruvianum, Carbo vegetabilis, Kreosotum, Phellandrium aquaticum, Terebinthinae, Sulphur iodatum.
- Heftig juckende Hautausschläge: Arsenicum album, Dolichos pruriens, Graphites naturalis, Kreosotum, Magnesium carbonicum, Psorinum, Sulphur lotum.

371.7
Literatur

[1] Allen TF. Pix liquida. Encyclopedia of pure Materia Medica. Bd. 10. New York: Boericke & Tafel; 1874–1880: 620

[2] Clarke JH. Pix liquida. Dictionary of practical Materia Medica. Bd. 2.2. London: Homoeopathic Publishing Company; 1900–1902: 837–838

[3] Lewin L. Pix liquida. In: Lewin L, Hrsg. Gifte und Vergiftungen. Lehrbuch der Toxikologie. 6. Aufl. Heidelberg: Haug; 1992: 575

372 Plantago major – plan

lt.: Plantago major, dt.: Breitblättriger Wegerich, engl.: greater plantain

372.1 Substanz

Plantae – Plantagineaceae (Wegerichgewächse) – **Plantago major**

Es handelt sich um eine ausdauernde, 10 bis 30 cm hohe Pflanze. Alle Laubblätter sind in grundständiger Rosette angeordnet, 8 bis 12 cm lang, 5 bis 9 cm breit eiförmig. Die Pflanze ist heimisch in Europa, Asien und Nordamerika. Mittlerweile ubiquitär verwildert.

Homöopathische Verwendung findet die ganze frische Pflanze.

372.2 Pharmakologie und Toxikologie

Aucubin[437] gehört zu den Iridoid-Glykosiden. Neben dem ebenfalls nachweisbaren Catalpol ist es das am häufigsten vorkommende Iridoid-Glykosid. Die Droge wirkt antibakteriell und leberprotektiv.

372.3 Anwendung

Die Wegericharten genossen in der Volksmedizin von alters her ein großes Ansehen gegen Darminfekte, auch hämorrhagische, gegen Tuberkulose und Hämoptysis, Verletzungen der inneren Organe, Nieren- und Blasenleiden, Malaria. Äußerlich wurden sie gegen chronifizierte Ulzera und gegen alle üblen Entzündungen der Haut, Panaritien, Zellgewebsentzündung, Drüsenschwellungen, Brandwunden, Condylomata acuminata, blutende Hämorrhoiden, Epistaxis usw. angewendet. Auch Schmerzen der Zähne und der Ohren finden sich in den alten Kräuterbüchern (Matthiolus). Äußerlich bei Entzündungen im Mund- und Rachenraum, Umschlag bei Furunkeln, Akne, Exanthemen, Wunden, Schnittverletzungen. Bei Obstipation und als Diuretikum. Als Spray in Verbindung mit anderen Substanzen zur Raucherentwöhnung. In Russland bei Ulcus ventriculi et duodeni.

Homöopathische Anwendung findet die Pflanze bei Schmerzen im Kopfbereich, Enuresis, Diarrhö und Exanthemen (nach Kommission D).

Die Anwendung in der Homöopathie beschränkt sich auf **Zahnschmerzen,** die mit Ohrenschmerzen einhergehen oder mit diesen sich abwechseln, auf *Neuralgien,* die mit wurzelkranken Zähnen zusammenhängen, und **Enuresis.** Beachtenswert erscheinen noch die Herzsymptome.

372.4 Arzneimittelbild

Geist und Gemüt: Geistige Erregung und Reizbarkeit, sehr verstimmt, unfähig zu geistiger Arbeit.

Kopfschmerz: Stechende und durchschießende Kopfschmerzen, hin und her wechselnd und in Anfällen auftretend.

Augen: Scharfe Schmerzen in den Augenhöhlen.

Ohren: Durchschießende Schmerzen, von einem Ohr zum andern.

Seromukotympanon

Gesicht: Neuralgische Gesichtsschmerzen.

Neuralgie

Mund: Speichelfluss. Blutendes Zahnfleisch.

Zähne: Anschwellung einer Gesichtshälfte mit heftigen Zahnschmerzen; die Zähne erscheinen zu lang. Schmerzen in den Zähnen wie von den Nerven ausgehend.

---

[437] Wurde in 80 verschiedenen Pflanzen nachgewiesen, besonders in der Gruppe der Scropholariaceae.

Odontalgie

Magen: Reichliches Aufstoßen von Gasen, Aufstoßen von schwefelartig riechender Luft.

Abdomen: Rumpeln und Kollern im Bauch, viel übelriechende Blähungen,

Rektum und Stuhl: Durchfälle mit Blut vermischt, Vorfall des Mastdarms.

Enuresis

Blase: Sehr häufiger und reichlicher Harnabgang auch in der Nacht. Obwohl er die Blase entleert hat, muss er bald wieder urinieren. Harn spärlich und dunkel oder wasserhell.

Brust: Herzklopfen nach dem Treppensteigen, Schmerzen am Herzen. Kältegefühl und Fiebergefühle mit beschleunigtem Puls.

Extremitäten: Rheumatoide Schmerzen. Neuralgische hin- und herziehende Schmerzen.

Haut: Jucken, papulöser Ausschlag an Hüften und Oberschenkeln. Bläschen, zu gelben Krusten vertrocknend.

Allgemein: Nach dem Treppensteigen aussetzender, unregelmäßiger Puls. Sehr beschleunigter (120 in der Minute) und kaum fühlbarer Puls.

372.5
Dosierung

Ø bis D 3. Auch äußerlich bei Zahnschmerzen und Seromukotympanon. In Glyzerin gelöst in das Ohr einzuträufeln bei Ohrschmerzen.

372.6
Vergleichsmittel

- Seromukotympanon: Ferrum phosphoricum, Pulsatilla pratensis, Chamomilla recutita, Mercurius solubilis Hahnemanni.
- Neuralgie fazial infolge Pulpitis: Belladonna, Staphysagria, Kreosotum, Mercurius solubilis Hahnemanni.

372.7
Literatur

[1] Allen TF. Plantago. Encyclopedia of pure Materia Medica. Bd. 7. New York: Boericke & Tafel; 1874–1880: 553–573

[2] Clarke JH. Plantago. Dictionary of practical Materia Medica. Bd. 2.2. London: Homoeopathic Publishing Company; 1900–1902: 838–841

[3] Hughes R. Plantago. Cyclopaedia of Drug Pathogenesy. Bd. 3. London: Gould; 1886–1891: 634–640

373 Platinum colloidale – plat-c

lt.: Platinum colloidale, dt.: Kolloidales Platin, engl.: colloidal platinum

373.1 Substanz

Mineralia – Anorganica – Colloid – 10. Gruppe[438] – Platinum colloidale

Homöopathische Verwendung findet Kolloidales Platin. Die Zubereitung wurde negativ monographiert.

373.2 Vergleichsmittel

10. Gruppe Periodensystem der Elemente: Niccolum metallicum, Niccolum sulphuricum, Palladium metallicum, Platinum metallicum, Platinum iodatum, Platinum muriaticum.

---

[438] Nickelgruppe: Nickel Ni, Palladium Pd, Platin Pt, Darmstadtium Ds.

374 Platinum iodatum – plat-i

lt.: Platinum iodatum, dt.: Platin(II)-iodid, engl.: platinum(II)-iodide

374.1 Substanz

Mineralia – Anorganica – Composita – 10. Gruppe[439] – **Platin(II)-iodid** – **PtI$_2$**

Homöopathische Anwendung findet Platin(II)-iodid.

374.2 Anwendung

Homöopathische Anwendung findet die Zubereitung bei **Myomen** und **Ovarialtumoren**.

374.3 Dosierung

Verreibung ab D 1, Potenzen ab D 8 herstellbar.

374.4 Vergleichsmittel

10. Gruppe Periodensystem der Elemente: Niccolum metallicum, Niccolum sulphuricum, Palladium metallicum, Platinum metallicum, Platinum colloidale, Platinum muriaticum.

---

[439] Nickelgruppe: Nickel Ni, Palladium Pd, Platin Pt, Darmstadtium Ds.

375 Platinum metallicum – plat

lt.: Platinum metallicum, dt.: Platin, engl.: platina

375.1
Substanz

Mineralia – Anorganica – Elementa – 10. Gruppe[440] – Platin – Pt

Es handelt sich um ein graues, silbrig glänzendes, zähes, schweiß- und schmiedbares Edelmetall. Es ist in vielen chemisch-physikalischen Eigenschaften seinem leichteren Homologon Palladium ähnlich.

Homöopathische Verwendung findet Platin.

375.2
Pharmakologie und Toxikologie

Platin wirkt allergisierend. Mit der Einführung von Autoabgaskatalysatoren im Jahre 1984 kam es zu einem sprunghaften Anstieg von emeritierten Partikeln, von denen sich 90 % im Bereich eines 4 m breiten Randstreifens entlang der Autobahn finden. Im Moment ist die Kosten-Nutzen-Relation von Anstieg des Platins im Verhältnis zur Reduktion von Stickoxiden, Kohlenmonoxid und Kohlenwasserstoffen positiv.

375.3
Anwendung

Homöopathische Anwendung findet die Zubereitung bei Neuralgien und Neuritis, Epilepsie, Paresen und anderen Erkrankungen des Nervensystems, Hepatopathien, Koliken, Obstipation, Nephritis, Mumps, Arteriosklerose der Karotis, Depression und Verwirrtheitszuständen (nach Kommission D).

Die Hauptwirkung ist auf zwei Organsysteme gerichtet:

1. Das zentrale Nervensystem mit Gehirn und Rückenmark, mit typischen Gemütssymptomen und der Neigung zu bedrückter Gemütsverfassung oder anmaßender Überheblichkeit und hochmütigem Herabsehen auf andere. Wie die anderen Edelmetalle Aurum metallicum und Argentum metallicum besitzt Platinum metallicum eine sehr intensive Einwirkung auf das geistige Leben.
2. Hand in Hand mit dieser Alteration des Gemütslebens gehen Störungen des Sexualsystems, an dem eine starke Erregung mit höchster agitierter Überreizung des Geschlechtstriebs beim männlichen und weiblichen Geschlecht wahrgenommen wird.

Die Gemütsschwankungen schließen sich mit Vorliebe an das Wochenbett an, wo Platinum metallicum sich bei *puerperaler Depression* außerordentlich bewährt und zu den schönsten Heilungen Gelegenheit gibt. Bei organischen Veränderungen der weiblichen Genitalien, wie *Deszensus uteri* oder *Hämorrhagien* des Uterus, gehört es in die erste Reihe. Bei *Myom* mit starken Blutungen ist es einer unserer zuverlässigsten Helfer und wird im Ganzen viel zu selten in die Wahl gezogen.

375.4
Konstitution

Bestimmend für das Platin-Bild sind die Gemütssymptome, die den Eindruck erwecken, einer auf das Gemütsleben projizierten sexuellen Überreizung. Wir begegnen einer Niedergeschlagenheit und großer Neigung zu weinen, die grundlos in ihr Gegenteil umschlagen kann, oder es erfolgt ein Wechsel zwischen diesen Gemütssymptomen und krampfartigen Schmerzen in irgendeinem Nervengebiet oder einer Reizung der Geschlechtsorgane. Das hochfahrende und hochmütige Wesen ist besonders kennzeichnend für Platinum metallicum, wie wir es sonst von keinem Mittel kennen. Doch braucht es für die Verordnung von Platinum metallicum nicht notwendig zugegen sein. Häufiger

---

440 Nickelgruppe: Nickel Ni, Palladium Pd, Platin Pt, Darmstadtium Ds.

scheint mir noch die stille depressive Verstimmung mit verschlossenem Wesen vorzukommen, die ebenfalls durch die Arzneimittelprüfungen belegt ist. Man wird manchen ausgezeichnet auf Platinum metallicum ansprechenden Fall verfehlen, wenn man sich in der Verordnung von Platinum metallicum nur auf dieses hochfahrende Wesen beschränkt. Auch Stauffer misst dieser depressiven Gemütslage einen großen Wert bei als Begleiterscheinung von Gebärmutterverlagerungen, wobei ihm die ängstliche, kleinlaute Stimmung der Kranken aufgefallen ist.

375.5
Arzneimittelbild

Leitsymptome: Große Traurigkeit mit in sich gekehrtem Wesen und Neigung zu weinen.

Rascher Umschlag der Stimmung von Gedrücktheit zu ausgelassener Laune und umgekehrt.

Hochfahrender und selbstüberheblicher Charakter, sieht mit Verachtung auf andere herab – oder stille, zurückgezogene Bedrücktheit.

Die Gemütssymptome beruhen auf der Grundlage einer sexuellen Überreizung.

Körperliche Schmerzen und seelische Störungen lösen sich gegenseitig ab.

Die Schmerzen sind meist krampfartig und zusammenschnürend; sie sind begleitet von einem Taubheitsgefühl und der Empfindung von Kälte[441].

Die Schmerzen steigen langsam und fallen ebenso.

Viele Beschwerden sind mit Zittern und nervösem Frostschauder verbunden.

Besserung der Gemütssymptome und der Kopfschmerzen im Freien.

Verschlimmerung mancher Beschwerden abends <.

Geist und Gemüt: Ängstlichkeit mit Zittern der Hände. Große Ängstlichkeit mit Herzklopfen.

Angst wie zum Sterben, als wolle die Besinnung vergehen, mit Zittern in allen Gliedern.

Gefühl, als müsse sie bald sterben, mit großer Weinerlichkeit.

Trübsinnigkeit, sie glaubt, sie passe nicht in die Welt, ist des Lebens überdrüssig, hat aber vor dem nahe geglaubten Tode großen Abscheu.

Verstimmt auf lange Zeit, von geringem Ärger; er spricht nur, wenn er muss, höchst unfreundlich, abgebrochen, zankend.

Traurig und mürrisch sitzt sie allein, ohne zu reden, und kann sich des Schlafes nicht erwehren; dann untröstliches Weinen, besonders wenn man sie anredet. **Stillschweigen und unwillkürliches Weinen**, selbst nach der freundlichsten Zusprache, sodass sie sich selbst über sich ärgert.

Sehr weinerlich und verdrießlich, sie muss oft unwillkürlich weinen, was sie erleichtert.

Besonders nachmittags und abends sehr angegriffenes Gemüt.

Weinerlichkeit und Trübsinn, schlimmer im Zimmer, **besser im Freien**.

Sehr weinerlich und bei geringer Veranlassung allzu sehr gerührt.

Sehr ernsthaft und einsilbig den ersten Tag; den folgenden kommt ihr alles spaßhaft und lächerlich vor. Große Heiterkeit, dass sie hätte tanzen mögen, ½ Stunde nach dem Weinen.

Bei Heiterkeit des Gemüts leidet der Körper und umgekehrt, bei leidendem Gemüt ist der Körper wohl. Sehr ärgerlich und gereizt über unschuldige Dinge und Worte, sodass sie sich bisweilen selbst und auf Freunde losschlagen möchte. Traurig und verdrießlich, den ersten Morgen, den folgenden unbeschreiblich selig, besonders im Freien, dass sie hätte alles umarmen und über das Traurigste lachen mögen.

Nach 1-stündigem Spaziergang **erscheint ihr alles sehr klein und alle Personen physisch und geistig geringer, sie selbst aber körperlich groß und erhaben**; im Freien, bei Sonnenschein, vergeht stets alles.

Verächtliches, bedauerndes Herabblicken auf sonst ehrwürdige Leute mit einer gewissen Verachtung, in Anfällen, ohne ihren Willen. **Hoffärtige, stolze Empfindungen**. Bei der Verächtlichkeitslaune plötzlich Heißhunger und gieriges, hastiges Essen.

⊙ **Eine Mutter ist besessen von dem zwanghaften Gedanken, ihr Kind töten zu müssen, eine Frau ebenso ihren Gatten, den sie innigst liebt.**

Teilnahmslos, kalt, zerstreut, in Gesellschaft von Freunden; ihre Gedanken waren stets ab-

---

[441] partielle Kaltempfindungen im Sinne von Parästhesien.

wesend. Gleichgültigkeit, es war ihm gleich, ob seine abwesende Gattin sterbe.

Es ist ihr, als gehöre sie gar nicht in ihre Familie.

Große Zerstreutheit und Vergesslichkeit; sie hört selbst nicht das Gegenwärtige, auch wenn man mehrmals auf sie hineinredet. Dumpfe, schmerzhafte Eingenommenheit in der Stirne wie ein Brett vor dem Kopf.

Schwindel in flüchtigen Anfällen, im Stehen, als sollte er das Bewusstsein verlieren.

Affektivitätsstörung
Depression
Zwangsideen, z. B. ihr eigenes Kind oder ihren
Gatten töten zu müssen
Größenwahn
Epilepsie
puerperale Depressionen und Manien
psychische Beschwerden sexueller Genese

Kopf: Ungewöhnliche Hitze, besonders am Kopf, als wolle Angstschweiß ausbrechen.

Kopfschmerz: In Stirn, Schläfe und Hinterkopf von zusammenpressender Art oder wie ein Pflock, mit dem Gefühl von Taubheit und Kribbeln, besser im Freien. Ameisenlaufen und Kältegefühl in der rechten Gesichtshälfte. Zu Beginn des Gehens schmerzliches Schüttern des Gehirns, wie eine an den Schädel anschlagende Kugel. Klammartiges Einwärtspressen in der Schläfe.

Zephalgie

Augen: Zittern und Zucken der Augenlider und Flimmern. Gefühl wie ein Sandkorn. Trübsichtigkeit wie durch Flor, und Gefühl, als sei das Auge zugeklebt. Schmerz in den Augen, bei Licht und bei angestrengtem Sehen, erst jucken sie, dass sie reiben muss, schmerzen sehr. Schrunden und Kältegefühl im rechten Auge.

Ohren: Ohrzwang, klammartige Schmerzen in beiden Ohren. Gefühl, als zöge Luft in das rechte Ohr. Klingen, Sausen, dumpfes Rollen im Ohr.

Nase: Stockschnupfen in einem Nasenloch, dann beim Gehen im Freien starker Fließschnupfen mit Niesen, darauf ebenso im anderen Nasenloch.

Gesicht: Blass, wie eingefallen. Brennende Gesichtshitze mit glühender Gesichtsröte.

Neuralgie fazial

Innerer Hals: Zusammenschnüren, Kratzen und Beklemmung im Halse und in der Brust.

Globussyndrom

Magen: Widerwille gegen Essen. Anhaltende Übelkeit bei großer Mattigkeit, Ängstlichkeit und Zittern durch den ganzen Körper. Fast stets hungrig. Lautes unwillkürliches Aufstoßen. **Aufstoßen vor dem Frühstück bei leerem Magen** und nach dem Essen. Druck und Enge in der Magengegend.

Abdomen: Kolikartiges Kneipen im Bauch. Kolonspasmen. Krampfartige Bauchauftreibung, an mehreren Stellen, wie große Blasen; an anderen Stellen krampfartige Eingezogenheit und Vertiefung derselben. Stechen in der rechten Bauchseite, durch Liegen auf der rechten Seite in die Nabelgegend und linke Seite gehend, durch Liegen auf der linken Seite verschlimmert.

Darmkolik
Blei-Intoxikation

Rektum und Stuhl: Verstopfung mit **viel Stuhldrang** und mühsamem Abgang. Schütteln und Schaudern durch den Körper nach dem Stuhl. Stühle hart und trocken oder wie Lehm, ☉ **am After festklebend.** ☉ **Verstopfung auf Reisen**, wohl auf psychische Hemmungen zurückzuführen, wenn das Klosett seinen Ansprüchen nicht entspricht.

Obstipation

Blase: Vermehrte Harnsekretion.

Geschlechtsorgane:

Hypersexualität

- **weiblich: Menses 1 bis 2 Wochen zu früh, zu stark und zu lang. Ohne Anlass äußerst erregter Geschlechtstrieb**, der sie zum Weinen bringt. Wollüstiges Kribbeln in den Geschlechtsteilen mit ängstlicher Beklemmung und Herzklopfen. **Schmerzhafte Empfindlichkeit mit Herabdrängen nach unten**, wie zur Menses, mit innerem, fast stetem Frostschauer und äußerlich fühlbarer Kälte. ⊙ **Überempfindlichkeit gegen Berührung und Kleiderdruck.**

Leukorrhö
Pruritus vulvae
Dysmenorrhö
Menorrhagie
Myom
Vaginismus
Ovarialtumoren

- **männlich: Widernatürlich erhöhter Geschlechtstrieb.** Nächtliche Erektionen mit verliebten Träumen.

Sprache und Stimme: ⊙ **Stimmlosigkeit.**

Extremitäten: Schwächegefühl mit Zittern; Taubheitsgefühl, Kribbeln und Ameisenlaufen, rheumatoide Schmerzen. Schmerzen an kleinen Stellen wie nach Stoß, Schlag oder Quetschung. Schmerzhaftes Zusammenschnüren und Pflockgefühl. Erschlaffung beider Arme wie nach schwerem Tragen, durch Hin- und Herbewegen gemindert. Plötzliche Lähmigkeit wie nach einem Schlag, bald des rechten, bald des linken Armes. Klammschmerz der Hand und Finger. Klammschmerz in den Beinen. Taubheit und Müdigkeit der Beine. Gefühl in den Gliedern wie zu eng gewickelt. ⊙ **Schmerzen mit Kältegefühl** (vergleiche Kopf). Neigung, die Beine zu entblößen, ohne Hitze.

Neuralgie
Neuritis
Ischialgie

Schlaf: Große Neigung zu heftigem, fast krampfhaftem Gähnen. Abends sehr schläfrig, sie schläft während des Sprechens oder Lesens ein. Nachts erwacht sie wie dumm und kann sich lange nicht besinnen. Ängstliche, verworrene Träume. Träumen von Krieg und Blutvergießen, vom Tode der Schwester, von Feuersbrunst. Erwachen nachts um Mitternacht oder um 3 Uhr.

Frost und Frösteln: Frostschauder über den ganzen Körper. Frostzittern, Kälteüberlaufen. (Im Verhältnis zu den Kältegefühlen treten Hitzegefühle stark zurück.)

Haut: Lästige Schweiße an Händen und Füßen. Hautjucken, Brennen der Haut.

Allgemein: Wechsel der Geistes- und Körperbeschwerden, indem diese verschwinden, wenn jene erscheinen, und umgekehrt. **Gefühl von Kribbeln, Taubheit und Kälte sowie von klammartigen Schmerzen** an verschiedenen Körperteilen. Gefühl von Lähmung und Erschlaffung der Glieder. Zittern durch den ganzen Körper.

375.6
Dosierung

D 6 an aufwärts. Potenzen erst ab D 8.

375.7
Vergleichsmittel

- 10. Gruppe Periodensystem der Elemente: Niccolum metallicum, Niccolum sulphuricum, Palladium metallicum, Platinum colloidale, Platinum iodatum, Platinum muriaticum.
- Dysthymien: Aurum metallicum, Cimicifuga racemosa, Stannum metallicum.
- Blei-Intoxikation: Alumina oxydatum.
- Schmerzen steigen langsam an und fallen ebenso: Stannum metallicum, Strontium metallicum.
- Krampfartige Leibschmerzen: Alumina oxydatum, Belladonna, Colocynthis, Magnesium-Arzneien, Mandragora officinarum, Nux vomica, Opium, Plumbum metallicum.

375 – Platinum metallicum – plat

- Herabdrängende Schmerzen im Genitale: Conium maculatum, Lilium tigrinum, Murex purpureum, Podophyllum peltatum, Sepia succus.
- Hypersexualität: Agnus castus, Cannabis indica, Hyoscyamus niger, Mandragora officinarum, Moschus moschiferus, Murex purpureum, Phosphorus, Staphysagria, Stramonium, Veratrum album.
- Hochmütiges, herablassendes Wesen: Hyoscyamus niger, Lycopodium clavatum, Sulphur lotum, Veratrum album.
- Hysterie mit raschem Umschlagen der Stimmung: Crocus sativus, Ignatia amara.
- Krämpfe der Kinder nach Onanie: Staphysagria, Bufo rana.
- Spastische Obstipation: Alumina oxydatum, Nux vomica, Opium, Plumbum metallicum.
- Depression mit Angst, zu sterben: Aconitum napellus, Arsenicum album.
- Depression allgemein: Aurum metallicum, Cimicifuga racemosa, Stannum metallicum.
- Zwangsideen, meint ihr Kind oder ihren Gatten, den sie zärtlich liebt, töten zu müssen: Mercurius solubilis Hahnemanni, Nux vomica.
- Puerperale Manie: Cimicifuga racemosa, Stramonium, Veratrum album.
- Gleichgültigkeit gegen die eigene Familie: Lycopodium clavatum, Sepia succus.
- Rascher Wechsel der Stimmung in beiden Extremen: Crocus sativus.

375.8
Kasuistik

375.8.1 Zwangsideen

Frau A. K., 57 Jahre, kommt am 15.2.1957 in meine Behandlung. Seit über 1 Jahr verspüre sie immer, wenn sie ihr Enkelkind sieht, den Drang, es irgendwie umzubringen. Sie habe ständig den Eindruck, in der nächsten Sekunde müsse sie dem Kinde, das sie gern habe, absichtlich etwas antun. Dies Gefühl, das sie als furchtbar quälend empfindet, habe sich dann nach einiger Zeit auch in Bezug auf ihre Tochter und schließlich auf alle Kinder, die ihr begegneten, erstreckt. Die Patientin war im letzten Jahr bei einem homöopathischen Arzt in Behandlung, ohne dass sich eine Änderung ihres Zustandes gezeigt hätte. – Sie habe übrigens auch früher schon Ängste gehabt, zum Beispiel in Menschenansammlungen, in Räumen; Angst, über eine Brücke zu gehen, weil sie dann meine, sie müsse hinunterspringen. Dies habe sich eigentümlicher Weise eingestellt und sich zu einer Angstneurose gesteigert, nachdem eine jahrelang schwelende, starke Gesichtsakne verschwunden sei.

Über 2 Jahre lang sei sie damals in psychiatrischer Behandlung gewesen. Die Behandlung bestand aus 3-mal 2 Tabletten Brom-Carbamide täglich. Sie habe in ihrem Leben viel Aufregungen gehabt, lebe getrennt von ihrem Mann.

Schläft schlecht, liegt auf dem Rücken, lag früher gern auf dem Bauch. Bei Rechtslage Magenschmerz, bei Linkslage Herzweh. Heiße Füße nachts.

Bei Vertikaldruck auf Mittelbauch in Nabelhöhe gibt die Patientin ein Senkungsgefühl im Unterleib an. Psychisch: selbstbewusst, distinguiert, indes nicht arrogant. Sehr sauber, korrekt gekleidet. Übernimmt nicht ungern die Verantwortung, für einen größeren Kreis Schutzbefohlener zu sorgen (stellvertretende Leiterin eines karitativen Heims).

Und nun die Mittelwahl: Es präsentierte sich das Symptom: Drang, geliebte Personen zu töten. Für Mercurius solubilis Hahnemanni fand sich kein Anhalt, blieben also noch Nux vomica und Platinum metallicum. Ein Vergleich des Arzneimittelbildes von Nux vomica belehrte mich, dass auch dieses Mittel nicht in Betracht kam. Für Platinum metallicum schien ebenfalls nichts zu sprechen. Beim gründlichen Nachlesen in der „Materia medica" von Boericke indes fand ich unter dem Abschnitt „Mind" den Hinweis: „Körperliche Symptome verschwinden, woraufhin psychische Symptome sich entwickeln." Dieser Angabe war nun erhebliche Bedeutung beizumessen, weil nach Verschwinden einer langdauernden schweren Akne eine jahrelange Angstneurose sich manifestiert hatte. Und schließlich waren ja auch ihre jetzigen Mordgedanken kurze Zeit nach Abklingen ihrer Furunkulose erschienen. Durch diese Überlegung ermutigt, begann ich die Symptome von Platinum metallicum weiter durchzugehen. Endlich fragte ich die Patientin, ob sie irgendwann einmal Sehstörungen gehabt habe, bei denen sie die Dinge wie zu groß oder zu klein gesehen habe. Darauf antwortete sie prompt: Ja, als Kind habe sie oft und als junge Frau 1-mal das Gefühl gehabt, als ob die Menschen und Gegenstände kleiner seien, als ob sie alles durch ein umgekehrtes Opernglas sehe. Dies letzte Symptom charakterisierte nun eindeutig Platinum metallicum als das Simillimum.

Die Patientin erhielt am 15.2.57 mittags und abends je 5 Globuli Platinum metallicum C 30.

Verlauf: 15.3.1957: 64 kg. 10 Tage nach Platinum metallicum habe sie an heftigen Schmerzen zunächst in den Krampfadern des rechten Beines gelitten, später auch links und in den Bruchstellen der Beckenknochen. Der Schlaf sei indes sofort bedeutend besser geworden. Sie schlafe jetzt wieder gern auf dem Bauch. Auch fühle sie sich seitdem allgemein wesentlich frischer und aktiver. Herz und Magen seien besser. Vom 5. Tage ab Platinum metallicum habe sie – unfassbar für sie – völlig normalen spontanen Stuhl täglich. Die scheußlichen Mordideen allgemein Kindern gegenüber seien nicht wiedergekehrt, allerdings sei sie ihrem Enkelchen gegenüber noch nicht ganz sicher. Keine Medikation.

Spätere Beratungen zeigten, dass auch der Drang, ihr Enkelkind zu töten, in der Nachwirkung von Platinum metallicum verging. Dieser Tage erhielt ich von der Patientin eine Karte, auf der sie froh mitteilte, dass sie seit Langem sich in jeder Hinsicht wohl fühle ([6]:192).

375.8.2 Insomnie

Einschlafstörung bei einer 67-jährigen Frau, die ich wegen einer atonischen Obstipation und Hypertonie behandelte. Ihre Gemütslage wechselte zwischen Überheblichkeit und Furcht; sie leidet an allerlei Einbildungen, deren Verdrängung sich durch viszerale und dermale Hyperreaktion äußert. In ihrer Jugendzeit litt sie an Dys- und Hypermenorrhö sowie an Migräne und Frigidität. Seit sie Platinum metallicum D 30 nimmt, sind Obstipation und Insomnie beseitigt ([8]: 554).

375.9 Literatur

[1] Allen TF. Platinum. Encyclopedia of pure Materia Medica. Bd. 7. New York: Boericke & Tafel; 1874–1880: 574–589

[2] Clarke JH. Platinum. Dictionary of practical Materia Medica. Bd. 2.2. London: Homoeopathic Publishing Company; 1900–1902: 842–849

[3] Hahnemann S. Platinum metallicum. In: Lucae C, Wischner M, Hrsg. Gesamte Arzneimittellehre. Bd. 3. Stuttgart: Haug; 2007: 1536–1550

[4] Hughes R. Platinum. Cyclopaedia of Drug Pathogenesy. Bd. 3. London: Gould; 1886–1891: 640–641

[5] Kowzan E. Platinum. Materia medica revisa homoeopathiae. Glees: Gypser; 2013

[6] Römer R. Besondere psychische Symptome. Zeitschrift für Klassische Homöopathie 1959; 3: 192

[7] Schulz H. Vorlesung über die Wirkung und Anwendung unorganischer Wirkstoffe. 5. Aufl. Ulm: Haug: 439

[8] Unger H. Homöopathie und Schlafstörungen. Allgemeine Homöopathische Zeitung 1959; 204: 554

376 Platinum muriaticum – plat-m

lt.: Platinum chloratum, dt.: Platin(IV)-chlorid, engl.: platinum(IV) chloride

376.1 Substanz

Mineralia – Anorganica – Composita – 10. Gruppe[442] – Platin(IV)-chlorid – $PtCl_4$

Es handelt sich um wasserlösliche, rotbraune Kristalle.

Homöopathische Verwendung findet Platin(IV)-chlorid.

376.2 Pharmakologie und Toxikologie

Beim Erhitzen oder Verbrennen entstehen chlorhaltige Dämpfe.

376.3 Anwendung

Homöopathische Anwendung findet die Zubereitung bei *Osteitis* der Fußknochen.

376.4 Dosierung

Verreibung ab D 2, Verdünnung ab D 1 herstellbar.

376.5 Vergleichsmittel

10. Gruppe Periodensystem der Elemente: Niccolum metallicum, Niccolum sulphuricum, Palladium metallicum, Platinum metallicum, Platinum colloidale, Platinum iodatum.

376.6 Literatur

[1] Allen TF. Platinum muriaticum. Encyclopedia of pure Materia Medica. Bd. 7. New York: Boericke & Tafel; 1874–1880: 589

[2] Clarke JH. Platinum muriaticum. Dictionary of practical Materia Medica. 2b. London: Homoeopathic Publishing Company; 1900–1902: 849–850

---

442 Nickelgruppe: Nickel Ni, Palladium Pd, Platin Pt, Darmstadtium Ds.

377 Plumbum colloidale – plb-c

lt.: Plumbum colloidale, dt.: Kolloidales Blei, engl.: colloidal lead

377.1 Substanz

Mineralia – Anorganica – Colloid – 14. Gruppe[443]
– Plumbum colloidale

Homöopathische Anwendung findet Kolloidales Blei.

377.2 Anwendung

Homöopathische Anwendung findet die Zubereitung entsprechend den Indikationen wie Plumbum metallicum.

377.3 Vergleichsmittel

14. Gruppe Periodensystem der Elemente: Carbo animalis, Carbo vegetabilis, Carboneum sulphuratum, Graphites naturalis, Plumbum iodatum, Plumbum metallicum, Silicea terra, Stannum metallicum.

---

[443] Kohlenstoffgruppe: Kohlenstoff C, Silicium Si, Germanium Ge, Zinn Sn, Blei Pb, Fleruvium Fl.

378 Plumbum iodatum – plb-i

lt.: Plumbum metallicum, dt.: Blei(II)-iodid, engl.: lead(II) iodid

378.1 Substanz

Mineralia – Anorganica – Composita – 14. Gruppe[444] – Blei(II)-iodid – PbI_2

Es handelt sich um ein gelbes, in Wasser schwer lösliches Pulver. In Lösung ist die Substanz goldgelb. Beim Erhitzen zeigt sie eine Farbreaktion zu Braunrot über Rot, die durch Abkühlung reversibel ist. Dabei kann sie auch als hexagonales Kristallsystem in Form von goldglänzendem Blättchen ausfallen.

Homöopathische Verwendung findet Blei(II)-iodid.

378.2 Pharmakologie und Toxikologie

Die Substanz ist teratogen.

378.3 Anwendung

Homöopathische Anwendung findet die Zubereitung bei Mumps, Mastitis, Arteriosklerose und Hypertonie (nach Kommission D).

Sie hat sich bei **Arteriosklerose** und **Parotitis epidemica** bewährt.

378.4 Dosierung

Ab D 4.

378.5 Vergleichsmittel

14. Gruppe Periodensystem der Elemente: Carbo animalis, Carbo vegetabilis, Carboneum sulphuratum, Graphites naturalis, Plumbum colloidale, Plumbum metallicum, Silicea terra, Stannum metallicum.

378.6 Literatur

[1] Clarke JH. Plumbum iodatum. Dictionary of practical Materia Medica. Bd. 2b. London: Homoeopathic Publishing Company; 1900–1902: 865

---

444 Kohlenstoffgruppe: Kohlenstoff C, Silicium Si, Germanium Ge, Zinn Sn, Blei Pb, Flerocium Fl.

379 Plumbum metallicum – plb

lt.: Plumbum metallicum dt.: Blei, engl.: lead

379.1 Substanz

Mineralia – Anorganica – Elementa – 14. Gruppe[445] – Blei – Pb

Es handelt sich um ein bläulich farbloses, an Luft grau anlaufendes, sehr weiches Schwermetall mit geringer Elastizität und großer Dehnbarkeit.

Homöopathische Verwendung findet elementares Blei.

379.2 Pharmakologie und Toxikologie

Blei und seine Verbindungen sind teratogen. Sie werden kutan, inhalativ und enteral resorbiert. Die enterale Resorption ist schlecht und liegt bei den anorganischen Bleiverbindungen unter 10 %. Die inhalative Resorptionsrate ist partikelgrößenabhängig und kann bei einer Größe von 0,4 bis 1,5 µm bis 80 % betragen.

Nach Resorption wird es zu 90 % an Erythrozyten gebunden und rasch im Organismus verteilt. Durch Blockierung der Thiol-Gruppen der δ-ALA-Dehydrogenase greift die Substanz in den Porphyrin-Stoffwechsel ein. Die Kondensation der δ-Aminolävulinsäure in Porphobilinogen wird gehemmt, sodass ihr Nachweis im Harn als Indikator einer Bleibelastung herangezogen werden kann. Sie steigt jedoch erst bei massiver Bleibelastung an. Ein empfindlicherer Parameter ist der Blei-Spiegel im Vollblut.

Die lipophilen organischen Derivate des Bleis wie das Tetramethylblei und das Tetraethylblei können sehr gut resorbiert werden. Rasch lagern sie sich im zentralen Nervensystem an und es kommt innerhalb von Stunden zu Halluzinationen, Erregungszuständen und Krämpfen. Daneben finden sich Ataxie und Glukosurie. Als Spätfolgen können Parkinsonismus und Lähmungen auftreten.

Akute Intoxikationen sind sehr selten und zeigen Speichelfluss, Erbrechen, Koliken und können über einen Kreislaufzusammenbruch letztlich zum Tode führen.

Eine chronische Intoxikation führt zu einem schubweisen Verlauf. Es kommt zunächst zu einer Anreicherung in Leber, Niere und Darm und dann zu einer Kumulation in Knochen, Zähnen und Haaren. Hieraus kann es im weiteren Verlauf durch vermehrten Knochenstoffwechsel gelöst werden wie zum Beispiel unter Cortisontherapie oder Immobilisation. Es entsteht das klinische Bild des Saturnismus mit Müdigkeit, Appetitlosigkeit, Kopfschmerzen, schmerzhaften Koliken, Anämie, Muskelschwäche insbesondere der Gebrauchshand. Hierzu treten vonseiten der Niere Eiweiß, Blut und Zylinder im Harn, vonseiten des Nervensystems Bewusstlosigkeit, Lähmungserscheinungen an den Gliedern, Paraplegie, Unvermögen zu sprechen. An den Zähnen zeigt sich bei chronischer Bleibelastung der sogenannte Bleisaum, bei dem es sich um Bleisulfid-Ablagerungen am Zahnfleischrand handelt. Kinder scheinen besonders gefährdet hinsichtlich ihrer mentalen Entwicklung.

Die Empfindlichkeit auf Blei zeigt starke individuelle Unterschiede. Im Blutbild zeigt sich histologisch als Frühzeichen eine basophile Tüpfelung der Erythrozyten als Hinweis auf die gestörte Erythropoese. Es entwickelt sich eine hypochrome, mikrozytäre Anämie (MCH↓ und MCV↓), die Bleianämie, die klinisch wie eine Eisenmangelanämie imponiert.

Die Patienten entwickeln ein blaugraues Gesichtskolorit. Es kommt zu **Gefäßschädigungen** mit schweren Schädigungen der Gefäßintima, Endarteriitis und Sklerose. Es entwickelt sich eine Hypertonie. Der Puls wird hart wie ein „gespannter Eisendraht" und ist verlangsamt.

Die Schädigung der **Nieren** verlaufen unter dem klinischen Bild einer Nephritis oder einer Endarteriitis, welcher eine Nephrosklerose folgt.

Gastrointestinal kommt es zu einem chronischen Spasmus und zu schwersten Bleikoliken.

---

[445] Kohlenstoffgruppe: Kohlenstoff C, Silicium Si, Germanium Ge, Zinn Sn, Blei Pb, Flerocium Fl.

Eine hartnäckige Obstipation kann durch Opium gelöst werden.

Am **Nervensystem** beobachtet man Parästhesien. Taubheitsgefühle, Reißen, Zucken werden beschrieben. Die Haut kann sehr empfindlich gegen Berührung und gegen kalte Luft sein. Krämpfe in den Muskeln, zum Beispiel in den Waden, treten auf. Diese werden nachts und durch Bewegung schlimmer, durch Druck vorübergehend besser und besitzen einen anfallsartigen Charakter, ähnlich der Bleikolik. Über Zittern und Muskelschwäche kommt es dann zu Paresen, welchen eine Atrophie folgt. Diese zeigen sich klinisch ähnlich des Tabes, der Bulbärparalyse und der amyotrophischen Lateralsklerose. Typisch für Blei ist die Extensorenlähmung an den Händen.

Von den Hirnnerven ist der N. opticus bevorzugt befallen; es tritt vorübergehende Amaurosis oder Neuritis und Atrophie des Sehnerven auf.

Auch die **Geschlechtsorgane** können durch Blei schwer geschädigt werden. Es werden Aborte und Frühgeburten hervorgerufen, ebenso Totgeburten. Amenorrhö oder vorzeitige Menses werden beobachtet, auch gelegentlich Vaginismus. Unfruchtbarkeit bei Mann und Frau scheint nicht selten durch Blei verursacht zu werden. Bei chronischer Bleivergiftung kann sich eine Atrophie der Hoden, bei akuter Vergiftung schmerzhafte Hodenschwellung ausbilden. Erektile Dysfunktion ist Folge der Blei-Einwirkung.

Zur therapeutischen Intervention stehen Chelat-Bildner wie das Penicillamin, die Dimercaptobernsteinsäure (DMSA), die Dimercaptopropansulfonsäure (DMPS) und die Äthylendiamintetraessigsäure (EDTA) zur Verfügung.

379.3
Anwendung

Homöopathische Anwendung findet die Zubereitung bei Neuralgien und Neuritis, bei Krampfzuständen, Paresen und anderen Erkrankungen des Nervensystems, Hepatopathien, Koliken, Obstipation, Nephritis, Parotitis epidemica, Sklerose der Arteria carotis, Depression und Verwirrtheitszuständen (nach Kommission D).

Die häufigste Anwendung findet das Blei im Formenkreis der **Arteriosklerose** für den „blassen Hochdruck" mit allen seinen Folgezuständen, wie *geistige Demenz, Altersepilepsie, Nephrosklerose, Folgen von Apoplexie.* Man kann damit nicht selten augenfällige Erleichterung und Leistungssteigerung erzielen mit Senkung des Hochdrucks. Donner sen. hat für die *Arteriosklerose* Plumbum metallicum D 30 im Wechsel mit Ergotin (D 3 bis D 6) empfohlen. Auch bei **spastischer Obstipation** hat es sich bewährt. Bei organischen Rückenmarksleiden, wie *Tabes dorsalis, multipler Sklerose, Bulbärparalyse*, hat man trotz der Ähnlichkeit wenig Erfolg gesehen. Das Arzneimittel geht hier scheinbar doch auf anderen Wegen als diese Systemerkrankungen. Blei kann ich bei *Claudicatio intermittens* sehr empfehlen (D 12 bis D 30).

Für **Nierenschäden,** vor allem in chronischen Stadien, ist Blei ein bewährtes Heilmittel und wird sowohl bei **Nephrosklerose** als auch chronischer **Glomerulonephritis** als eines der ersten Mittel verordnet.

Bei den neurologischen Krankheitszuständen aus dem Arzneimittel-Intoxikations-Bild werden die Aussichten der Behandlung solcher Krankheitszustände mit der potenzierten Arznei als ungünstig beurteilt. Von Stauffer und Leeser werden ihm jedoch Aussichten bei der *progressiven Muskelatrophie* zugestanden.

Es kommen überwiegend chronische Krankheitszustände in Betracht. Einer der seltenen akuten Krankheitszustände, in denen Blei verordnet wird, ist die **Parotitis epidemica.** Bei *Mumps* wird Plumbum durch v. Wesselhoeft empfohlen. Auch J. Bergmann berichtet über eine Epidemie von *Mumps*, bei der er etwa 60 Fälle mit Plumbum aceticum D 6 bei eindeutigem Erfolg behandelt hat; ohne Ausnahme waren Fieber und Schmerz am nächsten Tage behoben, wenn auch die Schwellung noch einige Tage anhielt [2].

379.4
Arzneimittelprüfung

Die erste Arzneimittelprüfung wurde von Hartlaub und Trinks vorgenommen und in ihrer *Reinen Arzneimittellehre* in Bd. 1, veröffentlicht. Diese Autoren haben bereits zahlreiche toxikologische Beobachtungen hinzugefügt. Bei Allen und bei Hughes finden sich noch weitere zahlreiche Vergiftungssymptome, sodass die Zahl der Symptome bei Allen auf 4163 angewachsen ist.

379.5
Konstitution

Der Typus ist durch Abmagerung mit Schwund des Fettgewebes, durch die Spasmen der glatten und der willkürlichen Muskulatur, besonders aber der Arterien, durch die Anämie mit der blassen oder schmutzigen Haut gekennzeichnet. Es handelt sich um einen trockenen, mageren, blassen Menschen-Typus.

379.6
Arzneimittelbild

Leitsymptome: Es besteht eine organotrope Beziehung zu den Blutgefäßen mit Angiospasmus an den Arterien, zur glatten Muskulatur aller Organe mit Spasmus, zum Zentralnervensystem und den peripheren Nerven mit Reizung der Nervensubstanz. Neuritis und Degeneration mit Lähmung und Atrophie der Muskulatur.

Abmagerung und Mattigkeit mit fahler, gelblicher, trockener und faltiger Haut, Schwund des Fettgewebes und Anämie.

Kolik im Mittelbauch mit kahnförmiger Einziehung des Leibs, mit Besserung durch Druck und durch Liegen auf dem Bauch.

Afterkrampf, wie wenn der After nach innen gezogen würde.

Lähmung der Muskulatur, bevorzugt Lähmung der Handstrecker. Muskelkrämpfe. Anfallsweise Auftreten der Krämpfe oder Koliken und Nervenschmerzen.

Überempfindlichkeit der Haut bei Berührung, fester Druck >, Reiben >.

Jede Bewegung <, bei Nacht <.

Druck > und Zusammenkrümmen >.

Strecken der Glieder >.

Geist und Gemüt: Gedrückt und niedergeschlagen, furchtsam und schreckhaft, hoffnungslos, gleichgültig. Angst und Depression.

Langsame Auffassung; langsames und aussetzendes Gedächtnis; kann beim Sprechen nicht das rechte Wort finden. Benommenheit und Verwirrung der Gedanken. Schwindel beim Bücken und Aufwärtsblicken. Halluzinationen und wilde Delirien. **Fürchtet, ermordet oder vergiftet zu werden.** Anfälle von Epilepsie.

Kopf: Kopfschmerzen und Schweregefühl in allen Teilen des Kopfes. Ausfallen der Kopfhaare. Die Haare haben ein trockenes Aussehen oder nehmen eine fette Beschaffenheit an.

Arteriosklerose zerebral mit Hypertonie

Augen: Vorübergehende oder fortschreitende Erblindung. Pupillen erweitert, seltener verengt. Skleren gelblich.

Gesicht: Blasse oder blassgelbe, schmutziggelbe Gesichtsfarbe. Fettiges Aussehen der Haut. Ausfallen der Augenbrauen und der Barthaare. Krampfartige Verzerrung der Gesichtsmuskeln. Zucken der Gesichtsmuskeln. **Ohrspeicheldrüsen und Glandula sublingualis dick geschwollen.**

Parotitis epidemica, auch mit Orchitis

Mund: Entzündung der Schleimhäute des Mundes und der Zunge, süßlicher Mundgeschmack, Speichelfluss, Erbrechen. (Der Bleisaum kann nicht zum therapeutischen Vergleich herangezogen werden.)

Innerer Hals: Globusgefühl in der Speiseröhre. Heiserkeit und Rauheit im Hals mit Heiserkeit.

Magen: Appetit übermäßig gesteigert oder gänzlich aufgehoben. **Anfälle von Magenkrampf und Kolik in der Mitte des Bauches** mit Ausstrahlung nach allen Seiten mit Besserung durch Druck und durch Liegen auf dem Bauche.

Abdomen: Die Bauchdecken sind dabei hart und kahnförmig eingezogen. Gefühl, als würden die Gedärme nach rückwärts gegen die Wirbelsäule gezogen. Schädigung der Leber bis zur Gelbsucht.

Nephritis akut und chronisch
Nephrosklerose

379 – Plumbum metallicum – plb

Rektum und Stuhl: Hartnäckige, krampfartige Verstopfung. Stuhl knollig oder schafkotartig. Zusammenschnüren des Afters, Gefühl, als würde er nach innen gezogen.

Obstipation spastisch

Blase: Tenesmus der Blase, Strangurie, Ischurie, Harn kann nur tropfenweise entleert werden.

Niere: Chronische Nephritis.

Urin: Harn enthält Eiweiß und Zylinder, die Ausscheidung von Harnstoff, Phosphor- und Harnsäure ist vermindert, die Harnmenge ist vermindert bis zur Anurie. Ausgang in chronischer Nephritis.

Geschlechtsorgane:
- weiblich: Vaginismus. Menses setzt völlig aus. Die Schwangerschaft bleikranker Frauen endet meist durch Abort oder Frühgeburt. Wenn eine Schwangerschaft ausgetragen wird, so stirbt das Kind in den ersten Tagen oder Monaten.
- männlich: Schmerzen in den Hoden und Samensträngen, die Hoden sind krampfhaft hochgezogen. Schwellung der Hoden. Pollutionen. Unfruchtbarkeit der Männer. Die von bleikranken Männern erzeugten Früchte gehen meist durch Abort oder Frühgeburt ab oder sterben in den ersten Lebensmonaten.

Larynx und Trachea: Stimmlosigkeit. Reichlicher Auswurf von Schleim aus dem Kehlkopf, von zäher, klarer oder gelbgrüner, klumpiger Beschaffenheit.

Husten und Expektoration: Auch trockener, krampfhafter Husten.

Brust: Stechende Schmerzen in den Brüsten.

Extremitäten: Ständiges Zittern der Glieder, besonders der Hände, sodass er kein Glas zum Munde führen kann. Krampfhafte Spannung und krampfhafte Bewegung in den Gliedern, Muskelkrämpfe, verbunden mit großer Schmerzhaftigkeit. Die Beine sind krampfhaft an den Leib heraufgezogen.

Lähmungen in den Gliedern, allgemein oder einzelner Muskelgruppen; nach vorangegangener Schwäche, Zittern und Taubsein. Typisch ist die **Lähmung der Handstrecker.** Große Schwäche und Kraftlosigkeit der Glieder.

Anfallsweises Auftreten von Schmerzen in den Gliedern, vermehrt durch Druck und Bewegung, schlimmer bei Nacht. Strecken der Glieder bessert. Neuralgische Schmerzen in Anfällen. Schießende, lanzinierende Schmerzen. Neigung zu Gicht wird bei Bleikranken beobachtet. Arthralgie.

Empfindlichkeit einzelner Hautbezirke gegen kalte Luft und gegen Berührung. Hyperästhesien und Parästhesien; Erlöschen der Sensibilität, Neuralgien, Neuritiden mit plötzlich einsetzenden, krampfartigen Schmerzen, die blitzartig und in Anfällen auftreten, besser durch Druck, schlechter durch Bewegung. Lähmung der willkürlichen Muskulatur, allgemein oder einzelner Muskelgruppen. Lähmung der Handstrecker mit Atrophie und Beugekontraktur.

Claudicatio intermittens
Ischialgie
Neuralgie
Neuritis
Muskelatrophie progressiv

Frost und Frösteln: Kälte mit Trockenheit der Haut. Es überwiegt Kälte und Schaudern, besonders der Glieder, und im Freien.

Fieber: Fieberhitze mit Schweißen.

Haut: Große Überempfindlichkeit der Haut gegen Berührung, besser durch Druck. Taubheit und Verlust der Sensibilität. Formikationen und Parästhesien. Die Überempfindlichkeit und Taubheit wechselt öfter die Stelle. Die befallenen Gebiete sind kälteüberempfindlich.

Welke, trockene, magere Haut von blassem, schmutziggrauem oder gelblichem Aussehen, auch regelrechter Ikterus. Die Haut, besonders über den Gliedern, nimmt eine bläuliche Farbe an. Fettige Beschaffenheit der Haut. Ausfallen der Haare.

Allgemein: Schwinden der Kräfte, die Vergifteten fallen vom Fett und Fleisch. Abmagerung und Atrophie der Muskeln. Anämischer Zustand. Anfälle von Epilepsie.

Blei-Intoxikation

379.7 Dosierung

Bei einem Arzneistoff, der, wie Blei, im Organismus nicht abgebaut und nur schwer wieder ausgeschieden werden kann, dürfte es sich nicht empfehlen, die tiefen Potenzen zu gebrauchen, da diese eine Belastung für den Körper bedeuten und in ihrem weiteren unkontrollierbaren Weg durch den Körper doch gewisse Schäden verursachen können.

Es wird daher kaum unter D 6 dosiert, meist sind höhere Potenzen gebräuchlich. Dilutionen erst ab D 8.

379.8 Vergleichsmittel

- 14. Gruppe Periodensystem der Elemente: Carbo animalis, Carbo vegetabilis, Carboneum sulphuratum, Graphites naturalis, Plumbum colloidale, Plumbum iodatum, Silicea terra, Stannum metallicum.
- Arteriosklerose, zerebrovaskuläre Durchblutungsstörung: Arnica montana, Aurum metallicum, Barium carbonicum, Barium iodatum, Bellis perennis, Conium maculatum, Opium, Plumbum metallicum, Radium bromatum, Strontium carbonicum.
- Obstipation, spastisch, Darmkoliken: Alumina oxydatum, Mandragora officinarum, Nux vomica, Opium, Platinum metallicum.
- Claudicatio intermittens: Secale cornutum.
- Tremor senilis: Araninum, Conium maculatum.
- Nephritis chronisch: Acidum nitricum, Arsenicum album, Calcium arsenicosum, Lespedeza sieboldii.

379.9 Literatur

[1] Allen TF. Plumbum. In: Allen TF, Hrsg. Encyclopedia of pure Materia Medica. Bd. 8, 10. New York: Boericke & Tafel; 1874–1880: 1–130, 621–623

[2] Bergmann J. Zur Behandlung stenokardischer Anfälle bei sichergestellter Koronarsklerose mit homöopathischen Mitteln nebst Beobachtungen von Heilung des Ziegenpeters durch Plumbum aceticum. Allgemeine Homöopathische Zeitung 1938; 186 (3): 158–163

[3] Clarke JH. Plumbum. In: Clarke JH, Hrsg. Dictionary of practical Materia Medica. Bd. 2b. London: Homoeopathic Publishing Company; 1900–1902: 855–864

[4] Hughes R. Plumbum. In: Hughes R, Hrsg. Cyclopaedia of Drug Pathogenesy. Bd. 3, 4. London: Gould; 1886–1891: 642–679, 683–688

[5] Schulz H. Vorlesungen über Wirkung und Anwendung der anorganischen Arzneistoffe. Für Studierende und Ärzte. 5. Aufl. Ulm: Haug; 1955: 439

380 Podophyllum peltatum – podo

lt.: Podophyllum peltatum, dt.: Entenfuß, engl.: may apple

380.1
Substanz

Plantae – Berberidaceae (Berberitzengewächse) – **Podophyllum peltatum**

Beim Entenfuß handelt es sich um eine ausdauernde krautige Pflanze, die schildförmige Laubblätter mit 5 bis 7 Lappen ausbildet, deren Form Entenfüßen ähnelt. Diese sitzen entweder einzeln auf sterilen blütenlosen Stängeln oder auf einem fertilen Stängel mit zwei gegenständigen Laubblättern, an dem die weißen nickenden Blüten sitzen. Blütezeit ist Mai. Die Pflanze bildet ein stark verzweigtes Rhizom aus. Sie ist im östlichen Nordamerika heimisch.

Homöopathische Verwendung findet der frische, nach völliger Reife der Früchte gesammelte Wurzelstock nebst Wurzeln.

380.2
Pharmakologie und Toxikologie

Podophyllotoxin ist der Hauptbestandteil des aus dem ethanolischen Extrakt der Wurzel von Podophyllum peltatum gewonnenen Podophyllins.

Podophyllotoxin hat eine starke haut- und schleimhautreizende sowie abführende Wirkung. Es hemmt als Mitosegift die Topoisomerase II, wirkt zytotoxisch, zeigt Anti-HIV-Wirkung und ist möglicherweise kanzerogen.

Beim Menschen führen Vergiftungen mit Podophyllotoxin zu heftigen Gastroenteritiden und rufen Schwindel- und schockähnliche Zustände hervor. Podophyllin findet Verwendung in der pharmakologischen Forschung als antitumoröser Wirkstoff.

380.3
Anwendung

Podophyllotoxin wird ebenso wie Podophyllin zur topischen Anwendung bei Genitalwarzen eingesetzt. Der Wurzelstock dieses Krautes wird von den Eingeborenen Nordamerikas als Diuretikum und Anthelminthikum gebraucht. Medizinische Anwendung findet die Substanz als Cholagogum und Emetikum sowie bei Stauungserscheinungen im Bauch.

Homöopathische Anwendung findet die Zubereitung bei Störungen des Leber-Galle-Systems, nach Cholezystektomie, bei Gastroenteritis, Rektumprolaps, Descensus uteri sowie Dentitio difficilis (nach Kommission D).

Podophyllum findet homöopathische Anwendung bei explosiven Stuhlentleerungen. Auch bei schmerzlosen *Diarrhöen* bei Kindern.

380.4
Arzneimittelbild

Leitsymptome: Gefühl von Elendigkeit und Leere im Bauch, besonders nach dem Stuhl. Auch Gefühl von Gebärmuttervorfall beim Stuhl.

Durchfälle morgens zwischen 2 und 4 Uhr, gelb oder grün, schleimig und übelriechend und unverdaut mit großer Erschöpfung oder ☉ **Durchfälle wie aus dem Spundloch (Hydrantenstühle)**.

Entzündliche Zustände des Duodenums, der Leber und Gallenwege und des Dünndarms mit Leere- und Prolapsgefühl der Bauchorgane.

Morgens von 3 Uhr ab < und nach dem Essen und Trinken <.
Allgemein am Abend >.
Lokale Wärme >.
☉ **heißes Wetter <** ([10], [11]).

Kopf: Schwindel und Eingenommenheit des Kopfes.

Kopfschmerz: Kopfschmerzen, besonders im Vorderkopf und morgens beim Aufstehen, besser durch Waschen mit kaltem Wasser. Kopfschmerz wechselt mit Durchfall.

Augen: Entzündung der Augen mit heftigen Schmerzen und starker Schwellung der Blutgefäße. Heftige oberflächliche Ulzera der Cornea mit allgemeiner Kongestion der Bindehäute; keine Reizerscheinungen tagsüber, jedoch heftige Entzündung morgens beim Erwachen.

Mund: Zunge weiß belegt, Mund und Hals trocken oder reichlicher Speichelfluss, übler Geschmack im Mund.

Zähne:

> *Dentitio difficilis*

Innerer Hals: Wundheit im Schlund mit Schluckschmerz, besonders bei Flüssigkeiten.

Magen: Fehlender Appetit und großer Durst auf kaltes Wasser, ⊙ **das verschlimmert**. Kaltes Wasser bekommt nicht und wird in kleinen, bitter schmeckenden Mengen wieder erbrochen. Saures Aufschwulken und Magenbrennen. Übelkeit und Erbrechen von dunkelgrünen Massen, von Galle gemischt mit Blut. Erbrechen und heftige brennende Schmerzen im Magen, dabei Erschöpfung wie zum Sterben. Große **Empfindlichkeit des Oberbauches gegen Berührung, gegen Kleiderdruck** und gegen den Druck der Decke mit Besserung durch äußere Wärme. **Schwäche und Gefühl der Leere in der Magengegend.**

> *gastrokardialer Symptomenkomplex*
> *Cholezystolithiasis*
> *Cholezystitis*
> *Ikterus*

Abdomen: Krampfartige Leibschmerzen, die zum Schreien nötigen, gebessert durch Wärme und durch Zusammenkrümmen. ⊙ **Muss auf dem Bauch liegen.** Starke Auftreibung des Leibes. ⊙ **Venöse Stauungen.** ⊙ **Lebergegend empfindlich gegen Berührung**, aber besser durch leichtes Reiben, wonach Verlangen besteht. ⊙ **Kann es nur in Bauchlage aushalten** (während der ersten Schwangerschaftsmonate).

Rektum und Stuhl: Durchfälle gleich nach dem Essen und Trinken.

Durchfälle am frühen Morgen von 3 Uhr ab bis in den Vormittag hinein, abends besser und normaler Stuhl. Tenesmus nach dem Stuhl. ⊙ **Gussartiger Durchfall** (Hydrantenstuhl). **Stühle gelb oder grün, wässrig, sehr übelriechend**, schleimig und unverdaut, den After wundmachend. Während und nach dem Stuhl viel Zwang. Nach dem Stuhl Schwächegefühl. Durchfall, jeden Tag oder jeden zweiten Tag, wechselnd mit Verstopfung. Große Erschöpfung und **Schwächegefühl mit Leere im Bauch, besonders nach dem Stuhl**.

Vortreibung und Schwellung der Hämorrhoidalknoten mit Vorfall der Mastdarmschleimhaut und heftigen Schmerzen bei jeder Bewegung und beim Schnäuzen. Der Vorfall schwoll derart an, dass er mehrere Tage nicht reponiert werden konnte.

Zahnungsdiarrhö mit wundem, blutendem Po.

> *Diarrhö im Sommer*
> *Diarrhö bei Dentitio difficilis*
> *Kolitis*
> *Hämorrhoiden*
> *Rektumprolaps*

Geschlechtsorgane:
- weiblich: Gefühl, als ob die Gebärmutter vorfallen wollte beim Stuhl. Schmerzen im Uterus und im rechten Ovar.

Husten und Expektoration:

> *Bronchitis bei Dentitio difficilis*

Brust: Enge auf der Brust mit der ständigen Neigung, tief Atem zu holen. Herzklopfen und beschleunigte Herztätigkeit.

Rücken: Schmerzen unter dem rechten Schulterblatt.

380 – Podophyllum peltatum – podo

Schlaf: Sehr unruhig, steht im Schlaf auf oder jammert im Schlaf. Morgens schwer aus dem Schlaf zu wecken, unerfrischt nach dem Aufstehen. Schläfrigkeit am Tage, vor allem vormittags.

Schweiß: Kollapsartige Erschöpfung mit kalten Schweißen,

Allgemein: Schwacher Puls.

380.5
Dosierung

Bei Diarrhö wird die D 3 bis D 6 empfohlen; bei Obstipation mit Gallenstockung die D 1 bis D 2. Auch Podophyllinum D 1 bis D 6 ist im Gebrauch, die tiefen Verreibungen ebenfalls nur bei Obstipation. Bei Zahnungsdurchfällen: Höhere Potenzen (Nash).

380.6
Vergleichsmittel

- Berberidaceae: Berberis aquifolium, Berberis vulgaris, Caulophyllum thalictroides.
- Diarrhö gussartig herausschießend: Aloe, Gambogia, Mandragora officinarum, Phosphorus, Thuja occidentalis.
- Diarrhö früh morgens aus dem Bett treibend: Aloe, Mandragora officinarum, Natrium sulphuricum, Sulphur lotum.
- Diarrhö bei Dentitio difficilis: Chamomilla recutita.
- Cholagoge Wirkung: Berberis vulgaris.
- Leber- und Gallebezug: Bryonia alba, Carduus marianus, Chelidonium majus, China officinalis, Chionanthus virginica, Conium maculatum, Hydrastis canadensis, Lycopodium clavatum, Magnesium-Arzneien, Mandragora officinarum, Mercurius defloratum, Nux vomica, Ptelea trifoliata, Taraxacum officinale, Wyethia helenoides.

380.7
Literatur

[1] Allen TF. Podophyllum. Encyclopedia of pure Materia Medica. Bd. 8, 10. New York: Boericke & Tafel; 1874–1880: 130–136, 623

[2] Bell JB. Clinical Cases. American Homeopathic Review 1865; 5 (8): 371

[3] Clarke JH. Podophyllum. Dictionary of practical Materia Medica. Bd. 2.2. London: Homoeopathic Publishing Company; 1900–1902: 865–873

[4] Friedrich E, Friedrich P. Charaktere homöopathischer Arzneimittel. Arzneimittelprüfungen mit Symptomauflistungen, Bd. 3. Höhenkirchen-Sbr.: Traube; 1999: 223–362

[5] Hale EM. Podophyllum peltatum. (Mandrake. May Apple.). New Remedies. Bd. 1. 5. Aufl. Philadelphia: Boericke & Tafel; 1897: 509–517

[6] Hoyne TS. Partial proving of podophyllum peltatum. Transactions of the American Institute of Homoeopathy 1872; 6: 207–208

[7] Hughes R. Podophyllum. Cyclopaedia of Drug Pathogenesy. Bd. 3, 4. London: Gould; 1886–1891: 679–685, 688–689, 746

[8] Leeser O. Lehrbuch der Homöopathie. Spezieller Teil. B: Pflanzliche Arzneistoffe. Teil 1. Heidelberg: Haug; 1973: 685

[9] Nash EB, Wilbrand R. Leitsymptome in der homöopathischen Therapie. 2. Aufl. Stuttgart: Haug; 2009: 325

[10] Stauffer K. Klinische homöopathische Arzneimittellehre. 4. Aufl. Regensburg: Sonntag; 1955: 533

[11] Voisin H. Materia medica des homöopathischen Praktikers. 3. Aufl. Heidelberg: Haug; 1991: 987–992

[12] Williamsen. Journalauszüge. Podophyllum peltatum. Allgemeine Homöopathische Zeitung 1867; 74: 61–63, 71

381 Populus tremuloides – pop

lt.: Populus tremuloides, dt.: Amerikanische Zitterpappel, Espe, engl.: American aspen

381.1 Substanz

Plantae – Salicaceae (Weidengewächse) – **Populus tremuloides**

Es handelt sich um bis zu 25 m hohe Bäume mit hellem Stamm. Die Pflanze ist in Nordamerika heimisch.

Verwendet werden die frische innere Rinde der jungen Zweige und die Blätter.

381.2 Pharmakologie und Toxikologie

Sie enthält als wesentliche Bestandteile das Glykosid Salicin und dessen Benzoylderivat Tremuloidin und Tremulacin. Durch diese Glykoside wird eine Vermehrung der Harnsäureausscheidung und eine heilsame Wirkung bei neuralgischen und arthritischen Erkrankungen festgestellt. Salicin wirkt antipyretisch. Sein Salicylalkohol findet medizinische Anwendung bei Erkrankungen des rheumatischen Formenkreises und bei Gicht.

381.3 Anwendung

Medizinische Anwendung bei Erkrankungen des rheumatischen Formenkreises und bei Gicht.

Homöopathische Verwendung findet die Zubereitung bei Entzündungen und Entleerungsstörungen der Harnblase sowie bei Dyspepsie (nach Kommission D).

Nach Hale hat Populus tremuloides bei den Eklektikern[446] einen guten Ruf als Mittel gegen chronische **Dyspepsie**, auch mit chronischer **Diarrhö**, **Gastropathien**, bei **Leberinsuffizienz** und mangelhafter Gallensekretion, auch bei **Hyperemesis gravidarum**.

Von größerer Bedeutung ist die organotrope Beziehung zu den Harnwegen, wo es auch in der homöopathischen Schule reichliche Verwendung findet bei **Zystitis**, besonders bei älteren Menschen, und sich ganz besonders bei **Prostatahyperplasie** häufig bewährt. Brennen und Schmerzen beim Harnlassen wird hervorgehoben. Die Harnretention bei Prostatahyperplasie wird bei beginnenden Fällen oft mit Erfolg behandelt. Erkrankungen des Uterus und der Vagina in Verbindung mit Zystitis.

381.4 Dosierung

Ø und D 1. Nach Voisin auch höhere Potenzen C 4 oder C 5.

381.5 Vergleichsmittel

- Zystitis: Apis mellifica, Aristolochia clematis, Cantharis vesicatoria, Chimaphila umbellata, Coccus cacti, Conium maculatum, Dulcamara, Eupatorium purpureum, Fabiana imbricata, Solidago virgaurea, Staphysagria, Terebinthinia.
- Zystopathien: Acidum nitricum, Apis mellifica, Cannabis indica, Cannabis sativa, Chimaphila umbellata, Coccus cacti, Helleborus niger, Mercurius corrosivus, Sarsaparilla officinalis, Terebinthinae, Urtica urens.

---

446 Unter den nordamerikanischen Eklektikern verstand man seinerzeit jene Ärzte, die Homöopathika nicht nach dem Organon der Heilkunst Samuel Hahnemanns verschrieben. Sie waren den Hochpotenzen und der Psora-Theorie gegenüber skeptisch eingestellt und verschrieben auch Komplexmittel (Schmidt 1996).

381.6
Literatur

[1] Allen TF. Populus. Encyclopedia of pure Materia Medica. Bd. 8. New York: Boericke & Tafel; 1874–1880: 154

[2] Clarke JH. Populus tremuloides. Dictionary of practical Materia Medica. Bd. 2.2. London: Homoeopathic Publishing Company; 1900–1902: 881

[3] Hale EM. Populus Tremuloides. (American Aspen.). New Remedies. Bd. 1. 5. Aufl. Philadelphia: Boericke & Tafel; 1897: 524–526

[4] Schmidt JM. Die Verbreitung der Homöopathie in den USA. In: Heinze S, Hrsg. Homöopathie 1796–1996. Katalog zur Ausstellung 17. Mai bis 20. Oktober 1996. Dresden: Edition Lit. europe; 1996: 106

[5] Voisin H. Materia medica des homöopathischen Praktikers. 3. Aufl. Heidelberg: Haug; 1991: 993

382 Potentilla anserina – pot-a

lt.: Potentilla anserina, dt.: Gänsefingerkraut, engl.: silverweed

382.1 Substanz

Plantae – Rosaceae (Rosengewächse) – **Potentilla anserina**

Potentilla anserina ist eine ausdauernde 2-achsige Staude mit unterirdischem, verzweigtem, dickem Rhizom. Die grundständigen schmalen, länglichen oder verkehrt eiförmigen Laubblätter stehen in Rosetten, sind unterbrochen gefiedert in wechsel- oder gegenständigen Fiederpaaren. Ähnliches gilt für die unteren Stängelblätter, die kürzer gestielt und weniger stark gefiedert sind. Die Blättchen sind auf der Oberseite wenig behaart und auf der Unterseite silbrig seidenhaarig.

Die einzelnen, selten zu zweit an langen Stielen stehenden Blüten sitzen seitenständig an bis zu 80 cm langen, kriechenden Ausläufern, die an den Knotenstellen Wurzeln und abstehende oder anliegende weiche Haare aufweisen, später verkahlend. Die leuchtend goldgelben Kronblätter sind nicht ausgerandet. Aus den Blüten entstehen zahlreiche, einsamige kleine, kahle, eiförmig bis kugelige Früchte.

Heimisch in den gemäßigten und kalten Zonen der Nordhalbkugel. Es finden sich viele endemische Arten in den eurasiatischen und nordamerikanischen Gebirgen.

Verwendet werden die zur Blütezeit geernteten, frischen, oberirdischen Teile.

382.2 Pharmakologie und Toxikologie

Wichtigste Inhaltsstoffe sind hydrolysierbare Gerbstoffe (Ellagitannine mit stark adstringierenden Eigenschaften, die Wundflächen und katarrhalisch entzündete Häute der Verdauungsorgane atrophieren lassen und somit die Absonderungen verringern). Triterpene, Polyprenole und Flavonoide.

382.3 Anwendung

Volkstümliche Anwendungen findet die Substanz als äußerliche Anwendung zum Säubern und Baden schlecht heilender Wunden. Weiterhin bei krampfartigen Beschwerden des Magen-Darm-Traktes, Menstruationsbeschwerden und bei Muskelkrämpfen.

Phytotherapeutischer Einsatz bei dysmenorrhoischen Beschwerden. Zur unterstützenden Therapie leichter, unspezifischer, akuter Diarrhö. Ferner bei Hämorrhagie und leichten Entzündungen der Mund- und Rachenschleimhaut sowie des Zahnfleisches.

Homöopathische Anwendung findet die Zubereitung bei Dysmenorrhö sowie Krämpfen im Bereich des Magen-Darm-Kanals (nach Kommission D).

In Betracht kommt die Anwendung auf folgenden Gebieten nach R. F. Weiss bei:
1. **Dysmenorrhö** und **Lochialstauung**;
2. **Pylorusspasmus** im **Gefolge** von **Gastritis**, **Ulcus ventriculi** oder **duodeni**, **hypersekretorischem Reizmagen** und bei den verschiedensten funktionellen Magenstörungen;
3. **chronischen Enteritiden**, hauptsächlich solchen im Sinne einer **Colica ulcerosa**;
4. **Wadenkrämpfen** und anderen chronischen Krampferkrankungen der quergestreiften Muskulatur [1].

382.4 Dosierung

Tee, 1 bis 2 Tassen täglich oder Ø 3-mal täglich 5 Tropfen. Da die Wirkung nicht sofort, sondern erst nach einigen Stunden eintritt, lässt man Potentilla anserina bei Dysmenorrhö schon vor dem erwarteten Beginn der Menses nehmen.

382.5
Vergleichsmittel

- Rosaceae: Crataegus oxyacantha, Laurocerasus, Potentilla tormentilla, Prunus spinosa, Sanguisorba officinalis, Spiraea ulmaria.
- Enteritis chronisch: Potentilla tormentilla.

382.6
Literatur

[1] Weiß RF. Aus Forschung und Erfahrung: Potentilla anserina, das Gänsefingerkraut. Hippokrates 1940; 11 (37): 842–845

383 Potentilla tormentilla – pot-t

lt.: Potentilla tormentilla, syn.: Potentilla erecta, dt.: Blutwurz, engl.: common tormentil

383.1 Substanz

Plantae – Rosaceae (Rosengewächse) **– Potentilla erecta**

Es handelt sich um eine perennierende, 10 bis 30 cm hohe krautige Pflanze. Sie hat ein kräftiges Rhizom, welches beim Anschneiden rot anläuft.

Homöopathische Verwendung finden die frischen, im Frühjahr gesammelten unterirdischen Teile.

383.2 Pharmakologie und Toxikologie

Reich an Gerbstoffen.

383.3 Anwendung

Homöopathische Anwendung findet die Zubereitung bei subakuten und chronischen *Enteritiden*, als Hämostatikum bei *Hämorrhagien* und bei *Rosacea*.

383.4 Vergleichsmittel

Rosaceae: Crataegus oxyacantha, Laurocerasus, Potentilla anserina, Prunus spinosa, Sanguisorba officinalis, Spiraea ulmaria.

384 Primula obconica – prim-o

lt.: Primula obconica, dt.: Becherprimel, engl.: primrose

384.1 Substanz

Plantae – Primulaceae (Primelgewächse) – **Primula obconica**

Primula obconica ist eine ausdauernde, selten 1-jährige, krautige Pflanze. Die gestielten, herzförmigen, am Rand lappig gezähnten oder fast ganzrandigen Laubblätter bilden eine Rosette. Die zwittrigen, fünfzähligen, mittelgroßen Blüten sitzen an verschieden langen Griffeln. Der Kelch ist röhren-, trichter- oder glockenförmig. Die Blüten sitzen in langgestielten, reichblütigen Dolden mit einem grünen, becherförmigen Kelch. Die große Blumenkrone ist rot oder blasslilafarben. An der Unterseite der Blätter und Blütenstände befinden sich sekrethaltige Drüsenhaare.

Primula obconica ist heimisch in den Gebirgen Westchinas und am Ostabfall des tibetanischen Hochlandes. Vielfach als Zierpflanze weltweit kultiviert.

Homöopathische Verwendung findet die frische, ganze Pflanze.

384.2 Pharmakologie und Toxikologie

Wichtigster Inhaltsstoff ist das allergisierend wirkende Gift Primin, das überwiegend in den Drüsenhaaren lokalisiert ist und starke Hautreizungen hervorruft.

Des Weiteren Saponine mit expektorierender und sekretolytischer Wirkung, Flavonoide, Kaffeesäure, Hamamelitol und Hamamelose.

384.3 Anwendung

Volkstümliche Verwendung als Haarwuchsmittel.

Homöopathische Anwendung findet die Zubereitung bei Dermatosen (nach Kommission D).

Die Pflanze ist wohlbekannt durch ihre Eigenschaft, *Urtikaria* und sezernierende *Ekzeme* hervorzurufen. Besonders empfindliche Personen bekommen diese Hautaffektionen bereits, wenn sie in die Nähe der Pflanzen kommen.

384.4 Arzneimittelprüfung

Das Arzneimittelbild ist das Ergebnis von unabsichtlichen Intoxikationen und einer Arzneimittelprüfung von Brett an sich selbst [1].

384.5 Arzneimittelbild

Haut: Nesselartiges Erythem mit heftigem Jucken. Bildung von Papeln, Pusteln und Bläschen mit Wundheit und Nässen. Erysipelartige Anschwellung der Haut.

Die Haut schwillt stark an und verursacht Unbeweglichkeit der Teile. Aufspringen der Haut über den Fingergelenken wie bei Frostschäden.

Die Hauterscheinungen sind mit Fiebergefühl verbunden sowie begleitet von heftigem Jucken und teilweise auch von Brennen, das sich in der Nacht verschlimmert.

Ekzem sezernierend
Urtikaria
Primelexanthem

384.6 Dosierung

Nicht unter D 4 bis zu Hochpotenzen, Letztere besonders bei Primelausschlägen.

384.7 Vergleichsmittel

- Primulaceae: Cyclamen europaeum.
- Dermatose akut sezernierend: Anacardium orientale, Arsenicum album, Euphorbia resinifera, Ranunculus bulbosus, Rhus toxicodendron.
- Urtikaria: Apis mellifica, Graphites naturalis, Medusa, Rhus toxicodendron, Urtica urens.

384.8 Literatur

[1] Brett. Primula obconica. The Homoeopathic World 1890; 25: 496

[2] Clarke JH. Primula obconca. In: Clarke JH, Hrsg. Dictionary of practical Materia Medica. Bd. 2.2. London: Homoeopathic Publishing Company; 1900–1902: 882–883

385 Prionurus australis – buth-a

lt.: Androctonus australis, syn: Buthus australis, dt.: Sahara-Skorpion, engl.: fat tailed skorpion

385.1
Substanz

Animalia – Arachnida (Spinnentiere)[447] – **Buthidae – Androctonus australis**

Es handelt sich um das Wehr- und Jagdsekret von Androctonus australis, einem xerophilen[448] Dickschwanzskorpion. Sein Körper untergliedert sich in Prosoma, Mesosoma und Matasoma, an dessen Ende der Giftstachel sitzt. Wie alle Skorpione ist er nachtaktiv. Er ist von Nordafrika über die arabische Halbinsel bis nach Indien anzutreffen.

Homöopathische Verwendung findet das Wehr- und Jagdsekret von Androctonus australis.

385.2
Pharmakologie und Toxikologie

Das Skorpiongift enthält neurotoxische Polypeptide wie α-Toxin, deren Angriffspunkt der Na^+-Kanal der Nervenzelle ist, an dem es eine Dauerdepolarisation auslöst. Darüber hinaus wurden hämorrhagische und proteolytische Enzyme nachgewiesen wie die Hyaluronidase, die durch ihre Enzymaktivität für die rasche Diffusion der Toxine im Gewebe verantwortlich ist. Daneben Phospholipase A, Acetylcholinesterase und andere. An biogenen Aminen finden sich zum Beispiel Serotonin und Histamin.

Der Stich des Skorpions ist sofort sehr schmerzhaft. Zunächst kommt es zu Übererregbarkeit, Ruhelosigkeit, Hypersalivation und Lakrimation und Tachypnoe. Die neurotoxische Wirkung des Toxingemisches mit Muskelkontrakturen bis hin zu tonischen Krämpfen führt über Atemlähmung zum Tod. Die Mortalität der Gestochenen liegt bei 1 %. Die von Kindern mit abnehmendem Gewicht immer höher.

Historische Intoxikationsberichte über die Wirkung von Skorpiongiften gibt es aus dem 2. Jahrhundert von Dioscorides, der als Folge von Skorpionenstichen die außerordentliche Kälte, besonders auch an den Gliedern, schildert. Aetius (etwa um die Wende des 5. zum 6. Jahrhunderts) war bekannt, dass auf den Wundschmerz Gespanntheit und Stupor folgen, so „daß sich die Gestochenen wie vom Hagel getroffen glauben". Muskelspasmen und Kältegefühl sind auch tatsächlich die bemerkenswertesten Anzeichen des Skorpiongiftes. Hierbei ist zu beachten, dass es sich bei den Tiergiften um komplexe toxikologische Gemische handelt, deren spezifische Zusammensetzung individuell unterschiedliche Symptomatiken hervorrufen. Um ihren jeweiligen therapeutischen Nutzen am Kranken ermitteln zu können, ist es erforderlich, das spezifische Arzeimittelbild einer exakt definierten Ausgangssubstanz über die Arzneimittelprüfung am Gesunden zu ermitteln.

385.3
Anwendung

Homöopathische Anwendung findet die Zubereitung bei hochfieberhaften Infekten (nach Kommission D).

385.4
Arzneimittelprüfung

Dr. Azam in Algier hat mit 6 Personen unter Verwendung von C6 eine Arzneimittelprüfung am Gesunden durchgeführt. Das Skorpiongift hat bei der Prüfung mit kleinen Dosen Vermehrung der zellulären Blutbestandteile hervorgerufen. Dazu ist auch noch das Vergiftungsbild eines von einem großen, gelben Skorpion gestochenen Mannes aufgenommen.

---

447 Klasse.
448 Trockenheitsliebend wie alle hochgiftigen Arten Nordamerikas.

385.5
Arzneimittelbild

Leitsymptome: Unfähigkeit zu geistiger Anstrengung trotz des Willens hierzu und obwohl die geistigen Fähigkeiten erhalten sind.

Schwächung des Willens und der Tatkraft.
Unwiderstehlicher Drang zu sprechen.
Schläfrigkeit, Schwindel, dann Gedankenflucht, starke Kopfschmerzen, die nach Sitz und Stärke wechseln. Nackensteifigkeit.
Ständiger und starker Speichelfluss, Niesen; rote tränende Augen, eingefallene Augen. Steifwerden, Verkrampfung und Müdigkeit der Muskeln, körperliche Abgeschlagenheit, die bis zur Erschöpfung geht. Steifwerden des Genicks.
Zittern, Angstgefühl, Beklemmung und Erstickungsgefühl in der Kehle und auf der Brust.
Stechende Empfindungen in der Haut, Erkalten der Extremitäten, **Gefühl wie von Eisnadeln.**
Zwischen 16 und 20 Uhr <.
Anstrengung <, Licht <, Lärm <.
Ruhe >, nach dem Essen >.

Geist und Gemüt: Euphorie; geistige Arbeit erfolgt mit großer Leichtigkeit oder Unfähigkeit, die Gedanken auf einen bestimmten Gegenstand zu richten. Gehirn erscheint wie eingeschlafen. Abneigung gegen geistige Arbeit; er kann diese Abneigung und Gleichgültigkeit nicht überwinden, obwohl der Geist klar ist. Er verliert das Interesse für alles. Lebensüberdruss, Traurigkeit. Unwiderstehliche Begierde zu sprechen, dann wieder unbesiegbares Schweigen. Gereiztheit und Ärgerlichkeit. Große Schläfrigkeit und unwiderstehliches Schlafbedürfnis bei der Mehrzahl der Prüfer.

Schwindel: Wie betrunken, mit Übelkeit und Speichelfluss. Taumelnder Gang, kann nur mit Anstrengung gerade gehen.

Kopf: Kopfschmerzen in verschiedenen Teilen des Kopfes, kongestiv hämmernd, drückend.

Augen: Gerötet, tränend, Schwellung der oberen Augenlider, verdrehte Augen; eingefallene Augen.

Nase: Heftiges Niesen mit vermehrter Nasenabsonderung.

Mund: Ausgeprägter Speichelfluss über viele Tage. Lippen wie zu dick, Speichel schmeckt säuerlich. Frisches Wasser wird in Mund und Schlund wie kaltes Mineralwasser oder Brauselimonade empfunden. Pfefferminzgeschmack im Mund.

Innerer Hals: Hals zusammengeschnürt, sodass Speisen nicht geschluckt werden können. Schlund wie aus Holz, nichts gleitet mehr hinunter vom Ansatz der Zunge bis zur Höhe des Brustbeinansatzes.

Äußerer Hals: Nackensteifigkeit. Schilddrüse auf der rechten Seite geschwollen.

Magen: Erbrechen.

Abdomen: Schmerzen in der Lebergegend.

Rektum und Stuhl: Durchfall, Verstopfung.

Geschlechtsorgane:
- weiblich: Menses vermindert, Menses zu früh, hört mit Kolik auf.
- männlich: Schmerzen im männlichen Glied, stechend. Brennen beim Wasserlassen.

Larynx und Trachea: Kehlkopf und Luftröhre beengt, mühsames Atmen. Beklemmungen, schmerzhaftes Zusammenziehen in der Brust wie durch einen zusammenziehenden Reif. Erstickungsgefühl.

Brust: Herzklopfen zu verschiedenen Tageszeiten. Hitzewellen über den ganzen Körper, besonders der Herzgegend. Brüste schmerzen.

Rücken: Nackensteifigkeit.

Extremitäten: Schmerzen in verschiedenen Teilen, mühsames Gehen, äußerste Kraftlosigkeit und Müdigkeit gehört zu den häufigsten Erscheinungen. **Glieder eiskalt. Gefühl wie von Eisnadeln unter der Haut.** Die Beine scheinen nach rückwärts zu gehen statt nach vorwärts. Steifheit der Finger, sodass sie nur mit Schwierigkeit geöffnet werden können.

385 – Prionurus australis – buth-a

Frost und Frösteln: Frieren und Schlottern, heftiges Schwitzen, Fieberanfall bis 40,3 °C. Glieder eiskalt; die Zähne klappern. Gefühl wie von Eisnadeln unter der Haut.

Frieren und Schlottern mit folgendem hohem Fieberanfall, mit Besserung durch heftigen Schweiß. Gefühl wie von rasend sich bewegenden Eisspitzen; Eindruck von feinem Eisregen auf dem ganzen Körper, oder wie kalter Regenschauer am ganzen Körper.

Fieber:

Infekte hochfieberhaft

Allgemein: Ungewöhnliche Müdigkeit und Erschöpfung, die zum Niederliegen zwingt und sich dadurch bessert. – Vermehrte Spannung im Gefäßsystem.

385.6
Dosierung

Ab D 6.

385.7
Vergleichsmittel

- Spinnen-Arzneien: Aranea diadema, Aranea ixobola, Latrodectus mactans, Mygale lasiodora, Theridion, Tarantula cubensis, Tarantula hispanica.
- Schlangen-Arzneien: Bothrops lanceolatus, Cenchris contortrix, Crotalus horridus, Elaps corallinus, Hydrophis cyanocinctus, Lachesis muta, Naja naja, Vipera berus.
- Partielle Kältegefühle: Agaricus muscarius, Aranea diadema, Araninum, Elaps corallinus, Heloderma horridum.

385.8
Literatur

[1] Allen TF. Scorpio. Encyclopedia of Pure Materia Medica. Bd. 8. New York, Philadelphia: Boericke & Tafel; 1878: 546

386 Prunus spinosa – prun

lt.: Prunus spinosa, dt.: Schlehe oder Schwarzdorn, engl.: blackthorn

386.1
Substanz

Plantae – Rosaceae (Rosengewächse) **– Prunus spinosa**

Es handelt sich um sommergrüne, stark verzweigte, bis 3 m hohe Sträucher mit einem weitverzweigten, Sprösslinge treibenden Wurzelstock. An den Zweigen sitzen dornähnlich Seitentriebe. In ihrer Blütezeit im April erscheinen, vor dem Austreiben der Laubblätter, die kleinen weißen, süßlich, mandelartig duftenden Blüten, aus welchen sich im Herbst die violettblauen, bereiften Steinfrüchte, die Schlehen, bilden. Sie haben einen stumpfen, herben, adstringierenden Geschmack und werden erst schmackhaft, wenn sie Frost abbekommen haben. Heimisch ist der Strauch in Europa, Vorderasien, Kaukasus und Nordafrika.

Homöopathische Verwendung finden die frischen, nach der Blüte geernteten jungen Triebspitzen.

386.2
Pharmakologie und Toxikologie

Inhaltsstoffe sind Flavonoide wie Kämpferol, Quercetin, Rutin[449], Hyperosid[450], daneben Kaffesäure = Dihydroxyzimtsäure, Hydroxyzimtsäure, das cyanogene Glykosid Amygdalin, Triterpene und Sterole.

Eine diuretische Wirkung der Blätter und Blüten wird beobachtet. Auch eine leicht laxierende Wirkung. Verletzungen mit den Dornen erfordern häufig eine vielfach verlängerte Heilungsdauer.

386.3
Anwendung

Homöopathische Anwendung findet die Zubereitung bei Neuralgien, Miktionsbeschwerden und Herzinsuffizienz (nach Kommission D).

Die heftigen Schmerzen neuralgischer Art an Kopf und Auge haben zur Anwendung bei **Ziliarneuralgie** geführt. Die **diuretische Wirkung** ist sicher nicht von einer Herzdekompensation abhängig, denn sie ist auch bei den Prüfungen, bei welchen es sich sicher nicht um eine solche handeln kann, aufgetreten. Doch kann von ihr günstiger Gebrauch gemacht werden, wenn eine beginnende Dekompensation vorhanden ist. Man kann Prunus spinosa an Stärke nicht den Mitteln aus der Reihe der Digitalisglykoside an die Seite stellen. Scheidegger schreibt: „Bei beginnenden Erkrankungen des Myokards, beruhen sie auf den Folgen eines *Herzklappenfehlers* oder seien sie auf dem Boden *arteriosklerotischer Schädigung* erfolgt, bei *Hypertonie*, bei *Koronarsklerose*, bei *Angina pectoris* vermag Prunus sehr Günstiges zu leisten. Es muß noch hervorgehoben werden, daß die Arzneimittelprüfung von Wahle und von Kretzschmar (s. Allen [1]) außer den Beschwerden der Kurzatmigkeit und Oppression keine Veränderung der Herztätigkeit und des Pulses ergeben hat. Es ist dies eine Parallele zu anderen Herzarzneien, wie Scilla maritima und Oleander, die in der Homöopathie schon lange bekannt waren, aber ohne Kenntnis der bedeutenden Herzbeziehung, da sich diese bei den schwachdosierten Arzneimittelprüfungen nicht herausstellten."

„Die Wirkung von Prunus setzt, wie die von Crataegus oxyacantha, nur langsam ein. Bei akut einsetzenden Kreislaufstörungen ist von ihr keine Hilfe zu erwarten. Kumulative Eigenschaften fehlen, sodass Prunus spinosa zur Dauerbehandlung chronischer Herzerkrankungen, wie sie im Alter aufzutreten pflegen, besonders geeignet ist. Bei hypertonisch bedingten Myokardschäden leistet Prunus gute Dienste. Pektanginöse Beschwerden werden günstig beeinflusst." [3]

---

449 Glykosid des Quercetins mit Rutinose.
450 Quercetin-3-β-d-galactosid.

386 – Prunus spinosa – prun

386.4
Arzneimittelbild

Geist und Gemüt: Mürrisches, verdrießliches Gemüt. Unruhe, welche ihn zum Umherlaufen zwingt, mit Kurzatmigkeit und Beklemmung auf der Brust. Spätes Einschlafen, Erwachen in der Nacht.

Kopfschmerz: Kongestive Kopfschmerzen mit einem Gefühl, als ob der Kopf auseinandergesprengt würde, so heftig, dass er fast den Verstand verliert. Gefühl, als ob die Kopfhaut durch einen scharfen Nagel nach außen gedrängt würde. Ein blitzartig schießender Schmerz vom rechten Vorderhaupt nach dem Hinterhaupt schießend. Schmerzen, die von innen nach außen schießen.

Augen: Schmerzen im rechten Augapfel, als ob der innere Teil des Auges nach außen gezogen würde.

Ziliarneuralgie

Abdomen: Auftreibung des Leibes mit Kurzatmigkeit, sodass er beim Treppensteigen wiederholt stehenbleiben muss. Versetzte Winde rufen heftige Krämpfe im Bauch hervor.

Rektum und Stuhl: Durchfälliger Stuhl.

Blase: Anhaltender Harndrang.

Harnröhre: Beim Versuch, Harn zu lassen, wird er von einem heftigen, brennenden Schmerz in der Harnröhre befallen, sodass er sich zusammenkrümmen muss, ohne dass der Harn geht. Er ist plötzlich gezwungen, Harn zu lassen, welcher vorwärts in die Eichel zu fließen und dann zurückzufließen scheint, dabei heftiger Schmerz in der Harnröhre. Häufiger Abgang von reichlichen Urinmengen, besonders bei Nacht.

Geschlechtsorgane:
- weiblich: Ätzende und gelbfärbende Leukorrhö. Etwas Blutabgang über 8 bis 10 Wochen, welcher um so wässeriger wurde, je länger die Blutung dauerte. Die Menses kehrte schon nach 14 Tagen und sehr heftig wieder. Blut wässrig und dünn.

Atmung: Atemnot schon bei geringer Körperbewegung.

Brust: Beklemmungsgefühl auf der Brust.

Linksherzhypertrophie
koronare Herzkrankheit
Kardiomyopathie
Vitium cordis mit diskreter Insuffizienz

Atmungsorgane: Stimme rau und heiser. Husten, als würde die Luftröhre durch eine Feder gekitzelt. Ängstliche Kurzatmigkeit, schlimmer beim Gehen. Seufzen, als stiege er eine Anhöhe hinauf. Ein Gefühl von Schwere in der Brust, das ihn zwingt, tief Atem zu holen.

386.5
Dosierung

Urtinktur, je nach dem Grad der Herzinsuffizienz, 3-mal täglich 5 bis 15 Tropfen. Bei den anderen Indikationen D 2.

386.6
Vergleichsmittel

- Rosaceae: Crataegus oxyacantha, Laurocerasus, Potentilla anserina, Potentilla tormentilla, Sanguisorba officinalis, Spiraea ulmaria.
- Herzbezug: Adonis vernalis, Apocynum cannabium, Convallaria majalis, Crataegus oxyacantha, Digitalis purpurea, Helleborus niger, Iberis amara, Kalmia latifolia, Laurocerasus, Oleander, Sarothamnus scoparius, Scilla maritima, Strophantus gratus.

386.7 Literatur

[1] Allen TF. Prunus spinosa. Encyclopedia of pure Materia Medica. Bd. 8. New York: Boericke & Tafel; 1874–1880: 157–163

[2] Clarke JH. Prunus spinosa. Dictionary of practical Materia Medica. Bd. 2.2. London: Homoeopathic Publishing Company; 1900–1902: 887–890

[3] Scheidegger E. Prunus spinosa. Allgemeine Homöopathische Zeitung 1904; 149: 50

387 Psorinum – psor

lt.: Sarcoptes scabiei var. hominis, dt.: Krätzmilbe, engl.: scabies

387.1 Substanz

Nosode – Homöopathische Zubereitung aus den Hauteffloreszenzen der **Ektoparasitose-Skabies**, hervorgerufen durch **Animalia, Arachnidae** (Spinnentiere), **Acaridae** (Lausmilben), **Sarcoptes scabiei var. hominis** (Krätzmilbe)

An der Geschichte des Arzneimittelbildes Psorinum lässt sich ein Gesinnungswandel Hahnemanns gegenüber der Isopathie aufzeigen. Im *Organon*, selbst noch in der VI. Auflage, nimmt Hahnemann noch mit aller Entschiedenheit Stellung gegen dieses ihm gewissermaßen untergeschobene Kind seiner Lehre. Er schreibt dort in der Anmerkung zu §56: „Dieß **Heilen Wollen** aber durch eine **ganz gleiche** Krankheits-Potenz (per idem) widerspricht allem gesunden Menschen-Verstande und daher auch aller Erfahrung." Wenn wir uns fragen wie Hahnemann zu solchen Schlussfolgerungen kommen konnte, müssen wir uns vergegenwärtigen, dass er die Ansicht vertrat, die Heilung komme infolge Verdrängung der natürlichen Krankheit durch die künstliche (Arznei-) Krankheit zustande. Die übrigbleibende künstliche, also Arzneikrankheit heile dann von allein in kurzer Zeit. Wenn man also die natürliche Krankheit mit dem Isopathikum angehe, so setze man an Stelle der natürlichen Krankheit wiederum dieselbe Krankheit. Es bleibe dann also die gleiche Krankheit übrig. Am Schluss derselben Anmerkung im *Organon* bemerkt Hahnemann noch bezüglich des Psorinums: „Aber mit einem menschlichen Krankheits-Stoffe (zum Beispiel einem Psorikum von Menschen-Krätze genommen) gleiche menschliche Krankheit (Menschen-Krätze oder davon entstandenen Übel) heilen wollen – das sei fern!" ([3]: 393)

Einige der Anhänger Hahnemanns gingen aber in Bezug auf die Deutung der homöopathischen Heilung auf anderen geistigen Pfaden und setzten Versuche dieser Art fort. Der Tierarzt Lux wendete das Contagium der Tuberkulose an, und Hering machte Versuche mit Psorinum. Es entspann sich ein heftiger Kampf, wobei Hahnemann diese Vertreter der Homöopathie leidenschaftlich und persönlich angriff. Besonders gegen Gross ergoss sich der Unwillen Hahnemanns. Stapf ließ aber in seinem Archiv 1833 einen Aufsatz Herings ([6]: 32–66) über Psorin erscheinen und in derselben Nummer auch eine Arzneimittelprüfung von Psorin von zwei Schülern Hahnemanns (mit Dr. S–r in L. und O. A. R. in P. bezeichnet), welche Hahnemann selbst für das Archiv zur Verfügung gestellt hatte ([5]: 163). Hahnemann schreibt zwar kein Vorwort oder irgendeine Bemerkung zu dieser Arzneimittelprüfung, aber man muss sich dieses Verhalten Hahnemanns doch als ein Einlenken in diesem heftigen Streit erklären. Er hat gewissermaßen stillschweigend sich durch die Tat an der Aufstellung des Arzneimittelbildes eines Isopathikums beteiligt. Obwohl seine Ablehnung der Isopathie in der VI. Aufl. des *Organon* unverändert stehenblieb, müssen wir nun doch eine Änderung der Ansicht Hahnemanns feststellen.

Wenn wir von dem Begriff der Psora[451] die nicht haltbare Verursachung durch Krätze abtrennen, so bleibt für diese ein chronisches, oft über das ganze Leben sich hinziehendes Siechtum übrig, als dessen Reaktionsfeld die Haut mit irgendwie gearteten Ausschlägen im Wechsel mit Krankheiten der inneren Organe häufig beobachtet wurde. Dabei gelangte die Hautaffektion nicht zu einer natürlichen Heilung, sondern wurde entweder von der Haut durch Salben oder ähnliche Maßnahmen vertrieben oder trat durch bloße konstitutionelle Schwäche der inneren Abwehr zurück.

Das Arzneimittelbild von Psorinum ist hinreichend durch klinische Erfahrungen gesichert und gehört zu unseren wertvollsten Nosoden.

Als Nosode ist Psorinum dem Miasma[452] der Psora[453] zugeordnet.

---

[451] Psora: Miasma, bei dem das innere und äußere Erleben des Individuums dem Mangel entspricht.

[452] Das Miasma ist eine Zustandsbeschreibung des Individuums, die auf verschiedenen Betrachtungsebenen

387.2
Klinik des Erregers

Die Skabieserkrankung ist eine Ektoparasitose, die durch die Krätzemilbe, Sarcoptes scabiei var. hominis, verursacht und auf das Stratum corneum der Epidermis, die mehrschichtige, sich ständig abschliffernde Hornhaut beschränkt ist. Die weiblichen, 0,2 bis 0,5 mm großen, befruchteten Krätzmilben graben sich bei Hautkontakt an geeigneten Stellen in die Haut ein. Im Stratum corneum entstehen bis 2,5 cm lange Gänge, die bei heller Haut als unregelmäßige Linien erscheinen können. Sie haben eine Lebenserwartung von 4 bis 6 Wochen und legen täglich 2 bis 4 Eier, von welchen sich zu 10 % nach 10 bis 14 Tagen adulte Milben entwickelt haben. Männliche Exemplare graben keine Gänge.

Vom Wirt getrennt bleiben die Tiere bei einer Umgebungstemperatur von 21 °C und einer relativen Luftfeuchtigkeit von 50 bis 80 % 24 bis 36 Stunden infektiös. Je länger Milben von ihrem Wirt getrennt sind, desto geringer ist ihre Infektiosität.

Epidemiologisch findet sie sich vor allem bei immungeschwächten Individuen vor. Epidemien treten in Kindergärten, Heimen, Gefängnissen und Krankenhäusern auf. In Armengebieten und Flüchtlingslagern ist die Skabies endemisch. Es besteht kein kausaler Zusammenhang zwischen Körperhygiene und dieser Ektoparasitose.

Die Infestation erfolgt durch direkten Körperkontakt. Anfänglich steigt die Milbenpopulation steil an, um bei immunkompetenten Personen wieder abzusinken. Im Spontanverlauf befinden sich nach 6 Monaten nur noch ca. 10 Milben am Körper.

Prädilektiosstellen sind Hautareale mit dünnem Stratum corneum, wie sie sich interdigital, achsillär, cubital, perimamillär, umbilikal, genital, perianal und malleolar finden lassen. Rücken, Kopf und Nacken meist ausgespart. Bei Säuglingen und Kleinkindern jedoch typischerweise behaarter Kopf, Gesicht, palmoplantar.

Klinisch kommt es 4 bis 6 Wochen nach Infestation zu Brennen und intensivem Juckreiz, nachts, wie bei anderen Dermatosen während der ersten drei Schlafstunden, mehr als tags.

Selten kommt es durch die entstehenden Kratzartefakte zu Superinfektionen mit Staphylokokken und Streptokokken. Letztere können zu Erysipel, Lymphagitis, auch mit starker Lymphknotenschwellung führen. Bei Streptokokken der Gruppe A auch Glomerulonephritis und rheumatisches Fieber. Bei bestehender Immunkompetenz des Patienten bildet sich eine Immunität aus. Experimentell konnten Individuen nicht ein zweites Mal mit Skabies infiziert werden.

Bei stark immunsupprimierten Individuen bildet sich die Skabies crustosa aus, die hochinfektiös ist. Es befinden sich 4 700 Milben/g Hautschuppen. Hier ist auch eine indirekte Übertragung über Gegenstände wie Textilien möglich. Aus ihr entwickelt sich die Scabies norvegica sive crustosa mit einem psoriatiformen Erscheinungsbild bis zur Erythrodermie. Sie imponiert mit mittel-feinlamillärer Schuppung und Hyperkeratosen palmar und plantar sowie an den Fingerinnenseiten. Es finden sich Borken in Grün, Creme, Gelb, Grau, Braun sowie Rhagaden streckseitig. Der Juckreiz ist reduziert bis gar nicht.

387.3
Anwendung

Homöopathische Anwendung findet die Zubereitung bei chronischen Dermatosen, chronischen Schleimhautentzündungen, besonders der Atemorgane, Schwächezuständen, besonders in der Rekonvaleszenz nach schweren Krankheiten, Zephalgien und Depression (nach Kommission D).

Psorinum eignet sich für konstitutionelle Schwächezustände, die einhergehen mit einem gedrückten Gemütszustand und einer mangelnden Hoffnung auf Genesung. Gut gewählte Arzneien schlagen nicht an, da die Reaktionskraft fehlt. Die Haut ist fettig und hat ein schmutziges Aussehen und einen üblen Geruch, welche beide durch Waschen nicht zu beseitigen sind. Häufig handelt es sich um Menschen mit chronischen Drüsen- und Hautkrankheiten oder Zustände nach unterdrückten Absonderungen. Psorinum kommt

---

ähnlich charakterisiert werden kann. Sie kann zum Beispiel auf der Ebene der Qualität des inneren und äußeren Erlebens sein.

453 Miasma, bei dem das innere und äußere Erleben des Individuums dem Mangel (Defekt) entspricht.

ebenso wohl für Erwachsene als auch für Kinder in Betracht.

Als das hauptsächlichste Leitsymptom wird angesehen **der Verlust der vitalen Reaktion**, wie sie nach erschöpfenden akuten Krankheiten auftritt, **mit gedrückter, hoffnungsloser Stimmung und Nachtschweißen**. Die Hoffnungslosigkeit und der fehlende Glaube an die Genesung sind ebenfalls als eine Folge des Verlustes der Reaktionskraft anzusehen. Abmagerungen und ein fauler Geruch der Haut begleiten diesen Zustand. Dieser **üble Geruch der Ausscheidungen** und des ganzen Körpers ist als ein weiteres wichtiges Leitsymptom zu betrachten. *Dermatosen* und *Otitis media purulenta* haben einen widerlichen Geruch; *Diarrhö* stinkt wie Aas. Man beobachtet *Dyspnoe* schon bei geringer Bewegung mit dem Bedürfnis zu liegen und, wenn er sich im Freien befindet, ins Haus zurückzukehren. Diese *Dyspnoe* verschlimmert sich eigenartigerweise im Freien und im Sitzen, sie bessert sich im Hause und beim Liegen, während sich solche asthmatischen Zustände doch meist in der frischen Luft und beim Aufsitzen bessern. Das Darniederliegen der Lebenskraft, die mit einer Ansammlung von Stoffwechselschlacken infolge einer schlechten Oxidation einhergeht, zeigt sich besonders auch in **ständigem Frösteln und einer großen Neigung zu Erkältungen**. Trotzdem treten häufig Schweiße am ganzen Körper oder an einzelnen Teilen, zum Beispiel dem Gesicht, den Füßen oder Händen, auf. Hierin ist ein wesentlicher Punkt der Unterscheidung gegenüber dem sehr verwandten Sulphur lotum zu sehen, bei dem eine ähnliche Verschlackung des Stoffwechsels zu venösen Stauungen mit vorwiegenden Hitzegefühlen (allgemeinen Hitzegefühlen, Hitze auf dem Scheitel oder nächtliche Hitze an den Füßen) führt. Der Sulphur-Patient sucht meist Abkühlung, während der Psorinum-Patient sich selbst im Sommer mit der Pelzmütze und mit dem Mantel zeigt oder mehrere Schichten Unterkleider trägt.

Weitere Kennzeichen sind der **auffallende Hunger**, der dazu nötigt, selbst bei der Nacht zu essen. *Kopfschmerzen* treten auf, die sich durch Essen bessern; oder *Kopfschmerzen*, die mit dauerndem Hunger verbunden sind. *Kolikartige Leibschmerzen*, die sich durch Essen bessern.

Stürmisches Wetter greift ihn sehr an; Aufenthalt im Wind wird schlecht ertragen und ruft allgemeine Verschlimmerung und Angstgefühle hervor. Als Folge hat er mit einer *Erkältung* zu rechnen. Sommerwetter macht ihn schlapp und erschöpft. Wenn warmes Wetter auf kaltes folgt, erleidet er eine Verschlimmerung seines Zustandes.

Fahren ruft ebenfalls ängstliche Stimmung hervor, es verschlimmert alle körperlichen und geistigen Beschwerden.

Die **Dermatosen**, für welche Psorinum angezeigt ist, zeichnen sich durch heftiges Jucken aus; es haben sich bei der – nur von 2 Prüfern vorgenommenen und daher keineswegs erschöpfenden – Arzneimittelprüfung *Bläschen*, *Papeln* und *Pusteln* gezeigt. Es wird angegeben, dass die **Verschlimmerung dieses Juckens in der Wärme, besonders in der Bettwärme**, wie wir es von der Scabies kennen, auch für Psorinum gelte. Offenbar hat sich diese Indikation auch bewährt, und wir dürfen diese Modalität von der Scabies für Psorinum zu Recht übernehmen. Psorinum ist ein mächtiges **Heilmittel für konstitutionelle *Dermatosen***. Die Haut hat ein schmutziges Aussehen und verbreitet einen üblen Geruch. Beides lässt sich durch Waschen nicht beseitigen. Sie ist meist von einer gelblichen, fahlen Farbe und fettem Aussehen, schlecht ernährt, die Haare glanzlos und wirr. Ein besonderer Hinweis für Psorinum ist in einer Verschlimmerung innerer Leiden nach Zurücktreten eines Ausschlags zu sehen. Bei jeder Gelegenheit bricht ein übelriechender Schweiß aus. Psorinum wird bei trockenen und *nässenden, flächenartigen* und *Bläschenausschlägen*, bei *Tinea capitis*, bei *Akne*, bei *Psoriasis* und bei unheilsamen *Ulzera* gebraucht, sofern die Kennzeichen für Psorinum, besonders der heftige *Juckreiz*, vorhanden sind. Wenn auch Wärme den Juckreiz vermehrt, so bessern sich die *Hautausschläge* in der warmen Jahreszeit, um im Winter infolge der geringeren Lebenswärme zurückzukehren. Die alten Angaben, dass man mit Psorinum einer Krätzeinfektion vorbeugen könne, dürfen füglich bezweifelt werden. Solche Hautleiden werden häufig bei Individuen gefunden, die zugleich mit *Lymphadenopathien* behaftet sind. Auch ohne Hautausschläge sind *Adenopathien* als eine Indikation für Psorinum anzusehen, wenn die erwähnten Leitsymptome angetroffen werden.

Im Grunde genommen kann Psorinum bei den verschiedensten Krankheitszuständen in Frage kommen. Besonders wird sein Gebrauch noch genannt bei *Durchfällen* der Kinder (*Cholera infantum*) und Durchfällen Erwachsener, wenn sich aashafte, stinkende Durchfälle finden.

In der *Rekonvaleszenz* nach akuten Krankheiten oder nach Säfteverlusten wird Psorinum ebenfalls mit Sulphur lotum konkurrieren, wenn übelriechende Schweiße und ein Verlust der Reaktionskraft zugegen sind. Der Psorinum-Patient leidet mehr unter Frostigkeit, während der Sulfur-Patient Hitzewallungen und partielle Hitzegefühle angibt.

Kopfschmerzen, die von auffallendem Hunger begleitet sind oder sich durch Essen bessern, können in Psorinum ihr Heilmittel finden. Wetterwechsel, Sturm und Kälte steigern die Beschwerden. Einen Tag vor Ausbruch einer Attacke findet sich der Patient besonders wohl. Ruhelosigkeit einen Tag vor einem Gewitter. *Pollinosis* und *Adenoiden* sind im Rahmen des Psorinum-Bildes offenbar bewährte Indikationen. Clarke sagt, dass er mit keinem Mittel mehr Pollinosisanfälle geheilt habe als mit Psorinum.

Psorinum wird eine organotrope Beziehung zu den Kondylen des Kiefergelenks zugeschrieben, wie Rhus toxicodendron und Causticum Hahnemanni auf das Kiefergelenk selbst einwirken.

Bei *Angina tonsillaris* genießt Psorinum einen guten Ruf. Es wird hier auch bei akuter Tonsillitis aufgrund der konstitutionellen Situation gewählt. Es heilt hier nicht nur den akuten Zustand, sondern beugt bei Neigung zu *Anginen* den Rückfällen vor.

Bei *Diarrhö* hat es geholfen, wenn die Stühle übelriechend sind wie Aas. Der Drang kommt stürmisch und plötzlich, meist bei Nacht zwischen 1 und 4 Uhr, auch unwillkürlicher Abgang wird beobachtet.

Bei *Obstipation* kann es noch helfen, wenn der angezeigte Schwefel versagt hat. Es wäre falsch, alle Krankheiten, bei denen Psorinum sich bewährt hat, aufzuzählen. Grundsätzlich kommt es bei allen Krankheiten in Frage, wenn die geschilderte Reaktionsweise vorliegt.

Als eine Modalität, der nicht geringe Bedeutung beigemessen wird, gilt die klinische Beobachtung, dass Psorinum-Fälle am Vortage einer neuen Attacke ihres Leidens beziehungsweise einer Verschlimmerung ihres Zustandes sich auffallend wohl fühlen, sodass sie durch den Rückschlag sehr überrascht sind (vergleiche Nux vomica).

387.4
Arzneimittelprüfung

Da Hahnemann sowie seine unmittelbaren Schüler, zum Beispiel C. Hering, jeden Hautausschlag, soweit er nicht auf Syphilis oder Sykosis zurückzuführen war, als Krätze ansahen, so wissen wir nicht, ob der zur Prüfung angewendete Stoff tatsächlich aus Scabiesbläschen oder aus einer anderen Hautaffektion stammt. Die von Gross angestellte Prüfung wurde mit einem von einer Pityriasis sicca oder Psora sicca entnommenen Ausgangsstoff, also vermutlich keiner Scabies, auf jeden Fall einem anderen Stoff vorgenommen. Die Ergebnisse der Gross'schen Prüfung wurden daher hier ausgeschieden.

Die heute verwendete Arznei Psorinum wird auf jeden Fall von echten Krätzebläschen gewonnen.

Die Hahnemann'sche Prüfung wurde, wie man annehmen kann, mit Hochpotenzen angestellt. Das aus dieser Prüfung gewonnene Arzneimittelbild wird allgemein als sehr zuverlässig angesehen, wenn man es nach der Ähnlichkeit verordnet.

387.5
Konstitution

Der Psorinum-Patient ist hoffnungslos, voller Angst und Furcht; er denkt immer ans Sterben. Eine seiner hervorstechendsten Eigenarten ist der Mangel an Eigenwärme, er friert ständig, kleidet sich im Sommer, als wäre es tiefer Winter, da er sich sonst eine Erkältung zuzieht. Trotzdem gerät er leicht in Schweiß, der von sehr üblem Geruch ist; besonders treten Nachtschweiße von durchdringend widerlichem Geruch auf. Im Freien fühlt er sich schlecht, er bekommt Atemnot im Freien, muss deshalb ins Haus zurückkehren und sich legen. Er ist mit chronischen Hautleiden von üblem Geruch behaftet. Trotz seines ständigen Frierens kann er Sonnenbestrahlung nicht ertragen; vor einem Gewitter ist er nervös und deprimiert.

Es handelt sich beim Psorinum-Patienten um stoffwechselgeschwächte Menschen, wie man sie häufig nach akuten Krankheiten antrifft. Sie kommen aus Mangel an Vitalität nicht zu Kräften und haben jeden Glauben an ihre Genesung verloren; nachts treten übelriechende Nachtschweiße auf.

387 – Psorinum – psor

Es besteht oft ein ungewöhnlicher Hunger, selbst bei Nacht. Durch Essen bessern sich Bauchschmerzen und auch andere Beschwerden, zum Beispiel Kopfschmerzen.

Die Krankheitszustände, welche für Psorinum in Betracht kommen, sind im Winter schlimmer. Sie treten im Wechsel mit Hautausschlägen oder nach Unterdrückung von Hautausschlägen oder Schweiß auf (Psorische Krankheiten). Man wird bei diesen Patienten feststellen, dass sie sich in den Phasen ihrer Krankengeschichte, in welchen ein Ausschlag vorhanden war, wohler fühlen als in den Zeiten, in denen derselbe „geheilt" war.

387.6
Arzneimittelbild

Leitsymptome: Hoffnungslose, melancholische Stimmung.

Übler Geruch aller Ausscheidungen tritt verschiedentlich hervor (zum Beispiel im Mund, des Ohrenflusses und Stuhles) und darf verallgemeinert werden, ⊙ **auch Schweiße und Menstrualblut aashaft stinkend.**

Hautleiden ⊙ **von hartnäckiger Natur mit üblem Geruch trotz Waschens**; Haut schmutzig und fettig.

Hervorstechende Empfindlichkeit gegen Kälte und Luftzug, friert immer; kann sich nicht warm genug anziehen.

Neigung zu Schweißen am ganzen Körper oder an einzelnen Teilen (Gesicht, Hände, Füße). Übelriechende Nachtschweiße.

Auffallende Atemnot, auch ohne Erkrankung der Brustorgane, schlimmer im Freien.

⊙ **Mangelnde Reaktion infolge mangelnder Vitalität und Anhäufung von Stoffwechselprodukten und durch zurückgetretene Ausschläge mit großer Schwäche.**

⊙ **Rekonvaleszentenmittel bei großer Schwäche, Niedergeschlagenheit und Nachtschweißen.**

⊙ **Der Kranke fühlt sich ungewöhnlich wohl am Tage vor einer Krankheitsattacke.** Verschlimmerung nachts.

Kälte < und in der kalten Jahreszeit < ;

Vor und während eines Sturmes <, durch Sonnenbestrahlung <, durch Fahren <.

⊙ **Verschlimmerung, wenn warmes Wetter auf kaltes folgt, zum Beispiel im Frühjahr.**

Wärme >, ⊙ **kleidet sich sehr warm, selbst im Sommer.**

Ruhe > und Liegen >.

Essen >.

Geist und Gemüt: Voller Angst und Furcht, beschäftigt sich immer mit traurigen Gedanken, denkt immer ans Sterben; plötzlich sehr lustig, ebenso plötzlich sehr traurig, wechselt des Tags sehr ab. ⊙ **Selbstmordgedanken.** Gedächtnis sehr schwach, kann sich an nichts erinnern. Schwindelig und benebelt im Kopf.

Schlechter Schlaf bei Nacht oder große Schläfrigkeit bei Tage. ⊙ **Erwacht nachts mit Hunger, muss selbst bei Nacht essen.**

Kopf: Völle und Eingenommenheit des Kopfes mit **Besserung durch Nasenbluten und durch Kaltwaschen sowie durch Essen**, schlimmer durch geistige Arbeit. Lymphknoten nuchal geschwollen, berührungsempfindlich.

Kopfschmerz: ⊙ **Drückendes, betäubendes Kopfweh.** ⊙ **Heißhunger vor oder während des Kopfwehs.**

Zephalgie mit Hunger

Augen: Tränen, Sandgefühl und Brennen der Augen. Feurige Funken vor den Augen.

Ophthalmie rekurrierend

Ohren: Stechende Schmerzen in den Ohren. Übelriechender Eiter aus den Ohren mit Schmerzen in den Ohren (die betreffenden Prüfer dürften schon vor der Prüfung an einer chronischen Otitis gelitten haben). ⊙ **Ohrgeräusche.**

Otitis externa, auch chronisch

Nase: Flüssiger Schnupfen mit Brennen und Niesen oder zäher Schleim aus der Nase. Stockschnupfen mit trockener Nase. Weiße eiternde Bläschen an der Nasenscheidewand.

> Rhinitis rezidivierend
> Adenoide
> Pollinosis

Gesicht: Blass, ☉ **fettig, schmutzig wie ungewaschen.** Schwellung und Schmerzhaftigkeit der submandibularen und nuchalen Lymphknoten mit Empfindlichkeit bei Berührung. Schmerzen an den Kondylen des Unterkiefers.

Mund: Trockenheit der Zunge, Zungenspitze wie verbrannt, sodass er fast keinen Geschmack hat. Ranziger Geschmack und ☉ **fauler Geschmack im Mund.** Sein Butterbrot schmeckt morgens wie Katzenharn.

Zähne: Lockerung der Zähne, Schwellung des Zahnfleisches.

> Parodontitis

Innerer Hals: Brennen und Kitzeln im Hals, wundes Gefühl. **Stechen in den Tonsillen, kann nur mit Schmerz schlucken.**

> Angina tonsillaris chronisch
> Pharyngitis chronisch

Magen: Ungewöhnlicher Hunger und Durst, ☉ **muss selbst bei Nacht essen.** Verlangen nach Bier. Höchster Ekel vor Schweinefleisch. Aufstoßen nach faulen Eiern schmeckend. Sodbrennen. Übelkeit und süßes oder saures Erbrechen. Häufiger Schluckauf.

Abdomen: Faulig riechende Blähungen. Abgang von Blähungen und Stuhl bessert die Bauchschmerzen, Essen beseitigt alsbald Kolikschmerzen. Schmerzen überall im Bauch.

> Leber- und Stoffwechselstörung

Rektum und Stuhl: Stuhl übelriechend und durchfällig. ☉ **Stuhl faulig riechend.** Drang zu Stuhl unwiderstehlich; wenn er zu Stuhl geht, geht nichts weg. Stuhl in der Nacht beinah unwillkürlich, er konnte kaum den Nachttopf erreichen, der Stuhl war dabei gehörig geformt und wie Kügelchen zusammengeknetet.

> Obstipation
> Diarrhö chronisch besonders bei Kindern

Blase: Nach der Entleerung Nachtröpfeln des Harnes.

> Enuresis

Geschlechtsorgane: Kondylome der Genitalien.
- weiblich: ☉ **Übelriechende Leukorrhö.**
- männlich: Libido bei Männern setzt aus mit Abneigung gegen Beischlaf.

Larynx und Trachea: Kitzelgefühl im Kehlkopf, welches einen Anfall von trockenem Husten hervorruft.

> Laryngitis

Husten und Expektoration: Sprechen ruft Husten hervor. Husten mit Auswurf von grünem Schleim, wie Eiter, schlimmer besonders morgens beim Erwachen und abends beim Niederlegen. ☉ **Husten bei Abkühlung.**

Ausgesprochene Kurzatmigkeit in der frischen Luft, besser beim Liegen, muss das Haus aufsuchen wegen Kurzatmigkeit im Freien.

Brust: Schwere und Schwäche auf der Brust. Wundheit und stechende Schmerzen in der Brust und unter dem Brustbein. ☉ **Herzklopfen durch Bewegung und durch Anstrengung.** Kann nicht auf der linken Seite liegen. Stechen in den Brüsten bei Frauen.

> Bronchitis chronisch
> Asthma bronchiale
> Lungentuberkulose

Extremitäten: ⊙ **Rheumatische Schmerzen in den Gelenken.** Schwitzen an den Händen und Füßen.

Frost und Frösteln: Schaudern und Frösteln. Mangel an Lebenswärme. Kälteempfindung mehrere Tage lang. **Kältegefühl mit heißen Wallungen**, großer Schwäche und Schläfrigkeit. ⊙ **Schüttelfrost im Frühling.**

Schweiß: Plötzliche Hitze über dem ganzen Körper mit Schweißausbruch beim Essen. Beim Gehen und bei geringer Anstrengung reichlicher Schweißausbruch mit folgender Schwäche und Neigung zu Erkältungen. ⊙ **Saurer oder fauler Geruch des Schweißes.** Erleichterung durch Ausbruch von Schweiß.

Haut: Heftiges Jucken der Haut ⊙ **mit Verschlimmerung in der Bettwärme. Es bilden sich Papeln, Pickel und Bläschen**, die sich mit gelblicher Flüssigkeit füllen und eine Kruste bilden an allen Körperteilen.

Nach Hering ruft Psorinum (bei Versuchen an Kranken) „Hautausschläge verschiedener Art hervor, zum Beispiel rosenartige Stellen überm ganzen Körper, kleine Schwären mit großem, rotem Hofe, besonders am Unterleibe, feines, weiches, rotes Friesel; an Rücken und Gelenken sind dergleichen mehr, besonders aber krätzeähnliche Blasen zwischen den Fingern, Krätzeblasen am Hintern, Schrunden und Spalten".

Ekzeme chronisch, Winter <
Ekzem Säugling

Allgemein: Stürmisches Wetter greift ihn sehr an. Frische Luft verschlimmert das Befinden. Sonnenbestrahlung macht sie erschöpft. Kurzatmigkeit an der frischen Luft, muss das Haus aufsuchen und sich hinlegen. Erleichterung durch den Eintritt von Schweiß.

Große Abneigung gegen alles Gefahrenwerden, dann plötzlich nicht schnell genug zu befriedigende Lust dazu.

⊙ **Fühlt sich ungewöhnlich wohl am Tage vor einer Attacke** (Anfälle von Kopfschmerzen, von Herzsensationen).

⊙ **Überempfindlichkeit gegen Schmerz.**

Adenopathie
Lymphadenitis

387.7
Dosierung

Nur hohe Potenzen, D 15, D 30 und D 200 oder C-Potenzen, in einzelnen Gaben. Die Wiederholung soll nur nach Ausklingen der Reaktion, etwa nach 2 bis 3 Wochen, mindestens einigen Tagen, erfolgen. Gewöhnlich wird man mit 2 Gaben erreichen, was mit Psorinum zu erzielen ist. Die Herstellung von Autopsorin erfolgt am einfachsten und schnellsten mit Hilfe der Einglasmethode, wobei man für die niederen Potenzen bis D 6 Aqua dest. benützt. Als Ausgangsstoff verwendet man den Inhalt eines Hautbläschens oder das Sekret eines Ausschlags.

387.8
Vergleichsmittel

- Nosoden: Anthracinum, Bacillinum, Carcinosinum, Lyssinum, Medorrhinum, Pyrogenium, Syphilinum, Tuberculinum, Tuberculinum Klebs, Tuberculinum Koch alt, Tuberculinum Marmoreck.
- Es gibt fast kein Symptom des Psorinum-Bildes, das nicht auch bei Sulphur lotum vorhanden wäre. Beide haben Reaktionsmangel und den üblen Geruch, das Darniederliegen der Stoffwechsel- und Lebertätigkeit gemeinsam. Beide haben große Bedeutung für Patienten, bei denen die Genesung sich hinzieht oder eine akute Krankheit chronisch zu werden droht. Doch liegt bei den Störungen der Wärmeregulation bei Psorinum der Akzent deutlich auf einer ausgeprägten Frostigkeit und Kälteempfindlichkeit, während der Sulphur-Patient vergleichsweise mehr unter Hitzegefühlen zu leiden hat.

- Verzögerte Rekonvaleszenz: Conium maculatum, Hepar sulphuris, Pyrogenium, Sulphur lotum.
- Fühlt sich am Tage vor einer Krankheitsattacke besonders wohl: Nux vomica.
- Leerer Magen <, muss auch nachts etwas essen: Anacardium occidentale, Calcium fluoricum, Hedera helix, Iodum purum, Ignatia amara, Petroleum crudum, Phosphorus, Tabacum.
- Essen >: Anacardium orientale, Graphites naturalis, Ignatia amara, Iodum purum, Mandragora officinarum, Petroleum crudum.
- Hautausschläge mit übelriechender Sekretion: Magnesium carbonicum, Sepia succus, Silicea terra, Sulphur lotum.

387.9
Kasuistik

387.9.1 Asthma bronchiale

So behandelte ich einmal einen Arzt im Alter von 48 Jahren, der seit 15 Jahren an schwerstem Asthma bronchiale litt. Es bestand, als ich die Behandlung übernahm, schon wochenlang hohes Fieber, und man konnte dem Patienten nur noch sehr geringe Lebensaussichten geben wegen der großen Schwäche und Auszehrung. Bei dem Patienten fiel mir auf, dass er trotz seines Fiebers, und obwohl er im warmen Bett lag, eine wollene Strickjacke, darunter eine Pelzweste, unter dieser sein Hemd und schließlich auch noch eine Unterjacke anhatte. Er fror ständig, zugleich aber schwitzte er sehr stark und sonderte einen Schweiß von durchdringendem Geruch ab. Auch das massenhaft ausgehustete Sputum war von üblem Geruch. Die nächtliche Atemnot war trotz des Gebrauchs von Antiasthmatica so heftig, dass er jede Nacht meinte, ersticken zu müssen. Er bekam Psorinum, wenige Gaben in Hochpotenzen. Damit trat eine entscheidende Veränderung auf. Die Schweiße und das Frieren verloren sich samt dem Fieber, und der Kranke zog freiwillig seine mehrfachen Unterkleider aus. Die Behandlung wurde dann noch weitergeführt mit Sulphur lotum und anderen Arzneien und gestaltete sich sehr erfolgreich (nach Verfasser).

387.10
Literatur

[1] Allen TF. Psorinum. Encyclopedia of pure Materia Medica. Bd. 8. New York: Boericke & Tafel; 1874–1880: 164–177

[2] Clarke JH. Psorinum. Dictionary of practical Materia Medica. Bd. 2b. London: Homoeopathic Publishing Company; 1900–1902: 891–902

[3] Hahnemann S. Organon-Synopse. Organon 5. 6. Aufl. § 56. In: Luft B, Wischner M, Hrsg. Organon-Synopse. Heidelberg: Haug; 2001: 391–393

[4] Stapf JE. Psorin (Psoricum.). In: Gypser K, Waldecker A, Hrsg. Gesammelte Arzneimittelprüfungen aus Stapfs „Archiv für die homöopathische Heilkunst" (1822–1848). Bd. 2. Heidelberg: Haug; 1991: 749–787

[5] Hahnemann S. Einige Bemerkungen über das Psorin. Archiv für die Homöopathische Heilkunst 1833; 13 (3): 163

[6] Hering C. Einige Bemerkungen über das Psorin. Archiv für die Homöopathische Heilkunst. 1833; 13 (3): 32–66

388 Ptelea trifoliata – ptel

lt.: Ptelea trifoliata, dt.: Kleeulme, engl.: wafer ash

388.1
Substanz

Plantae – Rutaceae (Rautengewächse) – **Ptelea trifoliata**

Es handelt sich um einen sommergrünen Strauch oder kleinen Baum mit dicken fleischigen Wurzeln. Er ist sehr trockenresistent. Seine Laubblätter stehen wechselständig und haben drei Fiederblätter. Im April bildet er kleine grünweiße Blüten aus, aus welchen sich die scheibenförmigen, im Durchmesser 2 bis 2,5 cm großen Früchte ausbilden. Heimisch ist die Pflanze im südöstlichen Nordamerika.

Homöopathische Verwendung finden die frische Wurzelrinde und Blätter nach der Fruchtreife.

388.2
Anwendung

Homöopathische Anwendung findet die Zubereitung bei Dyspepsie und chronischen Hepatopathien (nach Kommission D).

388.3
Arzneimittelprüfung

Die Arzneimittelprüfung wurde im Jahre 1868 in Dr. Hales *Provings* veröffentlicht. An dieser waren 10 Ärzte und 2 Frauen beteiligt, darunter bekannte Namen wie Nicol, Burt und Cowperthwait: es hat sich ein scharf ausgeprägtes Arzneimittelbild ergeben. In der Hauptsache wurde die Tinktur zur Prüfung verwendet, von Cowperthwait die C 6.

Am stärksten betroffen von der Prüfung waren die Verdauungsorgane, wobei die Leber im Mittelpunkt der Wirkung steht. Es ergaben sich hierbei kennzeichnende Symptome, die einen Verlust des Tonus der Verdauungsorgane und Leberstörungen anzeigen. Es entsteht das Gefühl eines herabhängenden Gewichts in der Magengegend beim Stehen und ein zerrendes Gefühl in der Lebergegend bei Linkslage. Das vegetative Nervensystem ist stark an der Wirkung beteiligt mit Beteiligung der seelischen und intellektuellen Funktionen. Auch die Sinnesorgane sind übereizt, die Augen und das Gehör sind überempfindlich.

388.4
Arzneimittelbild

Leitsymptome: Schmerzen in der Lebergegend, besser durch Liegen auf der rechten Seite; bei Linksliegen und Stehen Zerrgefühl.

Besserung aller Beschwerden durch Bewegung in kalter, scharfer Luft.

Magen- und Leberbeschwerden, schlimmer durch Essen, besonders fetter Speisen. Aber auch Magenschmerz und Kopfschmerz nach Essen vergehend.

Abneigung gegen Butter und Fleisch, Verlangen nach sauren Speisen.

Nachts <, morgens <, durch warme Luft <.

Geist und Gemüt: Gedrückter Gemütszustand. Nach dem Essen, am Morgen, ein Gefühl von Lebhaftigkeit und Unternehmungslust, 1 Stunde später **Gemütsverstimmung und Verdrossenheit** über alles und gegen jedermann. Will allein gelassen sein. Versäumt seine Pflichten in unverantwortlicher Weise.

Verwirrung der Gedanken, kann beim Lesen dem Gang der Gedanken nicht folgen. Abneigung gegen jede geistige Arbeit. Möchte am liebsten lang liegen und an überhaupt nichts denken. **Nervöse Hast. Kann nichts schnell genug tun**, ein Gedanke jagt den andern; beim Schreiben kann er sich kaum die Zeit nehmen für die einzelnen Worte; kann sich nur schlecht konzentrieren.

Große Reizbarkeit. Jedes Geräusch regt ihn auf. Bei einem unerwarteten Geräusch fährt er zusammen. Gedächtnis sehr geschwächt.

Kopfschmerz: Dumpfe und stechende Kopfschmerzen und Schwindel, schlimmer durch schnelle Bewegung, durch warmen Raum, durch geistige Anstrengung. Erwachen mit Kopfschmerz und Hunger, beides nach einem kräftigen Frühstück vergehend.

Augen: Schmerzhafte Empfindlichkeit gegen Licht.

Ohren: Lautes Sprechen ist unerträglich; eine angenehme Stimme klingt rau, meint Krämpfe zu bekommen, wenn er zuhören muss. Klingen und Singen in den Ohren. Lauteindrücke klingen lang in den Ohren nach.

Gesicht: Lippen trocken und aufgesprungen. Gesicht blass, besonders um die Augen; krankes und gelbes Aussehen.

Mund: Zunge gelb belegt mit wundem Gefühl. Trockener und bitterer Mund oder auch Speichelfluss. Der Speichel läuft nachts aus dem Mund und macht die Kissen nass. Nahrung hat keinen oder einen unnatürlichen Geschmack.

Magen: Appetit stark vermindert oder völlig fehlend. Reichlicher Durst. Kann nicht den Anblick oder Geruch von Speisen ertragen, vor allem von Roastbeef. Saures oder bitteres Aufstoßen. Übelkeit und Brechreiz. Erbrechen bessert nicht. Druck im Magen wie von einem Stein, nach dem Essen Gefühl vollkommener Leere und Elendigkeit im Magen nach dem Essen. Hunger und Kopfschmerz beim Erwachen, beides durch ein kräftiges Frühstück vergehend. Magengegend schmerzhaft bei Druck und Bewegung. Schmerz beim Sprechen und beim Bücken.

Abdomen: Druckgefühl oder Stechen in der Lebergegend, besser bei Liegen auf der rechten Seite; **beim Stehen und bei Linksliegen ein Gefühl, als ob die Leber an ihren Bändern zerren würde**. Leber geschwollen und empfindlich gegen Kleiderdruck. Schwere und Schmerz in der Leber beim Gehen und Aufrechtstehen. **Magen- und Leberbeschwerden nachts und gegen Morgen aus dem Schlafe weckend**. – Milz geschwollen und schmerzhaft. Rumpeln und kolikartige Schmerzen in den Gedärmen. Leib aufgetrieben oder **Gefühl, als sei der Leib hohl und leer und eingezogen**.

Dyspepsie
Cholezystopathie
Hepatopathie

Rektum und Stuhl: Durchfall. Stühle schleimig mit aashaftem Geruch. Verstopfung mit viel Drang und Jucken am After, Stühle schwarz.

Prostata: Hitzegefühl in der Prostata.

Harnröhre: Brennen und Kitzeln in der Harnröhre.

Urin: Harnmenge gesteigert. Sediment weiß und reichlich; Niederschlag von Phosphaten. Gelbrotes Sediment.

Geschlechtsorgane:
- männlich: Libido zuerst angeregt, nachher völlig aufgehoben.

Extremitäten: Ziehende oder wandernde rheumatische Schmerzen in allen Gliedern. Flüchtige Nervenschmerzen in verschiedenen Teilen des Körpers. Prickeln und Taubheit der Hände, Gefühl wie bei einem elektrischen Strom. Zittern der Hände.

Schlaf: Unterbrochen durch Verdauungsbeschwerden. Ruheloser Schlaf, wirft sich ständig hin und her. Schreckhafte Träume. Erwacht um 2 Uhr nachts mit Kopfschmerzen und Ohrensausen oder an angstvollem Traum.

Frost und Frösteln: Schaudern selbst am warmen Ofen, dabei heißer Kopf. Ein kaltes Rieseln läuft die Wirbelsäule auf und nieder.

Fieber: Fiebrige Hitze mit Übelkeit und Schmerzen in allen Gliedern. Trockene Hitze am ganzen Körper, besonders an den Handflächen.

Schweiß: Schweiße in der Nacht und beim Aufwachen.

388 – Ptelea trifoliata – ptel

Haut: Haut gerötet, trocken. Heftiges Jucken über den ganzen Körper. Blasen- und Furunkelbildung.

Allgemein: Den ganzen Tag über unaufgelegt zu geistiger und physischer Anstrengung. Unbehagen an Körper und Geist, möchte am liebsten sich lang legen und an überhaupt nichts denken. **Widerwille gegen Butter und fette Speisen, gegen Fleisch, Verlangen nach sauren Speisen.** Verschlimmerung durch Käse.

388.5
Dosierung

D 2 bis D 12. Auch Hochpotenzen.

388.6
Vergleichsmittel

- Rutaceae: Angustura vera, Dictamnus albus, Jaborandi, Ruta graveolens, Xanthoxylum fraxineum.
- Liegen auf der rechten Seite bessert Leberschmerz: Bryonia alba.
- Beim Liegen auf der linken Seite Gefühl, als ob der Bauchinhalt nach links hinüberfiele: Magnesium carbonicum.
- Leeregefühl im Magen nach dem Essen: China officinalis, Ignatia amara, Lycopodium clavatum, Podophyllum peltatum, Staphysagria.
- Druck und Völle im Magen nach dem Essen: Abies nigra, Antimonium crudum, Bryonia alba, China officinalis, Magnesium carbonicum.
- Druckgefühl wie von einem Stein nach dem Essen: Abies nigra, Bryonia alba, Antimonium crudum.
- Erwachen mit Kopfschmerz und Magenschmerzen, durch Essen vergehend: Mandragora officinarum.
- Kann nichts schnell genug tun: Acidum sulphuricum, Iodum purum, Lilium tigrinum, Medorrhinum, Natrium muriaticum, Nux vomica.
- Übelkeit beim Anblick und Geruch von Speisen: Sepia succus; bei Speisegeruch: Arsenicum album, Cocculus indicus.

388.7
Literatur

[1] Allen TF. Ptelea trifoliata. Encyclopedia of pure Materia Medica. Bd. 8. New York: Boericke & Tafel; 1874–1880: 177–205

[2] Clarke JH. Ptelea. Dictionary of practical Materia Medica. Bd. 2.2. London: Homoeopathic Publishing Company; 1900–1902: 903–906

[3] Hale EM. Ptelea trifoliata. In: American Institute of Homoeopathy, Hrsg. Transactions of the Twenty-First Session. St. Luis, June 2–5, 1868. Bd. 1, 2. Boston: Mudge & Son; 1869: 155–239

389 Pulsatilla pratensis – puls

lt.: Pulsatilla pratensis ssp. nigricans, dt.: Küchenschelle, engl.: European pasque flower

389.1
Substanz

Plantae – Ranunculaceae (Hahnenfußgewächse)[454] **oder Anemoneae – Pulsatilla pratensis ssp. nigricans**

Pulsatilla pratensis ist eine ausdauernde krautige Pflanze mit einem Rhizom als Überdauerungsorgan. Blätter und Stängel sind silberweiß, behaart und weich. Die gefiederten Blätter bilden grundständige Rosetten. Ihre zwittrigen, violetten Blüten mit schwarzvioletten Blütenhüllblättchen sitzen nickend einzeln auf Stängeln. Sie ist in den gemäßigten Zonen der Nordhalbkugel anzutreffen. Pulsatilla pratensis ist eine kalkliebende Pflanze.

Homöopathische Verwendung findet die frische, zur Blütezeit gesammelte Pflanze.

389.2
Pharmakologie und Toxikologie

Pharmakologisch wirksame Inhaltsstoffe sind Protoanemonin und Anemonin. Anemonin entsteht durch Dimerisation bei der Trocknung aus wasserdampfflüchtigem, leicht polymerisierbarem Protoanemonin, dabei verliert die Struktur ihre schleimhautreizende Wirkung. Auch Anemonin ist nur beschränkt beständig, weshalb die Haltbarkeit der Urtinktur kurz ist. Beide Substanzen wirken antibakteriell, antipyretisch, sedativ, insektizid gegen Drosophila melanogaster.

Diese Inhaltsstoffe lassen sich auch in anderen Ranunculusarten nachweisen, wie Ranunculus bulbusos und sceleratus.

Neben diesen finden sich Bitterstoffe, Gerbstoffe und Saponine im Wurzelstock.

389.3
Anwendung

Homöopathische Anwendung findet die Zubereitung bei Dermatosen, Varikosis, Entzündungen der Atemwege, des Magen-Darm-Systems, des weiblichen Genitalsystems wie Vaginitis mit Leukorrhö, Dysmenorrhö, Schwangerschaftsbeschwerden, Laktationsstörungen. Bei Zystitis, Ischurie, Erkrankungen des rheumatischen Formenkreises, Entzündungen des Auges. Otitis media, Masern, Mumps, Zephalgien, Insomnie, Dysthymie (nach Kommission D).

Hahnemann selbst charakterisiert Pulsatilla pratensis so:

„Es wird auch der arzneiliche Gebrauch der Pulsatilla um desto hülfreicher sein, wenn in Übeln, in denen in Rücksicht der Körperzufälle dieses Kraut paßt, zugleich ein schüchternes, **weinerliches**, zu innerlicher Kränkung geneigtes, wenigstens mildes und nachgiebiges Gemüth im Kranken zugegen ist, zumal, wenn er in gesunden Tagen guthmütig und mild (auch wohl leichtsinnig und gutherzig schalkhaft) war. Vorzüglich passen daher dazu langsame, phlegmatische Temperamente, dagegen am wenigsten Menschen von schneller Entschließung und rascher Beweglichkeit, wenn sie auch gutmüthig zu sein scheinen.

Am besten ist's, wenn auch untermischte Frostigkeit nicht fehlt und Durstlosigkeit zugegen ist.

Bei Frauenzimmern paßt sie vorzüglich dann, wenn ihre Monatszeit einige Tage über die rechte Zeit einzutreten pflegt; so auch besonders, wenn der Kranke abends lang liegen muß, ehe er in Schlaf gerathen kann, und wo der Kranke sich abends am schlimmsten befindet. Sie dient in den Nachteilen vom Genuß des Schweinefleisches."

Von großer Bedeutung sind die Anzeichen **venöser Stauung**, die zu einem erheblichen Teil das Befinden beherrschen. Die Beschwerden werden besser bei Bewegung in frischer Luft und Abkühlung. Dagegen können Aufenthalt in einem warmen Zimmer und heißes oder gar schwüles Wetter oder Herabhängenlassen eines kranken Gliedes eine spürbare Verschlimmerung der Beschwerden

---
[454] Wurden von dem Botaniker Linné zunächst den Anemonen (Windröschen) zugeordnet, was genetische Analysen mittlerweile bestätigen.

bringen. Die Hände werden gerne nach oben hinter den Kopf genommen. Muss mit erhöhtem Kopf schlafen. Die Glieder, besonders die Füße, sind meist kalt, und es ist ständiges Frieren vorhanden, das aber weniger durch äußere Wärme bessert, sondern durch Bewegung im Freien. Bei heißem Wetter werden diese Menschen schlaff, energielos und nervös-gereizt; auch neigen sie zu Diarrhö. Gefühl von Hitze in der Nacht, muss die Bettdecke abwerfen.

Während die Hände und Füße kalt und zyanotisch sind, ist der Kopf erhitzt; infolgedessen begegnen wir *Kopfschmerzen*, die vor und nach der Menses sich verschlimmern; auch *Epistaxis* zu dieser Zeit oder wenn die Menses aussetzt.

Als Konstitutionsmittel verwandt muss Pulsatilla dem Abschnitt des weiblichen Lebens zugewiesen werden, der **zwischen Menarche und Klimakterium** fällt. Sie hat besondere Bedeutung für die Pubertät, die Schwangerschaft, das Klimakterium und alle Vorgänge, die mit dem weiblichen Geschlecht zusammenhängen, besonders auch Schwangerschaft, Geburt und Puerperium. Bei den Prüfern kam neben der Hemmung der Menses auch ein zu frühes Eintreten und Verspätung derselben zum Vorschein. Dies hat jedoch für die Anwendung am Kranken weniger Bedeutung gewonnen. Ein unregelmäßiges Eintreten der Menses, bald zu früh, bald zu spät, bald schmerzhaft, bald schmerzfrei, bald zu schwach, bald zu stark, kann auch ein Hinweis auf Pulsatilla pratensis sein. Am wichtigsten ist zweifellos neben den *Zyklusstörungen* die typische Gemütsbeschaffenheit. Im Gegensatz zu der gewöhnlicheren Form der **Depression**, bei der die Patientin dem Arzt die Berechtigung eines Zupruches abstreiten will, ist sie dafür leicht zugänglich, ja sogar dankbar und wird davon günstig beeinflusst. Sie ist froh, dem Arzt ihr Vertrauen entgegenbringen zu können und ist deshalb leicht zu lenken. Ihr ängstlicher Blick sucht Hilfe und bittet um „Gutwetter" in der Miene des Arztes. Wenn man ihr gut zuredet, so fasst sie wieder Mut und Hoffnung, und auf dem Gesicht, auf dem noch die Tränen der Verzweiflung stehen, erscheint wieder ein getrostes Lächeln. Solche Patienten stehen in gutem Rapport mit dem Arzt und bringen ihm dankbares Gefühl entgegen.

Wenn diese typische Gemütsverfassung bei den Prüfungen nicht zum Vorschein kam, so kann dies meines Erachtens nichts gegen die Richtigkeit der Arzneimittelprüfungen am Gesunden aussagen. Vielmehr ist auch hier wieder zu beachten, dass ein bestimmtes Symptom immer nur dann bei der Prüfung auftreten kann, wenn es bei einem Prüfer bereis „vorgebildet" ist, das heißt, schon schlummernd oder latent in diesem Prüfer ruht, sei es nun, dass seine Konstitution von Haus aus dazu neigt oder dass ein früheres Kranksein schon solche Symptome bei dem Betreffenden vorgebildet und gleichsam eine Disposition dazu zurückgelassen hat. Durch eine Arzneimittelprüfung kann ein solches, schon einmal vorhandenes Symptom leichter wieder erscheinen. Umgekehrt kann ein Symptom, das wir eigentlich erwarten, bei einem Prüfer, dessen Organismus derlei völlig fremd ist, sich ungern herausbilden. Die Zahl der Pulsatilla-Prüfer war beschränkt und bestand ganz überwiegend aus Männern; es lässt sich daher leicht verstehen, wenn keine dem Pulsatilla-Typus verwandten Naturen darunter waren.

Bei der Arzneimittelprüfung wurde statt der als typisch genannten gutmütigen und leicht beeinflussbaren Gemütsverstimmung besonders eine ärgerliche und launische Gereiztheit bemerkt. Diese scheint sich für die Auswertung weniger als kennzeichnend gezeigt zu haben. Doch wird man sich gegebenenfalls bei sonst passenden Krankheitsfällen daran erinnern und einen starren und unnatürlichen Schematismus, wie er leider meist geübt wird, vermeiden. Jedenfalls bewährt sich Pulsatilla pratensis auch bei anderen Typen, wenn die **Menstruationsstörung** vorliegt.

Akute Erkrankungen, für die Pulsatilla pratensis oft in Frage kommt, sind **Bronchitis, Gastritis, Enteritis, Zystitis** und **Zystopyelitis, Cholezystopathie**.

Sie ist ein ausgezeichnetes Mittel bei ganz **akuter Arthritis** mit Fieber und Gelenkschwellungen bei dem typischen häufigen Wechsel der Schmerzen, die immer wieder den Sitz ändern. Auch bei **akuter Rhinitis** kommt sie in Frage, wenn die Erscheinungen im Freien besser sind und der Schnupfen ständig wechselt, beispielsweise ist die Nase bald verstopft, bald frei; oder es ist bald die eine Seite verstopft, bald die andere. Der Verlust des Geruchs besitzt für die Wahl von Pulsatilla bei **chronischer** *Rhinitis* Bedeutung.

Übersicht über die wichtigsten Organbeziehungen und die klinische Verwendung:

Schleimhäute: Absonderungen sämtlicher Schleimhäute sind milde und gelb. Beteiligt sind die Augen, Ohren, Atmungsorgane, Verdauungsorgane, Geschlechts- und Harnorgane. Besserung durch Bewegung und in der frischen Luft ist hinweisend. Hahnemann empfiehlt „Pulsatilla bei einer schnellen **Magenverderbniß**, mit stetem widerlichem Aufstoßen, nach verdorbenen Speisen, gewöhnlich mit Niedergeschlagenheit des Gemüths bei kalten Füßen und Händen" (*Organon*, 6. Aufl., S. 7, Fußnote). Zu Infektionen des Mittelohrs besitzt Pulsatilla eine beachtenswerte Beziehung. Oft schon ist eine therapieresistente ***Otitis media*** schnell durch Pulsatilla pratensis beendet worden.

Haut: *Urtikaria, Perniones, Masernexanthem, Ulcus varicosum.*

Bewegungsorgane: Akute und chronische *Erkrankungen des rheumatischen Formenkreises, rheumatisches Fieber, Neuritis.* Hinweisend ist der ständige Wechsel der Beschwerden, die Verschlimmerung bei Ruhe und Besserung durch Bewegung. Verschlimmerung durch Hängenlassen der Glieder und Bedürfnis, die Glieder hoch zu legen. Verschlimmerung am Abend und bei Nacht. *Klimakterische Arthropathie* in den Knien.

Blutkreislauf: Venöse Stauung am ganzen Körper, wodurch das Befinden weitgehend bestimmt wird. Es bestehen einerseits viel Frösteln und Kälte der Hände und Füße, welche sich durch Bewegung, besonders in der frischen Luft, bessern, andererseits Blutwallungen im Klimakterium, Hitzegefühl im warmen Zimmer und im Bett.

Geschlechtsorgane: Bei Männern ***Prostatitis, Spermatozystitis, Epididymitis, Orchitis*** und ***Urethritis***. Bei Frauen Entzündungen der Geschlechtsorgane, besonders aber ***ovarielle Insuffizienz*** mit Abschwächung und Verspätung der Menses, auch ***sekundäre Amenorrhö***. **Schwangerschaftsbeschwerden** (*Varikosis*) und zur Vorbereitung eines normalen und gelinden Geburtsverlaufs. Alles ist einem ständigen Wechsel unterworfen, die Wiederkehr, die Stärke und Dauer der Blutung wechseln, auch die subjektiven Beschwerden ändern sich ununterbrochen.

Nervensystem: *Kongestive Zephalgien*, depressive Zustände infolge innersekretorischer Störungen der Ovarien und der Hypophyse in ihrer gonadotropen Funktion.

Gallen- und Lebersystem, Magen und Darm: ***Cholezystitis*** und *Cholezystopathien* und davon abhängige *Dyspepsie*. Der Stuhl ist ständig wechselnd in Beschaffenheit und Rhythmus der Entleerung, meist besteht Neigung zu **Diarrhö**. Hervorstechend ist die Unverträglichkeit von fetten Speisen, vor allem von Schweinefett. Oft besteht schon ein Widerwille gegen fettgebackene Speisen. Genau genommen handelt es sich um Fett, das einen Erhitzungsprozess durchgemacht hat. Auch verbackene Butter wird nicht gut ertragen, während frische Butter viel seltener Beschwerden hervorruft.

Durch Pulsatilla pratensis wird die ausscheidende Funktion der Haut, der Schleimhäute und der Niere beträchtlich verstärkt.

389.4
Konstitution

Aus der mehrere Generationen von Ärzten umfassenden Arbeit mit der Kuhschelle hat sich ein bestimmter Arzneitypus herausentwickelt, zu dem schon Hahnemann den Grundstock gelegt hat. Obwohl Pulsatilla pratensis auch für das männliche Geschlecht Bedeutung besitzt, hat es sich gezeigt, dass jene Frauen mit der oben geschilderten Weinerlichkeit und der einem gutgemeinten Zuspruch zugänglichen Depression einem bestimmten Typ angehören, der gekennzeichnet ist durch helle Haare, blaue Augen und weiblich gerundete Formen. Dieser hat sich sowohl nach der psychischen als auch der somatischen Seite, nicht bei den Prüfungen, sondern durch Erfahrung der Praxis ergeben.

Sie haben ein sanftes, nachgiebiges Wesen und sind von der Sympathie ihrer Umgebung abhängig. Infolge einer gewissen Ängstlichkeit anderen gegenüber nehmen sie leicht alles Übel und sind zu stiller Ärgernis geneigt. Die Tränen sitzen ihr locker, und jede unangenehme seelische Spannung ruft einen Strom von Tränen hervor; sie hat nahe „ans Wasser gebaut". In der Sprechstunde brechen sie beim Bericht über ihre Krankheit in Tränen aus, finden aber, wenn sie getröstet werden, leicht Kontakt mit dem Arzt und nehmen den Trost dankbar an; auf Regen folgt Sonnenschein.

Auffallend ist auch das Verhalten gegenüber Temperatureinflüssen. Obwohl die Patientinnen ständig frösteln und immer kalte Hände und Füße haben, können sie warme Kleidung nicht leiden, sind daher immer nur leicht gekleidet. „Die leicht kontraktilen Hautgefäße der frostigen Pulsatilla-Frau bedürfen weniger der schützenden Hüllen als des Zutritts der frischen, kühlen Luft und der dazugehörigen Bewegung." (Stiegele)

Die Besserung bei Bewegung, besonders bei Bewegung in der frischen Luft, ist eine beherrschende Modalität von Pulsatilla pratensis; sie kommt besonders bei akuten und chronischen rheumatischen Leiden zur Geltung. Auch diese Eigenart, wie auch die Verschlimmerung bei herabhängenden Gliedern, lässt sich auf die venöse Stase des Pulsatilla-Patienten zurückführen.

Die Menses ist meist zu spät, spärlich und unregelmäßig, das Blut in der Farbe wechselnd, mit mancherlei Beschwerden vor der Menses, aber auch noch während derselben. Die große Veränderlichkeit der Beschwerden, die sich sowohl bei den körperlichen als auch den psychischen Beschwerden der Pulsatilla-Patientin zeigt, bedingt nicht selten auch einen starken Wechsel im Auftreten der Menses; bald ist sie zu früh, bald zu spät; bald zu lang, bald zu kurz; bald zu schwach, bald zu stark.

Dieser häufige Wechsel im Symptomenspiel findet seinen Ausdruck auch bei Erkrankungen des rheumatischen Formenkreises in einem Hin- und Herziehen der Schmerzen, bei der Stuhlentleerung, wo oft kein Stuhl dem anderen gleicht, und nicht zuletzt in einer erheblichen Beeinflussbarkeit der seelischen Verfassung: leicht beleidigt und verstimmt, bald wieder gutherzig lachend, bald traurig und voller Tränen.

In Pulsatilla pratensis haben wir ein lehrreiches Beispiel dafür, wie aus dem Grundstock einer Arzneimittelprüfung ein vollständiges und abgerundetes Arzneimittelbild mit einprägsamen Zügen, ja ein ganzer **Konstitutionstyp** entwickelt wurde. Ein nicht unwesentlicher Teil dieser Züge wurde erst durch die Beobachtungen am Kranken durch gelungene Heilungen beigebracht. Wohl begründet in der Arzneimittelprüfung sehen wir die **Hemmung der Menses, die Stauung im venösen System mit der Besserung aller Beschwerden durch Bewegung in der frischen Luft und der Verschlimmerung durch äußere Wärme, trotz der allgemeinen Frostigkeit** an. Auch der **rasche Wechsel der Stimmung** und der ständig wechselnde Zustand im Gesamtbefinden sind in den Prüfungssymptomen in Teilgebieten zu erkennen und dürfen als dominierend herausgestellt werden. Dagegen findet die **Zugänglichkeit für Trost** bei der Depression und die Neigung, in Tränen auszubrechen, in der Arzneimittelprüfung keine genügende Begründung; sie wurden aus der Beobachtung an Pulsatilla-Patienten ergänzt. Auch die Verwendung der **Verschlimmerung durch Schweinefleisch und fetten Speisen** ist im Prüfungsprotokoll schlecht gestützt. Eine Bemerkung, die man in dieser Richtung heranziehen könnte, ist das Symptom „Kopfweh, als ob man zu viel gegessen hätte oder als ob der Magen verdorben wäre durch Überladung mit zu viel fettem Fleisch". Dieses „als ob" wird man nicht als eine voll genügende Begründung der Fettempfindlichkeit der Pulsatilla-Natur ansehen wollen. Weitere Symptome lauten: Nach Kuchenessen Aufstoßen wie alter, ranziger Lichttalg; Abneigung gegen Genuss von Schweinefleisch. Trotzdem darf man diese Unverträglichkeit von fetten Speisen und von Butter als einen führenden Zug der Verdauungsstörungen betrachten. Immerhin hat diese Andeutung für Hahnemann genügt, seine Aufmerksamkeit in der Therapie darauf zu richten. Das Ergebnis war, dass in der Konstellation der Pulsatilla-Symptome die Empfindlichkeit gegen Fett als ein wichtiger Teil eingereiht wurde. Ein eigenartiges, zunächst nicht näher erklärbares Symptom stellt die **Durstlosigkeit**, die für Pulsatilla als typisch angesehen wird, dar. Im Prüfungsprotokoll findet sich das Gefühl des Durstes häufiger als die Durstlosigkeit, und man wird deshalb das Vorhandensein von Durst in einem Erkrankungsfall nie als eine Gegenanzeige für die Verordnung von Pulsatilla ansehen dürfen. Nur in den von Hahnemann selbst gesammelten Symptomen findet sich das Gefühl von „Hitze des Körpers ohne Durst", einmal „Lecken der Lippen, ohne zu trinken". Eine Trockenheit der Lippen und das Fehlen des Durstes trotz vorhandener Hitze darf allerdings als ein genügender Grund angesehen werden, um dieses

Symptom wegen seiner Ungewöhnlichkeit als ein wertvolles herauszustellen. Häufiger wird man aber beim Pulsatilla-Fall das Gefühl des Durstes und besonders des Durstes auf alkoholische Getränke antreffen.

389.5
Arzneimittelbild

Leitsymptome: Stimmung wechselnd und veränderlich, traurig, ⊙ **zu Tränen geneigt, jedoch einem Trost zugänglich.** Nervös überempfindlich, Mangel an Spannkraft.

Menses verspätet und schwach, aussetzend, mit Krämpfen, ⊙ **oder die Menses ändert sich ständig in Rhythmus, Stärke und Beschwerden, häufig ist sie verspätet und spärlich.** Nach der Menses tritt Erleichterung der Beschwerden ein.

Die Beschwerden verschlimmern sich, wenn das erkrankte Glied herunterhängt, sie bessern sich bei Bewegung nach anfänglicher Verschlimmerung.

Stets frierend, kann aber trotzdem keinen warmen Raum, keine warmen Anwendungen und kein heißes Wetter ertragen.

Die Blutzirkulation und damit alle übrigen Beschwerden bessern sich bei Bewegung im Freien, obwohl sehr viele Beschwerden mit Frostigkeit verbunden sind.

Die Verschlimmerung in der Wärme ist umso auffallender, als es sich häufig um Krankheiten handelt, die durch Erkältung entstanden sind. ⊙ **Neigung zu Erkältungen**: Neuralgie, Katarrhe der Luftwege, Blasenkatarrh, ausbleibende Menses bei kalten Füßen.

⊙ **Beschwerden von Schweinefleisch, fettem Kuchen usw.**

Körperliche und geistige Beschwerden sind öfters mit Frostigkeit verbunden.

⊙ **Folgen unterdrückter Absonderung**, zum Beispiel der Menses, des Fußschweißes (Rheuma), eines Trippers (Epididymitis), und Besserung, wenn unterdrückte Absonderungen wieder erscheinen.

⊙ **Absonderung der Schleimhäute dick, rahmartig, mild, gelbgrün.**

Bei Hitzegefühlen Durstlosigkeit trotz trockener Zunge und trockenen Lippen, Ohrenschmerzen, besonders nachts, häufiges Harnlassen; ⊙ **Hinterkopfschmerzen bei Husten sind Erscheinungen, die bei Pulsatilla-Patienten häufig angetroffen werden.**

Modalitäten: Schmerzen und Husten abends und vor Mitternacht <.

Nervöse Abspannung dagegen am Morgen <, nach der Ruhe <.

Äußere Wärme <, Bettwärme <, Zimmerluft <.

Hängenlassen der Glieder <.

In der Ruhe <.

Vor und während der Menses <.

Bewegung im Freien >, in kühler Umgebung >, durch häufigen Lagewechsel >, durch fortgesetzte Bewegung >.

⊙ **Depression durch tröstenden Zuspruch >.**

Geist und Gemüt: Ängstlichkeit, weiß sich nicht zu lassen. Angst in der Gegend des Herzens bis zur Selbstentleibung. Zittrige Angst, als wenn ihm der Tod bevorstünde. Am Abend fing er an, sich zu fürchten vor Gespenstern; am Tage ebenfalls Angst mit Zittern und fliegender Hitze am ganzen Körper. Verlust der Entschlusskraft, Abscheu vor der Arbeit. **Rasch wechselnde Wünsche**; er will bald diese, bald jene Arbeit, und gibt man sie ihm, so will er sie nicht. **Selbst bei guter Laune verlangt das Kind bald dieses, bald jenes.**

Neidisch, habsüchtig, ungenügsam, gierig, möchte gern alles allein haben.

Höchst missmutig und verdrießlich. Hypochondrische Mürrischkeit, **er nimmt alles übel.** Von einer unangenehmen Nachricht verfällt er in Traurigkeit. Düster, verdrießlich, sehr frostig.

⊙ **Schüchternes, weinerliches, zu innerlicher Kränkung und stiller Ärgernis geneigtes, wenigstens mildes und nachgiebiges Gemüt; langsame phlegmatische Naturen** (nach Hahnemann).

⊙ **Depressive Verstimmung mit großer Neigung zu Tränen, nimmt aber einen Trost dankbar an.**

⊙ **Sobald sie von ihrer Krankheit spricht, fließen die Tränen.**

389 – Pulsatilla pratensis – puls

Sehr unzufrieden, weint lange, früh nach dem Erwachen. In Weinen ausbrechende Mürrischkeit, wenn man ihn in seinem Geschäft unterbricht.
Schreckhafte Träume.

Depression hormonell

Schwindel: Schwindel wie nach langem Drehen im Kreis. Schwindel beim Bücken mit Neigung zu erbrechen. Schwindel beim Aufwärtssehen, beim Sitzen, beim Aufstehen vom Bett. Schwindel, Taumel und Schwere des Kopfes, Unbesinnlichkeit und Eingenommenheit der Gedanken.

Kopf: Halbseitige Schweiße, am Kopf und allgemein.

Kopfschmerz: Kopfweh, als wenn es die Stirne und Schläfe zersprengen wollte, schlimmer durch Bücken, abends, ⊙ **durch Essen.** Vor und nach der Menses, bei ausbleibender Menses; besser durch Binden, **durch Bewegung im Freien.** Wandernder Kopfschmerz, halbseitiger Kopfschmerz; **Schmerz im Hinterkopf,** ⊙ **zersprengend bei jedem Hustenstoß.**

Zephalgie
Neuralgie

Augen: Entzündete Bindehäute, brennend, stechend, mit trockenem Gefühl, reichlicher Tränenfluss, ⊙ **schlimmer im warmen Zimmer.** Augenlider rot und geschwollen, Gerstenkörner. Gesichtsverdunkelung, Funkensehen. Bedürfnis, die Augen zu reiben. ⊙ **Horner-Syndrom**[455].

Konjunktivitis
Blepharitis
Stenose ductus lacrimalis
Keratitis
Hordeolum

---

[455] Von Richwien bei einer unfreiwilligen Arzneimittelprüfung bei einem Patienten mit multipler Sklerose beobachtet (Kleinerwerden und Tränen des Auges, Schwitzen der rechten Gesichtshälfte verstärkt, dazu weitere Pulsatilla-Symptome; Schwindel vasomotorischer Art und Missmut, [8]: 119).

Ohren: Entzündung des Gehörgangs mit Eiterabsonderung, Ohren wie verstopft; Klingen und Sausen in den Ohren mit Schwerhörigkeit, heftige stechende Schmerzen in den Ohren.

Otitis media
Otitis externa

Nase: Schnupfen mit dickem, gelbem und übelriechendem Schleim, Fließ- und Stockschnupfen, Besserung in der frischen, kalten Luft. **Verlust des Geruchs.** Nasenbluten, besonders vor der Menses. Übler Geruch des Schleims wie bei einem alten Katarrh. ⊙ **Bald ist die Nase verstopft, bald ist sie frei, oder bald ist die eine Seite verstopft, bald die andere.**

Rhinitis akut und chronisch
Sinusitis frontalis

Mund: Bitterer, fader oder fauler Geschmack wie nach faulem Fleisch, Verlust des Geschmacks. Unterlippe in der Mitte aufgesprungen. Zunge wie verbrannt. Übler Geruch und zäher Schleim im Mund oder trockener Mund. Durst mit Verlangen nach Bier, nach alkoholischen und anregenden Getränken. **Durstlosigkeit.** (Hahnemann erwähnt 9-mal Durst und 3-mal Durstlosigkeit! Allen: Symptom 451, auch 553 und 888.)

Mumps

Zähne: Zahnschmerzen und Schmerzen im Zahnfleisch, die sich auf kalte Speisen und kalte Luft bessern und durch warme Speisen verschlimmern. Geschmack nach faulem Fleisch und bitterer Geschmack.

Innerer Hals: Im Rachen Wundheitsgefühl und zäher Schleim.

Äußerer Hals: Bohrende und spannende Schmerzen in den Glandulae submandibulares.

Magen: Häufiges Aufstoßen meist von bitterem Geschmack. Brechübelkeit und Erbrechen der Speisen, von bitterem Schleim. Nach Kuchenessen Aufstoßen wie alter, ranziger Lichttalg. Drücken,

Völle und Sodbrennen nach dem Essen, ☉ **besonders nach fetten, süßen und sauren Speisen, nach Schweinefleisch, Kuchen, Pasteten**, Gefrorenem, nach saftigen Speisen wie Salz, Gurken, Obst.

Magenkatarrh und Blähungskolik nach dem Essen. Kopfweh, als ob man zu viel gegessen hätte oder als ob der Magen verdorben wäre durch Überladen mit zu viel fettem Fleisch. Gefühl, als ob man den Magen verdorben hätte.

Gastritis
Cholezystitis
Hepatopathie

Rektum und Stuhl: Selten Verstopfung, häufiger **Durchfälle**, gallig (auch weiß), wässrig und schleimig, mit Kolikschmerzen, ☉ **ständig wechselnd**. Stühle, die nur aus Schleim bestehen.
 ☉ **Wechsel von Durchfall mit Verstopfung.**
 ☉ **Keine zwei Stühle haben die gleiche Beschaffenheit.** Hämorrhoiden, blind oder blutend mit Wundheit oder Stechen im After.

Enteritis akut und chronisch
Sommerdiarrhö

Blase: Häufiger Harndrang. **Harninkontinenz beim Husten**, beim Gehen, nachts.

Zystitis
Pyelonephritis
Harninkontinenz
Enuresis

Prostata:

Prostatitis

Harnröhre: Brennen und Ziehen in der Harnröhre bei und nach dem Harnlassen.

Urethritis Sekret mild

Urin: Harn wasserhell oder braun, satzig. ☉ **Harnbeschwerden infolge Erkältung nach kalten Füßen.**

Geschlechtsorgane:
- weiblich: **Menses zu spät und zu schwach**, seltener zu bald. Ausbleibende Menses mit kalten Füßen. Krämpfe vor und während der Menses, Gefühl des Hinabdrängens. ☉ **Druck nach unten tagelang vor der Menses, als ob diese eintreten wollte. Viel Frösteln und kalte Füße, Hitzewallungen und schwankende Gemütsverfassung vor und bei der Menses sowie beim Ausbleiben der Menses.** ☉ **Alles ist unregelmäßig:** Die Menses kommt in unregelmäßigen Zwischenräumen, bald schmerzhaft, bald ohne Schmerzen, verschieden nach Stärke und Dauer. **Leukorrhö dick, mild und milchig**, aber auch dünn und scharf. Brüste gespannt und schmerzhaft, ☉ **schlimmer vor der Menses**.

Leukorrhö bei kleinen Mädchen
Amenorrhö
Dysmenorrhö
klimakterische Beschwerden
Wehenschwäche
Krampfwehen
Lochienstau
Laktationsbeschwerden

- männlich: **Hoden geschwollen** mit reißendem Schmerz; Erektionen mit Erregung. Ausfluss aus der Harnröhre mit Brennen. Pollutionen.

Epididymitis

Larynx und Trachea: Heiserkeit, ☉ **kommend und gehend**. Heftiges Kitzeln und Kratzen im Kehlkopf.

Laryngitis

Husten und Expektoration: Trockener krampfartiger Husten, schlimmer beim Liegen, besser beim Aufsitzen, abends und nachts, ☉ **dagegen morgens lockerer, schlimmer in Wärme, besser im Freien. Dicker, zäher, gelber Schleim von bitterem Geschmack**, auch Blutauswurf. ☉ **Hinterkopfschmerzen bei jedem Hustenstoß.**

Brust: Stechen beim Husten in der Brust.

Bronchitis

Extremitäten: Steifheit und Muskelschmerzen im Nacken und in der Lendengegend. **Venen an den Gliedern sichtbar gestaut.** Anschwellung der Füße. Wehtun, Schwere und Vollheitsgefühl. Große Müdigkeit. Schmerzen in allen Muskeln und Gelenken, reißend spannend und stechend. **oft den Ort wechselnd, besser in Bewegung, schlimmer in Ruhe** und Wärme. Gliederschmerzen treten auf in der Ruhe mit Einschlafen der Glieder; sie verschlimmern sich zunächst durch Bewegung, durch Herabhängenlassen der Glieder, **bessern sich aber bei Fortsetzung der Bewegung.**
  Gelenke steif und wie verrenkt. Bedürfnis, die Glieder zu strecken. **Hängenlassen der Glieder vermehrt den Schmerz.** Häufiger Lagewechsel bessert.
  Auflaufen der Venen und brennend heiße Hände, welche Kühlung suchen. ⊙ **Plötzliches Abreißen der Gliederschmerzen soll typisch sein.**

Varikosis
Phlebitis
Thrombose
Erkrankungen des rheumatischen Formenkreises
Neuralgie

Schlaf: Erschwertes Einschlafen, da er von seinen Gedanken nicht loskommen kann. Schlaf ruhelos wegen unerträglichen Hitzegefühls, muss alle Decken wegwerfen. Schlechter Schlaf infolge ängstlicher Hitze und Unruhe. Spätes Einschlafen oder baldiges Wiedererwachen, ⊙ **Erwachen durch Wallungen.** Schreckhafte Träume nachts; schrickt aus dem Schlaf auf. Je länger er liegt, umso matter wird er und desto länger will er liegen.

Frost und Frösteln: Häufiges Frieren und Schaudern. Schüttelfröste ohne folgenden Schweiß. **In der Hitze Venen aufgelaufen und Unverträglichkeit äußerer Wärme.** Will die Kleider von sich werfen. Hitzewallungen. Ängstliche Hitze, als wenn er mit heißem Wasser übergossen würde, bei kalter Stirne. Hitze des Körpers mit **kalten Händen und Füßen. Gefühl von Hitze bei Nacht ohne Durst.**

Schweiß: Halbseitige Schweiße. Starke Nachtschweiße. Sobald der Patient einschläft, beginnt er zu schwitzen.

Haut: Jucken der Haut, nesselsuchtartige Flecken, schlimmer in der Bettwärme. Pickel an verschiedenen Stellen des Körpers.

Urtikaria
Perniones

Allgemein: Abneigung gegen Fleisch, altgebackenes Brot, gegen Butter und Milch. Widerwille gegen Tabakrauchen.

389.6
Dosierung

Im Allgemeinen sind bei akuten Erkrankungen die D 4 bis D 12 zu empfehlen. Bei unterdrückter Menses mögen die niederen Potenzen (D 2 bis D 3) die Menses schneller wiederbringen. Wenn man damit nicht zum Ziel kommt, können oft noch Hochpotenzen (C 200 etwa wöchentlich eine Gabe) von Erfolg sein. Bei chronischen Störungen ist die D 30 von bester Wirkung. Dass die mittleren Potenzen weniger durchgreifend sein sollen als die niederen und hohen, wie angegeben wurde, konnte ich nicht feststellen. Mössinger hat bei Epididymitis acuta die Tinktur mit Erfolg gebraucht.

389.7
Vergleichsmittel

- Ranunculaceae: Aconitum napellus, Actaea spicata, Adonis vernalis, Cimicifuga racemosa, Clematis erecta, Helleborus niger, Hydrastis canadensis, Paeonia officinalis, Ranunculus bulbosus, Ranunculus sceleratus, Staphysagria.
- Mumps: Conium maculatum.
- Schweiße, sobald der Patient einschläft: Conium maculatum, Silicea terra.

- Gliederschmerzen und Neuralgien, fortgesetzte Bewegung >: Bellis perennis, Ferrum metallicum, Hedera helix, Iodum purum, Magnesium carbonicum, Rhus toxicodendron.
- Depression, endokrin bedingt: Cimicifuga racemosa, Natrium muriaticum (weint, wenn man sie tröstet), Sepia succus (Abneigung gegen Mann und Kinder, gegen die sonst liebste Beschäftigung).
- Magen-, Darm- und Gallenblasenbeschwerden, Fettes < und Schweinefleisch <: Antimonium crudum, Carbo vegetabilis, China officinalis, Ipecacuanha, Mandragora officinarum.
- Amenorrhö, Oligomenorrhö: Aristolochia clematis, Graphites naturalis.
- Hordeolum: Calcium fluoratum, Conium maculatum, Silicea terra, Staphysagria, Thuja occidentalis.
- Rekonvaleszenz: Acidum carbolicum, Acidum sarcolacticum, Conium maculatum, Magnesium carbonicum, Psorinum, Sulphur lotum.
- Varicosis: Acidum fluoratum, Aesculus hippocastanum, Calcium fluoratum, Hamamelis macrophylla, Magnesium fluoratum, Melilotus officinalis, Sepia succus, Zincum metallicum.
- Phlebitis: Crotalus horridus, Lachesis muta, Magnesium carbonicum, Mercurius solubilis Hahnemanni, Sulphur lotum.
- Sekrete, dick, reif, gelb: Hepar sulphuris, Kalium sulphuricum, Mercurius solubilis Hahnemanni, Sulphur lotum.
- Mastodynie: Conium maculatum, Lac caninum, Phytolacca decandra.
- Otitis media: Kalium bichromicum (zähe, strähnige Absonderung), Silicea terra, Tellurium metallicum.
- Harninkontinenz beim Husten: Causticum Hahnemanni, Kalium carbonicum, Natrium carbonicum.
- Erfrierungen und Perniones: Abrotanum, Agaricus muscarius, Petroleum crudum, neben konstitutionellen Mitteln, wie Aristolochia clematis, Sulphur lotum u. a.

389.8 Kasuistik

389.8.1 Rheumatisches Fieber

Ein junges Mädchen, 14 Jahre, bereits menstruiert, erkrankte an rheumatischem Fieber. Nachdem sie von anderer Seite schon 5 Tage mit Salicylsäure behandelt worden war, ohne dass eine erkennbare Besserung eingetreten war, wurde die Behandlung mir übergeben. Befallen sind die Kniegelenke, die Füße mit nicht geringer Schwellung, besonders heftig waren die Schmerzen in den Schultern. Tagsüber sind die Schmerzen erträglich, und auch der Gesamteindruck ist tagsüber nicht schlecht. Abends ist die Temperatur meist 38,8 °C, morgens etwa 38 °C. In der Nacht ist das Befinden jedoch bedeutend schlechter. Nachdem sie zunächst eingeschlafen war, erwacht sie gegen Mitternacht mit heftigen Schmerzen, mit Fieberschauern und heftigen Schweißen. Gegen Morgen bessert sich das Befinden wieder etwas. Ich gab dem Mädchen Lachesis muta D 12. Dadurch schien sich der Zustand zu bessern, jedoch in der 3. Nacht wieder heftige Schmerzen und hohes Fieber. In Frage kam nun Mercurius solubilis Hahnemanni und Pulsatilla pratensis. Den Ausschlag für Pulsatilla pratensis gab der Umstand, dass das Mädchen sich ständig zu bewegen versuchte trotz der Schmerzen und der Gelenkschwellung und weil die Schmerzen von einem Gelenk zum andern wanderten und dafür die anderen Gelenke freigaben. Sie erhielt D 6, 2-stündlich 5 Tropfen. Damit sofortige Milderung der Schmerzen und vom 2. Tag ab auch Abstieg des Fiebers, das nach 1 Woche normal wurde. Von da ab schnell fortschreitende Rekonvaleszenz und völlige Beseitigung aller Gliederschmerzen. Am Endokard keine Entzündungserscheinungen. (Beobachtung des Verfassers)

389.8.2 Mastodynie, Arthropathie der Kniegelenke

Fr. L. B., 35 Jahre, Lehrerin. Kommt wegen Schmerzen beider Kniegelenke seit 1 Jahr, schlechter seit 4 Monaten. Eine Mastodynie 10 Tage lang vor der Menses wurde fachärztlich schon mit Hormonen angegangen ohne Besserung. Die Menses ist schon einige Male etwa 3 Monate lang ausgeblieben. Im Übrigen gesund gewesen.

Körperbau schlank, braune Haare. Psyche freundlich, ihr Blick bittet um Geneigtheit. Leicht erschöpft bei geistiger Tätigkeit, kann dann nichts mehr aufnehmen. Augen sehr lichtempfindlich. Wenn sie viel Sport treiben und sich im Freien bewegen kann, ist die Mastodynie besser. Die Knie sind gering geschwollen. In den Brüsten kein Befund außer Schmerzhaftigkeit. BSK 4/10. Keine Herde festzustellen.

Sie erhält Pulsatilla pratensis D 12, 2-mal täglich 5 Tropfen. Schon bei der nächsten Menses keine Mastodynie mehr, Gelenkschmerzen in den Knien nur noch minimal. Nach weiteren 4 Wochen betrachtet sie sich als hergestellt. (Beobachtung des Verfassers)

389.8.3 Periarthritis humeroscapularis

Das 41-jährige Frl. H. W. kommt am 14.3.1962 in meine Behandlung mit einer akut aufgetretenen Periarthritis humeroscapularis. Sie ist als Beamtin, die viel mit der Maschine schreiben muss, außerstande, ihrem Dienst nachzukommen. Die Schmerzen sind in der Ruhe und nachts am heftigsten, ebenso beim Maschinenschreiben, während eine lockere Bewegung Linderung bringt.

Die Patientin ist mir bekannt, da ich sie 1½ Jahre zuvor wegen einer akuten Gallenblasenentzündung behandelt habe. Mandragora officinarum half ihr damals schnell (Verschlimmerung bei sitzender, vornübergebeugter Körperhaltung). Anschließend war eine Zystitis aufgetreten, die auf Pulsatilla pratensis D 12 gut angesprochen hatte.

Zu dem Befund ist noch zu ergänzen: Kalte Hände und kalte Füße, bei kühlem Wetter rote Nase. Sie weint beim Vorbringen ihrer Beschwerden; sie sei eben zeitweise, sagt sie, sich entschuldigend, so „komisch", dass sie gegen ihren Willen heulen müsse. Dies komme nicht von ihren Schmerzen, obwohl diese sehr heftig seien. Sie hat im Übrigen eine freundliche, vertrauensvoll aufgeschlossene Gemütsart.

Verordnung: Pulsatilla pratensis C 30, einige Kügelchen, im übrigen Placebo-Tabletten. Im Lauf von 3 Wochen bekommt sie insgesamt 4 Gaben Pulsatilla C 30 ohne weitere Behandlung.

Damit sind die Beschwerden bis auf einen minimalen Rest zurückgegangen, so dass sie an die Arbeit zurückkehren kann. Die Heulerei hat aufgehört.

Während dieser Arthritis war eine Akne im Gesicht und ein trockenes Ekzem an den Armen, das seit vielen Jahren bestanden hatte, verschwunden gewesen. Nach Beseitigung der Arthritis sind diese Hauterscheinungen erneut aufgetreten. Sie bekommt nun Psorinum C 30 und 14 Tage später Psorinum C 200, je eine Gabe. (Eigene Beobachtung des Verfassers)

389.9 Literatur

[1] Allen TF. Pulsatilla. Encyclopedia of pure Materia Medica. Bd. 8. New York: Boericke & Tafel; 1874–1880: 205–241

[2] Clarke JH. Pulsatilla. Dictionary of practical Materia Medica. Bd. 2.2. London: Homoeopathic Publishing Company; 1900–1902: 907–926

[3] Clarus. Pulsatilla pratensis. Reils British Journal of Pharmacology 1857; 1

[4] Hahnemann S. Pulsatilla pratensis. In: Lucae C, Wischner M, Hrsg. Gesamte Arzneimittellehre. Bd. 3. Stuttgart: Haug; 2007: 1551–1583

[5] Hughes R. Pulsatilla. Cyclopaedia of Drug Pathogenesy. Bd. 3. London: Gould; 1886–1891: 689–699

[6] Lembke J. Pulsatilla pratensis. Neue Zeitschrift für Homöopathische Klinik 1963; 8: 145

[7] Pötters H. Pulsatilla-Nomenklatur bei Hahnemann-Quellensicherheit unserer Arzneien. Gudjons aktuell 2012; 12 (1): 3–21

[8] Richwien R. Über das Auftreten eines Horner'schen Symptomenkomplexes als Pulsatillasymptom und andere Beobachtungen zur Frage der Reproduzierbarkeit homöopathischer Arzneibilder. Zeitschrift für Klassische Homöopathie 1958; 2 (2, 3): 116–124

[9] Roberts. Pulsatilla. Zeitschrift des Berliner Vereines Homöopathischer Ärzte 1893; 12 (5): 450–458

[10] Stiegele A. Klinische Homöopathie. Homöopathische Arzneimittellehre. Stuttgart: Hippokrates; 1941: 174

[11] Störck von A. Libellus de usu medico Pulsatillae nigricantis. Wien; 1771

[12] Sulzer. Aus amerikanischen Journalen. Pulsatilla. Zeitschrift des Berliner Vereines Homöopathischer Ärzte 1893; 12 (5): 450–458

390 Pyrit – pyr

lt.: Pyrites, dt.: Eisenkies, Schwefelkies, Katzengold, Narrengold, engl.: iron sulfide, fool's gold

390.1
Substanz

Mineralia – Anorganica – Mixtura – 8. Gruppe[456] – Eisen(II)-disulfid – FeS_2

Pyrit ist die kubische Modifikation von Eisen(II)-disulfid. Es ist das verbreitetste sulfidische Erzmineral und enthält neben Eisen Fe und Schwefel S oft Spuren von Arsen, Nickel und Cobalt. Es ist ein abbaubares Golderz. Sein Name leitet sich vom griechischen *pyrites* = Feuer und *lithos* = Stein ab. Durch Reiben können Funken erzeugt werden.

Homöopathische Verwendung findet Pyrit.

390.2
Anwendung

Es findet homöopathische Anwendung bei chronischer *Dysphonie* verursacht durch Ödeme der Plicae vestibulares des Larynx (nach Wachter, persönliche Mitteilung).

390.3
Vergleichsmittel

8. Gruppe Periodensystem der Elemente: Chininum ferro citricum, Ferrum aceticum, Ferrum arsenicosum, Ferrum carbonicum, Ferrum citricum, Ferrum colloidale, Ferrum iodatum, Ferrum metallicum, Ferrum muriaticum, Ferrum phosphoricum, Ferrum picricum, Ferrum sulphuricum.

---

456 Eisengruppe: Eisen Fe, Ruthenium Ru, Osmium Os, Hassium Hs.

391 Pyrogenium – pyrog

lt.: Pyrogenium, dt.: Pyrogenium, engl.: pyrogen

391.1 Substanz

Nosode – homöopathische Zubereitung aus einem bakteriellen Zersetzungsprodukt tierischen Gewebes

Zur Herstellung der homöopathischen Zubereitung wird Rindfleisch zwei Wochen in die Sonne gestellt. Danach werden Bouillon und Fleisch verrieben. Das Ausgangsmaterial muss vor der Sterilisation einen Mindestgehalt von 1×10^4 IE Bakterien-Endotoxin aufweisen. Nach der Sterilisation darf die Urtinktur (D 1) einen Maximalgehalt von 5×10^3 IE an Bakterien-Endotoxin enthalten.

Im Homöopathischen Arzneimittelbuch ist als wahrscheinliches toxisches Prinzip dieser Nosode Bakterien-Endotoxin aufgeführt.

In den USA wurde als Ausgangsstoff für Pyrogenium häufig Sepsiseiter verwendet, also Sepsin, wodurch viel Verwirrung entstanden ist, da oft Unklarheit über die Herstellung des von den Autoren gebrauchten und Pyrogenium genannten Stoffes besteht.

391.2 Klinik des Erregers

Es handelt sich um eine Zubereitung aus bakteriell zersetztem tierischem Gewebe. Sie findet Einsatz bei septischen Ereignissen. Bei einer Sepsis handelt es sich um eine generalisierte Entzündungsreaktion (SIRS) mit Infektion, meist bei Pneumonie, intraabdominellen oder urogenitalen Infektionen.

Eine positive Bakterienkultur gelingt in etwa 33% der Fälle. Ein Drittel der Blutkulturen am potenziellen Infektionsort ist steril. Aus den etwa 33% positiven Blutkulturen werden in 60% der Fälle gramnegative Erreger (Klebsiella, Escherichia coli, Pseudomonas aeroginosa) isoliert und in 20% Pilze. Bei den grampositiven Erregern dominieren Staphyllococcus aureus und Streptococcus pneumoniae.

Wird diese Flüssigkeit Hunden in der ungefährlichen Menge von 1,25 ml je kg Körpergewicht eingespritzt, so schaudern die Tiere und bewegen sich ruhelos umher; die Temperatur steigt um 2 bis 3 °C an; das Temperaturmaximum wird am Ende der 3. Stunde erreicht. Dabei herrscht eine große Muskelschwäche und Durst. Die Tiere werden von Erbrechen von dünnem, fäkulentem Schleim befallen, schließlich entsteht Durchfall und Tenesmus. Diese Symptome laufen in 4 bis 5 Stunden ab, und das Tier erholt sich auffallend schnell zu normaler Lebhaftigkeit und Appetit. Bei tödlichen Dosen steigern sich Darmblutung und Durchfall zu Kollaps mit tödlichem Ausgang. Der Tod wird wahrscheinlich durch die Schwäche des Herzens verursacht. Im Herzen werden Blutaustritte im Endokard des linken Ventrikels, zuweilen auch im Papillarmuskel und in der Nähe der Klappen gefunden; der rechte Ventrikel ist weniger befallen. Auch in der Pleura und im Perikard finden sich Ekchymosen. Die Milz ist vergrößert und mit Blut angefüllt. Am Magen-Darm-Kanal bestehen eine Kongestion und kapillare Hämorrhagie der Schleimhaut mit Ablösung des Epithels. Die Veränderung des Bluts nimmt großen Anteil am Krankheitsprozess; die Farbe ist dunkler, die Erythrozyten klumpen zusammen, viele sind teilweise aufgelöst und teilen dem Serum eine rote Farbe mit. Auch Leukozyten sind teilweise aufgelöst [2].

391.3 Anwendung

Homöopathische Anwendung findet die Zubereitung bei schweren, hochfieberhaften Infektionskrankheiten (nach Kommission D).

Septische Zustände, ganz allgemein, aber besonders wenn diese verbunden sind mit viel Frieren und Schüttelfrösten, Frieren auch bei hohem Fieber und während des Schweißes, mit Ruhelosigkeit und starkem Bewegungsdrang (Tierversuch), mit Wundheitsgefühl, dass das Bett zu hart empfunden wird, und Gliederschmerzen, mit üblem Geruch aller Absonderungen und mit aashaftem Geruch der Stühle; mit einer im Verhältnis zum Fieber ungewöhnlich gesteigerten Pulszahl oder mit einem niedrigen Puls bei hohem Fieber. Es kommt in Betracht insbesondere bei *Puerperalfieber*, bei *infizierten Wunden* mit Allgemeininfektion, bei *Sepsis*, wenn wohlgewählte Mittel nicht helfen und der Prozess fortschreitet oder rückfällig wird. *Abszesse* im Peritoneum und im kleinen Becken, *Nephritis* im Verlauf septischer Erkrankungen.

Bei **grippalen Infekten** mit allen Komplikationen derselben, wie *Bronchitis, Angina tonsillaris, Pneumonie, Pleuritis. Enteritis.* Auch hier ist das **Frieren bei ansteigendem Fieber** das entscheidende Symptom. Pyrogenium ist nur so lange zu geben, wie das Frieren und das Fieber andauert. Meist war es in meinen Fällen nach 1 bis 3 Gaben, die ich alle 3 Stunden wiederholen ließ, gebrochen. Frühzeitig gegeben, kann es die akute Erkrankung kupieren. An den Symptomen (Frieren), und in dieser Fähigkeit, solche Infekte zu kupieren, besteht große Ähnlichkeit mit Camphora naturalis.

Bei **Pneumonie** mit zersetztem Sputum, *Lungenabszess*, **Tuberkulose** im hektischen Stadium, bei **Typhus** und **Paratyphus**, *Sepsis*, akuter infektiöser *Gastroentritis* mit Synkope, kalten Schweißen und aashaft riechenden Entleerungen. Pyrogenium wird das Aconit des *Typhus* und des *septischen Fiebers* genannt. **Diphtherie** mit aashaftem Foetor, bei *akuter Tonsillitis* im Wechsel mit Mercurius solubilis Hahnemanni. Bei Abszess, bei chronischem Ulcus cruris mit aashaftem Geruch.

Bei der im Januar und Februar 1949 auftretenden **Grippe** konnte der Verfasser sich selbst von der ausgezeichneten Wirkung von Pyrogenium überzeugen. Auch bei vielen *Grippeepidemien* in den späteren Jahren, wenn diese mit Fieber und Schüttelfrost einsetzen, hat es sich hervorragend bewährt. Während alle sonstigen in Frage kommenden Fiebermittel, wie Gelsemium sempervirens, Ferrum phosphoricum, Eupatorium perfoliatum usw., versagten, war mit Pyrogenium ein innerhalb von Stunden zu erwartender Umschwung eingetreten. Beim ersten Befallensein, ehe noch eine Lokalisation auf den Schleimhäuten eingetreten war, konnte das schwere Krankheitsgefühl mit Zerschlagenheit in allen Gliedern und durchdringendem Frieren und Frösteln schnell mit einer einzigen Gabe von D 30 in 1 bis 2 Stunden beseitigt werden. Im Laufe der nächsten Tage zeigte sich dann meist ein verhältnismäßig mild verlaufender *Rhinitis* oder *Bronchitis*, die dann mit einschlägigen Mitteln zu behandeln waren. Setzte die Grippe jedoch gleich mit hohem Fieber und heftiger *Bronchitis* oder drohender *Pneumonie* ein, so ging das Fieber mit heftigem Frieren durch Pyrogenium meist in einigen Stunden in einen Schweißausbruch über, um nach ½ bis 1 bis 1½ Tagen auf subfebrile Werte abzufallen. Auch bereits entwickelte *Pneumonien* waren aufs vorteilhafteste zu beeinflussen; spätestens nach 2 Tagen war das Fieber abgefallen. Pyrogenium wurde oral gegeben und musste bei hohem Fieber etwa alle 3 Stunden wiederholt werden. Die Lokalisation auf den Schleimhäuten der Nase, des Rachens, der Bronchien verlangte anschließend ein organotropes Mittel, das nachher gegeben wurde. – Das nach bereits eingetretener Entfieberung öfter wiederkehrende Fieber, das bei dieser *Grippe* zur Beobachtung kam, unterlag nicht der Heilkraft von Pyrogenium; es war auch anderer Natur, war vor allem nicht mit Frost und dem schweren Krankheitsgefühl verbunden. **Pyrogenium hat hier immer nur bei dem initialen Fieber, das stets von Frost, manchmal auch von kaltem Schweiß begleitet war, geholfen, hier aber sehr schnell**.

Je mehr Frostgefühl vorhanden war, umso eindrucksvoller war die Wirkung.

Die Modalitäten, welche herausgestellt wurden, stammen von klinischen Fällen. Auch die Besserung durch Wärme, welche Pyrogenium zugeschrieben wird und zur Abgrenzung von Lachesis muta dienen soll, macht hiervon keine Ausnahme. Man wird daher gut daran tun, solange eine Neuprüfung nicht vorliegt, sich an die klinischen Erfahrungen und Diagnosen zu halten. Bei einer einzelnen kurzen Prüfung mit C 6 durch Boocock ergab sich Frieren, gefolgt von Hitze, dann klebriger, kalter Schweiß, Kälte um den Mund; Stiche in der rechten Tonsille. Bei einer äußeren Temperatur von 70 °F (ca. 21 °C) anhaltendes Frösteln. Die Temperatur sank einige Stunden nach dem Einnehmen um ½ °F, der Puls fiel von 72 auf 60. Boocock nahm dies als Hinweis, dass Pyrogenium auch bei normaler Temperatur die Körperwärme herabzusetzen vermöge. Noch auffallender scheint aber die Herabsetzung der Pulszahl zu sein. Margret Tyler hat Pyrogenium an sich selbst und ihren Patienten bei **grippalem Infekt** mit bestem Erfolg und schneller durchgreifender Wirkung erprobt [8]; ferner bei heftiger **akuter Diarrhö** mit starker Abkühlung und Kreislaufkollaps mit sofortiger Wiederherstellung des Kreislaufs und des Wohlbefindens; bei **Panaritien,** wobei sich der Eiter rasch, oft über Nacht, zusammenzog und der Schmerz schnell nachließ. Hepar sulphuris hat sie hierbei lange nicht so sehr befriedigt wie Pyrogenium. Wenn nach **Typhus** eine Schwäche des Darms zurückgeblieben oder der Patient sich nicht mehr gesund fühlte, war es gleichfalls von bester Wirkung. Der Amerikaner Stuart hat es bei schweren **Verbrennungen** zur Vermeidung der Intoxikation und *Sepsis* erprobt. Der französische Homöopath Noailles hat Paratyphus B mit 3 Gaben Pyrogenium C 200 heilen sehen; er wurde darauf durch die Diskrepanz zwischen der Temperatur (40 °C) und dem Puls von 80/Min. geführt [5]. Léon Vannier gab einer Frau mit schwerster Sepsis nach infiziertem **Abortus** eine Gabe C 30. Die Frau war fast komatös, Temperatur 40,2 °C, der Leib war meteoristisch aufgetrieben, der Darm und die Nieren waren völlig untätig; Atem unerträglich stinkend. Schon nach ½ Stunde trat ein widerlich riechender Schweiß auf, und die Kranke wurde ansprechbar. Nun stellte sich eine aashaft stinkende Diarrhö ein, in Attacken mit kleinen Mengen. 12 Stunden später Arsenicum album C 30, das als Komplementärmittel zu Pyrogenium anzusehen ist [9].

Eine neue Anregung hat Prinzing gegeben durch seine planmäßigen und kritisch angelegten Beobachtungen an Kriegsverwundungen ([6]: 242). Er hat die optimale Dosis in der D 30, ½ ml subkutan, ermittelt. Die Vergleichsfälle erhielten D 15, D 12 und D 8. (Nach der von der herstellenden Firma Müller-Göppingen eingeholten Auskunft handelt es sich um durchweg mit der vorschriftsmäßigen Mehrglasmethode potenzierte Potenzen. Die Angaben Prinzings, dass die Einglasmethode verwendet worden sei, beruhen auf einem Schreibfehler, sind also in diesem Sinne abzuändern.) – Der beste Zeitpunkt der Wiederholung wurde als der 28. beziehungsweise 29. Tag ermittelt. In diesem Zeitpunkt begann der Heilungsprozess der Wunden stillzustehen, oder die Wunden vergrößerten sich wieder. Vom 13. bis 26. Tag wurde eine neue Pyrogenium-Injektion schlecht ertragen; die Wunden vergrößerten sich, oder es gab *Abszesse.*

Als Indikationen haben sich Prinzing ergeben: **infizierte Wunden** mit septischen Allgemeinerscheinungen in allen Stadien, vor allem **große Weichteilwunden, Schussbrüche**[457] mit **Osteomyelitis, Narbenulzera** und **brettharten Infiltrationen.** Auch bei Fällen, welche das septische Stadium bereits überwunden hatten, wie **Knochenfisteln,** ist es indiziert. In einzelnen Fällen musste zusätzlich ein weiteres homöopathisches Mittel gegeben werden: bei Eiweiß im Urin Chantharis vesicatoria, bei blauem Indikan Acidum nitricum D 6, bei rotem Indikan Acidum sulphuricum D 6, bei uratischer Diathese Silicea terra D 6, je 3-mal täglich.

391.4
Arzneimittelprüfung

Die Analogie dieser experimentell erzeugten Symptome des Blutes einerseits zu dem Zustand der Septikämie andererseits ist in die Augen springend. Es wurden auch Versuche unternommen, Pyrogenium als Simile bei Typhus und septischen Fiebern zu verwenden. Burnett berichtet hier über gute Erfolge, die er mit C 6 erzielt hat. Schon vor ihm hat Drysdale das Pyrogenium als das Aconit des Typhus und des typhösen Fiebers bezeichnet [3]. Die Erfahrungen, welche mit Pyrogenium gesammelt wurden, sind von Clarke in seinem *Dictionary of practical Materia medica* zusammengestellt. Ein großer Teil wurde mit infinitesimalen Verdünnungen Swans gewonnen, einschließlich einer Prüfung von Swerbino, die jedoch sehr unvollständig ist.

Diese Prüfung Swerbinos können wir leider nicht verwenden, da nach Angaben von Kent das Pyrogenpräparat Swans aus Sepsiseiter hergestellt wurde, also dem sonst Sepsin genannten Präparat entspricht. Kent schreibt in einem Anhang zu Pyrogenium in seiner Materia Medica:

„Swans Pyrogen-Potenzen wurden aus Sepsiseiter hergestellt (vergleiche Boericke und Tafels

---

[457] Knochenbrüche durch Schusswunden.

Katalog der Swan'schen Potenzen). Swan beschaffte sich von Heath eine Potenz künstlichen Sepsins, das aus verfaultem Rindfleisch bestand." „In den Staaten ist Swans Pyrogenium allgemein im Gebrauch. Burnett wandte Heaths Präparat an. Verfasser (Kent) gebrauchte beides, gibt aber dem von Heath den Vorzug. Clarke irrt sich, wenn er in seinem ‚Dictionary' sagt. Swans Pyrogen-Potenzen seien aus Heaths verfaultem Rindfleisch hergestellt. Der Verfasser kannte Swan gut und kann sich für diese Facta verbürgen. Swerbinos Prüfung wurde mit Swans Potenzen hergestellt, also mit Sepsiseiter. Yinglings Kuren erfolgten mit Swans Hochpotenzen, also mit Sepsiseiter."

Offenbar haben die Amerikaner keinen großen Unterschied zwischen Sepsin und dem „künstlichen" Sepsin oder Pyrogenium gesehen. Wir müssen hier jedoch davon Abstand nehmen, die Erfahrungen von Sepsin mitzuverwerten.

391.5
Arzneimittelbild

Nach meiner klinischer Erfahrung.

Leitsymptome: Frieren und Schüttelfröste selbst bei hohem Fieber und trotz Schweiß. (Niederer Puls bei hohem Fieber und hoher Puls bei niederem Fieber?)

Septischer Fieberverlauf bei Typhus, Paratyphus usw.

Übler Geruch aller Ausscheidungen, aashafter Geruch der Stühle oder aashafter Geruch aus dem Mund. Durchfälle mit Schleim- und Blutabgang.

Wundheitsgefühl und Schmerzen am ganzen Körper, sodass das Bett zu hart empfunden wird. Bei allen Fällen von Fieber, die mit Gliederschmerzen beginnen, empfohlen. Ruhelosigkeit mit starkem Bewegungsdrang.

Verlangen nach Wärme und Besserung durch Wärmezufuhr (im Gegensatz zum Lachesis-Fall, der sich durch Wärme verschlimmert).

391.6
Dosierung

Die niedrigste Verdünnung gebrauchte Burnett mit C 6, 1- bis 2-mal täglich. Stauffer hat D 15 und Hochpotenzen gegeben und empfohlen, rasch einige Gaben hintereinander zu geben und dann abzuwarten, womit wohl gemeint ist, weitere Gaben erst einzusetzen, wenn der Organismus das Bedürfnis dazu zu erkennen gibt. Die Tierärzte bevorzugen D 6 subkutan, wiederholen nach 3 Tagen und warten dann ab [7]. Prinzing gab D 30 (nicht, wie in seiner Veröffentlichung angegeben, nach der Einglasmethode, sondern nach der Mehrglasmethode hergestellt) [6].

Eigene reiche Erfahrung habe ich meist mit D 30 und C 30 gemacht, bei oraler Darreichung.

391.7
Vergleichsmittel

- Nosoden: Anthracinum, Bacillinum, Carcinosinum, Lyssinum, Medorrhinum, Psorinum, Pyrogenium, Syphilinum, Tuberculinum, Tuberculinum Klebs, Tuberculinum Koch alt, Tuberculinum Marmoreck.
- Fieber mit Schüttelfrösten: Chininum arsenicosum, Cocculus indicus, Crotalus horridus, Graphites naturalis, Lachesis muta, Magnesium carbonicum, Oleander, Podophyllum peltatum, Psorinum.
- Diarrhö mit Synkope, Fieber, kalten Schweißen und aashaft riechenden Stühlen: Acidum carbolicum, Arsenicum album, Camphora naturalis, Carbo vegetabilis, Veratrum album.
- Fieber, septisch, mit faulig riechender Diarrhö: Acidum carbolicum, Arsenicum album, Baptisia tinctoria, Carbo vegetabilis, Rhus toxicodendron.
- Gefühl, als sei das Bett zu hart: Arnica montana, Baptisia tinctoria, Echinacea angustifolia.

391.8
Literatur

[1] Boocock R. A proving of Pyrogenium. Homeopathic Recorder 1892; 7(5): 196–198

[2] Burdon Sanderson JS. The Occurrence Of Organic Forms In Connection With Contagious And Infective Disease. British Medical Journal 1875; 1(744): 435–437

[3] Burnett JC. Fevers and blood poisoning, and their treatment: with special reference to the use of pyrogenium. London: Epps & Co.; 1888

[4] Clarke JH. Pyrogenium. Dictionary of practical Materia Medica. Bd. 2b. London: Homoeopathic Publishing Company; 1900–1902: 931–937

[5] Noailles. Pyrogenium. Cahiers d' Homéopathie et Thérapeutique Comparée 1925: 389

[6] Prinzing G. Aus der Praxis – für die Praxis. Lachesis und Pyrogenium bei Kriegsverletzungen. Hippokrates 1948; 19 (8, 11): 242–246, 311

[7] Thienel. Lachesis und Pyrogenium in der Tierheilkunde. Allgemeine Homöopathische Zeitung 1939; 187 (4): 169–178

[8] Tyler M. Pyrogenium. Health through Homoeopathy 1939; 8

[9] Vannier L. Pyrogenium. Practische Beiträge im Gebiete der Homöopathie 1938: 606

392 Quassia amara – quas

lt.: Quassia amara, Quassia excelsa, syn.: Picrasma excelsa, Picraena excelsa, dt.: Quassiabaum, Bitterholz, engl.: bitter wood

392.1 Substanz

Plantae – Simarubaceae (Bitterholzgewächse) – **Quassia amara**

Quassia amara, der Quassiabaum, ist ein kleiner 2 bis 5 m hoher Baum mit grauer Rinde. Er ist nach Graman Quassi benannt, der im 17. Jahrhundert die Wirkung des Quassia-Extraktes erkannte und heilend einsetzte. Picrasma excelsa ist der Jamaika-Quassiabaum. Heimisch ist er in Südamerika und auf den Westindischen Inseln. Aus dem hellgelben, sehr bitteren Holz wird der Quassia-Extrakt gewonnen. Er hat einen ausgeprägt bitteren Geschmack und wird in geringen Mengen in der Lebensmittelindustrie angewendet. Quassia-Spritzbrühe[458] findet Einsatz als Insektizid.

Homöopathische Verwendung findet nach HAB1 das Holz sowohl von Quassia amara als auch von Picrasma excelsa.

392.2 Pharmakologie und Toxikologie

Für seine Wirkung verantwortlich sind Quassinoide[459] wie Quassin, Neoquassin, Isoquassin und ähnliche. Für Quassin ist eine antiplasmodiale, antivirale, zytotoxische, antiinflammatorische und amöbizide Wirkung nachgewiesen. Quassin wirkt bei parenteraler Verabreichung toxisch. Die Symptome sind Bradykardien, Tremor und paralytische Erscheinungen.

392.3 Anwendung

Verwendet wird das Holz als Antipyretikum und als Stomachikum bei den Eingeborenen Brasiliens. Phytotherapeutische Anwendung erfolgt zur Appetitanregung, Verdauungsförderung, bei Magen-Darm- und Gallebeschwerden sowie parasitären Enteritiden.

Homöopathische Anwendung findet die Zubereitung bei Hepatopathien und Dyspepsien (nach Kommission D).

Rademacher gebrauchte eine Aqua Quassiae aus 4 g Holz und 250 g Wasser, welches keinen bitteren Geschmack mehr besitzt, ohne seinen arzneilichen Charakter dadurch zu verlieren.

Nach Rademacher ist Quassia-Wasser ein großes Heilmittel für manche Formen von *Leberzirrhose* mit Aszites, dessen Wirkung er aber nicht näher bezeichnen kann. Es entscheidet einfach der Versuch über das Wirken oder Nichtwirken. Rademacher gibt 3-mal täglich höchstens einen Löffel seines Wassers. Auch andere Hepatopathien zeigen sich oft der Behandlung mit Quassia zugänglich. Bei verzögerter Rekonvaleszenz nach *akuten Enteritiden* hat es Rademacher gebraucht. Bei *Begleithepatitiden* nach *grippalen Infekten* mit schlechtem Appetit und Urobilinogen im Urin sowie einer Hepatomegalie habe ich Quassia amara D 2 oder auch einige Tropfen des Quassia-Tees mit Erfolg verwendet. Es kann hier einfach aufgrund seiner Leberbeziehung ohne besondere Symptome gegeben werden. Nach Rademacher hilft in den Fällen von hepatogen bedingten Ödemen, bei welchen Quassia amara versagt, nicht selten Aqua Nucis vomicae. Stiegele hat daher Aqua Quassiae und Aqua Nucis vomicae āā[460] verwendet und bewährt gefunden.

---

458 150–250 g Quassia-Holzschnitzel in 2 l Wasser 24 Stunden stehen lassen. Dann 30 Minuten kochen und filtern. Das Konzentrat wird mit 10 bis 20 l Wasser verdünnt zur Anwendung als Fraß- und Kontaktgift gegen z. B. Blattläuse, Sägewespen, Wicklerraupen, Kartoffelkäfer und Fruchtfliegen eingesetzt.

459 Gruppe strukturell komplex aufgebauter Triterpene mit verschiedenem tetra- und pentazyklischem Aufbau.

460 Ana partes aequales.

392 – Quassia amara – quas

392.4
Arzneimittelprüfung

Die Arzneimittelprüfung (nur 3 Prüfer) hat nichts Wesentliches zu dem geschilderten klinischen Gebrauch hinzugefügt.

392.5
Arzneimittelbild

Geist und Gemüt: Erwacht mit großer Angst um 1 Uhr, unfähig, zu schlafen und zu lesen.

Kopf: Ständige Benommenheit des Kopfes.

Magen: Übelkeit, Ziehen im Magen, mit dem Gefühl, als sei der Magen voll von heißem Wasser.

Abdomen: Leichtes Ziehen in beiden Hypochondrien mit dem Gefühl, als sei der Bauch leer und gegen die Wirbelsäule gezogen, schlimmer durch Tiefatmen. Heftiges Stechen in der Lebergegend, gefolgt von dumpfem Schmerz. Stechende Schmerzen zwischen Nabel und Magen. Bauch hart und aufgetrieben. **Eigentümliches Klopfen durch den Bauch**, gegen die Extremitäten ziehend, mit allgemeinen nervösen Beschwerden.

> *Dyspepsie nach Infekten besonders*
> *Hepatopathie*
> *Leberzirrhose*

Rektum und Stuhl: Stuhl zuerst hart und sehr mühsam zu entleeren, nachher breiig.

Urin: Harnmenge vermehrt, spezifisches Gewicht entsprechend vermindert.

Frost und Frösteln: Ein Kältegefühl läuft über den Rücken, mit ständigem Drang zu gähnen und die Füße auszustrecken.

392.6
Dosierung

D 2. Bei hepatogenen Ödemen verwendete Stiegele Aqua Quassiae und Aqua Nucis vomicae zu gleichen Teilen 3-mal täglich 8 bis 10 Tropfen des Gemisches.

392.7
Vergleichsmittel

- Simarubaceae: Ailanthus glandulosa, Cedron.
- Leberbezug: Berberis vulgaris, Carduus marianus, Chelidonium majus, China officinalis, Conium maculatum, Hydrastis canadensis, Lycopodium clavatum, Sulphur lotum, Taraxacum officinale.

392.8
Literatur

[1] Allen TF. Quassia. Encyclopedia of pure Materia Medica. Bd. 8. New York: Boericke & Tafel; 1874–1880: 254–255

[2] Clarke JH. Quassia. Dictionary of practical Materia Medica. Bd. 2.2. London: Homoeopathic Publishing Company; 1900–1902: 940–941

[3] Lembke J. Quassia-Prüfung. Neue Zeitschrift für homöopathische Klinik 1861; 6 (3): 17–18

[4] Müller E. Miscellen. Eine Prüfung der Quassia. Neue Zeitschrift für Homöopathische Klinik 1859; 4 (23): 198

393 Quebracho – queb

lt.: Aspidosperma quebracho, dt.: Weißer Quebracho, engl.: white quebracho

393.1 Substanz

Plantae – Apocynaceae (Hundsgiftgewächse) – **Aspidosperma quebracho**

Es handelt sich um einen 5 bis 20 m hohen, immergrünen Baum mit schlanken Ästen in Südamerika, der den Wuchs einer Trauerweide hat. Die fast gegenständig, oval-lanzettlich, scharf zugespitzten Blätter sind 3 bis 5 cm lang, 0,5 bis 1,5 cm breit und lederartig. Junge Blätter sind wie die jungen Zweige warzig. Die älteren Zweige haben eine glatte, dünne, orangebraune Rinde. Die Blütenstände entspringen trauben- oder ährenförmig der oberen Blattachse. Die verschiedenartig geformten zylindrisch bis ovalen Früchte sind 4 bis 10 cm lang und 1 bis 7 cm breit, leicht warzig und stark verholzt. Anwendung in Industrie und Technik: Quebrachorindenextrakte werden zur Geschmacksverbesserung sowohl alkoholischen als auch alkoholfreien Getränken, Milchprodukten, Backwaren, Süßwaren und anderen Lebensmitteln zugesetzt.

Zur Verwendung kommt die getrocknete Rinde des Stammes und der Zweige.

393.2 Pharmakologie und Toxikologie

Es finden sich Aspidosperma-Alkaloide[461], hier vor allem Aspidospermin, Yohimbin[462], Querbrachamin, Akuammidin. Akute Toxizität beim Menschen zeigt sich bei sehr hohen Dosen in Übelkeit und Erbrechen. Tierexperimentell zeigt sich beim Kaninchen nach s.c. Applikation Dyspnoe und Extremitätenparese.

---

461 Aus der Gruppe der monoterpenoiden Indol-Alkaloide.
462 Medizinische Anwendung in Form des Hydrochlorids als Sympatholytikum, α2-Adrenozeptorblocker, Antihypertonikum, Aphrodisiakum (veterinärmedizinisch).

393.3 Anwendung

Volksmedizinische Anwendung findet die Substanz bei Asthma bronchiale, Bronchitis und Atemstörungen. Des Weiteren bei Krämpfen, Fieber und zur Appetitanregung. In Südamerika wird die Droge zur Fiebersenkung bei Malaria bei Patienten angewendet, die überempfindlich auf Chinarinde reagieren. Weiterhin zur Schmerzstillung, bei Leberstörung, Atemwegsstörung, Fieber und Erkältungskrankheiten.

Medizinischer Gebrauch als Phytotherapeutikum bei Dyspnoe im Zusammenhang mit Asthma bronchiale, Emphysem, aber auch bei Asthma cardiale und bei Dyspnoe infolge von Kardiopathien (Herzklappenfehler, Dilatation, Koronarsklerose usw.).

Homöopathische Anwendung findet die Zubereitung bei chronischen Atemwegserkrankungen mit Dyspnoe (nach Kommission D).

In der Homöopathie wird es vornehmlich bei *Asthma cardiale* verwendet. Quebracho vermag bei den entsprechenden Fällen eine funktionelle Besserung des Herzens zu bewirken ([1]: 31). Stiegele hat einen Fall von Dilatation des Herzens bei einem 55-jährigen Mann (Rö: Aortenherz mit Schafnasenform) und einem Blutdruck von RR 220/115 mm Hg mit Quebracho D 2 behandelt, da er beim Gehen einen allmählich zunehmenden Druck auf der Brust verspürt, der ihn zwingt, „beim Gehen stehenzubleiben". Nach 4-wöchiger Behandlung waren die stenokardischen Beschwerden beseitigt, Blutdruck unverändert ([3]: 342).

393.4 Dosierung

D 2 bis D 3. Dorcsi empfiehlt Quebracho D 3 bei Hypertonikern mit Ödemen neben Nierenmitteln wie Berberis vulgaris D 3, Solidago virgaurea D 2 oder Scilla maritima D 2.

393.5
Vergleichsmittel

- Apocynaceae: Apocynum cannabium, Oleander, Rauwolfia serpentina, Strophantus gratus, Vinca minor.
- Carbo vegetabilis, Laurocerasus, Scilla maritima.

393.6
Literatur

[1] Aspidospermine. In: Anshutz EP, Hrsg. New, old and forgotten remedies. 2. Aufl. Philadelphia: Boericke & Tafel; 1917: 31–32

[2] Clarke JH. Quebracho. Dictionary of practical Materia Medica. Bd. 2.2. London: Homoeopathic Publishing Company; 1900–1902: 941

[3] Stiegele A. Klinische Homöopathie. Homöopathische Arzneimittellehre. Stuttgart: Hippokrates; 1941/1949: 342

394 Radium bromatum – rad-br

lt.: Radium bromatum, dt.: Radium(II)-bromid, engl.: radium bromide

394.1 Substanz

Mineralia – Anorganica – Composita – 2. Gruppe[463] **– Radium(II)-bromid – $RaBr_2 \cdot 2H_2O$**

Es handelt sich um radioaktive, weiße, orthorhombische Kristalle. Radium ist eines der seltensten Elemente und am häufigsten liegt es als ^{226}Ra-Nuklid vor. Als schwerstes Element der Gruppe der Erdalkalimetalle ist es in seinen chemischen Eigenschaften dem Barium ähnlich. Bei Verbrennung bildet die Substanz eine rote Flamme. Marie Curie isolierte 1898 aus zwei Waggons Joachimsthaler Pechblende 100 mg reines Radiumbromid. 1910 gelang ihr, zusammen mit André Louis Debierne, auch die Isolierung des neuen Elements Radium.

Homöopathische Verwendung findet Radium (II)-bromid.

394.2 Pharmakologie und Toxikologie

Radium lagert sich, wie die anderen Erdalkalimetalle, ossär ab.

394.3 Anwendung

Medizinische Anwendung fand Radium früher zur Behandlung von Krebs, Erkrankungen des rheumatischen Formenkreises mit stark verdünnten Radiumlösungen.

Entzündungen und Ulzera der Haut, Erkrankungen des rheumatischen Formenkreises sowie Erschöpfungszustände (nach Kommission D).

Es können solche Krankheitszustände, wie sie bei der Verwendung radioaktiver Strahlung oder von Radium selbst entstehen, mit homöopathischen Potenzen von Radium bromatum heilsam beeinflusst werden.

Klinisch findet sich eine *Lymphozytose* oder *Lymphopenie*. Seine antihypertone Wirkung findet sich auch bei den Erdalkalien mit höherem Atomgewicht wie Barium und Strontium, welche bei **Arteriosklerose** eingesetzt werden. Dass bei der Radium-Prüfung nur eine Senkung des Blutdrucks und kein Anstieg desselben auftrat, dürfte vermutlich eine Sache der Ausgangslage der Prüfer gewesen sein; möglicherweise ließe sich bei anderen Prüfern auch die Gegenphase, also eine Hypertonie, finden.

Bei der Prüfung mit C 30 (Clarke), D 30, D 17 und D 6 (Dieffenbach) ergaben sich Hauterscheinungen, die einen Vergleich mit Überdosierung von Radium- und Röntgenbestrahlungen nahelegen. An der Prüfung mit D 6, vor deren therapeutischem Gebrauch Dieffenbach übrigens warnt, nahm ein Prüfer teil, der von früheren Experimenten mit Radium- und Röntgenstrahlen Strahlenschäden in Form *ekzematöser Eruptionen*, *Rhagaden* und *schuppender Exkreszenzen* sowie warzige Auswüchse an den Händen davongetragen hatte. Nach der Prüfung sind diese Hautveränderungen nach und nach verschwunden. Auch **kleine *Naevi*** wurden bei der Prüfung damit beseitigt, ein Clavus fiel ab.

Ein junges Mädchen erhielt gegen eine *Röntgendermatitis* der rechten Hand mit Schrunden 2 Gaben Radium bromatum C 30, die eine am Morgen, die andere am Abend. Am folgenden Tag trat ein Hautausschlag auf, welcher als Masern angesehen wurde, die Augen tränten, die Finger wurden wund, und es fühlte sich sehr elend. Am nächsten Tag war der Ausschlag verschwunden, und sie erholte sich. Die Finger wurden nun besser und heilten völlig, ausgenommen ein wundes Gefühl nach dem Waschen.

Die Dermatitis der Prüfer wurde mit Rhus toxicodendron und Rhus venenata behandelt. Hautausschläge konnten nach den vorliegenden Berichten oft mit Radium bromatum geheilt werden.

---

[463] Erdalkalimetalle: Beryllium Be, Magnesium Mg, Calcium Ca, Strontium Sr, Barium Ba, Radium Ra.

Clarke berichtet von einem jungen Mädchen, das nach einem Belladonna-Pflaster, gegen Lumbalgie angewendet, ödematöses **Ekzem** über das ganze Gesicht und den Nacken mit äußerstem Juckreiz, besonders in der Nacht, bekam. Teilweise nässte die Haut, das Jucken verhinderte den Schlaf. Durch Behandlung mit verschiedenen Mitteln war nur vorübergehende Besserung eingetreten. Als die Behandlung mit Radium bromatum C 30, einer einzigen Gabe, eingesetzt wurde, war noch ein juckender und nässender Hautausschlag mit wunden, geschwollenen Augenlidern und hart geschwollenen Lippen vorhanden. Schon in der ersten Nacht ungestörter Schlaf, nach 2 Tagen war der Ausschlag fast vorüber, in wenigen Tagen ganz geheilt.

Die Indikation Röntgen- und Radium-Verbrennung hat sich oft bewährt. Die bei der Prüfung auftretenden rheumatischen Schmerzen treten in den Gelenken, Muskeln des ganzen Körpers auf. Sie bessern sich durch Bewegung, zum Teil auch erst nach anfänglicher Verschlimmerung, durch Wärme (warmes Bad), durch Druck. Auch *Neuralgien* mit blitzartigen Schmerzen wie durch elektrischen Schlag (am N. trigeminus und anderen Stellen). Bei *Erkrankungen des rheumatischen Formenkreises*, besonders chronischer Art, hat sich Radium bromatum seitdem oft bewährt bei den genannten Modalitäten. Auch die Bettwärme und die Nachtzeit verschärfen die Beschwerden. Diese Erfahrungen bei *rheumatischen Erkrankungen* treten denen mit radioaktiven Quellen an die Seite.

Bei den Prüfungen wurde eine **Vermehrung der polynukleären Leukozyten** hervorgerufen, auch *Albuminurie* ergab sich bei mehreren Prüfern, bei einem begleitet von hyalinen und granulierten Zylindern. Bei lokalen Bestrahlungen wurde *Endarteriitis* und *Sklerose* der Gefäße erzeugt. Von diesen Wirkungen wurde meines Wissens noch kein therapeutischer Gebrauch gemacht.

Die Symptome vonseiten der Verdauungsorgane sind sehr markant, trotzdem sind auch hierüber keine therapeutischen Ergebnisse bekannt. Trockenheit in Mund und Hals, Abneigung gegen Fleisch, gegen Süßigkeiten und gegen Eiscreme. Intensives Leeregefühl im Magen, schon 1 Stunde nach dem Essen, besser durch Essen, Magenschmerzen bessern sich durch viel Aufstoßen, wie die Leibschmerzen durch Stuhlgang. Kolikschmerzen, besser durch Zusammenkrümmen. Diese Erscheinungen legen einen Versuch bei *Ulcus ventriculi* oder *duodeni*, besonders chronischen, indolenten Fällen nahe.

An den Schleimhäuten der Luftwege tritt die Trockenheit besonders hervor, sie ruft einen trockenen *Reizhusten*, besser durch Essen und durch frische Luft, hervor.

Eine Hypotonie hat Dieffenbach, der D 30, D 12 und D 6 angewendet hat, bei allen seinen Prüfern bemerkt. Auf diese Tatsache ist sicher ein Teil der Schlappheit und Erschöpfung der Prüfer und die Besserung durch Niederliegen zu setzen. Es besteht eine allgemeine Besserung durch Bewegung. Die Erscheinungen bei den Prüfungen von Radium bromatum treten meist erst mit zeitlichem Verzug ein.

Im Allgemeinen sind viele Parallelen zu den Beobachtungen mit radioaktiven Wässern und mit Radium-Bestrahlungen zu ziehen, mit deren Nebenwirkungen und Überdosierungen große Ähnlichkeit besteht.

394.4
Arzneimittelbild

Die mit (L) bezeichneten Symptome stammen von Lamarson und sind vermutlich als klinische Fälle zu betrachten.

Leitsymptome: Schmerzen am ganzen Körper mit Ruhelosigkeit, besser durch Bewegung.

Rheumatische Zustände der Gelenke, Muskeln und Nerven, besser durch Druck, Wärme, Bewegung.

Langwierige Hautausschläge und Geschwüre, heftig juckend, schlimmer nachts in der Bettwärme.

Trockenheitsgefühl in den Schleimhäuten der Nase, des Mundes und Halses.

Bettwärme nachts < (Haut).
Haut, Waschen < (kalt), warmes Bad >.
Ruhe <.
Bewegung >, mitunter erst nach anfänglicher Verschlimmerung (Besserung durch fortgesetzte Bewegung).
Druck >, Wärme, >, frische Luft >, Essen > (Magen), Aufstoßen > und Stuhlgang > (Magen- und Bauchschmerzen, Kreuzschmerzen).

Geist und Gemüt: Gedrückt, will nicht allein sein, besonders im Dunkeln. Reizbar, widerwärtig, leicht beleidigt. Geist benommen, unfähig, klar zu denken. Deprimierende Wirkung, die mitunter bis zum Versuch des Selbstmords, selbst bis zur Durchführung des Selbstmordes geht (L).

Träumt, er uriniere ins Bett, von Feuersbrunst, er begehe Selbstmord, von Geschäften. Aus dem Traum erwacht, bildet er sich ein, ein neues Leben beginnen zu müssen, mit einer anderen Tätigkeit und mit anderen Partnern.

Schwindel: Mit Hinterkopfschmerzen, besser durch Schlaf, besser nachmittags und nach dem Essen, durch Niederlegen, in frischer Luft.

Kopf: Gefühl von Taubheit oder Zusammenpressen der Schädelknochen, Kopfhaut wie zu knapp.

Kopfschmerz: Dumpfer **Stirnkopfschmerz**, besser durch Druck. Kopf schwer alle Tage. **Kopfschmerzen, Beginn im Hinterkopf,** mit scharfem Schmerz über dem rechten Auge, klopfend und pulsierend, schlimmer bei Bewegung, durch warme Luft, durch Niederlegen, besser in der frischen Luft, durch Druck.

> *Neuralgie*

Augen: Bindehäute gerötet und schmerzhaft, wie Sand in den Augen, schlimmer beim Lesen, durch Licht, besser im Freien. Lidränder gerötet. Gefühl, als ob die Augen bersten wollten oder aus ihren Höhlen fallen wollten (L).

> *Visusminderung nach Überanstrengung der Augen*
> *Glaukom*
> *Konjunktivitis*
> *Keratitis*

Ohren: Kitzel in den Ohren, sehr heftig in der Nacht. Stechender und klopfender Schmerz im rechten Ohr. Herzklopfen mit Geräusch in den Ohren wie von rauschendem Wasser.

Nase: Trockenheit mit Jucken in beiden Nasenlöchern, harte Krusten.

> *Rhinitis chronisch*
> *Sinusitis chronisch*

Gesicht: Erhitztes Gesicht. Pickel an Stirn und Brust. Haut sehr empfindlich, sie ist verdickt und bricht auf, klare Flüssigkeit ausscheidend, besser durch Waschen mit heißem Wasser, Verschlimmerung durch Bettwärme. Kleiner Naevus tritt wieder auf und verschwindet dann. Heftige Schmerzstöße im Unterkieferast des N. trigeminus, so heftig und von blitzartiger Plötzlichkeit, dass man schreien muss.

> *Erythema*
> *Acne vulgaris*
> *Trigeminusneuralgie*
> *Tic-Störung schmerzhaft*

Zähne: Zerbröckeln und brechen ab.

Innerer Hals: Hals trocken und rau, wie nach Pfeffer, besser durch Trinken von kaltem Wasser und durch Schlucken. Hals wie ausgetrocknet **mit Bedürfnis, kaltes Wasser zu trinken**.

Magen: Verlust des Appetits. **Intensives Leeregefühl** 1 Stunde nach dem Essen, **besser nach Essen. Übelkeit** vor dem Essen, **besser durch Essen.** Viel Schmerz und Unbehagen im Magen, besser durch viel Aufstoßen.

Abdomen: Kolikartige Leibschmerzen, besser durch Zusammenkrümmen und nach Stuhlgang. Scharfe, plötzlich auftretende Schmerzen am McBurney und über der Flexura sigmoidea, schnell vorübergehend.

> *Ulcus duodeni*

Rektum und Stuhl: Trockener, harter Stuhl mit Verstopfung. Stühle heller als gewöhnlich, schieferfarben. Durchfälliger Stuhl. Faulig riechende Blähungen mit Besserung von Kreuzschmerzen nach Abgang.

> *Pruritus ani*
> *Ekzem perianal*

Blase: Dysurie, Pollakisurie, Muss einige Minuten warten, bis der Harn fließt.

Niere: Nephritis chronisch

Urin: Albuminurie; Abgang von hyalinen und granulierten Zylindern. Vermehrte Ausscheidung von Salzen, besonders von Chloriden.

Geschlechtsorgane:
- weiblich: Menses dunkel, sehr reichlich in der Nacht. Rückenschmerzen herabdrängend während der Blutung. Leukorrhö weiß und ätzend, geronnen und käsig.
- männlich: Verstärkter Geschlechtstrieb oder Verlust desselben. Pollutionen.

Gonadeninsuffizienz

Larynx und Trachea:

Laryngitis

Atmung: Brust wird zu eng gefühlt, wie wenn man nicht genug Luft bekäme.

Hypotonie
Arteriosklerose

Husten und Expektoration: Trockener, krampfhafter Husten, schlimmer durch Rauchen, besser durch Essen, im Freien. Kitzelnder, trockener Husten von der Trachea ausgehend, wie wenn etwas in den Rachen tropfte. Hustenanfälle wie von Staub im Kehlkopf, Husten bessert.

Brust: Herabsetzung des Blutdrucks (bei allen Dieffenbach'schen Prüfern). Herzklopfen beim Erwachen aus Träumen, mit Geräusch in den Ohren wie von rauschendem Wasser. **Zusammenschnürende Schmerzen** mit Angst und Verlangen nach Luft, **besser im Freien.**

Bronchitis
Bronchiektasen

Extremitäten: Schmerzen im Nacken, den Schultern, den Schulterblättern, den Lenden und im Kreuz. Besser durch Druck, durch Bewegung, durch Wärme. Rheumatische Schmerzen in den Gelenken der Arme und Beine mit Lähmigkeit, **besser durch Bewegung oder besser durch fortgesetzte Bewegung nach anfänglicher Verschlimmerung. Plötzliche, blitzartige Schmerzen wie elektrische Schläge.**

Arthrose
Gicht
Erkrankungen des rheumatischen Formenkreises

Schlaf: Unwiderstehliche Schlafsucht und Lethargie. Ruheloser Schlaf infolge von Träumen, erwacht mit Schreck. Ruhelos jede Nacht, wirft sich im Bett umher.

Frost und Frösteln: Frösteln mit Zähneklappern. Fühlt sich heiß am ganzen Körper, muss das Bett aufdecken.

Haut: Radioaktive Bestrahlung ruft nässende Dermatitis, gefolgt von Haarausfall und Pigmentation, hervor, in späteren Stadien anhaltendes Ödem der Haut, gangräneszierende Geschwüre, keloidartige Narben, Atrophie der Haut hinterlassend. Rezidivierende Ulzera der Narben. Ferner kann man beobachten: Trockenheit der Haut, schmerzhafte Fissuren, Veränderungen an den Nägeln, streifig, atrophisch, brüchig; Hyperkeratosen der Haut und Warzen, selbst Epitheliombildung.

Dystrophien der Haut wie im Präsenium und Senium, Xeroderma pigmentosum.

Aknebildung. Clavi fangen an zu schmerzen oder heilen ab. Naevi können entstehen durch Bestrahlung; sie sind auch als Strahlungsschäden durch Radium bromatum abgeheilt.

Dermatitis, auch infolge Bestrahlung
Ekzem sezernierend oder trocken – rissig
Psoriasis
Warzen
Clavus
Naevi

Allgemein: Der ganze Körper fühlt sich feurig-heiß mit scharfen Nadelstichen und elektrischen Schlägen.

Abneigung gegen Fleisch, gegen Süßigkeiten und Eiscreme. Saure Dinge schmecken gut. Ekel vor Tabak.

Herabsetzung des Blutdrucks (bei allen Dieffenbach'schen Prüfern).

Nach radioaktiver Bestrahlung tritt eine Leukopenie auf, die sich nur sehr langsam zurückbildet; die Lymphozyten gehen langsamer zurück als die Leukozyten. Auch die Blutplättchen vermindern sich stark an Zahl. Bei schweren Fällen treten unreife Formen der weißen Blutkörperchen auf wie bei lymphozytärer oder myeloischer Leukämie, auch Agranulozytose. Wenn eine Anämie auftritt, so ist diese von sekundärer Natur zur Leukopenie. Sie hat aplastischen oder makrozytären Charakter. Durch Injektion oder Inhalation von Radiumemanation kann aber auch Hyperleukozytose hervorgerufen werden.

Sehr geschwächt und erschöpft, muss sich niederlegen, erhebliche Gewichtsabnahme. Schwächegefühl wie nach Grippe (L). Ruhelosigkeit, muss sich immer bewegen. Schwindel, Schwäche, Ohnmachtsanwandlungen und Herzklopfen.

Schmerzen überall, besser bei Bewegung und in der frischen Luft.

Hypotonie
Strahlenkrankheit

394.5 Dosierung

D 15 bis D 30, C 30, zuerst in 1 bis 2 Gaben, dann abwarten; allenfalls regelmäßig 2-mal wöchentlich bis 1-mal täglich. Bei Behandlung von Strahlenschäden sind die Hochpotenzen in einzelnen Gaben zu empfehlen.

394.6 Vergleichsmittel

- 2. Gruppe Periodensystem der Elemente: Barium carbonicum, Barium iodatum, Beryllium metallicum, Calcium arsenicosum, Calcium carbonicum, Calcium causticum, Calcium fluoratum, Calcium hypophosphorosum, Calcium iodatum, Calcium phosphoricum, Calcium silicatum, Calcium stibiato-sulphuratum, Calcium sulphuricum, Hepar sulphuris, Magnesium carbonicum, Magnesium fluoratum, Magnesium iodatum, Magnesium muriaticum, Magnesium phosphoricum, Magnesium sulphuricum, Strontium carbonicum.
- Arteriosklerose, zerebrovaskuläre Durchblutungsstörung: Arnica montana, Aurum metallicum, Barium carbonicum, Barium iodatum, Bellis perennis, Conium maculatum, Opium, Plumbum metallicum, Strontium carbonicum.

394.7 Literatur

[1] Clarke JH. Radium as an internal remedy especially exemplified in cases of skin-disease and cancer. London: Homoeopathic Publishing Company; 1908

[2] Clarke JH. Radium als innerliches Heilmittel für Krebs und Hautkrankheiten mit Prüfungen und Fällen. Zeitschrift des Berliner Vereines Homöopathischer Ärzte 1909; 28 (1): 50–58

[3] Dieffenbach. Radium bromatum. Journal of the American Institute of Homoeopathy 1911

[4] Lamarson. Radium bromatum. Ann. homéop. franc. 1960 (4): 756

[5] Rabe RF. Radium. Homoeopathic Recorder 1921; 36 (6): 280–282

[6] Stearns. Radium bromatum. Allgemeine Homöopathische Zeitung 1912 (5)

395 Ranunculus bulbosus – ran-b

lt.: Ranunculus bulbosus, dt.: Knolliger Hahnenfuß, engl.: bulbous buttercup

395.1
Substanz

Plantae – Ranunculaceae (Hahnenfußgewächse) – **Ranunculus bulbosus**

Es handelt sich um eine perennierende, krautige Pflanze von 20 bis 40 cm Höhe mit einem kurzen Wurzelstock, der viele Nebenwurzeln aufweist. Ihre aufrechten Laubblätter sind am Grunde knollig verdickt und tragen drei- bis fünfspaltig gelappte Laubblätter. Von Mai bis Juni bildet die Pflanze gelbe Blüten aus. Sie ist ein Anzeiger für lehmreiche Böden und in Europa und Nordamerika heimisch.

Homöopathische Verwendung findet die frische blühende Pflanze.

395.2
Pharmakologie und Toxikologie

Der wichtigste Bestandteil ist das Protoanemonin, das durch Dimerisation bei Trocknung in Anemonin übergeht und sich in Ranunculaceae, Pulsatilla pratensis und Clematis erecta findet. Beide Verbindungen wirken antibakteriell, antipyretisch und sedativ. Protoanemonin wirkt stark schleimhautreizend.

395.3
Anwendung

Homöopathische Anwendung findet die Zubereitung bei Viruserkrankungen der Haut und Hornhaut des Auges, Pleuropathien, rheumatischen Erkrankungen im Brustkorbbereich, sowie bei Neuralgien (nach Kommission D).

Tatsächlich sind die Hauteruptionen bei Ranunculus bulbosus und Ranunculus sceleratus nicht bei der Arzneimittelprüfung in Erscheinung getreten, sondern nur beim äußerlichen Gebrauch der Pflanze. Diese geringe Prüferzahl ist entschieden zu wenig, um eine negative Aussage zu stützen. Sowohl die durch toxische Gaben als auch die durch gering konzentrierte Gaben erzeugten Symptome sind in gleicher Weise Ergebnis und Folge der Auseinandersetzung von Arzneistoff und menschlichem Organismus. Beides auseinanderhalten zu wollen, ist ein unmöglicher Versuch. Auf die toxischen Beiträge zu unserer Arzneimittellehre können wir nicht verzichten.

395.4
Arzneimittelbild

Leitsymptome: Myalgische Schmerzen in allen Partien, besonders in den Brustwandungen, die sich bei Bewegung verschlimmern.

Bläschen der Haut, mit serösem Inhalt, in Gruppen angeordnet.

Bewegung <, Berührung <. Auffallende Berührungsempfindlichkeit am ganzen Körper.

Temperaturwechsel von warm zu kalt < und kalt zu warm <. Neigung zu frösteln.

Am frühen Morgen < und abends <.

Geist und Gemüt: Schreckhaft, furchtsam und ängstlich; schlecht gelaunt und streitsüchtig.

Schwindel: Schwindel und Schmerzen im Kopf, wie wenn der ganze Kopf aufgetrieben wäre oder auseinandergepresst würde, schlimmer durch Liegen.

Kopf: Kopfschmerzen nach dem Eintritt vom Freien in das Zimmer.

Augen: Heftige Reizung der Augen, der Nase und des Rachens; die Augen tränen und schmerzen heftig, sodass er ½ Stunde nichts sehen kann. Wässriger Schleim fließt in Strömen aus der Nase; der Hals schmerzt wie wund beim Einatmen, weniger beim Schlucken (Beobachtung bei der Herstellung des Safts).

> Konjunktivitis
> Herpes cornea

Mund: Speichelfluss, Zunge weiß belegt. Kratziges Brennen im Hals.

Magen: Gastroenteritische Erscheinungen mit **Verschlimmerung durch Bewegung, bei der Atmung und durch Druck**, im Übrigen ohne besondere Kennzeichnung.
⊙ **Soll gegen den Missbrauch von Branntwein und Whisky hilfreich sein** (Magenbeschwerden, Delirium tremens, epileptische Krämpfe durch Alkohol). Diese Angaben gehen nicht aus den Arzneimittelprüfungen hervor.

Brust: Stechende Schmerzen in der ganzen Brust, rechts oder links oder auf beiden Seiten, auch in der Gegend des Brustbeins, in den äußeren Teilen und in den tieferen Partien. Die Atmung ist behindert; **Bewegung und Atmung schmerzt**, sodass das Liegen auf der schmerzfreien Seite unmöglich ist. Bewegung der Arme und der Schultern, auch des Rumpfes, ruft heftiges Stechen hervor. Schmerz wie unterschworen oder wie wenn etwas gebrochen wäre. Berührung ruft Schmerz hervor.

> Schmerzen myalgisch der Brustmuskulatur
> Neuralgie interkostal
> Pleuritis sicca et exsudativa
> Pleurodynie

Extremitäten: Ziehen, Reißen und Zucken in den Muskeln. Zerschlagenheitsgefühl und allgemeine Erschöpfung. Plötzliches Ziehen in Unterarm und Fingern beim Schreiben.

> Schreibkrampf

Schlaf: Ausgeprägte Schläfrigkeit bei Tag. – Sehr unruhiger Schlaf. Schlaflosigkeit.

Frost und Frösteln: Häufige Kältegefühle. Frieren und Schaudern an der kalten Luft, Frösteln nach dem Essen. Ebenso Hitze, besonders am Kopf, mit kalten Händen und Füßen.

Haut: Kleine durchscheinende, leicht erhabene dunkelblaue Bläschen bilden sich, von der Größe eines Stecknadelkopfes. Sie sind in Gruppen angeordnet und von heftigem Jucken und Brennen begleitet. Der Inhalt ist von klarer, seröser Beschaffenheit. Nach dem Eintrocknen bildet sich ein hornartiger Schorf. Solche Bläschen erscheinen an den Fingern noch nach Monaten, nachdem der Prüfer mit dem Saft der Pflanze gearbeitet hatte.

> Erythema exsudativum multiforme

395.5 Dosierung

Von der D 3 an aufwärts zu verwenden.

395.6 Vergleichsmittel

- Ranunculaceae: Aconitum napellus, Actaea spicata, Adonis vernalis, Cimicifuga racemosa, Clematis erecta, Helleborus niger, Hydrastis canadensis, Paeonia officinalis, Pulsatilla pratensis, Ranunculus sceleratus, Staphysagria.
- Myalgisch-neuralgische Schmerzen, Kälte <: Acidum formicicum, Aconitum, Antimonium tartaricum, Araninum, Dulcamara, Nux vomica, Rhus toxicodendron, Sulphur lotum.
- Pleurodynie, Pleuritis: Asclepias tuberosa, Bryonia alba, Carbo animalis, Kalium carbonicum, Sulphur lotum.

395.7
Literatur

[1] Allen TF. Ranunculus bulbosus. Encyclopedia of pure Materia Medica. Bd. 8. New York: Boericke & Tafel; 1874–1880: 257–269

[2] Clarke JH. Ranunculus bulbosus. Dictionary of practical Materia Medica. Bd. 2.2. London: Homoeopathic Publishing Company; 1900–1902: 945–951

[3] Diez S. Ranunculus bulbosus. Documenta Homoeopathica 1999; 19: 299–312

[4] Franz EG. Knolliger Hahnenfuß (Ranunculus bulbosus). Archiv für die Homöopathische Heilkunst 1828; 7 (3): 165–219

[5] Hughes R. Ranunculus bulbosus. Cyclopaedia of Drug Pathogenesy. Bd. 3, 4. London: Gould; 1886–1891: 700–703, 692

396 Ranunculus sceleratus – ran-s

lt.: Ranunculus sceleratus, dt.: Gifthahnenfuß, engl.: marsh buttercup, marsh crowfoot

396.1 Substanz

Plantae – **Ranunculaceae** (Hahnenfußgewächse) – **Ranunculus sceleratus**

Es handelt sich um ein 1- bis 2-jähriges, 20 bis 50 cm hohes Kraut mit faseriger Wurzel, aus der aufrechte, hohle, im oberen Bereich verzweigte Stängel treiben, deren handförmig gelappte Laubblätter wechselständig stehen. Von Juni bis Oktober bildet der Gifthahnenfuß einzeln stehende, gelbgrüne Blüten aus. Man findet ihn auf stickstoffreichen, sumpfigen, feuchten Böden auf der nördlichen Halbkugel.

Homöopathische Verwendung findet das frische im Oktober gesammelte Kraut.

396.2 Pharmakologie und Toxikologie

Von allen Hahnenfußgewächsen hat der Gifthahnenfuß mit 2,5 % den höchsten Anteil an Protoanamonin. Dieses transformiert bei Trocknung zu Anemonin. Sowohl Protoanemonin als auch Anemonin wirken antibakteriell, antipyretisch, sedativ und insektizid. Protoanemonin wirkt stark schleimhaut- und hautreizend.

396.3 Anwendung

Homöopathische Anwendung findet die Zubereitung bei vesikulärem Exanthem, Hepatopathien und Erkrankungen des rheumatischen Formenkreises (nach Kommission D).

Man wählt den **Ranunculus sceleratus** vor allem bei **Hautaffektionen** mit großen, pemphigusähnlichen Blasen und scharfer Absonderung und schmerzhaften, hartnäckigen Geschwüren, bei großblasigem **Herpes zoster**, Erysipel mit Blasenbildung. *Porphyria cutanea tarda* (nach Körfgen laut mündlicher Mitteilung).

396.4 Dosierung

(D 1) D 3 bis D 6.

396.5 Vergleichsmittel

- Ranunculaceae: Aconitum napellus, Actaea spicata, Adonis vernalis, Cimicifuga racemosa, Clematis erecta, Helleborus niger, Hydrastis canadensis, Paeonia officinalis, Pulsatilla pratensis, Ranunculus bulbosus, Staphysagria.
- Erysipel mit Blasenbildung: Rhus toxicodendron, Cantharis vesicatoria, Mezereum, Euphorbia resinifera.
- Ranunculus bulbosus DD

Nach J. Schier, der die Pflanze geprüft hat, ist ein Auseinanderhalten von Ranunculus bulbosus und Ranunculus sceleratus schwierig. „Die kleinen Unterschiede betreffen vor allem die Sekrete; während der Ranunculus bulbosus zähen Schleimausfluß, zum Beispiel aus Nase, Mund und Vagina, hat, erzeugt der Ranunculus sceleratus mehr dünnen, doch aber gewöhnlich milderen, nicht sehr reizenden Ausfluß. Ranunculus bulbosus hat die entzündliche Affektion des Rachens und Kehlkopfes bei weitem nicht so deutlich wie der Ranunculus sceleratus. Die bedeutende Erleichterung, welche der reichliche Abgang von Blähungen bei den sehr charakteristischen Unterleibsbeschwerden des Ranunculus sceleratus hervorbringt, ist bei dem Ranunculus bulbosus nicht erwähnt, auch scheint letzterer weniger energisch auf die Leber zu wirken. Die entscheidende Beeinflussung der Harnorgane durch den Ranunculus sceleratus geht Ranunculus bulbosus nach den bisherigen Prüfungen völlig ab." (Schier schreibt dem Ranunculus sceleratus eine Verschlimmerung durch Nässe und nasskalte Witterung zu.)

396.6
Literatur

[1] Allen TF. Ranunculua sceleratus. Encyclopedia of Pure Materia Medica. Bd. 8. New York, Philadelphia: Boericke & Tafel; 1878: 270–277

[2] Clarke JH. Ranunculus sceleratus. Dictionary of practical Materia Medica. Bd. 2.2. London: Homoeopathic Publishing Company; 1900–1902: 954–957

[3] Franz EG. Knolliger Hahnenfuß. (Ranunculus bulbosus.) Ranunculus sceleratus. Archiv für die Homöopathische Heilkunst 1828; 7 (3): 218

[4] Hughes R. Ranunculus sceleratus. Cyclopaedia of Drug Pathogenesy. Bd. 3, 4. London: Gould; 1886–1891: 704–708, 692

[5] Portalius. Ranunculus sceleratus. Archiv für die Homöopathische Heilkunst; 3 (3): 181

[6] Schier J. Nachprüfung von Ranunculus sceleratus. Allgemeine Homöopathische Zeitung 1894; 129 (21–22, 23–24, 25–26): 169–174, 180–190, 206–211

[7] Schier J. Nachprüfung von Ranunculus sceleratus. Allgemeine Homöopathische Zeitung 1895; 130 (1–2): 6–10

[8] Schréter GA. Pharmakodynamische Fragmente. Ranunculus sceleratus. 1848; 23 (3): 183–187

[9] Stapf JE. Böser Hahnenfuß (Ranunculus sceleratus). In: Gypser K, Waldecker A, Hrsg. Gesammelte Arzneimittelprüfungen aus Stapfs „Archiv für die homöopathische Heilkunst" (1822–1848). Bd. 2. Heidelberg: Haug; 1991–1994: 843–856

397 Ratanhia – rat

lt.: Ratanhia peruviana, syn.: Krameria lappacea, dt.: Ratanhia, engl.: Krameria Mapato

397.1
Substanz

Plantae – Krameriaceae (Ratanhiengewächse) – **Ratanhia peruviana**

Der aufrechte oder polsterbildende Strauch hat eine Wuchshöhe von 20 bis 100 cm. Das Wurzelsystem ist kräftig mit einer langen 5–10 cm dicken Hauptwurzel und ästigen Nebenwurzeln, die bis zu 3 cm dick sind. An den bis zu 1 m langen Ästen sitzen wechselständig längliche, eiförmige kleine Laubblätter, die ganzrandig, stachelspitzig und grau seidig behaart sind. Die 7 bis 12 mm langen Blüten befinden sich an spärlich endständigen Trauben.

Die Pflanze findet sich vorzugsweise in den Zentralanden an trockenen, felsigen Standorten in Höhen zwischen 600 und 3600 m, aber in Peru auch in den Küstenebenen. In Bolivien seltener, in Chile nur im äußersten Norden. Wenige Standorte in Ecuador und in Argentinien.

Die Sammlung erfolgt aus Wildvorkommen. Hauptlieferland ist Peru, selten Ecuador. Die Wurzel wird ausgegraben, vom Rhizom befreit, gewaschen und im Schatten luftgetrocknet. Sie besteht aus Kork mit wenigen, aber charakteristischen rot gefärbten Zellen im Holzteil.

Homöopathische Verwendung findet die getrocknete Wurzel.

397.2
Pharmakologie und Toxikologie

Die Wurzel enthält etwa 0,1 % Flavonole in Form von Catechin und Epicatechin. Dies sind polyphenolische Pflanzenmetaboliten. Sie bilden die monomeren Bausteine der kondensierten Proanthocyanidine, Gerbstoffe, von welchem die Droge ca. 10 % enthält. Diese sind fast ausschließlich in der Wurzelrinde lokalisiert sind und für die Adstringenz der Droge verantwortlich. Dies findet man auch im schwarzen Tee und in Kakao. Aus den Gerbstoffen durch Kondensations- und Oxidationsprozesse entstandene Phlobaphene bilden das vorwiegend in den Korkzellen vorkommende „Ratanhiarot". Sie sind wasserunlöslich und entstehen bei der Trocknung von Rindendrogen (Phlobaphene finden sich auch in Tormentillawurzel, Zimtrinde, Nelkenblüte, Colasamen). Die Droge enthält ferner lipophile Neolignane und Norneolignane, darunter ca. 0,3 % Ratanhiaphenole I, II und III. Eine antimikrobielle Aktivität zeigt ein mit Wasser und Aceton 8:2 hergestelltes Extrakt gegen Staphyllococcus aureus. Einige aus der getrockneten Wurzel isolierte Neolignane und Norneolignane wirken in vitro antibakteriell gegen grampositive und -negative Bakterien.

Das aus der getrockneten Wurzel isolierte 2-(2,4-Dihydroxyphenyl)-5-(E)-Propenylbenzofuran wirkt schwach fungitoxisch gegen Aspergillus niger und einige phytopathogene Pilze. In seltenen Fällen treten allergische Schleimhautreaktionen auf.

397.3
Anwendung

In der volkstümlichen Anwendung wird Ratanhiawurzel innerlich bei Diarrhö, Erkrankungen der weiblichen Genitalorgane und der Harnwege verwendet. Äußerlich wird die Wurzel oder ihr Extrakt zur Zahnreinigung und Zahnfleischkräftigung verwendet. Dies waren auch die Hauptindikationen der Droge bei den Indianern der Zentralanden zur Zeit der Entdeckung von Krameria lappacea im Jahre 1779. Daneben werden Hämorrhoiden, blutende Wunden, Verbrennungen und Hautgeschwüre mit dem wässrigen Extrakt oder der Tinktur behandelt. Die genannten Anwendungsgebiete sind nicht belegt.

Homöopathische Anwendung findet die Zubereitung bei schmerzhaften Rektopathien sowie Schleimhautblutungen (nach Kommission D).

397 – Ratanhia – rat

In der Homöopathie hat Ratanhia gegen schmerzhafte und nässende **Hämorrhoiden** und **Analfissuren** Bedeutung erlangt, in innerlichem und äußerlichem Gebrauch, sei es bei Obstipation oder bei Diarrhö. Aus der Prüfung sind die Reizerscheinungen des Mundes und Halses, Entzündung der Mund- und Rachenschleimhaut sowie die Mastdarm- und Aftersymptome bemerkenswert.

397.4
Arzneimittelbild

Mund: Zahnfleisch schwammig, geschwollen und leicht blutend. Brennen der Zunge.

Gingivitis

Innerer Hals: Wundheit und Spasmen im Hals. Übler Geruch aus dem Mund. Hals rau und wund mit Kratzen.

Pharyngitis

Rektum und Stuhl: Stuhl so hart, dass sie beim Pressen zum Stuhl hinausschrie, mit starkem Vordrängen der Hämorrhoiden; darauf langanhaltendes Brennen im After. Trockene Hitze am After mit Stichen wie mit einem Federmesser. Brennen im After vor und während des durchfälligen Stuhls. Nässen aus dem After. Stühle dünn, durchfallartig oder sehr hart, sodass sie nur mit großer Anstrengung entleert werden können.

Hämorrhoiden
Analfissur mit Schmerzen stundenlang nach dem Stuhl

397.5
Dosierung

Innerlich D 2 bis D 3. Äußerlich zu Pinselungen bei blutendem und lockerem Zahnfleisch oder als Salbe und als Suppositorien bei Hämorrhoiden und Fissuren angewendet.

397.6
Vergleichsmittel

Brennen im After nach dem Stuhl: Paeonia officinalis, Graphites naturalis, Hydrastis canadensis, Sulphur lotum, Silicea terra.

397.7
Literatur

[1] Allen TF. Ratanhia. Encyclopedia of pure Materia Medica. Bd. 8. New York: Boericke & Tafel; 1874–1880: 290–298

[2] Clarke JH. Ratanhia. Dictionary of practical Materia Medica. Bd. 2.2. London: Homoeopathic Publishing Company; 1900–1902: 965–971

[3] Hartlaub CC, Triebel H. Ratanhia (die Wurzel der Krameria triandra). Reine Arzneimittellehre. Bd. 3. Leipzig: Brockhaus; 1828–1831: 53–71

[4] Hughes R. Ratania. Cyclopaedia of Drug Pathogenesy. Bd. 4. London: Gould; 1886–1891: 693–694

[5] Teste A, Hrsg. The Homeopathic Materia Medica, arranged systematically and practically. Philadelphia: Rademacher & Sheek; 1854: 187–192

398 Rauwolfia serpentina – rauw

lt.: Rauwolfia serpentina, dt.: Indische Schlangenwurzel, engl.: Rauwolfia root

398.1
Substanz

Plantae – Apocynaceae (Hundsgiftgewächse) – **Rauwolfia serpentina**

Die Pflanze ist nach dem Augsburger Arzt und Botaniker Leonhard Rauwolf benannt. Die Rauwolfia wächst in Indien wild an den Hängen des Himalaja. Sie wurde bereits in vorvedischer Zeit um 3000 v. Chr. als Heilpflanze benutzt. Die Sammlung erfolgt überwiegend aus Wildvorkommen in Indien, Burma, Thailand, Pakistan und Java.

Homöopathische Verwendung findet die getrocknete Wurzel.

398.2
Pharmakologie und Toxikologie

Die Wurzel enthält Alkaloide vom Yohimbantyp[464], Heteroyohimbantyp[465], Sarpagantyp[466], Ajmalintyp[467] Abhängig von der Herkunft der Wurzel variieren die Zubereitungen sowohl in ihrer Gesamtalkaloidmenge, als auch in den prozentualen Gehaltes der einzelnen Alkaloide. Aufgrund der starken sympathikolytischen Eigenschaften wirkt sie blutdrucksenkend und sedierend. Das pharmakologisch führende Alkaloid ist Reserpin, welches über zentrale wie periphere noradrenege Neurone den Sympatikotonus senkt. Durch Hemmung des Mg^{2+} und ATPase abhängigen Norepinephrin-Transportes kommt es zu einem verstärkten Abbau des Neurotransmitters durch die Enzyme Monoaminooxidase und Catecholamintransferase. Das führt nach initial verstärkter Freisetzung von Norepinephrin zu einer Verarmung des Neurotransmitters in den Speichervesikeln. Die konsekutiv verminderte Norepinephrinkonzentration im synaptischen Spalt führt zu einer geringeren Aktivierung der α- und β-Adrenorezeptoren, wodurch es über eine Reduktion des Herz-Zeit-Volumens und des peripheren Gefäßwiederstandes zu einer Blutdrucksenkung kommt.

Die sedative Wirkung von Reserpin, der kein Exzitationsstadium anhaftet, geht selbst in höheren Dosierungen nicht in eine Narkose über. Die vegetative Wirkung ähnelt der des natürlichen Schlafs. Es kommt zu Blutdrucksenkung, Bradykardie, Verlangsamung der Atemfrequenz, Reduzierung des Tonus der Nickhaut[468]- und Lidhaltemuskulatur, Miosis, Veränderung der Thermoregulation, Stimulierung der Magen-Darm-Funktion, Reduktion der Spontanmotorik und affektbetonten, extravertierten Reaktionen auf Umweltreize.

Beim phytotherapeutischen Einsatz der Droge tritt die antihypertensive Wirkung nach 3 bis 6 Tagen ein, erreicht nach 4 bis 6 Wochen ihren maximalen Effekt, der nach Absetzen noch 2 bis 6 Wochen anhält. Tritt der antihypertensive Effekt nicht innerhalb weniger Tage ein, so kann er auch nicht durch Dosissteigerung erzeugt werden.

Die Elimination erfolgt renal.

Experimentell Wärmegefühl der oberen Körperhälfte, objektivierbar durch Temperaturanstieg um 0,5 ° bis 1 °C der Stirn.

Gegenanzeigen des Phytotherapeutikums sind Depression, Ulkus-Krankheit, Phäochromozytom, Schwangerschaft und Stillzeit.

In Kombination mit Digitalisglykosiden kann es zu Bradykardien kommen. Barbiturate und Neuroleptika führen zur Wirkverstärkung. Levodopa kann zur Wirkabschwächung führen, allerdings auch zu einer Zunahme extrapyramidalmotorischer Symptome. Sympathomimetika wie Husten- und Grippearzneien und Appetitzügler können zu initial deutlichen hypertonen Reaktionen führen. Akute Vergiftungen führen zu bradykarden Herz-

---

[464] Rescinnamin (= Reserpinin), Reserpin, Isorauhimbin, Corynanthin (= Rauhimbin).

[465] Serpentinin, Serpentin, Raubasin (= Ajmalisin).

[466] Sarpagin (= Raupin).

[467] Ajmalin.

[468] Plica semilunaris conjunctivae, Membrana nicitans, ist eine zusätzliche Bindehautfalte im nasalen Augenwinkel, die beim Menschen nur rudimentär entwickelt ist.

rhythmusstörungen, bis hin zu Azidose, Schock und Herzstillstand.

Als Nebenerscheinungen bei der Reserpin-Behandlung neuropsychiatrischer Erkrankungen wurden folgende Zustände zusammengestellt [7].

Initiale, schwere Müdigkeitszustände, vorübergehende Turbulenzphase, die von allein abklingt, jedoch als Anzeige zur Herabsetzung der Dosis anzusehen ist, Suizidtendenz, erotische Träume, mäßige Atemhemmung, Bradykardie, verstärkter Speichelfluss, Magensekretion und Darmmotilität, häufig starke Appetitvermehrung mit Gewichtszunahme, Verstopfung der Nase.

In 10 bis 15 % der Fälle wird ein Parkinson-Syndrom festgestellt, bestehend in Rigor, Hypomanie, Tremor, skandierender Sprache.

Eine kardiale Wirkung besitzen die Alkaloide der Ajmalin-Gruppe, die eine Chinidin[469]-ähnliche Wirkung haben, indem sie die Erregbarkeit des Herzmuskels senken und antiarrythmisch wirken. Sie finden therapeutischen Einsatz als Antiarrhythmika der Gruppe I. Sie senken durch Hemmung des Natriumstroms die Depolarisationsgeschwindigkeit in der Phase 0 des Aktionspotenzials.

Eine zerebrale Wirkung wurde bei hirnatrophischen Prozessen und bei zerebraler Durchblutungsstörung durch Ajmalicin (= Raubasin) in einer deutlichen Besserung der Antriebsminderung beobachtet. Verschiedene psychiatrische Erkrankungen und zusätzliche Altersveränderungen zeigten sich dieser Behandlung zugänglich. In erster Linie betrifft dies Avitalität, Antriebsschwäche, Depression und Kontaktarmut, während Demenzerscheinungen wie Unruhezustände und Wahnideen nicht oder nur vorübergehend beeinflusst wurden [1].

Yohimbin[470] gehört zu den Indol-Aspidosperma-Alkaloiden und wirkt als Sympatholytikum, als Antihypertensivum, ist ein kompetetiver α-Adrenozeptorblocker und ein Aphrodisiakum, da es in sehr hohen Dosen über eine verstärkte Ausschüttung von Noradrenalin die im Sakralmark gelegenen Genitalzentren erregt und therapeutischen Einsatz bei Errektionsstörungen, vor allem in der Veterinämedizin, findet.

398.3
Anwendung

Volkstümliche Anwendung findet die Wurzel auch heute noch in Indien bei Schlangen- und Reptilienbissen, Skorpionstichen und Ähnlichem. Bei Fieberzuständen, Diarrhöen, Obstipation, Hepatopathien, Erkrankungen des rheumatischen Formenkreises, Anasarka, Epilepsien (als Beruhigungsmittel), Mondsüchtigkeit, erektile Dysfunktion. Auf Java als Anthelmintikum.

Phytotherapeutische Indikation ist Grenzwerthypertonie, besonders bei erhöhtem Sympatikotonus mit Angst- und Spannungszuständen und psychomotorischer Unruhe.

Homöopathische Verwendung findet die Zubereitung bei Hypertonie und Dysthymien (nach Kommission D).

Für die Verwendung haben sich hauptsächlich zwei Anwendungsgebiete herausgeschält. Das eine ist die *Hypertonie*, bei welcher es in milden und mittelschweren Fällen eine ausreichende Senkung hervorruft. Der Effekt ist jedoch als symptomatisch anzusehen, eine Heilung der Hypertonie ist davon nicht zu erwarten. Die subjektiven Beschwerden werden weithin gebessert. Ein weiteres Anwendungsgebiet ist die Herbeiführung einer ausgeglichenen Stimmungslage und einer allgemeinen psychischen und psychomotorischen Entspannung. So erklärt sich die mannigfache Verwendungsweise bei vielfachen nervösen Zuständen, bei *psychosomatischen Erkrankungen* und vor allem bei echten *Psychosen*.

398.4
Arzneimittelprüfung

Eine Arzneimittelprüfung wurde im Jahre 1924 von 24 Ärzten des Robert-Bosch-Krankenhauses unter der Leitung von O. Leeser und R. Schrenk durchgeführt. Dabei handelte es sich um 16 männliche und 8 weibliche Teilnehmer. Als Prüfstoffe wurden Rauwolfia D 1 und D 3 verwendet, welche über die Dauer von 14 bis 28 Tagen zur Anwendung kamen [4].

---

469 Wird seit 1918 als Cardiacum eingesetzt, da es über Blockade der Na-Kanäle den schnellen Natriumeinstrom hemmt und so antiarrhythmisch wirkt.

470 In Rubiaceae und Apocynaceae wie Rauwolfia- und Vinca-Arten.

398.5
Arzneimittelbild

Geist und Gemüt: Konzentrations- und Gedächtnisschwäche mit großer Müdigkeit und Abgeschlagenheit. **Dabei gesteigerte seelische Erregbarkeit und innere Unruhe.** Starker Wechsel zwischen Frische und Erschöpfung. Zu Anfang Müdigkeit, später umschlagend in anhaltende geistige Wachheit und Leistungsfähigkeit. Schwankungen zwischen Gereiztheit mit Neigung zu unmotivierten Gefühlsausbrüchen einerseits, Depression und Verstimmung andererseits. Suizidneigung (n[471]). Parkinson-Syndrom mit Rigor, Hypomanie, vermehrtem Speichelfluss, Tremor, skandierender Sprache (n). Laszive Träume.

Depression
Psychosen

Kopfschmerz: Neuralgische Schmerzen im Kopfgebiet, besser durch Wärme. Mehr als die Hälfte der Prüfer leiden an **Kopfschmerzen**. Diese sind **von kongestiver Art**, von dumpfem, vereinzelt auch klopfendem Charakter, in Stirn und Schläfe beidseitig oder auch nur einseitig lokalisiert. Die Kopfschmerzen und Kopfkongestionen verschlimmern sich durch Bücken, Aufenthalt in geheizten Räumen und gegen Abend; Anwendung kalten Wassers, Aufenthalt in frischer Luft und in einzelnen Fällen auch Gegendruck sind wohltuend.

Nase: Verstopfung der Nase. Bei mehreren Prüfern verläuft ein Schnupfen völlig andersartig als gewöhnlich. Dabei fällt außer der trockenen Verschnupfung vor allem die Blutungsneigung der Nasenschleimhäute auf. Sowohl periodisch und spontan auftretendes Nasenbluten als auch Absonderung zähen, blutigen Schleimes wurden beobachtet. Nasenbluten mit entzündlichen, anfangs grauweiß belegten Erosionen im Bereich der Nasenscheidewand.

Gesicht: Kopf und Gesicht sind heiß und gerötet. Neuralgische Schmerzen im Oberkiefer, die sich durch Wärme bessern. Taubheitsgefühl in der rechten Gesichtshälfte; später übergehend in blitzartige Schmerzen.

Mund: Fauliger Geschmack im Mund.

Magen: Sodbrennen, Druckgefühl und Aufstoßen nach dem Essen, Appetitlosigkeit. Sodbrennen, besser durch reichliches Essen. Appetitvermehrung mit Gewichtsanstieg.

Abdomen: Völle und Blähungsgefühl des Leibes, besonders im rechten Oberbauch lokalisiert.

Rektum und Stuhl: Morgendliche krampfartige Leibschmerzen mit wässrigen, faulig riechenden Durchfällen; dabei Appetitlosigkeit und Verlangen nach Saurem. Dunkle, übelriechende Durchfälle, plötzlich und schmerzlos einsetzend, sehr unangenehm empfunden, dabei Gesichtsblässe, Schweiße, vermehrter Durst und Absinken des Blutdrucks. Abgang übelriechender Blähungen. Blutung aus einem vorher nie bemerkten Hämorrhoidaknoten.

Blase: Große Mengen hellen Urins gegen 24.00 Uhr nachts bessern Herzbeschwerden.

Atmung: Bei körperlichen Anstrengungen Kurzatmigkeit und Atemnot.

Husten und Expektoration: Ausgesprochene Trockenheit der Schleimhäute mit kratzendem Gefühl im Hals, Kitzeln und Reizhusten – schlimmer nach dem Niederlegen –, teilweise in krampfhafte Hustenanfälle übergehend. In der Nachbeobachtung kommt es zu zähschleimigem Auswurf mit Beimengung dünner Blutfäden.

Brust: Herzklopfen, Herzstechen, Herzstolpern, verbunden mit Engegefühl und ziehenden Schmerzen in der Herzgegend, schlechter nach dem Niederlegen, besser im Stehen und Gehen, oder kurz nach dem Einschlafen mit Wiedererwachen daran und nachts, zugleich mit dem Gefühl, hellwach zu sein. Ein Prüfer, der zunächst mit D 3 sehr lästige krampfartige Herzschmerzen bekommen hat, bemerkt während der Nachbeobachtung eine Besserung seiner Herzbeschwerden, während er an 5 aufeinanderfolgenden Nächten gegen 24 Uhr

---
[471] Die mit (n) bezeichneten Symptome haben sich als Nebenerscheinungen bei psychiatrischer Anwendung ergeben.

jeweils eine große Menge auffallend hellen Urin lässt. Bradykardie.

Bei 6 Prüfern wird ein **Anstieg des systolischen Druckes** um 20 bis 40 mmHg, des diastolischen Druckes um 15 bis 55 mmHg (Ruhewerte) bemerkt. (Bei der leichten Beeinflussbarkeit des Blutdrucks durch vielerlei Umstände und bei der Unsicherheit der Methode der Blutdruckmessung wäre eine Nachprüfung dieser Beobachtung erwünscht.) Bemerkenswert ist, dass bis auf eine Ausnahme nur männliche Prüfer mit Blutdruckanstieg reagierten

Die Blutdruckerhöhung ist bei der Mehrzahl der Prüfer verbunden mit den schon beschriebenen kongestiven Kopfschmerzen. Gleichzeitig werden von ihnen auch erhebliche Herzbeschwerden angegeben.

Extremitäten: Neuralgische, blitzartig auftretende, stechende oder schießende Schmerzen in Schulter und Beckengegend, Gliedmaßen. Bei einem Prüfer auch im Amputationsstumpf des Oberschenkels. Eine Morgenverschlimmerung scheint zu bestehen.

Schlaf: Erschwertes Einschlafen vor Mitternacht. Hellwach, als ob sie Kaffee getrunken hätte. Nächtliches Erwachen und Schlaflosigkeit zwischen 1 und 5 Uhr, **beziehungsweise ab 3 Uhr nachts.**

Frost und Frösteln: Hitzewallung zum Kopf bei kalten Füßen, verbunden mit Benommenheit, leichtem Schwindel und allgemeiner Unruhe.

Schweiß: Hitzegefühl am ganzen Körper mit oder ohne Schweißausbrüche, meist verbunden mit Kongestionen zum Kopf und allgemeiner Unruhe. Bevorzugt und schubweise schwitzen einige Prüfer an Händen, Füßen und unter den Achselhöhlen. Die Schweiße sind teilweise übelriechend und klebrig.

Allgemein: Das immer wiederkehrende Motiv dieser Symptome ist die **große Unruhe im Gefäßsystem.** Sie kommt vor allem in einer ganzen Skala vegetativ nervöser Erscheinungen zum Ausdruck. Kopfschmerzen, Herzbeschwerden, Blutdruckerhöhungen, vermehrte Schweiße, Schlafstörungen werden zwar auch als Einzelsymptom wahrgenommen, lassen jedoch an ihrem weitgehend symptomhaften Auftreten erkennen, dass ihnen gekoppelte Vorgänge zugrunde liegen.

In einem Fall kam es während der Arzneimittelprüfung im zeitlichen Zusammenhang mit erschöpfenden Durchfällen zu einer Hypotonie.

Essenzielle Hypertonie.

398.6
Dosierung

Bei essenzieller Hypertonie empfehlen sich niedere und mittlere Potenzen. Bei Anwendung auf psychiatrischem Gebiet sollten höhere Potenzen gewählt werden.

398.7
Vergleichsmittel

- Apocynaceae: Apocynum cannabium, Oleander, Quebracho, Strophantus gratus, Vinca minor.
- Bei Hypertonie: Aranea ixobola, Aurum metallicum, Barium carbonicum, Glonoinum, Plumbum metallicum, Strontium metallicum, Viscum album.

398.8
Literatur

[1] Frankenstein G. Die Behandlung psychischer Versagenszustände des höheren Lebensalters mit Raubasin. Medizinische Klinik 1960; 38: 1686–1688

[2] Gutmann W. Rauwolfia. Therap. Monat F. Boehringer und Söhne 1956 (2): 22

[3] Gutmann W. Rauwolfia. Journal of the American Institute of Homoeopathy 1957: 140

[4] Leeser O, Schrenk R. Arzneiprüfung von Rauwolfia D 1 und D 3 (24 Teilnehmer). In: Faltin T, Hrsg. Homöopathie in der Klinik: Die Geschichte der Homöopathie am Stuttgarter Robert-Bosch-Krankenhaus von 1940 bis 1973. Bd. 7. Quellen und Studien zur Homöopathiegeschichte. Stuttgart: Haug; 2002: 171

[5] Templeton WL. Rauwolfia. British Homoeopathic Journal 1956 (April)

[6] Templeton WL. Rauwolfia referiert. Deutsche Homöopathische Monatsschrift 1957: 169

[7] Zur Behandlung der Hypertonie mit Rauwolfia-Alkaloiden. Die Therapie des Monats 1956; 1: 2–3

399 Rheum palmatum – rheum

lt.: Rheum palmatum, syn.: Rheum officinale, dt.: Rhabarber, engl.: rhubarb

399.1
Substanz

Plantae – Polygonaceae (Knöterichgewächse) – **Rheum palmatum**

Es handelt sich um ausdauernde Kräuter. Rhabarber ist ein Rübengeophyt, dessen Wurzel dick und holzig ist. Aus der Rübe wachsen nach der Ruhezeit die riesigen Rabarberblätter. Die Blüten sind klein, zwittrig, gelbgrünlich und bilden aufrechte Blütenstände. Hauptlieferländer sind China, Indien und Pakistan. Die kopfgroßen unterirdischen Organe 4- bis 7-jähriger Pflanzen werden im Herbst oder Frühjahr ausgegraben, gesäubert, getrocknet und teilweise geschält.

Verwendung finden die von Stängeln, kleineren Wurzeln und dem größten Teil der Rinde befreiten unterirdischen Teile.

399.2
Pharmakologie und Toxikologie

Der hohe Andranoidgehalt[472] der Droge ist für ihre laxierende Wirkung verantwortlich.

Sennosid A und B sind Anthronglykoside. Sie kommen in den Blättern und Früchten von Cassia-Arten vor (Cassia senna, Fabaceae) und in Rhabarberwurzeln und können als Laxans eingesetzt werden. Daneben finden sich noch Gerbstoffe vom Gallotannin-Typ.

399.3
Anwendung

Volkstümliche Anwendung findet die Droge bei Appetit- und Verdauungsanregung, bei Magen-Darm-Erkrankungen. In Asien wird die Droge besonders bei Hämorrhagien der oberen Verdauungswege wie Mund, Nase, Darmulzera angewendet. Daneben bei Ikterus, Dysmenorrhö, Amenorrhö, Dermatosen, Wunden, Verletzungen und Dentitio difficilis.

Homöopathische Anwendung findet die Arznei bei Diarrhö, Affektivitätsstörungen bei Kindern, bei Dentitio difficilis (nach Kommission D).

Wegen seiner tonisierenden Wirkung wurde er von jeher bei geschwächten Patienten in der **Rekonvaleszenz** bevorzugt. Es gibt Menschen, die überempfindlich auf Rheum palmatum reagieren und neben heftigen Magen- und Darmerscheinungen werden auch *Exantheme* der Haut, selbst *Pemphigus* beobachtet. Selbst Abschälen der Schleimhaut des Mundes.

399.4
Arzneimittelbild

Leitsymptome: Sauerriechende Stühle bei reizbaren Kindern.

Geist und Gemüt: Das Kind schlägt bei Nacht um sich, fängt an zu schreien und hat angstvolle Halluzinationen. Während des Schlafes beugt es seinen Kopf rückwärts und jammert. Es sieht bleich aus, jammert im Schlaf und macht krampfhafte Bewegungen der Finger, der Gesichtsmuskeln und der Augenlider.

Zähne:

Dentitio difficilis mit Diarrhö und Koliken

Magen: Abneigung gegen verschiedene Speisen, jedoch auch Verlangen nach verschiedenen Speisen; er kann aber nicht viel essen wegen rasch eintretenden Widerwillens.

Abdomen: Heftige Kolikschmerzen, gefolgt von einem dünnen, breiigen Stuhl. Nach dem Stuhl weitere heftige Kolikschmerzen und vergeblicher Drang.

---

472 Aloemodin-, Chrysophanol-, Emodin-, Physcion-Typ.

*Diarrhö bei Kindern und Säuglingen mit sauren
Stühlen und Agitation
Enteritis mit Kolik*

Rektum und Stuhl: Stühle häufig, breiig, schleimig, gefolgt von Tenesmus und heftigem Brennen im After. Breiige **sauerriechende Stühle**. Die Entleerung ist von Frostschauer begleitet. (Die sauren Stühle gelten als bestimmend für die Wahl.) **Nach dem Stuhl erneuern sich der Stuhldrang und die Leibschmerzen**, Tenesmus und Brennen am After. ☉ „Das ganze Kind riecht sauer".

399.5
Dosierung

Nach Stauffer D 2 bis D 3; nach Boericke C 3 bis C 6; nach Marc Jousset ☉ **bis zu 30 Tropfen**. Man wird zweckmäßigerweise mit einer Potenz beginnen und kann bei ungenügender Wirkung zur Tinktur herabgehen.

399.6
Vergleichsmittel

- Polygonaceae: Fagopyrum esculentum, Rumex crispus.
- Körpergeruch sauer bei Kindern: Magnesium carbonicum.

399.7
Literatur

[1] Allen TF. Rheum. Encyclopedia of pure Materia Medica. Bd. 8. New York: Boericke & Tafel; 1874–1880: 303–308

[2] Clarke JH. Rheum. Dictionary of practical Materia Medica. Bd. 2.2. London: Homoeopathic Publishing Company; 1900–1902: 973–978

[3] Hahnemann S. Rheum. In: Lucae C, Wischner M, Hrsg. Gesamte Arzneimittellehre. Bd. 3. Stuttgart: Haug; 2007: 1583–1590

[4] Hughes R. Rheum. Cyclopaedia of Drug Pathogenesy. Bd. 3. London: Gould; 1886–1891: 708–709

400 Rhododendron chrysanthum – rhod

syn.: Rhododendron aureum, dt.: Goldgelbe Alpenrose, engl.: yellow snow rose

400.1 Substanz

Plantae – Ericaceae (Heidekrautgewächse) – **Rhododendron chrysanthum**

Es handelt sich um einen alpinen immergrünen Strauch. Man unterscheidet die sibirische, halbkriechende, 30 bis 60 cm hohe Wuchsform von der japanischen, kriechenden, 10 bis 30 cm hohen Wuchsform. Die lederartigen, ei- bis lanzettlichen, wechselständigen Blätter sind ganzrandig eingerollt. Die trichterförmigen Blütendolden blühen gelb mit oder ohne purpurfarbenem Punkt im Kronenblatt. Die Pflanze ist heimisch in den alpinen und subalpinen Gebieten Nordostasiens. Sie bevorzugt saure, feuchte, durchlässige Böden und einen steinigen Untergrund.

Homöopathische Verwendung finden die getrockneten Blätter.

400.2 Pharmakologie und Toxikologie

Für die Toxizität sind die Grayanotoxine aus den Blättern, Blüten und Nektar der Pflanze verantwortlich. Sie binden an die Rezeptorstelle II der Na-Kanäle, es kommt zu einer Hyperpolarisation und zu einem Ca-Einstrom. Sie wirken neurotoxisch.[473] In den Blättern findet sich das geschmacklose Phenol Rhododendrol und sein bitteres Glykosid Rhododendrin[474]. Arbutin wurde in den Blättern nachgewiesen. Ursprünglich wurde es aus Birkenblättern isoliert, findet sich jedoch auch in vielen Ericaceae. Das bei der Oxidation freigesetzte Hydrochinon hat antimikrobielle Wirkung. Des Weiteren toxische Andomedanderivate, Flavonoide wie Quercetin, Kämpferol, Myricetin.

400.3 Anwendung

Volkstümliche Anwendung findet die Droge bei Fieber, Gicht, Erkrankungen des rheumatischen Formenkreises und Magen-Darm-Infektionen.

Homöopathische Verwendung findet die Zubereitung bei Erkrankungen des rheumatischen Formenkreises, Neuralgien, Orchitis (nach Kommission D).

Die Gelenkschmerzen erfassen neben den großen Gelenken mit Vorliebe die kleinen Gelenke der Hände und Füße; sie verschlimmern sich in der Ruhe, während Bewegung bessert. Gegen Morgen stellt sich eine Steigerung der Schmerzen ein. **Vor** und bei regnerischem und windigem Wetter zeigt sich eine deutliche Verschlimmerung, die für Rhododendron chrysanthum als besonders typisch gilt. Diese Verschlimmerung **vor dem Eintritt eines Sturmes oder eines Gewitters** in den Gelenken hat sich bei der Arzneimittelprüfung nicht in den Gelenken, sondern in den Zähnen, welche anatomisch ja eine ähnliche Struktur besitzen, ergeben.

400.4 Arzneimittelbild

Leitsymptome: Rheumatische Schmerzen, ⊙ **die sich vor Eintritt von rauem, regnerischem Wetter und vor dem Eintritt eines Gewitters oder Sturms verschlimmern.**
  Ruhe <, Branntwein <.
  Bewegung >.
  Am Morgen < und nachts <.

---

[473] Die Grayanotoxine waren die Ursache für die Massenvergiftungen in der Antike durch pontinischen Honig. Vergleiche Kalmia latifolia und Ledum palustre.

[474] Wurde bereits 1942 isoliert und im Folgejahr als identisch mit dem aus Birken erstmals isolierten Betulosid erkannt. Dieses Glykosid findet man in vielen Holzpflanzenarten wie den Abies, Taxus, Cistus und Bergenia-Arten. Bertulosid kann zur enzymatischen Gewinnung des Aromastoffes Himbeerketon verwendet werden.

400 – Rhododendron chrysanthum – rhod

Geist und Gemüt: Delirien mit schreckhaften Erscheinungen. Ängstlichkeit. Gleichgültigkeit gegen erfreuliche wie unerfreuliche Ereignisse. Verwirrung und Umnebelung der Gedanken. **Berauschung wie von Branntwein.** Vergesslichkeit und geistige Stumpfheit, Taumeligkeit und Schwindel. Schläfrigkeit am Tage.

Witterungsneurosen

Kopfschmerz: Kopfschmerzen, die ihn seiner Sinne berauben, morgens nach dem Aufstehen. Kopfweh nach Wein.

Zephalgie vor Föhn (Stauffer)
Neuralgie

Ohren: Sausen und Läuten vor den Ohren. Rauschen wie von Wasser.

Nase: Schnupfen, zuerst ist das linke Nasenloch verstopft, später das rechte.

Gesicht: Schmerzen im Gesicht.

Neuralgie fazial

Zähne: Zahnschmerzen. **Das Herannahen eines Gewitters oder trüben, regnerischen Wetters kündigt sich an durch Zahnschmerzen.** Zahnschmerzen, die sich durch Essen bessern.

Magen: Übelkeit, Erbrechen.

Abdomen: Leibschmerzen.

Rektum und Stuhl: Durchfall.

Blase: Vermehrter Harndrang. Reichlicher Harnabgang.

Harnröhre: Schmerzen in der Harnröhre beim Harnlassen.

Urin: Der blassfarbene Harn besitzt einen widerlich scharfen Geruch.

Geschlechtsorgane:
- weiblich: Die schon beendete Menses kehrt wieder. ⊙ **Bei einem jungen Mädchen von 20 Jahren, dessen Menses seit 6 Monaten ausgeblieben war, tritt diese auf den Gebrauch der Tinktur ein.**
- männlich: **Hoden und Nebenhoden sind geschwollen und höchst schmerzhaft, wie gequetscht,** und hochgezogen. Die Schmerzen breiten sich über den ganzen Bauch, die Hüfte und Aftergegend aus und bessern sich durch Bewegung. Verlust des Geschlechtstriebs oder sexuelle Erregung und Samenergüsse.

Orchitis
Epididymitis
Neuralgie Funiculi spermatici
Hydrozele
Trauma testes

Extremitäten: Rheumatoide Schmerzen in allen Muskeln, Gelenken und Nerven von wechselhaftem Charakter; sie befallen besonders gern die Unterarme bis zu den Fingern und die Beine einschließlich der Zehen. **Sie verschlimmern sich beim Übergang zu windigem und regnerischem Wetter sowie in der Ruhe.** ⊙ **Typisch ist die Verschlimmerung vor Gewitter und Sturm**, die sich in der Prüfung in Bezug auf Zahnschmerzen ergeben hat. **Einschlafen und Kribbeln in den Gliedern.** Schmerzen scheinen im Periost zu sitzen.

Wetterfühligkeit
Erkrankungen des rheumatischen Formenkreises
Neuralgie
Neuritis

400.5
Dosierung

∅ bis D 6. Bei Erkrankungen des rheumatischen Formenkreises hat Stiegele D 1 bis D 2 bevorzugt, auch D 3 bis D 6 empfohlen.

400.6
Vergleichsmittel

- Ericaceae: Chimaphila umbellata, Gaultheria procumbens, Kalmia latifolia, Ledum palustre.
- Karditis: Aconitum napellus, Acidum benzoicum, Colchicum autumnale, Kalmia latifolia, Kalium carbonicum, Spigelia anthelmia, Spongia tosta.
- Vor Sturm <: Nux moschata, bei Sturm <: Phosphorus, Psorinum.
- Orchitis und Epididymitis: Clematis erecta, Conium maculatum, Iodum purum, Mercurius solubilis Hahnemanni, Phytolacca decandra, Pulsatilla pratensis, Spongia tosta, Thuja occidentalis.

400.7
Kasuistik

400.7.1 Arthropathie rheumatisch chronisch

K. K., ein 65 Jahre alter Mann, kommt am 14. März 1934 in die Sprechstunde. Aus der Vorgeschichte ist erwähnenswert: der Vater litt an einer Erkrankung des rheumatischen Formenkreises, ging 20 Jahre lang am Stock. Ein Bruder und ein Sohn zeigen eine ähnliche Symptomatik. Das jetzige Leiden besteht seit etwa 8 Jahren; eine Kur in Wildbad verschlechterte; rheumatische Schmerzen in nahezu allen Gelenken, besonders in den Beinen, Verschlimmerung wie immer im Winter und bei feuchtem Wetter, **fühlt die Witterungsumschläge schon im voraus**. Bei Bewegung anfangs Verschlechterung, später aber Besserung der Beschwerden, schlimmer wenn er ins Bett kommt, nachts am schlimmsten, mag nicht ins Bett, weil dann sofort starkes Reißen einsetzt.

Der Kranke schleppt sich mühsam mit Hilfe einer Begleitperson und eines Stockes in das Sprechzimmer herein.

Objektiver Befund: Keine äußerlich sichtbare Gelenkschwellung, bei Bewegung der Fuß-, Knie- und Schultergelenke werden lebhafte Schmerzen geäußert. Die nächtliche Verschlimmerung weist auf Cinnabaris D 3, 3-mal täglich 1 Tablette.

18. April: Leichte Besserung eingetreten, insbesondere sind die Nächte besser. Nun erhält der alte Wetterfühler Rhododendron-Tinktur, 3-mal täglich 6 Tropfen.

13. Juni: Weitere Besserung bezüglich des Gehvermögens eingetreten. Nächte gut. Cont.

11. Juli: Sehr wesentliche Besserung, kann jetzt ohne Stock gehen, im Sommer ist aber immer Besserung eingetreten. Cont.

15. August: Gutes Befinden; der schwere Wetterumschlag ging, ohne Eindruck auf seine Gelenke zu machen, vorüber.

26. September: Das gute Befinden hat angehalten.

Mit Berücksichtigung des Umstandes, dass der Kranke im langen Sommer immer eine Besserung seiner Beschwerden hatte, schien mir die pharmakotherapeutische Beweiskraft von Rhododendron chrysanthum nicht genügend gestützt zu sein, ich wollte für die Beurteilung erst den Verlauf im kommenden Winter abwarten; dieser war nun, wie wir wissen, gerade in Beziehung auf die Häufigkeit der Witterungsumschläge und der Unstetigkeitsschichten besonders gesegnet.

3. April 1935: Heute schickt der Kranke seine Frau zur Behandlung; er selbst habe nichts mehr zu klagen gehabt. Rhododendron chrysanthum von Jahr und Stauffer empfohlen. Von der früheren D 6 bin ich wegen verzögerter Wirkung abgekommen (nach Stiegele [10]).

400.8
Literatur

[1] Allen TF. Rhododendron. Encyclopedia of pure Materia Medica. Bd. 8. New York: Boericke & Tafel; 1874–1880: 311–328

[2] Clarke JH. Rhododendron. Dictionary of practical Materia Medica. Bd. 2.2. London: Homoeopathic Publishing Company; 1900–1902: 980–986

[3] Goldmann R. Rhododendron. Materia medica revisa homoeopathiae. Glees: Gypser; 2007

[4] Hughes R. Rhododendron. Cyclopaedia of Drug Pathogenesy. Bd. 3. London: Gould; 1886–1891: 710–719

[5] Leeser O. Lehrbuch der Homöopathie. Spezieller Teil. Arzneimittellehre. C: Tierstoffe. Ulm: Haug; 1961

[6] Lembke J. Rhododendron chrysanthemum. Neue Zeitschrift für Homöopathische Klinik 1859; 4 (23): 197

[7] Seidel E. Sibirische Schneerose. (Rhododendron crysanthum Pall.). Archiv für die Homöopathische Heilkunst 1831; 10 (3): 139–187

[8] Seidel E. Sibirische Schneerose. (Rhododendron crysanthum Pall.). In: Gypser K, Waldecker A, Hrsg. Gesammelte Arzneimittelprüfungen aus Stapfs „Archiv für die homöopathische Heilkunst" (1822–1848). Bd. 2. Heidelberg: Haug; 1991–1994: 857–907

[9] Stapf JE. Sibirische Schneerose. (Rhododendron chrysanthum Pall.). In: Stapf JE, Hrsg. Beiträge zur reinen Arzneimittellehre. Bd. 1. Leipzig: Reclam; 1836: 1–63

[10] Stiegele A. Rhododendron. Allgemeine Homöopathische Zeitung 1935; 183: 300

401 Rhus toxicodendron – rhus-t

syn.: Toxicodendron quercifolium, dt.: Eichenblättriger Giftsumach, engl.: poison ivy

401.1 Substanz

Plantae – Anacardiaceae (Sumachgewächse) – **Toxicodendron quercifolium**

Es handelt sich um einen bis zu 1 m hohen, unscheinbaren Strauch. Die dreizähligen eiförmigen Laubblätter sind behaart. Von Mai bis Juni bildet er kleine weiße bis gelbgrünliche, blattachselständige Blütenstände aus, die reichlich behaart sind. Die Pflanze ist in Nordamerika heimisch und wird in Europa kultiviert.

Unterscheide den eichenblättrigen Giftsumach, Rhus toxicodendron, vom kletternden Giftsumach, Rhus radicans.

Homöopathische Verwendung finden die frischen Blätter.

401.2 Pharmakologie und Toxikologie

Toxischer Inhaltsstoff ist das Kontaktallergen Urushiol. Dieses ruft bei Hautkontakt vesikuläre bis bullöse, sehr schmerzhafte Exantheme hervor. Der Strauch ist giftiger während der Nacht und wenn er nicht von der Sonne beschienen ist.

401.3 Anwendung

Homöopathische Anwendung findet die Zubereitung bei pruriginösen Dermatosen, fieberhaften Infektionskrankheiten mit Benommenheit, Entzündungen der Atemwege, des Magen-Darm-Kanals, Entzündungen der Augen, Dysmenorrhö, Zephalgien, Neuralgien, Paralysen, Paresen, Schwindel, Schmerzen in Knochen, Knochenhaut, Gelenken, Sehnen und Muskeln, bei Folgen von Verletzungen und Überanstrengungen, bei Angst, Unruhe und Dysthymien (nach Kommission D).

Rhus toxicodendron wirkt auf die meisten Gewebe des Körpers und gehört zu den wichtigsten Polychresten[475], jedoch nicht zu den Konstitutionsmitteln[476], da er die tiefsten Vorgänge des Stoffwechsels und der inneren Sekretion nicht erfasst. Er behebt die Folgen von **Erkältungen, Durchnässung, Überanstrengung, Verrenkung** und dergleichen, also von „Gelegenheitsursachen" (Stauffer). Das führende Symptom für alle diese Erkrankungen liegt in der Fähigkeit, „die stärksten Zufälle und Beschwerden dann zu erregen, wenn der Körper oder das Glied am meisten in Ruhe und möglichst unbewegt gehalten wird" [4]. In der Tat hat sich kaum je bei einem anderen Mittel in der Arzneimittelprüfung ein Leitsymptom so klar und eindeutig, ja geradezu aufdringlich herausgeschält wie diese Verschlimmerung in der Ruhe und Besserung in Bewegung, nach Überwindung eines gesteigerten Schmerzes bei den ersten Bewegungen. Dazu tritt noch eine Verschlimmerung von Nässe und von Kälteeinwirkung und in Erweiterung dieser Kälteempfindlichkeit eine Verschlimmerung durch schlechtes Wetter

Rhus toxicodendron ist ein wichtiges Mittel bei **Infektionen**, wie **Phlegmonen**, **Diarrhö**, den **exanthematischen Infektionskrankheiten**, wenn beim Fieber Betäubung und geistige Verwirrung angetroffen wird. Hahnemann hat ihm bei der Behandlung des **Typhus abdominalis** in den vom Kriege heimgesuchten Ländern im Jahre 1813 die größte Heilkraft zugeschrieben. Er hat diese Seuche damals in ihrem Erscheinungsbild von Bryonia alba und Rhus toxicodendron gedeckt gefunden und berichtet, dass durch diese beiden Mittel, im Wechsel gegeben, alle seine Fälle genesen seien.

---

[475] Polycreste sind homöopathische Arzneien, die häufig gelehrt werden und dadurch häufig verschrieben werden. Durch viele Nachträge von klinischen Beobachtungen sind sie in den Repertorien häufig vertreten. Je mehr Symptome bei einer homöopathischen Analyse verwendet werden, umso sicherer wandern diese Arzneimittel in der Auswertung nach vorne.

[476] Ein Konstitutionsmittel ist ein auf der Beobachtungsebene der Persönlichkeit ähnliches Arzneimittel, welches klinisch seine Bestätigung findet, wenn es auch bei akuten Exazerbationen heilsam wirkt.

401 – Rhus toxicodendron – rhus-t

Gegen **Fibromyalgie**, **Lumbalgie** usw. ist Rhus toxicodendron das am häufigsten gebrauchte Mittel, obwohl hier das Leitsymptom „besser durch fortgesetzte Bewegung" nicht in Erscheinung tritt. Auch für **Ischialgie** ist es eines der ersten Mittel. Für akute, subakute, selbst für chronische **rheumatische Arthropathie** kommt Rhus toxicodendron in Betracht, wenn eine Kälte- und Wetterempfindlichkeit, verbunden mit Besserung der Beschwerden durch Bewegung, gefunden wird. Da diese Erscheinungsform des Schmerzes jedoch sowohl bei klinischen Fällen als auch bei der Prüfung vieler Mittel sehr häufig angetroffen wird, kann man nicht erwarten, dass diese Schmerzmodalität allein schon für die Wahl von Rhus toxicodendron genügt.

Bei **grippalen Infekten** mit Beteiligung der Luftwege sowie den typischen *Gliederschmerzen* hat sich Rhus toxicodendron gut bewährt und sollte viel öfter in die Wahl gezogen werden. Die Empfindlichkeit gegen kalte Luft kann den Fall schärfer präzisieren. Es reagieren die betroffenen Gewebe in folgender Weise auf Rhus toxicodendron: Die Haut mit Rötung und Blasenbildung, das Unterhautzellgewebe mit Zellgewebsentzündung, alle Schleimhäute des Körpers mit Katarrhen, die Muskulatur, die Bänder und Faszien, Sehnenscheiden und Gelenkkapseln mit rheumatoiden Erscheinungen, das Zentralnervensystem mit Unruhe, Verwirrung und Betäubung, die peripheren Nerven mit *Neuralgie* und *Neuritis*. Dazu tritt noch *Fieber* mit stark schwächendem Charakter.

401.4 Arzneimittelbild

Leitsymptome: Große Schwäche am ganzen Körper wie gelähmt. Große Ruhelosigkeit, muss sich ständig bewegen und kann in keiner Lage Ruhe halten. Ruhelosigkeit bei Nacht, es ist ihm, wie wenn ihn etwas aus dem Bett triebe.

Ruhelosigkeit und unwillkürlicher Drang, sich zu bewegen.

Benommenheit und geistige Verwirrung bei typhösen Zuständen.

Kälte verschlimmert die Beschwerden, ebenso kaltes Wetter.

⊙ **Folgen von Kälte und Nässe, Erkältungen bei erhitztem Körper.**

Gefühl wie verzerrt und wie verrenkt. ⊙ **Folgen von Verrenkung oder Überanstrengung.**

Ruhe < ; bei Bewegung verschlimmern sich die Beschwerden zunächst, bessern sich dann aber bei fortgesetzter Bewegung.

Nachts < und in der Bettwärme <. Reiben > und Kneten >. Wärme > und ⊙ **Schweißausbruch >**.

Geist und Gemüt: Sehr niedergestimmte und melancholische Gemütsverfassung. Ruheloser Sinn, mit Furcht und Angst, kann nicht im Bett bleiben. **Verwirrung der Gedanken, Kopf eingenommen und unbesinnlich**, wie betrunken und betäubt. Schlechter Schlaf mit ängstlichen Träumen.

Kopfschmerz: Kopfschmerzen, als wolle der Kopf bersten. Schwappen im Kopf beim Auftreten und Bücken. Ziehende und reißende Schmerzen in allen Teilen von Kopf und Gesicht, den Zähnen, den Ohren, dem Kiefergelenk.

Neuralgie

Augen: Katarrhalische Entzündung der Augenbindehaut mit schleimig-eitriger und scharfer Absonderung und starker Lichtscheu. Heftige Schwellung der Lider, so dass die Augen zuschwellen.

Konjunktivitis
Keratitis
Iritis

Ohren: Schmerzen in den Ohren und Ohrgeräusche.

Nase: Häufiges, krampfhaftes Niesen. Naseneingänge wund und entzündet. Wässriger Schleim läuft aus Mund und Nase, ohne dass Schnupfen vorhanden ist.

Gesicht: Gesicht schwillt so an, dass die Augen nicht mehr geöffnet werden können. Die Glandulae parotis und submandibulares sind stark geschwollen. Gähnen so heftig und krampfhaft, dass Gefahr besteht, das Kiefergelenk auszurenken.

Trigeminusneuralgie

Mund: Trockenheit der Zunge oder **brauner Belag; wundes Gefühl auf der Zunge bei roter Spitze**. Wundheitsgefühl der Mundschleimhaut mit Trockenheit und großem Durst. Übler Geruch des Atems. Wasser läuft im Mund zusammen. Während des Mittagsschlafes im Sitzen läuft ihm das Wasser aus dem Munde. Übler Geschmack im Mund, sauer, bitter, scharf, wie nach faulem Schleim, mit Gefühl von Trockenheit.

Zähne: Die Zähne erscheinen zu lang und schmerzen beim Kauen. Zahnschmerzen, teils besser durch Wärmeanwendung, teils durch Auflegen der kühlen Hand; Verschlimmerung nachts.

Dolor dentis

Innerer Hals: Rachen wund mit Schwierigkeit, zu schlucken, dabei Trockenheitsgefühl und Brennen.

Äußerer Hals:

Tortikollis

Magen: Verlust des Appetits oder übermäßiger Hunger. Bier und Wein werden nicht ertragen, sie machen Kopfweh und Völle im Leib. Abneigung gegen Brot. Viel Durst und Trockenheit des Halses. Völle im Magen wie überladen.

Gastropathie febril

Abdomen: Auftreibung des Leibs nach dem Essen.

Salmonellose
Rickettsiose

Rektum und Stuhl: Durchfälle wässrig, schleimig, auch blutig, von üblem Geruch. Verstopfung mit ständigem vergeblichem Drang. Die Leistendrüsen sind geschwollen und schmerzhaft.

Enuresis nocturna und diurna

Blase: Vermehrter Harndrang.

Harnröhre: Stechen in der Harnröhre beim Harnen.

Urin: Harn wird heiß gefühlt. Weißlich trüber Harn, der schon trüb ist, wenn er gelassen wird. Oder dunkler und trüber Harn.

Geschlechtsorgane:
- weiblich: Die lang verhaltene Menses kehrt wieder. Stark beißender Schmerz in den Geschlechtsteilen beim Abgang der Menses.
- männlich: Häufige Erektionen mit Drang zu häufigem Harnlassen.

Larynx und Trachea: Heiserkeit und Kitzel im Kehlkopf mit heftigem, erschütterndem Husten.

Husten und Expektoration: Husten trocken, quälend, mit reißenden Schmerzen in der Brust. Die geringste Kälte verschlimmert, schon das Aufdecken der Hände ruft einen krampfhaften Hustenanfall hervor.

Bronchitis grippal
Pneumonie

Brust: Herztätigkeit beschleunigt. Herzklopfen, das die Brustwand erschüttert. Schwächegefühl am Herzen.

Herzdekompensation durch Überanstrengung

Rücken:

Lumbalgie
Ischialgie

Extremitäten: Ungewöhnliche Müdigkeit und Abspannung, **Gefühl in den Gliedern wie gelähmt**. Schmerzen in den Muskeln des Nackens, der Schultern, des Rückens, der Arme und Beine. Gefühl wie zerbrochen, wie zerschlagen. Gefühl in den Gelenken wie zu kurz. Der **Schmerz hat die für Rhus toxicodendron kennzeichnende Art,**

sich bei längerer Bewegung zu bessern, während die ersten Bewegungen vermehrt schmerzen. Der umgekehrte Modus kommt ebenfalls vor, ist aber seltener. **Die Schmerzen lassen ihn nicht einen Augenblick in der gleichen Lage verweilen, sondern zwingen ihn, sich ständig zu bewegen.** Dazu tritt die Verschlimmerung bei Nacht und durch jede Kälte.

Neuralgische Schmerzen in den Gliedern, an Kopf und Gesicht, oft mit Kribbeln und Taubheitsgefühl verbunden, oder Empfindung wie unterschworen, wie von Holz oder wie abgestorben; Gefühl in den Fußsohlen, als ob man auf Nadeln ginge.

Myalgie akut
Erkrankungen des rheumatischen Formenkreises
Neuritis
Tendovaginitis
Neuralgie

Frost und Frösteln: Gegen kalte Luft ist er sehr empfindlich, **sie ruft auf der Haut Schmerzen hervor. Trotz aller Bedeckung kann er beim Gehen in kalter Luft nicht warm werden. Frieren, Schaudern und Schüttelfröste.**

Fieber: Hitze mit Fieberschauern, mit heißem Kopf und kalten Händen und Füßen. Hitze über den ganzen Körper mit reichlichen Schweißen.

Schweiß: Am ganzen Körper, nicht aber im Gesicht. Schweiße übelriechend oder sauer. Fieber von remittierendem und intermittierendem Charakter.

Haut: Ausschläge scharlachartig, mit Brennen und Jucken; **erysipelartige Schwellung der Haut** mit Brennen und Stechen. (Das angebliche Wandern erysipelartiger Schwellungen von rechts nach links kann sich nicht auf die Prüfungskontrolle stützen und dürfte bedeutungslos sein.)

Kennzeichnend sind vor allem die Eruptionen von Bläschen und Blasen, auch Quaddeln und Herpesbläschen. Haut am ganzen Körper oder in Teilen gerötet und entzündet, schmerzhaft geschwollen, besonders an den Partien, die mit der Pflanze in Berührung kamen, dabei hochgradige Erschöpfung.

Erysipel
Scharlach
Ekzem nässend und vesikulär
Herpes simplex und zoster

401.5
Dosierung

Unter die D 3 herunterzugehen, dürfte auch in akuten Fällen nicht zweckmäßig sein. Stauffer widerrät überhaupt tiefe Potenzen.

„Auf keinen Fall darf Rhus in ganz niederen Potenzen verordnet werden, wenn man nicht Verschlimmerungen und unangenehme Nebenwirkungen erleben will. Die 30. Potenz ist nach meinen Erfahrungen in fast allen Fällen vorzuziehen. Nach manchen Missgriffen in der Dosis bin ich bei dieser Potenz angelangt und stehengeblieben seit langen Jahren. Manche Ischias wich nicht den niederen Verdünnungen, erst die 30. Potenz heilte rasch und dauernd; ich habe Dutzende derartige Fälle, selbst ganz chronischer Art, damit geheilt."

Ein solches Bekenntnis bei einem Stauffer, der sich keineswegs den hohen Potenzen verschrieben hat, ist von nicht geringem Wert.

Äußerlich kann Rhus toxicodendron, stark mit Alkohol verdünnt, bei rheumatischen Gelenk- und Muskelschmerzen, bei Distorsionen frischer und veralteter Natur verordnet werden. Man muss mindestens 1 : 100,0 Spirit. dilut. verdünnen.

401.6
Vergleichsmittel

- Anacardiaceae: Anacardium orientale, Comocladia dentata, Rhus venenata.
- Bewegung > : Ferrum metallicum, Hedera helix, Mercurius solubilis Hahnemanni, Pulsatilla pratensis, Sepia succus.
- Reiben > und Massieren > : Bellis perennis, Mandragora officinarum, Pulsatilla pratensis.

- Ruhelosigkeit: Aconitum napellus, Arsenicum album, Iodum purum, Mercurius solubilis Hahnemanni, Tarantula hispanica.
- Erysipel: Apis mellifica, Belladonna, Graphites naturalis.
- Folgen von Nässe und Kälte: Dulcamara, Natrium sulphuricum, Thuja occidentalis, Calcium carbonicum, Calcium phosphoricum.
- Folgen von Verrenkung und Überanstrengung: Arnica montana, Ruta graveolens, Bellis perennis.

401.7 Kasuistik

401.7.1 Ischialgie bei einem Pferd

Nachdem auf dem Bauernhof ein fieberkrankes Pferd von mir versorgt worden war – es war Herbst –, ergab die Unterhaltung, dass ein 4-jähriges Pferd, niedersächsischer Warmblüter, krankheitshalber abgeschafft werden müsse: Hüftgelenksentzündung und Ischialgie links mit Lähmungserscheinungen. 4 Wochen hindurch intensive Behandlung durch den Tierarzt. Alle 3 Tage eine Coffein-Procain-Spritze. Die aufgehende Stalltüre wehe immer Zugluft auf das linke Hinterteil des Pferdes.

Rein zufällig wird erwähnt, dass die Beinlähmung gar nicht echt sein könne; Anspannen gehe überhaupt nicht, führe man es aus dem Stall, hinke es zunächst sehr. Dann gehe es eine kurze Zeit normal. Bei längerem Gehen setze das Hinken in noch viel schlimmerer Weise wieder ein, und das Pferd gehe in den Stall zurück. Anfängliche Bewegung schwierig, weitere: besser, längere Bewegung sehr schmerzhaft. Ein so modulierter Fall heißt für den homöopathisch Denkenden weder Rheuma noch Injektionen noch Ischialgie oder Hüftgelenk, sondern – viel einfacher – Rhus toxicodendron. Zumal wenn ein möglicher Zugluftschaden im Spiel war.

Der Tierarzt hatte seine letzte Spritze am Donnerstag gegeben und zugleich mitgeteilt, dass das Pferd am kommenden Dienstag wegmüsse, wenn alles so bleibe wie seither, was vorauszusehen sei.

Dazwischen lag der Sonnabend meiner Anwesenheit. Mein Versuchsanerbieten wurde akzeptiert, das Pferd wurde mir etwa 5 Minuten lang vorgeführt, und deutlich zeichnete sich die beschriebene Modalität ab. Es erhielt sogleich eine Gabe Rhus toxicodendron D 6. Für die folgenden Tage hinterließ ich eine kleine Menge derselben Potenz in Globuli, täglich einmal 5 davon in Wasser gelöst zu geben. Das war am Sonnabend gegen Abend. Beim spätabendlichen Stallrundgang fand der Besitzer sein Pferd liegend, und der Versuch, es aufzurichten, scheiterte. Er muss sehr besorgt gewesen sein. Denn ich hatte versäumt, an eine mögliche Erstverschlimmerung überhaupt zu denken und darüber vorher aufzuklären.

Am folgenden Morgen traf der Bauer sein Pferd stehend an. Beim Führen hinkte es kaum merklich. Zur Probe gespannt, zog es den leeren Wagen.

Am Morgen des Montags wurde es bei Regen und kaltem Wind kurzerhand gemeinsam mit dem Nachbarpferd vorgespannt zum Rübenblattfahren. Genauso an den folgenden Tagen. Dies alles erfuhr ich telefonisch erst am 6. Tag nach Behandlungsbeginn. Ich sagte, es sei vorerst nichts mehr nötig. (nach Berndt [2])

401.7.2 Arthropathie, akut, rheumatisch

Ein Mann wurde plötzlich von Frost überfallen, gefolgt von ziehenden Schmerzen in den Gliedern und reichlichem Schweiß. Am 5. Tage fand ich ihn, leidend an heftigen Schmerzen in den Beinen, die sich auf die Gelenke und Muskeln erstreckten. Es bestand fortwährende Ruhelosigkeit, welche erleichterte. Er klagte über ein Gefühl von Steifheit am ganzen Körper. Die ergriffenen Gelenke waren ungeheuer schmerzhaft gegen Berührung, rot und glänzend. Hitze vermehrte den Schmerz ebenso, als wenn er sich der kalten Luft aussetzte. Hierbei war der Puls voll und schnell, Respiration kurz; er hatte weder Tag noch Nacht Schlaf. Zuweilen verlangte er nach Nahrung, gewöhnlich aber war er apathisch, Durst in der Nacht. Rhus toxicodendron C 24 bewirkte Heilung in 4 Tagen. (Gross 1893)

401.8
Literatur

[1] Allen TF. Rhus toxicodendron. Encyclopedia of pure Materia Medica. Bd. 8, 10. New York: Boericke & Tafel; 1874–1880: 330–378, 625–628

[2] Berndt D. Landpraxis. Kasuistisches Mosaik. Zeitschrift für Klassische Homöopathie 1959; 1 (3): 29

[3] Clarke JH. Rhus toxicodendron. Dictionary of practical Materia Medica. Bd. 2.2. London: Homoeopathic Publishing Company; 1900–1902: 990–1006

[4] Hahnemann S. Rhus toxicodendron. In: Lucae C, Wischner M, Hrsg. Gesamte Arzneimittellehre. Bd. 3. Stuttgart: Haug; 2007: 1590–1618

[5] Hughes R. Rhus toxicodendron. Cyclopaedia of Drug Pathogenesy. Bd. 3. London: Gould; 1886–1891: 720–724

[6] Joslin BF. Journalauszüge: Erste Prüfung von Rhus radicans. Allgemeine Homöopathische Zeitung 1861; 63 (9, 21): 55–56; 167

[7] Joslin BF. Journalauszüge: Zweite Prüfung von Rhus radicans. Allgemeine Homöopathische Zeitung 1862; 64 (7, 19, 22–24): 55–56; 150–151; 175; 183–184; 191–192

[8] Oehme FG. Arzneimittelprüfungen. Eine Vergiftung und zwei Prüfungen mit Rhus vernix oder venenata (Englisch: Poison Sumach, Dog Wood). Homöopathische Vierteljahrschrift 1860; 11: 137–154

[9] Sulzer. Aus amerikanischen Journalen. Rhus toxicodendron. Zeitschrift des Berliner Vereines Homöopathischer Ärzte 1893; 12 (5): 446–449

402 Rhus venenata – rhus-v

lt.: Rhus venenata, dt.: Firnisbaum, engl.: poison elder

402.1 Substanz

Plantae – Anacardiaceae (Sumachgewächse) – **Rhus venenata**

Es handelt sich um einen bis zu 10 m hohen, kleinen Strauch oder Baum, der an Blattstielen 7 bis 13 länglich-ovale, gegenständige Laubblätter hat und kleine grüne Blüten ausbildet. Er ist in Nordamerika heimisch.

Die homöopathische Zubereitung wird aus gleichen Teilen Rinde und Blättern hergestellt.

402.2 Pharmakologie und Toxikologie

Die Pflanze enthält als Hauptinhaltsstoff das stark toxische Urishiol. Dieses ruft sehr starke allergische Hautreaktionen hervor mit vesikulär bullösen Exanthemen.

402.3 Anwendung

In der Medizin findet die Substanz Einsatz als Antiallergikum zur Hyposensibilisierung.

Homöopathische Anwendung findet die Zubereitung bei entzündlichen Dermatosen und Diarrhö (nach Kommission D).

Es wird fast nur für **akute** und **chronische Dermatosen** verwendet, wie *Ekzeme* und *Pemphigus*. Nach Art und Charakter sind die Hautsymptome die gleichen wie bei Rhus toxicodendron.

Perniones werden mit der Tinktur längere Zeit eingerieben. Damit wird sofort eine Linderung und in vielen Fällen eine Heilung erzielt.

402.4 Dosierung

Von D 3 bis D 30.

402.5 Vergleichsmittel

Anacardiaceae: Anacardium orientale, Comocladia dentata, Rhus toxicodendron.

402.6 Literatur

[1] Allen TF. Rhus venenata. Encyclopedia of pure Materia Medica. Bd. 8. New York: Boericke & Tafel; 1874–1880: 378–400

[2] Clarke JH. Rhus venenata. Dictionary of practical Materia Medica. Bd. 2.2. London: Homoeopathic Publishing Company; 1900–1902: 10 006–11 012

[3] Hansen O. Bemerkungen über die hom. Behandlung der Haut- und Geschlechtskrankheiten. Zeitschrift des Berliner Vereines Homöopathischer Ärzte 1893; 12 (6): 497–498

[4] Hughes R. Rhus venenata. Cyclopaedia of Drug Pathogenesy. Bd. 3. London: Gould; 1886–1891: 725–737

[5] Oehme FG. Arzneimittelprüfungen. Eine Vergiftung und zwei Prüfungen mit Rhus vernix oder Rhus venenata. Homöopathische Vierteljahrschrift 1860; 11: 137–154

403 Robinia pseudacacia – rob

lt.: Robinia pseudacacia, dt.: Falsche Akazie, Robinie, engl.: locust tree

403.1 Substanz

Plantae – Leguminosae gleich Fabaceae, früher Papilionaceae, Hülsenfruchtgewächse) – **Robinia pseudacacia**

Die Robinie ist ein 10 bis 15 m hoher, dorniger Baum, der von Mai bis Juni weiße, aromatisch duftende Blütentrauben ausbildet, aus welchen sich lange Hülsenfrüchte entwickeln.

Homöopathische Verwendung findet die frische Rinde der jungen Zweige.

403.2 Pharmakologie und Toxikologie

Inhaltsstoffe sind die Flavone Robinetin und Dihydrorobinetin, Katechingerbstoffe, die sehr giftigen Lektine Phasin und Robin. Bei Inkorporation kommt es zu intestinalen Beschwerden mit Übelkeit und Brechreiz, sowie tachykarden Herzrhythmusstörungen bis hin zu Synkope.

Die Rinde der Robinie ist giftig und ruft Schlaf und Betäubung, Empfindungslosigkeit, Mydriasis, Erregungszustände und Delirien, Krämpfe der Glieder und Bewegungen derselben mit choreatischem oder psychogenem Charakter hervor. Heftiges Würgen und Erbrechen von blutigem Schleim mit synkopalem Zustand. Auf der Haut entstehen ödematöse Schwellungen, Erytheme wie bei Masern oder Scharlach, ferner friesel- und pockenähnliche Eruptionen, Pusteln, Blasen und Furunkel, also alle Formen von Entzündung. Die peripheren Nerven sind in Gestalt von Ameisenlaufen und Neuralgien beteiligt. Es tritt Fieber auf, die Augen sind eingesunken, livide Lippen, die Herztätigkeit versagt.

403.3 Anwendung

Homöopathische Verwendung findet die Zubereitung bei Hyperacidität und Diarrhö (nach Kommission D).

403.4 Arzneimittelprüfung

Eine umfangreiche Prüfung von Houatt [1] erscheint mir etwas phantasievoll ausgeschmückt. Sie enthält offenbar auch klinische, dazu fragwürdige Angaben, so dass von ihrer Verwendung Abstand genommen wurde. Einige toxische Beobachtungen sind mitverwertet.

403.5 Arzneimittelbild

Kopfschmerz: Ständiges dumpfes Kopfweh mit Verschlimmerung durch jede Bewegung und durch Lesen, neuralgische Schmerzen in den Schläfen.

Magen: Übermäßige Säure des Magens. Saures Aufstoßen und Erbrechen von saurer Flüssigkeit, dass die Zähne „stumpf" werden. Magendruck und Schmerzen nach jedem Essen. Auftreibung des Magens und der Därme bis zum Bersten.

Sodbrennen, Essen >
Gastropathie

Abdomen: Kolikschmerzen und Blähsucht. Besserung durch Blähungsabgang. Leib aufgetrieben und sehr schmerzhaft.

Rektum und Stuhl: Heftige Durchfälle mit Kolikschmerzen und großem Schwächegefühl, verfallenem Aussehen, blauen Lippen und kalten Schweißen. Häufige, wässrige, schleimige, grüne oder blutige Durchfälle mit Tenesmus. Aber auch Obstipation.

Frost und Frösteln: Kälte und fieberartige Zustände mit Schwäche.

Haut: Erysipelatöse, scharlach-, nesselsucht- und malariaähnliche Eruptionen. Pickel und Blasen.

Allgemein: Alle Schleimhäute sind gereizt und entzündet. Schwache Herztätigkeit, Puls nicht mehr fühlbar, Kollapsgefühl, schlimmer beim Aufrichten, verfallenes Aussehen und große Schwäche bei jeder Bewegung. Kalter Schweiß.

403.6 Dosierung

D 3 bis D 6.

403.7 Vergleichsmittel

- Leguminosae: Alfalfa, Baptisia tinctoria, Copaiva, Cytisus laburnum, Dolichos pruriens, Lathyrus sativus, Lespedeza sieboldii, Melilotus officinalis, Ononis spinosa, Physostigma venenosum, Sarothamnus scoparius, Senna, Trifolium pratense.
- Acidum sulphuricum, Calcium carbonicum, Capsicum annuum, Iris versicolor, Magnesium carbonicum, Magnesium muriaticum, Natrium phosphoricum, Natrium sulphuricum.
- Eine gewisse Ähnlichkeit mit Veratrum album lässt sich nicht von der Hand weisen, doch wurde Robinia pseudacacia bisher nur gegen hyperacide Gastropathien gebraucht.

403.8 Literatur

[1] Allen TF. Robinia. Encyclopedia of pure Materia Medica. Bd. 8, 10. New York: Boericke & Tafel; 1874–1880: 402–415, 628

[2] Clarke JH. Robinia. Dictionary of practical Materia Medica. Bd. 2.2. London: Homoeopathic Publishing Company; 1900–1902: 1016–1019

[3] Hughes R. Robinia. Cyclopaedia of Drug Pathogenesy. Bd. 4. London: Gould; 1886–1891: 746–747

404 Rubia tinctorum – rub-t

lt.: Rubia tinctorum, dt.: Färberkrapp, engl.: madder

404.1 Substanz

Plantae – **Rubiaceae** (Rötegewächse) – **Rubia tinctorum**

Es handelt sich um eine perennierende, bis 1 m hohe, krautige Pflanze mit gelbfleischigem Rhizom, das sich beim Trocknen rötet. Als Hemikryptophyt weist es einen stark verzweigten Wurzelstock auf. Rubia tinctorum gehört zu den Ruderalpflanzen. Die Pflanze ist im Mittelmeergebiet zu Hause.

Zur Herstellung der homöopathischen Zubereitung wird die getrocknete, stark verzweigte, rote Wurzel verwendet.

404.2 Pharmakologie und Toxikologie

Als Inhaltsstoff wurde Rubererythrinsäure gefunden, in welcher der Hauptfarbstoff von Rubia tinctorum Alizarin mit Primverose glykosidisch gebunden ist. Derüber hinaus Rubiadin, Purpurin-3-Carbonsäure, Purpurin und Munjistin.

Eine spasmolytische Wirkung wurde nachgewiesen.

404.3 Anwendung

Homöopathische Anwendung findet die Zubereitung bei Nephrolithiasis (nach Kommission D).

Rubia tinctorum wird wegen seiner Verwendung bei **Nephrolithiasis**, welche es zerbröckelt und austreibt, seit Langem von homöopathischen Ärzten verwendet. Keller hat bei *Nephrolithiasis*, welche im Verlauf von Schussbrüchen[477] aufgetreten sind, wie dies öfters der Fall ist, folgende Beobachtungen gemacht: Rubia tinctorum wirkt bei Phosphatsteinen, wie sie bei stark alkalischem Harn oft entstehen, auflösend. Auch Oxalatsteine werden als zugänglich für die Behandlung mit Rubia tinctorum genannt [2].

404.4 Dosierung

Als Dosis wird die Tinktur zu mehrmals täglich 15 bis 20 Tropfen empfohlen. Keller empfiehlt täglich 5 bis 10 g der trockenen Wurzel als Tee.

404.5 Vergleichsmittel

- Rubiaceae: Cainca, China officinalis, Coffea cruda, Ipecacuanha.
- Nephrolithiasis: Acidum benzoicum, Asarum europaeum, Berberis vulgaris, Calculi renales, Colocynthis, Lycopodium clavatum, Sarsaparilla officinalis, Silicea terra.

404.6 Literatur

[1] Clarke JH. Rubia tinctorum. In: Clarke JH, Hrsg. Dictionary of practical Materia Medica. Bd. 2.2. London: Homoeopathic Publishing Company; 1900–1902: 1020

[2] Keller. Rubia tinctorum. Med. Welt 1944: 268

---

477 Gemeint sind Knochenfrakturen durch Schussverletzungen.

405 Rumex crispus – rumx

lt.: Rumex crispus, dt.: Krausblättriger Ampfer, engl.: yellow dock

405.1 Substanz

Plantae – Polygonaceae (Knöterichgewächse) – **Rumex crispus**

Es handelt sich um eine perennierende, immergrüne, krautige, bis 1 m hohe Pflanze mit einer tiefen Pfahlwurzel. Ihre langgestielten, rauen Laubblätter stehen wechselständig. Von Juli bis August zeigen sich gelblich grüne, unscheinbare Blüten. Die Pflanze ist in Europa, Nordasien und Nordamerika heimisch.

Homöopathische Verwendung findet das frische Rhizom.

405.2 Pharmakologie und Toxikologie

Die Substanz enthält Emodin, das ist [1,8-Dihydroxy-3-(hydroxymethyl)-anthrachinon], eine Substanz, die orange Nadeln bildet. Sie ist in Rumex-, Rheum-, Rhamnus-, Cassia- und Aloe-Arten nachweisbar. Bei der Synthese der Anthracyclin-Antibiotika bildet sie die Ausgangssubstanz.

Emodin hat laxierende und antileukämische Wirkung.

405.3 Anwendung

In der Volksheilkunde wird die Substanz bei Enteritis und Dermatosen verwendet.

Homöopathische Anwendung findet die Zubereitung bei Atemwegsinfekten, Diarrhö und pruriginösen Dermatosen (nach Kommission D).

In erster Line wird Rumex crispus in der Homöopathie bei **Infekten der Atemwege** angewendet.

405.4 Arzneimittelbild

Leitsymptome: Trockener Reizhusten. Der Sitz desselben ist der Kehlkopf bis hinab zur Bifurkation der Bronchien (bei „Bifurkationshusten" von Stiegele empfohlen). Die außergewöhnliche Empfindlichkeit gegen kalte Luft und Entblößen der Haut, welche bei der Prüfung in Bezug auf das Allgemeinbefinden und besonders die Hautsymptome beobachtet wurde, hat sich ebenfalls als Führungslinie bei den Reizerscheinungen der Luftwege erwiesen. ⊙ **Außergewöhnliche Reizbarkeit der Luftröhre und des Kehlkopfes;** der Husten ist anhaltend und trocken mit fortwährendem Reiz, tieferes Atmen als gewöhnlich und Sprechen rufen sofort Husten hervor. ⊙ **Der Kranke steckt den Kopf unter die Bettdecke, da der Hustenreiz durch warme Luft nachlässt.** Verschlimmerung der Durchfälle am frühen Morgen, ⊙ **desgleichen des Hustens.**

Kopf: Viel Kopfschmerzen, schlimmer durch Bewegung.

Ohren: Läuten und Klingen in den Ohren, Gefühl wie verstopft mit widerhallender Stimme.

Nase: Trockenheit der Nase. Niesen mit wässrigem Fließschnupfen. Nasenbluten. Bedürfnis, in der Nase zu bohren.

Gesicht: Hitze und Röte des Gesichtes.

Mund: Trockene, wunde Zunge.

Innerer Hals: Wundheitsgefühl im Schlund mit dem Gefühl eines Klumpens, dabei Trockenheit oder reichliche Schleimbildung.

Magen: Völlegefühl des Magens, wie wenn sich unverdauliche Speisen oder ein harter Körper im Magen befänden. Schmerzen in Magen und Bauch, Blähsucht.

Gastropathie
Enteropathie

Rektum und Stuhl: Durchfällige Stühle, besonders am frühen Morgen, aus dem Schlafe weckend.

Diarrhö morgens

Larynx und Trachea: Viel Schleim im Kehlkopf mit ständigem Bedürfnis, diesen herauszuräuspern.

Laryngitis

Atmung:

Asthma bronchiale

Husten und Expektoration: Schmerzen in der Kehle mit trockenem und sehr krampfartigem Husten, der durch Reiz und Kitzel hinter dem Brustbein hervorgerufen wird, einige Minuten, nachdem er sich abends niedergelegt hat, und morgens nach dem Erwachen im Bett.

☉ **Husten, der durch geringstes Einatmen kalter Luft hervorgerufen wird; steckt deshalb den Kopf unter die Bettdecke.**
Die Hustenanfälle setzen während des Essens ein. Scharfe Stiche in der Brust, besonders links, schlimmer beim Tiefatmen.

Reizhusten
Bronchitis

Brust: Herztätigkeit sehr erregbar durch Unterhaltung, Essen oder durch Treppensteigen. Stiche in der Herzgegend.

Extremitäten: Rheumatoide Schmerzen überall, schlimmer durch jede Bewegung.

Haut: Rote Bläschen, heftig juckend, am ganzen Körper, schlimmer durch kalte Luft; beim Auskleiden und beim Entblößen im Bett. Nesselsucht. Heftiges Jucken der Haut, durch Kratzen kommen Bläschen zum Vorschein, Wärme beruhigt wieder.

Pruritus
Urtikaria

405.5
Dosierung

D 1 bis D 3, von anderen Autoren D 4 und D 5.

405.6
Vergleichsmittel

- Polygonaceae: Fagopyrum esculentum, Rheum palmatum.
- Husten durch kalte Luft: Carbo vegetabilis, Hepar sulphuris, Phosphorus, Rhus toxicodendron, Spongia tosta.
- Diarrhö frühmorgens: Aloe socotrina, Natrium sulphuricum, Podophyllum peltatum, Psorinum, Sulphur lotum.

405.7
Literatur

[1] Allen TF. Rumex acetosa, – crispus. Encyclopedia of pure Materia Medica. Bd. 8. New York: Boericke & Tafel; 1874–1880: 415–417

[2] Clarke JH. Rumex acetosa. Dictionary of practical Materia Medica. Bd. 2.2. London: Homoeopathic Publishing Company; 1900–1902: 1020–1021

[3] Hering C. Der krause Ampfer. (Rumex crispus.). Amerikanische Arzneiprüfungen und Vorarbeiten zur Arzneilehre als Naturwissenschaft. Leipzig: Winter; 1857: 667–703

[4] Hughes R. Rumex. Cyclopaedia of Drug Pathogenesy. Bd. 3. London: Gould; 1886–1891: 738–747

406 Ruta graveolens – ruta

lt.: Ruta graveolens, dt.: Gartenraute, engl.: rue

406.1
Substanz

Plantae – Rutaceae (Rautengewächse) **– Ruta graveolens**

Ruta graveolens ist ein Halbstrauch mit holziger Wurzel und schiefem, ästigem Erdstock. Die feingeteilten 4 bis 11 cm langen Laubblätter sind unpaarig gefiedert, lanzettlich, fein gekerbt oder gesägt und bläulich grün oder bleich gelblich. Von Juni bis August bildet der Halbstrauch einen gelben, reichblühenden, trugdoldigen Blütenstand aus. Er bildet kugelige Kapselfrüchte von ca. 1 cm Größe. Heimisch ist die Pflanze auf der Balkaninsel und in Ober- und Mittelitalien, im restlichen Europa häufig kultiviert. Sie bevorzugt stickstoffreichen, kalkhaltigen Boden an trockenen Standorten, wie warmen Felshängen oder Felsentreppen. Sie findet im Haushalt als Gewürz Verwendung, insbesondere als Fleischgewürz für Wildgeschmack. In der äthiopischen Küche werden die frischen Blätter verwendet und Kaffee, Tee und anderen Getränken zugesetzt.

Zur Herstellung werden die frischen, zu Beginn der Blüte gesammelten oberirdischen Pflanzenteile verwendet.

406.2
Pharmakologie und Toxikologie

Es konnten über 40 Alkaloide isoliert werden, die sich in die Grundtypen der Chinolone, Furochinoline und Acridone zuordnen lassen. Weiterhin konnten aus den oberirdischen Teilen Spuren von Cumarinen und Furanocumarinen extrahiert werden, ebenso ätherisches Öl, insbesondere das stark duftende Undecanon und Nonanon. Furanocumarine können zu Photosensibilisierung und zur Entstehung von Photodermatosen führen. Durch das direkte Auftragen der Rautenblätter auf die Haut entstehen bei direkter Lichtexposition Erytheme und Ödeme. An der betroffenen Haut zeigt sich eine Hyperkeratose, die Epidermis verdünnt sich, eine Trennung von Dermis und Epidermis wurde nachgewiesen. Orale Intoxikationen führen zu Zungenödemen, Hypersalivation und Gastroenteritis.

406.3
Anwendung

Volkstümliche Verwendung gegen Schlangenbisse, bei Dysmenorrhö, bei Hypomenorrhö, Amenorrhö, zur Abruptio und zur Kontrazeption. Kongestionen zum Kopf, Epilepsie, Synkope. Des Weiteren bei Entzündungen der Haut und der Schleimhäute im Mund- und Rachenraum, bei Otitis, Dolor dentis, fieberhaften Infekten. Sowie bei Dyspepsie, Diarrhö, zur anthelmethischen Therapie und zur Insektenabwehr.

Homöopathische Anwendung findet die Zubereitung bei Quetschungen, Prellungen, Verrenkungen, körperlicher Überanstrengung, Varikosis sowie rheumatischen Beschwerden der Wirbelsäule (nach Kommission D).

Der Gebrauch als Volksmittel sowie die Prüfung weisen klar auf eine enge Beziehung zu den Bewegungsorganen. Ruta graveolens findet Verwendung bei stumpfen *Traumata*, also den **Folgen von Quetschungen und Schlag oder Fall**, sowie bei **Überanstrengung** und *Dystorsion*. **Schwäche der Gelenke** und Schwellungen des **Periosts** nach Trauma, *Sehnendistension* fallen in ihren Wirkungsbereich. Sie konkurriert hier also mit Arnica und wird in derselben Weise wie diese innerlich und äußerlich stark verdünnt (2 Kaffeelöffel auf ½ l Wasser) verwendet. – **Venöse Stauung** und *Varikosis* werden von Ruta ebenfalls wie von Arnica beeinflusst. Die Anwendung bei *Visusschwäche* und *Augenentzündung*, wenn diese nach Anstrengung der Augen auftritt, hat sich bewährt. Auch der Gebrauch bei *Rektumprolaps* verdient Beachtung.

406.4
Arzneimittelbild

Leitsymptome: Augenschwäche nach Anstrengung der Augen. Gefühl wie zerschlagen und überanstrengt, wie nach einem Schlag oder Fall. Lähmige Schwäche der Teile.

Geist und Gemüt: Stimmung ängstlich, schreckhaft, niedergeschlagen – ärgerlich, zu Streit geneigt.

Kopfschmerz: Bei Augenüberanstrengung.

Augen: Kopfweh beim Lesen. **Gefühl von Hitze und Brennen in den Augen und Schmerzen beim Lesen** (am Abend, bei künstlichem Licht). **Die Augen sind ermüdet wie nach zu langem Lesen und nach Überanstrengung.** Krampf in den Augenlidern.

Zephalgien und Visusschwäche nach Überanstrengung der Augen

Magen: Leeregefühl und Nagen im Magen, als ob man lange Zeit nichts gegessen hätte. Gefühl von Spannung im Magen, das durch Trinken von Milch sehr beruhigt wird.

Rektum und Stuhl: Drang zum Stuhl mit Aftervorfall; das geringste Bücken oder Heben lässt den After wieder vortreten. Wenn der Mastdarm zurückgebracht wird, fällt er sofort wieder vor. Stuhl infolge Schlaffheit des Mastdarms schwer zu entleeren, auch wenn er weich ist. Stuhl hart und wie Schafkot.

Rektumprolaps (bei Hämorrhoiden)

Blase: Starker Harndrang auch nach Entleerung der Blase. Gefühl, als könne sie den Harn nicht länger halten infolge heftigen Dranges.

Enuresis

Geschlechtsorgane:
- weiblich: Fehlgeburt und Frühgeburt nach starken Gaben.

  Abortus imminens

- männlich: Erhöhung des Geschlechtstriebs, Pollutionen bei Nacht.

Brust: Puls beschleunigt oder schwach und langsam.

Extremitäten: Schmerzen in allen Teilen, in Rumpf und Gliedern, in Muskeln und Gelenken, auch in den inneren Organen, **wie zerschlagen oder überanstrengt**, in Ruhe sowohl wie bei Bewegung. Gefühl wie **nach einem Schlag oder Fall**. Lähmigkeit und Schwäche der Beine mit Versagen beim Gehen. Die Knie geben nach. Alle Teile, auf denen man liegt, selbst im Bett, fühlen sich schmerzhaft, wie zerbrochen an. Venen an den Händen erweitert. Bei Verletzungen durch Quetschungen, Verrenkungen und Reaktionen des Periosteums auf Prellung. Ganglion am Handgelenk und spinal.

Trauma
Distorsion
Ganglion
Erkrankungen des rheumatischen Formenkreises
Varikosis

Haut: Rötung und Schwellung der Haut, Aufschießen von Bläschen auf der entzündeten Haut mit Fieber und folgendem Abschälen der Epidermis.

406.5
Dosierung

Niedere Potenzen, D 1 bis D 3. Stauffer empfiehlt warme Kompressen aufs Auge, 20 bis 30 Tropfen Ruta-Essenz auf 200,0 Aqua foeniculi[478].

---

[478] Fenchelwasser.

406.6 Vergleichsmittel

- Rutaceae: Angustura vera, Dictamnus albus, Jaborandi, Ptelea trifoliata, Xanthoxylum fraxineum.
- Trauma, Folgen von: Arnica montana, Bellis perennis, Hypericum perforatum, Calendula officinalis, Hamamelis macrophylla.
- Trauma stumpf: Bellis perennis.
- Periostbezug: Hypericum perforatum.
- Ganglion spinal: Conium maculatum.
- Asthenopie, Überanstrengung der Augen: Gelsemium sempervirens, Phosphorus, Onosmodium virginianum.
- Rektumprolaps: Aloe socotrina, Ignatia amara, Nux vomica, Podophyllum peltatum, Sepia succus, Sulphur lotum.

406.7 Literatur

[1] Allen TF. Ruta. Encyclopedia of pure Materia Medica. Bd. 8. New York: Boericke & Tafel; 1874–1880: 431–443

[2] Clarke JH. Ruta. Dictionary of practical Materia Medica. Bd. 2.2. London: Homoeopathic Publishing Company; 1900–1902: 1028–1035

[3] Friedrich E, Friedrich P. Charaktere homöopathischer Arzneimittel. Arzneimittelprüfungen mit Symptomauflistungen. Bd. 4. Höhenkirchen-Sbr: Traube; 2001

[4] Hahnemann S. Ruta graveolens. In: Lucae C, Wischner M, Hrsg. Gesamte Arzneimittellehre. Bd. 3. Stuttgart: Haug; 2007: 1618–1627

[5] Hartlaub CC. Raute. Reine Arzneimittellehre. Bd. 1. Leipzig: Brockhaus; 1828–1831: 319–320

[6] Hering C. Ruta graveolens. Archiv für die Homöopathische Heilkunst 1835; 15 (1): 187

[7] Hughes R. Ruta. Cyclopaedia of Drug Pathogenesy. Bd. 3. London: Gould; 1886–1891: 747–751

[8] Schelling JJ. Arzeneiprüfung und Beobachtung. Ruta graveolens. Allgemeine Homöopathische Zeitung 1872; 84: 43–45

407   Sabadilla officinalis – sabad

lt.: Schoenocaulon officinale, dt.: Läusesamen, Mexikanisches Läusekraut, engl.: Cevadilla seed

407.1 Substanz

Plantae – Melanthiaceae (Germergewächse) – **Schoencaulon officinale**

Es handelt sich um eine perennierende, krautige Pflanze mit Rhizom, deren lange, schmale, gefaltete Laubblätter grundständig dichtgedrängt stehen. Sie bilden endständige, ährenartige, zwittrige Blütenstände aus, die grün, gelblich bis zu purpur gefärbt sein können. Die Pflanze ist in Mexiko, Venezuela, Guatemala und Kolumbien heimisch.

Homöopathische Verwendung finden die reifen Samen.

407.2 Pharmakologie und Toxikologie

Die Pflanze enthält zu 2 bis 4 % ein Alkaloid-Gemisch, das sogenannte Veratrin, welches zum einen die Veratrum-Steroid-Alkaloide Cevadin und Veratridin sowie zum anderen Veratrumsäure enthält. Diese wirken auf die Natrium-Kanäle der Muskelfasermembranen und führen dort zu einer Depolarisierung. Die Substanz wirkt stark reizend auf die Atmungsorgane und hat insektizide Wirkung.

Veratrin kann sowohl durch orale Aufnahme, als auch bei lokaler Applikation auf die Haut, wie das bei der Verwendung der Substanz gegen Läuse passiert, zu Intoxikationen führen. Dabei wird Erbrechen und Diarrhö beobachtet. Bei äußerlicher Anwendung entsteht auf der Haut eine Röte oder ein Exanthem, das varizellenartig oder pustulös sein kann. Die Hauterscheinungen können zu Krustenbildung führen oder Ulzera hinterlassen und sind mit heftigem Brennen und Stechen verbunden. Auf den Schleimhäuten treten Reizerscheinungen, wie Niesen, Augentränen, Erbrechen und Diarrhö auf. Am Herzen ist der Übergang von der Systole zur Diastole sehr langsam. Große Dosen rufen durch Einwirkung auf den Herzmuskel und die Reizleitungszentren Bradykardien hervor. Es kommt zu Hypotonie und Hypothermie, bis zum Tod. Am Menschen beobachtet man außerdem tagelang anhaltende Bradyarrythmien, präsynkopale Zustände bis zur Synkope, Zittern und Zuckungen sowie Delirien. In Deutschland ist der Zusatz zu Niespulver verboten.

407.3 Anwendung

Volksmedizinische Anwendung fand die Substanz als essigsaures Extrakt Sabadillessig Anwendung gegen Kopfläuse, daher der Name Läusekraut.

Homöopathische Anwendung findet die Zubereitung bei Entzündungen der Atemwege, des Magen-Darm-Kanals und bei Hypotonie (nach Kommission D).

Ergriffen von Sabadilla officinalis wird nach der Arzneimittelprüfung das Zentralnervensystem mit großer **Unruhe** und **Angst** sowie **krankhaften Phantasien.** Man beobachtet Erregung mit Zusammenschnüren im Hals und der Brust. Die **Schleimhäute** der Atmungs- und Verdauungsorgane befinden sich in einem Zustand der Reizung. Die Symptome an den Schleimhäuten sind allergischer und vasomotorischer Art. Die Neigung des Kreislaufs zu **Synkopen**, die wir von Veratrum album kennen, scheint im ganzen Sabadilla-Bild durch in Form von Schwächeanfällen, dass man liegen muss. Auch die psychischen Züge klingen an die von Veratrum album an.

407.4 Arzneimittelbild

Leitsymptome: Unruhe, Angst und Schreckhaftigkeit, eingebildete Befürchtungen.

Schwäche und Abgeschlagenheit mit Gliederschmerzen und Frösteln.

Schleimhäute gereizt und brennend.

Brennender Tränenfluss, schlimmer in kalter Luft; heftiger krampfartiger Niesreiz.
Periodisches Auftreten der Beschwerden.
⊙ **Fieberanfälle, die auf die Stunde wiederkehren.**
Die Beschwerden wandern von einer Seite zur andern und sind einem raschen Wechsel unterworfen.
Kühle Luft <.
Wärme >.
Plötzlich hochgradige Müdigkeit. Er könnte liegen den ganzen Tag; Gehen und Stehen ist sehr anstrengend. Ein großer Teil der Schmerzen wird zuerst rechts, später auf der linken Seite wahrgenommen, zum Beispiel Kopfschmerz, Schmerz in der Seite, Gliederschmerzen.

Geist und Gemüt: Niedergeschlagene und trübsinnige Stimmung, missmutig und ärgerlich. Voller Angst und Unruhe, sehr schreckhaft. **Seltsame Einbildungen**, als sei sein Körper totenähnlich eingefallen, der Magen angefressen, der Hodensack angeschwollen und dergleichen. Er weiß, dass diese Gedanken auf Selbsttäuschung beruhen, kann sich aber nicht davon befreien.

Psychose

Kopf: Schwindel und Eingenommenheit des Kopfes, erschwertes Denken.

Kopfschmerz: Kopfschmerz in Stirn und Schläfen, halbseitig, rechts, später auch die linke Seite ergreifend.

Migräne

Augen: Tränen beim Gehen im Freien, beim Sehen ins Licht, beim Niesen und Husten.

Konjunktivitis

Nase: Reichlicher, dünner oder dicker, weißer, klarer Schleim kommt von der Nase.
Niesen mit stechendem, zusammenziehendem Kopfschmerz über den Augen und roten Lidrändern. Verstopfung bald des einen, bald des anderen Nasenlochs. Nasenbluten, krampfartiges Niesen, gefolgt von Tränenfluss. ⊙ **Krampfartiges Niesen mit laufender Nase.**

Rhinitis
Pollinosis

Mund: Brennen der Zungenspitze. Ansammlung von süßlichem Speichel im Mund. Bitterer Geschmack im Mund.

Innerer Hals: Im Hals zusammenschnürendes Gefühl, wie geschwollen, Gefühl eines Fremdkörpers, den er hinunterschlucken muss. Trockenheit und Kratzen im Hals. **Ständiger Reiz, zu schlucken und zu räuspern.** ⊙ **Halsentzündung von einer Seite zur anderen wandernd, besser durch warme Getränke.**

Magen: Heftiges Brennen mit Brecherlichkeit, Heißhunger und Durst auf kalte Getränke.

Gastropathie
Magen- und Darmkoliken

Abdomen: Drehen und Winden im Bauch. Kolikartige Schmerzen in den Gedärmen. Viel Kollern und Knurren im Bauch mit folgendem Durchfall.

Obstipation
Diarrhö

Husten und Expektoration: Kurzer und trockener Husten, der nicht ruhen lässt, ⊙ **sobald man sich niederlegt.** Stechen in der Brust.

Brust: Herzklopfen, auch alle Arterien des Körpers klopfen. Beklemmung und Spannung in der Brust, zum Umsinken. Bedürfnis zu liegen mit Besserung des Befindens. Toxische Bradykardie und Blutdrucksenkung, Rhythmusstörungen des Herzens.

Kreislaufschwäche
Synkope

Extremitäten: Schmerzen in Muskeln und Gelenken, krampfartiges Zusammenziehen der Glieder. Heftige Schmerzen, als ob mit einem scharfen Messer in den Knochen herumgewühlt würde. – Zittern und Zucken der Hände, der Beine, der Oberlippe, Zittern am ganzen Körper.

Muskelkrämpfe
Erkrankungen des rheumatischen Formenkreises

Frost und Frösteln: Viel Frostigkeit und Kältegefühl, häufige Frostschauder, darauf Hitze und Schweiß. Häufig wiederkehrende Anfälle von Schaudern, schnell vorübergehend. Brennende Hitze des Kopfes **ohne Durst**.

Fieber: Fieberschübe, die auf die Stunde wiederkehren.

Infekt grippal

407.5
Dosierung

Nicht unter D 3, im Allgemeinen D 6 bis D 12, bei Psychosen auch noch höher.

407.6
Vergleichsmittel

- Melanthiaceae: Trillium pendulum, Veratrum album, Veratrum viride.
- Fließschnupfen mit ätzender Sekretion: Arsenicum album, Arsenicum iodatum, Arum triphyllum, Iodum purum, Mercurius solubilis Hahnemanni, Sanguinaria canadensis.
- Pollinosis: Acidum carbolicum, Allium cepa, Alumen, Arsenicum, Carcinosinum, Cistus canadensis, Conium maculatum, Carboneum sulphuratum, Cyclamen europaeum, Euphorbia resinifera, Iodum purum, Natrium muriaticum, Sanguinaria canadensis, Silicea terra.
- Angina tonsillaris, wandernd von einer Seite zur anderen: Lac caninum.
- Fieberanfälle, die auf die Stunde wiederkehren: Cedron.
- Das verwandte Veratrum album besitzt die größere Beziehung zu geistigen und seelischen Störungen.

407.7
Literatur

[1] Allen TF. Sabadilla. Encyclopedia of pure Materia Medica. Bd. 8. New York: Boericke & Tafel; 1874–1880: 443–457

[2] Clarke JH. Sabadilla. Dictionary of practical Materia Medica. Bd. 2.2. London: Homoeopathic Publishing Company; 1900–1902: 1036–1042

[3] Hahnemann S. Sabadilla. In: Lucae C, Wischner M, Hrsg. Gesamte Arzneimittellehre. Bd. 3. Stuttgart: Haug; 2007: 1628–1642

[4] Hartlaub CC, Trinks CF. Sabadillsamen. Reine Arzneimittellehre. Bd. 1. Leipzig: Brockhaus; 1828–1831: 321–322

[5] Hughes R. Sabadilla. Cyclopaedia of Drug Pathogenesy. Bd. 3. London: Gould; 1886–1891: 751–760

[6] Müller D. Sabadilla. Materia Medica Revisa Homoeopathiae. Glees: Gypser; 2011

[7] Stapf JE. Sabadillsaamen (Veratrum sabadilla, Semen sabadillae). Archiv für die Homöopathische Heilkunst 1825; 4: 118–156

[8] Stapf JE. Sabadillsaamen. (Veratrum Sabadilla, Semen Sabadillae.). Beiträge zur reinen Arzneimittellehre. Bd. 1. Leipzig: Reclam; 1836: 171–210

408 Sabal serrulatum – sabal

syn.: Serenoa repens, Brahea serrulata, Chamerops serrulata, dt.: Sägepalme, engl.: saw palmetto

408.1
Substanz

Plantae – Palmae (gleich Araceae, Palmengewächse) – **Serenoa repens**

Es handelt sich um eine zwittrige, 1 bis 3 m hohe, mehrstämmige Fächerpalme, deren Blattstiele gezähnt sind. Die Stämme sind unterirdisch, niederliegend oder kriechend. Die olivgroßen Früchte der Stammpflanze Serenoa repens mit grobfaltiger, dunkler, kupfrig glänzender Oberfläche. Das Wild, welches sich von diesen Früchten ernährt, nimmt sehr erheblich an Gewicht zu. Heimisch ist die Pflanze im Südosten der USA von Florida bis Nordcarolina. Die Sammlung erfolgt aus Wildbeständen hauptsächlich der USA.

Homöopathische Verwendung finden die reifen, frischen oder getrockneten Früchte.

408.2
Pharmakologie und Toxikologie

Sabal serrulatum hemmt die 5α-Reduktase und weitere Enzyme des Steroidmetabolismus. Die Substanz hat antiandrogene Wirkung, antiproliferative, antiphlogistische, antiinflammatorische, antiödematöse, spasmolytische und α1-adrenozeptorantagonistische Wirkung.

Die Früchte der Sägepalme enthalten die beiden Monoacylglycerole Glycerolmonomyristat[479] und Glycerolmonolaurat[480], denen eine antitumorale Wirkung gegen Nieren und Pankreastumorzellen zugeschrieben wird. Beide Monoacylglycerole haben antimikrobielle Wirkung.

408.3
Anwendung

Medizinische Indikation bei benigner Prostatahyperplasie. Hier wirkt das Phytotherapeutikum auf bestehende Miktionsbeschwerden, allerdings ohne die Hyperplasie selbst zu beeinflussen. Volkstümliche Anwendung findet die Droge bei Erkrankungen der Prostata, der Harnblase und der Hoden, Enuresis nocturna, Mastitis und Ekzemen. Bei Bronchitis und Husten, Ulzera und bei atrophischen Mammae. Seltener als Sedativum oder als Potenzmittel.

Homöopathische Anwendung findet die Zubereitung bei Entzündungen der ableitenden Harnwege und bei Miktionsstörungen (nach Kommission D).

Bei den Prüfungen haben sich starke Beziehungen zu Blase, Prostata, den männlichen und weiblichen Keimdrüsen und den Mammae ergeben. Bei einer Prüferin (Studentin) wurde neben einer erheblichen Gewichtszunahme ein Wachstum der Brüste um ein Drittel hervorgerufen.

Sehr wertvoll haben sich die Symptome vonseiten des Blasenhalses, der Blase und der Prostata erwiesen. Dementsprechend ist die häufigste Verwendung bei **Prostatahyperplasie** und bei **Prostatitis**. H. Ritter, der sich mit Sabal serrulatum eingehend beschäftigt hat, fasst seine Beobachtungen folgendermaßen zusammen:

Eindeutig geeignet ist Sabal serrulata bei den Frühsymptomen der Prostatahyperplasie mit ihren kongestiven Reizerscheinungen und den ersten Stadien einer noch mehr funktionell bedingten Behinderung des Harnabflusses. Ist erst das Stadium einer strukturellen Ummauerung der Pars prostatica der Harnröhre eingetreten, und sei es nur aufgrund einer solitären Hypertrophie des Mittellappens, dann wird im allgemeinen mit befriedigenden Ergebnissen nicht mehr zu rechnen sein. Da aber der organische und funktionelle Anteil nicht immer auseinanderzuhalten sind, erlebt man doch zuweilen Erfolge, die bereits einen vorgeschrittenen Eindruck machen. Wichtig ist, dass das Mittel lange genug gegeben wird. Manche

---

[479] Das Glycerolmonoester der Tetradecansäure = Myristinsäure.

[480] Das Glycerolmonoester der Dodecansäure = Laurinsäure.

408 – Sabal serrulatum – sabal

Fälle bessern sich zwar rasch, andere bedürfen jedoch einer längeren oder sogar kontinuierlichen Einwirkung. (nach [2])

Ritter ist weiter der Ansicht, dass die Organotropie von Sabal serrulatum vorzugsweise auf die Prostata und nicht auf die Blase gerichtet sei, also für entzündliche Erkrankungen der Blase seltener wirksam sei. Bei totaler *Ischurie*, wenn diese auf kongestiver und weniger indurativer Grundlage beruhe, scheine man manchmal den Katheter entbehrlich machen zu können.

Wenn innerhalb einiger Wochen oder Monate eine genügende Stärke des Harnstrahls und eine völlige Entleerung der Blase nicht erreicht werden kann, ist operatives Vorgehen in Erwägung zu ziehen.

408.4
Arzneimittelbild

Geist und Gemüt: Denken erschwert wegen Verwirrung der Gedanken, kann das Gelesene nicht aufnehmen und sich nicht erinnern. Gereiztheit, Ungeduld, Schreckhaftigkeit. Gedanken beschäftigen sich mit dem eigenen Leiden, will alleingelassen sein. Mitgefühl macht sie ärgerlich. Schwermütig und gedrückt vor den Menses. Nervöse Erregung, kann nicht stillhalten.

Kopfschmerz: Schmerzen in verschiedenen Teilen des Kopfes, in den Schläfen, der Stirne, dem Scheitel, den Augen, dem Hinterkopf, schießend, plötzlich kommend und gehend, wandernd.

Augen: Tränen.

Nase: Schnäuzen.

Innerer Hals: Stechende, brennende Schmerzen in der Kehle, gefolgt von einem glatten Gefühl wie mit Öl überzogen.

Magen: Appetit gesteigert oder verringert und launisch. Heftiges Brennen wie von Schwefelsäure im Magen.

Abdomen: Plötzliche krampfartige Schmerzen im Bauch, in die Schenkel, Magen schließlich in die Ovarien ausstrahlend, wo sie sich festsetzten.

Blase: Tenesmus, einige Tropfen Blut entleerten sich verschiedentlich. Gefühl, als wäre die Blase zu voll; bei der Entleerung **Schmerzen, als ob sich der Strahl durch einen zu engen Ausgang zwängen müsste.** Gefühl einer Striktur c unterhalb der Blase. Schmerzen von der Blase in die Schamteile, Stechen in der Nierengegend, heftige Kopfschmerzen mit Benommenheit und verschleiertem Sehen. ☉ **Bei jeder Anstrengung, beim Husten, beim Lachen tröpfelt der Harn weg.** Muss mehrmals nachts aufstehen, damit sie nicht das Bett einnässt.

Zystitis auch bei Prostatahyperplasie
Harninkontinenz

Geschlechtsorgane:
- weiblich: Heftiges sexuelles Verlangen. Stechende Schmerzen in den Ovarien und im Uterus.

Metritis
Adnexitis
Mammae Subinvolutio und Atrophie

- männlich: Erhebliche Steigerung der Libido und der Potenz. Wärmegefühl der Geschlechtsorgane. ☉ **Gefühl von Kälte in den Geschlechtsteilen.** Testes scharf nach oben gezogen, fast schmerzhaft. Ziehende Schmerzen in den Samensträngen.

Prostatahyperplasie
erektile Dysfunktion
Prostatitis
Epididymitis

Husten und Expektoration: Husten.

Rücken: ☉ **Rückenschmerzen, schlechter nach Koitus.**

Brust: Die Brüste nehmen an Größe zu, Schmerzen in den Brüsten, vermehrt durch Druck.

> Mastopathie

Allgemein: Alle Beschwerden werden schlimmer am Morgen oder am Nachmittag bis zum Bettgehen. Gefühl von Steigerung der Lebenskraft über die ganze Zeit der Prüfung. Schwächegefühl.

408.5
Dosierung

Ø bis D 3. Ritter rät, von der Tinktur auszugehen und bei einer etwaigen Verschlimmerung des Zustandes die Möglichkeit einer Arzneimittelreaktion in Betracht zu ziehen. In solchen Fällen soll man nach einer angemessenen Pause den Versuch mit einer Potenz aufnehmen. Es lohnt sich, die Behandlung längere Zeit fortzuführen und die Behandlung nicht zu früh abzubrechen.

408.6
Vergleichsmittel

- Prostatahyperplasie: Barium carbonicum, Conium maculatum, Ferrum picrinicum, Magnesium carbonicum, Magnesium iodatum, Populus tremuloides.
- Prostatitis: Aristolochia clematis, Barium carbonicum, Clematitis erecta, Magnesium iodatum, Populus tremuloides, Pulsatilla pratensis, Selenium, Sepia succus, Thuja occidentalis.

408.7
Literatur

[1] Clarke JH. Sabal serrulata. Dictionary of practical Materia Medica. Bd. 2.2. London: Homoeopathic Publishing Company; 1900–1902: 1042–1049

[2] Ritter H. Sabal serrulata. Heilkunst 1951 (11)

409 Sabina officinalis – sabin

lt.: Juniperus sabina, dt.: Sadebaum, Stinkwacholder, engl.: savine

409.1
Substanz

Plantae – Cupressaceae[481] (Zypressengewächse) – **Juniperus sabina**

Es handelt sich um eine Konifere, die in ihrer Wuchs- und Blattform sehr veränderlich ist. Meist wächst sie niederliegend, vielästig mit besenförmig verlängerten Ästen, seltener baumförmig. Die Rinde der jungen Zweige ist gelbbraun. Die Blätter sind immergrün, schuppenförmig und dunkelgrün. Heimisch ist die Pflanze in den Gebirgen Südeuropas, Nordafrikas, von Spanien bis Zentralasien.

Homöopathische Verwendung finden die frischen, jüngsten, noch unverholzten Zweigspitzen mit den Blättern.

409.2
Pharmakologie und Toxikologie

Hauptinhaltsstoff ist Sabinen[482], Sabinylacetat. Daneben finden sich in kleineren Mengen α-Pinen, Mycren, Limonen, Cymol, cis- und trans-Thujone, Sabinol, Terpineole, Carvacrol, Savinin und Podophyllotoxin[483], Gerbstoffe.

In toxischen Dosen führt die Pflanze zu einer starken Hyperämie der Beckenorgane, mit konsekutivem Abort bei bestehender Schwangerschaft, der nicht durch direktes Hervorrufen von Uteruskontraktionen erfolgt. Sabina wirkt häufig tödlich bei seiner Anwendung als Abortivum. Dabei wird oft eine tiefe, mit dem Tode endigende Bewusstlosigkeit beobachtet. Im Einzelnen werden noch Erbrechen und Durchfall, Gastritis, Peritonitis, Verstärkung der Diurese und fettige Degeneration der Leber hervorgerufen. Besonders charakteristisch ist neben der emmenagogen Wirkung die harntreibende Kraft, die bis zum Abgang blutigen Harns geht.

409.3
Anwendung

Medizinische Anwendung früher als Abortivum, häufig mit Exitus letalis, und zur Lokalbehandlung von Condylomata acuminata (Pulvis Summitatum Sabinae). Als nierensteintreibendes Mittel.

Homöopathische Anwendung findet die Zubereitung bei Metrorrhagie, Entzündungen der Harn- und Geschlechtsorgane, Erkrankungen des rheumatischen Formenkreises, Gicht, Verrucae (nach Kommission D).

409.4
Konstitution

Eine Neigung zu Wallungen und Pulsieren in den Gefäßen sowie die Besserung bei Bewegung in der frischen Luft weisen auf eine gewisse Vollblütigkeit hin. Auch die aktiven Gebärmutterblutungen weisen nach dieser Richtung. Doch ist diese Charakterisierung nicht als zwingend zu betrachten; Sabina ist auch ohne diese Anzeichen wirksam bei *Menorrhagie*.

409.5
Arzneimittelbild

Blase: Häufiger Harndrang auch bei Nacht. Abgang reichlichen Harns. Ziehende Schmerzen in den Lenden, gegen die Schamgegend sich ausbreitend. Harnverhaltung mit Brennen und tropfenweisem Abgang.

---

481 Thuja, Juniperus communis = Gemeiner Wacholder, Juniperus sabina = Sadebaum.

482 (+)4-(10)-Thujen aus der Gruppe der phenolischen Monoterpene.

483 Ein purgierendes, haut- und schleimhautreizendes Mitosegift, das die Topoisomerase II hemmt. Es wird als Zytostatikum eingesetzt und steht im Verdacht, karzinogen zu sein. Eine antiretrovirale Wirkung ist beschrieben. Lokale Anwendung bei Verrucae genitalis.

Zystitis

Geschlechtsorgane:
- weiblich: hellrote, anfallsweise, reichliche Blutung. **Die Regel ist sehr heftig und zu früh, flüssig oder klumpig, schlimmer bei jeder Bewegung.** Krampfartige Schmerzen und Schmerzen im Kreuz. Abort. Erregung des Geschlechtstriebs. Leukorrhö milchig und juckend.

> *Menorrhagie*
> *Metrorrhagie*
> *Abortus imminens*
> *Leukorrhö ätzend*
> *Condylomata acuminata*

- männlich: Entzündung der Vorhaut, der Eichel und des Gliedes. Die Harnröhre in ihrer ganzen Länge ist entzündet und schmerzhaft mit eitrigem Ausfluss (nach Einführung von Sabina-Pulver in die Harnröhre). Erregung des Geschlechtstriebs.

Extremitäten: Schmerzen in allen Gelenken, Knochen und Muskeln. In den Gelenken Gefühl wie geschwollen. Schmerzen in den Fersen und Fußsohlen, in der großen Zehe. Gichtartige Schwellung und Schmerzen in der großen Zehe. Besserung der Schmerzen oft bei Bewegung in frischer Luft.

> *Gicht*
> *Arthropathie*

Allgemein: Erregung der Blutzirkulation, Pulsieren in den Gefäßen des ganzen Körpers mit Blutwallungen und verstärktem Herzklopfen. Bewegung in frischer Luft bringt Besserung.

409.6
Dosierung

Bei Blutungen und Abort D 3 bis D 4; wenn stärkere Erregtheit besteht, empfiehlt Stauffer D 6 bis D 12. Vorbeugungsweise gegen habituellen Abort D 6. Gegen Condylomata acuminata wird äußerlich Sabina-Pulver (Pulvis summitatum sabinae) oder 10%ige Salbe angewendet.

409.7
Vergleichsmittel

- Cypressaceae: Thuja occidentalis.
- Menorrhagie: Crocus sativus, China officinalis, Secale cornutum, Erigeron canadensis, Bovista, Trillium pendulum, Senecio aureus.
- Abortus imminens: Belladonna, Arnica montana (Trauma), Chamomilla recutita (Gemütserregung), Aconitum napellus (Schreck), Opium (Schreck), Crocus sativus, Gelsemium sempervirens, Secale cornutum, Trillium pendulum.
- Abortus habitualis: Kalium carbonicum, Kalium iodatum (Syphilis), Sepia succus.

409.8
Literatur

[1] Allen TF. Sabina. Encyclopedia of pure Materia Medica. Bd. 8. New York: Boericke & Tafel; 1874–1880: 458–471

[2] Clarke JH. Sabina. Dictionary of practical Materia Medica. Bd. 2.2. London: Homoeopathic Publishing Company; 1900–1902: 1050–1054

[3] Hahnemann S. Sabina. In: Lucae C, Wischner M, Hrsg. Gesamte Arzneimittellehre. Bd. 3. Stuttgart: Haug; 2007: 1642–1653

[4] Hartlaub CC. Sadebaum. Reine Arzneimittellehre. Bd. 1, 3. Leipzig: Brockhaus; 1828–1831: 323–326, 331

[5] Hering C. Symptome von Arzneimitteln. Symptome von Sabina. Praktische Mittheilungen der Correspondierenden Gesellschaft Homöopathischer Ärzte 1827; 1 (6): 84–86

[6] Hughes R. Sabina. In: Hughes R, Hrsg. Cyclopaedia of Drug Pathogenesy. Bd. 4. London: Gould; 1886–1891: 1–12

[7] Stapf JE. Sadebaum. In: Gypser K, Waldecker A, Hrsg. Gesammelte Arzneimittelprüfungen aus Stapfs „Archiv für die homöopathische Heilkunst" (1822–1848). Bd. 3. Heidelberg: Haug; 1991–1994: 945–976

410 Salvia officinalis – salv

lt.: Salvia officinalis, dt.: Echter Salbei, engl.: sage

410.1 Substanz

Plantae – Labiatae (gleich Lamiaceae, Lippenblütengewächse) **– Salvia officinalis**

Salvia officinalis ist ein bis zu 60 cm hoher Strauch, dessen aufrechte Stängel viele filzbehaarte Seitenäste haben. Die Blätter stehen paarweise gegenständig, sind lanzettlich bis länglich eiförmig geformt, weißfilzig behaart und haben daher eine graugrüne Farbe. Blüten blauviolett, selten rosa oder weiß in typischer Anordnung der Lippenblütengewächse.

Ursprünglich war die Pflanze in Dalmatien bis Südostserbien und Mazedonien zu finden. Angebaut in ganz Europa und Nordamerika als 1-jährige Pflanze. Als wärmeliebender Strauch wächst er im gesamten mediterranen Raum und ist in Mitteleuropa nur selten verwildert anzutreffen.

Verwendet werden die frischen Blätter.

410.2 Pharmakologie und Toxikologie

Der Hauptinhaltsstoff ist ätherisches Öl. Das offizinelle Salbeiöl enthält mindestens 8 bis 43 % α- und β-Thujon, 6 bis 16 % 1,8-Cineol und 3 bis 9 % Campher. Wegen seines hohen Thujon-Gehaltes ist die Verwendung von Salbei in der Lebensmittelindustrie mit 35 mg/kg für Kräuterbitter und mit 25 mg/kg für Alkoholika mit mehr als 25 % Alkoholgehalt eingeschränkt.

Es wirkt antioxidativ, bakterizid, fungistatisch, antiviral und antiinflammatorisch. Dieser antiinflammatorischen Wirkung des Salbeis liegt ein Synergismus zwischen Oleum salviae und seinen Labiataegerbstoffen zugrunde. Bei Letzteren handelt es sich um Hydroxyzimtsäure und Depsid, die trotz ausgeprägter gerbender Potenz keine „echten" Gerbstoffe sind, da sie weder Tannin- noch Catechinabkömmlinge sind.

410.3 Anwendung

In der Volksheilkunde werden wässrige Aufgüsse als Spül- und Gurgelmittel bei Infekten, Verletzungen und Entzündungen der Haut, Zahnfleischbluten, Stomatitis, Laryngitis, Pharyngitis sowie lokal bei Tumoren der Mundschleimhaut und des Zahnfleisches verwendet. Innerlich wird Salbei bei Gastropathien, wie Appetitlosigkeit, Flatulenz, Diarrhö, Enteritiden, und bei Hyperhidrosis angewendet. Des Weiteren bei Asthma, Bronchialkatarrhen, Diabetes, nervöser Erschöpfung und Herzschwäche, bei Kopfschmerzen und Menstruationsbeschwerden.

Homöopathische Anwendung findet die Zubereitung bei Störung der Schweißbildung (nach Kommission D).

In der Homöopathie wird vor allem von der antihydroten Wirkung des Salbeis Gebrauch gemacht. Dazu verabreicht man am Abend 1- bis 2-mal einige Tropfen der D 2. Durch Pilocarpin hervorgerufene Schweiße können mit Salvia officinalis fast vollständig unterdrückt werden.

Weitere Anwendungsgebiete sind die Herabsetzung der Milchsekretion, welche zur Erleichterung des Abstillens ausgenutzt werden kann.

In diesem Sinne wird Salbei gebraucht als Tee bei *Entzündungen* des Mundes und Rachens als Gurgel- und Spülmittel. Auch bei *Reizhusten* wird es mit Erfolg verwertet.

410.4 Vergleichsmittel

- Labiatae: Agnus castus, Collinsonia canadensis, Leonurus cardiaca, Lycopus virginicus, Ocimum canum, Origanum majorana, Orthosiphon stamineus, Scutellaria lateriflora, Teucrium marum verum, Teucrium scorodonia.
- Hyperhidrosis: Tilia europaea.

410.5 Literatur

[1] Clarke JH. Salvia. Dictionary of practical Materia Medica. Bd. 2.2. London: Homoeopathic Publishing Company; 1900–1902: 1070

[2] Flick R, Glück W. Salvia officinalis. Documenta Homoeopathica 2006; 26: 227–252

[3] Geßner O. Die Gift- und Arzneipflanzen von Mitteleuropa. (Pharmakologie, Toxikologie, Therapie). Heidelberg: Winter; 1953: 380–383

411 Sambucus nigra – samb

lt.: Sambucus nigra, dt.: Schwarzer Holunder, engl.: elder

411.1 Substanz

Plantae – Sambucaceae (Holundergewächse) – **Sambucus nigra**

Sambucus nigra ist ein flachwurzelnder, bis zu 7 m hoher Halbstrauch, Strauch oder Baum, mit meist verholzendem Stamm. Die wechselständigen 10 bis 30 cm langen Laubblätter sind unpaarig gefiedert. Am Zweigende befinden sich die reich- und dichtblütigen, schirmförmigen Trugdolde, bestehend aus fünf Hauptästen. Die weiß bis gelblich weißen Blüten sind stark duftend. In den 3 bis 5 mm großen, glänzend schwarzvioletten Früchten befinden sich drei Steinkerne und ein blutroter Saft. Heimisch in ganz Europa und in Vorderasien.

Verwendet werden zu gleichen Teilen die frischen Blätter und Blütenstände.

411.2 Pharmakologie und Toxikologie

Es konnten folgende Stoffe extrahiert werden: Prunasin und Sambunigrin, beides cyanogene Glykoside, nach IUPAC Nitrile, die bei Spaltung Blausäure freisetzen und für einen bitteren Geschmack verantwortlich sind. Bei Verzehr können gastrointestinale Symptome auftreten, größere Mengen wirken tödlich. Des Weiteren das Iridoid Morronisid, ein Bitterstoff, der die Magensekretion anregt, sowie Anthocyanofarbstoffe (Flavonoide, zuständig für die Farbe der Beeren) und ätherische Öle.

411.3 Anwendung

In der Volksmedizin wurde Sambucus nigra bei rheumatischen Erkrankungen, als Diuretikum, bei Obstipation sowie bei Wöchnerinnen zur Anregung der Laktation verwendet. Holunderblüten werden als Tee zum Schwitzen und gegen Erkältungskrankheiten sowie andere fiebrige Zustände verwendet. Weiterhin als Mundspülflüssigkeit, bei Erkrankungen im Bereich der Atmungsorgane wie Husten, Rhinitis, Laryngitis, fieberhaften Infekten und Dyspnoe.

Homöopathische Anwendung findet die Zubereitung bei Entzündungen der Atemwege (nach Kommission D).

Eines der Hauptkennzeichen dieses Mittels sind *Ödeme*. Es finden sich ödematöse Anschwellung in verschiedenen Körperregionen, speziell Unterschenkel, Fußrücken und Füßen. Wenn die ödematöse Schwellung die Nase befällt, ruft sie Verstopfung derselben hervor. So zum Beispiel beim Schnüffeln der Säuglinge mit **trockener *Rhinitis***, am Atmen und Saugen hindernd. Wenn die ödematöse Schwellung tiefer in den Atemwegen auftritt, ruft sie ***Dyspnoe*** hervor. Das Kind erwacht plötzlich mit Erstickungsnot, Gesicht blau, livide, sitzt im Bett auf. Es wird blau, ringt nach Atem. Der Anfall geht schließlich vorbei, kehrt aber bald zurück. Das Kind schläft in den Anfall hinein [3]. Durch äußeres Auflegen entsteht eine wässerige Geschwulst ([5]: 349).

411.4 Arzneimittelbild

Leitsymptome: Ödematöse Schwellungen, besonders der Nasenschleimhäute und der Bronchien mit Anfällen von Asthma bronchiale.

⊙ **Asthmaanfälle gehen vorüber, um bald wiederzukehren.**

Bewegung bessert die meisten Symptome.
Empfindlichkeit gegen Erkältung.

⊙ **Schläft in den Asthmaanfall hinein.**

Geist und Gemüt: Große Schreckhaftigkeit; er erschrickt vor Dingen, welche er ständig um sich gewohnt ist. – Anhaltende Verdrießlichkeit. – Periodische Delirien; er sah fürchterliche Dinge an der Wand. Öfteres Aufwachen aus dem Schlaf; lebhafte Träume.

Kopfschmerz: Drückend-reißende Kopfschmerzen (beim Bücken). Plötzliches schmerzhaftes Rucken.

Nase:

> Rhinitis bei Kinder und Säuglingen

Gesicht: Rote Flecken auf den Wangen hier und dort mit brennendem Gefühl.

Abdomen: Bauchkneifen mit Blähungsabgang. Schmerzen im Unterleib, sobald er denselben an etwas anlehnt.

Blase: Öfteres Drängen zum Harnen mit wenig Harnabgang.

Larynx und Trachea: Heiserkeit durch viel klebenden Schleim im Kehlkopf.

> Pseudokrupp
> Asthma bronchiale

Atmung: Beim Erwachen konnte er keinen Atem kriegen, musste sich aufsetzen, mit Pfeifen auf der Brust, als ob er ersticken wollte. Kopf und Hände bläulich aufgetrieben. Er war heiß ohne Durst; alles ohne Husten und vorzüglich nachts von 12 bis 4 Uhr.
  ⊙ **Asthmaanfälle kehren nach Besserung bald wieder.**
  ⊙ **Schläft in den Anfall hinein.**

Extremitäten: Rheumatische Schmerzen in allen Muskeln und Gelenken. Die Kniesehnen sind sehr angespannt wie zu kurz.

Frost und Frösteln: Anfälle von Frostschauder. Frostschauder über den ganzen Körper, bald hier, bald dort. **Brennendes Hitzegefühl im Gesicht bei eiskalten Füßen.**

Schweiß: Beim Erwachen findet er sich in Schweiß über und über. Hitze am ganzen Körper ohne Durst. Während der Hitze Scheu vor dem Aufdecken, **er fürchtet, sich zu erkälten.** ⊙ **Heftiger Schweiß im Wachen, trockene Hitze im Schlaf.**

Haut: Aufgedunsenheit und dunkelrote Schwellung. Ödematöse Schwellung.

411.5
Dosierung

Ø bis D 6. Als schweißerzeugendes Mittel bei Fieber ist der Tee der Holderblüten sehr beliebt.

411.6
Vergleichsmittel

Asthma bronchiale: Alumina oxydatum, Apis mellifica, Aralia racemosa, Arsenicum album, Bromum, Cistus canadensis, Conium maculatum, Graphites naturalis, Iodum purum, Ipecacuanha, Lobelia inflata, Luffa operculata, Spongia tosta, Syphilinum, Thuja occidentalis.

411.7
Literatur

[1] Allen TF. Sambucus. Encyclopedia of pure Materia Medica. Bd. 8. New York: Boericke & Tafel; 1874–1880: 477–481

[2] Bernard T. Proving of Sambucus nigra. Homoeopathic links 1999; 3: 174

[3] Clarke JH. Sambucus nigra. Dictionary of practical Materia Medica. Bd. 2.2. London: Homoeopathic Publishing Company; 1900–1902: 1072–1076

[4] Hahnemann S. Sambucus nigra. In: Lucae C, Wischner M, Hrsg. Gesamte Arzneimittellehre. Bd. 3. Stuttgart: Haug; 2007: 1653–1658

[5] Haller Av. Albrecht von Haller's Arzneimittellehre der vaterländischen Pflanzen. Leipzig: Steinacker; 1806: 357–350

[6] Hughes R. Sambucus. In: Hughes R, Hrsg. Cyclopaedia of Drug Pathogenesy. Bd. 4. London: Gould; 1886–1891: 26–27

412 Sanguinaria canadensis – sang

lt.: Sanguinaria canadensis, dt.: Kanadische Blutwurz, engl.: blood root

412.1
Substanz

Plantae – Papaveraceae (Mohngewächse) **– Sanguinaria canadensis**

Es handelt sich um ein 10 bis 50 cm hohes, mehrjähriges Kraut. Aus seinem bis zu 12 cm langen, horizontal wachsenden Rhizom mit vielen dünnen Nebenwurzeln treiben 1 bis 2 gestielte Blätter. Von Mai bis April zeigen sich endständig aus 5 bis 15 cm hohen Stängeln weiße Blüten mit gelben Staubgefäßen. In allen Teilen außer der Blüte und der Frucht ist orange-gelber Milchsaft enthalten. Als bodendeckendes Kraut findet man die Pflanze in Laubmischwäldern im östlichen Nordamerika von Kanada bis Florida bis zum Mittleren Westen. Die Indianer Nordamerikas haben sich mit dem orangefarbenen bis zinnoberroten Saft der Wurzel bemalt und Gegenstände gefärbt. Auch von Färbern Nordamerikas wurde die Pflanze verwendet.

Homöopathische Verwendung finden die im Herbst gesammelten unterirdischen Teile mit einem Alkaloidgehalt von mind. 2%.

412.2
Pharmakologie und Toxikologie

Hauptinhaltsstoffe sind Alkaloide. Chelerythrin und Sanguinarin, welches man auch in Chelidonium majus findet.

Chelerythrin führt lokal zu Haut- und Schleimhautreizungen. Orale Ingestion führt zu Erbrechen, Gastroenteritis und heftiger Diarrhö, dann zu zentralnervösen Erscheinungen bis hin zum Tod durch Atemlähmung.

Seine Wirkung ist antimikrobiell und antiinflammatorisch, so wie bei Sanguinarin. Dieses inhibiert die Alanin-Amino-Transferase (GPT) und hat zytotoxische Wirkung. Eine Wirkung auf den Augeninnendruck wurde beobachtet.

Sanguinaria canadensis hat tierexperimentell Einfluss auf die Gehirndurchblutung. G. Schimert injizierte bei Hunden und Kaninchen 2 ml der Sanguinaria-Tinktur intravenös, wobei die Durchblutung der Arteria carotis interna mit der Rein'schen Stromuhr gemessen wurde. Dabei ergab sich eine deutliche Abnahme der Durchblutung in der Karotis. Wenn dagegen durch Barium oder Ergotamin vorher ein Gefäßkrampf hergestellt worden war, konnte nach kleineren Dosen von Sanguinaria canadensis eine deutliche Steigerung der Durchblutung der Karotis beobachtet werden [7]. Die Wirkungskurve von Sanguinaria canadensis beginnt mit einer Konstriktion der arteriellen Gefäße und hat die Potenz, diese Wirkung, wenn vorhanden und wodurch vorhanden, aufzuheben. Dies ist eine Beobachtung, die bei der pharmakologischen Wirkung eines Arzneistoffes immer wieder gemacht wird. Es werden gegenpolare Reaktionen beobachtet.

412.3
Anwendung

Nach Kent wird von den Farmern im östlichen Nordamerika der Tee aus der Blutwurzel als Hausmittel gegen Erkältungskrankheiten von Kopf, Hals und Brust gebraucht. Sanguinaria canadensis findet äußerlichen Gebrauch gegen Adenoiden der Schleimhäute, zum Beispiel der Nase.

Homöopathische Anwendung findet die Zubereitung bei Migräne und Zephalgien, bei Entzündungen der Atmungsorgane, klimakterischen Beschwerden und Erkrankungen des rheumatischen Formenkreises (nach Kommission D).

Die bei Sanguinaria canadensis beobachteten *Kongestionen* richten sich zum Beispiel zu den Bronchien und der Lunge und zu den weiblichen Geschlechtsorganen wie bei *Menorrhagie*. Daneben gehört Sanguinaria canadensis auch zu den Mitteln, die brennende Hitze der Fußsohlen nachts im Bett zeigen. Auch Brennen der Schleimhäute. Die stärkste Wirkung von Sanguinaria canadensis zeigt sich in einer Erregung der Vasomotoren mit arterieller Hyperämie am Kopf. Dieser intensive Blutandrang zum Kopf mit Übelkeit und Erbrechen, ein berstender Schmerz im Kopf, der sich bei jedem Lagewechsel verschärft, haben Sanguinaria canadensis zu einem häufig bewährten Mittel bei der Behandlung der **Migräne** gemacht. Es hat sich gezeigt, dass es besonders bei den Formen ausgezeichnet wirkt, welche morgens beginnen, sich mit der Sonne steigern und gegen Abend wieder zurückgehen. Der Schmerz zieht meist vom Nacken nach vorne und setzt sich über dem rechten Auge fest.

Vonseiten des Magens kommt es zu Erbrechen mit heftigem Brennen und starkem Durst. Hier tritt bereits eines der führenden Symptome von Sanguinaria canadensis hervor: **Brennen** in den befallenen Teilen, wo immer es sei.

An den Schleimhäuten kommt es zu *Allergie* ähnlichen Zuständen an den oberen Luftwegen wie bei *Pollinosis*.

Sanguinaria canadensis wird als ein wertvolles Heilmittel bei *Bronchitis*, bei *grippalem Infekt*, bei *Pneumonie*, selbst bei *Lungentuberkulose* geschätzt. Man findet einen trockenen, harten *Reizhusten*, begleitet von Kongestionen zum Kopf und zur Brust und von brennenden Gefühlen. Auch die Rechtsseitigkeit kann führend sein. Aufsitzen bessert, ebenso bessert Abgang von Winden nach oben und unten.

Es wäre falsch, nur von einer **arteriellen Hyperämie** bei Sanguinaria canadensis zu sprechen. Es ist zu erwarten, dass auch die Gegenphase, also eine Konstriktion der Gefäße, bei der Arzneimittelprüfung hervortreten werde. Tatsächlich wird neben dem hyperämischen Gesicht eine blasse Gesichtsfarbe angegeben. Man wird also Sanguinaria canadensis als Heilmittel nicht verwerfen, wenn ein Fall ein blasses Gesicht zeigt.

Die Erregung der Blutzirkulation greift auf die Geschlechtssphäre über, indem die **Menses** zu **früh** und bedeutend **verstärkt** auftritt. Das Menstrualblut hat einen üblen Geruch.

412.4
Arzneimittelbild

Leitsymptome: Blutzirkulation erregt, Wallungen zu Kopf und Brust, Hitzewellen und Röte des Gesichts und erweiterte Venen des Gesichts. „Man kann von einem Gemälde in Rot sprechen. Belladonna ist die akute, Sanguinaria die chronische Schwester." (Royal) Jedoch auch Blässe des Gesichts als Gegenphase.

Die Schleimhäute sind meist trocken und brennend oder sondern ein scharfes und übelriechendes Sekret ab. (Der üble Geruch ist in den Prüfungen beim Menstrualblut und beim Aufstoßen belegt.)

Hände und Füße in der Nacht brennend heiß. Streckt die Füße nachts aus dem Bett.

☉ **Die Kopfschmerzen steigen und fallen oft mit der Sonne.** ☉ **Sie verschlimmern sich bei heißem, sonnigem Wetter.**

☉ **Die rechte Seite scheint beim Kranken deutlich bevorzugt.** Aus der Beziehung zur Leber heraus kann man dieser Beobachtung Berechtigung zusprechen.

Am Morgen < und am Abend <. Kälte < und Zugluft <, mit Ausnahme der Kopfkongestionen.

Brennen an den verschiedensten Teilen (Kopf, Brust, Magen, Hände und Fußsohlen) ist eine häufige Empfindung,

Geist und Gemüt: Meist werden die Beschwerden von Angst begleitet. Mürrisches, gereiztes Wesen, sehr ungeduldig und wütend bei den geringsten Anlässen, Verwirrung der Gedanken, Betäubung des Gehirns.

Kopfschmerz: Schwindel und Kopfschmerzen mit Blutandrang zum Kopf und Hitzewallungen sowie Ohrensausen. Dabei meist Übelkeit und Erbrechen. Anfallsweise auftretende Kopfschmerzen, Schmerz in der Stirne zum Zerspringen, Kopfschmerzen bei der Menses mit dem Gefühl, als würden die Augen aus den Höhlen getrieben, besonders das rechte Auge. Herzklopfen so heftig, dass es im Kopf gefühlt wird. Kopfweh mit Schwindel **beim Niederlegen, aber auch beim Aufrichten und bei jeder Bewegung.** ☉ **Kopfweh**

im Nacken beginnend, über den Kopf ziehend und sich über den Augen, besonders dem rechten Auge, festsetzend; die Schläfenarterien sind dabei geschwollen, und Erbrechen begleitet den Kopfschmerz. ☉ **Licht, Geräusch und Lärm verschlimmern**, ebenso heißes, sonniges Wetter.

Der Schmerz **beginnt meist morgens, steigert sich mit steigender Sonne und bessert** sich gegen Abend. ☉ **Erbrechen erleichtert die Kopfschmerzen, ebenso Aufstoßen und Abgang von Blähungen.** ☉ **Essen bessert die Kopfschmerzen für einige Zeit.**

Migräne rechts
Migräne perimenstruell
Neuralgie

Augen: Stark gereizt mit brennendem Gefühl. Verminderte Sehkraft.

Ohren: Überempfindlich gegen Geräusch. Ohrensausen mit Hitzewallungen.

Nase: Viel Niesen und wässriger Schnupfen. Dabei dumpfer Schmerz an der Nasenwurzel. Die Absonderung macht die Nase wund. Überempfindlichkeit gegen manche Gerüche. Verlust des Geruchs und Geschmacks.

Rhinitis
Adenoide
Sinusitis
Pollinosis

Gesicht: Meist erhitzt und gerötet, aufgedunsen; mit erweiterten Venen; im Zusammenhang mit der Übelkeit auch blass.

Hitzewallungen klimakterisch

Mund: Speichelfluss bei Übelkeit. Gefühl auf der Zunge wie verbrannt. Zunge gelblich belegt. Brennen im Mund und im Halse. Gefühl, als sei der Hals völlig zugeschwollen, mit Schmerzen beim Schlucken. Appetitlosigkeit.

Innerer Hals: Trockenes, brennendes Gefühl in Rachen und Kehlkopf mit dem Gefühl von Geschwollensein beim Schlucken, **Wundheitsgefühl und Brennen, als ob die Schleimhaut abgezogen wäre.**

Pharyngitis

Magen: Viel Übelkeit, Erbrechen, das nicht erleichtert, besonders aber heftiges **Brennen und Hitzegefühl im Magen**. Gefühl von Ödigkeit und Leere im Magen, Essen bessert, obwohl die Speisen wie ein Stein im Magen liegen.

Rektum und Stuhl: Die laxierende Wirkung ist unbedeutend, auch wenig Verstopfung.

Urin: Harn scharf, rot oder dunkel gefärbt.

Geschlechtsorgane:
- weiblich: Menses bedeutend zu früh und verstärkt. **Heftige Uterusblutung, hellrot und übelriechend**, dabei Kopfkongestionen und Kopfschmerzen rechts.

Menorrhagie klimakterisch mit Wallungen
Uteruspolypen

Larynx und Trachea:

Laryngitis

Atmung: Bedürfnis, tief Atem zu holen.

Pneumonie

Husten und Expektoration: Trockener, harter Scharrhusten mit wenig schwer löslichem Auswurf und Schmerz unter dem Brustbein, ☉ **Auswurf oft rostfarben und blutig**; hackender, quälender Husten mit stechenden Schmerzen auf der Brust, nachts nach dem Zubettgehen. Ein trockener Husten weckte ihn nachts aus dem Schlaf und hörte nicht auf, **bis er sich aufsetzte und Winde nach oben und unten abgingen.** Essen verschlimmert.

Scharfe Schmerzen in der rechten und in der linken Brust und unter dem Brustbein.

> *Pertussis*
> *Pseudokrupp*

Brust: Herztätigkeit erregt und beschleunigt. Puls voll und kräftig. Die Herztätigkeit ist so heftig, dass sie im Kopf gespürt wird. Stiche in den Brüsten, Schmerzen bei Berührung und Wundheitsgefühl der Brustwarzen.

Rücken:

> *Lumbalgie*

Extremitäten: Tetanische Steifheit der Muskulatur des ganzen Körpers. **Neuralgische Schmerzen in verschiedenen Teilen**, ⊙ **schlimmer durch Kälte und Zugluft**, besser durch Wärme. **Überall rheumatoide Schmerzen.** Schmerzen im rechten Arm und Schulter, schlimmer nachts im Bett. Kann den Arm nicht hochheben.
   Handflächen und Fußsohlen brennend heiß; die Füße werden nachts aus dem Bett gestreckt.

> *Arthropathie des rechten Armes und der Schulter*
> *Ischialgie*

Frost und Frösteln: Kältegefühl mit Kopfweh und Übelkeit, brennende Hitze, häufig wechselnd mit Kälte und Schaudern.

Schweiß: Reichliche Schweiße, kalte Schweiße.

Allgemein: ⊙ **Überempfindlichkeit gegen Kälte und gegen jeden Wetterwechsel, gegen jeden Luftzug und Wechsel der Kleidung.** Puls voll und kräftig.

412.5
Dosierung

Empfehlenswert sind mittlere Potenzen, etwa D 6 bis D 12. Hochpotenzen von vorzüglicher Wirkung. Bei Migräne wurde auch, wenn die Schmerzen bereits ausgebrochen waren, die Tinktur geraten. Bei der Gefäßerregung des Klimakteriums können auch höhere Potenzen angezeigt sein.

412.6
Vergleichsmittel

- Papaveraceae: Chelidonium majus, Corydalis cava, Corydalis formosa, Opium.
- Morphinum.
- Sanguinarinum nitricum.
- Cholagog und rechtsseitig: Chelidonium majus.
- Kongestionen zum Kopf: bei Opium durch lähmungsartigen Zustand der Gefäße und des Zentralnervensystems mit dunkelroter Farbe des Gesichts. Bei Sanguinaria canadensis arterieller Natur, häufig mit Hitzewallungen (Belladonna). Übelkeit und Brennen im Magen, Schwindel, Blutkongestion, große Mattigkeit, Schwäche mit kaltem Schweiß, erregte, ungleichmäßige Herztätigkeit, mangelhafte Sensibilität, krampfhafte Steifigkeit der Muskulatur, durch Sanguinaria canadensis hervorgerufen, werden am besten durch Opium behoben.
- Bronchitis und Pneumonie: Acidum nitricum, Kreosotum, Phosphorus.
- Kongestion des Kopfes mit Hitzegefühl: Belladonna, Glonoinum, Opium.
- Hitzewallungen im Klimakterium: Acidum sulphuricum, Aristolochia clematis, Conium maculatum, Jaborandi, Lachesis muta, Pulsatilla pratensis, Sepia succus.
- Hitzewallungen im Klimakterium mit Menorrhagie: China officinalis, Crotalus horridus, Lachesis muta, Sabina officinalis (hellrote Blutungen).
- Füße werden nachts aus dem Bett gestreckt: Fluor-Arzneien, Secale cornutum, Sulphur lotum.
- Menorrhagie, übelriechend, hellrot: Acidum nitricum, Acidum sulphuricum, Belladonna, Kreosotum, Lachesis muta, Sepia succus, Sulphur lotum.
- Rechtsseitige Beschwerden: Apis mellifica, Belladonna, Chelidonium majus, Crotalus horridus, Lycopodium clavatum, Mandragora officinarum.
- Zephalgie mit der Sonne steigend und fallend: Argentum nitricum, Gelsemium sempervirens, Kalmia latifolia, Spigelia anthelmia, Stannum metallicum.
- Brennen im Hals und auf der Brust mit Stechen auf der Brust und rostfarbenem Auswurf: Ferrum phosphoricum, Phosphorus.

412.7 Kasuistik

412.7.1 Bandscheibenprolaps

Frau M. S., 41 Jahre, ist mit 32 Jahren an einem Bandscheibenprolaps der Lendenwirbelsäule erkrankt, das linke Bein war gelähmt. Sie wurde von dem bekanntesten Wirbelsäulenchirurgen einige Monate später operiert. Auch nach dieser Operation hatte sie viel unter Schmerzen der Wirbelsäule zu leiden.

8 Jahre später (Januar 1960) traten die Schmerzen in der ganzen Wirbelsäule nach mehrmaligem Sturz wieder mit ganzer Heftigkeit auf. Die von einem Kollegen über 8 Monate durchgeführte Behandlung blieb erfolglos.

Sie erhielt von mir Stannum metallicum D 12 und eine Behandlung mit Schröpfköpfen, worauf innerhalb 3 Wochen die Rückenschmerzen zur Ruhe kamen, die von der Halswirbelsäule gegen die Stirne ausstrahlenden Schmerzen jedoch sich noch weiter steigerten. Sie erwachte auch nachts mehrmals an Kopfschmerzen. Kälte verschlimmerte die Schmerzen, während warmes Einhüllen Erleichterung brachte. **Bücken nach vorwärts oder Rückwärtsneigen vermehrt** die Schmerzen. Das Gesicht ist blass, bietet also keineswegs das als „typisch" herausgestellte Sanguinaria-Bild. Da jedoch auch eine Blässe des Gesichts durch die Prüfung belegt ist, erhält sie Sanguinaria canadensis D 12, 3-mal täglich 5 Tropfen. Nach 4 Tagen wird entschiedene Besserung berichtet. Nach insgesamt 5 Wochen ist völlige Beschwerdefreiheit erreicht, nachdem D 12 inzwischen durch D 15 ersetzt worden war. Das blasse und bleiche Aussehen hatte wieder einer frischen Gesichtsfarbe Platz gemacht. (Beobachtung des Verfassers)

412.8 Literatur

[1] Allen TF. Sanguinaria. Encyclopedia of pure Materia Medica. Bd. 8. New York: Boericke & Tafel; 1874–1880: 481–497

[2] Bielau K, Lasser R. Sanguinaria can. Homöopathie in Österreich 1991; 4: 156–158

[3] Clarke JH. Sanguinaria. Dictionary of practical Materia Medica. Bd. 2.2. London: Homoeopathic Publishing Company; 1900–1902: 1076–1085

[4] Goldmann R. Sanguinaria. Materia medica revisa homoeopathiae. Glees: Gypser; 2011

[5] Hughes R. Sanguinaria. Cyclopaedia of Drug Pathogenesy. Bd. 4. London: Gould; 1886–1891: 27–34

[6] Ritter H. Arzneiversuche zu Gelsemium, Sanguinaria, Belladonna, Coffea, Zincum metallicum. In: Faltin T, Hrsg. Homöopathie in der Klinik: Die Geschichte der Homöopathie am Stuttgarter Robert-Bosch-Krankenhaus von 1940 bis 1973. Bd. 7. Quellen und Studien zur Homöopathiegeschichte. Stuttgart: Haug; 2002: 173

[7] Schimert G. Sanguinaria. Deutsche Medizinische Wochenschrift 1940: 813

413 Sanguinarinum nitricum – sang-n

lt.: Sanguinarinum nitricum, dt.: Sanguinarinnitrat, engl.: sanguinarine nitrate

413.1 Substanz

Mineralia – Organica – Aromatic – Sanguinarinnitrat[484] – $C_{20}H_{14}N_2O_7$

Es handelt sich um das Nitrat des genuinen Alkaloidgemisches aus den getrockneten Wurzeln von Sanguinaria canadensis (HAB 34)[485].

413.2 Anwendung

Homöopathische Anwendung findet die Zubereitung bei Entzündungen der Atemwege (nach Kommission D).
Nach der von Prof. Owens vorgenommenen Prüfung mit D 3 hat sich gegenüber Sanguinaria canadensis eine Verstärkung der katarrhalischen Reizung in der Nase, den Augen, dem Kehlkopf und den Bronchien ergeben. Günstige Erfahrungen liegen vor bei chronifizierter hartnäckiger *Bronchitis* und bei *Adenoiden*, bei *chronischer Exkretion retronasal* und *Laryngitis*.

413.3 Arzneimittelbild

Leitsymptome: Das Gefühl von Verstopfung ist sehr charakteristisch.

Kopf: Gefühl von Völle und Verstopfung im Kopfe. Wundes Gefühl in der Kopfhaut.

Augen: Tränen der Augen, Schmerzen in den Augen und im Kopfe.

Nase: Verstopfte Nase, Ansammlung von Schleim mit Verstopfung der Nase.

Adenoide
Nasopharyngitis

Mund: Erwachen häufig mit trockenem Mund bei verstopfter Nase.

Larynx und Trachea:

Laryngitis

Atmung: Ansammlung von Schleim hinter dem Brustbein mit dem Gefühl von Erstickung.

Husten und Expektoration: Auswurf von Mengen süßlich schmeckenden Schleimes oder von dünnem, schaumigem, aber sehr zähem Schleim.

Bronchitis chronisch

Brust: Hitze und Spannung hinter dem Brustbein ist charakteristisch.

Allgemein: Brennende Schmerzen in allen Teilen

413.4 Dosierung

Empfehlenswert ist D 6.

413.5 Vergleichsmittel

Sanguinaria canadensis.

413.6 Literatur

[1] Clarke JH. sanguinarium nitricum. Dictionary of practical Materia Medica. Bd. 2.2. London: Homoeopathic Publishing Company; 1900–1902: 1086–1089

---

484 13-methyl(1,3)benzodioxolo(5,6-c)-1,3-dioxolo(4,5-i) phenanthridinium nitrate (IUPAC), auch Pseudoelerythrin Nitrat.
485 Die mit Salpetersäure, HNO_3, gefällten Alkaloide von Sanguinara canadensis.

414 Sanguisorba officinalis – sanguiso

lt.: Sanguisorba officinalis, dt.: Großer Wiesenknopf, engl.: great burnet

414.1 Substanz

Plantae – Rosaceae (Rosengewächse) – **Sanguisorba officinalis**

Es handelt sich um eine perennierende, 30 bis 90 cm hohe Halbrosettenstaude mit einer dicke Fasern treibenden Wurzel und kurzem Wurzelstock. Die Laubblätter sind 20 bis 40 cm lang, tragen 7 bis 14 Fiederblättchen. Auf gerillten, hohen Stängeln sitzen endständig eiförmige Blütenköpfe aus 5 bis 10 meist zwittrigen Blüten. Heimisch ist die Pflanze in den gemäßigten Zonen der nördlichen Halbkugel in mäßig feuchten Mager- und Frischwiesen.

Homöopathische Verwendung finden die frischen, zur Blütezeit geernteten oberirdischen Teile.

414.2 Pharmakologie und Toxikologie

Inhaltsstoffe sind Triterpene, Gerbstoffe, Flavonolgykoside und Flavonoidsulfat.

414.3 Anwendung

Diese Pflanze wurde im Volksgebrauch seit alters bei Hämorrhagien der Lunge und der Gebärmutter sowie bei blutiger Diarrhö verwendet.

Homöopathische Anwendung findet die Zubereitung bei Menorrhagien, Varikosis und Diarrhö (nach Kommission D).

Sie wurde von E. Schlegel[486] aus der Vergessenheit hervorgeholt und gegen **Menorrhagien** angewendet. Die Verordnung bei zu lang anhaltender und zu starker Menses scheint sich bewährt zu haben und ist auch bei **Hämoptysis** angezeigt. Die Pflanze hat sich bei **Diarrhö** bewährt, auch bei **hämorrhagischer**.

Bei der Verwendung an Kranken wurden gelegentlich auftretenden **Hitzewallungen** zum Kopf mit Ohrensausen und Schweißausbrüchen beobachtet und geben Hinweis auf die Erregung in den Blutgefäßen (Beck, Mengen). Eine besondere Indikation scheint in Stauungen im Venensystem mit **Varizen** vorzuliegen.

414.4 Dosierung

D 2 und D 1. Bei Frauen mit reizbarem Gefäßsystem D 6.

414.5 Vergleichsmittel

Rosaceae: Crataegus oxyacantha, Laurocerasus officinalis, Potentilla anserina, Potentilla tormentilla, Prunus spinosa, Spiraea ulmaria.

414.6 Literatur

[1] Schlegel E. Religion der Arznei das ist Gotts Apotheke. Leipzig: Schwabe; 1915: 191

---

486 Deutscher, homöopathisch behandelnder Arzt, 1852–1934.

415 Sanicula aqua – sanic

lt.: Sanicula aqua, dt.: Sanicula-Quellwasser, engl.: Sanicula spring water

415.1
Substanz

Mineralia – Anorganica – Mixtura – Aqua mineralia – Sanicula aqua

Es handelt sich um das Wasser einer Quelle in Sanicula Ottawa Illinois. Nach Prof. Silliman ist es klar, geruchlos mit leicht salzigem Geschmack. Diese Quelle, aus der das Wasser für die erste Prüfung entnommen wurde, ist heute nicht mehr vorhanden oder zugänglich. Die Analyse der Heilquelle von Ottawa, Illinois, USA, in Gran auf 1 Gallone (1 Gran = 0,06 g, 1 Gallone = 4⅓ Liter). Natrium muriaticum 93; Calcium muriaticum 23,5; Calcium sulphuricum 9,5; Kalium sulfuricum 5; Magnesium muriaticum 23,25; Calcium bicarbonicum 1; Natrium bromatum 0,33; Ferrum bicarbonicum 0,1; Natrium jodatum 0,83; Silicea 0,5; Alumina 0,01; Spuren von Lithium bicarbonicum, Natrium phosphoricum, Borax (Natriumborat) (Prof. Silliman, Yale um 1880). Allein die Analyse der Teilchen gibt uns heute keine Idee mehr von der Dynamik der Ausgangssubstanz.

Homöopathische Verwendung findet das Quellwasser aus einer ehemaligen Mineralquelle in Sanicula, Ottawa, Illinois, USA.

415.2
Anwendung

Homöopathische Anwendung findet die Zubereitung bei Dyspepsie mit Marasmus, Descensus uteri, Mukositis, Erkrankungen des rheumatischen Formenkreises (nach Kommission D).

Die umfangreiche Arzneimittelprüfung dieses Akkords an Mineralstoffen wurde von J. G. Gundlach vorgenommen, welcher das Wasser über einen Zeitraum von 11 Monaten getrunken hat [3]. Darüber lässt sich Gundlach folgendermaßen aus: „Obwohl die Prüfung mehr als 5 Jahre hinter uns liegt, leiden meine Familie samt mir immer noch an der Wirkung, und ich fürchte, sie wird nie mehr ganz vergehen, da fast alle Symptome immer wiederkehren." Sherbino nahm eine Prüfung mit Potenzen vor. Clarke betrachtet Sanicula als eines der bestgeprüften Mittel unserer Materia Medica, als ein Polychrest[487] und Antipsorikum[488] von weitem Wirkungskreis [4]. Viele Symptome haben sich bestätigt.

Von den Stoffen, welche Sanicula aqua nach der Analyse enthält, scheint sich Magnesium offensichtlich am stärksten durchzusetzen. Mit Magnesium hat Sanicula aqua die psychische Gereiztheit, die Angst, die Kälteempfindlichkeit, den üblen Geruch der Ausscheidungen, die Kopfkongestionen mit Besserung durch Abkühlung, andererseits aber neuralgische Schmerzen am Kopf und an anderen Teilen mit Verschlimmerung durch Kälte gemeinsam. In zweiter Linie lässt sich die Wirkung des Kalkes erkennen, fernerhin auch noch die des Kochsalzes. Ein Kind, das von einer Frau geboren wurde, die während der Schwangerschaft das Wasser gebraucht hat, habe schon bei der Geburt geschlossene Fontanellen gehabt.

Bei **Kindern** ist der *Marasmus* ein meist betonter Zug, Schwäche, Abmagerung, Ausschläge, Pusteln im Gesicht, schmutziges, fettes und bräunliches Aussehen der Haut, *skrofulöse Ophthalmie*[489] und *Ekzeme*, kalt, klebrige Hände und Füße, faul riechender Fußschweiß, reichliche Schweiße an Hin-

---

[487] das sind homöopathische Arzneien, die häufig gelehrt werden und dadurch häufig verschrieben werden. Durch viele Nachträge von klinischen Beobachtungen sind sie in den Repetorien häufig vertreten. Je mehr Symptome bei einer Fallauswertung inkludiert werden, umso sicherer wandern diese Arzneimittel in der Auswertung nach vorne.

[488] Eine homöopathische Arznei, die auf das Miasma der Psora wirkt. Ein Miasma ist eine Zustandsbeschreibung eines Individuums, das auf verschiedenen Betrachtungsebenen ähnlich charakterisiert werden kann.

[489] Ophthalmia scrophulosa ist gekennzeichnet durch Konjunktivitis, Blepharitis, Entzündung der Tunica conjunctiva bulbi (mehrschichtiges unverhorntes Plattenepithel mit wenigen Becherzellen) und der Glandulae tarsales (Maibom'sche Drüsen). Die skrophulösen Augenentzündungen lassen sich klinisch leicht an der extrem ausgeprägten Photophobie und der Modalität morgens <, abends > (entgegen aller anderen Augenentzündungen) ohne viel Mühe diagnostizieren [5].

terkopf und Nacken, Haare trocken und glanzlos, dicker Grind auf dem Haarkopf und Augenbrauen, langsame Verdauung, *Obstipation* oder *Diarrhö*, Stühle färben sich grün, dick-bäuchige, rachitische Kinder.

Die psychische Verfassung der Sanicula-Kachexie ist charakterisiert durch Mangel an Energie, jede Beständigkeit in den Plänen fehlt, springt von einer Arbeit zur anderen, ohne etwas zu Ende zu führen. Dabei *Depression* mit dem Gefühl, als stünde ein Missgeschick bevor. Kinder sind halsstarrig, eigensinnig und werfen sich nach rückwärts. Milcherbrechen in dicken Klumpen bald nach der Mahlzeit.

Die Menses sind unregelmäßig, verspätet, ätzend und begleitet von Schmerzen.

Die Erregbarkeit der Nerven ist gesteigert; die geringste Erschütterung wird nicht ertragen. Deshalb wurde es mit Erfolg bei *Kinetose* verwendet.

415.3
Arzneimittelbild

Leitsymptome: Verdauungsstörungen bei Kindern mit Schwäche und Abmagerung, besonders bei Säuglingen.

Unbeständigkeit in seinen Absichten; Gedanken wandern von einem Gegenstand zum andern.
☉ **Häufiger Wechsel der Symptome.**

Ärgerlichkeit – oder voller Angst.

Übler Geruch der Ausscheidungen: der Haut, der Genitalien (nach Fischlake), der Stühle (nach faulem Käse).

Stühle weiss, wie Kalk, sich grün verfärbend (bei Kleinkindern).

Kälte <. Berührung <. Essen < (Verdauungsorgane).

Eine größere Anzahl von Symptomen weist eine Verschlimmerung morgens nach dem Erwachen auf.

Geist und Gemüt: Unbeständig in seinen Vorsätzen; wechselt ständig die Beschäftigung. Verlust der Energie. Die Gedanken wandern von einem Gegenstand zum andern. Rastloser Drang, von einem Ort zum andern zu gehen; große Abneigung gegen Dunkelheit.

Nervöse Reizbarkeit und Vergesslichkeit. Dumpfes, schweres Gefühl im Kopf morgens beim Erwachen.

Missversteht die Handlungen der anderen. **Kind eigensinnig und querköpfig, schreit und stößt.** Eigensinn und Verdruss, in raschem Wechsel mit Lachen und Spielen, besonders bei Kindern.

Intensive Depression; meint, niemand schätze sie, jeder hasse sie, will mit niemand etwas zu tun haben, geringfügige Sorgen erscheinen ihr unerträglich.

Angst vor drohendem Unheil. Muss ständig hinter sich sehen. Sieht bei Nacht unter das Bett nach Einbrechern. Will nicht berührt werden. Kann niemand bei Nacht dicht bei sich liegen haben. Leicht außer sich beim geringsten Anlass.

Ruhelosigkeit, kann sich nicht ruhig halten, besser durch Bewegung.

Ruhelos, mit ängstlichen Träumen, erwacht morgens 3.30 Uhr.

Schwindel: Beim Aufrichten vom Bücken, nach dem Essen; mit Übelkeit. Schwäche und Erstickungsgefühl mit großem Verlangen nach frischer Luft. Gefühl wie seekrank beim Reiten, im Dunkeln.

Kopf: Kind schwitzt heftig an Nacken und Hinterkopf im Schlaf; das Kissen ist rundum nass. Haare trocken und glanzlos. Haar elektrisch knisternd beim Kämmen.

Kopfschmerz: Dumpfer Stirnkopfschmerz, schlimmer beim Vorwärtsneigen oder im warmen, geschlossenen Raum, besser an der frischen Luft. Kopfschmerzen schlimmer durch Bewegung, durch Erschütterung, durch Geräusch, besser durch Ruhe, Liegen, Schlaf. **Kopfschmerz, schlimmer durch kalten Luftzug,** hüllt den Kopf selbst im warmen Sommer ein.

Augen: Brennen der Augen mit Absonderung einer scharfen Flüssigkeit besonders am Morgen. Erwachen mit Trockenheit des Auges und Gefühl von Stechen. Wundheit der Kornea. Lichtscheu. Die Lidränder und die Lider sind rot und entzündet, sie stechen und brennen.

Ohren: Seromukotympanon.

Nase: Wund mit dünner, ätzender, oder dickgelber und grüner, strähniger Absonderung oder wund und verstopft mit gelben Krusten. Verschlimmerung im geschlossenen Raum oder nach dem Essen.

Gesicht: Kleine, rote Pickel auf den Wangen. Schmerz im Oberkiefer und den Zähnen, schlimmer durch den geringsten Zugwind, durch kalte und durch heiße Getränke. Schwellung der Sublingualdrüsen, mit gelegentlicher Entleerung eines Teelöffels salziger Flüssigkeit.

Mund: Brauner Strich in der Mitte der Zunge, diese ist trocken wie Leder. Dicker gelber Belag auf der Zunge. Im ganzen Mund und der Innenseite der Lippen schmerzhafte Geschwüre. Rauigkeitsgefühle am Gaumendach, schlimmer durch Wärme. Zunge schlaff und groß. Große Trockenheit im Mund und im Hals, ohne Durst. Atem übelriechend.

Zähne: Gegen kalte Luft empfindlich, als wären sie sehr dünn.

Innerer Hals: Wundheit auf beiden Seiten des Zäpfchens, bis in den Retronasalraum. Gelbliche Geschwüre auf den Tonsillen. Rachenwand purpurn gerötet. Aus dem Nasen-Rachen-Raum werden dicke Krusten ausgehustet, die den Durchgang 2 Tage lang verstopft hatten. Trockenheit im Hals.

Pharyngitis

Magen: Kind will immerfort gestillt werden, magert aber trotzdem ab. Kind verlangt nach Fleisch, fettem Speck, mit Verschlimmerung, Ablehnung von Brot, mit Ausnahme von frischgebackenem. Verlangen nach Salz. Kein Appetit auf das Frühstück. Kind ist gierig auf Wasser, trinkt große Mengen.

Magen aufgebläht schon bei Beginn des Essens, oder alsbald nach dem Essen, muss die Kleider öffnen. Die Speisen werden sauer und ranzig. Aufstoßen sauer oder ranzig, brennend. Plötzliche Übelkeit nach dem Essen, Rauchen verschlimmert; Erbrechen alles Gegessenen.

Kurz nach dem Trinken wird in einem Guss die ganze Nahrung erbrochen, worauf das Kind in einen betäubten Schlaf fällt. Die Milch wird in großen, zähen Klumpen erbrochen.

⊙ **Wundheitsgefühl im Magen, empfindlich bei Druck und Erschütterung, schlimmer bei leerem Magen.**

Übelkeit und Magenkrampf beim Erwachen nachts oder am Morgen, wie Vomitus matutinus[490], schlimmer nach dem Frühstück.

Gastroenteritis
Kinetose
Pädatrophie

Abdomen: Leib stark aufgetrieben. Rumpeln und Gurgeln im Bauch. **Leber geschwollen,** schlimmer bei Druck und bei Erschütterung.

Hepatopathie

Rektum und Stuhl: Stuhl trocken und hart, sehr schmerzhaft zu entleeren; mit zackigen Partikeln, die den After beim Stuhl wund machen. Unfähigkeit, den Stuhl zu entleeren, welcher aus **grauweißen Knollen** besteht, wie **gebrannter Kalk, hart und bröckelig, mit Geruch von faulem Käse;** er muss mechanisch entfernt werden.

Nach heftigem Drängen gleitet der Stuhl, schon halb entleert, wieder zurück.

Stuhl aus Klumpen von unverdautem Kasein, zerfetzt, **nach faulem Käse riechend. Stuhl schaumig oder wie Froschlaich oder von grasgrüner Farbe.** Die ganze Masse des Stuhls verfärbt sich bei Stehen grün.

Stuhl sofort nach der Mahlzeit, muss vom Essen zu Stuhle rennen. Drängen wie von Flatus; muss aber die Beine kreuzen, um den Abgang von Stuhl zu verhindern.

⊙ **Beim Durchtritt von Blähungen unwillkürlicher Stuhlabgang.**

⊙ **Wundheit der Haut um den After und die Genitalien wie rohes Fleisch.**

Obstipation
Analekzem

---

490 Nüchternerbrechen.

415 – Sanicula aqua – sanic

Blase: Großer Drang zu urinieren mit reichlichem Harnabgang. Muss große Anstrengung aufwenden, um den Harn zurückzuhalten. Gefühl, als ob ein harter Körper wie ein Bleistift aufwärts und rückwärts von der Blase zur Niere gezwängt würde; verschwindet allmählich 15 Minuten nach dem Harnabgang. Kind schreit vor dem Harnlassen.

Geschlechtsorgane:
- weiblich: Krampfartige Schmerzen in der Gebärmutter, vor der Menses, besser wenn die Blutung im Gang ist. Die Menses tritt unregelmäßig oder verspätet ein, sie ist dünn und wässrig, später dunkel und klumpig. Leukorrhö mit strengem Geruch nach Fischlake. Gefühl des Herabdrängens der Gebärmutter, als ob die Teile herausfallen wollten; hat das Gefühl, mit der Hand gegen die Vulva pressen zu müssen, um die erschlafften Teile zurückzudrängen.
- männlich: Geschlechtliches Verlangen zuerst verstärkt, später herabgesetzt. Geruch der Geschlechtsteile nach Fischlake.

Larynx und Trachea: Heiserkeit, morgens Gefühl, als sei der Kehlkopf verstopft.

Husten und Expektoration: Tiefer, hohler Husten mit lautem Rasseln, hervorgerufen durch Kitzel unter dem Sternum. Husten durch Lachen oder Sprechen, schlimmer im warmen Raum und am Morgen, besser an der frischen Luft.

Rücken: Nacken so schwach und abgezehrt, dass das Kind den Kopf nicht halten kann.

Extremitäten: Schmerzen rheumatoider Art im Rücken und in den Gliedern. Bewegung verschlimmert meist die Schmerzen, ebenso Übergang zu feuchtem Wetter. Verschlimmerung morgens beim Erwachen. Ruhelosigkeit der Glieder.

Myalgie
Neuralgie

Schlaf: Muss auf etwas Hartem liegen.

Frost und Frösteln: Häufiges Frösteln. Eiskalte Hände und Füße. Hände kalt wie Eis. Auch Brennen der Handflächen. Frösteln schlimmer im warmen Raum.

Schweiß: Hände schwitzen, dass es tropft. Schwitzen bei Nacht, im ersten Schlaf. Kalter klebriger Schweiß an Nacken und Hinterkopf und Schwitzen an den Fußsohlen, als ob er in kaltes Wasser getreten sei. Brennen der Füße, sucht nach einem kühlen Platz für sie, oder will sie aufdecken.

Haut: Trocken und schlaff. Jucken, schlimmer durch Kratzen. Pickel im Gesicht, Furunkel. Ekzem mit Absonderung klebriger Flüssigkeit, hinter den Ohren, am Handgelenk, an den Fingern und Zehen. Schrunden an den Fingern.

Ekzeme

Allgemein: Kind stößt die Kleider weg selbst bei kaltem Wetter.

Adenopathie
Pädatrophie

415.4 Dosierung

Mittlere und hohe Potenzen sind angezeigt; konstitutionelle Wirkung.

415.5 Vergleichsmittel

- Schwitzen der Hände, dass es tropft: Calcium carbonicum, Magnesium carbonicum.
- Kalter klebriger Schweiß an Nacken und Hinterkopf und Schwitzen an den Fußsohlen, als ob er in kaltes Wasser getreten sei: Calcium carbonicum.

- Kopfschweiße: Calcium carbonicum, Magnesium carbonicum, Podophyllum peltatum.
- Kopf schwer, dass das Kind ihn nicht halten kann: Calcium phosphoricum.
- Zephalgie, hüllt den Kopf selbst im Sommer warm ein: Magnesium carbonicum.
- Einsetzen der Menses > : Magnesium phosphoricum.
- Descensus uteri: Arctium lappa, Bellis perennis, Conium maculatum, Fraxinus americana, Helonias dioica, Lac caninum, Lilium tigrinum, Murex purpurea, Podophyllum peltatum, Sepia succus, Trillium pendulum.
- Stuhlinkontinenz beim Abgang von Blähungen: Magnesium carbonicum.
- Erwachen morgens gegen 3.30 Uhr: Magnesium carbonicum.
- Außer sich beim geringsten Anlass: Magnesium carbonicum.
- Launisch: Magnesium carbonicum.
- Obstipation, der Stuhl gleitet zurück: Silicea terra.
- Gefühl wie seekrank im Dunkeln: Magnesium sulphuricum.
- Schwellung der Glandula sublingualis, welche ab und an einen Teelöffel salzige Flüssigkeit absondert.
- Hepatomegalie, Druck < , Erschütterung < : Magnesium carbonicum.
- Stuhlinkontinenz bei Blähungsabgang: Aloe socotrina.
- Gefühl, als ob ein harter Körper wie ein Bleistift aufwärts und rückwärts von der Blase zur Niere gezwängt würde; verschwindet allmählich 15 Minuten nach dem Harnabgang: Magnesium carbonicum.
- Die Milch wird in großen, zähen Klumpen erbrochen: Calcium carbonicum, Magnesium carbonicum.
- Kind ist gierig auf Wasser, trinkt große Mengen: Natrium muriaticum.
- Trockenheit im Hals: Magnesium carbonicum.

415.6
Literatur

[1] Clarke JH. Sanicula. Dictionary of practical Materia Medica. Bd. 2.2. London: Homoeopathic Publishing Company; 1900–1902: 1090–1102

[2] Breig C. MMPP – Eine mühsame, aber mehr als lohnende Tätigkeit – am Beispiel von Sanicula aqua. Zeitschrift für klassische Homöopathie 2005; 42–51, DOI: 10.1055/s-0034-1 395 840

[3] Gundlach JG. Proving of the Sanicula mineral spring water of Ottawa, Illinoise. Cincinnati Medical Advance 1885; 15(7): 345–356

[4] Sherbino GW. Verifications. Sanicula. In: Allen HC, Hrsg. Medical Advance. Bd. 18. Ann Arbor: Medical Advande; 1887: 362–364

[5] Weiß LS. Die Augenheilkunde und die Lehre der wichtigsten Augenoperationen. Quedlinburg und Leipzig: Basse; 1837: 40–42

416 Sarkoden

dt.: Sarkoden, engl.: sarcodes

416.1 Substanz

Der Begriff der Sarkode ist nicht definiert.

Er findet sich nicht im Arzneibuch. Das Arzneibuch nach §55, Arzneimittelgesetz AMG, besteht aus dem Europäischen Arzneibuch Ph.Eur., dem Deutschen Arzneibuch DAB und dem Homöopathischen Arzneibuch HAB.

In Abgrenzung zu den Nosoden versteht man im allgemeinen homöopathischen Sprachgebrauch darunter eine homöopathisch aufbereitete Zubereitung, deren Ausgangsmaterial aus einem physiologischen Gewebe oder Sekret stammt. Die Trennschärfe ist weich. Heute werden zum Beispiel die physiologischen Wehrsekrete unter die jeweiligen Tiere subsummiert. Ambra grisea als physiologisches Wundsekret des Pottwals Physeter macrocephalus ebenso. Auch Hormone wie das Folliculinum könnten unter den Begriff Sarkode eingeordnet werden. Welche Systematik hier sinnvoll ist, werden die Fachdiskussionen der kommenden Jahre zeigen.

416.2 Vergleichsmittel

Nosoden.

416.3 Literatur

[1] Bündner M. Die tierischen Arzneien, Nosoden und Sarkoden unserer Materia Medica. Zeitschrift für Klassische Homöopathie 2002; 46(6): 234–248

[2] Julian O. Materia medica der Nosoden. 10. Aufl. Stuttgart: Haug; 2004: 196

417 Sarothamnus scoparius – saroth

lt.: Cytisus scoparius, syn.: Spartium scoparium, Genista scoparius, dt.: Besenginster, engl.: common broom

417.1 Substanz

Plantae – Leguminosae (oder Fabaceae, früher Papilionaceae, Hülsenfruchtgewächse) – **Cytisus scoparius**

Der Besenginster ist ein buschiger, bis zu 2 m umfassender Rutenstrauch mit fünfkantigen, grünen Zweigen. Von Mai bis Juni bildet er leuchtend gelbe Blüten aus. Er ist in Europa weit verbreitet, besonders auf Urgestein, Sand- und Silikatböden.

Homöopathische Verwendung finden die Blüten der Pflanze.

417.2 Pharmakologie und Toxikologie

Hauptinhaltsstoffe sind Chinolizidin-Alkaloide wie das Alkaloid Spartein, ein tetracyclisches Chinolizidin-Alkaloid, das 1851 von Stenhouse in dieser Pflanze erstmals isoliert wurde. In kleinen Dosen wirkt es myokontraktil, in höheren Dosen paralytisch[491]. Es verstärkt die Koronarperfusion und wirkt antiarrhythmisch. Das entsprechende Monosulfat findet pharmakologische Verwendung in der Geburtshilfe, der Anästhesie, bei Varikosis und Kardiopathien. Daneben findet sich in der Pflanze noch Dopamin, das als biogenetische Vorstufe vieler Alkaloide[492] fungiert.

417.3 Anwendung

Volksmedizinische Anwendung findet die Droge aus Blütenknospen und jungen Zweigen bei Hypotonie und Lithiasis.

Homöopathische Anwendung findet die Zubereitung bei Arrhythmien, Herzinsuffizienz, entzündlichen und ekzematösen Dermatitiden (nach Kommission D).

417.4 Arzneimittelprüfung

Eine Arzneimittelprüfung mit 3 Studierenden wurde 1918 von Hinsdale mit 3-mal täglich 0,06 bis 3-mal täglich 0,12 der Droge (unbekannt, welcher Pflanzenteil) durchgeführt, worüber Donner berichtet [1]. Schier prüfte mit 6 Personen Infus und Tinktur der Winterwurzel, und Tinktur aus Blüten und Stängeln und Infus aus frischen Blüten. Die Symptome von Hinsdale wurden mit (H), die von Schier mit (S) versehen.

Eine Arzneimittelprüfung mit 27 Prüfern, darunter 4 Frauen, wurde von J. Mezger 1951 und 1952 an Gastärzten, die am Robert-Bosch-Krankenhaus einen vierteljährlichen Kurs zur Ausbildung in Homöopathie besuchten, angestellt. Die Auswertung der Prüfung wurde von M. Stübler vorgenommen. Geprüft wurde mit D 4, D 2 und der Tinktur [3]. Diese Prüfung wurde mit der Tinktur aus Blüten nach der Vorschrift des Deutschen homöopathischen Arzneibuches vorgenommen. H. Schindler wies nach, dass diese Tinktur nur Spuren von Spartein enthalte und dass man mit dieser demgemäß eine Therapie im Sinne einer Phytotherapie mit der Urtinktur nicht durchführen könne. Er empfahl daher, die Tinktur aus Zweigen oder aus Blüten und Zweigen herzustellen [5]. Das Ergebnis der Arzneimittelprüfung, besonders auch der EKG-Kontrollen, weist jedoch auf eine deutliche Herzwirksamkeit der aus Blüten hergestellten Tinktur hin.

---

[491] Pharmakologisch ähnlich dem Coniin. Vergleiche Chinolizin-Alkaloide, Conium-Alkaloide, Lupinen-Alkaloide.

[492] Wie Adrenalin (gehört zur Gruppe der β-Phenylethylamin-Alkaloide), Mescalin.

Durch die Arzneimittelprüfung werden extrasystolische und orthostatische Regulationsstörungen hervorgerufen. Es kommt zu einer Herzbeschleunigung mit Bangigkeitsgefühl und Lufthunger, Extrasystolien werden wahrgenommen. Bei der Schellong'schen Kreislaufbelastung zeigte sich eine Tendenz zum Anstieg von Belastungspuls und Belastungsblutdruck. Der Ruheblutdruck stieg mehrfach an.

Die seitherige Anwendung von Sarothamnus scoparius in der Phytotherapie gegen **Extrasystolie** und **orthostatische Dysregulation** erfährt durch diese Prüfung ihre Bestätigung.

Das Auftreten einer **Hyperthyreose** mit Struma, Gewichtsverlust und Herzbeschleunigung sowie entsprechenden nervösen Störungen bei einer Prüferin legen einen Versuch bei Hyperthyreose nahe.

Die Hauterscheinungen schieben sich sehr stark in den Vordergrund. Bei der Mehrzahl der Prüfer ist die Haut befallen mit Erscheinungen wie Jucken, Pickelbildung, Furunkel, ausgedehnten Ekzemen (trocken und nässend), Seborrhö des Haarkopfes. Ein Prüfer bemerkte eine umschriebene bläulich rote Anschwellung an den Füßen und Händen mit Jucken und symmetrischer Anordnung.

Die starke Beziehung zum vegetativen und zentralen Nervensystem tritt besonders in den Symptomen der psychischen und intellektuellen Sphäre und den häufigen *Schlafstörungen* in Erscheinung. Auffallend ist auch das Auftreten einer *Eosinophilie* zwischen 9 und 15 % bei 3 Prüfern von insgesamt 18 Prüfern, bei welchen Blutkontrollen vorgenommen worden waren.

Bei **Reizleitungsstörungen** wird es von Haferkamp dem Chinidin vorgezogen. Derselbe Autor hat auch bei **grippalen Infekten** und bei **Arthritis urica** gute Erfolge gesehen [2].

417.5
Arzneimittelbild

Geist und Gemüt: Leicht reizbar, auffahrend; zu Ärger geneigt. Melancholische Verstimmung, Unruhe, Gedankenflucht. Gemütsstimmung erregt, besonders nachts, wacht sehr oft auf (S). Leicht ermüdbar, antriebsarm, besonders in geschlechtlicher Hinsicht. Alles ist ihm zu viel, mangelhafte Konzentration, große geistige und körperliche Müdigkeit.

Geist und Gemüt: Träume angenehmen Inhalts, wie Farbfilme oder von Selbstverherrlichung. Träume aufregenden Inhalts mit mehrmaligem Aufschrecken. Träume von Verstorbenen.

Kopf: Wallungen zum Kopf, zwingt zum Stillehalten. Struppige Haare; Haare legen sich nicht. Schuppenbildung.

Alopecia areata

Kopfschmerz: Kopfschmerzen pulsierend, als ob der Kopf zerplatzen wolle. Kongestion zum Kopf.

Augen: Wiederauftreten eines Glaukoms, das vor 5 Jahren begonnen und 2 Jahre vor der Prüfung zur Operation des einen Auges geführt hatte. – Flimmern vor den Augen.

Hordeolum

Ohren: Konstantes Rauschen und Knacken in beiden Ohren, am schlimmsten abends 19 bis 20 Uhr.

Nase: Kitzeln in der Nase mit häufigem Niesen. Nasenlöcher wechselweise verstopft. Blutige Sekretion, wunde Nasenlöcher, Ulzera am Septum.

Infekt grippal

Mund: Foetor ex ore.

Innerer Hals: Kratzen im Hals.

Äußerer Hals: Eine Prüferin, welche 7 Jahre zuvor an einer Thyreotoxikose, später an Tetanie gelitten hatte, bekommt, nachdem sie 11 Tage lang D 4 genommen hat, eine deutlich wahrnehmbare Schilddrüsenschwellung mit schweißigen Händen, erschwertem Einschlafen und aufregenden Träumen, zuweilen Kloßgefühl im Hals. Heftige Hitzewallungen. Gewicht in 34 Tagen um 3,5 kg zurückgegangen.

Magen: Appetit vermehrt, dauerndes Essbedürfnis, gefräßige Gier, den Magen zu füllen. Das Essen verschlimmert jedoch deutlich und macht Magenschmerz. Appetitlosigkeit, Brechreiz und Übelkeit.

Rektum und Stuhl: Stuhl beschleunigt mit 3 bis 6 Entleerungen am Tage, dabei reichliche Blähungen mit Tenesmen während und nach dem Stuhl. Kollern im Leib. Stuhl gelb, dünnbreiig, zerfahren, zum Teil mit Schleim- und Blutbeimengung. Durchfall im Wechsel mit Verstopfung. Kolikartige Schmerzen im Magen und im Unterleib. ¼ Stunde später hellfarbener breiiger Durchfall mit Brennen am Anus.

Schafkotartiger Stuhl. Nachdem eine Zeitlang Durchfall bestanden hatte, tritt Verstopfung ein (teilweise auch umgekehrt), Hämorrhoiden mit Splitterschmerz, dabei Tenesmus nach dem Stuhl, mit dem Gefühl ungenügender Entleerung.

Blase: Vermehrter Harnabgang. Morgens 4 Uhr reichliche Harnentleerung. Urinmenge vermehrt, starker Drang; muss nachts 3-mal deshalb aufstehen (S).

Niere: Ziehen in den Nierenlagern mit kolikartigen Schmerzen. Steigerung der Urinausscheidung von 1083 ml auf 1322 ml.

Geschlechtsorgane: Steigerung der Libido. Starke erotische Gedanken, die den ganzen Vormittag von der Arbeit abhalten. Nach einigen Tagen Umschlag in nachhaltigen Verlust der Libido. Menses um 7 Tage verspätet und stärker, 7 Tage statt 5.

Husten und Expektoration: Trockener Husten, vom Kehlkopf ausgehend.

Brust: Zweimarkstückgroße Schwellung in der rechten Brustdrüse, weich und druckschmerzhaft.

Arrythmie
Kardiomyopathie postinfektiös
Tachykardie bei Thyreotoxikose

Extremitäten: Ziehende Schmerzen in zahlreichen Gelenken. Die Muskeln schmerzen wie Muskelkater. Lumbalgie. Blitzartig schießende Schmerzen im N. ischiadicus, regelmäßig um 22 Uhr. Nachts ziehende Schmerzen in Hüften und Kreuz, in der linken Schulter, im linken Ellbogen; reißende Schmerzen in sämtlichen Fingern der rechten Hand.

Arthritis urica [2]

Schlaf: Verspätetes Einschlafen wegen starken Gedankenzudrangs oder Erwachen schon zwischen 3 und 5 Uhr. Herzklopfen verhindert das Einschlafen. Starke Unruhe in den Beinen, die am Einschlafen hindert.

Schlaf oberflächlich, wie nach Genuss von schwarzem Tee. Jedes Geräusch stört. Morgens sehr müde und unausgeschlafen, steht schwer auf. Starkes Schlafbedürfnis, verbringt auch den größten Teil des Tages im Bett.

Erwachen zwischen 3 und 4 Uhr mit pektanginösen Beschwerden.

Frost und Frösteln: Starke Kälteempfindlichkeit und starkes Kältegefühl. Flüchtiges Hitzegefühl im Kopf. Abends Hitzegefühl mit Schwitzen und Benommenheit.

Schweiß: Nachts streng riechende Körperausdünstung.

Haut: Kleine wassergefüllte Bläschen mit starkem Juckreiz, besser beim Aufplatzen durch Kratzen. **Hautjucken mit Urtikaria, mit Ekzem, mit Follikulitis, mit Furunkeln** und Infiltration. Kratzen bessert nicht, eher Kälte. Trockenes und nässendes Ekzem. Psoriasisartige Ekzeme mit rotem Rand, wobei die Mitte schuppt, über den ganzen Körper sich ausbreitend. Furunkel mit ausgedehnter Infiltration und Ödem, das sich langsam entwickelt, schließlich schleimig-blutig-fadenziehenden Eiter entleert, nachher Fistel mit unterminierten Rändern. Schweißdrüsenabszesse. Blaurote, juckende Gelenkinfiltrate, **symmetrisch** angeordnet, besonders an den Großzehen- und Kleinfingerballen.

Exanthem dyshidrotisch
Urtikaria
Follikulitis
Furunkulose
Erythema nodosum

Allgemein: Abneigung gegen Fleisch und Eier.

Pulsbeschleunigung (bis 122/Min.) mit Herzklopfen, welches nachts oder in der Ruhe, aber auch bei geringer Anstrengung, zum Beispiel **beim Gehen, auftritt**; mit nächtlichem Erwachen um 3 Uhr, dabei Lufthunger, muss das Fenster weit öffnen; Kurzatmigkeit bei körperlicher Anstrengung. Rückgang der Pulsfrequenz von 74 auf 62/min (H).

Beklemmung in der Herzgegend mit Druck- und Angstgefühl, beim Eintritt ins warme Zimmer gesteigert (S). Nachts 2 Uhr Aufwachen mit Angst, nervöser Unruhe und starkem Herzklopfen; beim Umlegen auf die linke Seite steigern sich die Beschwerden; dies steigert sich so, dass der Prüfer von 2.30 bis 3.15 Uhr im Zimmer umherwandert (S). Engegefühl am Herzen, besonders bei Linkslage, nachts zwischen 3 und 4 Uhr plötzliche Herzstiche. **Extrasystolen und Gefühl von Herzstolpern.**

Elektrokardiogramm (bei 26 Prüfern): bei 18 Prüfern blieb das EKG gleich, bei 8 änderte es sich. 2-mal wurde das **Verschwinden von Extrasystolen** beobachtet. 1-mal normalisierte sich auch die PQ-Überleitungszeit. Bei 2 Prüfern verschwanden die Zeichen der **orthostatischen Regulationsstörungen**, bei 1 Prüfer blieben sie bestehen. 3 Prüfer wiesen eine Besserung der Verhältnisse in der ST-Strecke und in der Nachschwankung am Ende der Prüfung auf.

Anstieg der Eosinophilen bei 3 Prüfern (von 18 Prüfern, bei denen Blutkontrollen vorgenommen wurden) auf 9 bis 15%.

Dysregulation orthostatisch
Hypotonie

417.6
Dosierung

Bei vorwiegend nervösen Störungen des Herzens D 2 bis D 6, bei organischen Veränderungen die Tinktur oder eines der Sarothamnus- beziehungsweise Spartium-Spezialpräparate. Bei den übrigen Indikationen, die sich aus dem Arzneimittelbild ergeben, kommen Potenzen zwischen D 3 und D 12 in Betracht. Stübler hatte Erfolg beim Erythema nodosum mit D 3. Das Struppigwerden der Haare legt sich nach Stübler mit D 4.

Bei Kardiopathien ist die Urtinktur vorzuziehen, von der Haferkamp 3-mal täglich 15 Tropfen empfiehlt. In dieser Dosierung ist sie jedoch bei Hypertonie kontraindiziert, da sie den Blutdruck steigert. Von der Urtiktur wird als Normaldosis 3-mal täglich 15 Tropfen angegeben. Toxische Wirkungen wurden dabei nicht beobachtet.

417.7
Vergleichsmittel

- Leguminosae: Alfalfa, Baptisia tinctoria, Copaiva, Cytisus laburnum, Dolichos pruriens, Lathyrus sativus, Lespedeza sieboldii, Melilotus officinalis, Ononis spinosa, Physostigma venenosum, Robinia pseudacacia, Senna, Trifolium pratense.
- Herzbezug: Adonis vernalis, Apocynum cannabium, Cactus grandiflorus, Convallaria majalis, Crataegus oxyacantha, Digitalis purpurea, Helleborus niger, Iberis amara, Kalmia latifolia, Laurocerasus, Oleander, Prunus spinosa, Scilla maritima, Strophantus gratus.
- Tachycardie, Extrasystolie, Myokardschaden: Adonis vernalis, Convallaria majalis, Iberis amara, Kalmia latifolia, Oleander, Scilla maritima, Strophantus hispidus.

417.8
Literatur

[1] Donner F. Homoeopathica Americana. IV. Ausschnitte aus der Lebensarbeit von Albert Euclid Hinsdale. Allgemeine Homöopathische Zeitung 1928; 176: 212

[2] Haferkamp H. Der Besenginster (Sarothamnus scoparius) und seine therapeutische Verwendungsmöglichkeit. Hippokrates 1950; 21 (22): 668–671

[3] Mezger J, Stübler M. Eine Arzneimittelprüfung mit dem Besenginster – Sarothamnus scoparius. Allgemeine Homöopathische Zeitung 1960; 205 (7): 311–318

[4] Schier J. VII.Bericht der Arzneiprüfungsgesellschaft. Spartium scoparium. Allgemeine Homöopathische Zeitung 1897; 135 (21–22, 23–24): 161–166, 180–184

[5] Schindler H. Betrachtungen über die Besenginsterzubereitungen unter besonderer Berücksichtigung der homöopathischen Urtinktur. Allgemeine Homöopathische Zeitung 1958; 203 (6): 261–266

418 Sarsaparilla officinalis – sars

lt.: Smilax ornata, dt.: Sarsaparillwurzel, Stechwinde, engl.: wild liquorice

418.1 Substanz

Plantae – Smilacaceae (Stechwindengewächse) – **Smilax ornata**

Es handelt sich um eine diözische[493], perennierende, rebenartig wachsende, immergrüne, Pflanze, die aus einem Rhizom bis zu 15 m lange, 4- bis 6-kantige, stachelige Triebe ausbildet. An diesen sitzen wechselständig rundliche, ovale Laubblätter, von welchen die älteren eine Herzform aufweisen. Aus ihren grünweißlichen Blüten bilden sich 1- bis 3-samige runde, rote Beeren aus. Sie ist in Zentral- und Mittelamerika heimisch.

Homöopathische Verwendung findet die getrocknete Wurzel.

418.2 Pharmakologie und Toxikologie

Die Wirkstoffe sind Steroidsaponine wie das Sarsaparillosid. Die Substanz ist schleimhautreizend. In hoher Dosierung wirkt sie diuretisch, diaphoretisch. Intoxikationen führen zu Nausea und Magenreizung, Gastroenteritis, Nephritis bis hin zum Schock.

418.3 Anwendung

Als Bestandteil des gegen Syphilis gebrauchten Zittmannschen Dekokts[494] wurde sie früher verwandt.

Homöopathische Anwendung findet die Zubereitung bei pruriginösen Exanthemen, Entzündungen und Reizungen der Harnorgane, Erkrankungen des rheumatischen Formenkreises (nach Kommission D).

Am bekanntesten ist die Verwendung gegen *chronische Dermatosen* mit heftigem *Pruritus*, wie *Crusta lactea* sowie *Ulzera, Syphilis* und *Psoriasis*. Wegen der diaphoretischen Wirkung wurde sie zu Schwitzkuren gebraucht. Bei *Gicht* und *rheumatoide Arthropathien* fand sie zu allen Zeiten Verwendung. Bei *Nephrolithiasis* sowie *Nierenbecken-* und *Blaseninfekten* wird sie in der Homöopathie häufig gebraucht.

418.4 Arzneimittelbild

Leitsymptome: Chronische Hautausschläge charakteristisch ist heftiges Jucken. ⊙ **Soll besonders bei abgemagerten marastischen Kindern wirksam sein.** Krampfartige Nieren- und Blasenschmerzen, ⊙ **nach dem Harnlassen heftiger Zwang.** Weißliches Sediment im Harn.

Geist und Gemüt: Weinerlich und sehr verstimmt. Traurig und sehr niedergeschlagen. Äußerst verdrießlich, es ärgert ihn die Fliege an der Wand. Große Ängstlichkeit mit Zittern. Unaufgelegt zur Arbeit. Sehr veränderliche Laune. Im Gemüt von den Schmerzen sehr angegriffen. Heiterer und munterer als sonst. Unfähig zu denken. **Schlaf** sehr unruhig, oft unterbrochen, mit heftigem Aufschrecken.

Kopf: Schwer und eingenommen.

> *Crustae lacteae*

Kopfschmerz: Häufige Kopfschmerzen, ⊙ **Kopfschmerzen ziehen vom Hinterkopf nach vorne und setzen sich über der Nase fest.**

Nase: Fließschnupfen. Dicker Nasenschleim mit verstopfter Nase.

---

[493] zweihäusig, es existieren weibliche und männliche Individuen.

[494] Decoctum Zittmanni aus 100 Teilen Sarsaparilla, 2600 T H_2O, 6 T Zucker, 6 T Alaun, 4 T Kalomel, 1 T Zinnober, 4 T Anis, 4 T Fenchel, 24 T Sennes, 12 T Süßholz.

Gesicht: Hautausschläge im Gesicht, an der Nase, auf dem Kopf.

Mund: Speichelfluss, Zahnfleisch geschwollen, Aphthen auf der Zunge.

Innerer Hals: Pharyngitis.

Magen: Dyspeptische Beschwerden im Magen.

Abdomen: Viel Gasbildung.

Rektum und Stuhl: Afterkrampf mit Harndrang.

Blase: Reichlicher Harnabgang. Viel Harndrang mit Abgang nur weniger Tropfen, **Brennen beim Harnlassen und heftige Schmerzen ⊙ besonders gegen das Ende des Harnlassens. ⊙ Harnzwang nach dem Harnlassen.** Harn kann im Sitzen nur tropfenweise abgegeben werden, beim Stehen fließt er frei ab (bei einer Frau).

Zystitis

Niere: ⊙ **Schmerzen in der Nierengegend.**

Nephrolithiasis
Nierenkolik
Pyelitis

Urin: Harn vermehrt oder spärlich, schleimig, mit weißlichem Niederschlag oder lehmfarbig, flockig, Blutabgang. Harn schon beim Urinieren trüb.

Husten und Expektoration: Trockener Husten mit schmerzhaftem Kitzel- und Rauheitsgefühl im Kehlkopf. Druck und Beengung auf der Brust.

Brust: Herzklopfen fast ständig. Puls etwas verlangsamt.

Extremitäten: Gliederschmerzen in allen Teilen ziehend, reißend und wandernd. Hände zittrig und lähmig. Lähmige Schwäche.

Erkrankungen des rheumatischen Formenkreises

Haut: Heftig juckende Hautausschläge mit Bildung von Quaddeln, Papeln, Pusteln, Bläschen, nässend und eiternd, besonders am Kopf. Bläschen an den Fingern, juckende Ausschläge an den Genitalien.

Ekzem
Warzen
Kondylome
Furunkulose
Psoriasis

Allgemein: Kraftgefühl; keine Anstrengung scheint zu ermüden. Große Schwäche, kann kaum gehen.

418.5
Dosierung

D 1 bis D 6, auch die Substanz selbst in Verreibung oder ⌀. C 9 bis C 30 nach Voisin.

418.6
Vergleichsmittel

- Schmerzen am Schluss des Harnlassens: Berberis vulgaris, Cantharis, Equisetum hyemale, Mercurius solubilis Hahnemanni, Fabiana imbricata, Sulphur lotum, Thuja occidentalis.
- Nierenkolik: Belladonna, Berberis vulgaris, Cantharis, Cocculus indicus, Colocynthis, Dioscorea villosa, Lycopodium clavatum, Ocimum canum, Pareira brava, Silicea terra, Tabacum.
- Sediment Urin rot: Lycopodium clavatum.
- Kann nur sitzend Harn lassen: Causticum Hahnemanni.
- Hautausschläge, sezernierend, pruriginös: Antimonium crudum, Arsenicum album, Croton tiglium, Euphorbia resinifera, Graphites naturalis, Mercurius solubilis Hahnemanni, Mezereum, Ranunculus bulbosus, Rhus toxicodendron, Silicea terra.
- Bläschen an den Fingern, juckende Ausschläge an den Genitalien: Acidum carbolicum, Croton tiglium.

418.7 Literatur

[1] Allen TF. Sarsaparilla. Encyclopedia of pure Materia Medica. Bd. 8. New York: Boericke & Tafel; 1874–1880: 526–544

[2] In: Anselmino O, Gilg E, Hrsg. Kommentar zum Deutschen Arzneibuch. Bd. 1. 5. Aufl. Berlin, Heidelberg: Springer; 1911: 458–459

[3] Hahnemann S. Sarsaparilla. In: Lucae C, Wischner M, Hrsg. Gesamte Arzneimittellehre. Bd. 3. Stuttgart: Haug; 2007: 1658–1676

[4] Hughes R. Sarsaparilla. Cyclopaedia of Drug Pathogenesy. Bd. 4. London: Gould; 1886–1891: 39–40

[5] Nenning. Sarsaparilla officinalis. Annalen der homöopathischen Klinik; 1

[6] Trinks CF. Miszellen. Über Sassaparille. Archiv für die Homöopathische Heilkunst 1830; 9 (1): 141–145

419 Scilla maritima – squil

syn.: Drimia maritima, Urginea maritima, dt.: Weiße Meerzwiebel, engl.: sea onion

419.1 Substanz

Plantae – Asparagaceae (Spargelgewächse) – **Drimia maritima var. rubra**

Es handelt sich um eine ausdauernde, 50 bis 100 cm hohe Pflanze, die als Überdauerungsorgan eine Zwiebel hat. Von Juli bis August bildet sie endständig der langen kräftigen Blütenstängel bis zu 40 cm lange traubige Blütenstände aus. Erst nach der Blüte zeigen sich dann grundständig die breitlanzettlichen Laubblätter. Die Variation rubra unterscheidet sich von der Weißen Meerzwiebel durch das Führen von Anthocyan. Die Pflanze wächst im westlichen Mittelmeergebiet.

Homöopathische Verwendung findet die frische rote Zwiebel.

419.2 Pharmakologie und Toxikologie

Die Meerzwiebel enthält Herzglycoside vom Bufodienolid-Typ[495], wie das Scillaren A, Scillaren F, Proscillaridin und Scillirosid. Daneben Anthocyane.

Klinische Beobachtungen zeigen, dass die Glykosidwirkung von Scilla maritima ohne eine Latenzzeit eintritt und schon nach einigen Stunden ihren Höhepunkt erreicht. Die Ausscheidung erfolgt hepatisch. Eine Kumulation wird nicht gefunden. Die Wirkung fällt ebenso rasch wieder ab. Die Systole ist nicht verstärkt, dagegen erheblich die Diastole.

Die Substanz wirkt Magenschleimhaut reizend. In höheren Dosierungen kommt es zu Übelkeit und Erbrechen. Da Nagetiere nicht erbrechen können, können ihre Inhaltsstoffe, wie das Scillirosid die Nager innerhalb von 6 bis 12 Stunden über ihre myocardiale Wirkung töten. Sie findet Anwendung als Rodentizid.

Typische unerwünschte Wirkung ist Diarrhö, da die hepatische Elimination zu relativ hoher Konzentration der Bufodienolide im Kolon führt und diese dort eine Hemmung der Na-K-ATPase bewirken, womit die aktive Na-Rückresorption gehemmt wird, was konsekutiv die Wasserrückresorption verhindert. Sie hat diuretische Wirkung.

419.3 Anwendung

In Ägypten wurde die Meerzwiebel schon um 1500 v. Chr. als Kardiakum benutzt. Medizinische Anwendung finden die Reinglykoside als auch Extrakte von Scilla maritima bei Herzinsuffizienz.

Homöopathische Anwendung findet die Zubereitung bei Herzinsuffizienz, Ischurie und Rhinitis (nach Kommission D).

Von besonderer Bedeutung ist die diuretische Wirkung, welche durch eine direkte Beeinflussung der Nieren, also nicht nur durch Beseitigung einer etwa vorhandenen Herzdekompensation, zustande kommt. In dieser Beziehung ist Scilla maritima dem Digitalis purpurea überlegen. Die Anwendung bei **kardialen Ödemen** und bei **Kreislaufdekompensationen** mit und ohne Ödeme ist als Hauptanwendungsgebiet von Scilla maritima zu betrachten. Bei **Herzinsuffizienz** ebenfalls bewährt. Auch die *Pleuritis exsudativa* wird als Anwendungsgebiet genannt. Im Einzelnen werden als Indikation angeführt:

Die **Arrhythmia absoluta**, bei welcher sie zur Entflimmerung und zur Rhythmisierung günstiger als Digitalis purpurea wirken soll. Die Behandlung von **Vitien** und die Nachbehandlung nach intravenöser Strophanthin-Therapie. Bei allen Beobachtern, welche sich mit Scilla maritima eingehend befasst haben, besteht Übereinstimmung, dass sie an diuretischer Wirkung Digitalis purpurea und Strophantus gratus meist übertrifft. Beobachtet werden Reizungen der Schleimhäute des ganzen Körpers. Bei **chronischer Bronchitis** wird sie als

---

495 Steroidales Grundgerüst, bei dem am Atom 17 ein α-Pyron-Ring substituiert ist. Vorkommen in Hyacynthaceae, Ranunculaceae und den Hautdrüsen von Bufonidaceae (Froscharten).

Expektorans gebraucht. Als typisch wird dabei „Wegspritzen des Harns bei Husten" angesehen. Scilla maritima als Herzmittel war der älteren Homöopathie wegen dieser erschwerten Produzierung der Herzsymptome unbekannt. Bei starken Gaben werden als Nebenwirkung *Übelkeit*, *Erbrechen*, *Diarrhö*, auch *Hämaturie* beobachtet. Äußerlich angewendet wirkt Scilla maritima **blasenziehend** und ruft *Dermatitis* hervor mit Neigung zu Nekrose.

Im Allgemeinen galt sie in der **älteren Homöopathie** vorwiegend als Heilmittel bei *Infekten* der Atmungsorgane.

419.4
Arzneimittelbild

Nase: Fließschnupfen mit heftigem, anhaltendem Niesen. Nase wund.

Mund: Bläschen an der Oberlippe und an der Zunge.

Innerer Hals: Brennendes und kratzendes Gefühl im Gaumen und im Schlund.

Magen: Unangenehmer Geschmack der Speisen, Appetitlosigkeit oder Heißhunger. Heftige Übelkeit und Erbrechen.

Abdomen: Leibschmerzen mit Rumpeln im Bauch und Blähungsbeschwerden.

Rektum und Stuhl: Schleimige, wässrige Stühle mit sehr übelriechenden Blähungen. Auch harter und seltener Stuhl.

Blase: Häufiger und starker Harndrang mit reichlichem, wässrigem Harn. Harnzwang mit schmerzhaftem Harnen. Wegspritzen des Harns beim Husten.

Harnröhre: Stechen in der Harnröhre.

Urin: Abgang blutigen Harns.

Husten und Expektoration: Heftiger Kitzel im Kehlkopf mit kurzem, trockenem Husten. Heftiger Husten mit Seitenstechen und reichlichem Auswurf von Schleim. ⊙ **Beim Husten spritzt der Harn** weg.

Bronchitis
Stauungsbronchitis bei Herzdekompensation

Brust: Enge und Beklemmungen auf der Brust mit Stechen unter dem Brustbein und in den Seiten.

Extremitäten: Rheumatoide Schmerzen in den Muskeln mit Verschlimmerung durch Bewegung.

419.5
Dosierung

Bei Kreislaufinsuffizienz sind bei Gebrauch der Tinktur je nach dem Grad der Dekompensation 3 bis 25 Tropfen 3- bis 4-mal täglich zu empfehlen.

Bei Bronchitis und bei Pneumonie sind niedere Verdünnungen ratsam. Bei Herzdekompensation sind die Scilla-Arzneien der pharmazeutischen Industrie zu empfehlen, die aus der weniger toxischen Weißen Meerzwiebel hergestellt werden.

419.6
Vergleichsmittel

- Asparagaceae: Agraphis nutans, Ornithogalum umbellatum.
- Kardiale Dekompensation: Apocynum cannabium, Convallaria majalis, Digitalis purpurea, Strophanthin (i. v.).
- Herzinsuffizienz: Crataegus oxyacantha, Strophantus gratus.
- Wegspritzen des Harns beim Husten: Causticum Hahnemanni, Conium maculatum, Natrium muriaticum.

419.7
Literatur

[1] Allen TF. Squilla. Encyclopedia of pure Materia Medica. Bd. 9. New York: Boericke & Tafel; 1874–1880: 118–127

[2] Clarke JH. Scilla maritima. Dictionary of practical Materia Medica. Bd. 2.2. London: Homoeopathic Publishing Company; 1900–1902: 1120–1125

[3] Hahnemann S. Squilla maritima. In: Lucae C, Wischner M, Hrsg. Gesamte Arzneimittellehre. Bd. 3. Stuttgart: Haug; 2007: 1775–1783

[4] Hughes R. Scilla. Cyclopaedia of Drug Pathogenesy. Bd. 4. London: Gould; 1886–1891: 41–43

420 Scrophularia nodosa – scroph-n

lt.: Scrophularia nodosa, dt.: Knotige Braunwurz, engl.: knotted figwort

420.1
Substanz

Plantae – Scrophulariaceae (Braunwurzgewächse) – **Scrophularia nodosa**

Es handelt sich um ein perennierendes, 50 bis 120 cm hohes Kraut mit einem Rhizom, welches knollige Verdickungen aufweist. Aus diesem entspringen vierkantige, rötliche, aufrechte Stängel, die sich erst oben verzweigen und elliptische Laubblätter aufweisen. Endständig bildet sie von Mai bis August Blütenrispen mit unscheinbaren, kugeligen, rotbraunen oder grüngelben Blüten aus. Sie wächst in ganz Europa, in Ostasien und zerstreut in Westasien.

Homöopathische Verwendung findet das frische, vor der Blüte gesammelte oberirdische Kraut.

420.2
Pharmakologie und Toxikologie

Wesentliche Inhaltsstoffe: Saponin, Flavonglykosid Diosmin, welches phytotherapeutisch als Venostatikum Anwendung findet.

420.3
Anwendung

Als bewährte Anzeigen wurden im Altertum und bei den Kräuterbüchern des 16. Jahrhunderts ihre äußerer Anwendung bei der Behandlung von Tumoren, auch der Drüsen, von verhärteten Strumen, von Ulzera und von Karzinomen genannt.

Homöopathische Anwendung findet die Zubereitung bei Schwächezuständen, glandulären Indurationen, Kolitis und Crustae lacteae (nach Kommission D).

Cooper[496] hat Scrophularia nodosa mit Erfolg verwendet bei der Behandlung von *Strumen, Tumoren der Mammae* und *Anakusis*. Er besserte einen Patienten, der mit Pfeilgift vergiftet worden war, wodurch Entzündung und Eiterung der Drüsen entstanden war. Ein schmerzhafter Zustand des Rektums mit eitrigen Stühlen, der jahrelang angehalten hatte, wurde gebessert.

420.4
Arzneimittelbild

Geist und Gemüt: Verzweiflung; sehr bekümmert über die Vergangenheit und ängstlich besorgt über die Zukunft. Neigung, viel und lang zu schlafen.

Schwindel: Schwindel beim Stehen. Schwindel, Völle und Druck auf dem Scheitel.

Kopf: Kopfschmerzen mit folgendem Nasenbluten. Schmerzen in allen Teilen des Kopfes, schlimmer im Liegen, an der frischen Luft, beim Vorwärtsbeugen, beim Studieren.

Mund: Bluten des Zahnfleisches. Starker Speichelfluss.

Zähne: Lockerheit der Zähne.

Innerer Hals: Dicker, zäher, übelriechender Schleim im Hals. Ranziger Geschmack im Hals.

Magen: Appetit zuerst stark vermehrt, nachher Übelkeit mit Schwäche und Oppression im Epigastrium. Schmerzen im rechten Hypochondrium beim Tiefatmen oder beim Liegen auf dieser Seite. Kolikartige Schmerzen in der Nabelgegend.

---

[496] Robert Thomas Cooper, 1844–1903. Mitglied des Londoner Cooper-Clubs zusammen mit James Compton-Burnett, John Henry Clark, Thomas Skinner. Der Cooper-Club traf sich in London wöchentlich von ca. 1880–1900.

Abdomen:

Hepatopathie

Rektum und Stuhl: Mehrere Stühle am Tage, mit Tenesmus.

Blase: Drücken und Ziehen im linken Ureter bis zur Schamgegend. Vermehrte Absonderung von Harn mit Brennen in der Harnröhre.

Atmung: Schmerz in der Brust beim Tiefatmen, welches Husten hervorruft. Schmerzen in verschiedenen Teilen der Brust.

Extremitäten: Rheumatische Schmerzen in allen Teilen.

Haut:

Ekzem

Allgemein: Große körperliche Schwäche, kann kaum eine kurze Entfernung gehen.

Adenopathie

420.5
Dosierung

Vorwiegend tiefe Potenzen.

420.6
Vergleichsmittel

Scrophulariaceae: Digitalis purpurea, Euphrasia officinalis, Gratiola officinalis, Leptandra virginica, Verbascum thapsiforme.

420.7
Literatur

[1] Clarke JH. Scrophularia. Dictionary of practical Materia Medica. Bd. 2.2. London: Homoeopathic Publishing Company; 1900–1902: 1127–1130

[2] Franz EG. Scrophularia nodosa. Archiv für die Homöopathische Heilkunst 1839; 17 (3): 184–185

[3] Hughes R. Scrophularia. Cyclopaedia of Drug Pathogenesy. Bd. 4. London: Gould; 1886–1891: 43–45

421 Scutellaria lateriflora – scut

lt.: Scutellaria lateriflora, dt.: Sumpfhelmkraut, engl.: blue skullcap

421.1 Substanz

Plantae – Labiatae (gleich Lamiaceae, Lippenblütengewächse) **– Scutellaria lateriflora**

Es handelt sich um ein 60 bis 80 cm hohes, perennierendes Kraut. Es bildet vierkantige, aufrechte, fast kahle Stängel. Von Juni bis September zeigen sich achselständige traubige Blütenstände. Heimisch ist das Kraut in Nordamerika. Es bevorzugt feuchte Böden.

Homöopathische Verwendung findet die frische Pflanze.

421.2 Pharmakologie und Toxikologie

An Inhaltsstoffen findet man ätherische Öle und Scutellarin. Es hat sedierende Wirkung.

421.3 Anwendung

Homöopathische Anwendung findet die Zubereitung bei Myoklonien, Zephalgien frontal, Erschöpfungssyndrom, Erregungszuständen (nach Kommission D).

Scutellaria lateriflora wurde von Hale in die Homöopathie übernommen. Der Gebrauch in Nordamerika (siehe Clarke) entspricht etwa dem europäischen Valeriana officinalis (Baldrian). Es wird gebraucht gegen **nervöse Unruhe, Krämpfe, Chorea minor, Affektivitätsstörungen** und **nervöse Reizbarkeit. Insomnie** mit viel Unruhe und Herzklopfen, auch **nervöse Zephalgie** und **Migräne** finden in Scutellaria ein Palliativ. Die Beruhigung der Herztätigkeit bei **Palpitationen** und bei **Thyreopathien** scheint von besonderer Bedeutung zu sein.

421.4 Dosierung

Ø und niedere Potenzen.

421.5 Vergleichsmittel

Labiatae: Agnus castus, Collinsonia canadensis, Leonurus cardiaca, Lycopus virginicus, Ocimum canum, Origanum majorana, Orthosiphon stamineus, Salvia officinalis, Teucrium marum verum, Teucrium scorodonia.

421.6 Literatur

[1] Clarke JH. Scutellaria. Dictionary of practical Materia Medica. Bd. 2.2. London: Homoeopathic Publishing Company; 1900–1902: 1130–1132

[2] Hughes R. Scutellaria. Cyclopaedia of Drug Pathogenesy. Bd. 4. London: Gould; 1886–1891: 45

422 Secale cornutum – sec

syn.: Claviceps purpurea, dt.: Mutterkorn, engl.: ergot

422.1
Substanz

Fungi – Clavicipitaceae (Mutterkornpilzverwandte) **– Claviceps purpurea**

Es handelt sich um einen auf Gräsern, meist Roggen, aber auch Gerste, Hafer und Mais, parasitierenden Ascomyceten (Schlauchpilz). Durch Windübertragung kommt es zur Infizierung der blühenden Pflanze durch Ascosporen, die im Bereich der Narbe in den Fruchtknoten einwachsen. Sein Mycel wächst hornartig aus dem Fruchtknoten heraus und bildet das violettschwarze Sklerotium. An den befallenen Pflanzen findet sich eine süße Substanz, der Honigtau, der andere Insekten zur Sporenübertragung anlockt. Der Entwicklungszyklus des Pilzes wurde 1853 durch den Mykologen Tulasne[497] aufgeklärt.

Homöopathische Verwendung findet das frische Mutterkorn.

422.2
Pharmakologie und Toxikologie

Hauptinhaltsstoffe sind Ergot-Alkaloide, Tryptophanabkömmlinge, die den Indol-Alkaloiden biosynthetisch zugeordnet sind. Man unterscheidet Alkaloide vom Clavin-Typ, Amid-Typ und Peptid-Typ. Sie binden an α-Adreno-Rezeptoren, an Serotonin-Rezeptoren und an Dopamin-Rezeptoren.

Bei der akuten Intoxikation kommt es zunächst zu Erbrechen, heftigem Durst und Kolikschmerzen, Atmungs- und Schlingbeschwerden, Präkordialangst. Es kommt typischer Weise zu Kontraktionen der Handflexoren, Kontraktionen der Schlundmuskulatur mit Sprachstörungen, des Diaphragmas, bis hin zum Opisthotonus. An den Gliedern beobachtet man Parästhesien, typischerweise mit Pelzigkeitsgefühlen, Ameisenlaufen, Warm-Kalt-Missempfindungen in den Gliedern, eine Anästhesie der Haut. Zentralnervöse Symptome wie Wirrreden, Koordinationsstörungen, und epileptoide Erscheinungen werden beobachtet. Es kommt zum Abortus, zu ausgedehnten Durchblutungsstörungen der Extremitäten mit Gangrän. Am Darm wird das Verbacken von Lymphfollikeln beobachtet.

Intoxikationen führen zum klinischen Bild des Ergotismus, welcher im Mittelalter in Unkenntnis der Zusammenhänge ein häufiges Krankheitsbild war. Dabei kommt es zu Zephalgien, Krämpfen, Uteruskontraktionen. Man unterschied den Ergotismus convulsivus neurologischer Genese, Hauptkennzeichen Streckspasmen der Hände und Füße, vom Ergotismus gangraenosus, dem St. Antoniusfeuer, bei dem die Gefäßspasmen im Vordergrund standen, bis hin zum Absterben der Extremitäten, dabei meist der unteren. Auch die Entstehung eines Kataraktes wird berichtet. Dabei kommt es zu Gewebshypoxie mit Verfärbungen der betroffenen Gewebe von dunkelrot bis schwarz. Der Brand hat vorzugsweise trockenen Charakter. Das dabei angegebene Empfinden wird als ein sehr heftiges Brennen mit einem Wechsel von starker Hitze und Kältegefühl beschrieben. Die Wärme im Bett ist unerträglich, der Kranke sucht die frische Luft auf, steckt dort aber das erkrankte Glied in heißes Wasser (nach Barger).

Die klinische Ausprägung ist von der Ergot-Alkaloid-Zusammensetzung der Sklerotien abhängig. Letale Dosis beim Erwachsen liegt bei ca. 8 bis 10 g Sklerotien. 9,10,-Dihydro-Derivate finden als Sympatholytika Anwendung bei Migräne und Parkinson-Krankheit.

Exkurs: Aus dem Jahr 857 liegt der erste gesicherte Bericht aus Xanten am Rhein über eine Ergotismus-Epidemie vor. Im Jahr 1090 wurde in St. Antione bei Grenoble vom Antoniter-Orden ein auf die Behandlung des Ergotismus spezialisiertes Spital erbaut, das beachtliche Heilerfolge aufzuweisen hatte. Ethymologisch leitet sich der Trivialname Antoniusfeuer von dieser Zeit ab, auch als *ignis sacer*, Heiliges Feuer, bezeichnet.

---

[497] Louis René Etienne Tulasne, 1815–1885, französischer Mykologe.

422.3 Anwendung

Bis heute medizinische Anwendung der Reinalkaloide bei atonischen Uterushämorrhagien postpartum.

Homöopathische Anwendung findet die Zubereitung bei Uterusspasmen, Muskelkrämpfen, Epilepsie, Paresen, Durchblutungsstörungen, Arteriosklerose und Hämophilie (nach Kommission D).

Bei entzündlichen Erkrankungen des Zentralnervensystems hat Secale cornutum mit Erfolg Verwendung gefunden, ebenso bei der Tabes. Es werden bei Vergiftungen tonische und klonische Krämpfe an allen Muskeln der Glieder und des Rumpfes, selbst an Zwerchfell- und Schlundmuskulatur, ferner tabesartige Erscheinungen erzeugt, wobei die Hinterstränge des Brustmarks schwer geschädigt gefunden werden. Auffallend ist die Missempfindung der Thermorezeptoren der Haut, die auch bei kühler Haut ein Hitzegefühl mit Brennen anzeigen und warme Bedeckung nicht ertragen können.

Im Gefäßsystem werden die Blutgefäße durch den Einfluss auf die glatten Muskelfasern der Gefäßwand verengt und bei längerem Anhalten dieser Kontraktion samt dem versorgten Gewebe geschädigt. Es entstehen so Prozesse, welche einer Endarteriitis und der Arteriosklerose nahestehen. Man beobachtet hohen Blutdruck und Gefäßveränderungen, wie Arteriosklerose, ferner Blutungen und Nekrosen der Glieder. Nach starker Secale-Medikation, wie sie früher am Wochenbett oft geübt wurde, haben manche Beobachter Puerperalmanie und Dysmenorrhö gefunden, die nach Absetzen dieser Behandlung schwand (mündliche Mitteilung von Göhrum).

Von Donner senior stammt der Gebrauch bei der **Arteriosklerose**. Auch Ritter rechnet Ergotinum unter die wirksamsten Mittel gegen *Hypertonie*, wobei er offenbar keinen Unterschied zwischen essenzieller und arteriosklerotischer Hypertonie macht. Er setzt sich für die D 1 (!) als die zuverlässigste Verdünnungsstufe ein. Ritter ist es auch aufgefallen, dass sich bei der Verordnung von Ergotinum gegen *Hypertonie* gleichzeitig bestandene pektanginöse Beschwerden besserten. Dies darf man auf die Kranzgefäße des Herzens übertragen. Also ist auch bei der homöopathischen Anwendung eine Entspannung zu erwarten.

Bei der **arteriosklerotischen Gangrän** wird nach Gerlach und Stiegele mit Erfolg Secale cornutum D 3 gegeben. Tritt keine Reaktion ein, so gibt man D 2 und bleibt bei dieser Verdünnung, wenn sie Besserung herbeiführt. Wenn die Schmerzen eher zu- als abnehmen, was in einzelnen Fällen beobachtet wurde, so gibt man D 4 bis D 6 und die einzelnen Arzneigaben in größeren Zwischenräumen. „Namentlich in den Frühformen, wenn die bekannten schwarzfleckigen Warnungszeichen erscheinen, gibt es nichts Besseres als Secale cornutum. Beim fortschreitenden Krankheitsprozeß aber, bei der faulig stinkenden *Gangrän*, war ich von der Leistungsfähigkeit des Mutterkorns nicht mehr befriedigt. Ich glaube aus praktischen und theoretischen Gründen sagen zu dürfen, daß hier die Anzeige für Kreosotum gegeben ist. Aus der Toxikologie wissen wir, daß der trockene Brand das Bezeichnende für Secale cornutum ist; dagegen ist die fäulniszerstörende Wirkung von Kreosotum, die durch Eiweißkoagulation gewebszerstörend vorgeht, bekannt." ([11]: 183)

Vermutlich muss man in den **Hämorrhagien** eine Umkehrung der Gefäßspasmen, also eine Erschlaffung und Lähmung, sehen; sie kommen bei Secale-Gebrauch als *Epistaxis*, *Menometrorrhagie* und *Hämorrhagien* aus dem Verdauungstrakt zur Beobachtung. Die Blutungen sind von passiver Art, dunkel und übelriechend.

An der Gebärmutter treten heftige, krampfartige Spasmen, ebenso wie eine völlige Atonie des Uterus, sodass das Os uteri weit offensteht, ein. Aborte sind eine Folge der Secale-Vergiftung.

Eine Gefäßwirkung scheint auch in der **Migränetherapie** bei schweren Anfällen mit einer subkutanen Injektion von 0,25 bis 0,5 mg von Ergotamin vorzuliegen.

G. Schimert jr. [10] hat an Hunden und Kaninchen die Verhältnisse der Durchblutung der Karotis unter dem Einfluss von Ergotamin gemessen. Er hat intravenös 0,5 bis 1 mg Ergotamin gegeben und mit der Rein'schen Stromuhr den Blutdruck und die Durchblutung der Karotis festgestellt. Dabei kam es bei gleichzeitig ansteigendem Blutdruck zu einer anhaltenden Abnahme der Durchblutung in den Zerebralgefäßen. Injiziert man in diesen durch Ergotamin selbst verursachten Gefäßkrampf nach einiger Zeit nochmals eine wesentlich kleinere Dosis, 0,01 mg Ergotamin, so kommt es in einzelnen Fällen zu einer Steigerung der Durchblutung ohne gleichzeitigen Bludruckanstieg. – Verursacht man durch ein anderes Mittel, wie zum Beispiel Bariumchlorid, eine Abnahme der Zerebraldurchblutung, also eine Verengerung der Zerebralgefäße, so tritt auf Dosen von 0,1 bis 0,01 mg Ergotamin ebenfalls ohne Blutdrucksteigerung eine Zunahme der Durchblutung auf. Gelegentlich war sogar eine Senkung der Durchblutung zu beobachten, jedoch gewöhnlich nur von kleinen Dosen. Dosen über 0,1 mg führten zu einer weiteren Verminderung der Durchblutung. Der Unterschied dieser Dosen ist gegenüber den therapeutischen Dosen im Migräneanfall, 0,25 mg subkutan, nicht sehr groß, da das Mittel im Tierversuch intravenös gegeben wird und beim raschen Abbau des Ergotamins selbstverständlich so wesentlich intensiver wirkt.

„Die gefäßerweiternde Wirkung des Gynergens[498] ist also abhängig von der Reaktionslage und der Dosierung. Man kann aufgrund dieser Untersuchungen mit einiger Gewißheit sagen, daß die Gynergen-Therapie wie auch die Secale-Therapie der Homöopathie, die im Grunde genommen nichts anderes darstellt, bei gewissen spastischen Zuständen der Zerebralgefäße berechtigt und pharmakologisch sinnvoll erscheint."

Schimert hat also mit diesen Versuchen bewiesen, dass Ergotamin die Gefäße des Gehirns verengt, aber durch kleinere Gaben die verengten Gefäße erweitert. Diesen letzten Vorgang ahmen wir bei der Behandlung der Arteriosklerose und der Migräne nach. Mit der auf die kleinen und kleineren Arterien gerichteten spastischen Wirkung des Mutterkorns beschäftigt sich Unseld [13]. Er hebt die günstige Wirkung beim **Raynaud-Syndrom** und bei **Akroparästhesien** hervor. Hier hat er – es waren ausnahmslos Frauen und hier wieder die Jahre zwischen 35 und 50 besonders häufig vertreten – mit Secale D 3 bis D 4, auch gelegentlich D 6, baldige Heilung gesehen. Die nächtlichen Beschwerden nötigen sie, die Hände und Arme zu schütteln und zu massieren.

Bei der **Schallempfindungsschwerhörigkeit** des Alters und des Klimakteriums mit Ohrensausen und mit Schwindel hat Unseld, veranlasst durch die Angabe der Ohrenfachärzte, dass es sich um eine Durchblutungsstörung des Labyrinths handle, ebenfalls Secale cornutum D 3 verordnet und dabei schlagartige Besserung oder Beseitigung dieses lästigen Übels gesehen. Auch die erfolgreiche Verwendung von Secale cornutum bei **Endangitis obliterans,** bei der **Raynaud'schen Gangrän** und bei der **diabetischen Gangrän** hebt er hervor, während er beim Gangrän damit wohl gelegentliche Erfolge gesehen habe, aber im Allgemeinen die hohe Amputation des Beines nicht zu vermeiden sei. Anderseits sei aber die **Claudicatio intermittens** eine gute Indikation für Secale cornutum.

Eine statistische Aufstellung über die Wirkung von Secale cornuta bei der **Paraesthesia nocturna** hat Mössinger [7] vorgenommen. Für Secale cornutum hält er die Fälle für geeignet, die sich durch das Gefühl von Pelzigkeit und Taubheit auszeichnen und bei denen das Schmerzgefühl zurücktritt. Ist jedoch das Taubheitsgefühl die Folge eines neuritischen Schmerzzustandes, so kommt Secale cornutum nicht in Frage. Das Taubheitsgefühl wird durch den Gefäßspasmus erzeugt, welcher durch Secale cornutum behoben werden kann. Diese Arbeit Mössingers kann als ein Beispiel dafür gelten, wie auch in der Homöopathie unter gewissen Umständen (bei einem Krankheitszustand mit feststehender Symptomatik) eine statistische Sicherung der therapeutischen Ergebnisse gewonnen werden kann.

Mössinger schreibt: „Um mir ein Urteil über die Möglichkeit der Brachialgie-Behandlung mit Secale bilden zu können, habe ich mit dem Krankengut meiner Praxis eine Versuchsserie unternommen.

Ich habe jeden Brachialgiefall, für den mir die Secale-Behandlung unter den oben angeführten Bedingungen angezeigt erschien (Brachialgie mit Überwiegen des Symptoms Pelzigkeit), gleich bei der ersten Konsultation durch eine Liste erfaßt und diese Liste dann nach 5 Jahren ausgewertet.

Von den 57 auf dieser Liste erfaßten Patienten konnten 53 Fälle ausgewertet werden. (Die restlichen 4 Fälle sind entweder nicht wieder erschienen oder konnten aus einem anderen Grund, etwa interkurrente andere Erkrankung, nicht weiter-

---

[498] Freiname Ergotamin.

beobachtet werden.) Die 53 verwertbaren Fälle wurden überwiegend mit Secale D 3, vereinzelt auch mit D 2 und D 1 behandelt. Die Arzneigaben waren zumeist 3-mal täglich 5 Tropfen, bei D 1 allerdings mit einigen arzneifreien Intervalltagen. Diese 53 Fälle ließen sich wie folgt aufteilen:

Brachialgie durch Secale in 14 Tagen (▶ Tab. 422.1):

▶ Tab. 422.1

Änderungen	Anzahl
deutlich gebessert	42 Fälle (etwa 80 %)
fraglich gebessert	8 Fälle (etwa 15 %)
unbeeinflußt	3 Fälle (etwa 5 %)

Im 3., 4. und 5. Jahr meines Beobachtungszeitraumes habe ich nebenher noch einen Kontrollversuch mit Placebo laufen lassen. Die Brachialgiepatienten erhielten zunächst statt eines Medikamentes Spiritus dilutus 10,0, 3-mal täglich 5 Tropfen, das sich geschmacklich nicht von Secale D 3 unterscheidet. Nach 14 Tagen, das ist der Zeitraum, in dem die therapeutische Wirkung von Secale eingetreten ist, wenn sie erfolgt, wurden diese Patienten wiederbestellt. Durch diesen Versuch stehen 27 Fälle zur Verfügung, die nur Placebo erhielten. Diese 27 Fälle ließen sich folgendermaßen aufteilen:

Brachialgie unter Placebo (▶ Tab. 422.2):

▶ Tab. 422.2

Änderungen	Anzahl
deutlich gebessert	7 Fälle (etwa 26 %)
fraglich gebessert	3 Fälle (etwa 11 %)
nicht gebessert	17 Fälle (etwa 63 %)

Die fraglich gebesserten und nicht gebesserten Fälle, also 20 Patienten, erhielten dann nach Ablauf der 14 Tage, in denen zugleich auch die 10,0 Spiritus dilutus aufgebraucht waren, ein Rezept über Secale und wurden auf 14 Tage später erneut einbestellt. Alle 3 durch Placebo fraglich gebesserten Patienten gaben nach 14 Tagen deutliche Besserung an. Von den 17 in der Placebo-Periode nicht gebesserten Patienten sind 4 nicht mehr erschienen (Grund: möglicherweise auch Besserung).

Die übrigen 13 ließen sich wie folgt aufteilen:

Nach erfolgloser Placebo-Behandlung Brachialgie durch Secale (▶ Tab. 422.3):

▶ Tab. 422.3

Änderungen	Anzahl
deutlich gebessert	11 Fälle (etwa 84 %)
fraglich gebessert	1 Fall (etwa 8 %)
nicht gebessert	1 Fall (etwa 8 %)

Der auffallend positive Hinweis dieser Versuchsserie für die therapeutische Wirksamkeit der Secale-Behandlung bei der Brachialgie ist unverkennbar." [7]

Es liegt nahe, Secale cornutum im Hinblick auf die Beziehung zu den Hinter- und Vorderhörnern bei **organischen Rückenmarksleiden** zu versuchen. Die Atonie der Blasen- und Mastdarmschließmuskulatur können neben den typischen Missempfindungen der Wärme-, Schmerz- und Berührungswahrnehmungen einen Hinweis geben.

422.4
Arzneimittelprüfung

Das Arzneimittelbild ist überwiegend Vergiftungen entnommen; es wurden auch einige Prüfungen am Gesunden vorgenommen, doch nicht von Beobachtern, die das Ergebnis im Sinne der Homöopathie betrachteten. Vermutlich beruht auf diesen Tatsachen das dürftige Ergebnis in Bezug auf die Modalitäten. Eine neuere Prüfung von H. Sauer (sen.) wurde an 14 Prüfern mit D 12, D 6, D 3, D 1 und der Tinktur vorgenommen [9].

422.5
Konstitution

Die typische Ausprägung des Secale-Patienten stellt magere und elende Patienten mit welker Haut und schlechter Muskulatur dar. Das Gesicht ist fahl und blass, mit dunklen Rändern um die Augen. Sie neigen infolge schlechten Kapillarkreislaufs zu Eiskälte am ganzen Körper und zu Taubheitsgefühl. Eine Voraussetzung für den Erfolg stellt diese Darstellung jedoch nicht dar.

422 – Secale cornutum – sec

422.6
Arzneimittelbild

Leitsymptome: Spasmen der willkürlichen und unwillkürlichen Muskulatur. Charakteristisch sind besonders Krämpfe der Strecker.

Spasmen der Gefäßmuskulatur, wie Erschlaffung derselben (Menorrhagie, Kollaps). Brennen wie Feuer, Taubheitsgefühl und Ameisenlaufen sind häufige und führende Begleiterscheinungen.

Blutungen aus den Schleimhäuten, begleitet von Ameisenlaufen, Taubheitsgefühl oder dem Gefühl von Brennen, das trotz Kälte der Haut nach Abkühlung (Aufdecken) verlangen lässt.

Schmerzen verschlimmern sich – selbst bei Kälte – durch warmes Zudecken und durch warme Luft, dulden keine Bedeckung trotz objektiver Kälte der Haut. Besserung an der kühlen Luft.

Übler Geruch der Ausscheidungen und des ganzen Kranken.

Krämpfe, Reiben >, Strecken der Glieder >.

Verschlimmerung bei Nacht wird zum Teil angenommen, ist aber in der Arzneimittelprüfung nicht genügend gestützt.

Geist und Gemüt: Große Angst und Todesfurcht. Melancholische Verstimmungen können bis zu den größten Aufregungszuständen anwachsen. Delirien mit Irrereden und geistiger Verwirrung. Vergesslichkeit; Denken und geistige Aufnahmefähigkeit erschwert. Heiterkeit und immer frohen Muts. Lustigkeit erheblichen Grades mit übernatürlicher Wachheit, mit einem sehr angenehmen Fluss der Gedanken und des Gefühls.

Manie puerperal

Kopf: Kongestive Kopfschmerzen, Schwindel, Ohrensausen mit Übelkeit und Brechwürgen. Gefäßspasmen, Embolie, Apoplex.

Commotio cerebri
Durchblutungsstörung zerebral
Apoplex
Multiple Sklerose

Kopfschmerz:

Migräne

Augen: Pupillen weit oder stark verengt. Erblindung vorübergehend oder dauernd. Linsentrübung.

Katarakt

Ohren: Innenohrstörungen mit Ohrensausen und Schwindel.

Tinnitus

Gesicht: Elendes, erdfahles Aussehen mit tief eingesunkenen Augen.

Mund: Übler Geruch aus dem Mund und des Atems.

Äußerer Hals:

Hyperthyreose

Magen: Appetitlosigkeit, meist jedoch **Heißhunger und unstillbarer Durst**. Übelkeit, Erbrechen von galligen, auch blutigen Massen. Magenkrämpfe, Sodbrennen.

Abdomen: Blähsucht. **Brennen im Bauch oder Kältegefühl, will den Leib trotzdem nicht warm bedeckt halten.**

Diabetes mellitus

Rektum und Stuhl: Verstopfung, häufiger erschöpfende Durchfälle von schleimigen olivgrünen, sehr übelriechenden Stühlen, zum Teil mit Blut.

Krampfhaftes, vergebliches Drängen zum Stuhl – oder Offenstehen des Afters mit unwillkürlichem Abgang des Stuhls.

Diarrhö, auch infektiös

Blase: Häufiger, aber vergeblicher Harndrang. Erschwertes Harnlassen, mit ständigem Drang. Harnverhaltung. Harnabgang selten, tröpfelnd ohne Erleichterung. Unwillkürlicher Harnabgang.

Geschlechtsorgane:
- weiblich: Wehenartiger Krampf in der Gebärmutter. Krampf des Muttermunds oder Muttermund weit offenstehend. Abort. Wehen fehlend oder zu schwach und aussetzend. – Menses bleibt aus. **Blutungen sehr stark, passiv, dunkel und übelriechend, ☉ dabei Kribbeln und Ameisenlaufen in den Gliedern und große Angst.** Aussetzen der Lochien mit Fieber und Entzündung des Uterus. ☉ **Fluor bräunlich, blutig, übelriechend.**

Leukorrhö intermenstruell bräunlich schmierig (Kabisch)
Abortus
Metrorrhagie passiv
Menorrhagie post partum
Krampfwehen (höhere Verdünnungen)
Wehenschwäche
Lochien stockend

Brust: Sehr beschleunigter, schwacher und aussetzender Puls, oder langsamer, harter Puls, Herzangst und Beklemmung.

Extremitäten: Unwillkürliches, wechselndes Beugen und Strecken der Glieder. Merkwürdige Verrenkungen. Streckkrämpfe der Hände und Finger, Krämpfe der Streckmuskeln am ganzen Körper. Beugekrämpfe der Finger, Hände, Füße und Zehen, auch des ganzen Rumpfes, „welche der stärkste Mann nicht verhindern kann". Hände und Arme werden krampfhaft gebeugt an die Brust herangezogen. ☉ **Spreizkrämpfe der Finger.** Die vom Krampf befallenen Teile werden taub und gefühllos.
 Krämpfe und Steifheit der Glieder bessern sich durch Reiben und Strecken, auch wenn die Glieder durch eine fremde Person gestreckt werden. Zittern der Glieder, große Steifheit und Rigidität der Muskeln. Unsicherheit beim Greifen und Halten von Gegenständen.
 Taubheit und Gefühllosigkeit der Glieder, Gefühl von Kribbeln und Ameisenlaufen, Gefühl, als krieche etwas unter der Haut. **Heftige innere Schmerzen, die sich trotz objektiver Kälte der Haut sowohl durch Bettwärme wie durch warme Luft beträchtlich steigern**, durch kühle Luft jedoch sich mildern. **Wenn man an einem kühlen Tag während des Schlafs eine warme Decke auf ihn legt, erwacht er sofort und wirft sie ab. Brennen der Hände und der Füße, das sich durch Strecken der Glieder bessert.** Prickeln und Taubheit der Fingerspitzen mit Empfindlichkeit gegen Kälte. **Die Glieder werden kalt, bleifarben**, verlieren die Sensibilität, dass weder Stechen noch Schneiden mehr gefühlt wird, sie sterben schließlich ab und fallen ab, ohne zu bluten. **Trockene Gangrän der Finger und der Zehen ohne Schmerzen**, sie werden in den Handschuhen und den Strümpfen gefunden. Finger, Zehen, auch ganze Arme und Beine, auch die Nase werden gangränös.

Raynaud-Syndrom
Claudicatio intermittens
Brachialgia paraesthetica nocturna
Ulcera cruris bei Varicosis und bei Arteriosklerose
Endangitis obliterans
Neuropathie diabetisch

Schlaf: Schlaflosigkeit.

Frost und Frösteln: Außerordentlich heftiges Frieren, gefolgt von brennender Hitze, besonders der inneren Teile, und begleitet von hochgradiger Angst, sodass viele ihren Verstand verlieren mit heftigem, meist unstillbarem Durst. Schüttelfrost. Kälte der Körperoberfläche, besonders der Glieder.

Schweiß: Reichlicher allgemeiner Schweiß, der alle Symptome bessert. Reichlicher kalter, auch klebriger Schweiß.

Haut: Die Haut wird blass, schrumpelig, **kalt** und trocken. Blutaustritte in der Haut. Gangränöse Blasen, schlecht heilende Geschwüre. Eitrige Beulen und Furunkel.

Ekchymose
Gangrän trocken

Allgemein: Rasches Sinken der Kräfte, Erschöpfung bei Eiseskälte am ganzen Körper. Brennend heiße Haut. Hitze mit Durst.

Sehr beschleunigter, schwacher und aussetzender Puls oder langsamer, harter Puls, Herzangst und Beklemmung. Blutdrucksenkung oder erhöhter Blutdruck. Schwächeanfälle. Epileptiforme Anfälle.

Hypertonie arteriosklerotisch

422.7
Dosierung

Im Allgemeinen werden bei Blutungen und Atherosklerose D 3 bis D 6 verwendet. Auch bei Uterusatonie wird man damit auskommen, wenn die Secale-Symptome vorhanden sind (Kribbeln, Brennen bei kalter Haut usw.). Bei diabetischer Gangrän hat J. Bergmann D 2 empfohlen. Auch Hochpotenzen sehr bewährt. Bei der atherosklerotischen Gangrän wird das aus dem in Wasser gelöstem Extrakt gewonnene Ergotin bevorzugt. Hier hat sich Ritter für die D 1 eingesetzt (in Tablettenform) und sich damit Assmann und Donner angeschlossen. Ritter hat damit bei längerer Darreichung gute Erfolge gehabt. Bei atherosklerotischer Gangrän ist meist D 3 mit einer Spielbreite von D 2 bis D 4 bis D 6 üblich.

Ergotinum in subkutanen Injektionen von C 4, 2-mal wöchentlich, ist in einem sehr hohen Prozentsatz erfolgreich gegen Dysmenorrhö auf funktioneller Basis, wenn das Blut rot ist, mit oder ohne Klumpen; gegen Menorrhagie, wenn es sich nicht um infektiöse Fälle, sondern solche auf der Grundlage von Überfunktion der Hypophyse oder der Ovarien handelt. L. Fouché hebt hervor, dass orale Gaben ohne Wirkung seien. Wenn das Blut dunkel sei, käme Ergotinum nicht in Betracht [4].

Wenn man Entspannung verkrampfter Gefäße erzielen will, wird man Potenzen zwischen D 4 bis D 12 den Vorzug geben, dagegen sind bei Erschlaffung der Gefäße (zum Beispiel Blutungen) tiefe Potenzen erforderlich (D 1 bis D 3).

Die Tinktur entspricht der D 1. Arzneigehalt der Tinktur – also D 1.

Bei Claudicatio intermittens soll etwa 3-monatlicher Gebrauch erforderlich sein.

422.8
Vergleichsmittel

- Fungi: Agaricus muscarius, Bovista, Ustilago maydis.
- Passive Blutungen: Acidum sulphuricum, Bovista, China officinalis, Crocus sativus, Crotalus horridus, Hamamelis macrophylla, Hydrastis canadensis, Lachesis muta, Secale cornutum.
- Passive, dunkle Blutungen: China officinalis, Crotalus horridus, Lachesis muta, Secale cornutum.
- Metrorrhagie atonisch: Ustilago maydis.
- Zerebrale Durchblutungsstörungen: Conium maculatum, Aurum metallicum, Barium carbonicum, Strontium metallicum.
- Claudicatio intermittens: Plumbum metallicum, Tabacum.
- Will den Bauch trotz Kälte unbedeckt halten: Ginkgo biloba, Tabacum.
- Brachialgia paraesthetica nocturna: Hedera helix, Mandragora officinarum.

422.9
Kasuistik

422.9.1 Morbus Menière

53-jährige Frau leidet seit ca. 5 Jahren an Menière.

Mit 17 Jahren Ikterus. Mit 40 Jahren Amenorrhö. Steht wegen heftiger Schwindelanfälle mit Erbrechen, Durchfall und Ohrenklingen in Behandlung – ohne Erfolg. Die genaue fachärztliche Untersuchung einschließlich EEG erbrachte keinen verwertbaren Befund.

Sie erhält von mir zunächst Tabacum D 30, ohne Besserung. Nachdem ich selbst einmal bei einer dieser schweren Krisen anwesend sein konnte und mir auf Befragen berichtet worden war, dass der linke Unterarm im Anfall wie pelzig sei, mit Verkrampfung der Finger, bekam sie einige Gaben Secale cornutum C 30, womit die Anfälle ihr Ende gefunden hatten. (Eigene Beobachtung des Verfassers)

422.9.2 Schwere Menorrhagie mit Thrombozytopenie

Eine 27-jährige Büroangestellte, die schon seit der Menarche an sehr starken und langen Regelblutungen gelitten hatte, war mehrere Jahre in fachärztlicher Behandlung gestanden. Sie hatte alle üblichen Menostyptika bekommen, hatte auch einmal eine Abrasio, bei der ein Polyp entfernt wurde, mitgemacht. Alle Behandlung, einschließlich der Hormonbehandlung, sei erfolglos gewesen. Es wurde ihr als ultima ratio eine temporäre Röntgenkastration vorgeschlagen. Ehe sie sich zu dieser entschließe, wolle sie es noch mit der Homöopathie versuchen. Ihre Mutter habe auch an schweren Regelblutungen gelitten. Bei Beginn der Behandlung war die Gerinnungszeit 9'45", die Thrombozytenzahl 55 500. Hb nach vorausgegangener intensiver Eisen-Therapie 70 %. Meine Behandlung bestand nacheinander in Calcarea carbonica Hahnemanni D 6, Chininum sulphuricum D 3, China officinalis D 2, Natrium nitricum D 6. Sie hatte damit einen gewissen Achtungserfolg erzielt, sodass sie nun während der Menses, statt früher 3 Tage, nur 1 Tag mit der Arbeit aussetzen musste. Doch auf die Dauer war auch dieser Zustand nicht erträglich. Schließlich fragte ich sie, ob sie nicht auch Gefühle wie Ameisenlaufen wahrnehme. Dies bejahte sie und nannte solche Beschwerden für die Tage nach der Menses als besonders lästig, da die Beine dann wie „pelzig" seien. Nun erhielt sie Secale cornutum D 6. Damit war die nächste Periode bedeutend schwächer und blieb es auch während der nächsten Monate. Nach 3-monatigem Gebrauch von Secale cornutum war die Gerinnungszeit auf 2'45" zurückgegangen, die Blutungszeit betrug 3'20". Die Zahl der Thrombozyten war auf 190 000 angestiegen. Das Hämoglobin hatte sich noch nicht vermehrt, da sie in diesen Monaten kein Eisen bekommen hatte. Das Allgemeinbefinden hatte sich nach Aussagen der Angehörigen sehr gebessert; dies sei am besten aus ihrer guten Stimmung zu erkennen, während sie früher infolge der Abspannung sehr gereizt gewesen sei. (Eigene Beobachtung des Verfassers)

422.9.3 Megasigmoid

Es muss nicht immer eine Gebärmutterblutung sein, die uns zur Verordnung von Secale cornutum Veranlassung gibt. So behandelte ich einen 28-jährigen Mechaniker mit einem Megasigmoid. Solange er als Soldat im Felde war, konnte er offenbar die durch dieses Leiden verursachten Blutungen mit Sulphur lotum, das ich ihm verordnet hatte, beherrschen. Nach Hause zurückgekehrt, kam er in meine Behandlung zurück. Er bekam eine ganze Reihe homöopathischer Mittel, die ihm wenig und nur für beschränkte Zeit Hilfe brachten. Schließlich kam ich auf Secale cornutum, jedoch nicht ohne ihn nach Gefühlen wie Ameisenlaufen zu fragen. Er beschrieb diese so, dass er sie verglich mit dem Taubheitsgefühl nach einer Novocain-Injektion. Mit Secale cornutum erzielten wir nun einen vollen Erfolg, der endgültig war. Ob er für immer bestehen bleiben wird, ist bei der vorhandenen Anomalie des Sigmoids zu bezweifeln. – Nachschrift: Es sind seither 20 Jahre verflossen, in denen er – abgesehen von gelegentlich auftretender Verstopfung – gesund blieb. (Eigene Beobachtung des Verfassers)

422.10 Literatur

[1] Allen TF. Secale cornutum. Encyclopedia of pure Materia Medica. Bd. 8. New York: Boericke & Tafel; 1874–1880: 551–575

[2] Bonin-Schulmeister R. Secale cornutum. Documenta Homoeopathica 1994; 14: 175–182

[3] Clarke JH. Secale cornutum. Dictionary of practical Materia Medica. Bd. 2.2. London: Homoeopathic Publishing Company; 1900–1902: 1132–1139

[4] Fouché L. Secale cornutum. Cahiers de biothérapie 1969; 6: 266

[5] Gisevius F. Secale cornutum. Ausgewählte Arzneiprüfungsprotokolle. Berlin: Homöopathischer Central; 1926–1934

[6] Hughes R. Secale. Cyclopaedia of Drug Pathogenesy. Bd. 4. London: Gould; 1886–1891: 46–78, 699–703

[7] Mössinger P. Das persönliche Rezept. Ulm: Haug; 1962: 240

[8] Ritter H. Die Behandlung der Herz- und Gefässkrankheiten unter besonderer Berücksichtigung der Homöopathie. Berlin: Haug; 1947: 340

[9] Sauer H. Zusammenfassung von Arzneimittelprüfungen, die mit Secale cornutum ausgeführt worden sind. Ausgewählte Arznei-Prüfungs-Protokolle 1934; 1 (3): 213–235

[10] Schimert G. Experimentelle Unterbauung einer Kopfschmerztherapie. Vortrag gehalten in der Sitzung der Berliner medizinischen Gesellschaft am 22.V.1940: 813–817, 839. DOI: 10.1055/s-0028-1122252

[11] Stiegele A. Klinische Homöopathie. 5. Aufl. Stuttgart: Hippokrates; 1955: 183–184

[12] Stiegele A. Arzneiprüfung von Secale D 3 bei Durchblutungsstörungen. In: Faltin T, Hrsg. Homöopathie in der Klinik: Die Geschichte der Homöopathie am Stuttgarter Robert-Bosch-Krankenhaus von 1940 bis 1973. Bd. 7. Quellen und Studien zur Homöopathiegeschichte. Stuttgart: Haug; 2002: 171

[13] Unseld E. Secale cornutum. Zeitschrift für biologische Heilweisen 1949; 61: 114

423 Selenium amorphum – sel

lt.: Selenium amorphum, dt.: Selen, engl.: selenium

423.1 Substanz

Mineralia – Anorganica – Elementa – 16. Gruppe[499] – Selen amorph – Se

Es handelt sich um ein Halbmetall, welches in 3. allotropen Modifikationen vorkommt. Das rote Selen, das monokline, rote Selen und das graue, metallische Selen.

Homöopathische Verwendung findet das rote Selen, ein amorphes, lockeres Pulver, das man erhält, indem man Selendampf rasch abkühlt, zum Beispiel durch Eingießen in kaltes Wasser. Das dadurch entstehende glasige Selen wird dann beim Zerreiben ein rotes Pulver. Man erhält das rote Selen auch durch Reduktion von seleniger Säure mit schwefeliger Säure.

Im Körper wird es in geringen Mengen in den Zähnen und den Knochen gefunden. Über eine physiologische Rolle von Selen ist inzwischen mehr bekannt geworden (Selenmangelerscheinungen in China: Arthrosen, die nach Selensubstitution reversibel waren).

Homöopathische Verwendung findet amorphes Selen.

423.2 Pharmakologie und Toxikologie

Selen gehört zu den essenziellen Spurenelementen. Die Resorption erfolgt im Duodenum als Selenomethionin, über ein natriumabhängiges Transportsystem, als Selenat oder Selenit zu 50 bis 90 %. Eliminiert wird die Substanz sowohl enteral als auch renal, gering dermal. Bis zu 1 % wird als Dimethylselen (knoblauchartiger Geruch) abgeatmet.

Als Bestandteil des Selenocysteins, welches sich in der Deiodase I und II findet, ist es ein wichtiges Element bei der Umwandlung des T_4 in das biologisch aktive T_3. Selenmangelerscheinungen führen zu Hypothyreose, Muskelschwäche und Herzinsuffizienz.

Es gibt Hinweise für eine antioxidative Wirkung von Selenoproteinen. Eine anticarcinogene Wirkung wird diskutiert.

In Nordamerika wurden Vergiftungserscheinungen durch den Gebrauch von Getreide, das Selen während des Wachstums aufgenommen hatte, beobachtet. Beim Vieh traten Haarausfall, Gewichtsabnahme und Unterschiede in der Entwicklung der Hufe ein. Beim Menschen wurden beobachtet: Schlechte Zähne bis zum völligen Zerfall, ziemlich regelmäßig ikterisch verfärbte Haut. Hautentzündungen von verschiedener Heftigkeit. Gelenkprozesse, von der rheumatischen Gelenkentzündung bis zur schweren Arthritis deformans, atrophische, brüchige, unregelmäßig gestaltete Finger- und Zehennägel mit Längs- und Querrillen.

Bei Aufnahmen großer Mengen kommt es zu Selenablagerungen in der Leber, der Verdauungskanal reagiert und es kommt zur Relaxation der kleinen Blutgefäße. Auch wird eine lebensbedrohliche Dyspnoe beobachtet (nach Boericke [3]).

423.3 Anwendung

Homöopathische Anwendung findet die Zubereitung bei Dermatosen, Seborrhö, Entzündungen der oberen Luftwege, Dyspepsie und Schwächezuständen (nach Kommission D).

Es wird viel über *Kopfschmerzen*, Eingenommenheit des Kopfes und schlechtes Gedächtnis geklagt. Alle Anspannungen der Nerven, wie strenge geistige Arbeit oder ungenügender Schlaf, verstärken den Mangel an Spannkraft. Heißes Wetter, Alkohol- oder Teegenuss, Gerüche, wie beispielsweise nach Moschus oder Rosen, rufen Kopfschmerzen hervor.

---

[499] Chalkogene: Sauerstoff O, Schwefel S, Selen Se, Tellur Te, Polonium Po, Livermorium Lv.

Als ein wesentlicher Zug des Selen-Bildes ist es zu betrachten, dass Samenverluste stark schwächen. Es besteht wohl eine lebhafte Erregbarkeit der sexuellen Phantasie, dabei finden wir aber Herabsetzung der physischen Potenz.

Man beobachtet eine Unverträglichkeit heißen und schwülen Wetters.

Unwillkürliche Samenabgänge, Ejaculatio praecox, Prostatorrhö und nach den Samenverlusten Schwäche und psychische Verstimmung. Auch chronische **entzündliche Zustände von Harnröhre, Nebenhoden, Prostata und Samenbläschen**, wie sie vor allem nach Gonorrhö vorkommen, fallen unter die Heilkraft von Selen.

Da solche Zustände häufig von neurasthenischen Beschwerden begleitet sind, ist Selen hier besonders wertvoll.

Im Allgemeinen wird hier Selen bei *Neurasthenie* und (nach Dahlke) bei Affektivitätsstörungen bei Männern empfohlen. Bei *cerebraler Durchblutungsstörung* mit der typischen Erschwerung des Denkens und Gedächtnisschwäche empfiehlt es W. Schwarzhaupt, wenn noch der Hang zu liegen, geistige Verwirrtheit und ein sehr oberflächlicher Schlaf, gestört durch die geringsten Geräusche, zugegen ist (D 6, 3-mal täglich).

Die Verwandtschaft zu Schwefel tritt, mehr als bei anderen Organen, an der Leber und an der Haut hervor. Das Gesicht zeigt eine gelbliche, ans Ikterische anklingende Farbe. Die Stoffwechselfunktion der Leber wird geschädigt, ähnlich wie durch Schwefel. Stechende Schmerzen und Appetitlosigkeit oder Hunger zu ungewöhnlicher Zeit, gieriges Verlangen nach Anregungsmitteln, wie Alkohol oder Tee, bilden die Anzeigen für Selen. Alkohol und Tee, obwohl verlangt, verschlimmern den Zustand.

Die *Hautausschläge*, welche für Selen passen, sind gekennzeichnet durch Jucken und Beißen, besonders an den Handflächen und Fußsohlen und zwischen den Fingern. Die **Gesichtshaut hat ein fettiges Aussehen**, daher die erprobte Verwendung bei *Seborrhö*. Es besteht eine betonte Neigung zu Schweißen, die entsprechend dem Charakter des Mittels wohl meist übelriechend sein dürften.

Die Atemluft hat einen knoblauchartigen Geruch. Häufig wird von Selen Gebrauch gemacht bei *Laryngitis* mit Heiserkeit der Sänger und Berufsredner. Heiserkeit besonders morgens und beim Singen sind die Kennzeichen. Aber auch bei **Bronchitis** ist Selen bei sonst passendem Krankheitsbild in die Wahl zu ziehen.

423.4
Konstitution

Der Selen-Patient hat über große Schwäche und Schlaffheit zu klagen, mit einer unwiderstehlichen Neigung, sich niederzulegen und zu schlafen, obwohl er sich nach dem Schlaf nicht besser fühlt; vielmehr sind die körperliche und geistige Abspannung nach dem Schlaf wie auch alle anderen Beschwerden schlimmer. Diese Schlaffheit des Selen-Patienten zeigt auch eine besondere Abhängigkeit von der Temperatur; sie steigert sich bei heißem Wetter und bei schwüler Temperatur.

423.5
Arzneimittelbild

Leitsymptome: Große Abgespanntheit und Schwäche der Nerven, besonders nach dem Schlafe, Bedürfnis, sich niederzulegen und zu schlafen.

Sexuelle Reizbarkeit bei sexueller Schwäche, Samenfluss. Lüsterne Gedanken bei erektiler Dysfunktion.

Ausschläge bei fettiger Haut.

Alkohol < und ☉ **Tee <**, aber Verlangen nach Reizmitteln. Heißes Wetter <, ☉ **Besonnung <**. Kälte < und Luftzug <. Schlaf <. Samenverluste <.

Geist und Gemüt: Große Redseligkeit, wenn in der Erregung. Schreckhaft, ängstlich, schläfrig, träg. Menschenscheu und Scheu vor der Arbeit. Lüsterne Gedanken mit Impotenz. Nach geistiger Arbeit ist er ungewöhnlich erschöpft, sodass er einige Tage lang nur das Allernötigste denken und erst nach einiger Zeit wieder an die Arbeit gehen kann. Sehr vergesslich. Eine Art von Stottern, er gebraucht die Silben der Worte in falschen Verbindungen, daher spricht er manche Worte unrichtig aus. ☉ **Betrinkt sich gern.** Aufregende Träume; Träume mit Verlangen nach Koitus.

> *Neurasthenie, bes. bei Prostatitis und chronifizierten Urethitiden, nach Gonorrhö*

Schwindel: Unaufhörlicher Schwindel, gefolgt von Erbrechen der Speisen und von Schleim, 1 Stunde nach dem Essen am schlimmsten, nachher äußerste Schwäche und großer Durst nach kaltem Wasser, musste völlig still liegen, sonst erneuerte sich der Schwindel.

Kopf: Ausfallen der Kopfhaare und der Augenbrauen.

Kopfschmerz: Kopfschmerzen nach Wein- und Teegenuss. Schmerzen über dem linken Auge, verschlimmert durch Besonnung, durch Teegenuss und alkoholische Getränke, auch durch scharfe Gerüche.

> *Migräne*

Augen: Tränen und Entzündung der Augen. Kleine runde Bläschen mit Sandgefühl am inneren Rand des Lides. Gesichtsfeld verdunkelt. Myopie verstärkt.

Nase: Teils flüssiger, teils schleimiger Schnupfen. Absonderung gelben, dicken, klumpigen Nasenschleims. Schnupfen mit lästigem Husten. Jucken in der Nase; bohrt häufig mit dem Finger in der Nase.
Der Geruchssinn ist für einige Stunden aufgehoben. Widerlicher Geruch (knoblauchartig) wird in der Nase wahrgenommen (Selbstversuch des Verfassers mit D 6).

Gesicht: Gesichtshaut fettig, auch subikterisch.

> *Neuralgie des N. supraorbitalis*

Mund: Brennen auf der Zungenspitze. Zunge weiß belegt. Zunge weiß belegt, morgens. Erwacht aus dem Schlaf morgens und nach dem Mittagsschlaf mit Trockenheit in Mund, Rachen und Kehlkopf.

Zähne: Zahnweh in einem hohlen Zahn, besser durch kalte Luft und kaltes Wasser, auch durch Essen, Trinken, Rauchen.

Äußerer Hals: Hals steif beim Drehen des Kopfes.

Magen: Hunger mitten in der Nacht oder gleich morgens früh. Verlangen nach salzigen Speisen, nachher Abneigung gegen salzige Speisen. Neigung zu Erbrechen. Große Übelkeit nach dem Schlaf. Verlangen nach Schnaps und ⊙ **nach Tee und Verschlimmerung dadurch**.

Rektum und Stuhl: Neigung zu Verstopfung mit harten, schwer zu entleerenden Stühlen. Schleimige Stühle. Im Rektum sammelt sich harter Stuhl in solchem Umfang an, dass er kaum zu entleeren ist.

Blase: Nachtröpfeln des Harns. Beim Gehen geht Harn tropfenweise ab.

Prostata: Unwillkürlicher Abgang von Prostatasekret beim Sitzen, Gehen, im Schlaf, beim Stuhl.

> *Prostatorrhö*
> *Prostatitis*

Harnröhre: Gefühl, als laufe ein Tropfen die Harnröhre entlang, besonders beim Gehen, nach Stuhl- und Urinentleerung.

Geschlechtsorgane:
- männlich: Unwillkürliche Samenabgänge ohne Erektion, schwache Erektion, verspätete Ejakulation. Große Schwäche nach Samenverlusten, ⊙ **ziehende Schmerzen in den Hoden**.

> *sexuelle Dysfunktion*
> *Spermatorrhö*
> *Epididymitis chronisch*
> *Spermatozystitis chronisch*

Larynx und Trachea: Heiserkeit mit Räuspern, besonders morgens und beim Singen, besonders zu Beginn. **Husten und Expektoration**: Husten, der die ganze Brust angreift, mit Auswurf von Schleimklumpen und Blut.

423 – Selenium amorphum – sel

Rücken: Morgens lähmiger Schmerz im Kreuz.

Extremitäten: Schmerzen und Krampf in allen Gliedern nach Kaltwerden. Inneres Zucken der linken Hand. Zucken der Gesichtsmuskeln.

Schlaf: Konnte morgens kaum wach werden. **Unwiderstehliche Neigung, sich tagsüber niederzulegen und zu schlafen**, mit folgender Verschlimmerung aller Symptome morgens. Spätes Einschlafen, frühes Erwachen. Erwachen beim leichtesten Geräusch.

Frost und Frösteln: Frost mit folgender Hitze.

Schweiß: Reichlich auf der Brust, in den Achselhöhlen, an den Geschlechtsteilen, von der geringsten Anstrengung; sobald er schläft. Schweiß macht das Leinen steif.

Haut: Hautjucken und Auftreten von Effloreszenzen wie kleinen Vesikeln, **fettige Gesichtshaut**; ikterische Haut. **Ekzem am Kopf und an anderen Stellen**. Atrophische, brüchige, unregelmäßig gestaltete Fingernägel mit Längs- und Querrillen. Äußere Hitze der Häute an einzelnen Stellen.

Ekzem seborrhoisch
Acne vulgaris bei fettiger Gesichtshaut

Allgemein: Unwiderstehliche Neigung, zu liegen und zu schlafen, danach sind alle Symptome schlimmer. Solange die Tageshitze dauert, muss er liegen und bleibt im Halbschlaf. Alle Symptome sind schlimmer nach Schlaf, obwohl er sehr schlafbedürftig ist. Der geringste Luftzug ist unerträglich, er erkältet sich davon und bekommt Ziehen in allen Gliedern. Nach dem Essen erschöpft, Bedürfnis, sich niederzulegen, ohne dass er schlafen kann, wegen Pulsieren im ganzen Körper, besonders aber im Bauch. Hitzegefühl und leichtes Schwitzen.

423.6
Dosierung

D 6 (Verreibung) und hohe Potenzen.

423.7
Vergleichsmittel

- 16. Gruppe Periodensystem der Elemente: Selenium, Sulphur lotum, Tellurium.
- Bei Affektionen der Haut und Schleimhäute: Sulphur lotum.
- Kommt nicht von sexuellen Vorstellungen los: Staphysagria.
- Sexuelle Schwäche mit geistiger Erschöpfung: Acidum phosphoricum, Agnus castus, Acidum picrinicum.
- Prostatitis: Acidum nitricum, Mercurius solubilis Hahnemanni, Sabal serrulatum, Sepia succus, Sulphur lotum, Thuja occidentalis.
- Verschlimmerung durch Schlaf: Crotalus horridus, Lachesis muta, Magnesium-Arzneien, Opium.
- Heiserkeit bei Sängern: Alumina oxydata, Argentum nitricum, Arum triphyllum, Causticum Hahnemanni, Iodum purum.

423.8
Literatur

[1] Allen TF. Selenium. Encyclopedia of pure Materia Medica. Bd. 8. New York: Boericke & Tafel; 1874–1880: 576–582

[2] Boericke W. Selenium. Handbuch der homöopathischen Materia medica. 9. Aufl. Heidelberg: Haug; 1992: 687–688

[3] Boericke W, Haehl R. Selenium. American Journal of Homoeopathic Materia Medica

[4] Clarke JH. Selenium. Dictionary of practical Materia Medica. Bd. 2.2. London: Homoeopathic Publishing Company; 1900–1902: 1139–1144

[5] Hering C. Selen. (Selenium.). Archiv für die Homöopathische Heilkunst 1833; 12 (3): 192–193

[6] Hughes R. Selenium. Cyclopaedia of Drug Pathogenesy. Bd. 4. London: Gould; 1886–1891: 78–80

[7] Schréter GA. Pharmakodynamische Fragmente. Selenium. Neues Archiv für die homöopathische Heilkunst 1847; 3 (2): 184–188

424 Senecio aureus – senec

lt.: Senecio aureus, dt.: Goldenes Greiskraut, Goldenes Kreuzkraut, engl.: golden ragwort

424.1 Substanz

Plantae – Asteraceae (früher Compositae, Korbblütengewächse) **– Senecio aureus**

Es handelt sich um eine ausdauernde, gelb blühende Staude. Sie ist in Nordamerika heimisch. Botanisch nahe Verwandte sind Senecio vulgaris, das Kreuzkraut, welches in Europa und im westlichen Asien heimisch ist, und Senecio Jacobaea, das Jacobs-Kreuzkraut, welches in Europa und Asien heimisch ist, und das Fuchs'sche Kreuzkraut, das Kreuzkraut, welches in Mittel und Südeuropa anzutreffen ist.

Homöopathische Verwendung findet die frische blühende Pflanze ohne Wurzel.

Die homöopathische Zubereitung wurde von Hale in die Homöopathie eingeführt.

424.2 Pharmakologie und Toxikologie

Hauptinhaltstoffe sind die Senecio-Alkaloide mit Pyrrolizidin-Grundgerüst. Ihnen wurde eine karzinoprotektive Wirkung nachgewiesen, die jedoch aufgrund ihrer starken hepatischen und pulmonalen Toxizität bislang keine therapeutische Anwendung findet.

In den Senecio-Arten wurden ergotinähnliche Substanzen gefunden. Diese Alkaloide rufen bei südamerikanischen Arten toxische Wirkung mit Vergiftung des Weideviehs hervor. Dieses magert ab, es stellen sich Magenblutungen und Durchfälle ein, nach längerer Einwirkung bildet sich eine Leberzirrhose mit zentraler Leberläppchennekrose. Am Zentralnervensystem ergeben sich Lähmungserscheinungen, auch Lähmung der motorischen Nervenendigungen, am Uterus ausgesprochen starke Kontraktionen. Auch Senecio vulgaris und Jacobaea wirken durch ihre Alkaloide toxisch auf die Leber.

424.3 Anwendung

Medizinische Anwendung früher als Hämostyptikum, besonders des Uterus, und bei äußerlichen Wunden. Wegen seiner karzinogenen und hepatotoxischen Wirkung heute obsolet.

Homöopathische Anwendung findet die Zubereitung bei Entzündungen der Harn- und Geschlechtsorgane, Dysmenorrhö, Hämorrhagien, Anämie, Affektivitätsstörungen (nach Kommission D).

Die klinische Verwendung von Senecio aureus deckt sich auffallend mit den Angaben alter Kräuterbücher über Senecio vulgaris. Senecio aureus wird als **„weiblicher Regulator" verwendet bei blassen, anämischen Frauen und Mädchen, bei denen sich infolge von Zyklustörungen allerlei Beschwerden,** unter anderem auch *Bronchialinfekte* und *Lungenblutungen* einstellen. **Sowohl zu starke Menses wie auch das verspätete Auftreten derselben sind Indikationen.**

424.4 Arzneimittelprüfung

Doch ist Senecio aureus nicht an Frauen geprüft; gerade die wichtigsten und praktisch wertvollsten Anzeigen stützen sich also nicht auf die Arzneimittelprüfung. Diese Anwendung bei Dysmenorrhö und damit zusammenhängenden Erkrankungen ist jedoch klinisch bewährt.

424.5 Arzneimittelbild

Leitsymptome: ☉ **Blasenhalsreizung mit Beschwerden der Unterleibsorgane als Folge von ausbleibender Menses oder unterdrückten Absonderungen.**

Kreuzschmerz, Lendenschmerzen im Zusammenhang mit Zyklustörungen.

⊙ **Neigung zu Blutungen**, zum Beispiel aus Nase, Lunge, Gebärmutter. Blutungen bei aussetzender Menses.
⊙ **Eintritt der Menses bessert alle Symptome**, besonders die Reizung des Blasenhalses.

Geist und Gemüt: Stimmung gedrückt, auch wechselnd zwischen heiter und trübe. Gedankenschwäche, unruhiger Schlaf, erotische Träume.

Psychose postpartal bei Lochialstau

Schwindel: Schwindel.

Kopfschmerz: Schmerzen in Kopf und Gesicht.

Nase: Rhinitis mit starker Schleimabsonderung.

Epistaxis vikariierend Menses

Magen: Magenverstimmung.

Abdomen: Darmkatarrh mit viel Stuhldrang, Koliken, Leberstörungen.

Rektum und Stuhl: Abgang von Blut.

Blase: Pollakisurie. ⊙ **Blasendrang und -zwang**, schneidender Schmerz beim Harnlassen

Blasenbeschwerden zusammen mit Gebärmutterstörungen

Prostata:

Prostatitis

Urin: Blut im Urin.

Geschlechtsorgane:
- weiblich: ⊙ **Menses verstärkt und verfrüht**, Schmerzen bei Eintritt derselben, Menses verzögert oder ausbleibend oder unterdrückt. ⊙ **Eintritt der Menses bessert die Blasen- und alle anderen Beschwerden.** ⊙ **Leukorrhö anstatt der Menses.**

Dysmenorrhö
Leukorrhö
Oligomenorrhö
Amenorrhö
Epistaxis vikariierend

- männlich: Geschlechtstrieb erhöht, nächtliche Samenergüsse. Schmerzen in Samenstrang und Hoden.

Larynx und Trachea: Laryngitis mit starker Schleimabsonderung.

Husten und Expektoration: Lockerer Husten.

Bronchitis, Menses >

Rücken: Rheumatoide Schmerzen im Kreuz.

Extremitäten: Rheumatoide Schmerzen lumbal und in allen andern Körperteilen, umherziehend, mit Gefühl von Fieber und Schweißen.

Arthropathie akut rheumatoid

424.6
Dosierung

⊙ bis D 2.

424.7
Vergleichsmittel

- Andere Asteraceae: Abrotanum, Absinthium, Arctium lappa, Arnica montana, Bellis perennis, Calendula officinalis, Carduus marianus, Chamomilla recutita, Cina maritima, Echinacea angustifolia, Erigeron canadensis, Eupatorium perfoliatum, Eupatorium purpureum, Gnaphalium polycephalum, Grindelia robusta, Lactuca virosa, Millefolium, Senecio fuchsii, Siegesbeckia orientalis, Solidago virgaurea, Taraxacum officinale, Tussilago petasites, Wyethia helenoides.
- Sekundäre Amenorrhö: Aristolochia clematis, Cimicifuga serpentaria, Cyclamen europaeum,

Ferrum metallicum, Graphites naturalis, Pulsatilla pratensis, Sepia succus.
- Menses >: Aristolochia clematis, Cimicifuga racemosa, Cyclamen europaeum, Lachesis muta, Sepia succus, Sulphur lotum.
- Psychose manisch postpartal: Cimicifuga serpentaria, Platinum metallicum, Veratrum album.
- Epistaxis bei aussetzender Menses: Belladonna, Bryonia alba, Pulsatilla pratensis.
- Menses > alle Symptome, besonders die Reizung des Blasenhalses: Aristolochia clematis, Pulsatilla pratensis, allerdings fehlt die Besserung durch Bewegung bei Senecio aureus.

424.8
Kasuistik

424.8.1 Psychose manisch postpartal mit sekundärer Amenorrhö

Frau X., 26 Jahre alt, Mutter von 2 Kindern. Vor der Entbindung war die Patientin verfolgt von der Idee, ihr Kind werde tot zur Welt kommen. 9 Tage nach der Geburt, die normal und gesund vor sich ging, wurde sie ins Krankenhaus aufgenommen in einem Zustand heftiger akuter Manie, welche unter hoher Temperatur 3 Monate andauerte. Bei großer körperlicher Lebhaftigkeit bestand eine wilde, heftige und fast unbeherrschbare psychische Verfassung. Es waren heftige Kopfschmerzen vorhanden, große nervöse Erregbarkeit, Schlaflosigkeit bis hin zur Dissoziation. Diese Symptome, zusammen mit der erst jetzt erhobenen Tatsache, dass die Lochien plötzlich nach der Geburt aufgehört hatten und die Menses noch nicht wieder eingetreten war, führten die Wahl auf Senecio aureus, welche in Tropfendosen der D 3 alle 2 Stunden gegeben wurde. Stetige Besserung folgte, und nach einigen Wochen konnte die Patientin probeweise entlassen werden. Ein Rückfall trat ein, bei dem Belladonna vergeblich gereicht wurde. Senecio aureus wurde nun wiederholt, worauf sie gut ansprach und völlige Genesung erfolgte (nach Talcot, zit. in [2]: 1146).

424.9
Literatur

[1] Allen TF. Senecio. In: Allen TF, Hrsg. The Encyclopedia of pure Materia Medica. A record of the positive effects of drugs upon the healthy human organism. New York [u. a.]: Boericke & Tafel; 1874–1880: 582–586

[2] Clarke JH. Senecio aureus. In: Clarke JH, Hrsg. A Dictionary of practical Materia Medica. London: The Homoeopathic Publishing Company; 1900–1902: 1145–1150

[3] Hale EM. Senecio gracilis. (Life Root. Unkum. Female Regulator.). In: Hale EM, Hrsg. New Remedies. Their pathogenetic effects and therapeutical application in Homoeopathic pratice. 5. Aufl. Philadelphia: Boericke & Tafel; 1897: 390–395

[4] Hughes R. Senecio. In: Hughes R, Hrsg. A Cyclopaedia of drug pathogenesy. London (u. a.): Gould (u. a.); 1886–1891: 81–83

425 Senecio fuchsii – senec-f

lt.: Senecio nemorensis, syn.: Senecio ovatus, dt.: Fuchs-Greiskraut, Fuchs-Kreuzkraut, engl.: wood ragwort

425.1
Substanz

Plantae – Asteracea (früher Compositae, Korbblütengewächse) **– Senecio nemorensis**

Es handelt sich um ein perennierendes, 60 bis 80 cm hohes Kraut, dessen Wurzelstock viele unterirdische Ausläufer bildet. An den aufrechten Stängeln stehen die lanzettlichen Laubblätter gegenständig. Von Juni bis September bilden sich die gelben Blüten aus. Die Pflanze ist in Mittel- und Südeuropa heimisch.

Homöopathische Verwendung finden die frischen, zur Blütezeit gesammelten oberirdischen Teile.

425.2
Pharmakologie und Toxikologie

Hauptinhaltstoffe sind, wie auch bei Senecio aureus, die Senecio-Alkaloide mit Pyrrolizidin-Grundgerüst. Die Wirkung der Senecio-Alkaloide ist ergotoninartig. Aufgrund ihrer starken Leber- und Lungentoxizität finden sie keine therapeutische Anwendung, obwohl ihnen eine karzinoprotektive Wirkung nachgewiesen wurde. Bei artifiziellen Intoxikationen von Weidevieh konnte man eine Abmagerung beobachten, dann Magenbluten und Durchfälle. Zentralnervös zeigten sich Lähmungserscheinungen. Es kam zu starken Uterusspasmen. Histologisch zeigten sich bei der Leber zentrale Leberläppchennekrosen.

425.3
Anwendung

Ein Extrakt von Senecio Fuchsii wird als Hämostyptikum gegen Blutungen jeder Art gebraucht.

Homöopathische Anwendung findet die Zubereitung bei Hämorrhagien (nach Kommission D).

Schlüren, der über Erfahrungen an einigen tausend Patientinnen seiner gynäkologischen Praxis verfügt, berichtet über **hämostyptische Effektivität** in seiner 540 Fälle umfassenden Statistik. Die Statistik umfasst **Hämorrhagien** bei **Abortus imminens, postoperativen Hämorrhagien,** bei **Endometritis,** bei **Myomen,** im **Puerperium, juvenilen Blutungen** und anderen. Bei vorhandener *Uterusatonie* hat er Senecio fuchsii ergänzt durch Secale cornutum, da nach seiner Beobachtung Senecio fuchsii keine kontraktionsfördernde Wirkung besitzt. Interessant ist, dass die hämostyptische Wirkung nicht auf das Genitale beschränkt ist, sondern auch bei Blasen- und Mastdarmblutungen und bei Nasenblutung hilfreich ist. Bei Patienten, die unter einer Dikumarolbehandlung stehen, wird die Blutungsneigung deutlich eingeschränkt.

425.4
Dosierung

Schlüren dosiert 3-mal täglich 15 Tropfen Senecio fuchsii. Eine entsprechende Menge der Senecio-Tinktur dürfte daher angemessen sein.

425.5
Vergleichsmittel

Andere Asteraceae: Abrotanum, Absinthium, Arctium lappa, Arnica montana, Bellis perennis, Calendula officinalis, Carduus marianus, Chamomilla recutita, Cina maritima, Echinacea angustifolia, Erigeron canadensis, Eupatorium perfoliatum, Eupatorium purpureum, Gnaphalium polycephalum, Grindelia robusta, Lactuca virosa, Millefolium, Senecio aureus, Siegesbeckia orientalis, Solidago virgaurea, Taraxacum officinale, Tussilago petasites, Wyethia helenoides.

425.6 Literatur

[1] Schlüren E. Erfahrungen mit dem pflanzlichen Hämostiptikum Senecion. Zeitschrift für Allgemeinmedizin 1974: 1572

426 Senega – seneg

lt.: Polygala senega, dt.: Virginisches Milchkraut, Schlangenwurzel, engl.: snakewort

426.1
Substanz

Plantae – Polygalaceae (Kreuzblumengewächse) – **Polygala senega**

Es handelt sich um ein bis 40 cm hohes, perennierendes Kraut mit gelbbrauner Wurzel, typischerweise mit Runzeln und Kielbildung auf der konkaven Seite der Wurzel. Sie treibt aus dem Wurzelstock lanzettliche Laubblätter, die wechselständig stehen. Von Juni bis Juli bilden sich endständig weiße, weißgrüne oder rötliche Blütenstände aus. Die Pflanze ist in Nordamerika heimisch.

Verwendet wird die getrocknete Wurzel.

426.2
Pharmakologie und Toxikologie

Die Droge enthält 6–12 % Triterpen-Saponine wie das Senegin und die Polygalasäure. Saponine wirken expektorativ.

426.3
Anwendung

Volksmedizinische Anwendung bei Schlangenbissen.

Homöopathische Anwendung findet die Zubereitung bei Entzündungen der Atmungsorgane, bei Augenerkrankungen und Zystitis (nach Kommission D).

Ihre Wirkung äußert sich an allen **Schleimhäuten**, besonders an denen der Atmungsorgane, als schmerzhafte Trockenheit mit Bildung von zähem Schleim. Auch eine Reizung der **Harnwege** und verstärkte Diurese ist festzustellen. Die in Deutschland wachsende Polygala amara soll ähnlich wirken. Zur Anregung der Milchsekretion wird Polygala senega und Polygala amara ebenfalls gebraucht.

Noch mehr lässt die Arzneimittelprüfung eine Beziehung zu den Wandungen des Brustkorbs erkennen, wo hin- und herziehende, schießende, brennende, stechende Schmerzen sowohl bei Bewegung als auch in Ruhe angegeben werden. Der Schmerz wird im Brustbein, unter dem Brustbein und zwischen den Rippen empfunden.

Eine besondere Indikation gibt Borland an: Bei *Pneumonie* ist die Haut über der erkrankten Partie überempfindlich, sodass der Patient lebhafte Schmerzen äußert. Er verwendete Hochpotenzen.

426.4
Konstitution

Senega wird bei gedunsenen, schwachen Menschen als besonders wirksam empfohlen.

426.5
Arzneimittelbild

Leitsymptome: Berührung <.
Klopfen auf den Brustkorb <.
Rückwärtsbeugen des Kopfes >.

Augen: Konjunktivitis mit Reizerscheinungen, Trockenheit der Bindehaut mit Kratzen, wie von Sand oder Tränen, und reichlicher Schleimabsonderung. Schmerzen in der Supraorbitalgegend. Besserung durch Zurückbiegen des Kopfes. Besserung im Freien.

Konjunktivitis
Blepharitis

Blase: Vermehrter oder verminderter Harnabgang, häufiger Harndrang. ☉ **Harninkontinenz (beim Husten)**. Brennen beim Wasserlassen.

Urin: Harn satzig und mit Schleimfäden gemischt.

Larynx und Trachea: Schnarren, Rauheit und Kratzen in der Kehle, zäher Schleim in Kehlkopf und Luftröhre.

Husten und Expektoration: Trockener Husten oder Husten mit mühsamem Auswerfen zähen Schleims. ☉ **Hustenanfall endigt mit Niesen.** Druck und Enge auf der Brust, **Wundheitsgefühl** und **lebhafte Schmerzen in den Brustwandungen**, in der Ruhe oder bei Bewegung. Sämtliche Brustbeschwerden sind im Allgemeinen in der Ruhe heftiger.

> *Pertussis*
> *Bronchitis Expektorat zäh*
> *Asthma bronchiale*
> *Pneumonie*
> *Pleuritis*
> *Lungenemphysem mit höchster Dyspnoe*

Verdauungsorgane: Katarrhalischer Zustand des ganzen Magen-Darm-Kanals ohne kennzeichnende Symptome.

426.6
Dosierung

Die Tinktur hat $1/10$ Arzneigehalt, entspricht also der D 1. Verflüssigung des Schleims erfolgt nicht immer bei der Tinktur am stärksten. Stauffer meint, man komme bei viel Schleim mit der D 3 bis D 4 besser zum Ziel. Auch bei blutigem Schleim solle man diese Vorsicht anwenden. Nash, der Hochpotenzler, gab 3 bis 7 Tropfen ∅ in 1 Glas Wasser, davon 1- bis 2-stündlich 1 Teelöffel bei Asthma bronchiale. Andere Beobachter empfehlen Hochpotenzen als sehr bewährt.

426.7
Vergleichsmittel

- Trockenheit der Schleimhäute der Atmungsorgane: Alumina oxydatum, Ammonium bromatum, Belladonna, Bryonia alba, Causticum Hahnemanni, Hedera helix, Hyoscyamus niger, Iodum purum und Iod-Arzneien, Luffa operculata, Spongia tosta, Sticta pulmonaria.
- Zähschleimige Sekretion: Antimonium sulphuratum aurantiacum, Arsenicum album, Coccus cacti, Hydrastis canadensis, Kalium bichromicum, Sanguinaria canadensis, Sulphur lotum.

426.8
Literatur

[1] Allen TF. Senega. Encyclopedia of pure Materia Medica. Bd. 8, 10. New York: Boericke & Tafel; 1874–1880: 586–599, 633

[2] Clarke JH. Senega. Dictionary of practical Materia Medica. Bd. 2.2. London: Homoeopathic Publishing Company; 1900–1902: 1151–1157

[3] Hughes R. Senega. Cyclopaedia of Drug Pathogenesy. Bd. 4. London: Gould; 1886–1891: 83–92

[4] Nash EB, Wilbrand R. Leitsymptome in der homöopathischen Therapie. 2. Aufl. Stuttgart: Haug; 2009: 484

[5] Seidel E. Senega. Archiv für die Homöopathische Heilkunst 1830; 9 (2): 175–219

[6] Seidel E. Senega. In: Gypser K, Waldecker A, Hrsg. Gesammelte Arzneimittelprüfungen aus Stapfs „Archiv für die homöopathische Heilkunst" (1822–1848). Bd. 3. Heidelberg: Haug; 1991–1994: 1035–1080

427 Senna – senn

lt.: Senna alexandrina *Mill.*, syn.: Cassia senna *L.*, Cassia acutifolia *Delile*, Cassia angustifolia *Vahl*, dt.: Sennesblätter, engl.: senna leaves

427.1
Substanz

Plantae – Leguminosae (oder Fabaceae, früher Papilionaceae, Hülsenfruchtgewächse) – **Senna alexandrina**

Es handelt sich um 1 bis 2 m hohe Halbsträucher mit 5- bis 9-fach paarig gefiederten lanzettlichen Laubblättern. Sie bilden achselständige Blütenstände mit vielen leuchtend gelben gestielten Blüten. Beheimatet ist die Pflanze in den tropischen und subtropischen Regionen Nordafrikas und des Mittleren Ostens.

Homöopathische Verwendung finden die getrockneten Fiederblätter.

427.2
Pharmakologie und Toxikologie

Die Hauptwirkstoffe sind Anthrochinonderivate, die Dianthronglykoside (wie Sennosid A und B), die erst während des Trocknungsvorganges durch die Auflösung der intrazellulären Kompartimente entstehen.

427.3
Anwendung

Homöopathische Anwendung findet die Zubereitung bei Emesis und Blähungskoliken (nach Kommission D).

Sennesblätter sind als Abführmittel bekannt. Aus diesem Gebrauch ist das Symptom bekannt: Wiederholtes Niesen, welches Hitze, besonders der Hände, erzeugt. Erschöpfung und keuchende Atmung. Farrington gibt an, dass es eines der besten Mittel bei „Erschöpfung durch Verlust von Stickstoff" sei. Boericke schreibt: „Sehr nützlich bei *kindlichen Koliken*, wenn das Kind voll von Winden zu sein scheint. *Oxalurie* mit reichlicher Harnstoffausscheidung; vermehrtes spezifisches Gewicht. Wenn der Organismus erschöpft ist, das Gedärm verstopft, die Muskulatur schwach und ein Verlust von stickstoffhaltigen Stoffen vorhanden ist, wirkt Senna als ein Tonikum. Blutwallungen bei Nacht. **Azetonämie**, *Prostration*, *Schwäche*, *Obstipation* mit Kolik und *Flatulenz*. Leber empfindlich und vergrößert." Interessant scheint vor allem die Empfehlung bei **azetonämischem Erbrechen** zu sein, bei dem Senna in tiefen Potenzen, etwa D 6 bis D 12, im akuten Zustand empfohlen wird.

427.4
Vergleichsmittel

- Leguminosae: Alfalfa, Baptisia tinctoria, Copaiva, Cytisus laburnum, Dolichos pruriens, Lathyrus sativus, Lespedeza sieboldii, Melilotus officinalis, Ononis spinosa, Physostigma venenosum, Robinia pseudacacia, Sarothamnus scoparius, Trifolium pratense.
- Aloe socotrina.

427.5
Literatur

[1] Allen TF. Senna. In: Allen TF, Hrsg. Encyclopedia of pure Materia Medica. Bd. 8. New York: Boericke & Tafel; 1874–1880: 599–600

[2] Clarke JH. Senna. In: Clarke JH, Hrsg. Dictionary of practical Materia Medica. Bd. 2.2. London: Homoeopathic Publishing Company; 1900–1902: 1157–1158

428 Sepia officinalis – sep

lt.: Sepia officinalis, dt.: Gewöhnliche Tintenfischtinte, engl.: cuttlefisk ink

428.1
Substanz

Animalia – Sepiidae (Tintenschnecken) – **Sepia officinalis L.**

Bei der Substanz handelt es sich um ein braunschwarzes Pulver mit schwachem Fischgeruch und salzigem Geschmack, der Tinte von Sepia officinalis. Diese enthält ein Chromophor, das eine strukturelle Ähnlichkeit mit Melanin aufweist. Die monomere Chromophoreneinheit des Sekretes von Sepia officinalis ist ein Kaliumsalz. Daneben finden sich Enzyme. Sepia officinalis erreicht Größen bis 40 cm. Es gehört zu den zehnarmigen Tintenfischen und wird unter die Cephalopoda (Kopffüßerarten) subsummiert. Man findet das Tier in den Küstengebieten des westlichen Mittelmeers und in der Nordsee. Das frische Sekret wird durch das Aufschneiden der Tintenbeutel gewonnen. Danach erfolgt eine Trocknung über 48 Stunden bei 60 °C im Vakuum bei 40–60 mbar.

Homöopathische Verwendung findet das getrocknete Sekret der Tintendrüse von Sepia officinalis L.

428.2
Anwendung

Homöopathische Verwendung findet die Zubereitung bei verschiedenen, besonders chronischen Dermatosen, Entzündungen und Störungen der Verdauungsorgane, vielfachen Störungen der weiblichen Geschlechtsorgane, Entzündungen der Harnorgane und Dysurie, Erkrankungen des rheumatischen Formenkreises, Varikosis, Zephalgien, Insomnien, Erschöpfungszuständen, Affektivitätsstörungen und Depression (nach Kommission D).

Von allen in der Homöopathie bei gynäkologischen Erkrankungen angewendeten Mitteln ist die Sepia officinalis das wohl am häufigsten gebrauchte Heilmittel, und die homöopathische Literatur ist voll des Lobpreises über seine vorzügliche Wirkung.

Die geistig-seelische Haltung der Sepia-Patientin ist stark verändert: es handelt sich um depressive und reizbare Patientinnen mit viel Angst vor allem Möglichen, Angst vor dem Alleinsein, wie auch Bedürfnis nach Einsamkeit, **Gleichgültigkeit, ja Ablehnung gegen die eigene Familie, gegen den Gatten, ja selbst gegen die eigenen Kinder**. Die sonst liebsten Beschäftigungen sind ihr zuwider. Das Seelenleben der Frau ist also bis in seine Fundamente gestört. Das weibliche, frauliche Empfinden ist zum Problem geworden.

Diese Gleichgültigkeit gegen die eigene Familie und gegen die liebste Beschäftigung ist wegweisend für Sepia officinalis, es soll aber darauf hingewiesen werden, dass die Arzneimittelprüfung wohl deutlich depressive Züge zum Vorschein gebracht hat, jedoch die geschilderte Präzision als ein Ergebnis der klinischen Beobachtung, also nicht der Arzneimittelprüfung, gefunden wurde. Diese seelischen Veränderungen deuten auf den tiefen Eingriff hin, den Sepia officinalis auf das weibliche Hormongefüge bewirkt.

Die Menses ist meist verspätet bei abgeschwächter Blutung. Vor Eintritt derselben sind alle Beschwerden seelischer und körperlicher Art gesteigert. Es bildet sich ein **Leukorrhö von meist gelblicher und ätzender Beschaffenheit** aus. Als typisch wird ein ständiges **Drängen in der Gebärmutter und der Scheide nach unten, als ob diese nach unten herausfallen wollten, geklagt**. Die Patientin muss die Beine kreuzen, um das Vordrängen der Scheide zu verhindern. Diese Symptomatik gibt häufig Veranlassung, Sepia officinalis bei Störungen des Klimakteriums zu verordnen. Wenn die Menses unregelmäßig zu werden oder sich zu verspäten oder ganz auszusetzen beginnt und die geschilderten depressiven Züge und andere Ausfallserscheinungen (*Hitzewallungen*) sich bemerkbar machen, gibt es kein besseres Mittel als Sepia officinalis.

Wenn man auch nicht erwarten darf, dass ein ausgebildeter *Descensus uteri* oder eine *Retroflexio uteri* damit zur Norm zurückgebracht wird, so ist es keine Frage, dass die Beseitigung der venösen Beckenstauung, zu der Sepia officinalis wohl imstande ist, sowie die Straffung des Bindegewebes und der in den Ligamenta uteri nachgewiesenen Muskelfasern eine weitgehende Besserung des lokalen Tonus mit Behebung der Beschwerden zur Folge haben kann.

Neben dem direkten Einfluss auf die hormonalen Verhältnisse durch Sepia officinalis ist die Einwirkung auf das **venöse System des Beckens** einschließlich des Pfortadersystems sehr bedeutsam. Durch die Beseitigung der venösen Stauung werden nicht nur die Funktionen der Beckenorgane normalisiert, sondern es werden auch variköse Zustände an der Vulva und den Beinen, besonders auch während der Schwangerschaft günstig beeinflusst.

Hyperemesis gravidarum kann eine Indikation darstellen, wenn schon der Anblick der Speisen Erbrechen hervorruft und ein Widerwille gegen Fleisch und Milch besteht. Eine *Ischialgie*, wenn sie im Zusammenhang mit gynäkologischen Erkrankungen oder einer Schwangerschaft steht, wurde schon häufig mit Sepia officinalis geheilt.

Wenn auch im Wesentlichen das Sepia-Bild bestimmt ist durch seine Einwirkung auf das endokrine System, so darf die **Beeinflussung entzündlicher Affektionen der Genitalorgane** nicht außer Acht gelassen werden. Für **chronisch-entzündliche Affektionen der Gebärmutter wie der Adnexe** ist Sepia officinalis ein bewährtes Mittel. Dasselbe trifft auch für die männlichen Geschlechtsorgane zu, wo es sich bei *Prostatitis, Spermatozystitis* und *Urethritis*, auch bei *chronischer Gonorrhö* bewährt hat. Bei *Zystitis*, wenn der sehr üble Geruch des Harns auffällt und noch weitere Sepia-Züge zugegen sind, kann man entscheidende Erfolge sehen.

Bei den **Affektionen der Haut** kommt es ebenfalls weniger auf die Art der Hautmorphe an als auf die konstitutionellen Gegebenheiten. Hahnemann hat Sepia officinalis unter seine antipsorischen Mittel aufgenommen, was besagen will, dass die Hauterscheinungen in Wechselwirkung mit inneren Leiden stehen. *Chronische Dermatosen* mit Jucken, Nässen, *Acne vulgaris*, *Urtikaria*, auch *Rosazea* kommen in Frage. Die Erfahrung hat ergeben, dass Sepia officinalis besonders wirksam ist, wenn die Dermatitis sich ringförmig anordnet. (Bei mykotischen Dermatosen mit diesem ringförmigen Aussehen dürfte Sepia officinalis weniger in Frage kommen.)

Sepia officinalis hat als ein Konstitutionsmittel mit breitestem Wirkungskreis zu gelten. Es kommen daher auch noch alle weiteren Organgebiete in Frage, wenn der Grundzug des Mittels, wie er sich aus den Leitsymptomen und den Modalitäten ergibt, vorliegt. Zum Beispiel wird Sepia officinalis verordnet bei Erkrankungen der Luftwege (*Rhinopharyngitis, Laryngitis, Bronchitis, Pertussis*) oder bei rheumatischen und neuralgischen Zuständen, wenn ein Bedürfnis zu Bewegung im Freien vorhanden ist und sonstige Zeichen von venöser Stauung vorhanden sind (Verschlimmerung beim Stehen), oder wenn ein Zusammenhang mit dem Genitalsystem nachzuweisen ist (*Arthropathie* im Klimakterium der Frau oder *Ischialgie* bei *Prostatitis*).

428.3
Arzneimittelprüfung

Sie wurde von Hahnemann geprüft, nachdem er bei einem Kunstmaler auf die nachteiligen Folgen des gewohnheitsmäßigen Pinselableckens aufmerksam geworden war.

Ein großer Teil der Kennzeichen der Sepia-Konstitution stammt, wie auch bei anderen Konstitutionsbildern, aus Beobachtungen an Kranken und nicht aus Prüfungen (siehe unten die mit ⊙ versehenen Symptome). Im Jahre 1874 wurde vom „American Institute of Homoeopathy" eine Nachprüfung an 30 Personen, darunter 10 Frauen, vorgenommen, deren Ergebnis in guter Übereinstimmung mit den von Hahnemann gesammelten Symptomen steht [6].

428.4
Konstitution

Wichtiges Frauenmittel. Meist schlanke, brünette Frauen, deren schlaffe Haltung die Erschlaffung und Abspannung erkennen lässt. Das Gesicht ist oft durch gelbliche Gesichtsfarbe und braune Flecken auf der Haut sowie einen gelben Sattel über der Nase gekennzeichnet. Die Gleichgültigkeit gegen die Angehörigen und gegen die nächsten Pflichten sowie gegen ihre liebsten Beschäftigungen, welche durch Reizbarkeit unterbrochen wird, zeigt eine besondere Form depressiver Gemütsverstimmung, die eng mit den Vorgängen in den weiblichen Geschlechtsorganen verknüpft ist. Die natürlichen Bindungen der Frau an Mann und Kind und das Hauswesen sind durch Sepia officinalis in Frage gestellt.

Das körperliche und seelische Verhalten weist auf eine gewisse Insuffizienz der Ovarien mit einem relativen Mangel an Östrogenen hin. Dadurch überwiegen die Androgene, die bei der Frau von der Nebenniere geliefert werden. Als Folge davon bildet sich eine gewisse Maskulinisierung der Sepia-Frau aus.

428.5
Arzneimittelbild

Leitsymptome: Venöse Stauungen im ganzen Organismus, die ihren Ausgang nehmen von einer Stauung im Pfortadersystem und in den weiblichen Geschlechtsorganen.

Gefühl von Senkung und Erschlaffung in den Baucheingeweiden und besonders in der Gebärmutter. **Abwärtsdrängen in den weiblichen Geschlechtsteilen gegen die Scham, muss sich setzen und die Beine übereinanderschlagen.**

Menses meist verspätet und spärlich.

Gleichgültigkeit gegen alles, ⊙ **Gleichgültigkeit gegen das, was ihr sonst lieb und teuer ist, zum Beispiel gegen Mann und Kind, gegen ihre liebsten Beschäftigungen, gegen ihre nächsten Pflichten.**

Ärgerliche Gereiztheit; hoffnungslos besorgt um ihre Gesundheit.

Gelbe Flecken im Gesicht, besonders über der Nase und dem Mund. Verstopfung ⊙ **mit dem Gefühl eines Knollens in der Scheide oder im Mastdarm. Übler Geruch aller Ausscheidungen** (Schweiß, Stuhl, Harn, Menstrualblut). Auf der Grundlage der venösen Stauung werden geklagt: kalte Hände und kalte Füße, viel Frösteln. Hitze und Frost, Wallungen und Schweiße. Wechsel von kalten Füßen mit warmen Händen und warmen Füßen und kalten Händen. **Kräftige Bewegung** – außer Reiten – **bringt Besserung**, während Ruhe verschlimmert, und **Besserung aller Beschwerden im Freien**, besonders bei Bewegung in frischer Luft.

⊙ **Stehen <.**

Empfindlichkeit gegen kalte Luft, Neigung zu Erkältungen,

Kälte <, Wärme > und warme Anwendungen >. Vor und während der Menses <.

⊙ **Geschlechtsverkehr < bei beiden Geschlechtern.**

Früh < und abends < sowie in der Nacht <; meist jedoch morgens gedrückt und abgespannt und abends angeregt und lebhaft.

Nach dem Essen < infolge Erschlaffung der Verdauungsorgane.

Geist und Gemüt: Sie ist traurig und weint viel, kann keine Hoffnung fassen und sieht schwarz in die Zukunft.

Trübe Vorstellungen über seine Krankheit, über die Zukunft. Schwermütig, besonders morgens.

Fürchtet sich vor dem Alleinsein, jedoch auch: sie wünscht, allein zu sein und zu liegen.

Große Gleichgültigkeit gegen alles, kein rechtes Lebensgefühl. ⊙ **Gleichgültigkeit gegen den Mann und gegen ihre Kinder, hat keine Freude an ihren liebsten Beschäftigungen.** ⊙ **Sie ist gleichgültig gegen ihre nächsten Pflichten im Haushalt.**

Sehr schreckhaft und furchtsam. Die Nerven sind gegen jedes Geräusch sehr empfindlich.

Unaufgelegt zu geistiger Arbeit, kann die Gedanken nicht konzentrieren und kann sich an nächstliegende Dinge nicht erinnern.

Neurasthenie
Depression klimakterisch

Kopf: Schwindel und Blutwallungen zum Kopf mit Hitze. Jucken auf dem Haarkopf. Schorfe auf dem Kopf. Ausfallen der Kopfhaare.

Kopfschmerz: Kopfschmerzen, als wolle alles bersten, halbseitig, besser durch Ruhe, durch Druck und durch Essen, schlimmer morgens. Halbseitige Kopfschmerzen mit Stechen vom (linken) Auge zum Hinterkopf. Schmerzhafte Kopfhaut. Haarausfall. ⊙ **Berstende Kopfschmerzen (Hinter-**

kopf) **mit Übelkeit und Erbrechen, besser durch heiße Umschläge** (Stiegele).

Migräne
Zephalgie klimakterisch
Neuralgie zephal links

Augen: Katarrhalische Symptome und Entzündung des äußeren Auges.

Entzündungen des äußeren Auges

Nase: Wässriger oder schleimiger Schnupfen, trockene Rhinitis.

Gesicht: Gelbliche Gesichtsfarbe. Gelbe Flecke im Gesicht und ein gelber Sattel quer über die Oberbacke und Nase. ⊙ **Sommersprossen.** Ausschlag auf der Stirn, kleine rote Blütchen.

Mund: Zahnfleisch geschwollen und wund. Zunge weiß oder gelb belegt, Speichel salzig schmeckend; Geschmack sauer, bitter oder faulig. Aufstoßen sauer oder nach faulen Eiern riechend.

Zähne: Zahnschmerz bei kalten Speisen oder kalter Luft.

Innerer Hals: Rachen und Kehlkopf trocken und rau, mit Schmerzen beim Schlucken.

Pharyngitis chronisch

Magen: **Übelkeit und Brechreiz beim Anblick und Riechen von Speisen**; bisweilen heftiger Heißhunger mit dem Gefühl ohnmachtartiger Schwäche. Fleisch wird verschmäht. Viel Durst, Verlangen nach Branntwein.
Magen öd und leer, Gefühl von Hinsein, schon beim Gedanken ans Essen, oder Leere und Schwäche im Magen, die sich durch Essen bessert. Nach dem Essen Druckgefühl, welches sich durch Essen bessert. ⊙ **Fette Speisen und Fleisch werden nicht ertragen.**

Gastritis chronisch
Hyperemesis gravidarum

Abdomen: Druck im Bauch nach unten, als ob der Inhalt des Bauches durch die Scheide hinausdrängen wollte. **Lebergegend schmerzhaft und stechend**, besser durch Liegen auf der rechten Seite. ⊙ **Braune Flecken auf der Bauchhaut, ähnlich denen im Gesicht.**

Cholezystitis
Hepatopathie
Enteritis chronisch

Rektum und Stuhl: Stuhlgang vermehrt und dünn. **Durchfall nach Milch**. Verstopfung mit vergeblichem Drang. Stechen im After bei Verstopfung, das durch schnelles Gehen sich bessert und nach erfolgtem Stuhl ganz verschwindet. Viel Drängen auch bei weichem Stuhl. ⊙ **Gefühl eines Knollens im Mastdarm. Hämorrhoiden mit Stechen**. Vorquellende Hämorrhoiden, Mastdarmvorfall.

Obstipation
Hämorrhoiden

Prostata:

Prostatitis chronisch
Prostatahyperplasie

Harnröhre: Druck in der Harnröhre mit häufigem Harndrang, der Harn läuft jedoch erst nach einigen Minuten Wartens. Häufiger Harndrang mit Brennen in der Harnröhre. Muss auch nachts häufig zum Harnlassen aufstehen. Dann wieder viele Stunden Aussetzen des Harnlassens.

Zystitis
Enuresis im ersten Schlaf

Urin: Harn übelriechend, trüb, schleimig, hinterlässt einen rötlichen Satz wie Ziegelmehl. ⊙ **Urin von sehr üblem Geruch, kann im Zimmer nicht ertragen werden.**

Geschlechtsorgane:

Gonorrhö chronisch bei beiden Geschlechtern

- weiblich: Bei **Frauen** tritt die Menses entweder zu früh ein, sie ist ätzend und abgeschwächt; als **typisch gilt jedoch eine zu späte Menses**, wundmachend und abgeschwächt, übelriechend[500]. – **Vor der Menses** sind alle Beschwerden seelischer und körperlicher Art schlimmer. – **Leukorrhö gelb, milchig oder gelbgrün, teils auch wässrig, meist scharf und ätzend, von üblem Geruch vor der Menses. Vagina fühlt sich wund und brennend**, scharfe, stechende Schmerzen im Uterus und den Ovarien, Vergrößerung derselben infolge Hyperämie. Druck und dumpfe Schmerzen im Becken mit Harndrang und Leukorrhö. **Ständiges Drängen nach abwärts in der Gebärmutter, als ob etwas unten herausfallen wolle. Sie muss die Beine kreuzen**, um das Vordrängen der Scheide zu verhindern. Trockenheit der Scheide. ☉ **Schmerzen beim Geschlechtsverkehr und deshalb Abneigung dagegen.** ☉ **Übermäßige Erregung des Geschlechtstriebes** (bei einer Frau beobachtet, die vom Verfasser wegen Leukorrhö D 6 verordnet bekam, das weitere Einnehmen deshalb aber verweigerte). Heftige Gebärmutterkrämpfe vor der Menses.

Leukorrhö
Dys-, Hypo-, Oligomenorrhö
Descensus uteri
Myomblutung
Menorrhagie, im Klimakterium besonders
Adnexitis chronisch, auch nach Gonorrhö besonders
Metritis chronisch
Abort habituell
Libidostörung

- männlich: Bei **Männern** sexuelle Gereiztheit, später Mangel an Trieb. Pollutionen.

Impotenz
Pollutionen, bei entzündlichen Erkrankungen besonders
Epididymitis
Spermatozystitis

Larynx und Trachea: Trockener Infekt des Rachens und des Kehlkopfes.

Laryngitis chronisch

Husten und Expektoration: Nächtlicher trockener Reizhusten, Husten mit salzigem Auswurf.

Brust:

Bronchitis

Extremitäten: Schwächegefühl in den Lenden, **Schmerzen im Kreuz** im Zusammenhang mit den Erkrankungen der Bauch- und der Geschlechtsorgane, **schlimmer im Sitzen, besser durch Gehen im Freien.** ☉ **Kältegefühl zwischen den Schulterblättern.** Muskel- und Gelenkschmerzen rheumatischer Natur, Nervenschmerzen in verschiedenen Teilen.

Erkrankungen des rheumatischen Formenkreises
Ischialgie in der Schwangerschaft besonders
Varikosis
Arthropathie klimakterisch besonders der Knie

Schlaf: In der Nacht sehr schlecht, schläfrig am Tage.

Frost und Frösteln: Viel Frieren und Frösteln, **kalte Hände und kalte Füße**, oder kalte Hände und heiße Füße, dann wieder umgekehrt heiße Hände und kalte Füße.

Haut: Hautausschläge bläschenförmig und pustelbildend. Nässende Hautausschläge. ☉ **besonders in den Kniekehlen.** ☉ **Ringförmige Flechten.** Herpesartige Bläschen an Mund und Nase. **Braune Flecken auf der Haut, besonders im Gesicht, über dem Nasensattel, wie Chloasma uterinum.** ☉ **Nesselsucht.** Übelriechende Schweiße ☉ **an**

---

[500] Bei der Prüfung von 1875 schwächte sich die Menses bei 9 von 10 Frauen ab.

den Füßen und den Genitalien. ☉ **Ein übelriechender Achselschweiß** ist typisch und kann bei sonstigen Sepia-Symptomen führend sein.

> *Dermatose chronisch*
> *Ringflechte seborrhoisch*
> *Psoriasis*
> *Acne vulgaris*
> *Rosacea*

Extremitäten:

> *Stauungsdermatitis*
> *Ulcus cruris varicosum*

Allgemein: Häufige Wallungen mit Schweißen auf der Grundlage von venösen Stauungen. Pulsieren in den Arterien des ganzen Körpers. Gefühl, als ob die Venen zum Bersten voll wären.

428.6
Dosierung

Bis D 6 nur in Verreibung herzustellen. Verwendet werden hohe wie niedere Verdünnungen von D 4 an. Bei konstitutionellen Störungen sind die höheren Potenzen zu bevorzugen. Hohe und niedere Potenzen wirken bei richtiger Wahl außerordentlich zuverlässig. Bei örtlichen Veränderungen, wie einer Genitalentzündung oder einer Senkung, werden meist die niederen Potenzen gewählt (D 6).

428.7
Vergleichsmittel

- Gefühl des Herabdrängens in der Gebärmutter: Bellis perennis, Conium maculatum, Helonias dioica, Kreosotum, Lilium tigrinum, Murex purpurea, Podophyllum peltatum, Senecio aureus.
- Übermäßige Erregtheit der Libido: Lilium tigrinum, Murex purpureum, Platinum metallicum.
- Oligomenorrhö, besonders im Klimakterium: Aristolochia clematis, Pulsatilla pratensis.
- Hitzewallungen, klimakterisch: Acidum sulphuricum, Aristolochia clematis, Conium maculatum, Glonoinum, Jaborandi, Lachesis muta, Pulsatilla pratensis, Sanguinaria canadensis, Sulphur lotum.
- Schmerzen beim Koitus, daher Abneigung dagegen: Kreosotum, Natrium muriaticum.
- Übelkeit beim Sehen und Riechen von Speisen: Cocculus indicus, Colchicum autumnale, Arsenicum album.
- Arthropathie klimakterisch: Aristolochia clematis, Cimicifuga racemosa, Pulsatilla pratensis.
- Gefühl eines Knollens oder Pflocks im Darm: Anacardium orientale.
- Bewegung > und im Freien > : Acidum fluoricum, Bellis perennis, Iodum purum, Pulsatilla pratensis.
- Harn übelriechend: Acidum benzoicum, Acidum nitricum, Berberis vulgaris, Chimaphila umbellata, Lycopodium clavatum, Sulphur lotum.
- Stehen < : Calcium fluoricum, Mandragora officinarum, Pulsatilla pratensis, Sulphur lotum.

428.8
Kasuistik

428.8.1 Gastroptose, Infertilität

Die 33-jährige Frau T. H. war seit mehreren Jahren von einigen Ärzten behandelt worden. Sie leidet an ständigen dyspeptischen Beschwerden mit Magendruck, häufigem Aufstoßen und Blähungsbildung. Sie muss alle Fette meiden, erträgt keinen Wein und bekommt beim Durcheinanderessen verschiedenartiger Speisen Übelkeit. Als Ursache ist röntgenologisch eine Gastroptose und ein girlandenartig gesenkter Dickdarm festgestellt. Im Magensaft wurde eine Hypazidität gefunden, weshalb reichlich mit Salzsäure und Pepsin behandelt worden war.

Die Menses kommt mit 28 Tagen, Dauer 3 bis 4 Tage, und hat sich gegen früher bedeutend abgeschwächt.

Damit im Zusammenhang steht eine schwere Migräne, die meistens abends einsetzt.

Die Abschwächung der Menses sowie die dyspeptischen Beschwerden mit Unverträglichkeit fetter Speisen sowie eine ebenfalls vorhandene Übelkeit bei fahrender Bewegung veranlassten mich, zunächst Magnesium muriaticum zu geben (D 6). Dieser Arzneistoff war auch noch durch das Vorhandensein einer eitrigen Tonsillitis mit Eiterpfröpfen angezeigt. Als darauf nach 2-wöchigem Einnehmen keine Zeichen einer Besserung erkennbar waren, bekam sie Sepia officinalis D 30, einige Gaben.

Erst nach einem Vierteljahr sah ich sie wieder, wobei sie mir eine Besserung aller ihrer Beschwerden berichtete und mir auch noch ihr Leid vortrug, das in der Unfruchtbarkeit ihrer seit 9 Jahren bestehenden Ehe lag. Sie war deshalb schon mit Hypophysen- und Eierstockspräparaten behandelt worden, auch eine Uteruserweiterung war durchgeführt worden. Eine Tubendurchblasung hatte Durchgängigkeit der Tuben ergeben. Sie erhielt nun wiederum Sepia officinalis D 30, von der 2-mal in der Woche 5 Tropfen genommen werden sollten. Nach einem Vierteljahr war die gewünschte Empfängnis eingetreten, die in diesem Falle auf eine ovarielle Insuffizienz zurückzuführen war. (Eigene Beobachtung des Verfassers)

428.9 Literatur

[1] Allen TF. Sepia. Encyclopedia of pure Materia Medica. Bd. 8. New York: Boericke & Tafel; 1874–1880: 600–658

[2] Berridge EW. Sepia succus. N. J. Homoeop. 1871; 22: 193

[3] Berridge EW. Fragmentary provings. New-England Medical Gazette 1874; 9 (9): 402

[4] Clarke JH. Sepia. Dictionary of practical Materia Medica. Bd. 2.2. London: Homoeopathic Publishing Company; 1900–1902: 1158–1174

[5] Drexler L, Parschalk K. Sepia. Documenta Homoeopathica 1987; 8: 263–269

[6] Farrington EA, Mc George. Provings of Sepia. In: American Institute of Homoeopathy, Hrsg. Transactions of the Twenty-eighth Session. Pet-in Bay, O, June 15–18, 1875. Bd. 2,1. Philadelphia: Sherman; 1876: 177–182

[7] Hahnemann S. Sepia. In: Lucae C, Wischner M, Hrsg. Gesamte Arzneimittellehre. Bd. 3. Stuttgart: Haug; 2007: 1676–1712

[8] Hughes R. Sepia. Cyclopaedia of Drug Pathogenesy. Bd. 4. London: Gould; 1886–1891: 96–106, 703

[9] Krügel. Sepia succus. Bibliothèque Homoéopathique 1878: 235

[10] Robinson HW. Miscellaneous. Sepia. British Journal of Homoeopathic 1867; 25: 331–333

429 Siegesbeckia orientalis – sieg

lt.: Minyranthes heterophylla, syn.: Siegesbeckia brachyata, dt.: Siegesbeckie, engl.: St Paul's wort

429.1 Substanz

Plantae – Asteraceae (früher Compositae, Korbblütengewächse) – **Minyranthes heterophylla**
Es handelt sich um eine 1-jährige Pflanze, deren aufrechte, vierkantige, vielfach verzweigte, behaarte Stängel gegenständig mit Blättern besetzt sind. Sie bildet kleine gelbe Blüten. Heimisch ist die Pflanze in den gemäßigten tropischen Zonen der alten Welt, zunehmend eingebürgert.

Homöopathische Verwendung finden die frischen, zur Blütezeit geernteten, oberirdischen Teile.

429.2 Pharmakologie und Toxikologie

Im Samenöl finden sich Coronar-Epoxysäure und Vernol-Epoxysäure neben gewöhnlichen Fettsäuren.

429.3 Anwendung

Verbreitete volksmedizinische Anwendung in Indien.

Homöopathische Verwendung findet die Zubereitung bei Haut- und Schleimhautentzündungen und Myalgien (nach Kommission D).

Die klinischen Anzeigen, welche von Emil Vincon 1855 angegeben wurden, umfassen folgende Angaben: *Syphilis, Adenopathien, Ekzeme, Gicht, Mesenterialadenopathien*, verschiedene *Dermatosen* der Haut und der Kopfhaut, *Ulzera, Verbrennungen, Amenorrhö*. Auch die Verwendung in der Homöopathie schließt sich an diese Indikationen an [2].

Die Hauptwirkung erstreckt sich auf das Nervensystem im Sinne einer *Depression*, auf die Muskeln, das Lymphgefäßsystem, auf das Unterhautzellgewebe und auf die Haut (*Ulzerationen* und *atonische Wunden*). Bei schwerer Vergiftung entstehen *Gangrän* und *Eiterungen, Fieberzustände*, wobei Kälteschauer, Hitze und Schweiß abwechseln.

Allendy berichtet, dass er eine tuberkulöse Fistel des Nebenhodens, welche seit etwa 3 Jahren bestand, mit Siegesbeckia orientalis in wenigen Tagen heilen konnte. Chiron erzielte eine bemerkenswerte Heilung in einem Fall eines *Abszesses* der Fossa ischiorectalis, als die Operation unvermeidlich schien. Allendy berichtet weiter: „Ich habe ganz ausgezeichnete Erfolge bei schweren septischen Zuständen und bei Eiterungen gesehen, vom *Furunkel* angefangen bis zu den schwersten Erkrankungen. Ich fand es vor allem wirksam beim *Dekubitus* und beim *Ulcus varicosum*." [1]

429.4 Arzneimittelprüfung

Die Prüfung mit der Tinktur an 20 Prüfern wurde von Dr. Allendy und Dr. Réaubourg vorgenommen und in der Revue Française de l'Homoeopathie, Januarheft 1927, veröffentlicht. Ein Auszug wurde in der Dtsch. Zschr. Homöop. 1928: 481, wiedergegeben.

429.5 Arzneimittelbild

Leitsymptome: Als besondere Charakteristika werden hervorgehoben: Schwäche, Schlaffheit, Schläfrigkeit, Übelkeit und Schwindel.
Der Kopf scheint nach hinten gezogen.
Schlingbeschwerden.
Bewegung <, Berührung <, Kälte <, nachts <, im Stehen <.
Bevorzugte Seite links.
Ruhe >, Einsamkeit >, im Liegen >, bei Rückwärtsbeugen des Kopfes >.

Geist und Gemüt: Benommenheit, Neigung zu Ohnmachten.

Reizbarkeit, unzufrieden mit allem, antwortet heftig und neigt zu Grobheiten, zornig zu werden und Schlägereien anzufangen.

Verlangen nach Einsamkeit, Furcht vor Berührung. Gleichgültigkeit, Ekel, Schlaffheit, Widerwille gegen Arbeit, die Zeit scheint rasend schnell zu vergehen. Kann nicht denken, unzusammenhängende Gedanken. Gefühl, als wäre er betrunken oder als schwebe er in einer Wolke. Träumereien und alte Erinnerungen.

Schwindel: Gefühl, als fiele er senkrecht herunter oder als drehte er sich rund herum.

Kopf: Haarausfall, Kopfgrind. Der Kopf ist schwer, besonders im Liegen. Gefühl von Leere im Kopf und Gefühl eines Gewichtes im Nacken. Der Kopf ist nach hinten gezogen. Der Kopf ist schwer und neigt sich zur Seite. Schweregefühl in der Stirn, besser durch Druck.

Kopfschmerz: Schmerzen, welche von der Schläfe zum Oberkiefer ziehen.

Augen: Schwierigkeit, die Augen offen zu halten. Gefühl, als treten sie aus den Augenhöhlen heraus. Das Sehen ist trübe. Sehschwäche.

Ohren: Lärm wird scharf und heftig empfunden. Schießende Schmerzen im linken Ohr.

Nase: Nasenflügelatmung. Weitgeöffnete Nasenlöcher.

Gesicht: Blass, verzerrt, dunkle Augenränder, zuweilen mit roten Flecken auf den Backen, Nase kalt und spitz. Trockene Lippen. Lippen geschwollen.

Mund: Im Mund bitteres, brennendes und trockenes Gefühl. Das Zahnfleisch ebenfalls geschwollen und leicht blutend, dabei mit Kältegefühl. Reichliche Speichelabsonderung. Trockene Zunge.

Skorbut
Eiterung mukös

Zähne: Schmerzen in den Zähnen, die nach der Augenhöhle ausstrahlen. Die Zähne erscheinen zu lang.

Innerer Hals: Trockene und brennende Kehle, schwieriges Schlucken. Gefühl des Zusammenschnürens. Stechende Schmerzen im Schlund.

Tonsillitis

Magen: Zunahme des Appetits. Gefühl von Brennen und Schwere. Schießende Schmerzen. Nausea. Schlimmer durch Trinken.

Abdomen: Kollern im Leib. Schießende Kolikschmerzen, Schwere im Leib. Leib aufgetrieben und gespannt.

Mesenterialdrüsentuberkulose

Rektum und Stuhl: Durchfälle. Brennende Schmerzen am After.

Blase: Brennende Schmerzen beim Wasserlassen.

Urin: Spärlich und rot.

Geschlechtsorgane:
- weiblich: Amenorrhö oder zu frühzeitige und zu starke Menses, Neigung zu Abort.
- männlich: Verminderte Libido.

Epididymitis

Husten und Expektoration: Trockener, ermüdender Husten, welcher in der linken Schulter Schmerzen hervorruft.

Brust: Verlangen nach tiefer Einatmung, schwieriges Atmen, Gefühl von Hitze in den Brustwandungen. In der Brust zwischen Schulterblatt und Wirbelsäule der linken Seite auftretende Schmerzen, die schlimmer bei Bewegung des linken Armes werden.

Trauma der Pleura und der Lunge linksseitig

Rücken: Brennende Rückenschmerzen und Lumbalgie. Gefühl von Schwere zwischen den Schulterblättern. Schmerz im Nacken, besser durch Rückwärtsbeugen des Kopfes.

Extremitäten: Zittern, besonders der Hände, ataktische Bewegungen. ◉ **Ulcus varicosum.** Muskeln auf Druck schmerzhaft, gichtischer Zustand. Abmagerung. Aufgedunsenheit. Schmerz in der linken Schulter. Schwäche der Arme. Gefühl von Schwellung in der Ellenbeuge auf beiden Seiten. Gefühl von Eingeschlafensein und Kälte in den Fingerspitzen. Stechende Schmerzen in den Handflächen. Die Hände sind heiß, geschwollen. Beine kalt bis zum Knie, Zittern, Unsicherheit in den Beinen. Schmerzen im Oberschenkel. Heiße und geschwollene Füße. Gicht.

Frost und Frösteln: Frostigkeit, Frösteln im Rücken. Frost und Zittern herrschen vor, zuweilen trockene Hitze ohne Durst mit rotem Gesicht. Die drei Stadien gehen ineinander über.

Fieber: Kommt schwer in Schweiß.

> *Sepsis*

Schweiß: Hitze und Schweiß am Körper mit kalten Extremitäten.

Haut: ◉ **Herpes zoster,** ◉ **Gangrän.**

Allgemein: Schlaffheit und Schwäche. Schlaffheit und Schläfrigkeit, ein Zustand von Müdigkeit und Schock wie nach einem lebhaften Schrecken. Schießende, drückende und brennende Schmerzen. Gähnen. ◉ **Sykose, Krebs.** ◉ **Lymphadenose, auch maligne.** ◉ **Brandwunden.** Schneller, unregelmäßiger Puls.

> *Adenopathie*

429.6
Dosierung

D 2 bis D 12.

429.7
Vergleichsmittel

- Asteraceae: Abrotanum, Absinthium, Arctium lappa, Arnica montana, Bellis perennis, Calendula officinalis, Carduus marianus, Chamomilla recutita, Cina maritima, Echinacea angustifolia, Erigeron canadensis, Eupatorium perfoliatum, Eupatorium purpureum, Gnaphalium polycephalum, Grindelia robusta, Lactuca virosa, Millefolium, Senecio aureus, Senecio fuchsii, Solidago virgaurea, Taraxacum officinale, Tussilago petasites, Wyethia helenoides.
- Sepsis: Acidum carbolicum, Anthracinum, Arnica montana, Baptisia tinctoria, Carbo vegetabilis, Chininum arsenicosum, Carcinosinum, Crotalus horridus, Echinacea angustifolia, Lachesis muta, Pyrogenium.
- Mit Arnica montana besteht Verwandtschaft durch das Zerschlagenheitsgefühl, die Furcht vor Berührung und die Verschlimmerung durch Berührung, während die Wunden von Arnica montana mehr von Verletzungen herrühren, stammen diese bei Siegesbeckia orientalis von toxischen oder septischen Zuständen. Der Puls ist bei Siegesbeckia orientalis von geringer Spannung, bei Arnica montana voll.
- Mit Abrotanum hat Siegesbeckia orientalis die Beziehung zu Pleuritis und Mesenterialdrüsentuberkulose gemeinsam.
- Besserung durch Rückwärtsbeugen: Belladonna, Bismutum subnitricum, Dioscorea villosa, Mandragora officinarum.

429.8
Literatur

[1] Allendy L. Siegesbeckia Orientalis. Deutsche Zeitschrift für Homoeopathie und deren Grenzgebiete 1928 (11): 481–490

[2] Vincon E. Siegesbeckia orientalis. Bulletin de la Société Médicale Homéopathique de France 1888; August

430 Silicea terra – sil

lt.: Acidum silicicum, dt.: Kieselerde, engl.: silicon dioxide

430.1
Substanz

Mineralia – Anorganica – Composita – 14. Gruppe[501] **– Siliciumdioxid – $SiO_2 \cdot xH_2O$**

Es handelt sich um das wichtigste Oxid des Siliciums. Makroskopisch imponiert es als ein weißes amorphes Pulver, unlöslich in Wasser und Säuren. Natürlich findet man es als Quarz, Tridymit oder Christobalit. Es ist Bestandteil der Amethyste und Bergkristalle oder in seiner amorphen Modifikation der Opale wie Achat, Onyx und Jaspis. Aus dieser Substanz können Kieselsäuren hergestellt werden. Kieselsäuren haben die allgemeine Summenformel $(SiO_2)_m \cdot nH_2O$ und die Fähigkeit, in kolloidalen Lösungen Nanopartikel mit einer Größe zwischen 5 und 150 nm zu bilden. Silicium findet sich besonders reichlich in den Pflanzen, besonders in den Kieselalgen, Gräsern, Knöterichgewächsen und Schachtelhalmen. Im Bambusrohr schlägt sie sich in der Nähe der Knoten nieder, und in dieser Form wurde sie im Orient arzneilich verordnet.

Die Herstellungsvorschriften Hahnemanns sind: „Silicea terra, Kieselerde. Man nimmt ein Loth, durch mehrmaliges Glühen und Ablöschen in kaltem Wasser, zerkleinten Bergkristall, oder mit destillirtem Essig gewaschenen, reinen, weissen Sand, den man mit vier Loth in Pulver zerfallenem Natrum gemischt, im eisernen Schmelztiegel schmelzt, bis Alles Aufbrausen vorüber ist und die Masse in klarem Flusse steht, wo man sie dann auf eine Marmor-Platte ausgiesst. Das so entstandene, wasserhelle Glas, was noch warm gepülvert in ein Fläschchen gethan worden, bildet, nach Zusatz von wenigstens 4 Mal seines Gewichtes destillirten Wassers (wenn das Fläschchen nur so eben davon voll und sogleich verstopft wird) eine hell und klar bleibende Auflösung – welche aber in ein offenes Glas gegossen, was bloss mit Papier locker bedeckt wird, sich sogleich zersetzt und ihre schneeweisse Kieselerde gänzlich zu Boden fallen lässt, abgeschieden vom Natrum, dessen im Schmelzen erlangter Aetzstoff (welcher von der antiphlogistischen Chemie noch nicht anerkannt worden) mit der atmosphärischen Luft verbunden schnell und fast augenblicklich die (sogenannte) Kohlensäure bildete, welche zu dessen Neutralisirung und Mildwerdung, um die Kieselerde fallen lassen zu können, erforderlich war. Die hell abgegossene Flüssigkeit ist reines, mildes Natrum, welches mit allen übrigen Säuren aufbraust.

Zum Entlaugen der Kieselerde müssen die Wasser mit etwas Weingeist gemischt werden, damit sich die lockere Kieselerde leichter zu Boden senke. Auf einem Löschpapier-Filtrum wird sie nun entwässert, welches man zuletzt, zwischen mehrfaches, trocknes Löschpapier gelegt, mit einem starken Gewichte beschwert, um der im Filtrum befindlichen Kieselerde möglichst alle Feuchtigkeit zu entziehen, worauf man sie an der Luft oder einer warmen Stelle ganz trocken werden lässt.

Die Kieselerde wird wie die übrigen, trocknen Arznei-Stoffe dynamisirt." ([4]: 1713)

Homöopathische Verwendung findet reines, gefälltes, wasserhaltiges Kieselsäureanhydrid mit einem Gehalt von mindestens 75 höchstens 90 % Siliciumdioxid.

430.2
Pharmakologie und Toxikologie

Der menschliche Organismus enthält ca. 2 g Kieselsäure. Dieses hat neben vielen biologischen Funktionen eine wachstumsfördende Wirkung.

Es besteht im Umgang mit natürlichen kristallinen Siliciumdioxid-Stäuben die Möglichkeit, eine Silikose auszubilden. Die Silikose gehört zu den Pneumokoniosen, den Staublungenerkrankungen, die häufig berufsexponiert entstehen und als Berufskrankheiten anerkannt sind. Pathophysiologisch kommt es zur Phagozytose der inhalierten Partikel in Makrophagen, was zu einer chro-

---

[501] Kohlenstoffgruppe: Kohlenstoff C, Silicium Si, Germanium Ge, Zinn Sn, Blei Pb, Flerovium Fl.

nischen Entzündung mit konsekutiver Aktivierung der Fibroblasten führt, deren Aktivität zu einem bindegewebigen Umbau des Lungenparenchyms führt. Die Möglichkeit der Ausbildung einer Silikose ist abhängig von der Alveolärgängigkeit der inhalierten Partikel und verhält sich proportional zur Dauer der Staubexposition. Die gefährdende Partikelgröße liegt zwischen 0,5 und 5 µm.

Die enterale Resorption beträgt 9 bis 14 mg/d wobei monomere Kieselsäure eine bessere Bioverfügbarkeit haben als organische Verbindungen. Der Transport erfolgt hämatogen in überwiegend freier Form. An Glycosaminoglycane und deren Proteinkomplexe gebunden ist sie vor allem im Bindegewebe von Haut, Aorta, Trachea, Sehnen, Knorpel und Knochen nachweisbar. Gerade in den Mineralisationszonen der Knochen findet es sich in hohen Konzentrationen in Osteoblasten, auch im Osteonectin, einem Basalmembranprotein, das in die morphogenetischen Prozesse und in die Wundheilung involviert ist.

Die Substanz spielt eine Rolle bei der Entwicklung von Sila-Pharmaka, bei denen Kohlenstoffatome gegen Siliciumatome ausgetauscht werden, um die pharmakokinetischen Eigenschaften zu verändern (Stasch 1983).

Für das Bindegewebe und das retikulo-endotheliale System scheint die Substanz den gleichen maßgebenden Wert zu besitzen wie Eisen für die Blutkörperchen, Phosphor für die Nerven und Kalk für die Knochen. In den Organen mit geringem Stoffwechsel wie Bindegewebe, Haare und Nägel, findet man sie konzentriert.

Bei Einspritzungen von Kieselsäuresol wird eine Erhöhung der **Körpertemperatur** erzielt, wie sowohl am Tier als auch am Menschen beobachtet wurde.

Im **Blut** wird die Phagozytose angeregt. Im weißen Blutbild wird nach einer anfänglichen Senkung der Zahl der weißen Blutkörperchen eine erhebliche Vermehrung hervorgerufen, welche hauptsächlich durch einen Anstieg der stabkernigen Neutrophilen zustande kommt. Es handelt sich also um eine Linksverschiebung des Blutbildes.

Das **Pankreas** scheint eine besondere Rolle im Kieselsäure-Haushalt zu spielen, indem es die Kieselsäure zu speichern vermag.

Die **Milz** findet sich nach Injektionen im Tierversuch als Ganzes vergrößert und zeigt eine erhebliche Vermehrung der Retikulum- und Pulpazellen.

Die **Leber** erfährt ebenfalls eine Schwellung derber Natur mit einer serös-sklerosierenden Entzündung. Es können sich Zustände ähnlich einer Zirrhose ausbilden. Bindegewebsstränge durchziehen in sichtbarer Weise das Lebergewebe, auch die Kupffer'schen Sternzellen erscheinen vermehrt.

Die **Nieren** weisen eine Vergrößerung der Glomeruli auf.

Eine besondere Bedeutung wird der Kieselsäure für die **Vernarbungsprozesse** zugeschrieben. Rössle hebt hervor, dass die Vernarbung durch Bindegewebe, welche auf die Behandlung mit Kieselsäure einsetzt, vollkommen der Art und Weise entspricht, wie die **Vernarbung der Tuberkulose** beim Menschen erfolgt, nämlich erstens durch eine demarkierende, abkapselnde Isolierung des Tuberkelinnern, zweitens aber in Form einer Durchwachsung mit Totalinduration. Rössle sieht die Kieselsäure als notwendig an zum Aufbau der tuberkulösen Narbe.

Siegmund konnte durch intravenöse Injektionen von feinstverteiltem kristallinischem Quarz an seinen Versuchstieren typische silikotische Granulome erzeugen. Dieser Quarzstaub wurde von den Zellen des retikulo-endothelialen Systems phagozytiert und ziemlich gleichmäßig auf Leber, Milz, Lymphknoten und Knochenmark verteilt. Auch er beobachtete diese Ähnlichkeit der Kieselsäure-Granulome mit den Bildungen der menschlichen Tuberkulose.

430.3
Anwendung

Homöopathische Anwendung findet die Zubereitung bei chronischen Entzündungen, Eiterungen, Fistelbildungen von Haut, Lymphknoten, Schleimhäuten, Knochen, Gelenken und Tumoren, sowie bei geistiger Erschöpfung (nach Kommission D).

Eines der wichtigsten Mittel ist die Kieselsäure bei **Eiterungsprozessen**. Silicea terra ist jedoch nicht das Mittel auf dem Höhepunkt der Eiterung, sondern wird dann gewählt, wenn sich nach der

Eröffnung der Eiterung infolge einer Schwäche des Bindegewebes eine schlechte Heilungstendenz zeigt. Die Granulation ist ungenügend und bedarf einer Anregung der **fibroblastischen Tätigkeit**. Es macht sich eine Neigung zu Fistelbildung bemerkbar. Für *Fisteln* haben wir in Silicea terra ein Spezifikum. Fremdkörper und Knochensequester werden durch die einsetzende Heilmittelreaktion oft ausgeschieden. Auch die **Anregung der Lymphozytose** kommt einer Verstärkung der Heilungstendenz zugute. Wo wir eine Eiterung auf der Grundlage einer schlechten Abwehr haben, kann sich jedoch Siliceae terra auch im akuten Stadium bewähren. So vermag Silicea terra zum Beispiel ebenso gut einen **peritonsillitischen Abszess** zur raschen Reifung und Entleerung zu bringen, wie sie eine Vorbeugung für die häufigen Rezidive bildet und sich hier oft bewährt hat. Wiederholt eintretende Eiterungen rücken Silicea terra in die engere Arzneiwahl.

An welchen Organen sich die Eiterungen befinden, ist für die Verordnung von Silicea terra gleichgültig. Insbesondere eignen sich auch **Osteomyelitis mit Fisteln** zur Behandlung damit. Man muss dabei allerdings die für diese Prozesse notwendige Zeit in Ansatz bringen und nicht in kurzer Frist eine Änderung erwarten. Nach alter, wiederholt bestätigter Erfahrung vermag Silicea terra nicht selten Knochensequester zur Ausstoßung zu bringen. Auch **rahmig-gelbe Absonderungen der Schleimhäute** mit flüssig-rahmiggelben Sekreten von üblem Geruch sind als gute Indikation zu betrachten, sei es, dass es sich um *Pharyngitis* oder *Bronchitis* oder auch um *Pyelonephritis* oder *Zystitis* handelt. Bei *Pyodermien* verdienen die **Schwefel-Arzneien** den Vorzug; aber stets, wenn auf diese eine gewünschte Reaktion nicht bald eintritt, habe ich mich als nächsten Mittels Silicea terra bedient. So bin ich beispielsweise stets bei der *Furunkulose* vorgegangen und habe dann meist Erfolg gehabt. Die *Hautausschläge* von Silicea terra haben vorwiegend nässenden Charakter mit Bläschenbildung und sitzen oft an den Händen und Füßen. Bei eitrigen Prozessen im Gefolge von Pockenimpfung wurde Silicea terra empfohlen.

Bei allerlei vom Bindegewebe ausgehenden Prozessen wird man sich Silicea terra erinnern müssen. Es sei hier erinnert an die Behandlung von **Narbenkeloiden,** von schmerzhaften **Hpyerkeratosen** der Füße, von **Warzen** und **Atherome, Lipomen, Enchondromen, Ganglien,** bei welchen man nicht selten einen Erfolg buchen kann. Diese Bildungen leiten über zu den **bösartigen Neoplasien.** Schon bei **Fibromen,** bei denen man Zeit zu haben glaubt, ehe man sie der Operation überweist, kann man nicht selten eine Heilung erzielen, besonders wenn man Silicea terra wechselt mit Calcium fluoricum. Wenn auch der Optimismus, den Zeller mit seiner Kieselsäure-Therapie des Krebses hegte, sich nicht als stichhaltig erwies, so wird man doch bei manchen nicht sehr progredient verlaufenden **Tumoren** eine Verlangsamung des Verlaufes, in einzelnen Fällen Besserung und selbst klinische Heilung beobachten können. Allerdings kann sich diese Therapie an Zahl der Heilungen nicht mit derjenigen der chirurgischen oder Strahlenbehandlung messen, und man wird darum nicht säumen, operable Fälle dem Chirurgen zu überweisen. Bei inoperablen Fällen wird man sich aber gerne eines solchen Mittels bedienen, um einen unschädlichen Versuch zu machen. Selbst beim *Sarkom* hat man mit der Silicea terra in einzelnen Fällen Gutes gesehen. – Scheidegger hat günstigen Eindruck bei **Arteriosklerose** bekommen.

Bei der **Tuberkulose** vermag Silicea terra die narbige Umwandlung der tuberkulösen Granulome zu unterstützen. Bei *tuberkulösen Lymphomen*, nicht nur im Stadium der Eiterung und Fistelung, ist sie besonders ausgezeichnet, zum Beispiel bei *Hilusdrüsen-, Mesenterialdrüsentuberkulose*. **Man halte sich jedoch stets an das Gesamtbild mit seinen Leitsymptomen und Modalitäten**. Es kann als Hauptmittel oder als Zwischenmittel in manchen Phasen solcher Erkrankungen gebraucht werden.

Krankheiten des **Nervensystems** werden selten Gegenstand einer Behandlung mit der Kieselsäure sein. Die bezüglich dieses Organsystems angegebenen Symptome sind mehr als begleitende Hinweise bei Krankheiten anderer Organe zu werten. Epilepsieartige Zustände wurden bei der Arzneimittelprüfung beobachtet; *Epilepsie* soll damit geheilt worden sein, in Frage kommt auch **traumatische Epilepsie.** Die Anfälle sollen besonders nachts und bei Neumond auftreten.

Auch bei Krankheiten der **Verdauungsorgane** wird man nicht oft Gelegenheit haben, von Silicea terra Gebrauch zu machen. *Obstipation* gibt manchmal die Anzeige, dabei zeigt sich eine Dyskoordination der Darmmuskulatur. Als typisch hat sich nämlich das Zeichen ergeben: Der Stuhl, der unter großer Anstrengung teilweise aus dem Darm ausgepresst wurde, gleitet wieder zurück. So eigenartig dieses Symptom auch sein mag, es hat schon manchmal zu einer glücklichen Wahl von Silicea terra geführt. So berichtet Stiegele über einen Fall von **Darmkrebs,** der auf dieses Symptom hin Silicea terra erhielt und auch damit geheilt wurde.

Bei Symptomverschiebungen wie wenn nach dem **Verschwinden eines Fußschweißes** oder dem **Versiegen einer Fisteleiterung** andere Leiden auftreten, die in zeitlichem Zusammenhang mit dem Verschwinden des vorherigen waren, so wird man nach der Empfehlung Hahnemanns in Silicea terra ein hilfreiches Mittel finden.

Bei **Nephrolithiasis** setzt Silicea terra, ähnlich wie die kieselsäurehaltigen Mineralwässer, die Bereitschaft zu Koliken erheblich herab. Auch dürfte es nicht unberechtigt sein, wenn man annimmt, dass der Neubildung von Nierenkonkrementen damit bis zu einem gewissen Grade vorgebeugt wird. *Chronische Pyelonephritiden* und *Zystitiden* werden günstig beeinflusst.

430.4
Arzneimittelprüfung

Die Kieselsäure wurde von Paracelsus den tartarischen, das heißt den Steinkrankheiten zugeordnet. Sie gehört zu den ältesten Heilmitteln der Menschheit und wird schon in den Papyri des alten Ägypten genannt. Nach Paracelsus ist sie in Vergessenheit geraten und wurde dieser erst wieder von Hahnemann entrissen, ohne dass wir wissen, was Hahnemanns Interesse auf die Kieselsäure gelenkt hat.

Im Hinblick darauf, dass Hahnemann zur Zeit der Veröffentlichung der *Chronischen Krankheiten* kaum mehr Gelegenheit hatte, selbst Arzneimittelprüfungen vorzunehmen, wird man annehmen dürfen, dass ein größerer Teil seiner Symptome von seinen Patienten stammt, also der Behandlung mit Silicea terra wich. Dies betrifft besonders auch die psychischen Symptome. Doch stimmen die Versuchsergebnisse von Prof. Hugo Schulz, der ein Jahrhundert nach Hahnemann geprüft hat und dessen kritisches Vorgehen offenliegt, im Wesentlichen mit denen Hahnemanns überein. Die psychischen Symptome sind bei Hahnemann reichhaltiger und differenzierter als bei den späteren Prüfungen.

Die Arzneimittelprüfung wurde von Hahnemann und seinen Schülern vorgenommen und in den *Chronischen Krankheiten* veröffentlicht. Im Hinblick darauf, dass Hahnemann zu der Zeit dieser Veröffentlichung die C 30 für Arzneimittelprüfungen empfahl und wohl auch anwandte, sind neuere Prüfungen mit materiellen Dosen interessant.

Die Prüfung von Schulz hat in vieler Hinsicht eine Bestätigung der Hahnemann'schen Prüfung erbracht. Zur Verwendung kamen bei Schulz die reine Kieselsäure, dann D 1, D 2, D 3 sowie noch eine Verdünnung, welcher die Aqua silicata, eine 0,01 %ige Lösung von Kieselsäure in Wasser, in der D 4 zugrunde gelegt worden war. Dabei wurde im Gesicht Akne hervorgerufen, desgleichen auf der Stirn, im Nacken und im Rücken. Furunkel mit derb infiltrierter Umgebung und nach der Entleerung mit unterminierten Rändern zeigten sich in 4 Fällen unter 17 Prüfern. Weiter wurde ein Hautjucken angegeben ohne sichtbare Erscheinungen und in 2 Fällen ein papulöses Exanthem, dem ein heftiges Hautjucken voranging. Die Schweißsekretion zeigte sich 5-mal auffallend vermehrt. Der Schweiß roch sauer. Die Füße, welche besonders von dieser Schweißsekretion befallen waren, zeigten eine Neigung zum Wundlaufen und zum Abschilfern der Haut zwischen den Zehen und den Fingern, einmal eine nässende Rhagade. In einem Fall liefen alte Narben dick auf und schmerzten. 2-mal traten hühneraugenähnliche Gebilde auf, einmal ließ sich ein vorhandenes Hühnerauge leicht lockern. Die Kopfhaut fand sich abschuppend, die Kopf- und Barthaare gingen leicht aus. Einmal waren die Fingernägel schmerzhaft und leicht brüchig.

An den Muskeln, Gelenken und Knochen zeigte sich große Müdigkeit und Erschöpfung mit dem Gefühl, als wollten die Beine den Körper nicht mehr tragen. In den Armen und Beinen wurden Schmerzen angegeben, die ihren Sitz in den Gelenken hatten. vonseiten des **Nervensystems** wurde angegeben: Schwindel und häufige Kopfschmerzen, oft vom Hinterkopf ausgehend, Unfähigkeit, die Gedanken zu sammeln, und Schlafsucht, nervöse Reizbarkeit, einmal auch schlechter Schlaf.

An den Atmungsorganen keine Beobachtungen.

An den **Verdauungsorganen** wurden bei 16 von den 17 Prüfern übereinstimmende Erscheinungen angegeben. Es ergaben sich starke Gasansammlungen im Darm mit Kollern und Gurren im Bauch, zum Teil sehr heftiges Leibschneiden mit Stuhldrang. Der Stuhl war öfter verstopft, dann auch nach normalem Stuhl plötzlich weich, hellgelb. Der Stuhldrang war oft erfolglos, häufig war Tenesmus von quälender Beschaffenheit.

An den **Harnorganen** wurde nur bei 2 Fällen, die die reine Kieselsäure gebraucht hatten, *Polyurie* beobachtet, dabei 1-mal brennende Schmerzen in der Eichel. 3-mal war der Harn spärlicher und konzentriert und roch dabei intensiv urinös (zitiert nach Leeser: Arzneimittellehre).

430.5 Konstitution

Bei Kindern wurde ein Typ in schlechtem Ernährungszustand, mit mageren Gliedern, jedoch dickem Bauch mit geschwollenen Mesenterialdrüsen als besonders kennzeichnend für Silicea terra herausgestellt. Eine besonders stark ausgeprägte Kälteempfindlichkeit und Mangel an Wärme ist Silicea terra eigen, auch anderen Einflüssen gegenüber besteht eine starke Widerstandslosigkeit, zum Beispiel leichte Erschöpfbarkeit bei geistiger Arbeit, Empfindlichkeit der Haut bei Berührung. Schweiße gehören ebenfalls zum Bild. Vom Calcarea-Bild unterscheidet sich der Silicea-Typ besonders durch das Fehlen der pastösen Gewebsbeschaffenheit, die den Calcarea-Typ auszeichnet. Ganz überwiegend kann man sagen, dass Silicea terra seltener für die akute Phase einer Erkrankung als für chronische Zustände in Frage kommt.

Bei der Behandlung von Kindern mit rezidivierenden Infekten und Adenopathien wird man Calcium carbonicum und Calcium phosphoricum nicht selten von Silicea terra abzugrenzen haben. Kennzeichnend sind in ausgebildeten Fällen die besonders große Erkältungsneigung, die Neigung zu Eiterungen, zum Beispiel zu Furunkeln oder Peritonsillarabszessen, die chronischen und rückfälligen Schleimhautkatarrhe mit übelriechendem, selbst eitrigem Charakter, und die indolenten Drüsenschwellungen. Das Kind kann dann einen mageren, selbst marantischen Eindruck mit schwachen Gliedern und einem dicken Bauch machen.

Bei Erwachsenen treten dieselben Zeichen in ähnlicher Form auf. Es ist sowohl die Assimilation als auch die Dissimilation gestört. Infolge der Ersteren besteht ein schlechter Ernährungszustand, infolge der Letzteren sind die Ausscheidungen zersetzt, dünnflüssig und übelriechend (Wund- und Schleimhautsekrete, Schweiße), da die Stoffwechselprodukte nicht in der richtigen Weise abgebaut werden können.

Psychisch ist der Silicea-Typ charakterisiert durch seine Ängstlichkeit und den Mangel an Selbstvertrauen. Er fürchtet sich vor einem Misserfolg gegenüber den ihm gestellten Aufgaben und wagt sich nicht an diese heran. Kinder sind scheu und furchtsam und verstecken sich hinter der Mutter.

Häufig ist er niedergedrückt und weinerlich. Die Depression geht bis zum Lebensüberdruss. Schreckhaftigkeit ist ein weiterer Charakterzug. Aus dem Schlaf schreckt er infolge angstvoller Träume hoch. Geräusche kann er schlecht ertragen. Das Sprechen anderer bringt ihn aus der Fassung.

Zorniges und ärgerliches Wesen findet man nicht selten. Beim geringsten Anlass kann er aufbrausen, selbst gegen seinen eigenen Willen. Widerspruch kann er nicht ertragen. Kinder werden eigensinnig und stur.

Die Fähigkeit, zu denken, wird eingeschränkt. Geistige Anspannung, sogar schon eine Unterhaltung, erschöpft ihn und bringt eine Eingenommenheit des Kopfes hervor. Er verspricht sich leicht und verschreibt sich. Die rechten Ausdrücke sind ihm beim Sprechen nicht greifbar. Ein zerstreutes Wesen macht sich breit, die Kontrolle über die Handlungen geht verloren, „sodass sie beinah die Uhr in den Kochtopf getan hätte statt das Ei". Die Festigkeit und Beständigkeit, die wie bei einem Grashalm oder Getreidehalm durch die Kieselsäure bedingt ist, geht verloren, wie es Kent beschreibt, und kann durch Behandlung mit Kieselsäure wiederhergestellt werden.

Eine auffallende und wichtige Beziehung besteht zu der Flusssäure. Diese verstärkt ganz ausgesprochen die Wirkung der Kieselsäure und vermag ihren Einfluss, wo er sich erschöpft haben sollte, aufzufrischen und wieder zu erneuern. Auch der Flusssäure kommt eine große Bedeutung für das Bindegewebe zu, und so besteht ein praktisch verwertbares Ergänzungsverhältnis, das auch in verschiedenen Präparaten (Natrium silico-fluoricum, Lapis albus, Calcium silico-fluoricum), welche beide Substanzen enthalten, zum Ausdruck kommt. Bereits aus der chemischen Schau kann man etwas zum Verständnis dieser Tatsache beitragen, indem wir wissen, dass Glas und andere Silicate allein von der Flusssäure angegriffen werden können.

430.6
Arzneimittelbild

Leitsymptome: Abmagerung und schlechter Ernährungszustand. Frostigkeit und Neigung zu Erkältung. Die Frostigkeit gehört zu den ausgeprägtesten Erscheinungen des Silicea-Bildes; es besteht ein Mangel an Lebenswärme. Viele Beschwerden sind mit Frostigkeit verbunden.

Die Absonderungen nehmen meist einen üblen Geruch an, zum Beispiel Schweiß, Eiter, Sputum, Leukorrhö, Stühle.

Neigung zu Schweißen, besonders am Kopf, nachts und früh.

⊙ **Beschwerden von unterdrückten Absonderungen, von unterdrücktem Schweiß.**

Schmerzhaftigkeit des ganzen Körpers, daher Überempfindlichkeit gegen Berührung.

Überempfindlichkeit gegen alle Sinneseindrücke.

Erschwerte Entleerung des Stuhls, der wieder in den Darm zurückgleitet.

Kälte <, im Winter <.

Wärme >, Warmeinhüllen >.

Eine Verschlimmerung nach der Tageszeit steht nicht fest; ein Teil der Symptome ist schlimmer nachts, ein anderer Teil morgens.

Geist und Gemüt: Sehr empfindlich, selbst weinerliche Stimmung; niedergedrückt, weint jeden Morgen und meint, er müsse sterben. Das geringste Wort bringt zum Weinen. **Lebensüberdrüssig.**

Über Kleinigkeiten macht er sich oft die größten Gewissensbisse, als habe er das größte Unrecht begangen. Auf Schreck große Ängstlichkeit. Erwachen nachts an schreckhaften Träumen.

⊙ **Angst vor Misserfolg; fürchtet sich vor den ihm gestellten Aufgaben.** ⊙ **Mangel an Selbstvertrauen. Sehr schreckhaft. Überempfindlichkeit gegen Geräusche** und mit Angstgefühlen verbunden.

Lautes Sprechen beschwert ihn.

Zornig und ärgerlich, gerät leicht in Zorn. Eigensinnig. Schrullig und übelnehmerisch. **Das Kind wird eigensinnig, widerspenstig, unwillig.** ⊙ **Kann keinen Widerspruch ertragen**[502].

Unstet und verwirrt in seinen Unternehmungen. **Vergesslichkeit und Dusseligkeit am Morgen. Zerstreutheit.**

Erschwertes Denken. Auch von geringer Unterhaltung bekommt er sogleich Eingenommenheit des Kopfes und allgemeine Abspannung. Unvermögen, zu lesen, schreiben und zu denken. Verspricht sich oft, kann sich auf die rechten Ausdrücke nicht besinnen. Gedächtnisschwäche. Epileptische Anfälle, nächst zum Neumond, doch ohne Schrei und ohne Zungenbein.

Ungeheurer Schwindel, im Gehen, sodass sie nicht weiß, wo sie ist und als solle sie auf die Seite fallen, auch besonders früh beim Aufstehen und bei gebücktem Arbeiten, beim Erheben der Augen, um nach oben zu sehen. Wenn er die Augen schließt, dreht sich alles im Kreise herum, beim Öffnen der Augen wieder vergehend; Schwindel mit Unsicherheit beim Gehen und Torkeln. Schwindel durch das geringste Nachdenken erhöht, mit großer Eingenommenheit des Kopfes.

Schlaf sehr unruhig und unterbrochen, voll angstvoller und schrecklicher Träume. Wandelt im Schlaf umher. Albdrücken im Schlaf.

geistige Erschöpfung durch geistige Überarbeitung
Gedächtnisschwäche, auch bei alten Leuten
Aufnahmefähigkeit herabgesetzt

Schwindel: Mit Übelkeit, besonders morgens beim Aufstehen, mit Hitzegefühl im Kopf. Schwindel bei den verschiedenartigsten Anlässen.

---

[502] Man kann sich vorstellen, dass der Silicea-Patient, für den Mangel an Selbstvertrauen typisch ist, sich durch Widerspruch in seinem Wert herabgesetzt fühlt und dann gereizt reagiert.

Kopf: Blutandrang zum Kopf. Kopfhaut druckempfindlich und empfindlich gegen den Druck des Hutes.

Durchblutungsstörung zerebral

Kopfschmerz: Drückender Kopfschmerz mit Völle, als wolle der Kopf platzen, besser von Festbinden, schlimmer beim Drehen, Bücken und Sprechen. Kopfschmerz, von Nacken und Hinterhaupt nach vorn ziehend und sich über dem Auge festsetzend. **Kopfschmerz, der sich durch Warmeinhüllen des Kopfes bessert.** Kopfschmerzen von geistiger Anstrengung, von Lärm, ☉ **gebessert durch Diurese.**

Neuralgie zephal
Migräne

Augen: Entzündung der Lider, der Bindehaut und der Hornhaut mit schleimig-rahmiggelber Absonderung. Schwellung und Entzündung des Tränensackes und des Tränenkanals.

Entzündung des äußeren Auges
Hordeolum
Chalazion
Dakryozystitis
Katarakt

Ohren: Schwellung des äußeren Ohres, dünn-rahmiggelbe Absonderung aus dem Mittelohr. Überempfindlichkeit gegen Schall. Schwerhörigkeit. Die Ohren sind wie zugefallen. Sausen und Brausen in den Ohren.

Seromukotympanum
Otitis media purulenta chronica
Otitis externa
Otosklerose

Nase: Stockschnupfen und Fließschnupfen mit ätzend wässriger Absonderung. Trockener Schnupfen mit Krusten in der Nase. Wundheitsgefühl in den Nasenknochen.

Rhinitis chronisch
Adenoide
Sinusitis
Ozaena

Gesicht: Die Lymphdrüsen am Hals sowie die Parotis- und Sublingualdrüsen sind geschwollen und schmerzhaft. Schwitzen im Gesicht bei geringfügiger Anstrengung.

Parotitis chronisch

Mund: Mundwinkel wund. Herpesbläschen an den Lippen. Trockenheit im Munde oder Speichelfluss. Wundheitsgefühl im Mund und auf der Zunge; **Gefühl eines Haares auf der Zunge. Zahnfleisch geschwollen und entzündet, die Zähne lockern sich.**

Zähne: Kälte ruft Zahnschmerz hervor (kalte Speisen und kalter Wind).

Parodontitis
Odontalgie bei Eiterungen

Innerer Hals: Katarrh der Rachenschleimhaut mit übelriechendem Schleim. **Schlucken sehr erschwert infolge von Schmerzen im Hals.**

Angina tonsillaris abszedierend
Pharyngitis chronisch

Magen: Übelkeit, Völle, Heißhunger, aber trotzdem appetitlos, Magenschmerzen nach dem Essen, Sodbrennen.

Abdomen: Aufgetriebenheit des Leibes. Verlust des Appetits oder gieriger Hunger.

Mesenterialdrüsentuberkulose

Widerwille gegen warme, gekochte Speisen und gegen Fleisch; allerlei dyspeptische Beschwerden. Es werden durch Räuspern sehr stinkende Kügelchen ausgeworfen. Halsweh mit viel Schleim im Hals oder auch Trockenheit im Munde. Übler Geruch aus dem Mund. **Starke Gasansammlung im Leib** mit Kollern und Rumpeln.

Obstipation

Durchfälle stinkend, hellgelb. Verstopfung mit vergeblichem Stuhldrang. Schmerz im After während des Stuhles, wie zusammengeschnürt. Stuhlgang mit Schleimbeimengung. Öfterer Abgang weniger aashaft stinkender Flüssigkeit. **Stuhl tritt unter großer Anstrengung teilweise heraus und gleitet dann wieder zurück.**

Abneigung gegen Muttermilch, Erbrechen. Durchfall nach Milch.

Blase: Harnmenge vermehrt mit brennendem Schmerz in der Eichel während des Harnlassens oder konzentrierter Harn mit stark urinösem Geruch. Reichlicher Harndrang.

Niere:

Nierenkolik prophylaktisch

Urin: Gelblicher oder rötlicher Sand im Harn.

Geschlechtsorgane:
- weiblich: Leukorrhö wässrig, ätzend und übelriechend.

Leukorrhö
Zervixerosionen

- männlich: Schmerzhafte Erektionen morgens vor dem Aufstehen. Häufige Erektionen und Ejakulationen, denen ein Stadium herabgesetzter Erregbarkeit folgt. Pollutionen. Lüsternheit der Gedanken. Nach dem Beischlaf Zerschlagenheit des ganzen Körpers.

Larynx und Trachea: Gefühl eines Haares auf der Zunge bis in die Luftröhre, das zum Hüsteln reizt.

Laryngitis

Husten und Expektoration: Erschütternder Husten mit Kitzel und Reiz im Hals. Starkes Rasseln auf der Brust; schleimiger, rahmig-gelber und übelriechender Auswurf.

Brust: Brustwarzen schmerzen und brennen. ☉ **Säugling verschmäht die Mutterbrust und erbricht sich beim Saugen.**

Bronchitis chronisch
Lungentuberkulose

Extremitäten: Schwäche der Muskeln, Zittern der Glieder. Gefühl, als wollten die Knie einknicken vor Schwäche. Die Arme und Beine schlafen beim Drauflliegen ein. Steifigkeit und Lähmigkeit, Reißen in den Gliedern, besonders sobald er sich entblößt. Schmerzen in den Gelenken in der Ruhe, besser bei Bewegung.

Rachitis
Osteomyelitis chronisch mit Fistel

Schlaf: Schlafsucht bei Tage.

Frost und Frösteln: Große Frostigkeit und Frieren; tagelang anhaltendes, inneres Frieren; wird selbst im Bett nicht warm. Fürchtet sich vor der geringsten Entblößung der Haut. **Stetes Frösteln bei der geringsten Entblößung.** Eiskalte Füße.

Schweiß: Neigung zu Schweißen, Schweiße am Kopf. ☉ **Sobald der Patient einschläft, beginnt er zu schwitzen. Saure und übelriechende Nachtschweiße. Der Fußschweiß macht die Zehen wund.**

Haut: Große Reizbarkeit und **Schmerzempfindlichkeit der Haut beim Berühren.**
Hautjucken, **allerlei eitrige Entzündungen in und unter der Haut, Blasen, Pusteln und Furunkel. Selbst kleine Wunden heilen schlecht und eitern leicht.** Furunkel an allen Teilen des Körpers, nach der Entleerung **mit unterhöhlten Rändern.**

Fußsohlen schmerzen und brennen; es entstehen Hühneraugen oder Schmerzen in den vorhandenen Hühneraugen. Nägel splitternd und pulverig-brüchig beim Schneiden.

Alte Narben schwellen an und schmerzen.

> *Ekzeme sezernierend, bes. Hände und Füße*
> *Hyperkeratose schmerzhaft*
> *Clavus*
> *Hyperhidrosis plantaris*
> *Verrucae vulgares*
> *Keloid*
> *Fibrome*
> *Furunkulose*
> *Atherom*
> *Ganglien*
> *Enchondrome*

Allgemein: Schmerzhaftigkeit des ganzen Körpers, schon früh im Schlaf fühlbar, nach dem Aufstehen besser. Geschwürschmerz des ganzen Körpers auf der Seite, auf der er liegt.

Fühlt jede Wetterveränderung, im Kopf und in den Gliedern. Die meisten Symptome scheint Silicea terra zur Zeit des Neumondes hervorzubringen ☉ **oder auch des Vollmondes.**

Große Erkältungsneigung.

Die Lymphdrüsen schwellen an, derbe Drüsenschwellungen.

> *Adenopathie akut und chronisch*
> *Epilepsie, Neumond <*

430.7
Dosierung

Meist gebraucht werden die D 3 bis D 6 bis D 30. Bei chronischen Prozessen finden die Hochpotenzen überzeugte Befürworter in seltenen Gaben, zum Beispiel bei rezidivierenden Peritonsillarabszessen, bei welchen etwa 14-tägig eine Gabe zu empfehlen ist über längere Zeit. Bei akuten Zuständen kann die Wiederholung auch einige Male erfolgen. Bei der Silicea-Therapie handelt es sich um eine Anregung des Kieselsäurestoffwechsels, während die substanzielle Zufuhr Sache der Ernährung ist.

430.8
Vergleichsmittel

- 14. Gruppe Periodensystem der Elemente: Carbo animalis, Carbo vegetabilis, Carboneum sulphuratum, Graphites naturalis, Plumbum colloidale, Plumbum iodatum, Plumbum metallicum, Stannum metallicum.
- Infektanfälligkeit bei Kindern, Adenoiden mit rezidivierender Otitiden, Tonsillenhypertrophie, rezidivierende oder chronische Angina tonsillaris, Rhinitis chronisch: Barium carbonicum, Barium iodatum, Calcium fluoratum, Calcium iodatum, Calcium phosphoricum, Hepar sulphuris, Magnesium carbonicum, Magnesium iodatum, Magnesium fluoratum, Mercurius iodatus ruber, Sulphur lotum.
- Entwicklung, körperlich und geistig, verzögert: Barium carbonicum, Calcium carbonicum.
- Rachitis, großer Kopf, offene Fontanellen: Calcium carbonicum, Lycopodium clavatum, Sulphur lotum.
- Knochenfisteln, Knochenhautentzündung: Acidum fluoricum, Angustura vera, Asa foetida, Kalium iodatum, Mercurius solubilis Hahnemanni, Phosphorus, Syphilinum.
- Abszessbildungen, rezidivierend: Calcium sulphuricum, Hepar sulphuris, Myristica sebifera, Pyrogenium, Siegesbeckia orientalis, Sulphur lotum, Syphilinum.
- Pockenimpfung, Folgen von, auch Eiterung: Carcinosinum, Hepar sulphuris, Mercurius solubilis Hahnemanni, Thuja occidentalis, Variolinum.
- Nephrolithiasis mit Koliken: Berberis vulgaris, Calculi renales, Equisetum hyemale, Lycopodium clavatum.
- Schweiße, stinkend: Hepar sulphuris, Magnesium-Arzneien, Psorinum, Sulphur lotum.
- Schweiße, sobald der Schlaf kommt: Conium maculatum, Pulsatilla pratensis.
- Zephalgie, Warmeinhüllen >: Aconitum napellus, Belladonna, China officinalis, Magnesium-Arzneien.
- Zephalgie mit Diurese endend: Aconitum napellus, Gelsemium sempervirens, Ignatia amara, Mandragora officinarum, Sanguinaria canadensis, Veratrum album.

- Hordeolum: Conium maculatum, Calcium fluoratum, Pulsatilla pratensis, Staphysagria.
- Splitternde Nägel: Calcium fluoratum.

430.9
Literatur

[1] Allen TF. Silicea. Encyclopedia of pure Materia Medica. Bd. 9. New York: Boericke & Tafel; 1874–1880: 1–40

[2] Becker. Aqua Siliceae. Aqua silicata. Kieselwasser. Hygea 1847; 22: 401–411

[3] Clarke JH. Silica. Dictionary of practical Materia Medica. Bd. 2b. London: Homoeopathic Publishing Company; 1900–1902: 1175–1189

[4] Hahnemann S. Silicea. In: Lucae C, Wischner M, Hrsg. Gesamte Arzneimittellehre. Stuttgart: Haug; 2007: 1713–1740

[5] Hartlaub CC, Trinks CF. Kieselerde. Reine Arzneimittellehre. Bd. 3. Leipzig: Brockhaus; 1828–1831: 218–224

[6] Hughes R. Silica. Cyclopaedia of Drug Pathogenesy. Bd. 4. London: Gould; 1886–1891: 107–118

[7] Knorre. Silicea. Allgemeine Homöopathische Zeitung 1835; 6 (3): 37

[8] Ruoff. Welches sind die Wirkungen der Kieselerde auf den gesunden menschlichen Körper? Hygea 1838; 8: 1–18, 97–115, 193–210, 330–343

[9] Scheidegger E. Versuche mit Kieselsäureinjektionen bei Kaninchen. Allgemeine Homöopathische Zeitung 1929; 177 (4): 426–431

[10] Schulz H. Silicea. Deutsche Medizinische Wochenschrift 1903: 38

431 Solidago virgaurea – solid

lt.: Solidago virgaurea, dt.: Goldrute, engl.: goldenrod

431.1 Substanz

Plantae – Asteraceae (früher Compositae, Korbblütengewächse) – **Solidago virgaurea**

Es handelt sich um eine bis 1 m hohe, krautige Pflanze, deren lanzettliche Laubblätter wechselständig stehen. Von Juli bis Oktober bildet sie endständige, allseitswendige, lockere Blütenstände mit gelben Blüten aus. Die Pflanze ist in Europa, Asien und Nordamerika heimisch.

Homöopathische Verwendung finden die frischen Blüten.

431.2 Pharmakologie und Toxikologie

Die Pflanze enthält Flavonoide wie Quercitrin, Isoquercitrin, Astragalin und Rutin. Daneben ätherisches Öl, Bitterstoff und Gerbstoff.

Eine antiinflammatorische, antispasmolytische, analgetische und diuretische Wirkung wurde nachgewiesen.

431.3 Anwendung

Homöopathische Anwendung findet die Zubereitung bei Niereninsuffizienz und Hepatopathien (nach Kommission D).

Die Kenntnis dieser bei uns heimischen Pflanze verdanken wir den Beobachtungen Rademachers[503]. Er gebrauchte sie als ein **Organspezifikum der Niere**, wenn im Verlauf von gastrischen Fiebern oder anderen akuten Krankheiten der Urin dunkel und trübe wurde und einen dicken Bodensatz bekam und „die Besserung langsamer fortschritt, als sie hätte tun müssen". Er sah die Goldrute diese Nierenaffektion beheben und „den Urin wieder klar und normal machen, ohne ihn gerade zu treiben, und so die zögernde Besserung rasch zum Ziele führen". Ferner wandte er sie bei **chronischer Nephritis** und **Arthritis** an. Stauffer nennt sie ein hochwertiges organspezifisches Mittel und ein erstklassiges Nierenfunktionsmittel. Der württembergische Arzt Dr. Buck hat seine Heilwirkung sorgfältig studiert (veröffentlicht in Dr. Bolles *Populärer homöopathischer Zeitung*). Auch nach Buck liegt der Schlüssel für dieses Heilmittel in der Funktion der Nieren und der Beschaffenheit des Harns. Er nennt als Indikation vonseiten der Nieren:

Schmerzen in den Nieren. Nierengegend schmerzhaft bei Druck. Gefühl von Schwellung und Spannung in den Nieren. Schmerzen, die von den Nieren gegen den Bauch und die Blase ziehen. *Dysurie*, erschwertes Harnlassen mit scharfen Schmerzen. Harn dunkel, rotbraun, mit dickem Satz; Stein oder Sand, Eiweiß, Blut oder Schleim. Phosphatniederschlag, leicht sauer, alkalisch oder neutral, zahlreiche Epithelzellen oder Schleimpartikel. Epithelzellen mit Sand von Tripelphosphaten. *Nephritis*.

Buck hält Solidago virgaurea besonders angezeigt, wenn die Erkrankung der Nieren verbunden ist mit *Exanthem* und *Lymphadenose*, mit *Infekten* der *Atmungs-* ebenso wie der *Verdauungsorgane,* mit *rheumatischen Zuständen.*

Aus diesen Empfehlungen geht eine ausleitende und regulierende Fähigkeit hervor. Ob jedoch eine tiefergreifende Wirkung bei Nephritis zu erwarten ist, erscheint mir ungewiss. Die Verwendung geschieht in Form von Tee und der Tinktur sowie der D 1 bis D 2.

---

[503] Gotttfried Rademacher, 1722–1850, deutscher Arzt, verfasste seine Erfahrungsheillehre 1841.

431.4
Vergleichsmittel

- Asteraceae: Abrotanum, Absinthium, Arctium lappa, Arnica montana, Bellis perennis, Calendula officinalis, Carduus marianus, Chamomilla recutita, Cina maritima, Echinacea angustifolia, Erigeron canadensis, Eupatorium perfoliatum, Eupatorium purpureum, Gnaphalium polycephalum, Grindelia robusta, Lactuca virosa, Millefolium, Senecio aureus, Senecio fuchsii, Siegesbeckia orientalis, Taraxacum officinale, Tussilago petasites, Wyethia helenoides.
- Nierenbezug: Apis mellifica, Arsenicum album, Calcium arsenicosum, Cantharis vesicatoria, Terebinthinae oleum, Phosphorus, Lespedeza sieboldii, Berberis vulgaris.
- Übelriechender Harn: Acidum nitricum (chronische Pyelonephritis und Nephritis, präurämische Zustände), Chimaphila umbellata (Zystitis), Lycopodium clavatum, Psorinum, Sepia succus, Sulphur lotum.
- Harnkonkremente: Acidum oxalicum, Berberis vulgaris, Calculi renales, Equisetum hyemale, Lycopodium clavatum, Silicea terra.

431.5
Literatur

[1] Clarke JH. Solidago. Dictionary of practical Materia Medica. Bd. 2.2. London: Homoeopathic Publishing Company; 1900–1902: 1219–1222

432 Spigelia anthelmia – spig

lt.: Spigelia anthelmia, dt.: Wurmkraut, engl.: annual worm grass, pink root

432.1
Substanz

Plantae – Loganiaceae (Brechnussgewächse) – **Spigelia anthelmia**

Es handelt sich um ein 1-jähriges, bis 50 cm hohes Kraut mit einem innen gelblichen Wurzelstock, aus welchem hohle Stängel treiben. An ihnen sitzen gegenständige, oval-lanzettliche Laubblätter, die endständig einen Scheinquirl bilden. In ihrer Blütezeit im Juli bilden sich kleine blassrosa Blüten aus. Die Pflanze ist in Mittel- und Südamerika heimisch.

Homöopathische Verwendung finden die getrockneten, oberirdischen Pflanzenteile.

432.2
Pharmakologie und Toxikologie

Die Pflanze ist nur im frischen Zustand giftig. Sie enthält das Alkaloid Spigelein.

432.3
Anwendung

Volksmedizinische Anwendung als Anthelminthikum.

Homöopathische Verwendung findet die Zubereitung bei akuter Myokarditis, Angina pectoris, Neuralgie, Zephalgie und Helminthiasis (nach Kommission D).

Die Verordnung dieser Pflanze stützt sich auf die **Herzwirkung** als Grundlage ihres Wirkungsbildes, ferner auf die ihr eigenen *Neuralgien*. Auch gegen *Helminthiasis* findet es Verwendung. Die Linksseitigkeit ihrer *Neuralgien* kann sich merkwürdigerweise nicht auf die Prüfungen am Gesunden stützen, sondern auf die Bewährung am Kranken, wobei sich alle Autoren für die Linksseitigkeit aussprechen. Vermutlich ist die Linksseitigkeit des Mittels durch die Affinität zum Herzen bestimmt. Auch das Steigen und Fallen der neuralgischen Schmerzen mit der Sonne hat sich aus der Beobachtung am Kranken ergeben.

Für *akute Endokarditis* und *Perikarditis* ist Spigelia anthelmia von ausgezeichneter Wirkung, wenn lebhaftes Herzklopfen, verbunden mit Herzstechen, ausstrahlend in den linken Arm, gefunden wird. Man hat den sicheren Eindruck, dass solche Fälle ausgezeichnet gefördert werden. Auch **chronische Kardiopathien** mit solchen Beschwerden, einschließlich **Angina pectoris**, können gut damit beeinflusst werden.

432.4
Arzneimittelbild

Leitsymptome: Herzbeschwerden mit lebhaften stechenden Schmerzen, großer Erregung und Angst. Stürmisches Herzklopfen; muss sich auf die rechte Seite legen.

Periodisch auftretende Neuralgien. ⊙ **Die Schmerzen befallen meist die linke Seite und steigen und fallen mit der Sonne.** Doch ist Rechtsseitigkeit keine Gegenanzeige. Verschlimmerung durch Berührung, Bewegung, Erschütterung, durch Geräusch, ferner durch Sturm, Wetterwechsel und kalte Luft.

Besserung durch Liegen auf der rechten Seite, mit erhöhtem Kopf (bei Herzbeschwerden).

Geist und Gemüt: Aufgeregt und voller Angst und Furcht, voll schlimmer Ahnungen. Kann vor ständiger Angst und Aufregung keine Ruhe finden.

Kopf: Schmerzen halbseitig im Stirnhöcker, im Auge, in der Schläfe. Gefühl, als sei der Kopf längs der Pfeilnaht offen. **Schmerzen in einer Gesichtshälfte und in den Zähnen.** Jede Berührung, Erschütterung und Bewegung verschlimmert den Schmerz. ⊙ **Der Schmerz steigt und fällt mit der Sonne.**

Neuritis

Augen: Schmerzen der Augäpfel bei Bewegung, als seien sie zu groß. Scharfer Schmerz in den Augen. Konjunktivitis.

Nase: Schnupfen mit Abfluss reichlichen Schleims vom hinteren Nasen-Rachen-Raum gegen den Kehlkopf; dadurch Hustenreiz.

Sinusitis

Gesicht:

Neuralgie des N. trigeminus

Mund: Übelriechender Atem, appetitlos und heißhungrig; ängstliches Gefühl in der Magengrube mit Druck. Schneidende Schmerzen, kolikartig um den Magen.

Innerer Hals: Hustenreiz und reichlicher Schleimauswurf aus dem Rachen. Der Infekt dehnt sich auf die Tuben aus. Gefühl, als steige ein halbflüssiger Körper im Schlund auf.

Abdomen: Blähsucht.

Rektum und Stuhl: Schleimige Stühle, auch Abgang reinen Schleims.

Brust: Heftige Schmerzen vor allem stechender Art im Brustkorb. **Stürmisches Herzklopfen, sodass die linke Brusthälfte erschüttert wird, schlimmer von der geringsten Bewegung. Heftige, starke Schmerzen am Herzen, in den linken Arm ausstrahlend.** Stechende Herzschmerzen. Große Unruhe und Angst. Schwacher unregelmäßiger Puls. Atemnot, **muss auf der rechten Seite liegen** mit erhobenem Kopf. Angst vor jeder Berührung der Herzgegend, da dadurch Schmerz hervorgerufen wird.

Herzbeschwerden psychogen
Endokarditis akut
Myokarditis akut
Angina pectoris

Extremitäten: Rheumatoide Schmerzen in den Muskeln und Gelenken mit Steifheit und Schwäche der befallenen Teile.

Neuralgie
Neuritis

Frost und Frösteln: Der Körper wird von Schaudern durchrieselt. Wechsel von Hitze und Frost, Schweiße.

Allgemein: Große Schmerzhaftigkeit des ganzen Körpers; jede Berührung, jedes Anstoßen oder Auftreten machen Schmerz.

432.5
Dosierung

Ab D 2. Bei akuten Herzentzündungen und Neuritiden meist D 3 bis D 6. Mehr funktionelle Herzstörungen und Neuralgien reagieren auch gut auf höhere Potenzen; sie scheinen diesen Fällen auch besser angepasst zu sein als die niedrigeren.

432.6
Vergleichsmittel

- Loganiaceae: Curare, Ignatia amara, Nux vomica.
- Myokarditis: Acidum benzoicum, Aconitum napellus, Colchicum autumnale, Kalium carbonicum, Kalmia latifolia, Naja tripudians, Phytolacca decandra.
- Neuralgie, linksseitig: Aconitum napellus, Staphysagria, Thuja occidentalis.
- Neuralgie und Migräne mit der Sonne steigend und fallend. Argentum nitricum, Gelsemium sempervirens, Sanguinaria canadensis (rechtsseitig), Stannum metallicum.

432.7 Literatur

[1] Allen TF. Spigelia. Encyclopedia of pure Materia Medica. Bd. 9. New York: Boericke & Tafel; 1874–1880: 75–94

[2] Clarke JH. Spigelia. Dictionary of practical Materia Medica. Bd. 2.2. London: Homoeopathic Publishing Company; 1900–1902: 1223–1231

[3] Hahnemann S. Spigelia. In: Lucae C, Wischner M, Hrsg. Gesamte Arzneimittellehre. Bd. 3. Stuttgart: Haug; 2007: 1740–1761

[4] Hughes R. Spigelia. Cyclopaedia of Drug Pathogenesy. Bd. 4. London: Gould; 1886–1891: 118, 704–708

433 Spiraea ulmaria – spirae

lt.: Filipendula ulmaria, dt.: Mädesüß, engl.: meadow-sweet

433.1 Substanz

Plantae – Rosaceae (Rosengewächse) **– Filipendula ulmaria**

Es handelt sich um eine 1 bis 1,5 m hohe Staude mit kriechendem Wurzelstock, aus dem kantige, aufrechte, nach oben sich verzweigende und rot überlaufene Stängel treiben, an welchen wechselständig unpaarig gefiederte Laubblätter sitzen. Die Form der Fiederblättchen erinnert an die Laubblätter der Ulme. Von Juni bis August erscheinen kleine, cremefarbene Einzelblüten in endständigen Dolden, die einen intensiven honig-mandelartigen Duft verströmen. Heimisch ist die Pflanze in Nordeuropa und Ostasien. Eingeschleppt im Osten Nordamerikas. Ihr Anbau erfolgt in Kulturen in Ost- und Südosteuropa.

Homöopathische Verwendung findet die frische Wurzel

433.2 Pharmakologie und Toxikologie

Die Droge enthält Flavonoide, Gerbstoffe und Phenylglykoside wie Monotropitrin, Spiraein und Salicylalkaloide. Salicylate finden sich ebenso in Salix-Arten (daher ist der Name abgeleitet) und anderen Pflanzen wie zum Beispiel in Viola tricolor.

Gegenanzeige besteht bei Salicylatintoleranz.

433.3 Anwendung

Volksmedizinische Anwendung findet die Droge wegen ihrer diuretischen Eigenschaften.

Homöopathische Anwendung findet die Zubereitung bei Erkrankungen des rheumatischen Formenkreises und Mukositis (nach Kommission D).

Bei **Ödemen** verschiedener Genese hat man beachtliche Erfolge beobachtet. Rademacher hat sie als **Nierenmittel** bei Aszites und Ödemen gebraucht, und auch H. Schulz erwähnt sie als Diuretikum bei *Nephritis* nach *Scharlach*. Die Pflanze findet Anwendung bei **Diarrhö**. Auch als **diaphoretische** Arznei ist sie bekannt. Unter den homöopathischen Mitteln besteht eine Verwandtschaft zur Benzoesäure, Acidum benzoicum, welche der Acethysalicylsäure, Acidum salicylicum, chemisch sehr nahe steht. Auch mit Berberis vulgaris besteht eine Symptomenähnlichkeit, die sich hauptsächlich auf die Harnsymptome gründet. Viele Beobachtungen homöopathischer Ärzte lassen erkennen, dass Acidum salicylicum für die **rheumatischen Arthropathien** in manchen Fällen nicht nur als ein Milderungsmittel, sondern als ein echtes Heilmittel zu gelten hat. Ja, sie wurde zu manchen Zeiten sogar als epidemisches Mittel befunden. Für solche Fälle ziehe man die Spiraea ulmaria als naturgegebenes Mittel heran, durch deren Prüfungsbild, das wir dem verdienten Prüfer Dr. J. Schier verdanken, überall die uns bekannte Wirkung der Salizylsäure durchschimmert. Die Leitsymptome geben für die Auswahl der Fälle die genauere Anzeige. Münch hat die Heilkraft der Sumpfpflanze Spiraea bei *Malaria* erprobt und hält viel von ihr bei **eitrigen Infektionen** in Umschlägen.

433.4 Arzneimittelbild

Leitsymptome: Erregung der Blutzirkulation mit Blutandrang zum Kopf, mit Ohrensausen, Schwindel, Herzklopfen und reichlichen Schweißen. Gesteigerte Harnabsonderung oder starkes Harnsediment. Schmerzen in Muskeln, Gelenken und Nerven, die sich durch Bewegung verschlimmern und häufig die Stelle wechseln. ⊙ **Verschlimmerung durch Feuchtigkeit.**

Geist und Gemüt: Unruhiger Schlaf, mühsames Einschlafen, erwacht nachts und quält sich mit Gewissensbissen über ein längst begangenes Vergehen.

Schwindel: Mit Vergehen der Sinne und Ohrensausen.

Kopf: Benommenheit und Schwere des Kopfes, Kopf wie zu groß.

Kopfschmerz: Kopfschmerz, wie ein Reifen um den Kopf, pulsierender Kopfschmerz, besser im Freien, schlimmer durch Bücken und Schütteln.

Augen: Konjunktivitis.

Nase: Rhinitis.

Magen: Druckgefühl im Magen und in der Speiseröhre, Brennen unter dem Schwertfortsatz, besser durch Essen und Trinken.

Rektum und Stuhl: Verstopfung, wie Hasen- oder Ziegenkot, nachher Zusammenschnüren im After. Prasselnder, aashaft riechender Durchfall.

Blase: Vermehrter Harndrang und gesteigerte Harnabsonderung.

Harnröhre: Brennen an der Harnröhrenmündung.

Urin: Lehmfarbener Harn, Fetthäutchen auf dem Harn, roter Bodensatz.

Geschlechtsorgane:
- männlich: Morgens starke Erektionen und großes sexuelles Verlangen.

Larynx und Trachea: Scharren und Kitzeln im Hals.

Husten und Expektoration: Husten.

Brust: Herzklopfen mit Angst, aufsteigender Hitze und Kurzatmigkeit, erhöhtes Wärmegefühl und Schweißausbrüche.

Rücken:

Ischialgie

Extremitäten: Venen schwellen an den Händen an.
  Ziehende und reißende Schmerzen in den Gelenken, hin- und herziehend. Gefühl in den Muskeln der Vorderarme, als wolle ein Krampf entstehen, bis zum tatsächlichen Auftreten eines Muskelkrampfes. Abgespanntheit mit Dehnen und Recken der Glieder. Schmerzhaftes Ziehen und Reißen im rechten N. ischiadicus von der Hüfte bis zur Ferse, bei Bewegung sehr verschlimmert.

Arthropathie rheumatisch
Fibromyalgie

Haut: Jucken am ganzen Körper. Lupus miliaris disseminatus faciei, vorher schon vorhanden, wird jedesmal nach dem Einnehmen schlimmer. Reichliche Schweiße.

Allgemein: Wärmegefühl erhöht. Es überläuft ihn wie Hitze, namentlich an Kopf, Schultern und Brust, als wolle Schweiß ausbrechen. Blutandrang zum Kopf mit Ohrensausen, Schwindel, Herzklopfen und reichlichen Schweißen.

433.5
Dosierung

Im Allgemeinen ∅, allenfalls auch D 1 und D 2.

433.6
Vergleichsmittel

- Rosaceae: Crataegus oxyacantha, Laurocerasus, Potentilla anserina, Potentilla tormentilla, Prunus spinosa, Sanguisorba officinalis.
- Acidum benzoicum, Acidum salicylicum.

433.7
Literatur

[1] Allen TF. Spirea ulmaria. Encyclopedia of pure Materia Medica. Bd. 9. New York: Boericke & Tafel; 1874–1880: 101–106

[2] Clarke JH. Spiraea ulmaria. Dictionary of practical Materia Medica. Bd. 2.2. London: Homoeopathic Publishing Company; 1900–1902: 1232–1234

[3] Hughes R. Spiraea. Cyclopaedia of Drug Pathogenesy. Bd. 4. London: Gould; 1886–1891: 119–123

434 Spongia tosta – spong

lt.: Euspongia officinalis, dt.: Meerschwamm, engl.: roasted sponge

434.1 Substanz

Animalia – Porifera – Spondillidae (Süßwasserschwämme) **– Euspongia officinalis**

Das lebende Tier ist von dunkelgrauer bis schwarzer Farbe und schimmert violett. Gewöhnlich erreicht das Tier einen Durchmesser von 15–20 cm. Innerlich ist das Spongingerüst formgebend, das aus radiär verlaufenden Hauptfasern besteht und kürzeren und dünneren Verbindungsfasern. Es hat keine Kalk- und Kieselnadeln. Die Zellkolonie selbst besteht aus wenig differenzierten Einzelzellen. Geißeln bewegen das Meerwasser durch den Schwamm und ermöglichen ihm so die Nahrungsaufnahme. Die Tiere sind getrenntgeschlechtlich, haben jedoch auch die Möglichkeit, sich durch Knospung zu vermehren. Die Lebensdauer eines Schwamms beträgt ca. 10 Jahre.

Homöopathische Verwendung findet das durch vorsichtiges Erwärmen geröstete Tier mit einem Iod-Gehalt von mindestens 0,4 %.

434.2 Pharmakologie und Toxikologie

Inhaltsstoffe sind Sterole und Terpene. Hier die tetracyclischen Sesterterpene mit Skalaran-Gerüst.

434.3 Anwendung

Homöopathische Anwendung findet die Zubereitung bei Entzündung und Spasmen der Atemorgane, Tumoren und Indurationen drüsiger Organe wie: Nodus lymphaticus, Thyroidea, Testes, Epididymitis, bei Endo-, Myo- und Perikarditis, Herzinsuffizienz, koronarer Herzkrankheit, der Aortensklerose (nach Kommission D).

Bei der Prüfung durch Hahnemann, welcher schon um den Iod-Gehalt wusste, haben sich organotrope Beziehungen zu den Lymphdrüsen, der Schilddrüse, dem Kehlkopf und der Luftröhre sowie zu den Hoden ergeben. Ein wesentlicher Angriffspunkt von Spongia tosta liegt auch am Herzen.

Schilddrüse: Bei Prüfern mit Strumen traten Anschwellung, Spannung und Schmerzen auf. Spongia tosta wurde deshalb zum Hauptmittel bei der Behandlung der **Struma** und ist es auch bis heute geblieben.

Kehlkopf: Die Anzeichen sind ein Räusperzwang, Heiserkeit, ein trockener und schmerzhafter Husten, Erschwerung der Atmung, wie wenn ein Pfropfen in der Luftröhre stecke oder man durch einen Schwamm atmen müsse. Spongia tosta wurde deshalb bei **infektiöser Laryngitis** mit Heiserkeit und bellendem Husten, bei Besserung durch Essen und Trinken verwendet. Auch **Tuberkulose** mit einem solchen Husten fällt in den Wirkungskreis. Bei der **kruppösen Laryngitis** mit Membranbildungen, dem sogenannten *Krupp*, wird es seit Hahnemann verwendet; er begann die Behandlung mit Aconitum napellus, um nach 2 Stunden zu Spongia tosta und nach weiteren 2 Stunden zu Hepar sulphuris überzugehen.

Hoden: Bei der Prüfung wurden Schmerzen und Anschwellung der Hoden beobachtet. Die darauf gegründete Behandlung von **Orchitis** und **Epididymitis** hat sich bewährt.

Herz: Bei Herzleiden ist Spongia tosta ein wohl zu beachtendes Mittel bei subakuter und chronischer **Myokarditis** und bei **koronarer Herzkrankheit** mit pektanginösen Zuständen. Plötzliches Erwachen bei Nacht mit Erstickungsgefühl weist darauf hin. Der nächtliche Reizhusten infolge Stauungsbronchitis bei Arteriosklerose ist eine bewährte Indikation für Spongia tosta. Das Erstickungsgefühl im Kehlkopf kann also sowohl bei *Struma* wie auch bei trockener *Laryngitis*, wie auch kardial bedingt sein.

A. Stiegele hebt die Wirkung der Spongia tosta beim „Herzhusten" hervor. Er hat den quälenden Hustenreiz bei akuter und subakuter *Endokarditis* mit Spongia tosta D 2 weichen sehen, ebenso bei einer „klinischen Symbiose herzsklerotischer und stauungsbronchitischer Erscheinungen" [6]. Auch bei einer Erkrankung der Aorta schreibt er Spongia tosta eine hilfreiche Wirkung zu, wenn das Gefühl des plötzlichen Zusammenschnürens im Kehlkopf den Kranken plötzlich aus dem Schlaf reißt. Man wird sich bei dieser Erwähnung der Tatsache erinnern, dass Iod weitgehenden Einfluss auf degenerativ-atheromatöse Prozesse besitzt.

434.4
Konstitution

Als Typus werden blonde und blauäugige Kinder angegeben, während die dunklen und mageren besser auf Iod ansprechen sollen. Ob diese Einschränkung von Bedeutung ist, erscheint mir fraglich.

434.5
Arzneimittelbild

Leitsymptome: Der krupppartige, trockene Husten, Essen > und Trinken >; Sprechen < und Singen <.
Wärme soll nach den Beobachtungen der Praxis ebenfalls bessern.
Auffahren aus dem Schlaf mit Erstickungsgefühlen.
Atmung erschwert, ☉ **wie durch einen Schwamm.**
Nachts <. Bewegung <. Schlaf <.

Geist und Gemüt: Sehr ängstlich und schreckhaft.

Nase: Schnupfen

Innerer Hals: Kratzen im Hals.

Äußerer Hals: Bei Berührung empfindlich, **Schilddrüse angeschwollen**. Im Kropf ein Gefühl, als arbeite es darin, oder Wehgefühl und Stechen im Kropf.

Struma

Geschlechtsorgane:
- männlich: Drückend schmerzhafte Geschwulst des Hodens. Quetschende Schmerzen im Hoden; Stiche vom Hoden in den Samenstrang fahrend.

Epididymitis
Orchitis

Larynx und Trachea: Heiserkeit. Bedürfnis zu räuspern.

Laryngitis
Pseudokrupp

Sprache und Stimme: Rauhe Stimme.

Atmung: Schweres Atemholen, als ob ein Stöpsel in der Kehle steckte und der Atem durch die Verengerung des Kehlkopfes nicht hindurch könnte. ☉ **Erschwertes Atmen, wie durch einen Schwamm.**

Husten und Expektoration: Unaufhaltsamer Husten aus einer tiefen Stelle in der Brust, wo es schmerzt, als wäre sie vom Husten wund und blutig geworden. **Trockener Husten, bei Tag und Nacht**, mit Brennen in der Brust, als hätte sie inwendig etwas Heißes. **Nach Essen und Trinken lässt der Husten nach.**

Bronchitis
Lungentuberkulose

Brust: Fährt plötzlich aus dem Schlaf auf mit einem Gefühl des Zusammenschnürens im Kehlkopf, als ob er erwürgt würde, besser beim Aufsitzen (nach D 30). ⊙ **Kann mit dem Kopf nicht niedrig liegen.** Schmerz und Druckempfindung in der linken Brustseite. Beschleunigter, voller Puls.

Herzinsuffizienz mit Stauungsbronchitis und nächtlichem Reizhusten

Allgemein: Nach unbedeutender Anstrengung schwach, das Blut wallt in die Brust hinauf, das Gesicht wird heiß.

434.6
Dosierung

Ab D 4. Bei empfindlichen Patienten ist beim Gebrauch tiefer Potenzen auf das etwaige Auftreten von Hyperthyreosen zu achten. Die gebräuchlichsten Dosen sind die D 2 und D 3, doch sind auch höhere Verdünnungen wirksam. Letztere sind zu empfehlen bei der Behandlung von Thyreopathien. Bei akutem Kehlkopf- und Luftröhreninfekt wird die D 2 bis D 3 empfohlen, ebenso beim Struma. Es werden auch die starken Gaben gegeben, doch ist dabei immer eine Beobachtung auf Iodismus (Gewicht, Herztätigkeit, Nerven) nötig. Zweifellos wurden mit der Spongia-Tinktur durch unkontrollierten Gebrauch schon manche Fälle von Hyperthyreoidismus erzeugt. Bei Kardiopathien gibt man am besten D 2 bis D 4. Bei Hyperthyreose habe ich zu Anfang oft nur einzelne Gaben gegeben in höheren Verdünnungen und die Reaktion abgewartet. Bei guter Verträglichkeit ließ ich nach einigen Tagen die nächste folgen; die Zwischenräume sind dann allmählich zu verkürzen.

434.7
Vergleichsmittel

Iod-Arzneien: Ammonium iodatum, Arsenicum iodatum, Barium iodatum, Bromum iodatum, Calcium iodatum, Ferrum iodatum, Kalium iodatum, Magnesium iodatum, Mercurius iodatus flavus, Mercurius iodatus ruber, Sulphur iodatum.

434.8
Literatur

[1] Allen TF. Spongia. Encyclopedia of pure Materia Medica. Bd. 9. New York: Boericke & Tafel; 1874–1880: 106–117

[2] Clarke JH. Spongia tosta. Dictionary of practical Materia Medica. Bd. 2.2. London: Homoeopathic Publishing Company; 1900–1902: 1237–1243

[3] Hahnemann S. Spongia. In: Lucae C, Wischner M, Hrsg. Gesamte Arzneimittellehre. Bd. 3. Stuttgart: Haug; 2007: 1762–1775

[4] Hughes R. Spongia. Cyclopaedia of Drug Pathogenesy. Bd. 4. London: Gould; 1886–1891: 123

[5] Mitscher D. Spongia. Materia medica revisa homoeopathiae. Glees: Gypser; 2012

[6] Stiegele A. Klinische Homöopathie. 5. Aufl. Stuttgart: Hippokrates; 1955: 144

435 Stannum metallicum – stann

lt.: Stannum metallicum, dt.: Zinn, engl.: tin

435.1 Substanz

Mineralia – Anorganica – Elementa – 14. Gruppe[504] – Zinn – Sn

Zinn ist ein Schwermetall und gehört zu den Ultraspurenelementen[505]. Es hat von allen Elementen die meisten stabilen Isotope. Bei Raumtemperatur liegt es in tetragonaler Kristallstruktur vor, in der sogenannten β-Sn-Kristallstruktur, verzerrt oktaetrisch. Durch seine hohe Duktilität[506] kann es leicht zu Folien mit einer Dicke von 0,02 bis 0,09 mm verarbeitet werden, dem sogenannten Stanniol. Beim Verbiegen des Schwermetalls entsteht durch Reibung der β-Kristallite ein auffälliges, eigentümliches Geräusch, das Zinngeschrei.

Homöopathische Verwendung findet Zinn.

435.2 Pharmakologie und Toxikologie

Die enterale Resorption organischer Zinn-Komplexe ist gut. Der Zinngehalt des menschlichen Organismus liegt bei 15 bis 30 mg. Eine hohe Toxizität weisen organische Zinn-Verbindungen auf wie das Monostannan, SnH_4, das bei Temperaturen über 150 °C in Giftgas zerfällt. Nach Aufnahme von Zinnchlorid entstehen beim Menschen Erbrechen, Schmerzen im Epigastrium, Durchfälle und Koliken, Frösteln mit Hitze und Stirnkopfschmerzen, in schweren Fällen Hirnödem.

435.3 Anwendung

Im Mittelalter wurde Stannum angewendet, um die „geschwürige Lungensucht" zu behandeln und bei Helminthiasis. Früher medizinische Verwendung als Emetikum.

Homöopathische Verwendung findet die Zubereitung bei chronischer Bronchitis, Leberinsuffizienz, Neuralgien, Koliken, Burnout-Syndrom und Depression (nach Kommission D).

Hahnemann kannte Stannum metallicum in seiner Zeit als ein Heilmittel gegen *Epilepsie*, als welches es von englischen Autoren empfohlen wurde. Im homöopathischen Gebrauch hat es jedoch als Antiepileptikum keine Bedeutung erlangt.

Wie bei den meisten der Schwermetalle steht die **Beziehung zu den Nerven** im Vordergrund. Neben weniger charakteristischen Abspannungs- und Reizerscheinungen treten eine auffallende Schwäche und Kraftlosigkeit bei der geringsten körperlichen und geistigen Anstrengung oder Beanspruchung hervor. Bei den Nervenschmerzen hat sich ein langsames Ansteigen bis zum Gipfelpunkt, dem ein ebensolches Absteigen folgt, als kennzeichnend erwiesen, ferner eine Besserung durch Druck bei allen Schmerzen. Diese Beobachtung des allmählichen Steigens und Fallens wurde bei der Prüfung des Schülers Hahnemanns Dr. Gross gemacht und wird als typisch angesehen. Nicht selten findet dieses Steigen und Fallen mit dem Lauf der Sonne statt. Zinn(II)-oxid, SnO, wurde in vergangenen Zeiten gegen *Affektkrämpfe*, *Epilepsie* und *Neuralgie* verwendet. Auch Zinn(II)-chlorid, $SnCl_2$, wurde bei *Epilepsie* gegeben.

Mehr als bei irgendeinem anderen Metall hebt sich eine starke **Organotropie zu den Atmungsorganen** heraus. Typisch ist ein reichlicher grüner, oft widerlich süßlich schmeckender Auswurf. Die obengenannte Schwäche gesellt sich auch hier dazu, sodass jedes Sprechen, Lachen und Singen den Husten verschlimmert. Sprechen strengt auffallend an. Gebrauch wird gemacht bei **Lungentuberkulose, chronischer Bronchitis** und **Bronchektasien** sowie bei **chronischer Sinusitis** und

---

[504] Kohlenstoffgruppe: Kohlenstoff C, Silicium Si, Germanium Ge, Zinn Sn, Blei Pb, Fleruvium Fl.

[505] Elemente, deren Essenzialität über mehrere Generationen tierexperimentell nachgewiesen wurde, deren spezielle Funktion noch unbekannt ist.

[506] Werkstoffeigenschaft, sich unter Belastung plastisch zu verformen.

435 – Stannum metallicum – stann

Laryngitis. Bei chronischer Sinusitis besitzt es großen Heilwert, besonders bei begleitenden *Kopfschmerzen* von dem typischen Stannum-Charakter, des gleichmäßigen Zu- und Abnehmens. Die Beziehung zu den Atmungsorganen wird durch die chemische Verwandtschaft zu Antimon, Sb, verständlich.

An den **Verdauungsorganen** pendelt die Wirkung zwischen Spasmen und Erschlaffung. Die Erscheinungen von Schwäche und Senkung legen die Verwendung bei *Enteroptosen* nahe. Die für Stannum sprechenden *Koliken* haben wie die *Kopfschmerzen* einen allmählich an- und abschwellenden Charakter.

Im Vordergrund der Erscheinungen des Magens steht das *Erbrechen*, das häufig ausgelöst wird, dabei fällt die Bitterkeit und die grüne Farbe des Erbrochenen auf. Auch die *Diarrhö* ist grün. Eine wichtige **organotrope Beziehung scheint zur Leber zu bestehen.** Funktionelle Schwächezustände, aber auch *Hepatomegalie* stellen ein Indikationsgebiet für Zinn dar. In der anthroposophischen Medizin wird es als ein Hauptmittel für *Hepatitis* und *Zirrhose* der Leber genannt, sowie für *Osteochondrosen* und *Arthrosen*. Diese Empfehlung habe ich für bewährt gefunden. Daneben bestehen eine auffallende Schwäche des Stannum-Patienten und das starke Bedürfnis zu liegen.

Eine gewisse Bedeutung besitzt Stannum metallicum als Heilmittel bei **Descensus uteri**, wenn das Gefühl der Schwäche wahrgenommen wird. Die dabei auftretenden psychischen Beschwerden und depressiven Gefühle werden vor der Menses verstärkt angegeben.

435.4
Arzneimittelprüfung

Das Arzneimittelbild wurde von Hahnemann mit seinen Schülern aufgestellt; es will mir wegen der relativ wenig zahlreichen Symptome fraglich erscheinen, ob die Prüfung erschöpfend durchgeführt wurde. Von dem Schüler Hahnemanns Dr. Gross erfahren wir, dass Hahnemann seine Symptome von einem männlichen und einem weiblichen Prüfer erhalten hat, bei welchen er ansteigende Gaben einer Verreibung verwendet hat, die 5 Teile Zinn auf 100 Teile Milchzucker enthielt.

Auch bei den anderen 8 Prüfern sind ähnliche Gaben gebraucht worden ([5]: 86). Dies ist einer der wenigen Fälle, wo wir Kenntnis über die von Hahnemann verwendeten Prüfungsdosen haben. Eine Nachprüfung wurde nach Angaben von J. Mezger vom Dtsch. Zentralverein hom. Ärzte 1960 bis 1965 im doppelten Blindversuch mit Stannum D 12, D 4 und Placebo, je 3-mal täglich 1 Tablette, vorgenommen. 23 Prüfer (17 Männer und 6 Frauen). Die Protokolle wurden von W. Klunker bearbeitet und in der Zeitschrift für klassische Homöopathie veröffentlicht [6].

435.5
Konstitution

Spannungslose, schnell ermüdbare, von Schwächegefühl beherrschte Menschen. Nervöse Erschöpfung und unerträgliche Unruhe; nach kurzer geistiger Betätigung muss die Arbeit abgebrochen werden, um zu liegen. Die Brustorgane, die Eingeweide, auch die weiblichen Geschlechtsorgane sind Sitz eines Schwäche- und Senkungsgefühls. Die Glieder sind schwach und versagen mit Zittern. Tiefgreifende alte Infekte der Sinusitiden und Bronchien, dabei Schwäche der Stimme. Lungentuberkulose mit Schwäche auf der Brust. Senkung der Verdauungsorgane und des Uterus. Chronische Hepatitis und Leberzirrhose.

435.6
Arzneimittelbild

Die mit K bezeichneten Symptome stammen aus der Nachprüfung des Deutschen Zentralvereins homöopathischer Ärzte 1960 bis 1965 [6].

Leitsymptome: Schwächegefühl ist beherrschend.
Jede Beanspruchung körperlicher oder geistiger Art strengt übermäßig an.
Grüner Auswurf von süßlichem Geschmack.
Husten durch Sprechen, Singen oder Lachen erregt.
Nervenschmerzen oder Kolikschmerzen steigen langsam an und fallen ebenso wieder ab, ☉ **häufig steigend und fallend mit der Sonne**.

Kopfschmerzen und Verdauungsstörungen sind häufig mit galligem Erbrechen verbunden.

Schmerzen, Druck >. Bewegung > mit Ausnahme der Schwäche.

Geist und Gemüt: Depressive Gefühle mit unbeschreiblicher **Angst, Scheu und Abneigung vor den Menschen, Mutlosigkeit, er antwortet ungern und abgebrochen**. Unzufriedenheit, stilles, in sich gekehrtes Gemüt. Seufzen.

Unerträgliche Unruhe, dass man sich nicht zu lassen weiß; ärgerlich und aufbrausend. **Eingenommenheit und Schwindel, mangelhaftes Gedächtnis**. Größte Abspannung des Körpers und Geistes; er hält nicht lange bei einer Arbeit aus, muss sich wegen unwiderstehlicher Schläfrigkeit legen und schlafen.

K: Pessimismus. Traurigkeit. Verlangen, allein zu sein. Unruhe (4 Prüfer). Antriebsarm. Lustlos. Gleichgültigkeit. Zerstreutheit. Benommenheit. Gefühl von Abwesenheit und des Sich-fremds-Seins. Geistige Erschöpfung.

Arbeitsfreude abends. Gedankenaktivität.

Reizbar, geladen, innerlich gespannt (bei 6 der 23 Prüfer). Leicht wütend, jähzornig, Ungeduld. Missmut.

Kopf: Haarausfall. Haarboden berührungsempfindlich.

Neuralgie
Neuritis langsam steigend und fallend, auch als Folge von Sinusitis

Kopfschmerz: Drückende, pressende, bohrende, pochende Kopfschmerzen, die sich durch festen Druck bessern. Drückende Schmerzen an verschiedenen Stellen des Kopfes, die schwach beginnen und ebenso wieder abnehmen, dabei Übelkeit und Würgen. Ziehende, brennende oder reißende Gesichtsschmerzen, Blässe und Eingefallensein des Gesichts.

K: Schwellungsgefühl. Spannungsgefühl wie ein Ring. Kopfschmerz abends; gegen Abend schlechter; in Stirne mittags bis abends; mit Sehstörung; Lesen und Schreiben verschlechtert; Schmerz in den Schläfen. Kopfschmerz drückend, stechend, ziehend. Kopfschmerz im Scheitel, abwechselnd rechts und links, Schmerz im Hinterkopf, morgens bis nachts.

Augen: Drücken, Stechen und Brennen der Augen. Nächtliches Zuschwären des Gesichts.

K: Spannungsgefühl um die Augen. Schwere der Lider morgens. Schwellung und Rötung am rechten Oberlid. Zucken des linken Unterlids. Schmerz drückend in den Augenhöhlen. Sehstörungen bei Kopfschmerz; Lesen erschwert. Trübsichtigkeit, muss etwas wegwischen.

Nase: Heftiger Schnupfen alle Tage, besonders morgens; die linke oder rechte Seite ist verstopft infolge Schwellung der Schleimhaut; Nasenloch schmerzhaft bei Berührung. – ⊙ **Reichliche Schleimabsonderung aus der Nase und dem Nasen-Rachen-Raum.**

K: Kribbeln in der Nase. Niesen, Schnupfen, nachmittags und abends. Sekretion weiß. Trockenheit in der Nase. Nasenbluten beim Stuhlpressen.

Sinusitis chronisch

Gesicht: K: Schwellungsgefühl. Schwellung rechte Wange. Blässe. Lippenzyanose.

Acne vulgaris.

Mund: Mund trocken, Zunge trocken. Pappiger Geschmack. Entzündung an innerer Unterlippe und Zungenspitze. Grauweißer Zungenbelag. Gekerbte Zunge. Saurer und bitterer Geschmack im Munde; es kommt süßlich den Hals herauf. Übler Geruch aus dem Mund. Öfteres Schlucksen.

Zähne: Zähne wie zu lang. Lockerheit der Zähne.

Innerer Hals: Schneiden, Stechen und Trockenheitsgefühl im Hals, Gefühl wie geschwollen, besser durch Husten und Schlingen. Kratzen im Hals mit viel Schleim. Speichelfluss im Mund. Trockenheit im Rachen und Nasen-Rachen-Raum. Kratzen im Nasen-Rachen-Raum.

K: Räuspern.

Magen: Völlegefühl im Magen. Übelkeit morgens beim Erwachen, nach dem Abendessen. Sodbren-

435 – Stannum metallicum – stann

nen. Magenschmerz brennend, drückend. Heftiges Brechwürgen. ⊙ **Küchengeruch reizt zum Erbrechen.** Erbrechen von bitter schmeckendem, dunkelgrünem Schleim. Großer Appetit und Hunger, er konnte gar nicht satt werden.
K: Appetitmangel. Durst. Durstlosigkeit. Verlangen nach kalten Getränken.

Abdomen: Großes Leerheitsgefühl, auch nach dem Essen. ⊙ **Das An- und Abschwellen der Schmerzen im Bauch, obwohl hier bei der Arzneimittelprüfung nicht beobachtet, gilt hier ebenfalls. Krampfhafter Bauchschmerz, durch Legen über den Tisch vergehend.** Kältegefühl im Oberbauch. Empfindlichkeit im rechten Oberbauch. Bauchschmerz im rechten Unterbauch morgens; drückend in Lebergegend, im Hypochondrium. Bauchschmerz stechend im rechten Oberbauch, Bauchschmerz ziehend im linken Hypochondrium, ausstrahlend zum Thorax. Bauchschmerz krampfend im Kolon, im rechten Hypochondrium. Bauchschmerz ziehend im Unterbauch. Unbehagen im Kolon. Wundheitsgefühl im ganzen Unterleib, beim Befühlen schlimmer. Wundheitsgefühl im Unterleib. Knurren im Leib wie von Leerheit. Blähungen, abends schlechter.

Enteroptose
Hepatopathie
Hepatitis
Leberzirrhose

Rektum und Stuhl: Der Stuhl ist breiig und dünn, auch grünlich; oder hart, knollig. Beim Stuhl Schaudern durch den ganzen Körper, mit anhaltendem Drang auch nach der Entleerung, Abgang von Schleim wie Würmer. Frustraner Drang zum Stuhl. Pflockgefühl im Rektum. Tenesmus im Rektum. Brennen im After. Brennen und Jucken am After nach dem Stuhl.

Blase: Häufiger Harndrang mit Brennen und Stechen in der Harnröhre beim Harnlassen. Drücken im Blasenhals nach dem Harnen.

Urin: Übelriechender Harn.
K: Häufiger und erfolgloser Harndrang. Gefühl einer zu vollen Blase.

8 Prüfer haben die Aldehydprobe auf Urobilinogen durchgeführt, die bei zwei stark positiv und bei zwei weiteren positiv ausfiel.

Geschlechtsorgane:
- weiblich: Ein vorhandener Scheidenvorfall wird bei hartem Stuhl sehr beschwerlich. Vor der Menses große Angst und Schwermut, mit Eintritt der Blutung aufhörend. Leukorrhö mit klarem Schleim.
K: Menses zu früh, drei Tage. Leukorrhö milchig, gussweise.

Descensus uteri

- männlich: Unerträgliches Wolllustgefühl in den Zeugungsteilen und im ganzen Körper, selbst bis zur Samenentleerung. Nächtliche Erektionen. Libido erloschen. Pollutionen.
K: Potenzschwäche, Impotenz. Libido vermindert.

Larynx und Trachea: Rauheit und Heiserkeit der Kehle, mit Mattigkeit und Leere der Brust, beim Singen zum Absetzen und Tiefatmen nötigend. **Viel Schleim in der Luftröhre, der durch leichte Hustenstöße ausgeworfen wird, unter großer Schwäche der Brust** und allgemeiner Mattigkeit und Schwächegefühl.

Laryngitis chronisch

Sprache und Stimme: Das Reden wird ihm schwer, weil es ihm an Kraft fehlt. ⊙ **Klanglose heisere Stimme.**
K: Stimme rauh und schwach. Heißer Kaffee bessert Stimmbeschwerden.

Atmung: Dyspnoe.

Husten und Expektoration: Heftiger, erschütternder, tiefer Husten, mit Wundheitsgefühl auf der Brust. Husten heftig, nachts, locker, trocken und wund. Auswurf grünlich, weiß, übel schmeckend. **Gelber oder grüner, widrig süßlich schmeckender Auswurf. Husten erregt durch Sprechen, Singen und Lachen.** Beklommenheitsgefühl der Brust, als wäre sie innerlich zusammengezogen. Schneiden, Stechen und Wundheitsgefühl auf der Brust.

> Bronchitis
> Bronchiektase
> Lungentuberkulose in späteren Stadien besonders

Brust: Lastende Beklommenheit auf der Brust mit großem Leeregefühl in der Herzgrube. Ängstliches Drücken in der Herzgrube, durch Druck gebessert. Schweregefühl in der Brust. Herzklopfen. Schmerz an Herzspitze, schlechter durch links Liegen und Atmen.

Rücken: K: Schwäche und Zerschlagenheit im Rücken. Rückenschmerz im Nacken, Schulterblattgegend, im Kreuz.

Extremitäten: Unangenehme Hitze in den Füßen. Heftiges Brennen in Händen und Füßen.
Lähmungsartige Schwäche mit Zittern bei jeder Anstrengung, besonders beim Treppabgehen; er kann kaum gehen, sondern muss sitzen und liegen. Lähmige Mattigkeit und drückende Schwere der Arme, durch jede Bewegung erhöht. Beim Niedersitzen fällt er aus Schwäche gewissermaßen auf den Stuhl. Schmerzen rheumatischer Art in allen Gliedern und Muskeln. Knacken der Halswirbel, selbst andern hörbar, beim Schütteln des Kopfes. Unruhe in den Beinen abends, er muss sich bald da, bald dorthin legen. **Viele Schmerzen fangen gelinde an, steigen langsam hoch und nehmen dann ebenso langsam wieder ab.**
 K: Schwere der Beine, Treppensteigen verschlechtert. Schwäche in Oberschenkel und Knien. Schmerzen in Hüften, Füßen, Handgelenk und Schulter bei Bewegung, reißend, ziehend. Unruhe der Glieder, Zittern der Hände. Kälte der Hände und Füße, Heilwirkung? Wärmegefühl der Füße.

> Arthrose
> Osteochondrose
> Spondylarthrose

Schlaf: Sehr lebhafte, ängstliche Träume von Zank, Streit und Schlägerei. Öfteres Erwachen wie von Schreck. Unruhiger, unterbrochener Schlaf.

K: Schlaf unruhig, unerfrischend. Schlaf tief, verlängert. Erwachen nach vier oder fünf Uhr. Schlaflosigkeit, Aufschrecken. Alpdrücken.

Frost und Frösteln: Schaudern und Frösteln über den ganzen Körper. Schauder, mehrere Vormittage um 10 Uhr, mit Kälte der Hände, Abgestorbenheit der Finger und Gefühllosigkeit der Fingerspitzen.

Schweiß: Sehr schwächende Schweiße, bei geringer Bewegung, **heftiger Nachtschweiß**. Hitze und Schweiß.

Allgemein: Große Müdigkeit mit steter Neigung, zu sitzen und zu liegen, mit Schwäche, Zittern und Schweißausbruch. Beim Niedersitzen fällt er gleichsam auf den Stuhl wegen Schwäche der Beine. Beim Treppenabwärtsgehen große Mattigkeit, kaum atmen lassend, dagegen nicht beim Treppenhinaufsteigen.
 Bei langsamem Gehen spürt er die Müdigkeit am meisten, weshalb er unwillkürlich schnell geht.
 K: Müdigkeit. Zerschlagenheit; Hinfälligkeit; Innere Kälte; Erkältungsgefühl. Wärmegefühle. Zittern.
 Wetterwechsel verschlechtert (Einwirkung)? Kaffee verschlimmert.

435.7
Dosierung

Hahnemann hat die C 3 empfohlen als „hinreichend zu jeder arzneilichen Absicht". Bei Erkrankungen der Atemwege werden auch heute tiefe Potenzen empfohlen. Mindestens bei Neuralgien sind aber höhere und hohe Potenzen empfehlenswert und erprobt.

435.8
Vergleichsmittel

- 14. Gruppe Periodensystem der Elemente: Carbo animalis, Carbo vegetabilis, Carboneum sulphuratum, Graphites naturalis, Plumbum colloidale, Plumbum iodatum, Plumbum metallicum, Silicea terra.

- Stannum iodatum, SnI_4, findet aber bei den obengenannten Indikationen der Atmungsorgane häufige Verwendung.
- Bezug zu Atmungsorganen: Argentum nitricum, Mercurius solubilis Hahnemanni.
- Husten, Expektorat gelblich, profus: Phellandrium aquaticum, Hepar sulphuris, Sulphur lotum, Antimonium tartaricum, Antimonium sulphuratum aurantiacum, Mercurius solubilis Hahnemanni.
- Zephalgie mit der Sonne steigend und fallend: Argentum nitricum, Gelsemium sempervirens, Kalmia latifolia, Natrium muriaticum, Sanguinaria canadensis, Spigelia anthelmia.
- Schmerzen allmählich steigend und fallend: Pulsatilla pratensis, Platinum metallicum.
- Harter Druck >: Bryonia alba, Colocynthis, alle Magnesium-Arzneien, Sepia succus.
- Übelkeit durch Speisegeruch: Arsenicum album, Colchicum autumnale, Colocynthis.
- Bewegung abwärts <: Borax veneta.
- Descensus uteri: Bellis perennis, Conium maculatum, Kreosotum, Lac caninum, Podophyllum peltatum, Sepia succus, Platinum metallicum.

435.9
Literatur

[1] Allen TF. Stannum. Encyclopedia of pure Materia Medica. Bd. 9. New York: Boericke & Tafel; 1874–1880: 129–147

[2] Clarke JH. Stannum. Dictionary of practical Materia Medica. Bd. 2.2. London: Homoeopathic Publishing Company; 1900–1902: 1244–1251

[3] Hahnemann S. Stannum. In: Lucae C, Wischner M, Hrsg. Gesamte Arzneimittellehre. Bd. 3. Stuttgart: Haug; 2007: 1784–1813

[4] Hughes R. Stannum. Cyclopaedia of Drug Pathogenesy. Bd. 4. London: Gould; 1886–1891: 123–131

[5] Hughes R. Einführung in die homöopathische Arzneimittellehre [auf Grund der seinerzeit von Dr. Richard Hughes gehaltenen Vorlesungen aus dem „Manual of pharmacodynamics" übertragen und mit einigen Änderungen, Kürzungen und Zusätzen hrsg. von Fritz Donner]. Leipzig: Madaus; 1932: 86

[6] Klunker W. Stannum metallicum (Eine Nachprüfung). Zeitschrift für Klassische Homöopathie 1972; 16 (6): 248–256

436 Staphysagria – staph

lt.: Celphinium staphysagria, dt.: Rittersporn, engl.: stavesacre

436.1 Substanz

Plantae – Ranunculaceae (Hahnenfußgewächse) **– Delphinium staphysagria**

Es handelt sich um eine meist 2-jährige, bis 1 m hohe Staude, deren langgestielte, 5 bis 7 lappig geteilte Laubblätter wechselständig stehen, nach oben hin verzweigend. Von Juni bis August bilden sie aufrechte Blütenstände. Die zwittrigen tiefvioletten Blüten haben Perigonblätter, deren Spitzen grün sind; das obere Blatt weist einen Sporn auf. Die Pflanze bildet schmale Balgfrüchte aus. Sie findet sich an schattig trockenen Hängen in Europa, Nordafrika, auf den Kanaren und in Westasien.

Homöopathische Verwendung finden die vorsichtig getrockneten, reifen Samen mit einem Mindestalkaloidgehalt von 1,5 %.

436.2 Pharmakologie und Toxikologie

Hauptinhaltsstoff ist Delphinin, $C_{33}H_{45}NO_9$, ein giftiges Diterpen-Alkaloid. Es ist dem Aconitin wirkähnlich. Lokal kommt es zu starken Hautreizungen, inkorporiert zu Speichelfluss, Erbrechen, Diarrhö, in höherer Dosierung zu zentralnervösen Störungen bis hin zu klonischen Krämpfen und Paralysen.

436.3 Anwendung

Staphysagria war Dioscorides bekannt als ein Erbrechen und Speichelfluss erregendes Mittel, ebenso zur Behandlung von Zahnschmerzen. Mancherorts wurde es beim Fischfang zur Betäubung der Fische, wie Cocculus indicus, gebraucht. In Salbenform fand es bis in die Neuzeit herein gegen Läuse Verwendung.

Homöopathische Anwendung findet die Zubereitung bei Dermatosen, Entzündungen der Augen, Erkrankungen der Zähne, Dyspepsie, Reizzuständen an den ableitenden Harnwegen und den Geschlechtsorganen, Neuralgien, Koliken, Schmerzen und Folgezuständen nach Verletzungen und Operationen, Affektivitätsstörungen und Dysthymien (nach Kommission D).

Staphysagria greift das Gehirn und das Rückenmark sowie die peripheren Nerven an, sodass als Folge eine hochgradige Widerstandslosigkeit gegen verstimmende Gemütsereignisse eintritt. Auch die lokalen Reizungen an den Verdauungsorganen, den Geschlechtsorganen und der Haut stehen unter dem Einfluss der überreizten und zerrütteten Nervenfunktionen. **Nervöse Reizbarkeit und Zerrüttung ist der Grundzug dieses Mittels**; Ärger, Kummer und Sorge beherrschen den Staphysagria-Patienten. Er kann sich in seinem Ärger beleidigt und vergrämt in sich zurückziehen oder auch ausfällig werden in Zorn. Sein Kummer oder Ärger bestimmt ihn; er wird verärgert, ausfällig, verzweifelt oder tief niedergedrückt.

Die **Fähigkeit zu geistiger Arbeit und das Gedächtnis leiden beträchtlich.** Kann beim Sprechen die Worte nicht finden, die Gedanken schwinden beim Reden. Der Schlaf wird sehr unruhig und durch angstvolle Träume gestört.

Nicht selten ist eine **übermäßige geschlechtliche Erregung beim männlichen Geschlecht der Grund dieser zerrütteten Gemütsverfassung.** Typisch ist das ständige Haften der Gedanken an sexuellen Vorstellungen, obwohl der Geschlechtsakt von hypochondrischer Verstimmung und Abgeschlagenheit gefolgt ist. Es handelt sich also um Überreizung des Geschlechtstriebes bei mangelhafter Potenz. Es kann sich dabei um *funktionelle Dysfunktion* nach sexuellen Exzessen, Pollutionen und Ähnlichem handeln wie auch um organische Veränderungen bei *Prostatitis, Urethritis* und *Prostatahyperplasie*.

An den einzelnen Organen zeigen sich folgende Wirkungen: Die **Zähne** bekommen einen schwärzlichen Belag, der sich schwer entfernen lässt. *Zahnkaries* breitet sich schnell aus. Im **Magen** wird ein **Gefühl von Herabsinken und Schlaffheit** wahrgenommen, das ein Verlangen nach Stimulanzien weckt. Alle **Gemütserregungen rufen Bauchbeschwerden, insbesondere** *Koliken*, hervor. Ob die genannten Symptome auch eine Aussicht auf eine erfolgreiche Behandlung bei *Gastro-* und *Enteroptose* geben, scheint mir weniger gesichert. Doch weisen sie auf einen *Reizmagen* hin.

Im Darm treten *Koliken* auf nach kalten Speisen, nach Ärger und anderen Gemütserregungen. Nach **Bauchoperationen** wird Staphysagria zur In-Gang-Haltung der Darmperistaltik und zur Vermeidung der Inkarzeration der Gase eingesetzt. A. Stiegele schreibt dazu: „Wir haben im Homöopathischen Krankenhaus die Gepflogenheit, nach jeder Laparotomie einige Tage lang prophylaktisch Staphysagria D 3 zu geben, wir haben seit einer Reihe von Jahren nie mehr eine postoperative Darmlähmung beobachtet."

Es wird sowohl gegen die Folgen von Insektenstichen als auch als Schutzmittel gegen Insektenstiche verwendet (D 2, 3-mal täglich 5 Tropfen).

Staphysagria hat einen alten Ruf gegen die **Folgen von stichartigen, ganz allgemein von mit scharfen Instrumenten gesetzten Wunden**. Zu dieser Verwendung hat wohl die Beobachtung stichartiger Empfindungen an verschiedenen Stellen des Körpers zugleich mit dem Auftreten einer Unheilsamkeit der Haut bei der Arzneimittelprüfung Veranlassung gegeben.

An **Blase und Harnröhre** treten ebenfalls Reizungserscheinungen auf, die bei *Zystitis*, *Prostatitis* und *Prostatahyperplasie* therapeutisch ausgenützt werden. *Blasenreizung* bei jung verheirateten Frauen, wobei man sowohl an entzündliche wie psychische Ursachen denken kann, wird als Indikation genannt.

Ekzeme der Haut, trocken oder nässend, können mit Staphysagria angegangen werden. Am Auge geben habituell auftretende *Hordeola* eine bewährte Indikation ab.

436.4
Arzneimittelbild

Leitsymptome: Nervenzerrüttung mit großer Reizbarkeit, Ärgerlichkeit oder Hypochondrie.

Allgemeine Müdigkeit und Abgespanntheit mit Zittern, besonders morgens; Verlangen, sich niederzulegen, und Besserung durch Liegen.

Sexuelle Überreizung, ⊙ **die Gedanken sind immer mit sexuellen Dingen beschäftigt.**

⊙ **Abneigung gegen das andere Geschlecht.**

Große Empfindlichkeit der erkrankten Teile, besonders die Haut ist gereizt, brennend und juckend.

Gefühl von Stichen an verschiedenen Körperregionen.

⊙ **Globusgefühl in den erkrankten Körperteilen ist charakteristisch.**

Gefühl, als hinge der Magen schlaff herab, ⊙ **verlangt nach Stimulanzien wie Wein, Schnaps und Tabak.**

Neigung zu übelriechenden Schweißen.

⊙ **Folgen durch Operationen und Verletzungen** (Schmerzen, Darmatonie).

Verschlimmerung durch Ärger, Gram, Kummer oder Beleidigung, verletzte Eigenliebe und gekränkten Stolz und alle herabstimmenden Gemütsbewegungen.

Onanie <, gehäufte Pollutionen < und sexuelle Exzesse <. Koitus <. Tabak <. Nach dem Schlafen <. Ab 3 Uhr < und beim Aufstehen <. Kälte >. Liegen >. Gehen im Freien >.

Geist und Gemüt: Traurig und wie seelisch abgestorben, voller Kummer, kann an nichts Gefallen finden, ständige Furcht; kann sich der ängstlichen Gedanken nicht erwehren. Jedes Wort ärgert sie, will von niemand etwas wissen, von nichts hören und weint laut ohne Ursache. Besserung durch Gehen im Freien.

Sehr gereizt und launisch, zu Zorn geneigt, heftige Wutausbrüche, leicht beleidigt. Morgens beim Aufstehen hypochondrisch, verärgert und scheltend. Er ärgert sich über alles, auch was ihn nicht betrifft. **Verärgert und voller Angst**, er kennt sich selbst nicht mehr vor Verzweiflung und ist aufs Äußerste niedergedrückt. Traurig und düster, mürrisch und verschlossen; rasch wechselnde Stimmung.

- ⊙ **Bedürfnis nach peinlicher Ordnung.**
- ⊙ **Kinder verlangen einen Gegenstand und stoßen ihn dann wieder zurück.**
- ⊙ **Ist immer mit geschlechtlichen Dingen beschäftigt**, Hang zur Einsamkeit und Meiden des anderen Geschlechts. ⊙ **Teilnahmslos, gedrückt, trübsinnig nach Onanie.**

Unfähigkeit zu geistiger Arbeit und Abneigung dagegen, Gedächtnisschwäche und geistige Abspannung. **Kann die Worte nicht finden, die Gedanken schwinden beim Reden.**

Unruhige, ängstliche Träume. Tagsüber sehr schläfrig und nachts schlaflos. Schlaflosigkeit ab 3 Uhr. Früh beim Erwachen und nach dem Mittagsschlaf müde und matt, ohne alle Lebensfreude und Arbeitslust, dabei Rückenschmerzen. Häufiges Gähnen.

Träume von Mord, Kampf und Streit, von ängstlichen Situationen.

Affektivitätsstörung bei Kindern
Burnout-Syndrom nach Kummer, Ärger und Kränkung
Neurasthenie nach Säfteverlusten oder sexuellen Exzessen

Kopf: Haarausfall mit Schuppen auf dem Kopf.

Eczema capitis
Furunkel am Kopf, Auge und Ohr besonders

Kopfschmerz: Betäubendes Kopfweh in der Stirne, als läge eine Kugel dort, oder als ob das Gehirn locker wäre, vergeht beim Gähnen.

Augen: Erweiterung der Pupillen, Jucken der Augen; es bildet sich ständig Augenbutter. Trockenheit der Augen, es setzen sich trockene Krusten an. Lidränder entzündet, ebenso die Augenwinkel; **Gerstenkörner und Hagelkörner mit häufigen Rückfällen.**

Hordeolum
Chalazion
Dakryozystitis
Keratitis
Iritis
Uveitis

Ohren: Juckender Hautausschlag hinter und um die Ohren.

Nase: Fließschnupfen. Nase innerlich wund.

Gesicht: Hohläugiges und angegriffenes Aussehen. Äußerst tiefliegende Augen mit blauen Rändern, wie nach einer Ausschweifung. Auf den Lippen ein schorfiges Geschwür. Schmerzen im Gesicht, von kranken Zähnen ausgehend. Die Unterkieferdrüsen schmerzen wie geschwollen und gequetscht.

Neuralgie

Mund: Leicht blutendes Zahnfleisch. Lippen und Zahnfleisch entzündet und leicht blutend.

Zähne: Zähne schmerzen bei kalten Getränken und in freier Luft und Berührung, besonders während der Menses. Zähne werden locker. Die Zähne werden schwarz, sie muss sie täglich 2-mal putzen. **Die Zähne werden schwarz und bröckelig.** Rasch überhandnehmende Karies.

Karies
Odontalgie

Innerer Hals: Hals rau und wie wund beim Reden und Schlingen. Geschwulst der Tonsillen.

Magen: Große Müdigkeit und Schwäche nach dem Essen, hat das Bedürfnis, sich niederzulegen, fällt dann bald in Schlaf, erwacht dann verwirrt und mit schweren Gliedern. Alle Morgen Übelkeit zum Erbrechen. Schlucksen nach dem Essen. Nach Tabakrauchen Sodbrennen. Ungeheurer Heißhunger, selbst bei vollem Magen. **Gefühl, als hinge der Magen schlaff herab**, aber doch kein Appetit; Bedürfnis, den Magen zu halten. Ungeheurer Heißhunger, auch wenn der Magen voll Speisen war, und wenn er dann wieder aß, schmeckte es trotzdem. ⊙ **Verlangen nach Reizmitteln** wie Wein, Schnaps, Tabak. Übelkeit und Brechreiz. ⊙ **Erbrechen infolge Aufregung.**

Gastroparese

Abdomen: Es bildet sich eine ungeheure Menge übelriechender Blähungen. Blähungen versetzen sich. **Kolik** schneidend nach dem Essen, nach Ärger. **Verschlimmerung aller Bauchsymptome durch Gemütserregungen**.

Kolik affektiv
Hyperurikämie
Colitis mucosa
Enteritis
Obstipation atonisch
Ileus postoperativ, auch prophylaktisch

Rektum und Stuhl: Durchfälle mit Tenesmus nach Trinken von kaltem Wasser. Häufiger Drang zum Stuhl, es ging jedesmal sehr wenig und sehr hart ab, Tenesmus mit einem Schmerz im After, als ob er zerspringen wollte.

Blase: Sehr häufiges Harnen. Viel Drang zum Harnlassen und doch nur Abgang von einem Löffel voll in einem **dünnen Strahl**, bisweilen tropfenweise, nach dem Harnlassen. Gefühl, als sei die Blase nie leer. Der Harn geht in der Nacht mit Steifigkeit der Rute und zuletzt nur tropfenweise ab, mit Brennen am Blasenhals. Harnträufeln beim Husten.

Urethralsyndrom
Zystitis
Honeymoon-Zystitis

Prostata:

Prostatahyperplasie

Harnröhre: Brennen der Harnröhre beim Wasserlassen. ⊙ **Gefühl, als fließe ständig ein Tropfen Harn durch die Harnröhre.**

Geschlechtsorgane:

sexuelle Dysfunktion nach sexuell übertragbaren Erkrankungen

- weiblich: Die Menses, welche 1 Jahr ausgeblieben war, erscheint noch einmal. Weibliche Teile schmerzempfindlich und reizbar, Jucken und Kribbeln, besonders beim Sitzen. Bläschen an den Schamlippen. Rückenschmerzen. ⊙ **Senkungsgefühl.**

Leukorrhö nach Erregung
Pruritus vulvae
Dysmenorrhö
Kondylome
Bartholinitis

- männlich: Geschlechtstrieb erhöht, ⊙ **muss immer an geschlechtliche Dinge denken**, oder geschlechtliche Gleichgültigkeit. Gegen Ende des Beischlafs Engbrüstigkeit. ⊙ **Neigung zu Onanie wegen Juckreiz, Spermatorrhö und Pollutionen eine Reihe von Tagen hintereinander,** ⊙ **nachher große Schwäche**, Kreuzschmerzen und Verstimmung. Wollüstige Träume. Hoden schmerzhaft und empfindlich bei Berührung. Ziehen in den Samensträngen.

Pollutionen
Spermatorrhö
Hypersexualität
Neuralgie Funiculi spermatici

Husten und Expektoration: Heftiger Hustenreiz mit zähem, schwer löslichem Schleim, nach dem Essen, beim Niederlegen. Husten mit Wegspritzen des Harns.

Brust: Verlangsamung der Herztätigkeit, Puls langsam und schwach. Mit Herzklopfen aus dem Schlaf aufwachend.

Rücken: Rückenschmerz morgens vor dem Aufstehen.

Ischialgie bei Reizung der Geschlechtsorgane, nach Gonorrhö

Extremitäten: Schmerzen in den Gliedern, wie Neuralgien, mit größter Empfindlichkeit. Rheumatoide Schmerzen in den Muskeln und Gelenken, steif und zerschlagen mit Schwellung. **Besonders häufig werden stechende Schmerzen angegeben**. Wadenkrämpfe, die ihn aus dem Schlaf wecken.

Neuralgie
Neuritis
Erkrankungen des rheumatischen Formenkreises
Gicht

Schlaf: Aufwachend mit Herzklopfen.

Frost und Frösteln: Schauder mit Gänsehaut; oder Hitze besonders bei Nacht, mit **übelriechenden Nachtschweißen**. Er muss die Hände und Füße unbedeckt halten.

Schweiß: Schweiße, besonders nachts, übelriechend.

Haut: Große Empfindlichkeit der Haut, besonders bei Berührung. **Jucken und Kribbeln**, wie wenn Insekten laufen; Stiche wie von Flöhen; **auf Kratzen wechselt das Jucken die Stelle. Hautausschläge, Blüten und Blasen bildend, brennend und juckend, trocken oder nässend, übelriechend.** Juckendes Fressen am Hinterhaupt, allabendlich wiederkehrend.

Ekzem seborrhoisch
Exanthem
Furunkulose
Stichwunde glatt und deren Folgen
Krebsschmerz mit Ausstrahlung

Allgemein: Am Morgen im Bett ist sie sehr müde ohne Schläfrigkeit, alle Glieder fühlen sich wund, wie zerschlagen. Muss viel gähnen und sich strecken. Schwellung der Lymphdrüsen an verschiedenen Stellen.

Hypotonie

436.5
Dosierung

Man wird sich am besten an die D 6 und höhere Potenzen halten. Niedere Verdünnungen (D 3) können gewählt werden, wenn man eine örtliche Einwirkung ins Auge fasst (Hordeolum, Prostataleiden), während bei funktionell-psychischer Genese, die meist zugrunde liegt, die höheren zu bevorzugen sind.

436.6
Vergleichsmittel

- Ranunculaceae: Aconitum napellus, Actaea spicata, Adonis vernalis, Cimicifuga racemosa, Clematis erecta, Helleborus niger, Hydrastis canadensis, Paeonia officinalis, Pulsatilla pratensis, Ranunculus bulbosus, Ranunculus sceleratus.
- Hypersexualität: Agnus castus, Cannabis indica, Camphora, Cantharis vesicatoria, Hyoscyamus niger, Kalium bromatum, Moschus moschiferus, Nux vomica, Phosphorus, Platinum metallicum.
- Folgen von sexuellen Exzessen: Acidum phosphoricum, Agnus castus, China officinalis, Conium maculatum.
- Folgen von Ärger, Kummer, Sorgen: Acidum phosphoricum, Aconitum napellus, Anacardium orientale, Antimonium crudum, Chamomilla recutita, Ignatia amara, Magnesium-Arzneien.
- Gedächtnisschwäche, kann Worte und Ausdrücke nicht finden: Anacardium orientale, Barium carbonicum, Cannabis sativa, Conium maculatum, Lycopodium clavatum, Sepia succus, Strontium metallicum.
- Hordeolum, Chalazion: Calcium fluoricum, Conium maculatum, Hepar sulphuris, Kreosotum, Pulsatilla pratensis, Silicea terra.
- Gastroptose und Enteroptose: Calcium fluoratum, Sepia succus, Antimonium crudum, Ignatia amara, Sulphur lotum.
- Kondylome: Acidum nitricum, Thuja occidentalis.
- Morgens beim Aufstehen hypochondrisch, verärgert und scheltend: Nux vomica.
- Kinder verlangen einen Gegenstand und stoßen ihn dann wieder zurück: Chamomilla recutita.
- Koliken durch Ärger: Colocynthis.
- Zähne schwarz und bröckelig: Kreosotum.

436.7
Kasuistik

436.7.1 Enuresis

Es handelt sich um einen Jungen, geboren 1947. Es nässte nicht nur nachts ein, sondern auch tagsüber. Der Junge verlor auch bisweilen Stuhl, außerdem war er außerordentlich nervös. Er war ein mittelmäßiger Schüler, kam aber in der Schule mit.

Das Einnässen hatte sich nach einer Hernienoperation im Jahre 1952 noch bedeutend verschlimmert. Früher trat das Einnässen gelegentlich auf, jetzt regelmäßig. Es wurde genau nachgesehen, ob eine Phimose vorhanden war. Es wurde weiter röntgenologisch untersucht, ob eventuell eine Spina bifida zu finden war. Aber nichts war vorhanden. Es fiel mir bei der Untersuchung des Jungen auf, dass er, sowie er sich auszog, dauernd an seinen Genitalien spielte und dass er dabei immer wieder Erektionen bekam. Ich habe dem Jungen daraufhin Staphysagria gegeben, eben wegen dieser Beziehung zum sexuellen Reaktionsablauf cum grano salis. Ich sah das Einnässen unter dem Gesichtswinkel des Orgasmus beim noch unausgereiften Organismus eines Kindes. Auf das Staphysagria hin hat sich das Bettnässen völlig verloren. Staphysagria wurde hier in der 3. Dezimalpotenz 3-mal täglich mit 5 Tropfen verabreicht. Die Mutter, die ich auf das Onanieren, das ihr in dieser Form nicht aufgefallen war, aufmerksam machte, gab später an, es trotz großer Aufmerksamkeit nicht beobachtet zu haben. Man kann annehmen, dass es von dem Jungen aufgegeben worden war. Seine Situation war ja auch sonst verändert (nach Schwarzhaupt [6]).

436.8
Literatur

[1] Allen TF. Staphisagria. Encyclopedia of pure Materia Medica. Bd. 9. New York: Boericke & Tafel; 1874–1880: 147–167

[2] Clarke JH. Staphisagria. Dictionary of practical Materia Medica. Bd. 2.2. London: Homoeopathic Publishing Company; 1900–1902: 1252–1263

[3] Hahnemann S. Staphisagria. In: Lucae C, Wischner M, Hrsg. Gesamte Arzneimittellehre. Bd. 3. Stuttgart: Haug; 2007: 1814–1837

[4] Hughes R. Staphisagria. Cyclopaedia of Drug Pathogenesy. Bd. 4. London: Gould; 1886–1891: 131–132

[5] Kowzan E. Staphisagria. Materia Medica Revisa Homoeopathiae. Glees: Gypser; 2012

[6] Schwarzhaupt W. Wann bestimmen einzelne, eigenartige Symptome die Arzneimittelwahl und machen das Mittel zum Heilmittel (Organon §§ 152 ff.)? Deutsche Homöopathische Monatsschrift 1959; 10 (5): 209

437 Stellaria media – stel

lt.: Stellaria pubera, dt.: Vogelmiere, engl.: star chickweed

437.1 Substanz

Plantae – Caryaophyllaceae (Nelkengewächse) – **Stellaria pubera**

Es handelt sich um eine 1-jährige, 20 bis 40 cm hohe, krautige, rasenbildende Pflanze mit behaarten Stängeln, an welchen die eiförmig spitzen Laubblätter sitzen. Vom frühen Frühjahr bis zum späten Herbst zeigen sich lockere, trugdoldige Blütenstände mit weißen Blüten. Man findet sie ubiquitär.

Homöopathische Verwendung finden die frischen, oberirdischen Teile blühender Pflanzen.

437.2 Pharmakologie und Toxikologie

Die Pflanze ist reich an Vitamin C, Nitrat, Calcium, Magnesium und Phosphor.

437.3 Anwendung

Volksmedizinische Anwendung findet die Droge zur Wundbehandlung, bei Fieber, fieberhaften Hepatopathien, bei Hämorrhoiden, Erkrankungen des Blutes, Exanthemen, bei Tuberkulose, als Diuretikum bei Ödemen und Anasarka, gegen Krämpfe der Kinder.

Homöopathische Anwendung findet die Zubereitung bei Erkrankungen des rheumatischen Formenkreises und bei Hepatopathien (nach Kommission D).

Die homöopathische Verwendung geht auf eine Arzneimittelprüfung von F. Kopp zurück, welche dieser an seiner eigenen Person mit der Tinktur vorgenommen hat. Dabei ergaben sich hauptsächlich *rheumatische Schmerzen* in allen Gliedern, die bald nach dem Einnehmen auftraten, dabei ausgeprägtes Wundheitsgefühl bei Berührung. In zweiter Linie wurden Leberschmerzen bemerkt [3]. Die Ähnlichkeit mit Bryonia alba fällt in die Augen.

437.4 Arzneimittelbild

Kopfschmerz: Neuralgie.

Gesicht: Neuralgie.

Mund: Hitze und Trockenheit im Mund, Taubheitsgefühl am Zahnfleisch des Unterkiefers und der Zunge.

Innerer Hals: Taubheit und Trockenheit im Hals, darauf scharfe Stiche in der linken Tonsille. Leichte Übelkeit mit häufigem Aufstoßen.

Magen: Magen und Gedärme wund bei Berührung.

Abdomen: Wandernde Schmerzen um den Nabel, die sich zwischen Nabel und Leber festsetzen. Brennen in der Leber, Wundheit, Gefühl der Leber, wie zu groß.

Rektum und Stuhl: Stühle durchfällig, dunkelbraun.

Husten und Expektoration: Kurzer Husten von Kitzel in der oberen Brust, schlimmer bei tiefem Atemholen. Ausräuspern von zähem, salzigem Schleim.

Brust: Gefühl von Zusammenschnüren auf der Brust.

Rücken: Rheumatische, neuralgische Schmerzen.

Extremitäten: Schmerzen von rheumatischem beziehungsweise neuralgischem Charakter im Kopf, im Gesicht, im Rücken, in den Lenden, in den

Armen und Beinen, mit **Verschlimmerung durch Bewegung und mit wundem Gefühl** bei Berührung. ☉ **Hin- und Herziehen und plötzliches Eintreten der Schmerzen** scheint charakteristisch zu sein. Gefühl in den Schenkeln wie nach Überanstrengung. Plötzlicher Eintritt der Schmerzen. ☉ **Besserung nach Baden in der See oder in Süßwasser** (Voisin).

Erkrankungen des rheumatischen Formenkreises akut und chronisch

437.5
Dosierung

Kopp, der damit die ersten Erfolge veröffentlicht hat, verwendete die D 2, 1 bis 2 Tropfen alle 2, 3 oder 4 Stunden, je nach der Heftigkeit des Falles.

437.6
Vergleichsmittel

Bryonia alba.

437.7
Literatur

[1] Anshutz EP. Stellaria media. New, old and forgotten remedies. papers by many writers. 2. Aufl. Philadelphia: Boericke & Tafel; 1917: 534–536

[2] Clarke JH. Stellaria media. Dictionary of practical Materia Medica. Bd. 2.2. London: Homoeopathic Publishing Company; 1900–1902: 1263–1265

[3] Kopp F. Stellaria media – a proving. Homoeopathic World 1898; 28 (Dec): 560–562

438 Sticta pulmonaria – stict

lt.: Lobaria pulmonaria, dt.: Lungenmoos, Lungenflechte, engl.: lungwort

438.1 Substanz

Fungi – Lobariaceae – Lobaria pulmonaria

Es handelt sich um eine Flechte, das sind symbiotische Lebensformen zwischen einem Mykobionten, einem Pilz, und einem Phytobionten, in diesem Falle eine Grünalge. Namens- und formgebend ist der Pilz. Gemeinsam bilden sie eine Einheit, indem der Pilz für Wasser und Nährstoffe sorgt und die Grünalge für Assimilate. Sie gehört zu den Blattflechten und bildet tiefbuchtige, große, grüne Lappen aus. Man findet sie an Bäumen, häufig Buchen. Aufgrund ihrer besonderen Sensitivität für Luftverschmutzung, besonders für Schwefeldioxid, SO_2, fungiert sie als Bioindikator. Man findet die Pflanze in Europa, vor allem im ozeanischen Bereich und in den Gebirgen über 900 Höhenmetern.

Homöopathische Verwendung findet der getrocknete ganze Thallus.

438.2 Pharmakologie und Toxikologie

Inhaltsstoffe sind Polyhydroxycarbonsäuren, welche als gute Chelatbildner die Nährstoffaufnahme auch unter ungünstigsten Bedingungen ermöglichen.

438.3 Anwendung

Homöopathische Anwendung findet die Zubereitung bei akuten Entzündungen der Atemwege (nach Kommission D).

Sticta pulmonaria besitzt eine starke Beziehung zu Atmungsorganen und ist ein sehr geschätztes Mittel bei trockenem *Reizhusten*, besonders wenn dieser bei infektanfälligen Patienten mit einem Schnupfen einsetzt und dann in die Bronchien herabsteigt. Nach Stiegele kann diese konstitutionelle Neigung mit Sticta pulmonaria beseitigt werden. Verschlimmerung des Hustens abends und nachts, muss aufsitzen, kann nicht niederliegen. In geringem Maße werden die *rheumatischen Symptome* therapeutisch ausgewertet.

438.4 Arzneimittelprüfung

Sticta pulmonaria wurde von Hale in die Homöopathie eingeführt und von Burdock, Luks und Lilienthal geprüft. Hering hat wertvolle klinische Symptome beigetragen. Eine weitere Prüfung stammt von Dewey [3] und ist auch bei Clarke [2] mitverwertet, während die Angaben der Ersteren sich bei Allen und Hughes finden.

438.5 Arzneimittelbild

Geist und Gemüt: Gefühl, als ob die Beine in der Luft schwebten, oder sie fühlt sich leicht wie schwebend, als ob sie nicht mehr im Bett läge.

Kopfschmerz: Kopfweh, große Schmerzen in Kopf und Gesicht, Kopf wie schwimmend, heftiger Schmerz über der Nasenwurzel.

Nase: ⊙ Verlust des Geruchs. ⊙ **Wässriger Schnupfen mit viel Niesen und verstopfter Nase, oder trockene Schleimhäute mit harten und schorfbildenden Absonderungen**, die fortwährend zum Schnauben reizen, Absonderung bessert. Dickgelbe Absonderung an der Nase, **Kopfweh dumpf und heftiger Schmerz über der Nasenwurzel**.

Jede Erkältung zieht sich von der Nase hinab in den Rachen und die Luftröhre und endigt in mehr oder weniger langem Husten.

Rhinitis borkenbildend
Sinusitis frontalis
Pollinosis

Gesicht: Heftiger Schmerz und schwerer Druck in der Stirne und an der Nasenwurzel, ⊙ **sowohl zu Anfang eines Infektes wie als Überbleibsel eines solchen.**

Innerer Hals: ⊙ **Gaumen wie Leder, Schlucken schmerzhaft wegen Trockenheit. Sprache und Stimme.**

Dysphonie chronisch mit Trockenheit

Husten und Expektoration: ⊙ **Trockener, erfolgloser Reizhusten bis zur Erschöpfung, schlimmer durch Einatmen und Flachliegen,** ⊙ **dabei Schmerz unter dem Brustbein bis zur Wirbelsäule durch.** ⊙ **Auch lockerer, krampfartiger Husten bei andauerndem Reiz.** Verschlimmerung des Hustens abends und nachts, kann nicht liegen bleiben, muss aufsitzen oder herumgehen.

Infekt grippal mit Husten
Infekt rezidivierend
Bronchitis prolongiert
Lungentuberkulose

Extremitäten: Rheumatische Schmerzen in den Schultern sowie in allen Gliedern und Gelenken. ⊙ **Das entzündete Gelenk zeigt Rubor.** Die Venen an Händen und Beinen sind gestaut.

Schlaf: ⊙ **Schlaflosigkeit, als Begleiterscheinung der infektiösen Symptome.**

Haut:

Masern

438.6
Dosierung

D 1 bis D 3, auch ∅.

438.7
Vergleichsmittel

- Husten: Rumex crispus, Hedera helix, Spongia tosta.
- Sinusitis: Luffa operculata, Iodum purum, Cinnabaris.

438.8
Literatur

[1] Allen TF. Sticta pulmonaria. Encyclopedia of pure Materia Medica. Bd. 9. New York: Boericke & Tafel; 1874–1880: 167–169

[2] Clarke JH. Sticta pulmonaria. Dictionary of practical Materia Medica. Bd. 2.2. London: Homoeopathic Publishing Company; 1900–1902: 1265–1269

[3] Dewey. Sticta pulmonaria. Allgemeine Homöopathische Zeitung 1901; 142 (17–18): 137–138

[4] Hughes R. Sticta. Cyclopaedia of Drug Pathogenesy. Bd. 4. London: Gould; 1886–1891: 132–133

439 Stigmata maydis – stigm

lt.: Zea mays, dt.: Maiskolben, engl.: cornsilk

439.1 Substanz

Plantae – Poaceae (gleich Graminaceae, Süßgrasgewächse) – **Zea mays**

Es handelt sich um die während der Blütezeit aus den Blattscheiden von Zea maydis treibenden fadenförmigen, zweispaltigen Narben. Ursprünglich in Mittelamerika beheimatet, wird er heute weltweit kultiviert.

Homöopathische Verwendung findet der frische Maisbart.

439.2 Pharmakologie und Toxikologie

Als Inhaltsstoffe finden sich 5 % fettes Öl, 2¼ bis 3 % Saponine, ätherisches Öl, und Kaliumsalze.

439.3 Anwendung

Homöopathische Anwendung findet die Zubereitung bei Entzündungen der Harnwege, bei Nephrolithiasis, bei Ödemen und bei trockenem Ekzem (nach Kommission D).

Stigmata maydis findet Verwendung nach Clarke [2]:

1. Bei **Reizzuständen der Harnwege**, des Ureters, der Blase und der Harnröhre. Bei akuter und *chronischer* **Zystitis** und **Pyelitis** mit Eiter, Blut und Schleim. Bei *akuter Zystitis* und bei gonorrhoischer Zystitis werde eine beachtliche Vermehrung der Diurese, aber auch eine Zunahme der Schmerzen beobachtet, es wird daher vom Gebrauch abgeraten (nach Dr. Dufan in Anschütz [1]).
2. Bei **Nephrolithiasis** mit Ausscheidung von harnsauren und phosphorsauren Steinen, rotem Sand und Blut;
3. Als kraftvolles **Diuretikum bei *Kardiopathien***; nach den vorgenommenen Untersuchungen verlangsamt und kräftigt es die Herztätigkeit und reguliert den Rhythmus. Die diuretische Wirkung offenbart sich zuerst. Bei *Herzinsuffizienz* mit *Ödemen* ist die Wirkung besonders kräftig und auffallend. Mit der Beseitigung der *Ödeme* steigt die arterielle Spannung an und der Venendruck vermindert sich.
4. Durch Seel ist die hergebrachte Verwendung als **Antidiabetikum** auf experimentelle Grundlagen gestellt. Bei 2 mittelschweren Fällen von *Diabetes mellitus* konnte der Blutzucker ohne Insulin und ohne Diät von 180 bis 200 mg % bei 8- bis 14-tägiger Kontrolle auf 120 bis 140 mg % gesenkt werden [3].

439.4 Dosierung

Die Dosierung bewegt sich zwischen 20 Tropfen und 1 Teelöffel voll der Tinktur etwa alle 4 Stunden.

439.5 Vergleichsmittel

Poaceae: Avena sativa, Lolium temulentum.

439.6 Literatur

[1] Anshutz EP. Stigmata maidis. a tincture of the Fresh Corn Silk. New, old and forgotten remedies. 2. Aufl. Philadelphia: Boericke & Tafel; 1917: 536–538

[2] Clarke JH. Stigmata maidis = Zea. Dictionary of practical Materia Medica. Bd. 2.2. London: Homoeopathic Publishing Company; 1900–1902: 1582–1583

[3] Seel H. Über den Einfluß von Extrakten aus Maisnarben (Stigmata maydis) auf den Blutzucker. Zugleich ein Beitrag zur Frage der Glukokininwirkung. Hippokrates 1948; 19 (12): 421–426

440 Stillingia silvatica – still

lt.: Stillingia silvatica, dt.: Kiefernheide, engl.: queen's delight

440.1 Substanz

Plantae – Euphorbiaceae (Wolfsmilchgewächse) **– Stillingia silvatica**

Es handelt sich um einen perennierenden, monözischen[507], bis 1 m hohen Halbstrauch mit kräftigem Rhizom. An seinen Trieben sitzen elliptischlanzettliche Laubblätter. Von März bis Juni zeigen sich spiralig in der Blütenstandachse achselständig unten weibliche, nach oben hin männliche, gelbe Blüten. Heimisch ist die Pflanze in den trockenen Wäldern Nordamerikas.

Homöopathische Verwendung findet die getrocknete, im Frühjahr oder Spätherbst gesammelte Wurzel. Die Arznei wurde von Hale in die Homöopathie eingeführt.

440.2 Pharmakologie und Toxikologie

Es enthält das Alkaloid Stillingin sowie ätherisches Öl, fettes Öl und anderes.

440.3 Anwendung

Die Droge fand in den südlichen Staaten der USA Anwendung als ein Volksmittel gegen Syphilis.

Homöopathische Anwendung findet die Zubereitung bei Knochen- und Knochenhautschmerzen; Adenopathien und Dysphonie (nach Kommission D).

Nachdem eine Prüfung mit der Tinktur und durch Kauen der Wurzel beziehungsweise der Rinde angestellt worden war, wurde die Pflanze von Hale in die Homöopathie eingeführt. Es hat sich bei der Arzneimittelprüfung eine Reizung der Schleimhäute, der Atmungs- und Verdauungsorgane, desgleichen der Harnwege ergeben. Beim klinischen Gebrauch soll Stillingia silvatica sich bei den Erscheinungen der sekundären und tertiären *Syphilis*, wie *Dermatosen*, *Ulzera* und *Periostitis* bewährt haben. Ferner wurde Stillingia silvatica bei *Laryngitis*, *Bronchitis*, *Leukorrhö* und *Gonorrhö* verwendet. Bemerkenswert ist die klinische Verwendung bei **Periostitis** und **Ostitis**, syphilitischer oder anderer Genese.

440.4 Arzneimittelbild

Geist und Gemüt: Niedergedrückte Stimmung. Stumpfer und stupider Verstand.

Kopfschmerz: Schmerzen in den vorderen Teilen des Kopfes und auf dem Scheitel. Schmerz, wie wenn ein Strom von der Mitte des Scheitels zum Hinterkopf zöge.

Nase: Schnupfen zuerst wässrig, dann schleimig.

Mund: Gelblich weiß oder weiß belegte Zunge.

Zähne: Anfälle von neuralgischem Zahnschmerz.

Innerer Hals: Trockenheit, Wundheit, Brennen und Zusammenschnüren im Hals. Schmerzen beim Schlucken.

Magen: Sodbrennen von 15 Uhr bis zum Bettgehen. Brennen im Magen und im Gedärm.

Hepatopathie mit Ikterus

Rektum und Stuhl: Durchfall mit reichlichen, explosiven Blähungen. Stuhl träg, mit Schmerz im Anus wie zerrissen.

---

[507] Einhäusig getrenntgeschlechtlich. Individuum besitzt sowohl weibliche als auch männliche Blüten.

Niere: Dumpfer Schmerz in der Nierengegend. Die Schmerzen in der Harnröhre waren so heftig, dass er nicht mehr atmen konnte.

Harnröhre: Heftiges Brennen mit Schmerzen längs des ganzen Verlaufs der Harnröhre, schlimmer beim Harnlassen.

> *Urethritis*

Urin: Weißes oder braunrotes Sediment im Harn.

Larynx und Trachea: Zusammenschnüren im Kehlkopf mit Stechen und Brennen im Hals. ⊙ Chronische Heiserkeit durch Überanstrengung (auch syphilitisch?). ⊙ Schlimmer bei feuchtem Wetter.

> *Laryngitis*

Husten und Expektoration: Trockener, krampfartiger Husten infolge Kitzels in der Luftröhre. Tiefer, lockerer Husten.

> *Bronchitis*

Extremitäten: Große Schwäche der Glieder mit Wundheitsgefühl, mag sich nicht rühren. Schmerzen in den Gelenken. Scharfe, schießende Schmerzen von der Mitte des Oberarms bis zu den Fingern.

> *Exostose*
> *Periostitis*

Haut: Ausbruch von Bläschen am Ohr. Jucken der Haut, wenn sie der Luft ausgesetzt wird.

Allgemein: Puls beschleunigt, schwach und unregelmäßig.

> *Adenopathie*

440.5
Dosierung

Tinktur bis D 2.

440.6
Vergleichsmittel

- Euphorbiaceae: Acalypha indica, Croton tiglium, Euphorbia resinifera, Hura brasiliensis, Mancinella hippomane.
- Knochen- und Periostschmerzen: Angustura vera, Asa foetida, Aurum metallicum, Calcium fluoratum, Calcium phosphoricum, Kalium iodatum, Mercurius solubilis Hahnemanni, Mezereum, Phytolacca decandra, Stillingia silvatica, Syphilinum.

440.7
Literatur

[1] Allen TF. Stillingia sylvatica. Encyclopedia of pure Materia Medica. Bd. 9. New York: Boericke & Tafel; 1874–1880: 169–175

[2] Clarke JH. Stillingia sylvatica. Dictionary of practical Materia Medica. Bd. 2.2. London: Homoeopathic Publishing Company; 1900–1902: 1269–1272

[3] Hughes R. Stilingia. Cyclopaedia of Drug Pathogenesy. Bd. 4. London: Gould; 1886–1891: 133–135, 710–711

441 Stramonium – stram

lt.: Datura stramonium, dt.: Stechapfel, Engelstrompete, engl.: thorn apple

441.1
Substanz

Plantae – Solanaceae (Nachtschattengewächse) – **Datura stramonium**

Es handelt sich um eine 1-jährige, ca. 1 m hohe, krautige Pflanze, aus deren weißem Wurzelstock aufrechte, gabelspaltige Triebe wachsen. An ihnen sitzen gestielte, einförmige, buchtig gezähnte Laubblätter. Von Juni bis September zeigen sich blattachselständige, fünfkantige, weiße, trompetenförmige Blüten. Aus ihnen entwickeln sich die stacheligen Kapselfrüchte mit den schwarzen Samen.

Homöopathische Verwendung finden die frischen, oberirdischen Teile blühender Pflanzen.

441.2
Pharmakologie und Toxikologie

Hauptinhaltsstoffe sind die für die Solanaceae typischen Alkaloide, hier vor allem das (−)-Hyoscyamin und das Scopolamin sowie wenig Atropin, 3α-Tropanol, Withanolide. (−)-Hyoscyamin hat die gleiche zentrale Wirkung wie Atropin, wirkt jedoch doppelt so stark auf das periphere Nervensystem. Bei den Withanoliden handelt es sich um pflanzliche C 28-Steroide, die sich vom Ergostan ableiten. Sie haben antitumorale Wirkung.

441.3
Anwendung

Stramonium wurde erst gegen Ende des 16. Jahrhunderts in Europa bekannt und erst im 17. Jahrhundert verwildert angetroffen, sodass die alten Kräuterbücher sehr wenig oder gar nichts über das „Tollkraut" berichteten. Im östlichen Europa und dem westlichen Asien wurde es wegen seiner narkotischen Eigenschaften im Gebrauch gegen Zahnschmerzen und zu Betäubungen verwandt. Neben seiner geistesverwirrenden Wirkung war es als Aphrodisiakum geschätzt.

Homöopathische Anwendung findet die Zubereitung bei hochfieberhaften Infekten, Krampfzuständen, Psychosen und Entzündung der Augen (nach Kommission D).

Im Vergleich zu Belladonna finden wir bei Stramonium eine weniger fieberhafte Erregung des Gefäßsystems und eine weniger starke Kongestion zum Kopf. Es findet daher bei hohem *Fieber* weniger häufig Anwendung, sondern ist bei milderem *Fieber* eher geeignet.

Die Symptomatik von Stramonium zeigt einen deutlichen Bezug zu zentralnervösen Symptomen. Es kommt zu Exaltation mit *Wahnvorstellungen* und *Delirien,* die durch ihre Heftigkeit auffallen. Man beobachtet eine Neigung zu Gewalttätigkeiten gegen andere mit Schlägen, Beißen, Beschimpfen, Schreien und Gestikulieren. Die Aggressivität kann sich selbst bis zu Mordlust steigern, auch Mord an sich selbst. Allerdings ist diese Beobachtung Greding entnommen, der sie bei der Anwendung bei Kranken gefunden hat.

Es zeigen sich allerlei phantastische Ideen, besonders charakteristisch sind schreckhafte Vorstellungen von Hunden, Katzen, wilden Tieren, auch von Gespenstern, die furchtbare Angst einflößen. Streit und Zanksucht treten auf, Versuch, aus dem Bett oder Zimmer zu entfliehen. Der Patient ist hingerissen zum Tanzen, Singen, Gelächter, Wüten. Obszöne Reden und schamlose Schaustellungen kommen vor. Schließlich melden sich *Konvulsionen* und *Krämpfe* an allen Gliedern.

Angst spielt eine hervorstechende Rolle: Angst vor dem Alleinsein im Dunkeln. Das Bedürfnis nach Licht und Gesellschaft ist ein beherrschender Zug.

Die Gegenphase, die *Depression*, lässt sich bei dem größtenteils aus Vergiftungen und Überdosierung aufgebauten Arzneimittelbild ebenfalls klar erkennen. Es kommt zu Denkhemmung, Aufhebung der Konzentrationsfähigkeit, Traurigkeit, Benommenheit, Aufhebung der Sensibilität, *Sopor, Stupor, Koma,* in den früheren Stadien Verlust der Aufnahmefähigkeit und Gedächtnisschwäche.

Die Motorik ist gestört. Es zeigen sich Zucken, *Tremor*, Konvulsionen, Spasmen, *choreatische Bewegungen*, auffallende Leichtigkeit der Bewegungen, andererseits Störung der Koordination mit Unsicherheit des Ganges, Schwanken beim Gehen, besonders in der Nacht, mangelhafte Artikulation beim Sprechen, *Stottern*, schließlich auch *Lähmung. Harn und Stuhlinkontinenz.*

Licht- und Geräuschreize erregen den Patienten übermäßig und rufen *Konvulsionen* hervor. Krämpfe können durch einen grellen Lichtreiz, einen spiegelnden oder glänzenden Gegenstand ausgelöst werden. Die Schlundmuskulatur befindet sich in einem solchen Hypertonus, dass Schlucken kaum möglich ist und schon der Versuch zu schlucken, einen Krampf im Hals, ja allgemeine Konvulsionen erzeugen kann.

Bei Hyoscyamus niger sind die *Delirien* von geringerer Erregtheit, obwohl der Inhalt derselben weithin mit denen von Stramonium verwandt ist. Jedoch treten Misstrauen und Eifersucht bei Hyoscyamus niger stärker hervor. Ebenfalls sind die Fiebererscheinungen bei Hyoscyamus niger noch weiter verringert. Es findet bei Kranken ohne *Fieber* oder solchen mit auszehrenden *Fiebern* Anwendung.

Hahnemann hat beobachtet, dass der Stechapfel in seiner Erstwirkung keine eigentlichen Schmerzen hervorruft und dass diese erst in der Nachwirkung als Reaktion auf die „gefühltötende" Einwirkung als „krankhaft erhöhte Empfindlichkeit (Schmerz)" hervorgebracht werden. „Ebenso erzeugt dieses Kraut in seiner Erstwirkung Leichtbeweglichkeit der dem Willen unterworfenen Muskeln und Unterdrückung aller Absonderungen und Ausleerungen, wovon in der Nachwirkung das Gegenteil entsteht, nämlich Lähmung der Muskeln und übermäßige Ab- und Aussonderungen. Heilend hingegen beruhigt er in angemessener Gabe einige krampfhafte Muskelbewegungen und stellt gehemmte Ausleerungen wieder her in mehreren Fällen, wo Schmerzlosigkeit vorwaltet."

Da Hahnemann der Ansicht war, dass die Nachwirkung nicht mehr ein Effekt des Prüfstoffes, sondern nur die übers Ziel hinausschießende Wiederherstellung des ursprünglichen Zustandes sei, also nichts mehr für den Prüfstoff Spezifisches enthalte, so war seine Beschränkung auf die Erstwirkung im therapeutischen Bezug nur folgerichtig.

Doch weicht unsere Ansicht heute hier von der Hahnemanns ab, indem wir auch in der Nachwirkung eine unmittelbare und spezifische Folge des Prüfstoffes sehen und auch diese als Grundlage für die Ähnlichkeitsbeziehung nehmen. Es ist also durchaus denkbar, einen Speichelfluss oder Durchfall, welche Hahnemann als Nachwirkung ansieht, oder einen lähmungsartigen Zustand, ja selbst beträchtliche Schmerzhaftigkeit mit Stramonium therapeutisch anzugehen. Wir haben die Nachwirkung als sekundäre Phase der Wirkungskurve zu betrachten gelernt.

Madaus [7] führt an, dass nach Reko in Mexiko eine ganze Reihe von Datura-Arten, darunter auch Datura stramonium, als Teeaufguss oder in Zigaretten verwendet werden. Als Höchstdosis wird von den einheimischen Bauern die Menge von 4 ausgereiften Blättern in Teeaufguss oder 1 g der Blätter als Zusatz zu einer Zigarette (höchstens 3 Zigaretten täglich) angegeben. Die Wirkung besteht in einem starken Gleichgültigkeitsgefühl gegen die äußere Umgebung und in der Hauptsache aus einem tiefen Schlafe mit erotischen Träumen. Auch stellt sich vorübergehende *Geistesverwirrung* ein, die sich in allerlei kindischnärrischen Einfällen, niemals aber in Gewalttätigkeit äußert. Ein starker Katzenjammer, allgemeine Schwäche, Zittern der Finger und unerträgliches *Asthma bronchiale* sind häufige Begleiterscheinungen dieses Rauschmittels [7]. Aus diesen Angaben zu schließen, ist der Gebrauch des Stechapfels gegen *Asthma bronchiale* als ein Simile, wenigstens in oberflächlichem Sinne, zu betrachten. Andererseits muss man bei der notwendig starken Dosierung eine nachfolgende Verschärfung des Zustandes durch dieses Milderungsmittel erwarten.

441.4
Arzneimittelprüfung

Auch die Symptome in Hahnemanns „Reiner Arzneimittellehre" stammen zum größeren Teil aus toxikologischen Beobachtungen.

Die von Greding und von Störck gelieferten Symptome, welche Hahnemann auch in sein Symptomenregister aufgenommen hat, wurden an Patienten beobachtet und können nur mit Zurückhaltung verwertet werden.

441 – Stramonium – stram

441.5
Arzneimittelbild

Leitsymptome: Kongestionen zu Kopf und Gehirn, dabei Gesicht erhitzt, gedunsen, hellrot.

Erregungszustände höchsten Grades mit wilden Delirien und Verwirrungszuständen, mit Toben, großer Schreckhaftigkeit und Angstzuständen.

Halluzinationen besonders des Gesichts und Gehörs.

Ununterbrochene Geschwätzigkeit, lacht, singt, schreit oder ⊙ **betet unaufhörlich**. Krampfzustände, die beim Anblick von glänzenden Gegenständen, bei grellem Licht, beim Sehen von Flüssigkeiten ausbrechen oder sich verschlimmern.

Rhythmische oder krampfartige, unwillkürliche Bewegungen. Choreatische Bewegungen und Koordinationsstörungen des Bewegungsablaufs (Schwanken beim Gehen, Stottern beim Sprechen): Tremor, Lähmungszustände.

Will immer Licht haben wegen angstvoller Phantasien; jedoch Verschlimmerung durch grelles Licht.

Will nicht allein sein, verlangt nach Gesellschaft.

Auffallendes Fehlen von Schmerzen, trotz der Heftigkeit der Symptome. Der Versuch zu schlucken ruft Schlundkrämpfe hervor; Angst vor dem Schlucken von Flüssigkeiten. Verschlimmerung durch Schlaf und durch Kälte.

⊙ **Verschlimmerung durch unterdrückte Sekretionen (Menses, Lochien, Exantheme, Schweiß).**

Geist und Gemüt: Lebhafte Phantasien und Delirien: wunderliche Phantasiebilder; delirierende **Geschwätzigkeit**; anfallsweise schwatzt er ununterbrochen, oder wütet, oder bricht in lautes Gelächter aus; er delirierte und war ohne Gedächtnis und Besinnung; er kommt sich sehr groß vor, die Gegenstände umher aber erscheinen ihm zu klein; er spricht mit abwesenden Personen, als ob die gegenwärtig wären, und redet leblose Gegenstände mit Namen solcher Personen an (zum Beispiel Schachfiguren); er träumt mit offenen Augen, fängt unsinnige Dinge an zu schwatzen; er tanzt nachts auf dem Kirchhof; wahnsinnig tanzt er, gestikuliert, schlägt ein Gelächter auf und singt; er singt und führt unzüchtige Reden; bei starren Augen und ganz erweiterten Pupillen sah er nichts, erkannte niemand von seinen Angehörigen, fuhr mit den Händen immer herum, als ob er etwas greifen wollte; anhaltend starke Zanksucht; er schlägt mit schrecklichem Geschrei die Umstehenden und wütet; sie beißt einen Umstehenden in die Hand; wütendes Delirium; nicht zu bändigende Wut; sie **kann nur mit Gewalt im Bett gehalten werden**.

Wut, Menschen zu morden; Wut, sich selbst zu morden; unsinnige Vorstellung, als werde er geschlachtet, gebraten und gefressen werden; sie schreit zuweilen über Katzen, Hunde und Kaninchen, die sich ihr näherten; **Schreckdelirien**, als wenn ihn ein Hund anfiele; schreckvolle Phantasiebilder: **er glaubt, Gespenster zu sehen**[508]. Schreckhafte Traumbilder, selbst mit offenen Augen, von großen Hunden, Katzen und anderen schrecklichen Tieren, und vor welchen er mit Zeichen des Schrecks auf die Seite springt. Er glaubt zu sterben und den Abend nicht zu erleben und macht Anordnungen zu seinem Begräbnis. Er hat mehr Traumgestalten zur Seite als vor sich, die ihm alle Grausen erregen. Glaubt, seine Glieder seien abgetrennt oder doppelt, oder zu groß.

⊙ **Fixe Idee, vom Teufel besessen zu sein und eine unverzeihliche Sünde begangen zu haben und verdammt zu sein.**

Erwacht aus dem Schlaf mit Schreien; angstvolle Träume.

Unlust zu geistiger Arbeit. **Unfähigkeit, die Aufmerksamkeit auf einen bestimmten Gegenstand zu richten**; jeder Versuch, sich zu überwinden, ist gefolgt von Verwirrtheit und Kopfschmerz. Kann nicht aufnehmen, was zu ihr gesprochen wird. **Gedächtnisschwäche**; kann sich nicht erinnern, was er in den letzten 5 Minuten gesagt und getan hat.

Außerordentliche Geschwätzigkeit.

Affektivitätsstörung
Psychose manische schizoide
Halluzinationen
Manie puerperal
Delirium tremens

Schwindel: Beim Gehen, schwankt beim Gehen, unsicherer Gang. Schwindel im Dunkeln.

---

[508] Beobachtungen Gredings an geisteskranken, mit Stramonium behandelten Patienten.

Kopf: Hebt den Kopf und lässt ihn fallen. Kopfrollen. Kopf und Wirbelsäule nach hinten gebeugt. Blutwallungen zum Kopf mit Schweißausbruch.

Hirnreizung infektiös mit psychischer und motorischer Unruhe

Kopfschmerz: Heftige Kopfschmerzen mit Pulsieren.

Augen: Glänzend, gerötet, wie wild und vorgetrieben. Pupillen erweitert oder verengt. Vorübergehende Blindheit, Gesichtsverdunkelung, Trübsichtigkeit. Weitsichtigkeit, er konnte nur sehr entfernte Schrift lesen. Doppeltsehen. Alle Gegenstände erscheinen schief. Die Gegenstände zeigen sich vielfach und von verschiedenen Farben. Feurige Erscheinungen vor den Augen.

Nase: Trocken und verstopft.

Gesicht: Erhitzt, helle Rötung, umschriebene Flecken im Gesicht. Fliegende Hitze. Hitze des Kopfes und funkelnde Augen. Ausdruck wilder Angst. Krampfartige Bewegungen mit Verzerrung des Gesichts. Risus sardonicus.

Mund: Röte und **große Trockenheit in Mund und Rachen**, oder heftiger Speichelfluss. Lähmung der Zunge mit Sprachstörungen.

Innerer Hals: Der Schlund ist wie zugeschnürt, kann kaum schlucken. Der Versuch zu schlucken ruft Schlundkrämpfe hervor; daher Abneigung gegen Flüssigkeiten. Krämpfe beim Anblick von Wasser.

Magen: Übelkeit und Erbrechen.

Abdomen: Auftreibung des Leibes. Kollern und Gurren im Leib. Koliken im Bauch.

Rektum und Stuhl: Verstopfung mit vergeblichem Drang. Durchfall. Durchfall mit vermehrter Esslust.

Blase: Absonderung unterdrückt. Häufiger Harndrang. Er muss 1 Minute warten, bis der Harn tropfenweise fließt. Unwillkürlicher Harnabgang.

Geschlechtsorgane: Starke Erregung des Geschlechtstriebs bei beiden Geschlechtern, unanständig in Reden, bei Frauen schlimmer vor der Menses.
- weiblich: Menses stark, dunkel, klumpig, übler, geiler Geruch des Körpers während der Menses, dabei die typischen Veränderungen des Geistes und Gemüts (zum Beispiel allzu große Geschwätzigkeit).

Dysmenorrhö
Menorrhagie
Nymphomanie

Larynx und Trachea:

Laryngitis

Sprache und Stimme: Sprachstörungen, Sprache lallend. Kann nur mit Schwierigkeit artikulieren. Stimme heiser und krächzend oder quakend und tonlos, unverständlich und ohne Artikulation. Kann kein verständliches Wort hervorbringen.

Stottern
Sprachstörung

Atmung:

Asthma bronchiale

Husten und Expektoration: Krampfartiger Husten, besonders nach Trinken von kaltem Wasser.

Pertussis
Bronchitis spastisch

Extremitäten: Rhythmische und unwillkürliche Bewegungen der Arme und Beine, krampfartige, auch choreatische Bewegungen, Krämpfe am ganzen Körper oder an einzelnen Teilen, schlimmer bei Berührung, beim Sehen glänzender Gegenstände, wie eines Spiegels oder Lichtes, oder bei Sehen von Wasser. Ungewöhnliche Leichtigkeit und Schnelligkeit aller Bewegungen. Zittern der Glieder, Zucken der Sehnen und Muskeln.

Völliger Verlust aller willkürlichen Bewegungen. Unfähigkeit, koordinierte Bewegungen auszuführen. Steifheit aller Glieder.

Taumeln im Dunkeln. Heftiger Schmerz in der Hüfte.

> *Chorea*
> *Neuralgie*

Schlaf: Langanhaltender, tiefer Schlaf mit Schnarchen. Tagesschläfrigkeit.

Frost und Frösteln: Schüttelfrost durch den ganzen Körper mit einzelnem Zucken teils des ganzen Körpers, teils einzelner Glieder.

Fieber:

> *Fieber auszehrend bei Masern und Scharlach (Urin unterdrückt, Exanthem kommt nicht heraus, Delirien)*

Schweiß: Große Hitze und Schweiße. ⊙ **Schweiße ohne Erleichterung.**

Haut: Schwellung der Haut mit Rötung, wie bei Scharlach oder Wundrose, Jucken der Haut.

Allgemein:

> *Epilepsie*

441.6
Dosierung

D 3 bis D 6 und höhere Verdünnungen; Stauffer setzt sich für die hohen Potenzen, besonders bei hochgradigem nervösem Reizzustand, ein.

441.7
Vergleichsmittel

- Solanaceae: Belladonna, Capsicum annuum, Dulcamara, Fabiana imbricata, Hyoscyamus niger, Mandragora officinarum, Tabacum.
- Geschwätzigkeit: Lachesis muta, Hyoscyamus niger.
- Hirnreizung mit Rötung des Gesichtes: Apis mellifica, Belladonna, Glonoinum, Hyoscyamus niger.
- Leichtigkeit der Bewegungen, choreatische Bewegungen: Agaricus muscarius, Hyoscyamus niger, Tarantula hispanica.
- Lacht, singt, schreit, betet, geschwätzig: Crocus sativus, Hyoscyamus niger, Lachesis muta, Rhus toxicodendron, Veratrum album.
- Gang schwankend bei geschlossenen Augen: Alumina oxydatum.
- Erotomanie: Cantharis vesicatoria, Hyoscyamus niger, Mandragora officinarum, Moschus moschiferus, Platinum metallicum, Veratrum album.
- Will nicht allein sein: Argentum nitricum, Arsenicum album, Bismutum subnitricum, Hyoscyamus niger, Kalium carbonicum, Lycopodium clavatum.
- Furcht vor Dunkelheit: Calcium carbonicum, Cannabis indica, Causticum Hahnemanni, Lycopodium clavatum, Phosphorus, Pulsatilla pratensis.
- Delirien, will aus dem Bett springen: Belladonna, Bryonia alba, Opium, Rhus toxicodendron.
- Geiler Geruch der weiblichen Genitalien: Crocus sativus.
- Stottern, unartikulierte Sprache: Belladonna, Causticum Hahnemanni, Hyoscyamus niger, Mandragora officinarum, Mercurius solubilis Hahnemanni, Nux vomica.
- Analgesie der Haut: Acidum phosphoricum, Belladonna, Hyoscyamus niger, Mandragora officinarum, Opium, Phosphorus, Rhus toxicodendron.
- Angst vor Tieren: Tuberculinum.
- Umgebung erscheint ihm kleiner: Platinum metallicum.
- Aphrodisiakum: Hyoscyamus niger, Mandragora officinarum.

441.8 Kasuistik

441.8.1 Septische Otitis media mit basilarer Meningitis

Zwei ältere Geschwister hatten die Masern innerhalb einer gewöhnlichen Endemie vor Kurzem hinter sich gebracht, da perforierte bei dem Jüngsten aus der Familie, einem damals 3-jährigen Jungen, ganz plötzlich unter Wehgeschrei das linke Trommelfell. Trübseröse Absonderung, anfangs mit geringer Blutbeimischung. Keine Temperatursteigerung. Kein Stuhlgang seit 3 Tagen. Großer Durst, Nahrungsverweigerung. Zunge frei von Belag, aber auffallend tiefrot verfärbt. Meinerseits zunächst keine Therapie.

Nach 2 Tagen ganz plötzlich keine Ohrabsonderung mehr, dafür aber Erbrechen, Fieber von 39,5 °C rektal, Kopfschmerzen in Stirn und Hinterhaupt, rosafarbene Skleren, Angstgefühle, das Licht muss brennen, die Mutter muss dauernd am Bettrand sitzen und die kleine Hand festhalten. Murmeln, Winseln, plötzlich schrilles Lachen. Will schnell aus dem Bett heraus. Ruckbewegungen durch den ganzen Körper. „Mammi, mein Fuß ist viel zu lang." – „Mammi, da sind Mäuse an der Wand." „Mammi, halt mich fest – die holen mich jetzt!" Die kleine Hand greift immer wieder in die Luft und schlägt wie zur Abwehr ins Leere.

Der Anruf erfolgte gegen 17 Uhr. Die Kernig'sche Nackenhebelprobe deutete auf starken Meningismus. Der linke Warzenfortsatz war hochgradig klopfschmerzhaft. Die Pupillen weit und träge reagierend auf Lichteinfall. Bei jedem Blendversuch lautes Wehgeschrei. Ängstlich wilder Gesichtsausdruck. Schüttelfrost. Die klinische Diagnose heißt für einen solchen Vorgang septische Otitis media mit basilarer Meningitis. Ein Fall also, der für gewöhnlich einer Klinik übergeben wird. Nicht selten ist dann, abgesehen vom Meißel, unter Lumbalpunktion und antibiotischer Therapie das Leben reichlich vorzeitig beendet.

Die Arzneidiagnose Stramonium und davon eine Gabe C 30 zeitigte demgegenüber in unserer eindeutigen Diagnose sofortiges tiefes Einschlafen, gegen Morgen Entfieberung und nach einem übelriechenden schwarzschleimigen Stuhl Essverlangen, Wiedereinsetzen eines starken serösen Ohrflusses, welcher, langsam abnehmend, noch 1 Woche lang anhielt. Nach 8 Wochen ist kein Trommelfelldefekt mehr sichtbar. – Dieser Verlauf liegt 9 Jahre zurück. Das Kind ist seitdem – abgesehen vom Gelegenheitsschnupfen – nicht mehr krank gewesen (nach Berndt [2]).

441.8.2 Durchblutungsstörung zerebrovaskulär

Stramonium-Situation im Verlaufe einer Zerebralsklerose.

Eine 74-jährige Patientin kam im letzten Jahr für etwa 50 Tage zu stationärer Behandlung wegen schwerer zerebraler Durchblutungsstörungen bei Herzinsuffizienz mit Linksschenkelblock.

Es war ein sehr würdig wirkendes älteres Fräulein, das wir schon einmal wegen einer Magen-Darm-Affektion behandelt hatten und das zu dieser Zeit unauffällig und distanziert wirkte.

Die Vorgeschichte zeigte wieder häufige Tonsillenaffektionen und frühzeitig einsetzende Menopause mit 45 Jahren.

In krassem Gegensatz zu ihrer äußeren, eher eckig und manieriert wirkenden Erscheinung einer typisch alten Jungfer war sie aber bei ihrem weiteren stationären Aufenthalt auffallend im Sinne eines **Stramonium-Bildes** enthemmt.

Sie lief ständig hinter Mitpatientinnen und Pflegepersonal her, redete viel und oft zotig. Vor allem erinnern wir uns noch an eine Episode, als die alte Dame mit der Visite aus dem Zimmer lief, um den Ärzten einen recht zweideutigen Witz zu erzählen.

Diese Kranke fiel bei dem beschriebenen Krankenhausaufenthalt plötzlich durch einen Zustand großer innerer Erregbarkeit auf, wobei sie dauernd Licht und fensternahe Plätze aufsuchte, einen hochroten Kopf zeigte, wieder mit glänzenden Augen und stark wechselnder Stimmung. Eine in dieser Zeit angestellte Grundumsatzbestimmung ergab eine Erhöhung auf +61 % Abweichung von der Norm.

Sie beschrieb uns in diesem Zustand kleine Tierchen und Schneegestöber, die auf sie zukamen und sie erschreckten.

Der äußere Eindruck der Patientin und der Inhalt ihrer Wahnvorstellungen brachte uns auf Stramonium, und nach wenigen Gaben des Mittels in der D 12 normalisierte sich der Zustand. Objektiv ließ sich ein Rückgang der Grundumsatzabweichung nachweisen, die Hautfarbe des Gesichtes blasste ab, und die Kranke wurde auch psychisch wieder eher zu reserviert und zurückhaltend. Optische Halluzinationen wurden nicht mehr beobachtet, und wir konnten die Frau mit gutem Gewissen nach einer Zeit weiterer Beobachtung entlassen.

[Aus dem Homöopathischen Krankenhaus Höllriegelskreuth bei München, Chefarzt Dr. W. Zimmermann, [9]: 220].

441.9
Literatur

[1] Allen TF. Stramonium. Encyclopedia of pure Materia Medica. Bd. 9, 10. New York: Boericke & Tafel; 1874–1880: 175–224, 633–635

[2] Berndt D. Das Arzneimittelbild von Stramonium. Zeitschrift für Klassische Homöopathie 1963; 7 (5): 222–230

[3] Clarke JH. Stramonium. Dictionary of practical Materia Medica. Bd. 2.2. London: Homoeopathic Publishing Company; 1900–1902: 1272–1281

[4] Hahnemann S. Stramonium. In: Lucae C, Wischner M, Hrsg. Gesamte Arzneimittellehre. Bd. 3. Stuttgart: Haug; 2007: 1837–1853

[5] Hartlaub CC, Trinks CF. Stramonium. Reine Arzneimittellehre 1828, 1831; 1, 3: 335–337, 356

[6] Hughes R. Stramonium. Cyclopaedia of Drug Pathogenesy. Bd. 4. London: Gould; 1886–1891: 136–169, 711–713

[7] Madaus G. Lehrbuch der biologischen Heilmittel. Leipzig: Thieme; 1938

[8] Minder P. Stramonium. Materia Medica Revisa Homoeopathiae. Glees: Gypser; 2012

[9] Schimmel KC. Stramonium als Psychopharmakon in der Klinik. Zeitschrift für Klassische Homöopathie 1963; 7 (5): 218–222

[10] Schneller J. Pharmacologische Studien. Zwölf Arzneiprüfungen an mir selbst. Stramonium. Zeitschrift der K.K. Gesellschaft der Ärzte zu Wien 1846; 2,2: 414–415

[11] Störck von A. Abhandlung von dem sicheren Gebrauch und der Nutzbarkeit des Stechapfels, des Bilsenkrauts und des Eisenhütleins. Zürich: Heidegger; 1763: XC, 100

[12] Wibmer CA. Datura stramonium. Wirkung der Arzneimittel und Gifte. Bd. 2. München: Literarisch-Artistische Anstalt; 1831–42: 287–299

442 Strontium carbonicum – stront-c

lt.: Strontium carbonicum, dt.: Strontiumcarbonat, engl.: strontium carbonate

442.1
Substanz

Mineralia – Anorganica – Composita – 2. Gruppe[509] – Strontiumcarbonat – $SrCO_3$

Es handelt sich um ein weißes, säurelösliches, in Wasser unlösliches, geruchsloses Pulver mit kalkähnlichen Eigenschaften. Natürlich kommt die Substanz als Strontianit vor.

Homöopathische Verwendung findet Strontiumcarbonat.

442.2
Pharmakologie und Toxikologie

Die Substanz ist ungiftig. Chronische Exposition kann zu Kalzifikationsstörungen führen. Tierexperimentell konnte man zeigen, dass sich Calcium im Zell- und Organexperiment weitgehend durch Strontium ersetzen lässt. Mit Ausnahme der Phagozytose der Leukozyten werden dabei alle Funktionen des Calciums durch Strontium übernommen. Wenn jedoch bei Fütterungsversuchen von Tieren Strontium statt Calcium eingesetzt wird, entsteht eine Rachitis, welche durch Lebertran nicht heilbar ist. Bei heranwachsenden Tieren werden durch Strontium Knochenveränderungen hervorgerufen, welche der Sklerose der Knochen bei Phosphor-Vergiftung ähnlich sind. Es bilden sich in der Kortikalis und der Spongiosa Knochenneubildungen. Damit ist die aus der Arzneimittelprüfung erschlossene Beziehung von Strontium carbonicum zum Knochensystem auf eine experimentelle Grundlage gestellt.

Aus der Toxikologie ist nach Lewin bekannt, dass durch milchsaures Strontium carbonicum Magenreizsymptome, Vermehrung der Harnmenge und Nierenschädigung, ferner Senkung des Blutdrucks erzeugt werden [4].

442.3
Anwendung

Homöopathische Anwendung findet die Zubereitung bei rheumatischen Schmerzen, Hypertonie und Arteriosklerose (nach Kommission D).

Es zeigt sich, dass Strontium carbonicum in Bezug auf das Knochensystem mit Calcium, in Bezug auf das Gefäßsystem (kongestive Zustände zum Kopf, Arteriosklerose) mit Barium und im Hinblick auf die Verdauungsorgane und den Lymphatismus[510] mit den beiden genannten Stoffen und auch Magnesium verwandt ist. Es ist eine enge Gruppenverwandtschaft innerhalb der Erdalkalimetalle festzustellen.

Die Symptomatik am Gefäßsystem zeigt sich an *Kongestionen* zum Kopf und *Zephalgien*: lebhaft gerötetes Gesicht mit Wärmegefühl und Schmerzen an allen Teilen des Kopfes. Die Patienten täuschen ein „blühendes" Aussehen vor, sie fühlen sich besser im Freien, ertragen aber trotz des heißen Kopfes keine Kälte oder Zugwind am Kopfe, sondern lieben warmes Einhüllen oder Sonnenwärme am Kopfe. Der *Schwindel* und die *Gedächtnisschwächen* sind gleichfalls auf die Störung der Blutzirkulation des Gehirns wie bei Barium carbonicum zurückzuführen. Gegenüber dem Letzteren unterscheidet sich der Strontium-Fall durch das kongestionierte Gesicht. Der *Kopfkongestion* entspricht eine Neigung zu kalten Füßen.

An den Händen und Armen zeigt sich eine venöse Stase mit angelaufenen Venen. Eine zuvor schon vorhandene Schwellung der Füße und Unterschenkel verschwindet bei einem Prüfer. Diese Beobachtung hat zur Verwendung von Strontium carbonicum bei *Ödemen* nach *Distorsion des Malleolus* geführt. Es ist jedoch noch zu prüfen, ob

---

509 Erdalkalimetalle: Beryllium Be, Magnesium Mg, Calcium Ca, Strontium Sr, Barium Ba, Radium Ra.

510 Chronische Infektanfälligkeit bei Kindern, Adenoide mit der möglichen Folge rezidivierender Otitiden, Tonsillenhypertrophie, rezidivierende oder chronische Angina tonsillaris, chronisch sezernierende Rhinitis.

442 – Strontium carbonicum – stront-c

diese Schwellung nicht vielmehr auf einer Venen- oder Lymphstauung beruht, wie man nach den angelaufenen Venen bei der Arzneimittelprüfung vermuten darf.

Im Knochensystem folgt Strontium carbonicum weithin den Bahnen des nahe verwandten Calciums und findet bei *Arthrosen* und *Spondylarthrosen* mit oder ohne *Osteoporose* therapeutische Angriffspunkte. Bei diesen *degenerativen Knochenprozessen* hat es sich mir vielfach bewährt.

Die Symptome an den Verdauungsorganen erinnern sehr an Magnesium carbonicum: trockene *Pharyngitis*, Trockenheit im Mund mit viel Durst und Foetor ex ore, Verlangen nach Schwarzbrot u. Ä.

442.4
Arzneimittelprüfung

Die Arzneimittelprüfung wurde von Schréter, Seidel, Trinks, Woost und der Prüfergruppe Nennings vorgenommen. Sie kann nicht als vollständig bezeichnet werden. Infolgedessen wurden noch nicht viele praktische Erfahrungen gesammelt.

442.5
Arzneimittelbild

Leitsymptome: Bemerkenswerte Schwäche und Abgeschlagenheit des ganzen Körpers mit Neigung zu Abmagerung.

Zahlreiche Schmerzen in sämtlichen Teilen des Körpers ohne besonderen Schmerzcharakter.

Kongestion zum Kopf mit kapillarer Stase, mit angelaufenen Venen an den Händen und Armen und gerötetem Kopf und mit Schwindel.

Besserung im Freien, kann aber keine Kälte am Kopf ertragen. Anstrengung <.

Geist und Gemüt: Bangigkeit und Ängstlichkeit, wie von einem schlechten Gewissen. Sie ist misslaunig und zornig. Sehr heftig und zornig, längere Zeit hindurch. Sehr verdrießlich, er möchte alles prügeln, was ihm in den Weg kommt. Anhaltende Zornmütigkeit mit großer Misslaunigkeit, mit großer Heftigkeit. Sehr verdrießlich und nachdenkend und nicht zum Sprechen geneigt. **Große Vergesslichkeit**. Eingenommenheit des Kopfes durch die Kopfbedeckung. **Taumeligkeit wie von Weintrinken.**

Schwindel: Mit drückendem und stechendem Kopfweh. Taumelig im Kopf wie von Weintrinken. **Schwindel früh mit Übelkeit**, mittags heftiger, abends mit Müdigkeit.

Kopf: Außerordentliches Hitzegefühl im Kopf und im Gesicht mit Röte und dem Gefühl, als wolle der Kopf im Scheitel bersten, begleitet von Angst und Schläfrigkeit, ☉ **besser durch warmes Einhüllen des Kopfes**, trotz der vorhandenen Kongestion.

Durchblutungsstörung zerebrovaskulär

Kopfschmerz: Kopfschmerzen in allen Teilen des Kopfes, vorwiegend drückender Art, auch Ziehen und Reißen. Liegen im Bett <, besonders bei tiefer Lage des Kopfes.
☉ **Kopfschmerzen, mit der Sonne steigend und fallend.**

Vielfache Kopfschmerzen an allen Teilen des Kopfes, drückend, spannend, reißend, bohrend, dröhnend, mit Schweregefühl, besonders morgens nach dem Aufstehen.

Zephalgie
Migräne

Augen: Zucken und feines Vibrieren im linken Oberlid. Brennen und Stechen mit Röte des Augenweißes und Tränenfluss beim Anstrengen der Augen. Grüne, längliche Flecken vor den Augen im Dunkeln. Große Schwäche der Augen.

Nase: Öfteres Niesen. Nasenbluten. Beim Ausschnauben gehen öfters blutige Krusten aus der Nase ab.

Sinusitis chronisch

Gesicht: Heftige Hitze und Brennen des Gesichts, mit Röte desselben. Gesichtsschmerzen, reißend. Zucken in der Oberlippe und am Jochbein.

Mund: Trockenheitsgefühl im Mund früh beim Erwachen. Bei gehöriger Speichelabsonderung **Trockenheitsgefühl im Mund**. Viel Durst. Zunge mit Schleim bedeckt mit Trockenheitsgefühl darauf. Die Zungenspitze schmerzt wie angefressen. Früh Bitterkeit im Munde mit Trockenheit am Gaumen. Übler Geruch aus dem Munde.

Zähne: Vielfache Zahnschmerzen reißender und zuckender Art.

Innerer Hals: Rau und trocken im Hals. Der Rachen entzündet und schmerzhaft beim Schlingen. Rauheit im Halse mit Hustenreiz.

Magen: Appetitmangel, es hat nichts den rechten Geschmack, außer Milch und Schwarzbrot. Kein Appetit, Fleisch widersteht ihm, hartes Schwarzbrot schmeckt ihm noch am besten, 3 Wochen lang. Sehr großes Verlangen nach Bier. Langdauerndes Schlucksen. Latschig und übel im Magen, mit Mattigkeit und Verdrossenheit. Brecherlichkeit mit Würgen. Magendrücken, besser durch Aufstoßen; durch Essen verliert es sich.

Abdomen: Der ganze Unterbauch ist voll und aufgetrieben mit Spannungsgefühl und Kneipen und Wundheitsgefühl, mit Leibschneiden und dünnem Stuhl.

Rektum und Stuhl: Stinkende Blähungen. Stuhl wie Schafmist und nur unter größter Anstrengung abgehend und nur unter schrecklichen Schmerzen, sodass sie ohnmächtig zu werden glaubt, hinterher Brennen im After. Durchfällige Stühle mit Brennen im After. Durchfall 3 Uhr. Aussetzender Stuhl.

> *Diarrhö*
> *Obstipation*

Blase: Vermehrter Harnabgang. Braucht nachts nicht, wie gewohnt, zum Harnen aufzustehen.

Urin: Blass und riecht ammoniakalisch oder wie Iod.

Geschlechtsorgane:
- weiblich: Menses zu früh oder zu spät. Leukorrhö.

Sprache und Stimme: Heisere Stimme.

Husten und Expektoration: Beständig Husten, des Nachts am ärgsten.

Brust: Engbrüstigkeit beim Gehen. Drückender Brustschmerz, vorzüglich bei Bewegung. Nachts drückender Schmerz unter dem Brustbein. Krampfhaftes Ziehen und Raffen in der Brust. Den Atem versetzendes Stechen tief innerlich unter dem Schwertknorpel. **Starkes Klopfen der Arterien und des Herzens**.

> *Emphysem*

Extremitäten: Ziehende, reißende, stechende, brennende, ruckartige Schmerzen in allen Gliedern und der Muskulatur des Rumpfes mit Überwiegen der rechten Seite. Gefühl von Lähmigkeit. **Zuckungen einzelner Muskelpartien. Zittern aller Glieder**. Die Schmerzen scheinen besonders in den langen Röhrenknochen zu sitzen. Ziehen und Spannen, Schmerzen wie zerschlagen längs der Wirbelsäule.
   Kalte Hände und kalte Füße, aber auch heiße Hände und Füße. **Zittern aller Glieder**.

> *Arthrose*
> *Spondylarthrose*
> *Osteoporose*
> *Exostose*
> *Osteonekrose*

Schlaf: Spätes Einschlafen, häufiges Erwachen. Unruhiger und durch schreckhafte Träume unterbrochener Schlaf. Er erwacht nachts etwa 20-mal über trockenem Husten, und beim jedesmaligen Erwachen hat er Schwindel zum Umfallen. Abends im Halbschlaf fährt sie öfter erschrocken auf und ist dann bang und wehmütig; es zittert alles an ihr, und es ist ihr schwer um die Brust. Beim Einschlafen nachmittags und nachts ein einzelner, schneller Ruck durch den Oberkörper, der wieder völlig munter macht.

Frost und Frösteln: Schaudern und Frösteln.

Haut: Die über einer Narbe liegende Haut löst sich ab. Ein Geschwür nässt mehr. Es treten Vesikel auf der Haut auf. **Heftiges Jucken**, das sich durch Kratzen nicht bessert, sondern verschlimmert. Die Adern an den Händen und Armen sind wie aufgelaufen und spannen. Hitze und Brennen der Füße, abends nach dem Niederlegen. ☉ **Krämpfe an den Waden und Fußsohlen.**

Lupus erythematodes

Allgemein: Abmagerung, alle Kleider werden zu weit, ☉ **Anschwellung der Lymphknoten am Hals, den Achselhöhlen und Leisten. Große Müdigkeit und Abgeschlagenheit im ganzen Körper** schon früh im Bett, den ganzen Tag anhaltend. Mattes, zittriges Gefühl im ganzen Körper.

Hypertonie mit Kopfkongestion, Wärme >

442.6
Dosierung

Potenzen von D 6 an aufwärts. D 6 und D 12 haben sich bewährt.

Bei Arthrosen habe ich oft Strontium carbonicum D 12, wöchentlich 1 sc. Injektion hilfreich gefunden, ebenso Aurum metallicum D 12 (siehe auch bei Aurum).

442.7
Vergleichsmittel

- 2. Gruppe Periodensystem der Elemente: Barium carbonicum, Barium iodatum, Beryllium metallicum, Calcium arsenicosum, Calcium carbonicum, Calcium causticum, Calcium fluoratum, Calcium hypophosphorosum, Calcium iodatum, Calcium phosphoricum, Calcium silicatum, Calcium stibiato-sulphuratum, Calcium sulphuricum, Hepar sulphuris, Magnesium carbonicum, Magnesium fluoricum, Magnesium iodatum, Magnesium muriaticum, Magnesium phosphoricum, Magnesium sulphuricum, Radium bromatum.
- Arteriosklerose, zerebrovaskuläre Durchblutungsstörung: Arnica montana, Aurum metallicum, Barium carbonicum, Barium iodatum, Bellis perennis, Conium maculatum, Opium, Plumbum metallicum, Radium bromatum.
- Zerebrovaskuläre Durchblutungsstörung mit Schwindel, Gedächtnisschwäche und Benommenheit: Acidum picrinicum, Arnica montana, Aurum metallicum, Barium carbonicum, Bellis perennis, Cocculus indicus, Conium maculatum.
- Die bewährte Verwendung bei zerebrovaskulärer Durchblutungsstörung erfährt häufig eine Fortsetzung durch Barium carbonicum, für welches Strontium carbonicum die Rolle eines Schrittmachers hat.
- Arteriosklerose und Lymphatismus[511]: Barium carbonicum (hat nicht das kongestionierte Aussehen und nicht die Besserung durch Wärme).
- Osteoporose: Calcium fluoratum.
- Arteriosklerose mit kongestioniertem Gesicht: Aurum metallicum, Arnica montana, Asterias rubens.

442.8
Literatur

[1] Allen TF. Strontium. Encyclopedia of pure Materia Medica. Bd. 9. New York: Boericke & Tafel; 1874–1880: 224–233

[2] Clarke JH. Strontium carbonicum. Dictionary of practical Materia Medica. Bd. 2.2. London: Homoeopathic Publishing Company; 1900–1902: 1281–1286

[3] Hartlaub CC, Trinks CF. Strontian. Reine Arzneimittellehre. Bd. 3. Leipzig: Brockhaus; 1828–1831: 74–93

[4] Lewin E. Milchsaures Strontium. Gifte und Vergiftungen. Lehrbuch der Toxikologie. 6. Aufl. Heidelberg: Haug; 1992: 242

---

511 Chronische Infektanfälligkeit bei Kindern, Adenoiden mit der möglichen Folge rezidivierender Otitiden, Tonsillenhypertrophie, rezidivierende oder chronische Angina tonsillaris, chronisch sezernierende Rhinitis.

443 Strophantus gratus – strop

lt.: Strophantus gratus, dt.: Strophantus, engl.: strophantus gratus

443.1 Substanz

Plantae – Apocynaceae (Hundsgiftgewächse) – **Strophantus gratus**

Es handelt sich um ein milchsaftführendes, 3 bis 4 m hohes Lianengewächs mit gekreuzt gegenständigen, elliptischen Laubblättern. Seine Blüten weisen 5 Kronblätter auf, die röhrig verwachsen sind. Aus ihnen entwickeln sich die bis zu 40 cm langen Balgfrüchte, in welchen sich die Samen befinden. Diese haben Grannen, die als Flugorgane fungieren. Strophantus gratus ist im tropischen Westafrika heimisch. Seine Zubereitungen finden in Afrika Verwendung als Pfeilgifte.

Homöopathische Verwendung finden die von Grannen befreiten, reifen getrockneten und entfetteten Samen.

443.2 Pharmakologie und Toxikologie

Hauptinhaltstoff ist Oubainin, auch g-Strophantin im deutschen Sprachraum. Es gehört zu den Herzglykosiden, denen allen das 5β,14β-Steroid-Grundgerüst in *cis-trans-cis*-Verknüpfung gemeinsam ist. Alle sind an C_3 glycosidisch mit einem Oligosaccharid verbunden. Die Herzglykoside werden über ihren Substituenten an C_{17} weiter unterschieden. Bei den Cardenolid-Glykosiden, zu denen auch das Oubainin gehört, findet man an C_{17} einen α,β-ungesättigten γ-Lacton-Ring, während die Bufadienolide mit einem zweifach ungesättigtem δ-Lacton-Ring verknüpft sind.

In therapeutischen Dosen bindet Strophanthin an die extrazelluläre Seite der Na-K-ATPase und wirkt so hemmend. Dadurch kommt es intrazellulär zum Anstieg der Na^+-Konzentration. Diesem intrazellulären Na^+-Konzentrationsanstieg entgegenwirkend, gelangen jetzt Ca^{2+}-Ionen im Austausch für Na^+-Ionen über den Na^+-Ca^{2+}-Austauscher in die Zelle. Gemeinsam mit den ohnehin im Zusammenhang mit der elektromechanischen Kopplung ablaufenden Prozessen kommt es zu einer zeitlichen und räumlichen Summation der lokalen Ca^{2+}-Freisetzungsmechanismen und intrazellulär zu sogenannten „Calcium sparks", was für die positiv inotrope Wirkung der Herzglykoside verantwortlich gemacht wird (Klinke 2010). Durch das damit verbundene Absinken der intrazellulären K^+-Ionenkonzentration wird das Zellmembranruhepotenzial reduziert, was konsekutiv zu einer Abnahme der Reizleitungsgeschwindigkeit führt.

Auch physiologisch wird Oubainin endogen in Ruhephasen in der Zona fasciculata in der Nebennierenrinde gebildet. Angiotensin II regt seine Synthese an. Bei Kreislaufbelastung wird sie dann vermehrt im Plasma nachgewiesen. Dort ist es an ein Transportprotein gebunden, das in Darm, Niere und Lunge synthetisiert wird. Auch im Serum von Schwangeren und im Nabelschnurblut konnten Isomere des Oubainins nachgewiesen werden. Die Synthese eines weiteren Isomers des Oubainins wurde auch im Hypothalamus nachgewiesen. Sie greifen über den Hypothalamus und die Nebennierenrinde in den Na^+-Wasser-Haushalt ein.

Ouabainin wirkt intravenös rasch positiv inotrop und rhythmisierend. Die Substanz senkt den peripheren Gefäßwiderstand und zeigt eine vorwiegend systolische Wirkung. Daneben führt sie zu einer erhöhten Ischämietoleranz hypothalamischer Zellen und senkt den Plasma-Noradrenalin-Spiegel. Auch eine diuretische Wirkung wurde nachgewiesen.

In Abgrenzung zu Digitalis kommt es bei Applikation von Strophantus tierexperimentell nicht zu Koronarspasmen. Auch konnte am Infarktmodell durch Strophantin der erhöhte Laktatspiegel und der azidotische pH-Wert gesenkt werden.

In Abgrenzung zu Digitoxin zeigt Oubainin auch bei Patienten mit Herzinsuffizienz ohne Hypertrophie, bei akuter Überanstrengung, Myokarditis, bei Infektionskrankheiten einschließlich Heilfieberbehandlung, Adipositas und Koronarsklerose

Effekte. Bei diesen Indikationen ist Digitalis wirkungslos.

Indikationen sind Angina pectoris, Koronarsklerose mit Herzinsuffizienz, Therapie und Prophylaxe des Herzinfarkts, akute und chronische Herzinsuffizienz.

Pharmakokinetisch zeichnet sich Oubainin durch eine deutlich schnellere Abklingquote aus. Durch seine Hydrophilie kumuliert es nicht wie Digitalis intrazellulär, welches lipophil ist. Es wird renal eliminiert.

Klinisch verwenden wir bei Dekompensation die intravenöse Injektion des Strophanthins. Es ist aber bemerkenswert, dass die Strophantus-Tinktur bei Dekompensation mit Ödemen nicht selten noch zu einer Entwässerung führt, wo das Strophanthin im Stich gelassen hat. Dies scheint jedoch nur dann der Fall zu sein, wenn die Verabreichung von Strophantus zu durchfälligen Entleerungen führt. In der Dosierung kann man sich an die Grenze halten, die durch das Auftreten von Durchfällen gesetzt ist. Im Vergleich zu Digitalis haben sich beim Strophanthin intravenös folgende Eigenschaften herausgestellt:

1. Die geringere kumulative Wirkung und schnellere Ausscheidung; nach 6 Stunden ist der größte Teil des Strophanthins nicht mehr im Herzmuskel nachweisbar.
2. Die momentane Wirkung bei intravenöser Anwendung.
3. Die besonders auf die Systole gerichtete Wirkung des Strophanthins gegenüber Digitalis, das vorwiegend die Diastole vertieft. Dies ist besonders in Fällen mit **Herzdilatation** von Bedeutung, indem wir hier Strophanthin vorziehen.
4. Während Digitalis nur als wirksam gilt, wenn eine Hypertrophie des Herzens vorliegt, können wir Strophanthin auch mit Erfolg verwenden, wenn keinerlei Hypertrophie vorhanden ist, also bei **akuten Infektionskrankheiten**, bei **Koronarsklerose** und **Herzinsuffizienz**, bei **Herzinfarkt** in späteren Stadien, bei **Myokarditis**.
5. Angezeigt ist Strophanthin ferner, wenn durch Digitalis **toxische Rhythmusstörungen**, wie Bigeminie, Vorhofflimmern, **Erregungsleitungsstörungen**, wie Herzblock und dergleichen, und starke **Bradykardie** hervorgerufen werden. Strophanthin setzt die Pulszahl nicht in demselben Maß herab und erzeugt auch nicht diese Störungen der Reizleitung wie Digitalis.
6. G. Schimert jr. hat bei künstlich gesetztem Myokardinfarkt bei Hunden feststellen können, dass Strophanthin-Injektionen zu einer starken Zunahme der Koronardurchblutung führen, wobei gleichzeitig eine geringe Abnahme des Minutenvolumens und allmähliche und nur geringe Steigerung des Blutdrucks beobachtet wurde. Wenn man annimmt, dass die Abnahme des Minutenvolumens ebenso das Absinken des Blutdrucks auf einer reaktiven Umstellung, einer Kleinerstellung des Kreislaufs beruht, so muss dieser Effekt als sehr günstig bezeichnet werden [5]. Diese Weiterstellung der Koronararterien ist von großer Bedeutung bei der Behandlung von **Koronarsklerose, Angina pectoris, Koronarinsuffizienz** und **Myokardinfarkt**.
7. Damit ist jedoch die Gefäßwirkung des Strophanthins nicht erschöpft. Sie erstreckt sich auch auf die übrigen Gefäße, indem sie im Gegensatz zu den Kranzgefäßen eine Verengerung bewirkt. Schon in kleinen Gaben wird das Blutreservoir der Darmgefäße nach Meyer-Gottlieb verengert, worauf es bei der peripheren Kreislaufschwäche ankommt. Der Blutdruck steigt damit an. Digitalis hat in dieser Richtung nicht nur einen geringeren Effekt, sondern dieser tritt auch langsamer ein. Auf diesem Einfluss beruht ein großer Teil der Wirkung des Strophanthins bei **Synkope** und bei **Kreislaufinsuffizienz**.

443.3
Anwendung

Homöopathische Anwendung findet die Droge bei Herzinsuffizienz, Erwartungsangst (nach Kommission D).

Das Arzneimittelbild des Strophantus geht auf Prüfungen, zum Teil auf unsere Kenntnis der Überdosierung von Strophanthin zurück. Die Magen-Darm-Störungen der Strophantus-Tinktur, wie Übelkeit, Erbrechen und Diarrhö, sind bei den intravenösen Strophanthin-Injektionen nicht zu beobachten. Diese Erscheinungen können sich bei der Behandlung mit der Tinktur gelegentlich störend bemerkbar machen, die Diarrhöen können aber auch die Entwässerung beschleunigen.

Die koronarerweiternde Wirkung des Strophanthins wird gerne ausgenützt bei Herzinfarkt; jedoch wird hier, wenn nicht gerade eine bedrohliche Schwäche besteht, öfter die Strophantus-Tinktur verordnet.

Als Frühsymptom kardialer und vaskulärer Insuffizienz bezeichnet Schwarzhaupt die von Stauffer empfohlene Verwendung von Strophantus bei **Examensangst** der Kandidaten und bei **Lampenfieber** (D 2).

Bei **Herzinsuffizienz** und **Linksherzhypertrophie** ziehe ich orale Gaben von Strophantus-Tinktur der Digitalis purpurea vor, solange keine Dekompensation eingetreten ist. Es kann hier, wenn Crataegus oxyacantha nicht mehr ausreicht, als das Mittel der Wahl angesehen werden.

Eine merkwürdige Beobachtung wird von Skworzow berichtet. Er hat gefunden, dass Strophantus bei Alkoholikern einen dauerhaften Widerwillen gegen Alkohol hervorrufe. Es erzeuge Nausea mit starkem Schweißausbruch. Ein plötzlicher Alkoholentzug wurde ohne Delirium ertragen [9].

443.4 Arzneimittelbild

Bei der Verwendung der Prüfsubstanz bei Gisevius handelte es sich wahrscheinlich um Strophantus kombé nach Auskunft der Fa. Willmar Schwabe, die den Prüfstoff geliefert hat [2].

Geist und Gemüt: Drückendes Angstgefühl mit der Neigung zum Tiefatmen; Gereiztheit des Gemüts, schwere Träume; Gefühl, als ob er beim Mittagsschlaf von der Unterlage gehoben würde.

> *Erwartungsangst*

Kopfschmerz: Kopfweh, begleitet von Doppeltsehen.

Augen: Geschwächtes Sehvermögen, Pupillen erweitern und verengern sich.

Magen: Brennen vom Hals bis zum Magen.

Abdomen: Übelkeit und Erbrechen, Durchfälle mit Kolikschmerzen.

Urin: Urinmenge vermehrt, später um ein Drittel vermindert.

Brust: Rechter Rippenbogen spontan und auf Druck sehr empfindlich.

Starke tumultuarische Herzaktion mit erschütterndem Spitzenstoß, durch die Kleider sichtbar, dabei Verlangsamung der Herztätigkeit. Intensives Herzklopfen bei geringer Anstrengung. Pulsieren im Körper.

Beklommenes Gefühl am Herzen, welches zu tiefen Atemzügen nötigt. Das Herz schlägt bis in den Hals hinauf.

Verlangsamung der Herzaktion. Nach Aussetzen der Prüfung Zunahme der Pulsfrequenz. Der primären Verlangsamung ging bei einem Prüfer eine Beschleunigung mit wechselnd schnellem Puls zwischen 75 und 84 voraus; 3 Stunden später Puls 54 bis 60, sehr voll und gespannt.

Puls durch einfaches Auf- und Abgehen frequent und unregelmäßig, **dikrot**.

Gefühl von Druck in der Mitte der 3. rechten Rippe spontan und auf Druck. Stechen in der rechten Brustwarze.

> *Angina pectoris*
> *Myokardinfakt*

Extremitäten: Konvulsionen der Glieder, Lähmungen vom Zentrum zur Peripherie fortschreitend.

Allgemein:

> *Hypertonie arteriell*

443.5 Dosierung

∅ (= D 1). Die Dosis bei Dekompensation (leichteren Fällen) beträgt 3 – 6 – 10 Tropfen mehrmals täglich. Bei Lampenfieber und bei nervösen Herzstörungen auch D 2.

443.6
Vergleichsmittel

- Apocynaceae: Apocynum cannabium, Oleander, Quebracho, Rauwolfia serpentina, Vinca minor.
- Herzbezug: Adonis vernalis, Apocynum cannabium, Convallaria majalis, Crataegus oxyacantha, Digitalis purpurea, Helleborus niger, Iberis amara, Kalmia latifolia, Laurocerasus, Oleander, Prunus spinosa, Sarothamnus scoparius, Scilla maritima.
- Strophantus kombé (mit k-Strophantin intravenös), Strophantus hispidus (h-Strophantin).

443.7
Literatur

[1] Clarke JH. Strophanhus. Dictionary of practical Materia Medica. Bd. 2b. London: Homoeopathic Publishing Company; 1900–1902: 1286–1289

[2] Gisevius F. Strophantus gratus. Ausgewählte Arznei-Prüfungs-Protokolle. Bd. 2. 1926

[3] Hughes R. Strophanuthus gratus. Cyclopaedia of Drug Pathogenesy. Bd 4. London: Gould; 1886–1891: 169–171, 714

[4] Kracke A. G-Strophanthin-Quabain „Die Milch des alternden Herzens". Sanum-Post 2004; 69: 19–21

[5] Schimert G. Strophantus. Archiv fuer experimentelle Pathologie und Pharmakologie 1947: 473

[6] Schmidramsl H, Ostermayr B, Arnim Jv. g-Strophanthin. Ergebnisse von 2 Arzneiprüfungen mit der 4. Dezimalpotenz. Allgemeine Homöopathische Zeitung 1993; 238 (3): 106–109

[7] Schrader J, Gödecke A, Kelm M. Das Herz. In: Klinke R, Hrsg. Physiologie. 6. Aufl. Stuttgart: Thieme; 2010: 150–151

[8] Shah Y. Strophanthin – ein besonderes Herzglykosid. Zeitschrift für Komplementärmedizin 2011; 3 (2): 48–51

[9] Skworzow. Strophantus, death from. Homoeopathic World 1899; 34: 249

444 Strychninum nitricum – stry-n

lt.: Strychninum nitricum, dt.: Strychninnitrat, engl.: strychnine nitrate

444.1 Substanz

Mineralia – Organica – Composita – Aromatica – Strychninnitrat – $C_{21}H_{23}N_3O_5$

Die Substanz liegt in Form von glänzenden, farblosen, nadelförmigen Kristallen oder als weißes Pulver vor.

444.2 Pharmakologie und Toxikologie

Strychnin-Alkaloid aus der Gruppe der Indol-Alkaloide.

444.3 Anwendung

Neuralgien und Hyperexzitabilitätssyndrom (nach Kommission D).

444.4 Dosierung

Ab D 4.

444.5 Vergleichsmittel

Strychninpräparate: Strychninum purum, Strychninum phosphoricum.

445 Strychninum phosphoricum – stry-p

lt.: Strychninum phosphoricum, dt.: Strychninphosphat, engl.: strychnine phosphate

445.1 Substanz

Mineralia – Organica – Composita – Aromatica – Strychninphosphat – $C_{21}H_{22}N_2O_2 \cdot H_3PO_4 \cdot 2H_2O$

Homöopathische Verwendung findet Strychninphosphat.

445.2 Pharmakologie und Toxikologie

Strychninalkaloid aus der Gruppe der Indol-Alkaloide.

445.3 Anwendung

Homöopathische Anwendung findet die Zubereitung bei Neurasthenie (nach Kommission D).

Auch bei anderen Störungen des Zentralnervensystems wird es verwandt.

445.4 Dosierung

An D 4.

445.5 Vergleichsmittel

Strychninpräparate: Strychninum purum, Strychninum nitricum.

445.6 Literatur

[1] Royal M. Eine Studie über Strychninum phosphoricum. Berliner Homöopathische Zeitschrift 1910; 1: 164–172

446 Strychninum purum – stry

lt.: Strychninum purum, dt.: Strychnin, engl.: strychnine

446.1 Substanz

Mineralia – Organica – Composita – Aromatica – Strychnidin-10-on – $C_{21}H_{22}N_2O_2$

Die Substanz ist stark bitter schmeckend und bildet farblose, rhombische Kristalle aus. Es handelt sich um das reine Alkaloid, welches sich auch in vielen Pflanzen der Familie der Loganiaceae findet.

Homöopathische Verwendung findet Strychnidin-10-on.

446.2 Pharmakologie und Toxikologie

Strychnin gehört zur Gruppe der Strychnos-Alkaloide, eine Untergruppe der Indol-Alkaloide. Die Substanz findet sich in Strychnos-Arten, wie dem Strychnos nux vomica (Loganiaceae) gemeinsam mit Brucin, seinem Dimethoxy-Derivat.

Strychnin bindet hochselektiv an den Glycin-Rezeptor[512] und führt damit zu einer Blockade dessen hemmender Funktion, was sowohl an den Flexoren als auch an den Extensoren zu maximalen Kontraktionen führt. Das klinische Erscheinungsbild ist ähnlich dem durch Infektion mit dem Bakterium Clostridium tetani. Dabei jedoch kommt es durch das Exotoxin Tetanustoxin bedingt zur Hemmung der Ausschüttung der Neurotransmitter Glycin und γ-Aminobuttersäure (GABA), was in der Wirkung genau wie Strychnin zu einer spastischen Lähmung mit tonisch-klonischen Krämpfen bei vollem Bewusstsein führt. Das Schmerzempfinden ist vorhanden.

Zunächst steigert Strychnin in außerordentlicher Weise die Reflexerregbarkeit des Rückenmarks und der Medulla oblongata. Die Folgen sind eine verstärkte Atmung, Steigerung des Blutdrucks und Verlangsamung des Pulses. Nach einem Prodromalstadium, das sich in Fibrillieren der Muskeln, Steifigkeit der Muskeln, besonders des Unterkiefers (Trismus) und des Nackens (Opisthotonus) zeigt, brechen plötzlich heftige Muskelkrämpfe aus, welche mit einer Streckung des Rumpfes und der Beine und einer Beugung der Arme (infolge des Überwiegens der Flexoren) einhergehen. Der Kopf wird nach rückwärts gezogen. Diese Krämpfe lassen nach 1 bis 2 Minuten nach, um bei dem geringsten Reiz, zum Beispiel Berührung, Bewegung, Geräusch, Licht, wiederzukehren. Auch in den krampffreien Intervallen können die Muskeln hart wie Holz kontrahiert sein. Der Tod erfolgt in den krampffreien Intervallen bedingt durch Hyperthermie und Lähmung der Atemmuskulatur. Unter den Sinnesorganen ist das Riech- und Sehvermögen außerordentlich verschärft.

Nach oraler Aufnahme wird es gut resorbiert und rasch hepatisch eliminiert.

Die letale Dosis beim Menschen liegt bei 1 mg/kg. Maßnahmen bei Intoxikation sind Aktivkohle, sonst symptomatisch Hypnotika, Muskelrelaxanzien und Beatmung.

Aufgrund seiner exzitatorischen Wirkung wurde es als Analeptikum, Antidot bei Barbituratintoxikation und anderer zentral wirkender Hypnotika sowie als Antidot bei Curare-Intoxikation verwendet. Geringe Dosierungen führen zu einer verschärften Sinneswahrnehmung, zu Tachypnoe, zu einer Anregung des Muskel- und Gefäßtonus, weshalb es als Dopingmittel Wirkung zeigt.

446.3 Anwendung

In Afrika Verwendung als Pfeilgift (siehe Curare).

Es findet illegale Verwendung als Doping-Substanz.

Früher fand die Substanz Anwendung zur Behebung einer peripheren Kreislaufinsuffizienz, zur Vorbeugung gegen Synkope, zum Beispiel bei Infektionskrankheiten, und zur Tonisierung ge-

---

[512] Postsynaptische Hemmung.

lähmter Muskeln und Steigerung der Erregbarkeit derselben. Der Appetit wird angeregt, die Magenperistaltik und die Absonderung des Magensaftes und der Magensäure verstärkt.

Homöopathische Anwendung findet die Zubereitung bei Krämpfen, Neuralgien, nervösen Erschöpfungszuständen (nach Kommission D).

Alle sensiblen und sensorischen Reize werden unter Durchbrechung der zwischengeschalteten Hemmungen auf die motorischen Rückenmarks- und Gehirnzentren übertragen und führen so zu **Spasmen der willkürlichen Muskulatur** von tetanischem Charakter. Eine therapeutische Beeinflussung des Tetanus hat sich trotz der großen Ähnlichkeit des Bildes nicht bewährt. Als Grund für dieses Nichtwirken ist der unterschiedliche Angriffspunkt der beiden Toxine anzusehen: während Strychnin vom zentralen Nervensystem aus wirkt, hat das Tetanustoxin seinen Angriffspunkt an den peripheren Nerven[513].

Der **Geist** befindet sich in höchstem Erregungszustand, die Gedanken sind verwirrt, das Gedächtnis ist gestört. Es folgt Benommenheit der Gedanken und *Narkolepsie*. Auch *Insomnie* mit innerer Unruhe und Angst vor Krampfanfällen. Die Stimmung ist sehr niedergedrückt und verzweifelt, jammert laut. Typisch sind unmotivierte Anfälle von Lachen (*Zwangslachen*).

Wenn auch gegenüber den Volldrogen der Brechnuss und Ignazbohne eine Schwerpunktsverschiebung der Reinsubstanz Strychnin auf das Zentralnervensystem deutlich erkennbar ist, so sind doch auch die vegetativen Nerven befallen: Spasmen an allen Hohlorganen, besonders Krämpfe mit Erstickungsgefühl im Kehlkopf und im Schlund, die sich beim Versuch zu schlucken steigern, Rektumspasmen anfallsweise mit unwillkürlichem Stuhl.

Die Erregung des Zentralnervensystems bedingt die Verwendung bei **geistiger Erschöpfung** mit kongestiven und neuralgischen *Zephalgien*, Überreizung des Gehirns mit Unruhe oder mit Betäubung und *Narkolepsie*. Das anfallsweise Auftreten der Beschwerden hat auch zur Verwendung bei **Epilepsie** geführt, wenn die Anfälle durch nervöse Reize hervorgerufen werden. **Neuritiden** sind charakterisiert durch den anfallsweise auftretenden Schmerz, durch die Verschlimmerung am Morgen und durch Sinnesreize sowie durch Parästhesien in den befallenen Nerven.

Bei **Multipler Sklerose** kann es gegen **Harninkontinenz** eine dankbare Verwendung finden.

Die Wärmeregulation ist beträchtlich gestört, es werden fieberhafte Zustände mit Kältegefühl, kalten Schweißen, Kälte längs der Wirbelsäule und an den Beinen erzeugt. Von den Modalitäten sind besonders bemerkenswert: die Verschlimmerung durch Sinnesreize, durch Bewegung, Verschlimmerung am Morgen, die Neigung zu Spasmen in Intervallen an der willkürlichen Muskulatur und an allen Hohlorganen. Tabak und Alkohol aggravieren.

446.4 Arzneimittelbild

Leitsymptome: Anfallsweises Auftreten von Krämpfen und von krampfartigen Schmerzen, dazwischen freie Intervalle.

Rheumatismus mit krampfhafter Steifheit der Muskeln.

Verschlimmerung durch Berührung, durch Bewegung, durch Licht und durch Geräusch. Alle sensiblen und sensorischen Reize werden durch Erregung der motorischen Gehirn- und Rückenmarkszentren auf die motorische Sphäre übertragen und rufen Krämpfe hervor.

Verschlimmerung durch Anstrengung, durch Erregung.

☉ **Tabak und Alkohol <.**

Nachts und morgens <.

Geist und Gemüt: Höchste nervöse Erregtheit, Verwirrung der Gedanken, völlige geistige Erschöpfung und Abspannung. Bewusstsein klar erhalten bis zum Tode. Aber auch Benommenheit und Schwindel, Schlummersucht und Betäubung. Schlaflosigkeit mit innerer Unruhe und Angst, Angst vor der Wiederkehr der Krampfanfälle. Niedergedrückt und verstimmt, jammert laut. **Unmotivierte Anfälle von Lachen**, Zwangslachen.

---

513 Tetanospasmin gelangt von der Eintrittspforte zum einen hämatogen, zum anderen retrograd entlang der Nervenfasern zu den motorischen Vorderhornzellen des Rückenmarks.

Neurasthenie
Epilepsie

Kopf: Venen am Kopf voll und gespannt, Augen gerötet und vorgetrieben. Kopfschmerzen wie zum Bersten, verbunden mit Benommenheit und Schlummersucht. Schießende Schmerzen durch den Kopf wie elektrische Schläge.

Augen: Gerötet und vorgetrieben. Brennen oder Kältegefühl in den Augen. Pupillen erweitert oder auch kontrahiert. Gegenstände sind undeutlich oder verschleiert. Blitze vor den Augen. Sehkraft gesteigert oder Erblindung. Gesichtsfeld vergrößert. Verschiedenfarbige Blitze vor den Augen.

Ohren: Hörvermögen gesteigert. Geräusche in den Ohren.

Mund: Trockenheit oder Speichelfluss. Schaum vor dem Mund, weißer Speichel in den Mundwinkeln. Zungenpapillen hervortretend. Bitterer Geschmack.

Innerer Hals: Erstickungsgefühl im Schlund, jeder Versuch zu schlucken ruft einen heftigen Schlundkrampf hervor. Brennen in der Speiseröhre.

Magen: Ungewöhnliche Steigerung des Appetits. Bitteres Aufstoßen. Heftiges Erbrechen. Im Magen heftige, scharfe Schmerzen, heftige, ruckartige Krämpfe. Brennen im Magen.

Abdomen: Krämpfe im Gedärm. Bauchmuskeln hart gespannt.

Rektum und Stuhl: Gurgelndes Geräusch im Rektum. Schmerzen wie elektrische Schläge. Wässrige, reichliche Durchfälle, gehen während eines Mastdarmkrampfes unwillkürlich ab. Hartnäckige Verstopfung.

Obstipation

Blase:

Zystoplegie bei Multipler Sklerose

Larynx und Trachea: Erstickungsgefühl im Kehlkopf.

Brust: Brustwand wie starr beim Atmen. Krampfhafte Enge auf der Brust.

Extremitäten: Krämpfe der Hände, der Arme und Beine, mit plötzlichen ruckartigen Stößen wie durch elektrischen Strom. **Die Muskeln bleiben auch während der Krampfintervalle gespannt. Jede Bewegung erneuert die Krämpfe.** Scharfe, schießende Schmerzen in den Gliedern. Zittern der Hände und der Arme und Beine. Sehnenhüpfen. Steifigkeit in den Muskeln. Lähmungsartige Zustände. Bei den Krämpfen ist die Haut heiß und wie gebadet in dampfenden Schweiß. Kann nur auf dem Rücken liegen, jede andere Lage ruft Krämpfe hervor. Finger und Zehen violettfarbig.

Ischialgie
Neuritis
Paresen

Frost und Frösteln: Starke Kältegefühle an allen Teilen, besonders an den unteren Extremitäten und längs der Wirbelsäule. Plötzlicher kalter Schweiß und Eiskälte am ganzen Körper. Kalte Schweiße bei den Krampfanfällen. Auch brennende Hitze mit heißem Schweiß.

Haut: Zuerst blass, später livid und bläulich. Parästhesien wie Brennen und Eiseskälte, Kribbeln, Ameisenlaufen. Heftiges Jucken am ganzen Körper. Jede Berührung ruft ein wollüstiges Gefühl hervor.

446.5
Dosierung

Zwischen D 4 und D 12, D 30. Wenn Strychnin homöopathisch indiziert ist, wird man die niederen Potenzen entbehren können.

446.6
Vergleichsmittel

- Strychnin-Arzneien: Ignatia amara, Nux vomica, Strychninum nitricum, Strychninum phosphoricum.
- Krämpfe infolge Licht, Geräusch: Stramonium.
- Tabak und Alkohol <: Ignatia amara, Nux vomica.
- Geistige Erschöpfung: Argentum nitricum, Acidum phosphoricum, Acidum picricum, Calcium phosphoricum, Gelsemium sempervirens, Ignatia amara, Kalium phosphoricum, Natrium muriaticum, Onosmodium virginianum, Phosphorus, Silicea terra, Staphysagria, Sulphur lotum, Zincum metallicum.

446.7
Literatur

[1] Allen TF. Strychninum. Encyclopedia of pure Materia Medica. Bd. 9, 10. New York: Boericke & Tafel; 1874–1880: 233–275, 635–636

[2] Clarke JH. Strychninum. Dictionary of practical Materia Medica. Bd. 2.2. London: Homoeopathic Publishing Company; 1900–1902: 1289–1296

[3] Hausmann. Mittheilung aus dem unter Prof. Dr. Hausmann's Leitung stehenden K. Universitätsinstitut zu Budapest für die künstliche Erzeugung der einzelnen Krankheitsprocesse an Gesunden Thieren. Allgemeine Homöopathische Zeitung 1876; 92 (11,12): 81, 89

[4] Hughes R. Strychninum. Cyclopaedia of Drug Pathogenesy. Bd. 3, 4. London: Gould; 1886–1891: 439–455, 714, 746

[5] Kölliker A, Schlosser JM. Physiologische Arzneiprüfungen einiger Gifte! Allgemeine Homöopathische Zeitung 1858; 56 (9–11): 65–67, 73–74, 81–83

[6] Noack A, Trinks CF. Strychninum. Handbuch der homöopathischen Arzneimittellehre. Bd. 2. Leipzig: Schumann; 1843–1848: 1517–1522

[7] [Anonym]. Strychninum. Monthly Homoeopathic Review 1868; 12: 251, 560

447 Sulphur iodatum – sul-i

lt.: Sulphur iodatum, dt.: Schwefeliodid, engl.: sulfur iodide

447.1
Substanz

Mineralia – Anorganica – Composita – 16. Gruppe[514] – Schwefeliodid

Es handelt sich um eine metallische, graue Masse mit eindeutigem Schwefelgeruch. Zur Gewinnung der Zubereitung werden 1 Teil Schwefel mit 4 Teilen fein gepulvertem Iod in einem möglichst enghalsigen Glaskolben, der mit einem Tiegel lose bedeckt ist, in einem Sandbad auf 80 °C erhitzt, bis eben die Masse geschmolzen ist und dann sofort vom Sandbad genommen. Nach Abkühlung wird der Kolben zerschlagen und die erkaltete Schmelze vom Glas abgehoben und zu einem feinen Pulver zerrieben.

Homöopathische Verwendung findet die erkaltete Schmelze von Schwefel und Iod mit einem Iodgehalt zwischen 70 und 80 %.

447.2
Pharmakologie und Toxikologie

In den Verreibungen D 3 bis D 6, in welchen man bei elementarem Iod Iodismus beobachten kann, tritt eine solche Schädigung kaum ein. Auch Stauffer ist dies aufgefallen.

447.3
Anwendung

Medizinische Anwendung fand die Verbindung in Form von Salben zur Behandlung von Dermatosen.

Homöopathische Anwendung findet die Zubereitung bei Entzündungen der Atemwege, der Pleura, des Darms, Obstipation, putriden Entzündungen der Haut und Ulcera, Vergrößerung und Indurationen drüsiger Organe wie Lymphdrüsen und Brustdrüse (nach Kommission D).

Chronische Tonsillitis, auch mit starker Schwellung.

Es wird vorwiegend bei **Erkrankungen der Haut, der Schleimhäute und der Lymphdrüsen** gegeben.

447.4
Arzneimittelprüfung

Die wenig umfangreiche Prüfung an 4 Personen zeigt eine Reizung aller Schleimhäute. Die Verordnung erfolgt ausschließlich nach klinischen Gesichtspunkten.

447.5
Arzneimittelbild

Augen: Bindehäute gerötet, tränenabsondernd, Gesichtsfeld daher verschleiert, ☉ **mit ausgesprochenem Kältegefühl in den Augäpfeln**, das sich durch äußere Wärme kaum bessert.

Innerer Hals:

> Pharyngitis chronisch
> Angina tonsillaris

Abdomen:

> Enteritis chronisch
> Appendizitis rekurrierend
> Diabetes mellitus
> Hepatomegalie
> Leberzirrhose alkoholtoxisch

Rektum und Stuhl:

> Obstipation chronisch
> Hämorrhoiden
> Kolitis hämorrhagisch

---

[514] Chalkogene: Sauerstoff O, Schwefel S, Selen Se, Tellur Te, Polonium Po, Livermorium Lv.

Brust:

Bronchitis foetida
Pleuritis exsudativa
Mastopathie
Mastitis

Extremitäten: Ulcus cruris.

Haut: Furunkulose (nach A. Stiegele und A. Bier Hauptmittel) zeigt sich in einem großen Teil der Fälle bei längerem Einnehmen als wirksam, auch bei anderen als den Sulphur-Konstitutionen, ebenso bei Acne vulgaris, Bartflechten mit Infiltrationen der Haut. Sezernierende und brennende Ekzeme, subakut und chronisch.

Allgemein: Lymphknoten geschwollen, chronisch entzündet, einschließlich der regionären Schleimhäute.

447.6
Dosierung

Lange Zeit fortgesetztes Einnehmen, etwa bei Furunkulose, kann zu einer Verschlimmerung führen. Iod-Überempfindlichkeit bis zur D 4 wurde beobachtet.

447.7
Vergleichsmittel

16. Gruppe: Selenium amorphum, Sulphur lotum, Tellurium metallicum.

447.8
Literatur

[1] Abegg W. Die Indikationen für Sulfur. Allgemeine Homöopathische Zeitung 1931; 179 (4): 394–420

[2] Allen TF. Sulfur iodatum. Encyclopedia of pure Materia Medica. Bd. 9. New York: Boericke & Tafel; 1874–1880: 415–417

[3] Clarke JH. Sulphur iodatum. Dictionary of practical Materia Medica. Bd. 2.2. London: Homoeopathic Publishing Company; 1900–1902: 1325–1327

[4] Gross GW. Symptomenfragmente. Sulphur. Archiv für die Homöopathische Heilkunst 1841/42; 19 (3): 186–188

[5] Helbig. Sulphur iotum. Heraklides 1833: 64

[6] Hughes R. Sulphur iodatum. Cyclopaedia of Drug Pathogenesy. Bd. 4. London: Gould; 1886–1891: 250–252, 714–716

[7] Knorre. Sulphur. Allgemeine Homöopathische Zeitung 1835; 6 (3): 37

[8] Schulz H. Studien über die Pharmakodynamik des Schwefels. Greifswald: Abel; 1896: 78

[9] Stiegele A. Klinische Homöopathie. Homöopathische Arzneimittellehre. Stuttgart: Hippokrates; 1941: 211

[10] Wurmb. Sulphur iotum. Zeitschrift des Vereins der Homöopathischen Aerzte Oesterreichs 1957; 1: 1–9

448 Sulphur lotum – sulph

lt.: Sulphur, dt.: Schwefel, engl.: sulphur

448.1
Substanz

Mineralia – Anorganica – Elementa – 16. Gruppe[515] – Schwefel – S

Schwefel ist ein Nichtmetall. Es handelt sich um ein feines, gelbes Pulver. Unter Normalbedingungen liegt Schwefel als Cyclooctaschwefel (kronenförmiger achtgliedriger S_8-Ring) vor. Es hat dann die Form von zitronengelben Brocken und Stangen, die rhombischer oder α-Schwefel genannt werden. Schwefel findet sich in den Oxidationstufen von –2 bis +6, am häufigsten in den beiden beständigsten –2 und +6. Seine chemischen Eigenschaften sind denen seines höheren Homologons Selen (Se) sehr ähnlich, wohingegen dies für sein leichteres Homologon Sauerstoff (O) nicht zutrifft. Bei 260 °C verbrennt die Substanz mit einer schwach blauen Flamme unter Bildung des stechend riechenden Schwefeldioxids und bis zu 40 % Schwefeltrioxid. Zur Herstellung von Metallsulfiden $M^{2+}S$ erhitzt man Sulphur in stächiometrischen Verhältnissen mit dem entsprechenden Metallpulver.

Homöopathische Verwendung findet sublimierter[516] Schwefel.

448.2
Pharmakologie und Toxikologie

Sulphur gehört zur Gruppe der Mengenelemente, das sind anorganischen Nahrungsbestandteile, deren täglicher Bedarf über 50 mg essenziell ist. Zu dieser Gruppe gehören auch Natrium, Kalium, Calcium, Magnesium, Phosphor und Chlor. Die tägliche Schwefelaufnahme von 1 bis 2 g/d erfolgt beim Menschen hauptsächlich über die Aufnahme der schwefelhaltigen Aminosäure Cystin, eine semiessenzielle Aminosäure, da sie über L-Cystein aus Methionin synthetisiert werden kann, über Cystein, welches als Bestandteil des Glutathions an den zellulären Redox-Reaktionen beteiligt ist, und Methionin, das im Stoffwechsel wie L-Thyreonin und L-Lysin aus Aspartat synthetisiert wird. Als spezifische, an das Startcodon, in der Regel AUG, der m-RNA bindende Initiator-tRNA-Aminosäure nimmt Methionin eine Schlüsselstellung bei der Proteinbiosynthese ein. Die Substanz ist ein Bestandteil wichtiger Verbindungen wie Vitamin B_1, Biotin, Coenzym A, Insulin und Glutathion. Über die Wirkung von Thiol-Gruppen in intrakoporalen Redoxsystemen hat Schwefel eine besondere Bedeutung für die antioxidative Kapazität.

Beim Gebrauch von Schwefel in den in der Homöopathie gebräuchlichen Mengen wird manchmal beobachtet, dass die Hautausdünstung, der Stuhl und die Blähungen den Geruch von Schwefelwasserstoff annehmen. Zuweilen färben sich dabei auf dem Körper getragene Silbergegenstände, wie Armreife und Uhren, schwarz.

Bier ließ unter Benutzung einer auf der Haut getragenen Silberplatte untersuchen, wie viel Schwefel der Gesunde unter dem Einfluss von Sulphur Collóo D 3 ausscheide, und kam durch Gewichtszunahme und Schwärzung der Silberplatte auf den Wert von etwa 10 mg je Tag. Diese Gewichtsmenge beträgt etwa das 3-Fache der Schwefelausscheidung beim Gesunden ohne Schwefelzufuhr. – Nun wurde ein an Seborrhö leidender Mann unter Sulphur Collóo D 3 gesetzt. Schon am 2. Tag bemerkte er deutlichen Schwefelwasserstoffgeruch und Bräunung der Silbersachen, die er trug. Aus der Gewichtszunahme der Silberplatte wurde eine Schwefelausscheidung von 5,76 g am Tage, also etwa die 600-fache Menge des Gesunden, der Sulphur D 3 einnimmt, errechnet. Nach 10 Tagen wurde die Sulphur-Verordnung weg-

---

[515] Chalkogene: Sauerstoff O, Schwefel S, Selen Se, Tellur Te, Polonium Po, Livermorium Lv.

[516] Syn.: verflüchtigen, verdampfen. Die Sublimation gehört zu den Trennverfahren. Sie bezeichnet den direkten Phasenübergang vom festen Aggregatzustand in den gasförmigen unter Umgehung des flüssigen. Dieses Verfahren findet in der Chemie Verwendung zur Reinigung von Substanzen. Der gesamte Kreislauf fest – gasförmig – fest wird ebenfalls als Sublimation bezeichnet. Der umgekehrte Vorgang gasförmig – fest heißt Kondensation.

gelassen. Während der nächsten 10 Tage wurden 117 mg täglich ausgeschieden, also etwa die 11-fache Menge des Gesunden. Die nächstfolgenden 10 Tage ergaben 56 mg je Tag; erst nach 30 Tagen wurde nur noch etwa die doppelte Menge des Gesunden festgestellt [2].

Dieses Experiment Biers erbringt einen Hinweis, dass die homöopathische Zubereitung einen Einfluss auf den Stoffwechsel hat.

Ein zweiter Patient mit Seborrhö, der auf Sulphur Collóo stark nach Schwefel roch, bekam die Silberplatte umgehängt, welche sich darauf tief schwarz färbte. Die Seborrhö heilte. Zwei Jahre später machte derselbe Patient, obwohl jetzt gesund, nochmals dasselbe Experiment mit Sulphur Collóo D 6 innerlich und der Silberplatte auf der Haut. Diesmal färbte sich die Silberplatte nur eben angedeutet und kaum sichtbar. Die festgestellte Menge an Schwefel betrug 29 mg täglich, auf die ganze Hautoberfläche berechnet, also ein normaler Wert.

448.3
Anwendung

Homöopathische Verwendung findet die Substanz bei verschiedenen, besonders chronischen Dermatosen wie juckenden Ekzeme und Hauteiterungen, bei akuten und chronischen Entzündungen der Atemorgane, des Magen-Darm-Kanals, der Harn- und Geschlechtsorgane, bei Leberinsuffizienz und Dyspepsie, Varikosis, Hämorrhoiden und Hämorrhagien, bei Herz- und Kreislaufbeschwerden, Blutdruckstörungen, bei Erkrankungen des rheumatischen Formenkreises, Insomnie, Affektivitätsstörungen, Schwächezuständen und Depression (nach Kommission D).

Sulphur lotum ist seit Hahnemann immer wieder neuen Arzneimittelprüfungen unterworfen worden bis in die Neuzeit, und der Grundstock der Symptome hat sich immer wieder erzeugen lassen. Das Arzneimittelbild enthält aber auch eine ganze Anzahl von Sulphur-typischen Symptomen, die sich bei den Prüfungen nur ganz vereinzelt ergeben haben, zum Beispiel „Verlangen nach Süßigkeiten"; „muss nachts die Füße wegen Brennens aus dem Bett strecken"; „Durchfälle morgens früh aus dem Bett treibend"; oder Symptome, die aus klinischer Beobachtung stammen, wie Flauheit um 11 Uhr. Andererseits ist Hahnemann bei Sulphur lotum erstmals davon abgewichen, die Verordnung rein nach den Symptomen vorzunehmen, und hat den Schwefel zum Hauptmittel der Psora[517] erhoben, also eine Verordnung nach klinischen Vorstellungen vorgenommen.

Bei Sulphur besteht eine Organotrophie zur **Haut**, dem **Venensystem**, einschließlich des **Pfortadersystems**, und der **Verdauungsorgane**, bei welchen noch die **Leber**, und zwar sowohl als Stoffwechsel- wie als gallebereitendes Organ hervortritt, ferner das retikulo-endotheliale System.

Ein wesentlicher Teil der charakteristischen Symptome von Sulphur lotum findet seine Ausprägung auf der **Haut**. Diese ist gelblich schmutzig, rau und unheilsam mit Neigung zu *Intertrigo* und zu *Ekzemen* sowie zu *Hautinfektionen*, wie *Akne* und *Furunkulose*. Kleine Verletzungen ziehen Entzündung und Eiterung nach sich. Es besteht eine Empfindlichkeit gegen kalte Luft sowie gegen Wasser. Diese Abneigung gegen kaltes Wasser und gegen Waschen beruht auf einer Verstärkung des Juckens und Brennens der Haut, welches durch Waschen hervorgerufen wird. Der Sulphur-Patient nimmt selbst eine gewisse Unreinlichkeit in Kauf, um dem Wasser zu entgehen. Mit dem schmutzigen Aussehen der Haut und der Abneigung gegen Wasser hat man daher eine Unreinlichkeit als Charaktereigenschaft kombiniert, die zutreffen mag, wenn sie auch nicht in der Arzneimittelprüfung belegt ist. Denn der Sulphur-Mensch vernachlässigt öfter sein Äußeres, er ist unordentlich und unsauber. Die glanzlosen struppigen Haare, die sich nicht legen wollen, vermehren diesen Eindruck.

Die für Sulphur lotum typischen **Ekzeme** sind vorwiegend trockener Art, mit Brennen, heftigem Jucken und Hitzegefühl, alles schlimmer nachts in der Bettwärme. Doch sind feuchte Hautaffektionen keine Gegenindikationen, sofern man Vorsicht walten lässt in der Dosierung sowie in der Wiederholung der Gabe, die hier nicht automatisch und gedankenlos erfolgen darf, wenn man nicht schwere Reaktionen eintauschen will. Dass *Furunkel* als Folge von Schwefel-Gaben auftreten kön-

---

517 Psora: Miasma, bei dem das innere und äußere Erleben des Individuums dem Mangel entspricht.

nen, wissen wir nicht nur aus den Arzneimittelprüfungen, sondern man kann dies auch bei einer zu lange fortgesetzten Schwefel-Medikation nicht selten beobachten.

Typisch für alle Hautaffektionen ist neben der üblen Hautausdünstung, die durch Waschen nicht besser wird, das lästige Jucken und Brennen, das sich in der Bettwärme bis zur Unerträglichkeit steigern kann. Die Schweiße, unter denen die Sulphur-Patienten nicht selten leiden, zeigen ebenfalls den üblen Geruch. *Urticaria* mit Pruritus in der Bettwärme oder beim Auskleiden ist eine bewährte Indikation des Schwefels.

Überhaupt hat Sulphur lotum typischer Weise einen Bezug zu *Venenerkrankungen* mit **Rötung, Hitze** und **Brennen. Das Hitzegefühl in den Füßen nötigt in der Nacht dazu, die Füße aus dem Bett zu strecken. Brennende Hitze wird auch an den Handflächen und auf dem Scheitel beobachtet. Alle Schleimhäute, besonders an den Körperöffnungen, zeigen sich gerötet**, zum Beispiel die Lippen, der After, die Harnröhre und die Vulva. Zum Teil ist diese Rötung noch verstärkt durch die Schärfe der Ausscheidungen. Dass diese Körperöffnungen sich durch Brennen und Jucken sehr unangenehm bemerkbar machen, braucht nicht mehr besonders hervorgehoben zu werden.

Außer dem für Sulphur lotum typischen Hitzegefühl auf dem Scheitel haben wir reichliche Wallungen mit oder ohne Schweiße, weshalb der Schwefel häufigen Gebrauch bei **klimakterischen Beschwerden** findet. Infolge der venösen Stase sind die sichtbaren Venen stark gefüllt, die Beschwerden des ganzen Sulphur-Bildes **verschlimmern sich häufig durch Stehen**, weil durch die Schlaffheit der Venen die Blutstauung sich vermehrt. Es liegt auf der Hand, dass **Varizen** und **Ulcus cruris varicosum**, besonders wenn sie brennen und jucken und einen üblen Geruch verbreiten oder Ekzeme der Umgebung aufweisen, ein dankbares Feld für Sulphur lotum darstellen. Ebenso gehören **Hämorrhoiden** mit Jucken und Brennen, dabei Rötung des Afters mit oder ohne Blutung zu den wichtigsten Indikationen. Die *Hämorrhoiden* des Schwefels zeichnen sich durch Jucken und Brennen, am schlimmsten in der Bettwärme, aus, sie sind entzündet und gerötet. Blutungen sind damit verbunden, können aber auch ausbleiben, was von manchen als charakte-

ristisch angesehen wird. Wenn auf dieser Basis von Venenerkrankungen *Hämorrhagien* auftreten, greifen wir ebenfalls zum Schwefel, einerlei, aus welchen Organen diese Blutung erfolgt.

Einen bevorzugten Angriffspunkt von Sulphur lotum haben wir weiter in der **Abdominalplethora**[518] **mit *Stauungen im Pfortadersystem*** vor uns, welche wiederum nicht streng zu trennen sind von den *Hepatopathien* und *Dyspepsien*. Auf die **Leber** ist ein galletreibender Effekt gesichert. Bei **Leberstörungen** chronischen Charakters ohne nähere Indikationen sollte man sich öfter des Schwefels erinnern. Auch an der Leber als Hauptorgan des **Stoffwechsels** und wesentlichen Teil des **retikulo-endothelialen Systems** finden wir die Schwefel-Wirkung stark beteiligt. So ist **nach Infektionskrankheiten** mit erschwerter *Rekonvaleszenz*, bei der mit schlechtem Appetit, Schwächegefühlen, Nachtschweißen, vermehrtem Urobilinogen im Harn zu kämpfen ist, eine Sulphur-Verschreibung eine der dankbarsten Anzeigen.

Die eigentlichen Anzeigen im Bereich des **Magen-Darm-Kanals** bestehen in **Dyspepsie** und **Lebensmittelunverträglichkeiten.** Obwohl Verlangen nach Alkohol und Süßigkeiten besteht, werden beide nicht ertragen, ja deren Genuss ist von einer Verschlimmerung gefolgt. Meist besteht großer Durst bei geringem Appetit, nicht selten aber eine Flauheit im Magen, die zu vielem Essen nötigt. Besonders wird um 11 Uhr eine Leere und ein Elendigkeitsgefühl im Magen geklagt. Die weiteren Beschwerden am Magen und Darm sind: stinkende *Flatulenz*, Aufgetriebenheit, der Hunger ist entweder vermehrt oder herabgesetzt, es besteht reichlicher Durst, Verlangen nach anregenden Speisen, besonders nach Alkohol sowie Süßigkeiten, die aber nicht vertragen werden. Der Stuhl ist nicht selten verstopft, häufig von *Durchfällen* unterbrochen[519]. Eine ausgezeichnete Indikation sind frühmorgens auftretende **Diarrhöen,** die den Patienten morgens in der Frühe aus dem Bett treiben, tagsüber aber wieder auszusetzen pflegen. Für chronische *Durchfälle* mit dieser Indikation ist

---

518 Ein aus der Humoralpathologie entstammender Begriff, der subklinische und klinische Stauungszustände im abdominellen Venensystem meint.

519 Klinischer Hinweis von Alok Pareek, Indien, auf Karzinogenie, Miasma, bei dem das innere und äußere Erleben des Individuums der Suppression entspricht.

der Schwefel sehr häufig das Heilmittel. Ich überblicke eine nicht geringe Anzahl von langwierigen und hartnäckigen *Säuglingsdurchfällen*, die in Kinderkliniken, zum Teil Universitätskinderkliniken, mit intensivster Pflege und Diät sowie den einschlägigen Arzneien und Infusionen nicht in einen befriedigenden Zustand gebracht wurden und nicht aus der Ernährungsstörung herausgebracht werden konnten und die dann durch einige Gaben Sulphur lotum sofort und endgültig von ihrer *Enteritis* und *Ernährungsstörungen* befreit wurden. Die Eltern waren verzweifelt, weil alle Mühe und Kunst nicht zum Ziel geführt hatte. Der Erfolg war so entschieden und endgültig, wie man es sich nur wünschen konnte.

Auch bei chronischen *Enteritiden* der Erwachsenen steht Sulphur lotum in der ersten Reihe der zu wählenden Mittel, selbst auch dann, wenn kein besonders hinweisendes Symptom, wie etwa der morgens früh aus dem Bett treibende Stuhl oder die *Rötung der Orifizien*, an Sulphur lotum denken lässt, sondern allein der **chronische** Charakter vorliegt.

Das Sulphur-Bild enthält sehr viele Züge von **allgemeiner nervöser Erregung**. Gemütsverstimmung aller Schattierungen, wie Apathie, Traurigkeit und Ängstlichkeit, andererseits Ärger und Reizbarkeit, Furchtsamkeit und Schreckhaftigkeit, dann wieder Unruhe und Hast, unruhiger Schlaf (Katzenschlaf) und *Insomnie*. Nach den therapeutischen Erfahrungen der Homöopathie ist Sulphur lotum kein Nervenmittel im engeren Sinne. Bewährt hat es sich jedoch zur Therapie von *Depression* und *Hypochondrie* bei *Stoffwechselstörungen* und *Insomnie*.

Alle anderen **Schleimhäute** des Körpers nehmen ebenfalls teil an der katarrhalischen Ergriffenheit, so die Augen, Ohren, die Nase und die übrigen Luftwege. Es handelt sich überwiegend um *chronische, prolongierte* oder *rekurrierende Erkrankungen* mit großer *Infektneigung*.

Sulphur lotum hat eine starke Beziehung zum lymphatischen System, den Lymphdrüsen, Lymphgefäßen und den Schleimhäuten. **Chronische Schleimhautinfekte** mit *Adenopathien* weichen ihm. Die Anzeige für Sulphur lotum im Gegensatz zu anderen Mitteln ergibt sich entweder aus dem ganzen Typus oder aus dem chronischen Charakter, der übelriechenden Art der Absonderungen (zum Beispiel bei **Bronchitis foetida**) oder der Entstehung durch Unterdrückung anderer Absonderungen oder Krankheitszustände. Man soll aber nicht annehmen, dass der Schwefel nicht auch für akute Zustände brauchbar sein könne. So konnte ich mehrere schwere **Grippeepidemien**, verbunden mit *Bronchitis*, *Pneumonie* oder *Enteritis*, mit Sulphur lotum aufs Beste bewältigen. Hier war Sulphur lotum das überlegene epidemische Mittel gewesen.

Man kann ihn mit viel Erfolg als **Einleitung der Behandlung chronischer Krankheiten** verwenden. Chronische Krankheiten werden entweder allein mit Sulphur lotum geheilt, oder dieser macht die Bahn frei für andere Mittel, die nach den auftretenden Symptomen zu wählen sind. Es wird nicht leicht eine chronische Krankheit geben, bei der Sulphur lotum nicht in Frage käme, mit Ausnahme der bösartigen Tumoren und der Lungentuberkulose, bei welchen er den Zerfallsprozess zu beschleunigen scheint.

Ein breites Indikationsgebiet für Sulphur lotum liegt vor bei **Folgezuständen akuter Krankheiten:**
1. bei verzögerter Rekonvaleszenz mit Schwäche, Appetitlosigkeit, übelriechenden Nachtschweißen, Schlaflosigkeit oder Schlafsucht; sehr häufig nach Grippe und grippalen Infekten;
2. bei rheumatischen Prozessen, die im Anschluss nach akuten Krankheiten oder auch erst einige Wochen später auftreten, wie zum Beispiel *Lumbalgie*, *Ischialgie*, bei *Osteochondrose* der Wirbelsäule und *degenerative Bandscheibenschäden*;
3. bei sich verschleppenden Schleimhautinfekten der oberen Luftwege.

Die zahlenmäßig am häufigsten gebrauchte Indikation war in meiner Praxis die Verordnung im Anschluss an Infektionskrankheiten. Wann immer ein Patient in die Sprechstunde kommt, der seit einigen Wochen an unerklärlicher Appetitlosigkeit, an Müdigkeit und Schwäche, an *Myalgien* und *Arthropathien* und dergleichen klagt, sollte man nicht versäumen, zu fragen, ob ein Schnupfen, ein Husten oder eine Grippe vorausgegangen sei. Oft wird dies bestätigt, oft bekommt man auch die Antwort: Ja, ich hatte wohl eine „Erkältung", aber diese war so gering, dass sie mich kaum störte. Trotzdem wird man – nach Ausschluss sonstiger

Möglichkeiten – gut daran tun, die geklagten Beschwerden als Folge dieses Infekts zu buchen. Die Stärke der heute vorgebrachten Beschwerden braucht keineswegs in einem Verhältnis zu dem vorausgegangenen Infekt zu stehen. Ja sogar, man wird sich die Frage vorlegen müssen, ob der Infekt nicht stumm und unerkennbar verlief und sich erst in der Nachwirkung erkennbar machte. Wenn gar noch eine *Bronchitis* oder *Lumbalgie*, selbst eine *depressive Verstimmung* zurückgeblieben ist, wird man mit Sulphur lotum einen raschen Erfolg einheimsen können. Bei dieser Verordnung von Sulphur lotum handelt es sich nicht um eine konstitutionelle Verordnung, sondern um eine klinische Indikation. Man wird in diesen Fällen die Behandlung mit Sulphur lotum einleiten und, wenn diese nach 2 bis 3 Wochen nur zu einem Teilerfolg geführt haben sollte, die individuelle Reaktionslage des Patienten in einer neuen Verordnung berücksichtigen.

Seit mehreren Jahrzehnten beobachte ich die Wirkung von Sulphur lotum beim **Posttraumatischen Syndrom**. Die Stoffwechselstörungen, von welchen **Verletzte und Frischoperierte** wenige Tage nach dem Trauma befallen werden, können vorzüglich mit Sulphur lotum behandelt werden. Die Beschwerden beginnen mit Appetitlosigkeit, Foetor ex ore, belegter Zunge, übelriechenden Schweißen und Verdauungsstörungen und setzen sich oft genug in *venösen Stasen* mit *Thrombosen* fort. Man kann diese Zustände meist erstaunlich gut mit Sulphur lotum beherrschen

Für die Behandlung **chronischer Erkrankungen des rheumatischen Formenkreises** wird sehr gern der Schwefel herangezogen. In Nachahmung der Schwefel-Badkuren kann man, wenn man mit den Verdünnungen keinen genügenden Erfolg sieht, zu massiveren Dosen, allenfalls zur Ø (=D 4) herabgehen. Diese Empfehlung gilt natürlich nicht bei *Neuralgien* und *Neuritiden*, da man hier mit einer leichteren Ansprechbarkeit rechnen darf. Bei fieberhafter **Arthritis** mit schwerer Ansprechbarkeit auf die angezeigten Mittel wird man manch schönen Erfolg sehen. Stiegele nennt Sulphur lotum als bewährtes Mittel bei *akuter Arthritis*, wenn ein Fall ständig Salizylate braucht, um Rückfällen vorzubeugen. Für die **Gicht** als Prototyp der Stoffwechselkrankheiten gehört der Schwefel zu den bestempfohlenen Mitteln.

Die schon erwähnte **Ausscheidungsfunktion des Schwefels** auf den Proteinstoffwechsel erstreckt sich auch auf andere Bereiche wie zum Beispiel bei *Schwermetallbelastungen. Blei- und Quecksilber-Intoxikationen* konnten damit gut behandelt werden.

Neben der Ausscheidungsfunktion ist auch der Gegenpol, die **Resorptionsfähigkeit** nutzbar. Wenn es um die Resorption starker Blutaustritte in Körperhöhlen geht, sowohl nach Traumen wie bei *hämorrhagischer Diathese*, hat sich Sulphur lotum bewährt. Auch entzündliche Residuen chronischer Entzündungen, zum Beispiel bei **Phlebitis, Pleuraschwarten, Peritonitis, Hydrarthose,** werden vom Schwefel angegriffen und zerteilt. Hier findet sich also die Fähigkeit, chronische Krankheiten zu erfassen, zusammen mit derjenigen, zu resorbieren.

448.4
Konstitution

Der vollkommen ausgeprägte Sulphur-Typ wird als hager mit vornübergebeugter Haltung beschrieben; der Ernährungszustand ist schlecht, die Haut ist trocken und gelblich und neigt zu Jucken und Brennen, welches charakteristischerweise in der Bettwärme sich verschlimmert. Das Gesicht ist gleichfalls gelblich, oft mit deutlicher Venenzeichnung und roter Nase. Es besteht eine schlechte Blutzirkulation in Pfortadergebiet und Unterleib, eine Anfälligkeit der Haut zu Ekzemen und Furunkulose, welche auf dem Boden eines seborrhoischen[520] Zustandes der Haut entsteht. Der Sulphur-Patient fühlt sich nicht wohl nach Baden und Waschen und hat eine Abneigung gegen Wasser, welche in der besonderen Beschaffenheit der Haut ihren Grund hat. Alle Ausscheidungen haben einen üblen Geruch. Schweiß, Stuhl, Menstrualblut, Harn, ja der ganze Mensch ist mit einem üblen Geruch behaftet. Der üble Geruch der Haut lässt sich auch durch Waschen nur unvollkommen beseitigen. Die Haare sind gleichfalls trocken und glanzlos, dazu struppig. Die Körperöffnungen sind gerötet, teils wegen der dem Schwefel eigenen venösen Stauung, teils wegen der Schärfe der Ab-

---

[520] Beschreibt das klinische Symptom der Überproduktion von dermalen Talkdrüsensekreten.

sonderungen. Gegen 11 Uhr befällt ihn ein Leere- und Flauheitsgefühl des Magens. Es besteht eine Neigung zu Hitzewallungen, obwohl er meistens fröstelig ist. Frieren und Hitze wechseln häufig ab.

Schwefel ruft bei chronischen Erkrankungen und bei reaktionslosen Fällen die Reaktion wach und wird deshalb gerne zur Einleitung bei der Behandlung chronischer Zustände oder als Zwischenmittel bei reaktionslosen Fällen gegeben. Durch seine Dynamik überführt der Schwefel den Krankheitsprozess in ein aktiveres und akuteres Stadium.

Die Veränderungen im Gemütsleben, welche von Sulphur lotum berichtet werden, stammen so gut wie ausschließlich und die intellektuellen Symptome ganz überwiegend aus der Hahnemann'schen Prüfung. Sie unterscheiden sich in ihrem Grundstock nicht wesentlich von den seelischen Symptomen anderer Konstitutionsmittel. Sie umfassen Ängstlichkeit, Kleinmütigkeit, Lebensüberdruss, Verzweiflung über seine Lage, mürrische Gereiztheit und Neigung zu zornigem Auffahren – Abneigung gegen jede Art Beschäftigung und Betätigung, sei es Arbeit, Sprechen, Bewegung, Frohsinn. Auf dem Gebiet des Intellekts sind zu nennen große Vergesslichkeit und Mangel, die Gedanken zu konzentrieren. Aus diesem Rahmen allgemeiner geistiger Symptome, die einer größeren Anzahl von Mitteln eigen sind, wird die Neigung herausgehoben, **sich auf sich selbst zurückzuziehen, sich mürrisch abzusondern und den Umgang mit anderen zu meiden**. In seinen Ideen spinnt er sich **eigenbrötlerisch** in sein Gehäuse ein und hängt philosophischen und religiösen Schwärmereien nach. Ob dieser „Zerlumpte Philosoph" eine praktische Bedeutung erlangt hat, vermöchte ich jedoch nicht zu sagen. Dasselbe gilt für sanguinisch anmutende Einstellung: „Sie bildet sich ein, schöne Kleider zu haben, sieht alte Lumpen für schöne Kleider an."

Bei Depressionszuständen, wenn diese als Folge von Stoffwechselvergiftungen, besonders im Anschluss akuter, vielleicht höchst banaler oder kaum beachteter Infekte, aufzufassen sind, lichtet der Schwefel den trüb verhangenen Himmel oft sehr schnell auf.

Neben der Befallenheit der Haut durch Ekzeme und neben der Neigung zu Furunkulose, die meist, aber nicht immer trockener Art sind und bei Nacht heftig jucken, finden wir nicht selten gerötete und entzündete Augenlider mit Lidrandentzündungen und Gerstenkörner, wodurch sich die typische Rötung der Körperöffnungen an dieser Körperstelle offenbart.

Wie die Haut ist der Magen-Darm-Kanal fast immer mit im Spiel. Hier ist zuerst die Flauheit in der Magengegend um 11 Uhr zu nennen, mit schwachem, ohnmächtigem Gefühl, das zu essen nötigt. Diese Schwäche kommt besonders gern beim Stehen zum Vorschein, als Folge der venösen Stauung im venösen System, Verstopfung ist häufig, oft im Wechsel mit Durchfall. Die Stühle haben auffallend üblen Geruch. Pathognomisches Symptom erster Ordnung ist der Durchfall frühmorgens, der vorzeitig aus dem Bett heraustreibt. Hämorrhoiden runden das Bild ab. Der After ist etwas gerötet und juckt lästig.

Neben diesem **Sulphur-Typ**, den ich als „klassischen" bezeichnen möchte, habe ich einen anderen beobachtet, der in seiner äußeren Gestalt und Haltung dem **Ersteren geradezu entgegengesetzt** ist. Es sind dies wohlgenährte Menschen mit rotem Gesicht und von meist untersetztem Wuchs. Hierher gehört auch die alte Beobachtung, dass der Sulphur-Patient sich weniger wohl fühlt, wenn er ein gerötetes Gesicht hat, dagegen ist es ihm besser, wenn er bleich ist. Die abdominelle Stauung und Plethora sind mit einer Auftreibung des Leibes, ja sogar mit Zwerchfellhochstand verbunden, sodass der Oberkörper in seiner Haltung eher nach hinten ausweicht, im Gegensatz zur vornübergebeugten Verfassung des klassischen Typus. Dieser Typ prädestiniert zum roten Hochdruck, welcher sich auch in der Folge nicht selten entwickelt. Eine Bestätigung für diese Beobachtung habe ich bei Borland gefunden, der für Kinder einen zweiten Schwefel-Typus ähnlicher Art kennt. Er beschreibt ihn als gut genährt und gut entwickelt, als schweren Schlag in Bau und Bewegung, mit guter Hautfarbe; die Haut neigt besonders an Händen und Füßen zur Röte, raut sich im kalten Winde; die Lider, die Ohren, die Lippen sind rot.

Auch Kent erwähnt diesen Typus, wenn er schreibt: „Bisweilen entspricht das Mittel auch fetten, rundlichen, wohlgenährten Kranken."

Einer dieser geradezu alltäglichen Fälle von Hypertonie – wenigstens gilt diese Beobachtung für meine in Stuttgart und Umgebung beheimatete Klientel – sei im Folgenden kurz erwähnt: Ein 54-jähriger kaufmännischer Prokurist kommt in meine Sprechstunde mit Klagen über Schwindelgefühle und Beengung des Herzens mit Herzstechen. Er sieht aus „wie das Leben", ist wohlgenährt bei untersetztem Wuchs. Die Brust wird hoch getragen und ruht auf einem vollen und gespannten Leib. Es besteht ein extremer Zwerchfellhochstand. Der Blutdruck beträgt RR 190/120. Dieser Befund genügte vollkommen zur Verordnung von Schwefel. Doch lag noch ein weiteres Merkmal dafür vor: Der Patient hatte eine außerordentlich widerliche Hautausdünstung an sich, die für ihn selbst wie seine Umgebung gleich peinlich war. Aus Sorge, als unreinlich zu gelten, wollte er die Sprache nicht darauf bringen; als ich diesen Punkt jedoch vorsichtig antippte, fiel mir die begleitende Frau ins Wort mit lebhaften Klagen über die Unerträglichkeit dieser Ausdünstung, die ihn wie eine Wolke umgab. Verordnung: Sulphur lotum D 6. Nach 14 Tagen RR 165/110 und völlige Beseitigung des Foetors. – 9 Jahre vorher, also im Alter von 45 Jahren, hatte ich denselben Patienten ebenfalls mit Hypertonie und Thrombose im Bein zu behandeln. Damals war die Verordnung von Sulphur iodatum D 6 ebenfalls von rasch einsetzendem Erfolg gewesen.

Nach Hahnemann ist der Schwefel das klassische Mittel für die **Psora**[521], welche er als eine Folge der nach innen getriebenen Krätze ansah und sie als Infektionskrankheit der Sykosis[522] und Syphilis[523] an die Seite stellte. Für unsere heutige Erkenntnis ist soviel richtig, dass der Schwefel das wichtigste Mittel für ein derartiges chronisches Siechtum darstellt, welches im Wechsel mit Hautausschlägen innere Krankheiten hervorbringt, mögen diese Hautausschläge nun durch Salbenbehandlung unterdrückt worden oder von selbst zurückgetreten sein. Eine solche Auffassung der Psora, losgelöst von der Skabies, kann auch heute noch therapeutisch nutzbringend sein. Nach Schwefel-Behandlung kommen diese Ausschläge nicht selten wieder zum Vorschein, oder es werden beide Äußerungen der Psora zugleich beseitigt. Bei diesen Krankheiten, die in Wechselwirkung mit Hautausschlägen stehen, mag es sich um Magen-, Darm- oder Leberleiden, um Bronchialasthma oder Bronchitis, um Gicht oder Rheumatismus oder andere Zustände handeln, ist Schwefel das Mittel der Wahl.

448.5
Arzneimittelbild

Leitsymptome: Venöse Stauungen chronischer Art, besonders im Pfortadersystem, in den Hämorrhoidalvenen, in den Krampfadern. Als Folge der Venenstauung sind die Wallungen zum Kopf mit Hitzegefühl auf dem Scheitel bedingt, ferner kalte Hände und kalte Füße; wenn die Füße warm geworden sind, werden sie brennend heiß, so dass sie zur Kühlung nachts aus dem Bett gestreckt werden. Der Schlaf ist oberflächlich und durch jedes Geräusch gestört – Katzenschlaf. Erwachen um 3 Uhr; kann nicht wieder einschlafen.

Alle Schleimhäute brennen, die Absonderungen sind scharf. Die Körperöffnungen sind auffallend gerötet (Lippen, Lider, After usw.).

⊙ **Flauwerden im Magen mit großer Elendigkeit um 11 Uhr.**

Trinkt viel, isst wenig, oder Heißhunger. Verlangen nach Süßigkeiten und geistigen Getränken, die aber schlecht bekommen.

Sodbrennen; Verstopfung und Durchfälle oder beides im Wechsel. Frühdurchfälle, morgens aus dem Bett treibend. Brennen am After und Jucken, Hämorrhoiden.

Haut rau, unrein, brennend und juckend. Haare struppig, glanzlos und wirr.

Brennen und Jucken in der Haut, in der Bettwärme schlimmer werdend. Körpergeruch unangenehm, wird nicht besser durch Waschen. Hautausschläge aller Art werden schlimmer durch Waschen. ⊙ **Abneigung und Furcht vor Waschen und Baden.** Furunkulose und Staphylodermien.

---

[521] Psora: Miasma, bei dem das innere und äußere Erleben des Individuums dem Mangel entspricht.
[522] Sykose, Miasma, bei dem das innere und äußere Erleben des Individuums dem Überfluss entspricht.
[523] Syphilis, Miasma, bei dem das innere und äußere Erleben des Individuums der Zerstörung entspricht. Ein Miasma ist eine Zustandsbeschreibung des Individuums, die auf verschiedenen Betrachtungsebenen ähnlich charakterisiert werden kann. Die Miasmatik ist die Theoriebildung zur **Dynamik** des Verlaufs chronischer Erkrankungen.

Brennen in allen Teilen ist charakteristisch, auch lästiges Jucken, das durch Kratzen in Brennen übergeht und sich in der Bettwärme verschlimmert.

⊙ **Veraltete Fieberfälle mit remittierendem Fieber, trockener und quälender Hitze, welche schließlich in übelriechenden Schweiß übergeht.** Verschlimmerung abends, nach Mitternacht, in der Bettwärme.

Übelkeit und Durchfall, morgens früh <.

Um 11 Uhr < (Flauheit im Magen mit Mattigkeit).

Nässe <, Kälte <, Waschen < und Baden <, Wetterwechsel <.

Stehen <, Ruhe <, in der Bewegung >.

Tockenes Wetter >, Wärme >.

Geist und Gemüt: Traurig, kleinmütig, voll Lebensüberdruss. Betrübt über ihre Krankheit und verstimmt. Große Beängstigung und Verstimmtheit. Große Angst, abends nach dem Niederlegen, dass sie nicht einschlafen kann, 1 Stunde lang.

Starkes Erschrecken, selbst vom Gerufenwerden beim Namen.

Große Neigung zum Weinen, ohne Ursache. Höchst empfindlich und leicht weinend über geringe Unannehmlichkeiten.

Unruhe und Hast (am Tage), er konnte sich nicht halten.

Große Zerstreutheit; er kann seine Aufmerksamkeit nicht auf den gegenwärtigen Gegenstand heften und verrichtet sein Geschäft ungeschickt.

Trödelig, Unentschlossenheit.

Widerwille gegen jede Beschäftigung.

Die mindeste Arbeit ist ihm zuwider.

Höchst ärgerlich und missmutig; es ist ihr nichts recht. Gereizte Stimmung, leicht auffahrend und stets in sich gekehrt. So eigensinnig und mürrisch, dass er niemand antwortet, er will niemand um sich haben und kann, was er begehrt, nicht schnell genug erlangen.

Trägheit des Geistes und Körpers den Tag über und zu keiner Beschäftigung und Bewegung aufgelegt.

Abends sehr unaufgelegt zu allem, zur Arbeit, zum Frohsein, zum Sprechen und Bewegen; es ist ihm höchst unbehaglich, und er weiß nicht, wo es ihm fehlt. ⊙ **Verzweiflung.** ⊙ **Fürchtet um sein Seelenheil.**

Große Neigung zu philosophischen und religiösen Schwärmereien.

Sie bildet sich ein, schöne Kleider zu haben, sieht alte Lumpen für schöne Kleider an, einen Rock für eine Jacke, eine Mütze für einen Hut.

Auffallende Vergesslichkeit, besonders der Eigennamen.

Sie vergisst das Wort im Munde.

Wie stumpfsinnig ist er, unbesinnlich, verlegen, meidet Umgang.

Sie konnte nicht zwei Gedanken in Verbindung bringen und war wie schwachsinnig.

Depression
Hypochondrie

Schwindel: Morgens schwindlig und unausgeschlafen, dabei heißes rotes Gesicht und Übelkeit. Schwindel bei Bewegungen, beim Bücken; Schwindel morgens, mit Nasenbluten.

Schwindel postinfektionem

Kopf: Hitze auf dem Scheitel. **Haare legen sich nicht, sind glanzlos und struppig.** Ausfallen der Haare, Jucken der Kopfhaut. **Hitze auf dem Scheitel**.

Kopfschmerz: Durch Blutwallungen und Blutandrang zum Kopf, mit Eingenommenheit des Denkens, schlimmer durch Stehen, Bücken und durch Essen. Kopfschmerz auf dem Scheitel.

Morbus Menière

Augen: Lidränder auffallend gerötet, Bindehäute entzündet, Lichtscheu, Brennen der Augen, scharfes Tränen.

Blepharitis
Konjunktivitis

Nase: Schnupfen brennend und wundmachend; Nase geschwollen und geschwürig. Nasenbluten bei Blutandrang zum Kopf.

Überempfindlichkeit gegen Gerüche, kann keine Gerüche ertragen.

⊙ **Kann den Eindruck übler Gerüche nicht losbekommen** (auch seine eigenen üblen Körpergerüche)

Gesicht: Blass gelblich, elendes Aussehen mit Schatten unter den Augen. **Oder Röte und Hitze des Gesichts, scheint sich aber bei blassem Gesicht eher wohler zu fühlen.** ⊙ **Kinder sehen alt aus mit welker Haut.** Bläschen an den Lippen,

Mund: Übler Mundgeruch. Zunge schmutzig-weiß belegt, Schwämmchen im Mund, Zahnfleisch blutet leicht. Fader, pappiger, süßlicher oder saurer oder fauliger Geschmack, besonders am Morgen. Brennen im Mund und Trockenheit mit großem Durst.

Innerer Hals: Rachen- und Kehlkopfinfekt mit Brennen, Heiserkeit, schlimmer morgens. Kratzen im Hals mit viel Räuspern; Gefühl im Hals wie geschwollen, beim Schlucken Stiche im Hals.

Magen: Heißhunger, isst aber nur wenig auf einmal. Gieriger Hunger, muss daher öfter essen, sonst befallen ihn Kopfschmerzen und große Mattigkeit, dass er sich legen muss.
Verlust des Appetits, nichts schmeckt ihm.
Verlangen Süßigkeiten ⊙ **aber Sodbrennen und Übelkeit danach**.
Während der Verdauungsarbeit des Magens Druck, Völle und allgemeine Belästigung und allgemeine Angegriffenheit, aber Leerheitsgefühl im Magen vormittags; klammartiges Zusammenziehen in der Herzgrube, mittags vor dem Essen. ⊙ **Flauheit im Magen vormittags um 11 Uhr, mit schwachem ohnmächtigem Gefühl im Magen.** Viel Aufstoßen nach dem Essen, sauer oder wie nach faulen Eiern. **Übelkeit besonders früh morgens.** Erbrechen von Schleim und Speisen.

Gastropathie akut und chronisch
Hyperazidität besonders
Hypoazidität
gastrokardiales Syndrom

Abdomen: Auftreibung des Leibes mit schneidenden und kneipenden Schmerzen und reichlichen und sehr übelriechenden Blähungen (nach Schwefelwasserstoff).

Cholezystopathie
Hepatopathie
Hepatomegalie
Hepatopathie postinfektiös

Rektum und Stuhl: Durchfall blassfarbig, schleimig, olivgrün bis schwarz, von üblem Geruch, mit starkem Brennen am After und Rötung desselben. ⊙ **Der üble Geruch der Stühle haftet ihm lang an. Durchfall häufig morgens aus dem Bett treibend.** Unwillkürlicher Abgang von dünnem, gallig aussehendem Stuhl mit dem Gefühl, als wolle ein Wind abgehen.
Verstopfung mit harten, trockenen Stühlen, wie verbrannt, mit Brennen im After, auch mit Abgang von Blut beim Stuhl. **Verstopfung und Durchfall im Wechsel.** Viel erfolgloser Drang und Gefühl, nicht fertig zu sein. **Heftiges Brennen im After und Jucken und Krabbeln** wie von Madenwürmern.

Enteritis akut und chronisch
Obstipation
Hämorrhoiden

Blase: Starker Harndrang. Unwillkürlicher Abgang des Harns. Muss pressen beim Harnlassen.

Harnröhre: Brennen und Stechen in der Harnröhre.

Urin: Harn sehr übelriechend.

Geschlechtsorgane:
- weiblich: Menses zu früh, zu stark und zu lang; oder auch zu spät. Blut dunkel, scharf, wundmachend, übelriechend. Brennende Leukorrhö wundmachend.

Leukorrhö
Menorrhagie
Endometritis
Parametritis

- männlich: Überreizter oder abgeschwächter Trieb. Zu früher Samenerguss. Pollutionen und Erektionen ohne psychische Beteiligung. Kälte der Geschlechtsteile.

448 – Sulphur lotum – sulph

Atmung:

Husten und Expektoration: Husten trocken, würgend, oder lockerer **Husten mit dickem Schleimauswurf und üblem Geruch des Schleims**, Verschlimmerung nachts. Trockener Husten mit Wundheit im Halse, besonders bei Nacht. Aushusten von reichlichem, lockerem Schleim. Übelriechender Geruch des Atems beim Husten.

Asthma bronchiale

Brust: Blutandrang zur Brust mit Völlegefühl und Zusammenschnüren der Brust. Kurzatmigkeit, besonders beim Niederlegen nachts. Nachts Brustbeklemmung, muss sich aufsetzen. Stechende Schmerzen in der Brust. Ängstliches Herzklopfen. Herzklopfen zu jeder Tages- und Nachtzeit. **Übelriechender Achselschweiß.**

Bronchitis
Pneumonie
Pleuritis sicca et exsudativa

Rücken: Steifigkeit im Nacken mit Krachen in den Halswirbeln beim Rückwärtsbeugen, Krachen in der Wirbelsäule und im Kreuz.
Schmerzen im Rücken wie verrenkt; besonders beim Bücken und Aufrichten, beim Atmen. Plötzlicher Schmerz im Kreuz und im unteren Rücken, wie verrenkt! Kreuzschmerz, dass er nicht aufrecht stehen konnte. Kreuzschmerz beim Bücken. Schmerzhafte Rückenschwäche im Stehen, mit Gefühl, als ob sich die Wirbelsäule zusammenschöbe, zum Hinlegen nötigend, dann sofort besser.
Brennen zwischen den Schulterblättern.

Lumbalgie
Ischialgie

Extremitäten: Die Venen der Arme und Beine sind gestaut. Füße eiskalt; wenn sie im Bett warm geworden sind, sind sie brennend heiß, **muss die Füße zur Kühlung aus dem Bett strecken.** Wadenkrampf nachts. **Schmerzen in den Muskeln, Gelenken und Sehnen, schlimmer nachts in der Bettwärme, in der Ruhe. Übelriechender Fußschweiß.**

Beim Ulcus crusis varicosum finden sich Ekzeme und stinkende Absonderungen.

Varizen
Phlebitis
Ulcus cruris varicosum
Erkrankungen des rheumatischen Formenkreises
Gicht
Neuritiden
Neuralgie brennend stechend ruckweise

Schlaf: Schlaflos und hellwach bei Nacht. Schweres, verspätetes Einschlafen und Erwachen nachts alle Stunden. (⊙ **Katzenschlaf.**) Heftiges Auffahren während des Einschlafens. Wirft sich im Schlaf ruhelos umher und erwacht häufig an angstvollen Träumen. **Erwacht nachts mit heißen Füßen** oder am Klopfen des Herzens im Kopf oder in der Brust, oder **mit großer Hitze und allgemeinem Schweißausbruch. Erwachen morgens um 3 Uhr** und kann keinen Schlaf mehr finden.
Träume, komisch, mit lautem Gelächter.
Kann morgens nur mit Mühe wach werden und sich vom Bett erheben. Unwiderstehliche Schläfrigkeit am Tag; schläft im Sitzen bei der Arbeit ein.

Frost und Frösteln: Häufiges Frösteln, Frostschauer, dann **Hitzewallungen mit Bangigkeit und trockener Hitze und Durst. Schweiß tritt erst spät ein**, nachts oder gegen Morgen.

Fieber:

Infekt grippal
Fieber prolongiert mit trockener Hitze und folgenden starken, übelriechenden Schweißen

Schweiß: Üble Ausdünstung der Haut, die sich durch Waschen nicht beseitigen lässt. **Übelriechender Körperschweiß.** ⊙ **Silberschmuck, der auf der Haut getragen wird, verfärbt sich schwarz.**

Haut: Unheilsam, kleine Wunden eitern leicht, zu Ausschlägen geneigt. **Haut rau, trocken und juckend. Erträgt das Waschen und Baden nicht. Brennen der Haut und Jucken, schlimmer in der Bettwärme.** Rhagaden der Haut. Akne und Furunkulose an allen Teilen. Bei Psoriasis, wenn diese mit Dermatitis und Furunkulose verbunden ist.

> Ekzem meist trocken
> Ekzem seborrhoisch
> Psoriasis
> Erysipel rezidivierend und mit Haut-Indurationen
> Acne vulgaris
> Furunkulose

Allgemein: Viel Verlangen nach frischer Luft. Neigung, sich aufzudecken, um sich abzukühlen. Milch macht sauren Mund und saures Erbrechen. Widerwille gegen Fleisch. **Verlangen nach Süßigkeiten**, Verlangen nach alkoholischen Getränken mit Verschlimmerung der Verdauungsbeschwerden darnach.

448.6 Dosierung

Der Schwefel ist gleich beliebt bei den Anhängern der Tief- wie der Hochpotenzen. Auch mit den Hochpotenzen kann man Erstverschlimmerung erleben. Die D 3 bis D 12 ist 2- bis 3-mal täglich zu geben, die höheren Potenzen werden seltener, in mehrwöchigen Abständen, unter Umständen nur als einzige Gabe gereicht. A. Bier, der den Schwefel als Simillimum für die Furunkulose bezeichnet, hat Sulphur Collóo D 6 verordnet und dabei den größten Wert darauf gelegt, dass jede andere Behandlung, chirurgische sowohl wie physikalische (Wärme) und sonstige arzneiliche Behandlung, unterlassen werde. Sogar von Verbänden nahm er soweit irgend möglich Abstand. Mastisol und Heftpflaster wurden verbannt. Auf diese Weise konnte er fast alle seine Furunkulosefälle heilen. Er ließ den Schwefel nie länger als 4 Wochen einnehmen, um dann 2 Wochen Pause zu machen. Um die Folgen zurückgetretener Hautausschläge oder von Erkältungen („zurückgetretener Schweiße") zu beseitigen, werden hohe Potenzen in einzelnen Gaben empfohlen. Ein empfehlenswertes Vorgehen ist es, mit den Potenzen zu wechseln, am besten mit niederen Potenzen zu beginnen und zu höheren Potenzen überzugehen. Dabei kann man sich an die Theorie halten, dass die niederen Potenzen mehr auf materieller Basis wirken, während die höheren Potenzen als konstitutionelles Umstimmungsmittel zu betrachten sind. Da wir seit Bier wissen, dass die durch Sulphur lotum bedingte Heilung unter verstärkter Schwefel-Ausscheidung durch die Haut vor sich geht, können wir es verstehen, dass es nicht auf die Zufuhr einer mengenmäßig erheblichen Schwefel-Dosis, sondern auf die dynamisch aufgeschlossene Form derselben ankommt, ja dass man sich durch zu zahlreiche Gaben niederer Potenzen eine Kur verderben kann. Auch Donner, der leidenschaftliche Kämpfer gegen die Hochpotenzen, berichtet von einem Fall, der mit den üblichen Potenzen (D 3 und D 6) nicht gedeihen wollte und sich erst besserte, als er zu D 12 überging und auch diese nur in „mehrtägigem Abstand eine Gabe nehmen ließ. Da trat prompt eine Besserung unter gleichzeitiger, vorher nicht beobachteter, die Silbersachen schwarz färbender Schwefelwasserstoffausscheidung ein" ([5]: 42). – Als Reaktionswecker sind stets Hochpotenzen in einzelnen Gaben vorzuziehen.

448.7 Vergleichsmittel

- 16. Gruppe Periodensystem der Elemente: Selenium amorphum, Sulphur iodatum, Tellurium metallicum.
- Ausscheidungen übel riechend, Dermatosen juckend, jedoch viel frostiger als Sulphur lotum, Wechsel von Hauterkrankungen mit inneren Leiden: Psorinum.
- Übler Geruch aller Ausscheidungen: Acidum nitricum, Acidum sulphuricum, Hepar sulphuris, Magnesium-Arzneien, Psorinum, Sepia succus, Silicea terra, Staphysagria, Thuja occidentalis.
- Dermatosen, Bettwärme <, nachts <: Magnesium carbonicum.
- Intertrigo: Conium maculatum, Graphites naturalis.
- Hitzegefühl und Brennen der Füße, streckt nachts die Beine aus dem Bett: Acidum fluoricum, Calcium fluoricum, Psorinum, Sanguinaria canadensis, Secale cornutum (Brennen trotz Kälte der Haut).
- Klimakterische Hitzewallungen: Acidum sulphuricum, Conium maculatum.

- Heißhunger, muss essen, besonders nachts: Iodum purum, Lycopodium clavatum, Mandragora officinarum, Petroleum crudum, Phosphorus, Psorinum.
- Gieriges Verlangen nach Süßigkeiten, Süßigkeiten <: Argentum nitricum, Lycopodium clavatum, Magnesium carbonicum, Magnesium muriaticum.
- Diarrhö morgens, aus dem Bett treibend: Mandragora officinarum, Natrium sulphuricum, Podophyllum peltatum, Rhus toxicodendron, Rumex crispus, Thuja occidentalis.
- Stehen <: Mandragora officinarum und andere venöse Mittel.
- Hordeola: Calcium fluoratum, Conium maculatum, Pulsatilla pratensis, Silicea terra, Staphysagria.
- Chronische Leberstörungen: auch Natrium sulphuricum, Magnesium-Arzneien, Hydrastis canadensis, Conium maculatum.
- Ernährungsstörungen der Säuglinge: Magnesium carbonicum und Calcium carbonicum.
- Verzögerte Rekonvaleszenz: Conium maculatum.
  – mit Kälteempfindlichkeit, Überempfindlichkeit gegen Schmerz und Berührung: Hepar sulphuris.
  – bei starker Beteiligung des Nasen-Rachen-Raums mit Anschwellung der Tonsillen, Entzündung der Nasennebenhöhlen: Cinnabaris.
  – bei Folgezuständen akuter Tonsillitis mit weiterbestehender Anschwellung der Tonsillen wird man statt Sulphur am besten Mercurius iodatus ruber geben.
- Krankheitszustände im Anschluss an akute Infektionen, Rekonvaleszenz verzögert: Conium maculatum, Hepar sulphuris, Magnesium carbonicum, Magnesium fluoratum, Letztere nach Sulphur lotum einsetzen,
- Kälteempfindlichkeit, Überempfindlichkeit gegen Berührung: Hepar sulphuris.
- Auf Sulphur lotum folgen oft Calcium carbonicum, Graphites naturalis, Lycopodium clavatum, Magnesium carbonicum, Magnesium fluoratum.

448.8
Literatur

[1] Allen TF. Sulfur. Encyclopedia of pure Materia Medica. Bd. 9, 10. New York: Boericke & Tafel; 1874–1880: 276–414, 636

[2] Bier A. Homöopathie und harmonische Ordnung. Berlin: Lehmann; 1939: 279

[3] Boecker. Untersuchungen über den Wirkungsprocess des Schwefels bei Gesunden und Kranken, nebst einer Einleitung über Arznei-Wirkung überhaupt. Hygea; 22: 305

[4] Clarke JH. Sulphur. Dictionary of practical Materia Medica. Bd. 2b. London: Homoeopathic Publishing Company; 1900–1902: 1299–1324

[5] Donner F. Zwölf Vorlesungen über Homöopathie. 2. Aufl. Ulm: Haug; 1959: 42

[6] Gross. Symptomfragmente. Sulphur. Archiv für die Homöopathische Heilkunst 1842; 19 (3): 186

[7] Hahnemann S. Sulphur. In: Lucae C, Wischner M, Hrsg. Gesamte Arzneimittellehre. Stuttgart: Haug; 2007: 1853–1907

[8] Hartlaub CC. Sulfur. Reine Arzneimittellehre. Bd. 3. Leipzig: Brockhaus; 1828–1831: 334–355

[9] Helbig. Sulfur. Heraklides 1833: 64

[10] Hughes R. Sulphur. Cyclopaedia of Drug Pathogenesy. Bd. 4. London: Gould; 1886–1891: 171–250

[11] Seybold G. Prüfung der von Seitschek angegebenen Wirksamkeit von Sulphur D 200. In: Faltin T, Hrsg. Homöopathie in der Klinik: Die Geschichte der Homöopathie am Stuttgarter Robert-Bosch-Krankenhaus von 1940 bis 1973. Bd. 7. Quellen und Studien zur Homöopathiegeschichte. Stuttgart: Haug; 2002: 173

449 Sumbulus moschatus – sumb

lt.: Ferula moschata, dt.: Sambulwurzel, engl.: musk root

449.1
Substanz

Plantae – Apiaceae (früher Umbelliferae, Doldengewächse) **– Ferula moschata**

Wegen des moschusähnlichen Geruchs Moschuswurzel genannt. Heimisch ist die Pflanze in Zentralasien in der Nähe von Samarkand.

Homöopathische Verwendung finden die getrockneten unterirdischen Teile.

449.2
Pharmakologie und Toxikologie

Inhaltstoffe sind die für die Apiaceae typischen Cumarine und ätherischen Öle.

449.3
Anwendung

Homöopathische Anwendung findet die Zubereitung bei funktionellen Herzbeschwerden (nach Kommission D).

Sumbulus moschatus wird bei *Diarrhöen* und *Koliken*, bei *Erregungszuständen* und *psychogenen Dekompensationen*, bei *Epilepsie* gebraucht. *Spasmen*, *Insomnie* und *asthmatische Zustände* gehören in das Wirkungsfeld.

449.4
Arzneimittelbild

Leitsymptome: Auffallend erregte und erregbare Herztätigkeit. ☉ **Bei nervösen oder nervös überlagerten Herzleiden.**

Eine geringfügige Erregung oder Anstrengung ruft nachhaltige und heftige Herzbeschwerden hervor. „Kleiner Anlass, große Wirkung."

Geist und Gemüt: Heiter angeregte Stimmung, beständiges Lächeln ohne besonderen Grund. Anfälle von Lachen und Weinen. Reizbar und zu Zorn geneigt. Niedergeschlagene Angegriffenheit des Zentralnervensystems, wie Schwindel, Versehen beim Schreiben und Rechnen, Eingenommenheit des Kopfes und Kopfschmerzen.

Affektivitätsstörung

Nase: Schnupfen.

Magen: Dyspepsie und gastritische Beschwerden.

Abdomen:

Enteritis

Rektum und Stuhl: Verstopfung und Durchfälle.

Blase: Harndrang mit vermehrter Harnausscheidung, Harndrang bei entleerter Blase.

Geschlechtsorgane:
- weiblich: Ziehende Schmerzen in der Gegend des linken Eierstockes und der Gebärmutter.
- männlich: Gesteigerter Geschlechtstrieb der Männer.

Husten und Expektoration: Husten.

Brust: Spannende oder schießende Schmerzen in den Brüsten bei Frauen. **Herzklopfen und Blutwallungen bei der geringsten körperlichen Anstrengung, selbst schon beim Darandenken**, Anfälle von heftigem Klopfen und Stoßen des Herzens, aussetzendes Herzklopfen, unruhiges Wallen des Herzens. Durchschießende Schmerzen in der linken Brusthälfte mit fliegender Hitze und ungeregeltem Puls.

Kardiopathie psychogen
Kardiopathie ohne Dekompensation

Rücken: Ziehen und Pulsieren längs der Wirbelsäule; Gefühl, als ob heißes Wasser durch die Lendenwirbelsäule flösse.

Extremitäten: Rheumatoide Schmerzen in allen Teilen. Taubheitsgefühl im linken Arm, Kälte der Hand und der Finger mit blauen Nagelgliedern. Die Venen und Kapillaren scheinen erweitert zu sein.

Schlaf: ⊙ **Kann nicht einschlafen wegen unruhiger Herztätigkeit.**

Allgemein: Ungeregelter Puls, bald schwach, bald stark, in der Frequenz von 70 bis 100 schwankend.

449.5 Dosierung

Gebraucht werden ∅ bis D 3. Stiegele gebrauchte die Tinktur, mehrmals täglich 5 Tropfen.

449.6 Vergleichsmittel

Apiaceae: Aethusa cynapium, Asa foetida, Cicuta virosa, Conium maculatum, Hydrocotyle asiatica, Oenanthe crocata, Petroselinum crispum, Phellandrinum aquaticum.

449.7 Literatur

[1] Allen TF. Sumbul. Encyclopedia of pure Materia Medica. Bd. 9. New York: Boericke & Tafel; 1874–1880: 443–467

[2] Altschul. Sumbulus moschata. Homöopathische Vierteljahrschrift; 4

[3] Clarke JH. Sumbul. Dictionary of practical Materia Medica. Bd. 2.2. London: Homoeopathic Publishing Company; 1900–1902: 1337–1339

[4] Heneke K. Vergleichende Zusammenstellung der Sumbulversuche des Herrn Dr. Lembke, mit den Ergebnissen der Versuche der Herren Dür. Allschul und Engelmann. Allgemeine Homöopathische Zeitung 1858; 55 (4): 3–4

[5] Lembke J. Arznei-Prüfungen. Allgemeine Homöopathische Zeitung 1848; 34 (18): 273–278

450 Symphoricarpus racemosus – sym-r

lt.: Symphoricarpus racemosus, dt.: Traubige Schneebeere, engl.: common snowberry

450.1 Substanz

Plantae – Caprifoliaceae (Geißblattgewächse) – **Symphoricarpus racemosus**

Es handelt sich um einen sommergrünen, bis 2 m hohen Strauch mit langen rutenförmigen, überhängenden Zweigen. Es ist ein Sprossausläufer bildender Strauch. Die Laubblätter stehen gegenständig, sind kurz gestielt, rund bis elliptisch. Von Juli bis August bildet er endständig behaarte Blüten aus, aus welchen sich die weißen Früchte entwickeln, die umgangssprachlich als Knallerbsen bekannt sind. Beheimatet ist er im westlichen Nordamerika. In Deutschland als Zierstrauch kultiviert.

Es gibt homöopathische Zubereitungen aus den Beeren (Symphoricarpos albus e fructibus), aus den Wurzeln (Symphoricarpos e radice) und aus der ganzen Pflanze (Symphoricarpos e planta tota).

Nach HAB wird die Zubereitung aus der frischen Wurzel hergestellt.

Bei Clarke werden die Beeren genannt.

450.2 Anwendung

Homöopathische Anwendung findet die Zubereitung bei Nausea und Emesis (nach Kommission D).

Der Gebrauch erstreckt sich auf *Hyperemesis gravidarum*, auf Erbrechen im Zusammenhang mit den Menses und *Kinetosen*.

450.3 Arzneimittelprüfung

Die Beeren rufen bei Prüfern eine ungewöhnlich **heftige Übelkeit mit Erbrechen hervor.**

Eine Prüferin beschreibt diesen Zustand wie das Schwangerschaftserbrechen, unter dem sie bei ihren Schwangerschaften litt. Dieses Symptom hat sich dann an mehreren weiteren Prüferinnen in fast eintöniger Weise bestätigt. Übelkeit bis zu heftigem Erbrechen. Bei klinischen Fällen wird eine Gleichgültigkeit gegen jedes Essen und äußerste Abscheu gegen den Geruch, selbst den bloßen Gedanken an Speisen, erwähnt. Die Wirkung ist nicht auf Schwangerschaftserbrechen beschränkt.

450.4 Dosierung

Zweckmäßige Dosierung: D 4 bis D 12.

450.5 Vergleichsmittel

Übelkeit und Erbrechen beim Geruch oder Sehen von Speisen: Arsenicum album, Colchicum, Sepia succus.

450.6 Literatur

[1] Anshutz EP. Symphoricarpus racemosus. New, old and forgotten remedies. 2. Aufl. Philadelphia: Boericke & Tafel; 1917: 539–541

[2] Clarke JH. Symphoricarpus racemosus. Dictionary of practical Materia Medica. Bd. 2.2. London: Homoeopathic Publishing Company; 1900–1902: 1339–1340

451 Symphytum officinale – symph

lt.: Symphytum officinale, dt.: Beinwell, Wallwurz, engl.: comfrey

451.1 Substanz

Plantae – Boraginaceae (Raublattgewächse gleich Borretschgewächse) – **Symphytum officinale**

Es handelt sich um ein perennierendes, bis zu 1 m hohes Kraut mit einer ca. 30 cm langen Pfahlwurzel. Ihre aufrechten Stängel sind borstig behaart und zeigen wechselständig lanzettliche Laubblätter. In den Blattachseln der oberen Blätter bildet die Pflanze von Mai bis Juli endständig weißgrüne, rotviolette oder purpurne, dichtblühende, glockenförmige, nickende, zwittrige Blüten aus. Sie wächst auf feuchten Böden in Europa und ist im Vorderen Orient verbreitet. Von alters her hat sie einen großen Ruf zur Heilung von Knochenschäden besessen (wallen = heilen). Sie war der Hl. Hildegard von Bingen und Paracelsus als solche bekannt. Ihr Name leitet sich aus dem Griechischen von *syn* = zusammen und *phyein* = wachsen her.

Homöopathische Verwendung findet die frische, vor der Blüte gesammelte Wurzel.

451.2 Pharmakologie und Toxikologie

Hauptinhaltsstoff ist Allantoin, daneben Gerb- und Schleimstoffe, Asparagin und Kieselsäure. Allantoin ist eine Substanz, die in Mikroorganismen, Pflanzen und Tieren beim oxidativen Abbau von Harnsäure, katalysiert durch Urokinase, entsteht. Es wirkt keratolytisch und epithelialisierend. Durch Versuche am Menschen wurde festgestellt, dass Allantoin eine beträchtliche Leukozytose erzeugt.

451.3 Anwendung

Homöopathische Anwendung findet die Zubereitung bei Verletzungen des Periost und der Knochen (nach Kommission D).

In den überlieferten Heilanzeigen von Symphytum wiederholt sich immer wieder die Empfehlung bei **Hämorrhagien** aller Art, zum Beispiel **Hämoptoe, Hämaturie**, Menorrhagie usw. Desgleichen findet man die Empfehlung gegen **Enteritis.** Auch bei *Bronchitis* hat es sich anscheinend bewährt.

Die in der **Homöopathie** am meisten ausgenützte Anzeige ist die bei **Knochentraumen**[524]. Symphytum officinale wird zur Beschleunigung der Heilung bei Knochenbrüchen, also zur **Anregung der Kallusbildung**, gebraucht. Auch Verletzungen des **Periosts** geben eine bewährte Empfehlung ab. Allen dehnt diese Anzeige bei *Knochenverletzungen* auf derbe Nerven- und Fasergewebe aus. „Sie ist für Knochen, Periost und derbe Nerven- und Fasergewebe, was Arnica für Weichteile ist." Aus diesem Grunde hat er bei *Verletzungen des Augapfels* aufgehört, Arnica montana zu verordnen, wogegen ihm Symphytum officinale prompte und dauernde Besserung gab. *Verletzungen* des Knochens und Periosts, wie zum Beispiel von einem ins Gesicht geworfenen Schneeball oder etwas anderem, hat er oft durch eine einzige Gabe von Symphytum officinale geheilt, wo andere homöopathische Ärzte Arnica montana und andere Dinge versucht hatten und trotzdem der Schmerz und die Entzündung angehalten hatten. – Bei **Parodontitis** scheint es eine wohl zu beachtende Arznei zu sein.

---

[524] Hermann Wohlgemuth schreibt in Leeser [2] über eine Kurzprüfung an sich selbst: Starke Schmerzhaftigkeit des rechten Os pisiforme, besonders bei Berührung, Druck und Bewegung.

451.4
Dosierung

Innerlich wird meist die D 2 gebraucht. Bei Arthrosen hat sich die Tinktur, über lange Zeit zu 3-mal täglich 10 Tropfen, bewährt (nach Eisenberg).

Als phytotherapeutischer Salbenverband hat es sich als sehr erfolgreich gegen Verletzungen des Knochens und der Knochenhaut, Arthrosen sowie bei Distorsionen der Gelenke eingebürgert. Auch bei Phlebitiden akuter und chronischer Art.

451.5
Vergleichsmittel

- Boraginaceae: Onosmodium virginianum.
- Bei Knochenverletzungen: Calcium fluoratum, Calcium phosphoricum, Ruta graveolens.

451.6
Literatur

[1] Clarke JH. Symphytum. Dictionary of practical Materia Medica. Bd. 2.2. London: Homoeopathic Publishing Company; 1900–1902: 1340–1343

[2] Leeser O. B II Pflanzliche Arzneistoffe. Heidelberg: Haug; 1971: 572

452 Syphilinum – syph

lt.: Syphilinum, syn.: Luesinum, dt.: Syphilis, Lues, engl.: syphilis nosode

452.1 Substanz

Nosode – Syphilinum (auch Luesinum) **– Ausgangsmaterial ist das Sekret syphilitischer Ulzera**

Bei der Syphilis handelt es sich um eine Erkrankung, die durch das Bakterium Treponema pallidum ssp.pallidum[525], Familie der Spirochaetaceae, hervorgerufen wird. Der Erreger ist gegenüber Umwelteinflüssen sehr sensitiv und wird über Schleimhautläsionen im Direktkontakt oder über Blut übertragen, meist beim Geschlechtsverkehr. Ab dem 4. Schwangerschaftsmonat ist es dem Erreger möglich, diaplacentar den Fetus zu infizieren. Der Mensch ist sein natürlicher Wirt. Die Erkrankung gehört somit zu den venerischen Erkrankungen, den Sexually Transmitted Diseases (STD). Synonyme sind Lues venerea von lat. *lues* = Seuche und *venerens* = Liebeslust, Harter Schanker, Schaudinn'sche Krankheit, Franzosen-Krankheit.

Der Erregernachweis erfolgt direkt über Dunkelfeldmikroskopie oder Fluoreszenzmikroskopie aus dem Sekret des Primäraffektes oder aus dem Lymphknotenpunktat des befallenen Lymphknotens oder serologisch indirekt über Antikörpersuchteste. Als Screeningtests stehen der Treponema-pallidum-Hämagglutinationstest[526] TPHA, der Treponema-pallidum-Partikelagglutinations-Test[527] TPPA und der Chemolumineszenz-Immunoassay CLIA zur Verfügung. Bei positivem Ergebnis steht als Bestätigungstest der Fluoreszenz-Treponema-pallidum-Antikörper-Absorptionstest FTA-Abs-Test zur Verfügung, den es auch IgM-spezifisch gibt, sodass Aussagen über die Krankheitsaktivität gemacht werden können. Für den Titerverlauf unter Behandlung verwendet man den Veneral-Diseases-Research-Laboratory VDRL-Test oder dessen Variante, den Rapid-Plasma-Reagin RPR-Test, die beide unspezifische Lipoidantikörper nachweisen, die mit dem Krankheitsverlauf korrelieren. Die Infektion mit Treponema pallidum hinterlässt eine lebenslange Seronarbe.

Ein kultureller Nachweis ist bisher nicht möglich.

Epidemiologisch ist die Zahl der Syphilisinfektionen in Deutschland ansteigend. 2013 lag sie um die 5 000 Neuinfektionen. Ihre Behandlung erfolgt antibiotisch mit Penicillin. Die Erkrankung ist meldepflichtig.

Die homöopathische Zubereitung wird heute aus dem Sekret einer syphilitischen Schankers, des Hunter'schen Schankers gewonnen, bevor der Patient antibiotisch behandelt wurde. Das Material wird dann verdünnt, lysiert, steril filtriert und auf Sterilität kontrolliert.

Als Nosode ist sie dem Miasma[528] der Syphilinie[529] zugeordnet.

452.2 Klinik der Erkrankung

Inkubationszeit nach der Infektion beträgt 2 bis 4 Wochen. Die Erkrankung verläuft in vier Stadien.

Stadium I: Etwa 2 bis 5 Wochen nach der Infektion entsteht an der Eintrittspforte zunächst ein Knötchen mit geröteter Peripherie, das sich dann zu einem derben schmerzlosen Ulcus, dem Ulcus

---

525 Treponema pallidum ssp. endemicus ist der Erreger der endemischen Syphilis, synonym nicht venerischen Syphilis, Bejel, Niovera, eine durch Schmierinfektion übertragene Erkrankung. Sie befällt vor allem Kinder aus schlechten sozioökonomischen Verhältnissen in Afrika, der arabischen Halbinsel und dem Nahen Osten. Treponema pallidum ssp. pertenue ist der Erreger der Framboesie. Treponema pallidum ssp. carateum ist der Erreger der Pinta.

526 Träger für die Lysate aus Treponema pallidum sind hier Schafserythrozyten. Verfahren zunehmend verdrängt durch TPPA.

527 Träger für die Lysate aus Treponema pallidum sind hier Gelatinepartikel, deren Vorteil es ist, dass es nicht zu falsch-positiven Ergebnissen durch heterophile Antikörper kommt.

528 Ein Miasma ist eine Zustandsbeschreibung des Individuums, die auf verschiedenen Betrachtungsebenen ähnlich carakterisiert werden kann. Dies kann zum Beispiel die Qualität des inneren und äußeren Erlebens sein.

529 Miasma, bei dem das innere und äußere Erleben des Individuums der Zerstörung (Destruktion) entspricht.

durum[530], dem hochkontagiösen Primäraffekt[531] ausbildet. Danach kommt es zur Anschwellung eines regionalen Lymphknoten[532], der gemeinsam mit dem Primäraffekt den Primärkomplex bildet. Das Ulcus durum verschwindet im Laufe von Wochen unter Narbenbildung spontan, während der regionale Lymphknoten Monate persistieren kann.

Erste Latenzphase: Es folgt eine ca. 8-wöchige Latenzphase ohne klinische Symptomatik, in der die Erreger den ganzen Organismus durchseuchen. Seroreaktion positiv. Kontagiosität während der ersten Latenz nur im ersten Jahr hoch und dann stark abfallend.

Stadium II: Klinisch zeigen sich, wenn antibiotisch unbehandelt, teilweise Jahre rezidivierend auftretende Dermatosen in ganz vielen unterschiedlichen Erscheinungen wie Exanthemen (palmar und plantar), Ekzeme collar, Condylomata lata, Plaques muqueuses, Ulzera, Alopezie und wuchernden nässenden Papeln (alle serösen Sekrete sind in diesem Stadium hochkontagiös) sowie Adenopathien. Neurologisch wird in diesem Stadium eine menigeale Reizung beobachtet, die selten zu einer frühluetischen Meningitis führen kann. Antibiotisch mit Penicillin behandelt ist die Prognose meist gut. Klinisch beobachtet man auch bei Unbehandelten innerhalb von 3 Jahren eine serologische Ausheilung. Im Stadium II ist der serologische Nachweis fast 100 %. Nach ca. 2 Jahren klingt die gesamte Symptomatik folgenlos ab.

Zweite Latenzphase: Diese dauert von einigen Monaten bis zu Jahren. Seroreaktionen positiv. Kontagiosität sehr gering. Etwa nur 35 % der unbehandelten Infizierten gehen in das Tertiärstadium über.

Stadium III: Dieses ist durch die klinische Ausbildung von braunroten, derben, erhabenen 3 bis 5 mm großen Knoten gekennzeichnet, den Gummen (darin sind keine Treponemata nachweisbar), das sind granulomatöse Entzündungen an der Haut, die auch Gefäße (Panarteriitis, Aortenaneurysma abdominal), Perforationen am harten Gaumen und dem Nasenseptum, Knochen (besonders die Röhrenknochen der unteren Extremität) und andere Organe befallen und zu verstümmelnden Gewebedefekten führen.

Stadium IV: Die Spätform der Syphilis, synonym Neurosyphilis, tritt mit einer Latenz von 10 bis 20 Jahren post infectionem auf und kann zum einen durch eine Entzündung des Frontalhirns in 8 bis 10 % der Fälle zur **progressiven Paralyse** führen. Die Inzidenz dieser Ausprägung korreliert umgekehrt mit einer frühzeitigen antibiotischen Therapie. Sie äußert sich in einer Abnahme der kognitiven Funktionen, in Persönlichkeitsveränderungen wie zunehmender Verschlossenheit, einer Verflachung der Persönlichkeit und einer affektiven Labilität. Schleichend entwickelt sich eine manifeste Psychose, oft mit manischem Größenwahn bis schließlich zur Demenz.

Daneben kann sie sich jedoch auch in einer Demyelinisierung im Bereich der Rückenmarkshinterstränge, der Spinalwurzeln und der Spinalganglien äußern, der sogenannten **Tabes dorsalis** (lt. *tabescere* = schmelzen). Sie tritt nur bei 2 bis 3 % der Erkrankten auf, im Durchschnitt 8 bis 10 Jahre post infectionem. Es finden sich vor allem einschießende, lanzierende Schmerzen und Parästhesien. Die Koordination der Muskulatur wird so stark beeinträchtigt, dass der Patient bettlägerig wird. Dies alles im Vollbesitz seiner geistigen Kräfte. An den Augen finden sich entrundete Pupillen mit gestörter Lichtreaktion, tabische Optikusatrophie, Paralysen der vom N. abducens und N. oculomotorius innervierten Augenmuskeln. Kältehypästhesie am Rumpf, Hypotonie der Beinmuskeln mit konsekutivem Genu recurvatum. Im Verlauf kann die Symptomatik spontan zum Stillstand kommen, sie kann jedoch auch einen langsamen progressiven Verlauf nehmen.

Kongenitale Syphilis, Lues connata: Da die Blut-Plazenta-Schranke erst nach dem 4. Schwangerschaftsmonat für Treponema pallidum ssp. pallidum durchlässig wird, verhindert eine antibiotische Therapie in der Frühschwangerschaft die Erkrankung des Föten.

Wurde die Mutter zum Zeitpunkt der Zeugung erst infiziert, kommt es ab dem 5. Schwangerschaftsmonat zu einem Abort oder später zu einer Totgeburt.

---

530 Harter Schanker. Wird extragenital leicht übersehen. An der Tonsille spricht man von Angina specifica.

531 DD Ulcus molle = weicher Schanker, mit schmerzhaftem, weichem Ulcus und unverschieblichem Lymphknoten. Erreger Hämophilus ducreyi (STD).

532 Früher Satellitenbubo.

Ist die Mutter im Stadium II zum Zeitpunkt der Fertilisation, entwickelt der Säugling die Symptome einer kongenitalen Syphilis, der **Syphilis connata praecox**. Das sind ein greisenhafter Gesichtsausdruck, prominente Stirnhöcker, eine chronischer Rhinopharyngitis im Säuglingsalter mit blutig tingiertem Sekret (Schniefen), ein syphilitisches Pemphigoid palmar und plantar, makulopapulöse Exantheme, Paronychie, Plaques muqueuses perioral und perianal, eine Osteochondritis luica, bei der es vor allem an den langen Röhrenknochen zu einer schmerzhaften Epiphysenlösung mit schlaffer Schonhaltung kommt (Parrot'sche Scheinlähmung, meist erste bis sechste Woche), Periostitis, Osteomyelitis, Hepatosplenomegalie, Anämie und meningealer Reizung.

War die Mutter schon lange erkrankt, entwickeln sich bei dem unbehandelten Kind erst nach dem zweiten Lebensjahr die Symptome einer **Syphilis congenita tarda**, die den Symptomen der Lues III entspricht. Das sind Arthropathie, Keratitiden mit Photophobie, eine Atrophie des N. opticus, Perforation des Nasenseptums oder des harten Gaumens, Hutchinson-Trias, gekennzeichnet durch Innenohrschwerhörigkeit, Katarakt und kleine deformierte Zähne, den sogenannten Tonnenzähnen, des Weiteren Dermatosen wie das syphilitische Pemphigoid palmar und plantar, Ekzeme collar und prätibial sowie Parrot-Furchen[533] und vieles mehr.

Die haitianische Bevölkerung behandelte die Syphilis mit den diaphoretischen Aufgüssen aus Guajacum officinale. Ab 1908 erfolgte die Behandlung der Früh-Syphilis mit Arsphenamin, auch Salvarsan, einer organischen Arsenverbindung, die jedoch bei der Neurolues keine Wirkung zeigte.

Seit 1944 gelingt die Abtötung von Treponema pallidum ssp. pallidum mittels Penicillin in allen Stadien der Erkrankung zuverlässig.

452.3
Anwendung

Homöopathische Anwendung findet die Zubereitung bei chronischen Haut- und Schleimhautulzera, bei nächtlichen Schmerzzuständen, besonders Kopf- und Knochenschmerzen, bei Entzündungen der Atemorgane, bei Augenerkrankungen, Insomnie, Angst- und Affektivitätsstörungen (nach Kommission D).

Eine Syphilis in allen Stadien wird antibiotisch behandelt. Supportiv dazu erfolgt die homöopathische Verschreibung. Daneben ist bei hereditärer syphilitischer Belastung, wenn es Hinweise in der Anamnese oder aus der körperlichen Untersuchung dafür gibt, eine homöopathische Behandlung wertvoll, unabhängig von einer positiven Serologie.

Die Nachkommen syphilitisch belasteter Familien leiden an *Adenopathien*, an *Ozaena*, an **chronischen Entzündungen** der Ohren und Augen, an *Neuralgien*, an *Exostosen*, an *N.-opticus-Atrophie*, an den typischen Deformitäten der **Zähne**[534], an *Karies*, an **chronischen Schleimhautabsonderungen** (zum Beispiel Bronchitis oder Endometritis mit sehr reichlicher und ätzender Absonderung), an *Asthma bronchiale*, an *Arthropathien*, an *Geistes-* und *Gemütsstörungen*, an *Knochennekrosen* usw. Das Vorhandensein von *Vitiligo* weist oft auf eine heriditäre Syphilis hin, ebenso der Nachweis von Fehl- und Totgeburten in der gleichen oder der vorausgehenden Generation.

Die Indikation für die Verschreibung von Syphilinum richtet sich nach der bestehenden Symptomatik oder als Reaktionsmittel bei entsprechender Anamnese oder Verlauf.

Syphilinum gibt uns den Schlüssel zu manchem aussichtslos scheinendem Fall. Clarke stellt als Leitsymptome heraus:
1. Zuerst steht an Bedeutung die Verschlimmerung bei Nacht. Schmerzen von der Abenddämmerung bis zum Tagesanbruch. Schreckliche Angst vor der Nacht, wegen der geistigen und körperlichen Erschöpfung beim Erwachen. Diese nächtliche Verschlimmerung wird bei verhältnismäßig vielen Fällen gefunden, welche Syphilinum nötig haben. Bei Augenleiden

---

533 Radiär verlaufende Furchen perioral.

534 Tonnenzähne.

sind die Schmerzen schlimmer bei Nacht, und die Lider kleben zusammen. *Neuralgien* und *Kopfschmerzen*, *Asthma*, *Husten* von Sonnenuntergang bis zu Sonnenaufgang, ziehen ihren Nutzen von Syphilinum. *Schlaflosigkeit* ist ein führendes Symptom.

2. Daneben finden sich **Ulzera**. Ihr Sitz mag sich in Mund, Nase, den Genitalien oder der Haut befinden. Sie haben einen **grauen Grund**. In der Nase rufen sie eine höchst übelriechende Art von *Ozaena* mit Absonderung fötider Krusten hervor. In solchen Fällen hat Clarke Syphilinum von größtem Nutzen gefunden. Ich möchte hinzufügen, dass eine schleimige Absonderung der Schleimhäute von üblem Geruch auf Syphilinum hinweisen kann. Ich habe einmal eine Frau mit einer überaus starken *Leukorrhö*, verbunden mit nächtlichen Kreuzschmerzen, bei der weder eine Abrasio noch eine längere homöopathische Behandlung etwas auszurichten vermochten, allein mit 2 Gaben von Syphilinum geheilt.

3. **Rezidivierende** *Abszesse*. Bei **Ophthalmia neonatorum** verkleben die Lider während des Schlafes. Schmerzen von 2 bis 5 Uhr; reichliches Sekret, schlimmer durch kaltes Baden. *Iritis*, *Uveitis*, *Iridizyklitis*. *Ptosis* der Augenlider, schläfriges Aussehen wegen Herabsinkens der Augenlider. *Diplopie*, ein Bild wird unter dem anderen gesehen. **Zahnkaries** mit einem Saum des Zahnfleisches, Zähne brechen ab. Die Schneidezähne sind bei Erwachsenen gezackt (bei Kindern ist das physiologisch). Zähne verkümmert, die Zahnspitzen konvergieren gegeneinander. Nicht angelegte Zähne. Die typische *Effloreszenzen* von Syphilinum sind kupferfarbene Flecken, aber sie umfasst auch andere Formen, einschließlich *Pemphigus*. Das Drüsensystem ist durchweg affiziert und der Ernährungszustand herabgesetzt bis zu äußerster Abmagerung. Hinzufügen möchte ich diesen Angaben von Clarke, dass auch das gesamte Nervensystem, Gehirn, Rückenmark und periphere Nerven, von entzündlichen und degenerativen Prozessen befallen sein kann. *Neuritiden* und *Neuralgien* rheumatischer oder syphilitischer Art. *Neuritis optica*. *Ertaubung*. Wichtiger als die Symptome des Arzneimittelbildes erscheinen mir aus meiner Erfahrung die Hinweise aus der Familienanamnese, die auf eine **syphilitische Belastung** hinweisen, auch wenn die serologischen Blutuntersuchungen negativ sind.

Die klinischen Beobachtungen dieser Erkrankung dienten Dr. Samuel Hahnemann als Modell bei der Postulierung seiner Miasmentheorie[535].

Die befallenen Organsysteme sind die **Knochen**, das **Nervensystem** und die **Zähne**. Es besteht eine Organotropie zu **Tibia, Septum nasi, Palatum durum, Tuber frontale**. Syphilitische Lokalisationen sind **perioral, periokulär, collar, prätibial, palmar, plantar**.

Es finden sich **symmetrische** Anordnungen, Exantheme haben eine **kreisrunde** Form, **hereditäre Fehlbildungen** (auch diskretester Art wie Anhängsel periaurikulär, Syndaktylie).

452.4
Arzneimittelprüfung

Arzneimittelprüfung: Syphilinum ist zwar schon von mehreren amerikanischen Prüfern (Svan, Morrison, Berrigde, Carr) einer Arzneimittelprüfung unterzogen worden. Ein umfangreiches Arzneimittelbild, erarbeitet aus diesen Prüfungen und klinischen Fällen, die damit gebessert wurden, findet sich in der *Materia Medica of the Nosodes* von H. C. Allen. Eine Trennung der Symptome nach diesen beiden Quellen ist dort jedoch nicht angegeben. Es sollen daher nur die wesentlichen Züge des Arzneimittelbildes, die sich vorwiegend auf die Ergebnisse der therapeutischen Versuche stützen, angeführt werden.

452.5
Arzneimittelbild

Leitsymptome: Bei **Nacht<**, von der Abend- bis zur Morgendämmerung <.

Furcht vor der Nacht wegen der geistigen und körperlichen Erschöpfung beim Erwachen.

Verlangen nach Alkohol in irgendeiner Form.

---

[535] Die Miasmatik ist die **Theoriebildung** zur **Dynamik** des Verlaufs chronischer Erkrankungen.

Neigung zu Ulzera mit gräulichem Grund.

Reichliche, übelriechende, eitrige Sekretionen der Schleimhäute, Vitiligo.

Abszesse mit fauligen Sekretionen.

Extreme Hitze <, extreme Kälte <.

Psychosen, abwegige Charaktere. Suizid. Epilepsie.

Multiple Sklerose.

Gehirnhautreizung und -entzündung, schwere Kopfneuralgien und Migräne.

Meer <, Berge >. Kaltes Baden >. Kontinuierliche Bewegung >.

Auffallend starker, rasanter oder bösartiger Verlauf, Intensität oder Ausprägung der Symptomatik.

Der Verlauf ist geradlinig in die Destruktion (die körperliche Symptomatik entlang schmaler Linien, zwei parallele Linien).

Die Pathologien entwickeln sich im Verborgenen. Arzneianzeigende Symptome sind häufig gut versteckt.

Geist und Gemüt: Vergesslichkeit. Geistesschwäche. Lachen grundlos, Weinen grundlos. **Der Kranke erinnert sich nicht an Gesichter, Namen, Verabredungen, Ereignisse, Bücher oder Örtlichkeiten. Er kann nicht rechnen.** Genialität als Gegenpol.

Er verzweifelt an seiner Gesundung. Melancholie. Er fürchtet, verrückt zu werden. Ist unbeständig in Beziehungen und Entscheidungen im Lebensstil. Sie leiden an einem qualvollen inneren Zwiespalt und können keinen inneren Frieden finden. Imbezillität. Der Patient ist gleichgültig gegen seine Freunde und freut sich an nichts mehr. Es sind menschenscheue Einzelgänger mit Abneigung gegen Gesellschaft. Trost <. In der Agonie erst, wenn nichts mehr geht, möchten sie jemanden in ihrer Nähe haben.

Er fürchtet die Nacht und fürchtet den Morgen, denn Schwäche und Schmerzen sind schlimmer beim Erwachen. Schlaflosigkeit.

Bedürfnis, sich häufig die Hände zu waschen.

Unablässiges Schreien des Neugeborenen.

Aggressivität unter Alkoholeinfluss. Gezieltes Zuschlagen (auch bei Kindern).

Lernleistungsschwäche, Mathematik besonders
Psychose

Kopf: Sichtbares Pulsieren der Temporalarterien.

Alopecia areata et totalis

Kopfschmerz: Alte Syphilitiker leiden häufig unter **heftigen neuralgischen Kopfschmerzen. Besserung durch Wärme** ist dabei nicht selten vorhanden. Lineare Kopfschmerzen von der Stirne über den Scheitel nach rückwärts. Schmerzen nachts zum Verrücktwerden. Schlaflosigkeit, Kopfschmerz und Delirium.

Kopfneuralgie um 16 Uhr beginnend, bis Mitternacht allmählich schlimmer werdend, dann allmählich besser, bei Tagesanbruch aufhörend.

Heftige Schmerzen im ganzen Kopf mit rotem Gesicht, erweiterten Gesichtsvenen, Ruhelosigkeit und schlaflosen Nächten. Hochgradige Empfindlichkeit des Periosts der Schädelknochen. Sehr schmerzhafte Schädelexostosen. Haarausfall. Vergrößerte Nackendrüsen.

Zephalgie therapieresistent
Neuralgie zephal

Augen: Lähmung der Augenmuskeln ist nicht ungewöhnlich. **Ptosis des oberen Augenlids**. Strabismus. Diplopie. Amaurose. Atrophie des N. opticus. Die Netzhaut ist abgeblast, rau und gefleckt. Myopie, Iritis, Ptosis, Lähmung des M. obliquus superior (Patient hält den Kopf beim Lesen schief). Chronische, rezidivierende Phlyktänen der Hornhaut. Bindehautentzündung mit Geschwürbildung. Hornhautgeschwüre. Interstitielle Keratitis. Flecken auf der Hornhaut. Anisokorie.

Akute Ophthalmie der Neugeborenen, wenn einer der Eltern Syphilis durchgemacht hat. Reichliche eitrige Absonderung aus den Augen. Die Lider sind stark geschwollen. Die Augen können wegen der Schwellung nicht geöffnet werden. Iritis mit intensivem Nachtschmerz und Lichtscheu. Schmerzen in den Augen von Sonnenuntergang bis Sonnenaufgang. Beißende Tränen.

Blepharitis nachts
Chemosis
Iritis
Iridozyklitis
Ptosis
Strabismus paralytisch
Diplopie vertikal
Myopia maligna

Ohren: Scharfe Schmerzen im Ohr. Wässrige Absonderung aus dem Ohr. Trommelfellperforation ohne Nachlassen des Schmerzes. Kalkablagerung auf dem Trommelfell. Karies des Mastoidfortsatzes. Lähmung des Gehörnerven. Fortschreitende Ertaubung.

Ohrmuschel hypoplastisch hereditär
Trommelfellperforation
Otosklerose

Nase: Chronischer Säuglingsschnupfen (Snuffles). Das Mittel hat oft die übelriechenden, grünen oder gelben Absonderungen aus der Nase bei Kindern mit spezifischer Anamnese geheilt. Trockenheit der Nase, die nachts verstopft ist. Häufige Anfälle von Schnupfen. Jede Erkältung schlägt sich auf die Nase. Syphilitische Ozaena. Das Septum nasi wird zerstört, und die Nase sinkt ein. Die ganze Nase zerfällt geschwürig. Blutende Nasengeschwüre. Harte Pfropfen in der Nase.

Rhinopharyngitis chronisch mit blutig tingiertem Sekret

Gesicht: Gesichtsneuralgie. Lähmung einer Gesichtsseite. Tuberkel und kupferfarbene Ausschläge im Gesicht. Das Mittel hat krebsartige Geschwüre des Gesichts gebessert. Schorfige Ausschläge im Gesicht. Alopecia areata barbae. Pickel auf der Nase. Totenbleiches Colorit.

Fazialisparese
Tic

Mund: Mund und Zunge sind geschwürig. Der Atem stinkt. Die Zunge ist weich und schwammig; einseitige Zungenlähmung. Die Zunge ist rot, wund, aufgesprungen und empfindlich. Zwei parallele, zarte, longitudinale Risse. Flecken auf der Zunge, die stellenweise vom Epithel entblößt sind. Rote Flecken. Reichlicher, zäher Speichel.

Aphthen graugrundig
Plaques muqueuses

Zähne: Die Zähne sind deformiert, verdreht, bei Kindern tonnenförmig, fleckig verfärbt und zerfallen frühzeitig. Heftige Schmerzen in den Zahnwurzeln wie von einem Wurm.

Zahnkaries am Zahnhals
Zahnanlage fehlend
Zähne adult gezackt

Innerer Hals: Der Rachen ist mit Geschwüren bedeckt. Geschwürsbildung des weichen Gaumens. Der weiche Gaumen kann völlig zerstört sein. Der weiche Gaumen ist geschwollen und knotig. Blutung aus Geschwüren. Entzündung des Rachens und der Tonsillen mit massiver Schwellung. Sekretion und Ulzerationen im Nasen-Rachen-Raum. Die hinteren Naseneingänge sind mit Krusten gefüllt.

Äußerer Hals: Das Mittel hat verhärtete Halsdrüsen geheilt.

Ekzem collar

Magen: Der Appetit ist schlecht. Alle Nahrung ist unbekömmlich. Sodbrennen. Übelkeit. Erbrechen. Geschwürsbildung im Magen.

Sodbrennen mit Husten
Hyperemesis

Abdomen: Blähsucht.

Rektum und Stuhl: Der Mastdarm ist Sitz von mancherlei Beschwerden. Geschwürsbildung, Fissuren, Hämorrhoiden, Knotenbildung, Gummata, reichliche Blutung, schneidende, brennende Schmerzen. Kondylome. Verstopfung. Lähmung des Mastdarms. Vorfall des Afters. Erschlaffter, hervortretender Mastdarm.

Obstipation schmerzhaft extrem
Analfissur extrem schmerzhaft
Rektumprolaps

Niere: Schmerz in der Nierenregion, verschlimmert nach Urinlassen.

Geschlechtsorgane:

Sterilität

- weiblich: Knotenbildung in der Scheide und an den Labien. Geschwürsbildung des Muttermundes. **Verhärtung der Zervix. Reichliche, gelbgrüne Leukorrhö.** Leukorrhö kleiner Mädchen mit spezifischer Anamnese. Jucken der Vulva. Ätzend wässrige Leukorrhö, die nachts durch die Bettwärme verschlimmert wird. Schmerzen in den Ovarien während der Nacht und beim Orgasmus. Scharfe Schmerzen in der Gebärmutter, schießender Zick-Zack-Schmerz. Ovarialzysten und -tumoren. Menses verkürzt mit starker hellroter Blutung.
- männlich: Diese Nosode hat Knötchenbildung in den Hoden, im Samenstrang und am Skrotum geheilt; ebenso herpetiforme Ausschläge an der Vorhaut und am Hodensack. Verhärtung der Hoden und des Samenstrangs.

Larynx und Trachea: Geschwürsbildung im Kehlkopf und Verlust der Stimme. Anhaltende scharfe Schmerzen im Kehlkopf vom Abend bis zum Sonnenaufgang, die den Kranken zwangen, jede Nacht auf und ab zu gehen.

Sprache und Stimme: Aphonie vor der Menses.

Dysphonie

Atmung: Nächtliche Asthmaanfälle bei warmem Wetter. Kurzluftigkeit. Attacken von spastischem Bronchialasthma, die nachts im Bett oder während eines Gewitters auftraten.

Asthma bronchiale bei Gewitter

Husten und Expektoration: Trockener, schmerzender Husten während der Nacht, verhindert den Schlaf. Wundheit in der Brust. Dickeitriger Auswurf. Trockener Husten vom Liegen auf der rechten Seite. Schleimig-eitriger Auswurf, gräulich, grünlich, grüngelblich, geschmacklos. Klarer, weißer, schleimiger Auswurf. Rasseln auf der Brust.

Brust: Schmerz- und Druckgefühl hinter dem Brustbein. Ausschläge auf der Brust. Oppression auf der Brust, dass er nicht mehr atmen kann. Schmerz und Druck hinter dem Sternum. Schießende Schmerzen am Herzen. Zyklusunabhängige Mastodynie.

Mastodynie zyklusunabhängig

Rücken: Rheumatische Steifigkeit und Lähmigkeit im Rücken. Schmerzen in der ganzen Wirbelsäule. Schmerz im Kreuzbein, schlimmer im Sitzen. Karies der Hals- und Brustwirbel.

Skoliose

Extremitäten: Schmerzen im Rücken, in der Hüfte und den Oberschenkeln während der Nacht.

Entzündung der Gelenke, Erkrankungen des rheumatischen Formenkreises. Schmerzen in den Gliedern, durch Wärme gebessert, verschlimmert während der Nacht.

Steifigkeit aller Gelenke. Rheumatische Schmerzen und Schwellung der Gelenke der oberen Gliedmaßen.

Myalgie des Deltamuskels; Schmerzhaftigkeit beim Heben des Armes. Schmerzen in den Armen bei Bewegung. Geschwüre auf den Handrücken.

Nächtliche Schmerzen und Schwellung in den Beinen. Schmerzen in den unteren Extremitäten beeinträchtigen den Schlaf; Verschlimmerung durch heiße Anwendungen, gebessert durch Übergießen mit kaltem Wasser. Schwäche in den Knien und Hüften. Starke Knochenschmerzen in den Beinen, im Fußrücken und in den Zehen nachts im Bett. Die Schmerzen treiben den Kranken nachts aus dem Bett.

Extreme Kälte und Hitze lassen häufig die Symptome hervortreten. Neuralgie der Glieder, allmählich zunehmend, verschlimmert bei Anbruch der Nacht. Äußerste Empfindlichkeit des Schienbeins.

> Myogelosen extrem schmerzhaft
> Arthritis mit Gelenkdestruktion
> Exostosen
> Osteopathien
> Multiple Sklerose

Haut: Syphilitische Hauteruptionen lassen Juckreiz im Allgemeinen vermissen. Pemphigus. Kupferrote Flecken auf der Haut. Vitiligo.

> Exanthem palmar und plantar
> Exanthem papulomakulös kupferfarben
> Abszess rezidivierend
> Ulzera graugrundig

Allgemein: Der Kranke hat **Verlangen nach starken alkoholischen Getränken**. Durst. Abneigung gegen Speisen, besonders gegen Fleisch.

Schmerzcharakteristika sind nachts <, allmählich zu- und abnehmend. Schlimmer von Nacht zu Nacht. Chronisch persistierend, ungewöhnlich stark, periodisch, Verlauf entlang einer langen, schmalen Linie (auch im Zick-Zack) oder entlang zweier paralleler Linien.

> Epilepsie
> Entwicklungsretardierung
> Kachexie

452.6 Dosierung

Einzelne Gaben von Hochpotenzen, während gleichzeitig das dem Fall entsprechende Simile gegeben wird. Meines Erachtens genügen 2 bis 3 Gaben von Syphilinum in Hochpotenz in den allermeisten Fällen, etwa C 30, C 200 und C 1000 im Abstand von 2 bis 3 Wochen gegeben, mit entsprechender Nachwirkung, um das zu erzielen, was mit Syphilinum zu erreichen ist. Eine solche Behandlung hält etwa 2 Jahre vor, dann kann es sein, dass eine nochmalige Behandlung nötig wird.

452.7 Vergleichsmittel

- Nosoden: Anthracinum, Bacillinum, Carcinosinum, Lyssinum, Medorrhinum, Psorinum, Pyrogenium, Tuberculinum, Tuberculinum Klebs, Tuberculinum Koch alt, Tuberculinum Marmoreck.
- Bei Nacht <, von der Abend- bis zur Morgendämmerung <: Thuja occidentalis, umgekehrt Medorrhinum.
- Furcht vor der Nacht wegen der geistigen und körperlichen Erschöpfung beim Erwachen: Lachesis muta.
- Neigung zu Suizid. Nächtliche Knochenschmerzen und Periostitis. Aortitis luetica: Aurum metallicum.
- Geistige Schwäche, Zittern, hastige Unruhe: Argentum nitricum.
- Chemosis: Conium maculatum.
- Rhinopharyngitis chronica: Alumina oxydatum, Carbo animalis, Carboneum sulphuratum, Conium maculatum, Lac caninum, Medorrhinum, Syphilinum, Tuberculinum.
- Ozaena: Argentum nitricum, Asa foetida, Kalium bichromicum, Magnesium fluoratum, Mercurius solubilis Hahnemanni.
- Hyperemesis: Acidum carbolicum, Acidum lacticum, Aethusa cynapium, Cadmium sulphuricum, Cocculus indicus, Kreosotum, Lobelia inflata, Medorrhinum, Podophyllum peltatum, Ruta graveolens, Tabacum.
- Schmerz und Druckgefühl hinter dem Sternum: Carcinosinum.
- Analfissur: Acidum nitricum, Aesculus hippocastanum, Agnus castus, Antimonium crudum, Carbo animalis, Carcinosinum, Cundurango, Graphites naturalis, Hydrastis canadensis, Paeonia officinalis, Ratanhia peruviana, Silicea terra, Sulphur lotum.
- Rektumprolaps: Acidum muriaticum, Cocculus indicus, Hydrastis canadensis, Podophyllum peltatum, Ruta graveolens.
- Knochenfisteln, Periostitis: Acidum fluoricum, Angustura vera, Asa foetida, Kalium iodatum, Mercurius solubilis Hahnemanni, Phosphorus, Silicea terra.
- Knochen- und Periostschmerzen: Angustura vera, Asa foetida, Aurum metallicum, Calcium

fluoratum, Calcium phosphoricum, Kalium iodatum, Mercurius solubilis Hahnemanni, Mezereum, Phytolacca decandra, Stillingia silvatica.
- Nächtliche Unruhe mit Angst, schleimigen Absonderungen: Mercurius solubilis Hahnemanni.
- Insomnie bei Kind: Carcinosinum, Sulphur lotum.
- Juckreiz quälend: Carboneum sulphuratum.
- Exanthem auf dem Sternum: Carcinosinum.

452.8
Kasuistik

452.8.1 Pneumonie

Ein Säugling von 3 Monaten litt unter einer schweren Pneumonie. Ipecacuanha besserte 2 Tage lang, dann stellte sich ein Rückfall ein. Während ich mich fragte, welches Mittel ich zu geben habe, zeigte mir die Mutter den After des Kindes und sagte mir, dass dieser schon seit der Geburt so sei. Ich konnte den Anblick nicht besser beschreiben, als dies in den *Guiding Symptoms* von Hering getan ist: „Der untere Teil des Rektums hängt nach außen wie eine Halskrause, ähnlich einer voll erblühten Rose." Ich gab Syphilinum, und das Kind besserte sich unmittelbar, die Lunge reinigte sich, und in wenigen Wochen waren Anus und Rektum, wie sie normalerweise sein müssen. Das Kind, das sehr heruntergekommen und elend gewesen war, entwickelte sich zu einem kräftigen Kind.

452.8.2 Anitis

Zwei andere Fälle betrafen zwei kleine Portugiesen, der eine von 6, der andere von 3 Jahren. Der Anblick, den der After bot, war derselbe wie bei dem ersten Fall, mit der kleinen Ausnahme, dass bei diesen Knaben die Partien sehr gerötet und schmerzhaft waren. Kein Juckreiz, der das Wundsein durch Kratzen hätte erklären können. Die Heilung war auch hier sehr schnell. Ich darf nebenbei sagen, dass diese Fälle mir weder Gold noch Silber einbrachten, jedoch waren sie mir eine Quelle von Befriedigung und Freude, da sie mir die Bestätigung dieses Symptoms zeigten (Nach Eleanor V. Le Blond: Skin Diseases in Hawaii, I. H. A., berichtet bei Baur [2]: 10).

452.8.3 Zephalgie bohrend drückend folternd

Clarke berichtet in seinem *Dictionnary of Materia Medica*: Wildes heilte mit Syphilinum 1 M einen Buchhändler, welcher seit einigen Monaten an einem bohrenden, drückenden, folternden Kopfschmerz über dem rechten Auge litt. Dieser zog sich tief in das Gehirn hinein und war so heftig, dass es ihm die Gedanken und das Gedächtnis raubte. Unter Syphilinum, jede Nacht gegeben, verschwand der Kopfschmerz völlig in 10 Tagen, und die geistigen Fähigkeiten wurden wieder völlig hergestellt. Jedoch nach 6 Wochen brach über der Augenbraue derselben Seite ein sichelförmiges, gelbes, syphilitisches Ekzem mit einem roten, nässenden Grund aus, welches sich über das Augenlid von einem Winkel zum andern und über die Stirne und die Seite der Nase ausbreitete. Der Verlauf der Behandlung wurde dadurch verlangsamt, weil er, wie Wildes meint, die Behandlung nicht mit Syphilinum fortsetzte, sondern das Mittel wechselte. Dieser Mann hatte 5 Jahre zuvor eine Syphilis erworben.

452.8.4 Ozaena

Im Jahr 1879 wurde Wildes von einer 26-jährigen, sehr gescheiten und intelligenten Dame mit einer fürchterlichen Ozaena aufgesucht. Sie hatte außerdem eine Verkrümmung der Wirbelsäule und eine Entzündung des rechten Ovars. Schon als Kind sehr zart. Syphilinum heilte die Ozaena und besserte ihre Gesundheit, jedoch trieb es einen Sattel heraus, im Vergleich zu welchem der Sepia-Sattel nur ein Schatten ist, nämlich eine fürchterliche Masse von syphilitischen Ausschlägen, rot und heftig, mit einem feuerroten Grund von einem Jochbein zum anderen, quer über die Nase zu den Augen und zur Stirne. Die Behandlung dieses Ekzems dauerte 18 Monate. Die Ozaena kehrte nicht mehr wieder.

Bemerkung des Verfassers: Um eine solche unangenehme und für die Genesung keineswegs erforderliche Reaktion zu vermeiden, kann der Vorschlag gemacht werden, Syphilinum nur in einzelnen Gaben und steigender Potenz, etwa C 30, D 200, C 1000, in 3-wöchentlichem Abstand zu geben und täglich ein Drainagemittel zu verabreichen. In diesem Falle würde sich Magnesium fluoratum D 12, morgens und abends 5 Tropfen empfehlen. Fluor hat sehr starke Wirkung auf chronische, besonders auch syphilitische Schleimhautprozesse. Magnesium hat ebenfalls chronischen, fötiden Schleimhautinfekt. Nach klinischen pathotropen Gesichtspunkten ist daher Magnesium fluoratum geeignet.

452.9
Literatur

[1] Allen TF. Syphilinum. In: Allen TF, Hrsg. Encyclopedia of Pure Materia Medica. Bd. 10. New York, Philadelphia: Boericke & Tafel; 1879: 363

[2] Baur J. Syphilinum. L'Homéopathie Française 1958: 10

[3] Clarke JH. Syphilinum. Dictionary of practical Materia Medica. Bd. 2.2. London: Homoeopathic Publishing Company; 1900–1902: 1344–1354

[4] Springer W, Wittwer H. Syphilinum. Past and present. Homoeopathic links 2000; 13 (2): 101

[5] Springer W, Wittwer H. Syphilinum. Destruktivität durch Jahrhunderte, heilende Arznei heute. Documenta Homoeopathica 2003; 23: 143–179

453 Syzygium jambolanum – syzyg

lt.: Syzygium jambolanum, Syzygium cumini, dt.: Jambulbaum, engl.: jambol seeds

453.1 Substanz

Plantae – Myrtaceae (Myrtengewächse) – **Syzygium jambolanum**

Es handelt sich um einen bis zu 25 m hohen Baum, der in Hinterindien und Australien heimisch ist.

Homöopathische Verwendung findet nach HAB[536] die Tinktur aus den reifen, getrockneten Früchten. Doch wird von anderer Seite auch die Rinde verwendet.

453.2 Pharmakologie und Toxikologie

Die Früchte enthalten ätherisches Öl, Gerbstoff sowie einen hypoglykämisch wirksamen Faktor. In der Rinde wurden Terpene nachgewiesen.

453.3 Anwendung

Homöopathische Anwendung findet die Zubereitung als Additiv bei Diabetes (nach Kommission D).

Die empirische Verwendung erstreckt sich in der Hauptsache auf **Diabetes mellitus**. Für diese Wirkung verwendet sich eine Anzahl von Autoren, darunter v. Noorden. Auch im Tierexperiment konnte ein durch Phlorizin künstlich erzeugter Diabetes bezüglich der Zuckerausscheidung gebessert werden. Die Zuckerausscheidung konnte hier auf ein Zehntel herabgedrückt werden [2]. Doch werden die klinischen Ergebnisse als unsicher beurteilt.

453.4 Dosierung

Tinktur mehrmals täglich einige Tropfen. Stauffer hat mit D 30 gute Ergebnisse auf das Allgemeinbefinden feststellen zu können geglaubt, während die Zuckerausscheidung mit der Tinktur nicht beeinflusst wurde.

453.5 Vergleichsmittel

- Myrtaceae: Eucalyptus globulus.
- Acidum phosphoricum, Alfalfa, Arsenicum album, Stigmata maydis.

453.6 Literatur

[1] Clarke JH. Syzygium. In: Clarke JH, Hrsg. A Dictionary of practical Materia Medica. London: The Homoeopathic Publishing Company; 1900–1902: 1354–1355

[2] Madaus G. Lehrbuch der biologischen Heilmittel. Bd. 1. Heidesheim, New York: Olms; 1979

---

536 Homöopathisches Arzneimittelbuch, abzugrenzen vom der European Pharmakopoea und anderen Herstellungsvorschriften.

454 Tabacum – tab

lt.: Nicotiana tabacum, dt.: Virginischer Tabak, engl.: tobacco

454.1 Substanz

Plantae – Solanaceae (Nachtschattengewächse) – **Nicotiana tabacum**

Es handelt sich um eine 1-jährige Pflanze mit Wurzel, Sprossachse, großen elliptischen Blättern und rotem Blütenstand, die eine Höhe von 3 m erreichen kann. Sie erreicht bereits nach 3 bis 4 Monaten Wachstumsphase Erntereife. Ihre ursprüngliche Heimat sind die tropischen und subtropischen Teile Mittel- und Südamerikas. Die Blätter werden zur Herstellung einer Vielzahl von Tabakprodukten verwendet, vor allem zur Herstellung von Zigaretten. Durch technische Extraktionsverfahren zur Entfernung des Nikotins kommt es neben der Reduzierung des Nikotingehaltes auch zu einer Reduktion der Rauchkondensate, hin zu gesundheitsverträglicheren Rauchprodukten. Das dabei gewonnene Nikotin findet in Form des Nikotinsulfates Verwendung als Pflanzenschutzmittel, da es ungiftig für Pflanzen ist und biologisch abbaubar. Aufgrund der Toxizität für Menschen ist der Einsatz als Insektizid eingeschränkt. Der durch die Nikotinextraktion entstehende Aromaverlust wird durch den Zusatz natürlicher und naturidentischer Aromastoffe ausgeglichen. Wissenschaftlich findet die Pflanze wegen ihrer enormen Reproduktionskraft eine verbreitete Anwendung als Experimentier- und Testpflanze.

Homöopathische Verwendung finden die getrockneten, nicht fermentierten Blätter.

454.2 Pharmakologie und Toxikologie

Hauptinhaltsstoffe sind die Tabak-Alkaloide, Untergruppe der Solanaceen-Alkaloide, deren Hauptvertreter Nicotin[537] (95 bis 98 %) ist, daneben Nornicotin[538], Anabasin[539], Anatabin[540]. Sie werden in den Wurzeln gebildet und über die Saftstrombahnen in den Blättern gespeichert.

Während der Tabaklagerung entstehen tabakspezifische Nitrosamine[541].

Nicotin erhöht die Herzfrequenz, den Blutdruck, das Herz-Minuten-Volumen über seine positiv chronotrope Wirkung und ist koronarperfusionsfördernd. Seine psychoaktive Wirkung zeigt sich in einer Steigerung des Reaktionsvermögens und der Konzentrationsfähigkeit. Durch seine appetithemmende Wirkung und seine Steigerung des Grundumsatzes kommt es zu einer Gewichtsabnahme.

Nicotin hat bei subcutaner und parenteraler Applikation eine stark toxische Wirkung, kumuliert jedoch aufgrund der raschen Metabolisierung im Organismus nicht. Tierexperimentell ist es teratogen.

Es wirkt an vegetativen Ganglienzellen abhängig von Dauer und Dosierung entweder erregend oder hemmend. Ähnlich wie Acetylcholin wirkt Nicotin an der postsynaptischen Membran der Ganglienzellen depolarisierend, damit erregend. Bei längerer Exposition kommt es zu einer Dauerdepolarisation und damit zu einer Blockade der

---

537 Namensgeber war der französische Diplomat Jean Nicot (1530–1600), der die Pflanze aus Amerika in Europa einführte. Die Substanz wurde erstmals 1828 von Posselt und Reimann aus Tabakblättern isoliert. Gebildet wird sie in den Wurzeln und gelangt über die Saftstrombahnen in die Blätter, wo sie insektizid wirkt.

538 Durch enzymatische und mikrobielle Umbauprozesse entsteht bei der Trocknung und Fermentierung aus Nornicotin das Nitrosamin N-Nitrosonornicotin.

539 Es ist Hauptalkaloid der Pflanze Anabasis aphylla (Chenopodiaceae). Während der Trocknungs- und Fermentierungsprozesse der Tabakpflanze kommt es unter anderem zur Synthese von N-Nitrosoanabasin, einem Nitrosamin.

540 Während der Trocknung- und Fermentierung entsteht das Nitrosamin N-Nitrosoanatabin.

541 Hauptverantwortlich für die exogen bedingte Nitrosaminbelastung des Menschen ist der Tabakrauch. Es finden sich in Tabak und Tabakprodukten flüchtige, nichtflüchtige und tabakspezifische Nitrosamine. Die tabakspezifischen Nitrosamine entstehen während des Trocknungs- und Fermentierungsprozesses durch Nitrosierung der Tabakalkaloide. Sie sind karzinogen und mutagen.

ganglionären Erregungsüberleitung. Toxische Dosen führen zum Tod durch Atemlähmung. Die oral letale Dosis beträgt 1 mg/kg Körpergewicht.

Der Darm kontrahiert sich auf Nikotin äußerst heftig, sodass das Darmlumen ganz verschwindet. Der Darm wird unter einer Art Tetanus blass, da auch die Gefäße komprimiert werden. Nach kurzer Entspannung erneuert sich die heftige Peristaltik mit kräftigen Entleerungen.

Intoxikationen zeigen neben Herzklopfen, Übelkeit, Erbrechen und explosiven Durchfällen vor allem Ohnmachtsanfälle mit Kollaps und Anfälle von klonischen Krämpfen. Es kommt außerdem zu Vorhofflattern, Schenkelblockierung und Kammerflattern. Der Tod tritt durch Atemlähmung ein.

454.3
Anwendung

Homöopathische Anwendung findet die Zubereitung bei orthostatischer Dysregulation, Gastroenteritis, Angina pectoris (nach Kommission D).

Die klinische Anwendung erfolgt bei Spasmen vorwiegend am arteriellen Gefäßsystem, verbunden mit Schwindel, Übelkeit wie zum Sterben, Kältegefühlen und kalten Schweißen, schwerer Prostration[542]. Oft Übergang in kollapsartigen Zustand mit Erschlaffung des Gefäßsystems. Klinische Indikationen sind **Kinetose**, *Migräne* und **Morbus Menière**, *zerebrovaskuläre Durchblutungsstörung* mit Gefäßspasmen, dazu Herzangst, Oppressionsgefühl, Tachykardie, Herzschmerzen, ausstrahlend in den linken Arm, *Angina pectoris*, **vagovasales Syndrom** mit *Herzangst, Übelkeit, Tachykardie, Arrhythmie* und Anfälle von innerem Frieren und Zittern, *Parästhesien*, **Claudicatio intermittens** bei Zugegensein der typischen Tabaksymptomatik, **Morbus Raynaud**.

Mössinger beschreibt ein Krankheitsbild, das er bei Frauen mit positivem Chvostek[543] beobachtete, die wegen anfallsweise auftretenden Herzbeschwerden, verbunden mit Sterbensübelkeit (oft mit Schwindel), leichenblassem Gesicht während des Anfalls und Zittern und Frieren, von den Frauen als Schüttelfrost bezeichnet, zu ihm kamen. Er sah diese Frauen mit Tabacum D 4 bis D 6 anfallsfrei werden [5].

454.4
Arzneimittelbild

Leitsymptome: Starke Affinität zu den Gefäßen, dem Herz, dem Magen-Darm-Kanal und anderen Hohlorganen in Form von Spasmen, wie auch von Lähmungen.

Übelkeit zum Sterben mit Speichelfluss, Schwindel, Würgen und Erbrechen, dabei Ausbruch von kaltem Schweiß.

Sterbenselend mit größter Schwäche und Kollapsgefühl, Gesicht und Glieder mit kaltem Schweiß bedeckt. Eiskälte am ganzen Körper, ⊙ **will den Leib aber unbedeckt haben wegen innerer Hitze**.

Erbrechen erleichtert.

Bauch aufgetrieben, heftige Krampfschmerzen im Magen und den Därmen mit Durchfällen; ⊙ **will den Bauch unbedeckt haben**.

Frische Luft >.

Erbrechen >, durch Abgang von Harn und Stuhl >.

Tabakgenuss < oder Einatmen von Tabakrauch <.

Bewegung <, besonders passive Bewegung < (Fahren), Druck <, Aufenthalt in warmen Räumen <.

Aber auch durch Kälte <.

Geist und Gemüt: Sehr vergnügt und redelustig, lebhaft, tanzt vor Vergnügen.

Gefühl höchster Elendigkeit, Verdrossenheit und Schwermut. Bangigkeit und Beklommenheit. Zustände von Angst und Verzweiflung. Angst, er müsse plötzlich sterben. Furchtsamkeit und Angst, besser durch Weinen.

Schwerfälligkeit des Denkens, Vergesslichkeit, schlechte Auffassungskraft und Konzentration (in der Anfangswirkung, Belebung der geistigen Fähigkeiten). Abstumpfung des Denkens. Bewusstlosigkeit und Delirium.

Neurasthenie
Chronic-Fatigue-Syndrom

---

542 Schwerste Erschöpfung.
543 Klinisches Zeichen für Hypokalzämie, wie sie zum Beispiel nach operativen Eingriffen an der Schilddrüse durch akzidentelle Entfernung der Glandulae parathyroideae auftreten kann. Man prüft es durch Beklopfen des N.-facialis-Stammes 1 bis 2 cm ventral des Lobulus auriculae.

Schwindel: Alles dreht sich im Kreise, schlimmer bei jeder Bewegung und im warmen Raum. Schwindel und Sehstörungen und Ohrensausen.
⊙ **Schwindel schlimmer beim Öffnen der Augen.**

Kopf: Blutandrang nach dem Kopf.

Kopfschmerz: Kopfschmerzen mit tödlicher Übelkeit und Schwindel. Plötzlich reißende Schmerzen, Kopfschmerzen mit Schwindel bessern sich im Freien, sie verschlimmern sich durch Fahren und durch Erschütterung.

> *Migräne*

Augen: Pupillen erweitert. Augenmuskeln und Nerven werden gelähmt. Atrophie der Sehnerven. Schielen und Doppeltsehen, vorübergehende Blindheit.

> *Konjunktivitis*

Ohren: Ohrensausen mit Schwindel und Erbrechen, schlimmer bei jeder Bewegung. Überempfindlichkeit gegen das geringste Geräusch, gegen Musik und lautes Sprechen. Durch das geringste Geräusch schreckte er auf und verfiel in Zittern.

> *Morbus Menière*

Nase: Rhinitis.

Gesicht: Blass, bläulich, mit kaltem Schweiß bedeckt, oder zuerst fleckig gerötet, nachher sehr blass.

> *Neuralgie*

Mund: Trockenheit im Mund mit vermehrtem Durst. Reichlicher, zäher oder wässriger **Speichelfluss** mit großer Übelkeit und Schwindel. **Anfallsweises Auftreten von Schwindel und Übelkeit mit kaltem Schweiß.** Übler Mundgeschmack.

Zähne: Neuralgische Schmerzen.

Innerer Hals: Pharyngitis.

Magen: Ungewöhnlicher Hunger oder Appetitlosigkeit. Schlaffheitsgefühl im Magen und Gefühl des Herabhängens. Krampfartiges Aufstoßen, Magenbrennen, Würgen und krampfhaftes **Erbrechen, welches Erleichterung bringt**. Erbrechen von Wasser, Schleim oder Säure. **Höchste Elendigkeit, sodass man gleichgültig wird gegen Leben und Sterben**. Magenkrampf, Stechen und Drücken. Stöße im Epigastrium wie von elektrischem Strom, besonders bei Nacht aus dem Schlaf heraus.

> *Singultus*
> *Kinetose*

Abdomen: Heftige Aufgetriebenheit der Gedärme mit krampfartigem Schneiden und Stechen, oder, noch typischer, **Leib eingezogen**. Krämpfe der Bauchmuskeln und reißende Schmerzen, die durch Berührung schlimmer werden, **will den Leib unbedeckt haben** trotz Kältegefühls. Kollern im Bauch und häufiger Stuhldrang. Blähungen, die nicht abgehen wollen.

> *Gastroenteritis*
> *Angina abdominalis*
> *Ileus*
> *inkarzerierte Hernie*

Rektum und Stuhl: Durchfälle, **wässrige, übelriechende, unwillkürliche, auch blutige Stühle**, welche Erleichterung bringen. Reiswasserähnliche Stühle wie bei Cholera. Verstopfung ist seltener.

Blase: Vermehrte Harnabsonderung und vermehrter Harndrang. Unwillkürlicher Harnabgang. Harnträufeln.

> *Harninkontinenz*
> *Enuresis*
> *Nierenkolik*

Geschlechtsorgane: Erregung und Schwächung der Geschlechtsorgane. Fehlen von Erektionen und geschlechtlichem Verlangen.

Larynx und Trachea: Heiserkeit mit Husten und rauer Stimme.

Husten und Expektoration: Anhaltender, trockener Husten. Husten und Aufstoßen zu gleicher Zeit.

Brust: Angst, Bangigkeit und Gefühl von Zusammenschnüren auf der Brust. Unregelmäßiges Atmen, bald beschleunigt, bald verlangsamt, oberflächlich oder tief.
  Herzklopfen stark und unregelmäßig, beschleunigt. Herztätigkeit bald verlangsamt, bald beschleunigt. Herzklopfen beim Liegen auf der linken Seite. Puls schwach, kaum fühlbar und aussetzend. Stechen in der Herzgegend, **Herzkrämpfe mit heftiger eisiger Kälte und Angst, Gesichtsblässe und kalten Schweißen. Anfälle von Präkordialangst bei Nacht**. Kollaps.

Synkope vasovagal
Angina pectoris
Neuralgie interkostal

Rücken: Muskelschmerzen in Genick, Lenden und Gliedern. Genicksteifigkeit, Lenden- und Kreuzschmerzen krampfhafter Art.

Extremitäten: Glieder kalt und blau. Kalt, schwitzende Hände. Unwillkürliche Bewegungen aller Muskeln, auch des Gesichts, klonische Krämpfe in den Muskeln. Krämpfe besonders in den Flexoren der Hände, der Arme und Beine. Lähmungsgefühl und Bewegungsstörungen, **Kribbeln und Ameisenlaufen**, Zittern und Taumeln nach Anstrengung. Kalte Hände und Füße bei Hitzegefühl im übrigen Körper.

Morbus Raynaud
Claudicatio intermittens
Parästhesie
Parese
Tetanie

Schlaf: Schlaf mit darauffolgendem reichlichem Schweiß, sehr schlechter Schlaf infolge nervöser Erregung. Große Schläfrigkeit, besser im Freien. Schlaf unruhig und oft unterbrochen, mit schreckhaften Träumen.

Frost und Frösteln: Starkes Kältegefühl im ganzen Körper und Frostschauer, **Haut kalt, bedeckt mit kaltem, klebrigem Schweiß**.

Fieber: Fiebererregung mit heftigen, klebrigen Schweißen, oder ungewöhnliche Trockenheit der Haut mit folgenden Schweißen.

Schweiß: Kalte, klebrige Schweiße.

Allgemein: Schmerzen in allen Muskeln, Gelenken und Nerven. Schwäche, dass man sich kaum bewegen kann.

Tabakintoxikation

454.5
Dosierung

Potenzen von D 6 an bis zu Hochpotenzen, die sich bestens bewähren. Bei der Bekämpfung der üblen Folgen des Tabakgenusses oder des Einatmens von Tabakrauch, bei denen es sich sehr bewährt, sind Potenzen nicht unter D 12 zu wählen. Es hilft dann rasch gegen Übelkeit, Herzbeschwerden und Brennen der Augen nach Tabakrauchen, selbst bei starken Rauchern und erst recht bei Nichtrauchern, welche in rauchigen Lokalen aushalten mussten. Stauffer, selbst ein starker Raucher, rühmt die gute Wirkung von D 30 an sich selbst gegen die nachteiligen Folgen des Tabakrauchens.
  Versuche mit allen Potenzen zum Entwöhnen des Rauchens haben keine Wirkung gezeigt.

454.6
Vergleichsmittel

- Solanaceae: Belladonna, Capsicum annuum, Dulcamara, Fabiana imbricata, Hyoscyamus niger, Mandragora officinarum, Stramonium.
- Synkope: Acidum hydrocyanicum, Ammonium carbonicum, Arsenicum album, Camphora, Carbo vegetabilis, Crotalus horridus, Veratrum album.

- Synkope mit kalten Schweißen, Sterbensübelkeit, Erbrechen, kalte Schweiße und Diarrhö: Aconitum napellus, Camphora, Veratrum album.
- Kinetose: Apomorphinum, Beryllium metallicum, Borax veneta, Cerium oxalicum, Cocculus indicus, Cytisus laburnum, Hyoscyamus niger, Mandragora officinarum, Nux moschata (volksmedizinisch), Petroleum crudum, Therebinthina.
- Will den Bauch nicht bedeckt haben trotz Kälte: Secale cornutum.
- Erbrechen, welches nicht erleichtert: Ipecacuanha.
- Koronarspasmen, Angina pectoris: Aurum metallicum, Arnica montana, Cactus grandiflorus, Lachesis muta, Latrodectus mactans.
- Darmkoliken: Belladonna, Colocynthis, Dioscorea villosa, Magnesium-Arzneien, Mandragora officinarum, Nux vomica, Opium.
- Nierenkolik: Belladonna, Berberis vulgaris, Colocynthis, Equisetum hyemale, Magnesium-Arzneien, Mandragora officinarum, Pareira brava, Silicea terra.
- Tetanie: Magnesium carbonicum.
- Tabakintoxikation: Tabacum.
  - mit Verdauungsstörungen: Nux vomica.
- Tabakabusus: Ignatia amara, Nux vomica, Cytisus laburnum.
  - mit Herzbeschwerden: Arsenicum album, Phosphorus, Lachesis muta, Naja tripudians, Kalmia latifolia.

454.7 Kasuistik

454.7.1 Kreislaufstörung vegetativ

Eine 28-jährige Postassistentin trat im November 1961 wegen funktioneller Herz- und Kreislaufstörungen mit Anfällen von Tachykardie und Stenokardie in meine Behandlung. Die Erscheinungen waren zunächst so stürmisch und die Patientin hatte solche Angstzustände, dass klinische Behandlung nicht zu umgehen war. Die klinische Diagnose wurde auf vegetative Kreislaufregulationsstörung gestellt. Die Patientin wurde in der Klinik mit sedativen Mitteln, Depot-Cortison sowie Bädern und Bürstenmassagen behandelt. Bei der Entlassung waren die Beschwerden etwas gebessert, kehrten aber bald wieder und bereiteten auch in der Nachbehandlung immer wieder Schwierigkeiten, nachdem die Patientin ihren Dienst wieder aufgenommen hatte. Es bestand eine ausgesprochene Hypotonie. Immer wieder traten Herzklopfen, Beklemmungsgefühl in der Herzgegend, Schwächezustände, Schwindel und Ausbruch kalten Schweißes auf. Veratrum album schien indiziert, half aber nicht in befriedigender Weise. Nachdem die Patientin auf Befragen auch starke Übelkeit, Frischluftbedürfnis und Unverträglichkeit von Tabakrauch – sie ist selbst Nichtraucherin – angab, verordnete ich Tabacum D 6. Übelkeit und Schwindel besserten sich daraufhin sofort. In den folgenden Wochen verloren sich bei reduzierter Gabenfolge allmählich auch die Herzbeschwerden, sodass die Patientin jetzt vonseiten des Herzen ebenfalls ganz beschwerdefrei geworden ist. Die tachykardischen Anfälle kamen nicht mehr vor, der Blutdruck ist leicht angestiegen, die Pulsfrequenz hat sich vollkommen normalisiert. Die Besserung hält auch nach Absetzen des Mittels an [6].

454.8 Literatur

[1] Allen TF. Tabacum. Encyclopedia of pure Materia Medica. Bd. 9, 10. New York: Boericke & Tafel; 1874–1880: 467–503, 637

[2] Clarke JH. Tabacum. Dictionary of practical Materia Medica. Bd. 2.2. London: Homoeopathic Publishing Company; 1900–1902: 1356–1364

[3] Hartlaub CC. Taback. Reine Arzneimittellehre. Bd. 3. Leipzig: Brockhaus; 1828–1831: 94–119

[4] Hughes R. Tabacum. Cyclopaedia of Drug Pathogenesy. Bd. 4. London: Gould; 1886–1891: 252–279, 717–720

[5] Mössinger P. Das persönliche Rezept. Ulm: Haug; 1962: 214–216

[6] Unseld E. Tabacum. Allgemeine Homöopathische Zeitung 1964; 209 (1): 6–19

455 Tarantula cubensis – tarent-c

lt.: Citharacanthus spinicrus, Eurypelma spinicrus, dt.: Kubanische Vogelspinne, engl.: Cuban spider

455.1
Substanz

Animalia – Arachnida (Spinnentiere) – **Theraphosidae** (Vogelspinnen) – **Citharacanthus spinicrus**
Es handelt sich um eine stark behaarte Spinne, die bei Bedrohung ganze Wolken von Brennhaaren von ihrem Hinterleib, dem Opisthosoma, der Bedrohung entgegenschleudert.

Homöopathische Verwendung findet das lebende, ganze Tier.

455.2
Pharmakologie und Toxikologie

Durch die Brennhaare der Spinne kommt es zu starken Hautreizungen. Ihr Biss selbst ist nicht sonderlich toxisch, sodass sie mit der Gefährlichkeit von Bienen und Wespen verglichen werden kann, der jedoch auch allergische Reaktionen auslösen kann.

Gebissene berichten von einem mäßigen bis starken Schmerz, der Stunden bis Tage anhalten kann. Eine neurotoxische Wirkung wird in Einzelfällen berichtet, die nicht zu einer Lebensgefährdung führt.

Der Biss der Spinne ist wenig schmerzhaft. Nach einigen Stunden bildet sich ein kleines Bläschen mit scharlachroter Umgebung aus. Eine Lymphadenitis bildet sich aus. Dieses Bläschen schwillt an, der gerötete Hof breitet sich aus, Frost und Fieber setzt ein mit reichlichem Schweiß und Harnverhaltung. Aus dem Bläschen bildet sich ein harter, großer, äußerst schmerzhafter Karbunkel. Die Haut über dem Abszess stirbt schließlich ab, und nachdem sich mehrere kleine Öffnungen gebildet haben, sondert sich ein dicker Eiter mit Stücken ab. Die Öffnungen konfluieren und bilden eine Höhle. Zu diesem Zeitabschnitt nimmt das Fieber intermittierenden Charakter an mit abendlichem Temperaturanstieg.

455.3
Anwendung

Homöopathische Anwendung findet die Zubereitung bei Hauteiterungen und Sepsis (nach Kommission D).

Aufgrund der Vergiftungserscheinungen wurde Tarantula cubensis verordnet bei *Septikämie*, verbunden mit *Diarrhö*; als typisch wurde dabei angesehen Schorfbildung der gebissenen Stelle mit intensiv roter Verfärbung, von Anfang an hochgradige Erschöpfung, Todesangst und *remittierendes Fieber* abends. Dazu kommt eine nervöse Unrast, die Füße sind fortwährend in Bewegung, die Hände zittern. *Pruritus*, besonders in der Genitalgegend. Eine eigenartige Modalität hat sich ergeben: Besserung durch Rauchen, die sich auch bei den Spinnen-Arzneien, Aranea diadema, Araninum und Theridion, gezeigt hat.

455.4
Arzneimittelbild

Leitsymptome: Abszesse und Karbunkel mit heftiger Entzündung und hochgradigen Schmerzen.
Von Anfang an und im weiteren Verlauf sehr erschöpft.
Scharlachrotes Aussehen der Geschwüre.
Todesangst.
Ruhelosigkeit der Füße, Zittern der Hände.
Pruritus, besonders in der Genitalgegend.
Tabakrauchen >.

Geist und Gemüt: Todesangst. Delirium. Leichtigkeitsgefühl im Kopf. – Kann sich schwer konzentrieren.

Schwindel: Drehschwindel, besonders bei Nacht. Vor dem Schwindel heiß am ganzen Körper, mit Schweißausbruch.

Kopf: Kopf und Gesicht heiß.

Kopfschmerz: Heftiger schießender Schmerz, kommend und gehend, von der linken Schläfe quer durch die Stirne. Kopfschmerzen im rechten Auge, bedeutend schlimmer beim Mikroskopieren. Dumpfer Kopfschmerz.

Innerer Hals: Schmerzen im Hals, belästigend beim Schlucken.

Magen: Stechende Schmerzen nach Trinken von kaltem Wasser. Magengegend so hart wie ein Stein beim Dagegendrücken. Trotz Hungers ist er satt nach wenigen Bissen.

Blase: Der Harn kann beim Husten nicht gehalten werden.

Husten und Expektoration: Trockener Husten.

Extremitäten: Wundheitsgefühl in den Muskeln. Scharfer, ziehender Schmerz im linken Arm. Zittern der Hände, beim Greifen, sodass er deshalb nicht schreiben kann. Hände schwellen an infolge Blutfülle.

Schlaf: Sehr unruhiger Schlaf. Tagesschläfrigkeit.

Fieber: Intermittierendes Fieber.

Haut: Geschwollen überall, wie wenn sie bersten wollte. Es entstehen Bläschen auf der Haut. An der Bissstelle entsteht unter heftigen Schmerzen ein Karbunkel.

Karbunkel
Sepsis

455.5
Dosierung

Mittlere und höhere Potenzen.

455.6
Vergleichsmittel

- Spinnen-Arzneien: Aranea diadema, Araninum, Latrodectus mactans, Mygale lasiodora, Theridion curassavicum, Tarantula hispanica.
- Sepsis: Acidum carbolicum, Ailanthus glandulosa, Anthracinum, Arnica montana, Baptisia tinctoria, Carbo vegetabilis, Carboneum sulphuratum, Chininum arsenicosum, Carcinosinum, Crotalus horridus, Echinacea angustifolia, Lachesis muta, Pyrogenium, Siegesbeckia orientalis, Staphylococcinum, Streptococcinum, Tarantula cubensis.
- Besserung durch Rauchen: Aranea diadema, Araninum und Theridion curassavicum.

455.7
Literatur

[1] Allen TF. Tarentula. Encyclopedia of pure Materia Medica. Bd. 9, 10. New York: Boericke & Tafel; 1874–1880: 516–548, 637

[2] Anshutz EP. Tarantula cubensis. New, old and forgotten remedies. 2. Aufl. Philadelphia: Boericke & Tafel; 1917: 545–553

[3] Clarke JH. Tarantula cubensis. Dictionary of practical Materia Medica. Bd. 2.2. London: Homoeopathic Publishing Company; 1900–1902: 1380

[4] Hughes R. Tarentula. Cyclopaedia of Drug Pathogenesy. Bd. 1. London: Gould; 1886–1891: 333–338

[5] Macfarlan D. Tarantula cubensis. Allgemeine Homöopathische Zeitung 1916; 164 (12): 261–267

[6] Richardson-Boedler C. The brown spider Loxosceles laeta: source of the remedy Tarentula cubensis? Homeopathy 2002; 91 (3): 166–170

ID
456 Tarantula hispanica – tarent

lt.: Lycosa fasciiventris, Tarantula fasciiventris, dt.: Spanische Tarantel, engl.: wolf spider

456.1 Substanz

Animalia – Arachnida (Spinnentiere) – **Lycodidae** (Wolfspinnen) – **Lycosa fasciiventris**

Es handelt sich um Spinnen, deren Wohngespinste sich in Erdhöhlen befinden. Sie sind nachtaktive Lauerjäger. Mit ihren kräftigen Cheliceren ist es ihnen möglich, tief in die Haut vorzudringen. Sie betreiben Brutpflege. Bei der Jagd tragen sie ihren Eikokon auf dem Rücken mit sich. Heimisch ist die Spinne in Südeuropa und Nordafrika.

Homöopathische Verwendung findet das lebende Tier.

456.2 Pharmakologie und Toxikologie

Das Gift der Spinne ist für den Menschen nicht gefährlich.

Historische Überlieferungen beschreiben die Klinik folgendermaßen:

Die Gebissenen werden von einer Mattigkeit und Benommenheit befallen, sie fangen an zu stampfen und zu tanzen, sobald sie die Töne von Saiteninstrumenten oder Flöten hören. Solange mit dieser Musik fortgefahren wird, scheinen sie gesund und nicht mehr unter Schmerzen zu leiden. Wenn aber die Musikanten eine Pause machen, fallen die Kranken alsbald wieder zu Boden und fallen in den vorherigen Zustand von benommener Mattigkeit zurück. Von alters her gilt daher ohne Unterbrechung durchgeführte Musik als Heilmittel gegen den Biss der Tarantel. Die Tanzmelodie Tarantella mit ihren mitreißenden Rhythmen wurde in Italien als besonders heilsam angesehen.

„Die gebissene Person fühlt einen scharfen Stich, gleich einem Bienenstich, jedoch noch heftiger. An der Stelle des Stiches bildet sich gewöhnlich ein roter, brauner oder gelber Hof, manchmal eine kleine Erhebung ohne Verfärbung der Haut, manchmal überhaupt keine Veränderung. Nach kurzer Zeit wird die gebissene Stelle taub oder juckt schmerzhaft. Das häufigste Symptom jedoch ist eine Taubheit, welche sich schnell über den ganzen Körper ausbreitet; auch wird eine heftige Kälte, zuerst lokal, dann am ganzen Körper empfunden. Hierauf erscheinen Angst und heftiger Schmerz, höchste Unruhe, beklommene Atmung, Herzbeklemmung, Herzklopfen, Verkleinerung des Pulses, Prostration, kalte Schweiße, Kälte der Glieder, Stimmlosigkeit, Ohnmachtsanfälle, Erbrechen, schärfster Schmerz und Entzündung im Bauch, Brennen beim Harnlassen, Priapismus, scharfbrennende Stühle, Bewegungslosigkeit, venöse Kongestionen oder eine Art von Apoplexie, ähnlicher einer Katalepsie, wie wenn die Lebensgeister eingefroren wären, mit Schwellung und dunkler Verfärbung des Gesichts und der Glieder – kurz, alle Wirkungen eines Giftes mit großer Gerinnungsfähigkeit (? [Der Verfasser]). Wenn die Patienten gefragt werden, sagen sie, sie wissen nicht, was mit ihnen los ist, sie zeigen mit ihrer Hand gegen ihr Gesicht, um anzudeuten, an welcher Stelle sie am meisten leiden. Sie seufzen und jammern und klagen, sie müssen sterben. Bei einem Teil nehmen Agitation, Schmerzen in den Nieren und im Hypogastrium sowie in der Blasengegend einen solchen Grad an, dass sie sich auf dem Boden wälzen. Bei einem anderen Teil ist die Prostration derart rapid, dass sie plötzlich ohnmächtig werden und die anderen Symptome erst nachher auftreten." (nach einem Bericht von Cid 1787, referiert nach Hughes [4]: 336).

Es muss auch hier bemerkt werden, dass bei diesen Berichten die Identität der Spinne, welche diese Bisse gesetzt hatte, nicht festgestellt werden konnte.

456.3
Anwendung

Homöopathische Anwendung findet die Zubereitung bei akuter Dermatitis, Sepsis, Zephalgie, Angina pectoris, Übererregbarkeit und Überempfindlichkeiten (nach Kommission D).

Er verwendete das ganze Tier. Das Arzneimittelbild der Tarantula hispanica hat sich einen festen Platz in der Homöopathie erworben, bei der Behandlung der *Chorea minor*. Im Vordergrund stehen die Störungen der Motilität, mit einem außerordentlichen Bewegungsdrang. Die Muskulatur befindet sich in einem erhöhten Muskeltonus, welcher nach Betätigung verlangt. Krämpfe können an der Muskulatur des ganzen Körpers auftreten. Auch Kinder mit *Verhaltensauffälligkeiten* wie motorischer Unruhe, dem Impuls, Dinge zu zerstören und auf andere Kinder einschlagen, werden als Indikation erwähnt.

Die *sensorische Überempfindlichkeit* ist ebenfalls bemerkenswert. Licht und grelle Farben wirken aufreizend und verschlimmern die Beschwerden. Musik mit dem leidenschaftlichen Rhythmus der Tarantella bringt Besserung hervor. Es wird aber auch eine Verschlimmerung durch Musik erwähnt, was bei der Kenntnis der Ambivalenz, die für alle Mittel gilt, nicht verwunderlich ist. Eine Überempfindlichkeit der Sensibilität mit Verschlimmerung durch Berührung gehört ebenfalls in diesen Zusammenhang.

Es ist keine Frage, dass neben dem verstärkten Tonus der Muskulatur auch noch *Schmerzen myalgischen* und *arthritischen* Charakters mit Schwellung der Gelenke zum Arzneimittelbild gehören, wenn davon in der Praxis auch scheinbar noch kein Gebrauch gemacht wurde.

Am Kopf werden Schwindelerscheinungen beobachtet mit Kopfschmerzen in verschiedenen Teilen des Kopfes. Die Schwindel können plötzlich auftreten, so dass der Patient zu Boden fällt.

Die für die Spinnen-Arzneien typischen Kälteempfindungen werden auch bei der Tarantula hispanica gefunden. Die Prüfer beziehungsweise die Gebissenen werden von Kälte und Krämpfen befallen. Auch diese Störungen werden, wie die Wirkung des ganzen Mittels, zentral gesteuert.

Bei den psychischen Symptomen beobachten wir im Zusammenhang mit den überreizten Sinneseindrücken gewissermaßen als deren Fortsetzung ins Illusionäre das Auftreten von *Halluzinationen*. Es werden Geister, fremde Gesichter, Insekten und schreckhafte Gestalten gesehen. Auch die Träume sind von derartigen Erscheinungen durchsetzt. Die Hypermotilität kann sich bis zur Aggressivität steigern, sodass plötzlich Impulse auftreten, Gegenstände zu zerstören, auf sich und andere einzuschlagen. Die durch Tarantula hispanica bedingte Charakterveränderung kann sich aber auch in Neigung, sich zu verstellen, zu simulieren, und in Verstohlenheit äußern. Dass bei dieser psychischen Überreiztheit auch die Modalität der Verschlimmerung durch heftige Gemütsbewegungen zu finden ist, kann nicht verwundern.

Wie ebenfalls an Gebissenen beobachtet wurde, besteht eine Periodizität, indem die Erscheinungen jedes Jahr wiederkehren, besonders in den 3 heißen Sommermonaten, oder speziell zu der Jahreszeit, zu der der Biss erfolgte.

Die periodische Wiederkehr kündigt sich durch Appetitlosigkeit, Angst, Kopfschmerzen, Zerschlagenheitsgefühl an. Tanzartige, choreatische Bewegungen brechen aus. Die Patienten nehmen ihre Zuflucht zu Musik und Tanz, wodurch eine Milderung eintritt, besonders wenn Tanzbewegung zu Schweißausbruch führt (nach Baglivi 1695 in Allen [1]).

456.4
Arzneimittelprüfung

Die Arzneimittelprüfung durch den spanischen Arzt Nuñez wurde mit einer heute nicht mehr feststellenden Spinnenart durchgeführt. Sie wurde in Madrid von 10 Ärzten und 8 anderen Personen, darunter 7 Frauen mit C 6, C 10 und C 12 durchgeführt, wobei einer eine C 3 einnahm. Der Prüfungsstoff wurde fraglos vom ganzen Tier hergestellt. 2 oder 3 Gaben täglich wurden eingenommen, bis zum Auftreten von Symptomen, was in der Regel nach dem 1. Tag der Fall war. Dann wurde der Prüfstoff abgesetzt. In dem Arzneimittelbild von Nuñez, wie es uns von späteren Autoren überliefert wird, wurden nicht nur Symptome von Prüfern und von Gebissenen aufgenommen, sondern auch klinische Symptome. Die auffallend große Symptomenausbeute und die Art der Beschrei-

456 – Tarantula hispanica – tarent

bung der auftretenden Erscheinungen spricht nicht für eine besonders kritische Einstellung der Prüfer

Nach Hughes stammen die klinischen Symptome von Perry, wo sie als solche auch kenntlich waren, doch ging diese Bezeichnung später verloren. Daher wurden diese bei Allen als Prüfungssymptome geführt. Es steht auch keineswegs fest, ob nicht auch Beobachtungen von Skorpionenstichen mit aufgeführt wurden, wie Nuñez bezüglich der von Baghoi beigebrachten Symptome erwähnt.

456.5
Arzneimittelbild

Leitsymptome: Zustand manischer Unruhe und Erregung. Zwang, sich ständig zu bewegen, umherzurennen und zu tanzen, Zuckungen und Krämpfe der Muskulatur, Tremor.

Intensive Kälteempfindung, teils allgemein, teils partiell, und Verschlimmerung durch äußere Kälte.

Überempfindlichkeit der Sinnesorgane: der Augen gegen Licht und grelle Farben, der Ohren gegen Geräusche, der Sensibilität gegen Berührung (Schmerzhaftigkeit).

Überempfindlichkeit gegen Musik: Musik mit lebhaften Rhythmen reißen den Patienten aus seinem kataleptischen Stupor heraus. Musik kann aber auch unangenehm empfunden werden.

Beengungsgefühl auf der Brust mit Gefühl drohender Erstickung.

Sexuelle Übererregbarkeit bei beiden Geschlechtern, aber Verschlimmerung durch Koitus.

Tief rotbläuliche Verfärbung der Haut (wie Kollaps).

Periodizität der Beschwerden, Wiederkehr der Erscheinungen nach 1 Jahr zur gleichen Zeit in den Sommermonaten.

Verschlimmerung des Zusammenschnürens im Hals durch Tabakrauchen (Husten besser durch Tabakrauchen).

Ruhe <, schnelle Bewegung >.

Besserung durch Schlaf und nachts.

Zwang, die Glieder zu bewegen, kann nirgends und in keiner Haltung ruhig halten, muss Arme, Beine, Kopf und Rumpf ständig bewegen.

Muss umherrennen oder tanzen, schlägt sich selbst gegen den Kopf oder schlägt auf andere ein.

Durch Musik wird der Gebissene aus seiner Benommenheit gerissen, er fängt an zu tanzen, der Tanz wird immer wilder bis zum Ausbruch von Schweiß, worauf Besserung eintritt. Ruhelosigkeit mit Zwang zu schreien.

Überempfindlichkeit des Tastsinns. Kälteempfindlichkeit am ganzen Körper. Jedes Jahr, wenn die Zeit des Bisses wiederkam, erschien der Schmerz in dem gebissenen Glied wieder, mit allen übrigen Symptomen (wie vom Schlag getroffen, Atemnot, schwärzliche Farbe des Gesichts und der Glieder).

Geist und Gemüt: Trauer, Gram, Melancholie und moralische Verzweiflung während der ganzen Prüfung. Zerstörende Impulse. Lockere Moral. Plötzlicher Stimmungswechsel, von Traurigkeit in Heiterkeit umschlagend. Halluzinationen, sieht Gesichter, Insekten, Geister, Fremde. Immer aufgelegt zu lachen und zu scherzen, Heiterkeit, die an Manie grenzt. Anfälle von nervösem Lachen. Singt, bis er heiser wird und erschöpft. Er lacht, tanzt, gestikuliert und rennt umher, ohne das Erstaunen der andern zu beachten. **Musik mit hinreißendem Rhythmus bessert die psychischen Beschwerden,** zum Teil wird aber dadurch Unruhe, Unbehagen und Verdruss hervorgerufen. Schreien und Jammern, große Angst vor eingebildetem Unglück. Jammern und Beklemmung am Herzen, wie wenn ein Unglück sie befallen hätte, dabei Kälte der Beine mit Krämpfen. **Große Gereiztheit, Raserei, Wut,** Verlust des Verstandes; **will sich und andere schlagen ⊙ oder Gegenstände zerstören**. Große Hast bei allem Tun, kann nichts schnell genug tun. Schreien und Jammern beim geringsten Widerspruch, Versuch zu trösten versetzt in Wut. ⊙ **Simulierte Paroxysmen, ein Mädchen, das einen Schwächeanfall simuliert, sieht seitwärts auf die Umstehenden, um die Wirkung auf diese zu beobachten.** Teilnahmslosigkeit bis zur Stupidität.

gewalttätige, unruhige Kinder, die sich verstellen, verhehlen oder verstohlen sind

Kopf: Schwindelanfälle mit Blutandrang zum Kopf, schlimmer im Freien und beim Treppensteigen. Schwindel kommt in plötzlichen Anfällen und ist so heftig, dass er zu Boden fällt, aber ohne das Bewusstsein zu verlieren. Brennende, hämmernde Kopfschmerzen mit Hitzegefühl. Lanzinierende Schmerzen. Kopfschmerz mit Lichtscheu, Licht ruft sofort Beschwerden und Aufschreien hervor. Kopfschmerz schlimmer durch Berührung. Schmerzhaftes Gefühl, als ob kaltes Wasser auf den Kopf und über den Körper gegossen würde.

Synkope
Chorea minor
Parkinson-Syndrom?

Augen: Sonnenlicht und grelle Farben blenden.

Ohren: Ohrgeräusche. Schießende Schmerzen in den Ohren. Vermehrte Absonderung des Ohrenwachses.

Mund: Trockenheit des Mundes, geschwüriges Gefühl in Mund und Rachen. Schlechter, fader oder bitterer Geschmack.

Innerer Hals: Schmerzhaftes Zusammenschnüren in den Tonsillen, schlimmer beim Schlucken, mit Verschlimmerung der Symptome durch Rauchen.

Magen: Verlust des Appetits, aber viel Durst. Übelkeit und Erbrechen nach dem Essen. Schmerzen im Magen, krampfartig, schlimmer durch Druck.

Abdomen: Schmerzen im Hypochondrium mit gelblicher Haut. Berührung der Lebergegend ist schmerzhaft. Schießende und brennende Schmerzen im Leib. Auftreibung des Leibes mit Rumpeln und kolikartigen Schmerzen, besser durch kräftigen Druck und Zusammenkrümmen.

Blase: Harnleerung sehr behindert. Unwillkürlicher Abgang beim Husten, Lachen oder einer körperlichen Anstrengung.

Urin: Reichlicher Harnabgang. Harn dunkelrot mit harngrießartigem Satz, Hämaturie. Zuckerausscheidung im Harn. Unbehagen in der Nierengegend, gebessert nach dem Abgang von braunem, übelriechendem Harn.

Geschlechtsorgane:
- weiblich: Trockene und heiße Vulva mit viel Jucken. Pruritus vulvae. Sexuelle Erregung bis zur Nymphomanie. Sehr verfrühte und verstärkte Menses. Dysmenorrhö mit sehr empfindlichen Ovarien. Krampfhafte Schmerzen im Uterus. Pruritus vulvae nach den Menses.
- männlich: Äußerste sexuelle Erregung mit obszönem Verhalten. Priapismus. Schmerzen in den Hoden. Pollutionen.

Atmung: Mühsam, Gefühl von Erstickung und Zusammenschnüren der Brust, muss schreien mit keuchender Atmung.

Husten und Expektoration: Trockener, krampfhafter Husten mit Heiserkeit und Rauheit in Kehlkopf und Trachea, besser von Tabakrauchen. Lockerer Husten mit dickem, gelbem Schleim.

Brust: Herzklopfen, Präkordialangst mit Beklemmungsgefühl. Schmerzen am Herzen und an der Aorta wie zusammengequetscht. Stürmisches Herzklopfen. Gefühl, als ob das Herz herumgedreht würde. Laute Farben rufen Herzbeklemmung hervor. Niederstürzen infolge **Ohnmacht mit Kälte am ganzen Körper, mit kalten Schweißen und dunkelbläulichem Gesicht.**

Angina pectoris

Extremitäten: Zwang, sich dauernd zu bewegen, erstreckt sich auch auf die Hände und Finger, nimmt etwas in die Hände und wirft es wieder weg, rollt etwas zwischen den Fingern.
Zittern aller Glieder. **Konvulsionen – Verkrampfung aller Muskeln.** Krämpfe, ausgelöst durch Druck auf die Wirbelsäule. Gefühl in den Muskeln wie verkürzt.
Muskelschmerzen nach dem Waschen der Hände in kaltem Wasser. Hin- und herwandernde Schmerzen, gebessert durch warme Friktionen.

Schießende Schmerzen. Die Beine sind wie gelähmt durch Schmerzen. Schmerzen in verschiedenen Gelenken mit Schwellung derselben.

Parästhesien mit Taubheit, Ameisenlaufen, Kältegefühlen. Taubheit der Glieder, gefolgt von Lähmung. Große Schwere der Glieder, sie gehorchen dem Willen nicht.

Neuralgie
Parästhesie

Schlaf: Ständige Schläfrigkeit, ruheloser Schlaf. Schreckhafte Träume, schläft erst gegen Morgen ein.

Frost und Frösteln: Schaudern und Kälte. Brennende Hitze im Wechsel mit Eiseskälte und Schüttelfrost. Füße immer kalt. Allgemeine Kälte und kalte Schweiße bei Synkope der Gebissenen.

Haut: Ekchymosen. Leberflecken. Miliariaähnliches Exanthem. Pickel, Pusteln, nässendes Ekzem. An der gebissenen Stelle bildet sich eine Entzündung mit roter oder livider Verfärbung der Umgebung und drohender Nekrose und mit dunklem Schorf. Die Wunde bricht jedes Jahr wieder auf. Gesicht, Hände und die anderen Extremitäten werden schwarz. Jucken der Haut am ganzen Körper.

456.6
Dosierung

D 6 bis D 30. Injektionen sind ebenfalls zu empfehlen.

456.7
Vergleichsmittel

- Spinnen-Arzneien: Aranea diadema, Araninum, Latrodectus mactans, Mygale lasiodora, Theridion curassavicum, Tarantula cubensis.
- Chorea minor: Agaricus muscarius, Arsenicum album, Stramonium, Zincum metallicum.

456.8
Kasuistik

456.8.1 Chorea minor

Die erst 23 Jahre alte Frau M. H. erkrankte im Alter von 10 Jahren an Chorea minor. Sie konnte damals ½ Jahr die Schule nicht besuchen, da beide Arme, besonders aber der linke, von den unwillkürlichen Bewegungen so stark befallen waren, dass sie keine praktische Tätigkeit ausführen konnte. Sie konnte dann aber den Besuch der Volksschule beenden, obwohl sie durch die ausfahrenden und unbeherrschbaren Bewegungen der Hände noch stark behindert war. Im Alter von 15 Jahren wurde sie 8 Wochen in der Universitäts-Nervenklinik in H. behandelt, ohne dass eine ins Gewicht fallende Besserung eingetreten war. Sie wurde dann als Büroangestellte beschäftigt, musste aber ihre Arbeit, wie sie angab, nach stärkerer Arbeitsbelastung mehrfach unterbrechen und arbeitsunfähig geschrieben werden. Es traten immer wieder Zeiten der Verschlimmerung ein, bei welchen sie neben den unwillkürlichen Bewegungen der Arme auch unter der Schwierigkeit, zu schlucken und zu sprechen, zu leiden hatte.

Im Juli 1955 trat sie in meine Behandlung, da sie nun wieder arbeitsunfähig geworden war. Sie erhielt von mir Agaricus muscarius D 12, von dem ich bei anderen Fällen fast regelmäßig Besserung und Heilung beobachtet hatte und das ich in die erste Reihe der Arzneimittelwahl bei Chorea minor stellen möchte. Damit schien auch bei ihr eine Besserung einzutreten, doch hielt diese der Belastung durch die Arbeit nicht stand. Wenn die Hände nicht beschäftigt waren, hielt sie beide Hände fest, um die unwillkürlichen Bewegungen zu verhindern. Beim Sprechen zeigten sich Verkrampfungen und Verzerrungen des Mundes; Sprechen erfolgte mühsam und langsam.

Im März 1957 kam sie wieder in meine Behandlung, da eine Schwangerschaft eingetreten war und mit dem Beginn derselben eine Verschlimmerung des Leidens eingesetzt hatte. Sie hatte Schwierigkeiten, zu sprechen, da sich der Mund, die Zunge und die rechte Gesichtshälfte krampfhaft verzogen. Auch das Gehen war behindert. Sie erhielt nun Strychninum nitricum D 12 und am 27.5., da eine Besserung nicht eingetreten war, Tarantula hispanica D 12. Da der zugezogene Nervenarzt sich wegen einer Gefahr für die Mutter, die er aufgrund einer Statistik von an Chorea minor erkrankten Schwangeren befürchtete, für eine Schwangerschaftsunterbrechung eingesetzt hatte, lief ein Verfahren beim Gesundheitsamt. Die Gutachterkommission des Gesundheitsamtes hat das Gesuch jedoch nicht befürwortet. Inzwischen war unter dem Gebrauch von Tarantula hispanica eine Besserung eingetreten, die sich stetig fortsetzte. Am 31.10.1957 erfolgte die Geburt eines kräftigen Kindes. Nach der Niederkunft war, als sie das Einnehmen von Tarantula hispanica einige Zeit unterbrochen hatte, nochmals eine Verschlimmerung der Choreabeschwerden festzustellen. Unter dem wieder erneuten Gebrauch von Tarantula hispanica trat in der Folge völlige Ausheilung ein, wovon ich mich bei einer Beratung am 20.6.1958, als sie wegen Verstopfung und einer Epidermophytie die Sprechstunde aufsuchte, überzeugen konnte. (Bei einer Untersuchung im Jahre 1964 konnte die Endgültigkeit der Heilung festgestellt werden.) Diese 12 bis 13 Jahre dauernde Chorea minor kam unter Tarantula hispanica völlig zur Ausheilung. Da es sich um einen chronischen Fall handelt, bei dem die Selbstheilungstendenz gering einzuschätzen war, und in die Behandlungszeit eine Schwangerschaft fiel, die sich als erschwerendes Moment auswirkte, darf Tarantula hispanica wohl als der Heilfaktor angesehen werden (Beobachtung des Verfassers 1958).

456.9
Literatur

[1] Allen TF. Tarentula. In: Allen TF, Hrsg. Encyclopedia of pure Materia Medica. Bd. 9, 10. New York: Boericke & Tafel; 1874–1880: 516–548, 637

[2] Hughes R. Arachnidae. In: Hughes R, Hrsg. Cyclopaedia of Drug Pathogenesy. Bd. 1. London: Gould; 1886–1891: 336

[3] Martiny M, Rabe H, Upham R. Schlangen- und Insektengifte; vergleichende Betrachtungen. Ulm: Haug; 1953: 82

[4] Mezger J. Tarantula hispanica und Chorea minor. Deutsche Homöopathische Monatsschrift 1958; 10 (10): 488–489

[5] Nuñez J. Journalauszüge. Medicinische Studie über das Gift der spanischen Tarantel. Allgemeine Homöopathische Zeitung 1864; 68 (11, 13, 14): 88, 104, 111–112

[6] Upham R. Schlangen- und Insektengifte. Berlin, Saalgau: Haug

457 Taraxacum officinale – tarax

lt.: Taraxacum officinale, dt.: Löwenzahn, engl.: dandelion

457.1 Substanz

Plantae – Asteraceae (früher Compositae; Korbblütengewächse) – **Taraxacum officinale**

Es handelt sich um eine mehrjährige, bis 20 cm hohe, krautige Pflanze mit grundständiger Blattrosette, aus der lange, tief geteilte Laubblätter entspringen. Von April bis Mai zeigen sich seine Milchsaft führenden langen Blütenstängel, an deren Enden einzeln gelbe Blüten sitzen. Sie gehört zu den Ruderalpflanzen und ist in ganz Europa verbreitet.

Homöopathische Verwendung findet die zu Beginn der Blüte gesammelte, ganze Pflanze mit Wurzel im Verhältnis 2:5:1 ⌀.

457.2 Pharmakologie und Toxikologie

Sie enthält Bitterstoffe vom Sesquiterpenlacton-Typ, Eudesmanolide, Germacranolide, Sterole (β-Sitosterol), Carotine, Xanthophylle, Gerbstoffe, Vitamin B_2, C und E und Inosit. Die Pflanze wirkt anregend auf Nieren und Gallenfunktion. Der Gehalt an Inulin kann in den Wurzeln im Herbst bis zu 40 % des Gewichts ausmachen.

457.3 Anwendung

Homöopathische Anwendung findet die Zubereitung bei Entzündungen und Erkrankungen des Leber-Galle-Systems (nach Kommission D).

Als Amarum steigert es den Appetit, wirkt **cholagog** und anregend auf den Stuhlgang. Die steigernde Wirkung auf die *Diurese* ist altbekannt. Es wird zur Behandlung des *Diabetes mellitus* genannt und zur allgemeinen Reinigung und Anregung des Stoffwechsels geschätzt. Außer der Beziehung zum Leber- und Verdauungssystem und zu der Harnsekretion besitzt Taraxacum officinalis wenig Eigentümlichkeiten, die seine Wahl empfehlen. Das Vorhandensein einer **landkartenartig gezeichneten Zunge** ist als führendes Symptom zu nennen, außerdem können noch *rheumatische Erscheinungen*, die sich durch das Auftreten **stechender Schmerzen** äußern, genannt werden. Eine **Besserung der Beschwerden beim Gehen** kann allenfalls noch verwertet werden.

457.4 Arzneimittelprüfung

Die Arzneimittelprüfung wurde von Hahnemann selbst mit einigen seiner nächsten Schüler vorgenommen. Das Symptom der Landkartenzunge wurde von Langhammer an sich selbst beobachtet. Eine neuere Prüfung wurde von Pischel 1955 veröffentlicht, ihm standen 8 Prüfer zur Verfügung, welche 3 bis 4 Wochen lang die D 2, D 1 und die Tinktur je 3-mal 20 Tropfen eingenommen haben.

Das Ergebnis hat Pischel folgendermaßen zusammengefasst:
- Depressiv-reizbare Stimmungslage (nach deutlicher euphorischer Phase mit Leistungssteigerung zu Beginn), Apathie, Antriebsunlust, Antriebslosigkeit, Stimmungsschwankungen.
- Kopfschmerzen als Stirn-, Schläfen- und Nackenkopfschmerzen (zum Teil neuralgiform sich äußernd). Muskel- und Gelenkschmerzen, dumpfziehend.
- Juckreiz.
- Gräulich belegte Zunge. Schmerzen, Druck und Völlegefühl in der Lebergegend (dumpfer Druck, zum Teil Vergrößerungsgefühl). Meteorismus mit Leibschmerzen.
- Flatulenz mit Besserung der Leibschmerzen durch Windabgang (zum Teil drängende Flatulenz).
- Obstipation nach vorausgegangenen gehäuften Stuhlentleerungen mit mühevollem Abgang (noch keine Diarrhöen).
- Pathologische Oligurie [6].

457.5
Arzneimittelbild

Leitsymptome: Organotrope Beziehung zum Gallensystem und zur Leber. Anregung der Harnabsonderung. Landkartenzunge mit weißen Platten auf rotem Grund. Stechende oder dumpf-ziehende rheumatoide Schmerzen am ganzen Körper. Die Beschwerden kommen nur im Sitzen und verschwinden beim Gehen.

Geist und Gemüt: Depressiv-reizbare Stimmung. Apathie, Arbeitsunlust, Antriebslosigkeit.

Kopfschmerz: Drückender, betäubender Schmerz im Kopf, stechende Schmerzen in Kopf und Gesicht. Neuralgische Kopfschmerzen.

Augen: Brennen und Stechen in den Augen. Gefühl wie von einem Sandkorn.

Ohren: Stechen und Reißen in den Ohren.

Mund: Die Zunge wird überzogen mit einer weißen Haut, dabei Wundheitsgefühl, worauf sie sich stückweise abschält und dunkelrote, zarte, sehr empfindliche Stellen zurücklässt. Verstärkter Speichelfluss. Bitterer oder saurer Geschmack im Mund.

Magen: Übelkeit wie von Überladung mit fetten Speisen.

> *Inappetenz*
> *Gastritis*
> *Hepatopathien*
> *Pfortaderstauung*
> *Ödeme hepatogen*

Abdomen: Scharfe Stiche im Bauch. Druck- und Völlegefühl, Schmerzen in der Lebergegend. Meteorismus mit Besserung durch Windabgang.

Rektum und Stuhl: Obstipation nach vorangegangenen gehäuften Stuhlentleerungen.

Blase: Häufiges Drängen zum Harnen mit viel Urinabgang.

> *Enuresis*

Extremitäten: Zucken und Fippern in den Muskeln, Schmerzen in den Gliedern, wobei die Empfindung des Stechens überwiegt. Dumpf ziehende Muskel- und Gelenkschmerzen.

Frost und Frösteln: Fieberbewegung mit Frostschauder und Hitze.

457.6
Dosierung

Ø in einzelnen Tropfen und D 1 bis D 3.

Von wesentlicher Bedeutung ist die cholagoge Wirkung des Löwenzahns. Bei intravenöser Injektion des Wurzelextrakts wurde die Gallensekretion verdoppelt, bei Verwendung des Blätterextrakts bis vervierfacht. Bei *Hepatitis A* wird mit intravenösen Injektionen einer Verdünnung, welche der D 2 entspricht, rasche Heilung berichtet. Es wird täglich 1 ml injiziert; sobald Besserung eintritt, wird zu innerlicher Einnahme des Extrakts übergegangen. Bei cholangitischer Cholezystitis wird ähnlich verfahren.

457.7
Vergleichsmittel

- Asteraceae: Abrotanum, Absinthium, Arctium lappa, Arnica montana, Bellis perennis, Calendula officinalis, Carduus marianus, Chamomilla recutita, Cina maritima, Echinacea angustifolia, Erigeron canadensis, Eupatorium perfoliatum, Eupatorium purpureum, Gnaphalium polycephalum, Grindelia robusta, Lactuca virosa, Millefolium, Senecio aureus, Senecio fuchsii, Siegesbeckia orientalis, Solidago virgaurea, Tussilago petasites, Wyethia helenoides.
- Landkartenzunge: Arsenicum album, Kalium bichromicum, Mercurius solubilis Hahnemanni, Natrium muriaticum.
- Leber- und Gallemittel mit Meteorismus: Carduus marianus, China officinalis.

- Leber- und Gallebezug: Bryonia alba, Carduus marianus, Chelidonium majus, China officinalis, Chionanthus virginica, Conium maculatum, Hydrastis canadensis, Lycopodium clavatum, Magnesium-Arzneien, Mandragora officinarum, Mercurius defloratum, Nux vomica, Podophyllum peltatum, Ptelea trifoliata.

457.8
Literatur

[1] Allen TF. Taraxacum. Encyclopedia of pure Materia Medica. Bd. 9. New York: Boericke & Tafel; 1874–1880: 509–516

[2] Clarke JH. Taraxacum. Dictionary of practical Materia Medica. Bd. 2.2. London: Homoeopathic Publishing Company; 1900–1902: 1369–1372

[3] Hahnemann S. Taraxacum. In: Lucae C, Wischner M, Hrsg. Gesamte Arzneimittellehre. Bd. 3. Stuttgart: Haug; 2007: 1920–1929

[4] Hughes R. Taraxacum. Cyclopaedia of Drug Pathogenesy. Bd. 4. London: Gould; 1886–1891: 289–290

[5] Körner, Rauch. Taraxacum. Documenta Homoeopathica 1995; 15: 211–229

[6] Pischel W. Taraxacum officinale. Allgemeine Homöopathische Zeitung 1955; 200 (5): 151–163

458 Tellurium metallicum – tell

lt.: Tellurium metallicum, dt.: Tellur, engl.: Tellurium

458.1
Substanz

Mineralia – Anorganica – Elementa – 16. Gruppe[544] – Tellur – Te

Es handelt sich um ein Mischelement mit den natürlichen Isotopen ^{120}Te, ^{122}Te, ^{123}Te, ^{124}Te, ^{125}Te, ^{126}Te, ^{128}Te und ^{130}Te. Die Isotope ^{123}Te und ^{130}Te sind radioaktiv mit einer Halbwertszeit von 10^{13} und 10^{21} Jahren. Das Isotop ^{132}Te mit einer HWZ von 76.2 h war für etwa die Hälfte der in Deutschland eingefallenen Radioaktivität in Gefolge des Reaktorunfalls von Tschernobyl im Jahr 1986 verantwortlich. Dieses Element aus der Schwefelgruppe wird in der Natur meist in Gemeinschaft von Schwermetallen wie Gold, Silber, Blei und Wismut gefunden.

Homöopathische Anwendung findet Tellur.

458.2
Anwendung

Homöopathische Anwendung findet die Substanz bei Dermatosen und rheumatischen Schmerzen an der Wirbelsäule (nach Kommission D).

Wirkung bei der Arzneimittelprüfung und der klinischen Anwendung: Hervorstechend ist die Affinität zur **Haut**, welche am wertvollsten geworden ist; dann **Schleimhautinfekte** der Nase und des Kehlkopfes und drittens Schmerzen, **Neuralgien** im Rücken, im Kreuzbein und in den **Hüftnerven**. An der Haut entwickeln sich unter lästigem Jucken kreisförmig angeordnete Bläschen, **Herpes** circinatus auf entzündeter Basis, die nach einigen Tagen eintrocknen und mit kleinen Schuppen abfallen. Die Prüfungssymptome am Ohr sind mit Sicherheit der Haut und nicht dem Mittelohr zuzurechnen. Der Gehörgang und das Ohrläppchen sind lebhaft entzündet und sondern ein nach Heringslake riechendes Sekret ab. Die Prüfung ergab keinerlei Zeichen einer Mittelohrentzündung. Doch wird Tellur auch gegen Mittelohreiterung mit solcher Absonderung gebraucht (Nash). Die Hautausdünstung und die Schweiße der Tellur-Prüfer waren von so widerlichem, knoblauchartigem Geruch, dass die Prüfer die Gesellschaft anderer Menschen meiden mussten.

Bei Schmerzen im oberen Teil der Brustwirbelsäule rheumatischer Art und nach Traumen, wenn Berührung eine heftige Steigerung und Ausstrahlung der Schmerzen hervorruft, sodass Angst vor jeder Berührung vorhanden ist, wird Tellurium metallicum als sehr heilsam gerühmt.

Die Rachen-, Kehlkopf- und Nasensymptome erinnern an ähnliche Beschwerden des verwandten Selen. Es wird ein Gefühl von Schmerz und von Trockenheit angegeben, das sich durch Essen und Trinken bessert.

Wohl neuralgischer Art ist die Überempfindlichkeit und die Angst vor Berührung der Wirbelsäule über dem letzten Halswirbel bis zum 5. Brustwirbel. Weiterhin wird das Kreuzbein als Sitz lebhafter Schmerzen angegeben, die sich bei Anstrengung verschlimmern. Sie ziehen in die Schenkel hinunter und verschlimmern sich beim Husten, Lachen, beim Pressen (zum Beispiel zum Stuhl) und beim Bücken, während Gehen Besserung hervorruft.

458.3
Arzneimittelbild

Leitsymptome: Übelriechende Hautausdünstung, knoblauchartiger Mundgeruch, Otorrhö nach Heringslake riechend.

Bläschenförmige Hautausschläge, kreisförmig angeordnet, mit heftigem nächtlichem Jucken.

Obere Wirbelsäule schmerzhaft und überempfindlich gegen Berührung.

Schmerzen in Kreuzbein und Hüftnerv, schlimmer durch Bücken, Lachen, Husten und jede Anstrengung, aber besser beim Gehen.

---

544 Chalkogene: Sauerstoff O, Schwefel S, Selen Se, Tellur Te, Pollonium Po, Livermorium Lv.

458 – Tellurium metallicum – tell

Geist und Gemüt: Sehr vergesslich und unfähig zu geistiger Arbeit. Viel Schwindel und Kopfschmerzen. Blutwallungen zum Kopf.

Otitis media
Otitis externa

Kopf: Auf dem Hinterkopf treten kleine Bläschen auf entzündetem Grunde auf, welche nach einigen Tagen abtrocknen und abfallen, desgleichen an der Haargrenze des Nackens und an der hinteren Fläche der Ohren.
   Ähnliche Bläschen (ohne kreisförmige Anordnung) sind am ganzen Körper festzustellen; sie sind schlimmer bei Nacht nach dem Zubettgehen.

Ohren: Das linke Ohr begann zu jucken, zu brennen und zu schwellen. Es traten Schmerzen und Klopfen im **äußeren Gehörgang** auf und im Verlauf von 3 bis 4 Tagen eine **nach Heringslake riechende Absonderung**. Diese war scharf und rief am Ohrläppchen und am Nacken, wo sie die Haut benetzte, einen Ausbruch von Bläschen hervor. Im übrigen war die Entzündung des Ohres nicht bläschenartig, die Farbe war blaurot, und es sah aus, wie mit Wasser infiltriert. Die Entzündung, welche wegen des Juckens und Brennens sowie wegen der reichlichen, übelriechenden und scharfen Absonderung sehr lästig war, dauerte etwa 3 Monate.

Nase: Beim Gehen im Freien entwickelt sich ein flüssiger Schnupfen mit Heiserkeit und Wässern der Augen, kurzem Husten und Druck unter dem Sternum.

Magen: Wundes, trockenes Gefühl beim Leerschlucken, besser beim Essen und Trinken.

Rücken: Die Wirbelsäule, vom letzten Halswirbel bis zum 5. Brustwirbel, wird sehr empfindlich. Fürchtet sich vor jeder Berührung oder Annäherung. Schmerz im Rücken zwischen den Schulterblättern.
   Schmerzen im Kreuzbein, die sich in den rechten Hüftnerv hinabziehen und sich beim Bücken, beim Lachen und Husten, beim Pressen zum Stuhl verschlimmern, dagegen beim Gehen bessern.

Extremitäten: Übelriechender Fußschweiß.

Ischialgie

Frost und Frösteln: Inneres Frieren mit einzelnen Schaudern.

Schweiß: Der Schweiß nimmt einen derartig widerlichen Geruch an, dass man für Wochen jeder Gesellschaft fernbleiben muss.

Haut: Stiche in der Haut wie Flohstiche, besonders in der Ruhe. **Kreisförmig angeordnete Bläschen auf einem entzündeten Grund**, welche in dünnen weißen Schuppen abtrocknen. Das Stechen in der Haut wanderte über den ganzen Körper und wurde sehr unangenehm, besonders am Abend.

Ekzem vesikulär
Herpes circinatus

458.4 Dosierung

D 6 und höhere Verdünnungen. Nash hat bei Otorrhö nach Scharlach die C 6 mit Erfolg gebraucht, während höhere Potenzen versagt haben.

458.5 Vergleichsmittel

- 16. Gruppe Periodensystem der Elemente: Selenium amorphum, Sulphur iodatum, Sulphur lotum.
- Angst vor Berührung: Arnica montana, Strychninum purum, Arsenicum album, Belladonna, Cimicifuga racemosa, Hepar sulphuris, Hypericum perforatum, Lachesis muta, Phosphorus, Siegesbeckia orientalis, Silicea terra, Zincum metallicum.
- Hyperästhesie, Berührung <: Apis mellifica, Arnica montana, Angustura vera, Hepar sulphuris.
- Herpes circinatus: Sepia succus.
- Otitis media, Otorrhö: Aurum metallicum, Calcium fluoratum, Acidum nitricum, Capsicum annuum, Hepar sulphuris, Silicea terra.

- Übelriechende Hautausdünstung und Schweiße: Hepar sulphuris, Magnesium-Präparate, Mandragora officinarum, Mercurius solubilis Hahnemanni, Petroleum crudum, Psorinum, Sepia succus, Silicea terra, Staphysagria, Stramonium, Sulphur lotum, Thuja occidentalis.

458.6
Literatur

[1] Allen TF. Tellurium. Encyclopedia of pure Materia Medica. Bd. 9. New York: Boericke & Tafel; 1874–1880: 555–566

[2] Clarke JH. Tellurium. Dictionary of practical Materia Medica. Bd. 2.2. London: Homoeopathic Publishing Company; 1900–1902: 1385–1389

[3] Hering C. Tellurium. American Homeopathic Review 1864; 5 (1, 2, 3, 4, 5, 8, 9, 10, 11, 12): 26–33, 75–80, 125–130, 166–174, 218–222, 366–369, 426–428, 466–470, 507–517, 542–556

[4] Hughes R. Tellurium. Cyclopaedia of Drug Pathogenesy. Bd. 4. London: Gould; 1886–1891: 290–297

[5] Metcalf JW. Proving of Tellurium-metallicum. North American Homoeopathic Journal 1852; 2: 405–408

[6] Nash EB, Wilbrand R. Leitsymptome in der homöopathischen Therapie. 2. Aufl. Stuttgart: Haug; 2009: 493

459 Terebinthinae – ter

lt.: Terebinthinae aetheroleum rectificatum, syn.: Oleum Terebinthiniae rectificatum, dt.: Terpentinöl, engl.: oil of turpentine

459.1
Substanz

Mineralia – Organica – Mixtura – Terebinthinae aetheroleum rectificatum

Bei Oleum Terebinthiniae handelt es sich um ein angenehm riechendes ätherisches Öl von klarem bis hellgelbem Aussehen. Die Gewinnung erfolgt aus lebenden oder toten Hölzern oder Harzen verschiedener Kiefernarten.

Homöopathische Verwendung findet Oleum Terebinthiniae rectificatum.

459.2
Pharmakologie und Toxikologie

Terpentinöl besteht zu 70 % oder mehr aus α-Pinen und zu maximal 30 % aus β-Pinen. Pinene sind ungesättigte bicyclische Monoterpene. Man findet sie in den meisten Koniferen sowie im Schwarzen und Weißen Pfeffer. Terpentinöl wirkt hautreizend, narkotisierend und nierenreizend. Das Inhalieren geringer Mengen führt zu einem veilchenartigen Uringeruch, der sogenannten Malerkrankheit. Die Urinuntersuchung kann Erythrozyten, Proteine und Zylinder aufweisen. Als Terpentinölallergie bezeichnet man ekzematöse Hautreaktionen auf die Substanz. Auch andere Effloreszenzen wie Papeln und Vesikel werden beobachtet. Auch ein skarlatiniformes Exanthem. Hämatologisch findet sich eine Leukozytose. Am Nervensystem wird ein Zustand von Trunkenheit, taumelndem Gang, Erregung mit Toben und Um-sich-Schlagen, schließlich Koma hervorgerufen.

459.3
Anwendung

Volksmedizinische Anwendung als Sirup der Zweigspitzen der Fichte bei pulmonologischen Erkrankungen. Medizinhistorisch fand die Substanz als Durand'sches Mittel Anwendung bei Gallenkoliken. Als Carminativum in der Veterinärmedizin.

Homöopathische Anwendung findet die Zubereitung bei Enteritis, Entzündungen der Harnorgane, Dermatosen (nach Kommission D).

Es findet Anwendung bei *hämorrhagischer Enteritis*, *Zystitis*, heftigen *Gallenkoliken* und *Nierenkoliken*.

459.4
Arzneimittelprüfung

Terebinthinae wurde von Hartlaub erstmals geprüft, wobei schon eine Anzahl von therapeutischen Überdosierungen verwertet wurden. Die Enzyklopädien von Allen und von Hughes enthalten noch eine große Zahl von Nebenwirkungen bei Inhalation und oraler Zufuhr (Letzteres vor allem durch Bandwurmkuren) [3].

Hugo Schulz hat eine Arzneimittelprüfung an Studenten mit einer 1-prozentigen und 0,1-prozentigen Lösung durchgeführt ([6], [7]).

459.5
Arzneimittelbild

Leitsymptome: Neigung zu Schleimhautaffektionen mit blutigen Absonderungen. Starke Organbeziehung zu den Nieren mit entzündlicher Reizung derselben und Ödemen der Haut. Brennen in den betroffenen Teilen. **Gefühl von Trockenheit in allen Schleimhäuten.**

Geist und Gemüt: Rauschartiger Zustand mit Betäubung und Schlafsucht; Kann sich nicht auf geistige Arbeit konzentrieren, nachdem zuerst das Denken leichter als gewohnt vonstatten ging.

Schwindel: Taumeliger Gang und Schwindelanfälle.

Kopf: Schwere und Vollheitsgefühl im Kopf, stechende und reißende Kopf- und Gesichtsschmerzen.

Nase: Flüssiger Schnupfen.

Mund: Zunge brennend, mit hervortretenden Papillen. ⊙ **Glatte, glänzende, rote Zunge** (Nash).

Magen: Appetitmangel, Übelkeit und Erbrechen. Hitzegefühl im Magen, Sodbrennen. Druckgefühl, besser durch Aufstoßen.

Abdomen: Auftreibung des Leibs mit Rumpeln und Gurgeln. Kolikartige Leibschmerzen. ⊙ **Schmerzen im Gedärm mit häufigem Harnlassen** (Burnett). Kältegefühl im Bauch, als wäre er unbedeckt.

> Kolik
> Cholelithiasis

Rektum und Stuhl: Heftiges Brennen und Krabbeln im After, wie von Würmern. Durchfall oder Verstopfung. Feste, harte Kotbröckel. Erfolgloser Stuhldrang. Breiige gelblich grüne Stuhlentleerungen.

Blase: Harnzwang und schmerzhaftes Harnen mit krampfhaftem Drang.

Niere: Drückende, ziehende, brennende Nierenschmerzen. Nierengegend empfindlich gegen Druck.

> Zystitis
> Nephritis
> Glomerulonephritis postskarlatinös
> Nephrolithiasis

Urin: Harn stark vermindert, später vermehrt, mit Eiweiß, Blut und Schleim. Geruch nach Veilchen, Satz wie Kaffeesatz; rauchiges Aussehen.

Husten und Expektoration: Schwellung und Kongestion der Schleimhaut der Luftwege. Kurzer und trockener Husten, brennende Schmerzen längs der Luftwege, Auswurf von Schleim, teilweise mit blutigen Streifen.

> Bronchitis chronisch fötide

Extremitäten: Schmerzen rheumatoider Art in allen Muskeln und entlang der Nervenstämme.

Schlaf: Schlaf unruhig mit öfterem Erwachen, spätes Einschlafen oder Schlafsucht.

Schweiß: Schweiße (nach Terpentin riechend).

Haut: Rosenartige Rötung der Haut unter heftigem Jucken und unter Bildung einzelner Blasen. Scharlachartiger Ausschlag, der sich über den ganzen Körper ausbreitet. Nesselartiges Erythem. – Ödematöse Anschwellung der Haut.

459.6 Dosierung

D 2 bis D 6. Gegenanzeigen bei Terpentinallergie bis zur D 6.

459.7 Vergleichsmittel

- Oleum: Kreosotum, Kresol, Oleum animale aethereum Dippeli, Petroleum crudum, Pix liquida.
- Pinaceae: Abies canadensis, Abies nigra.
- Brennen und Ziehen in Nieren, Blase und Harnröhre: Berberis vulgaris, Cannabis sativa, Cantharis vesicatoria.
- Hämaturie: Acidum nitricum, Berberis vulgaris, Cantharis vesicatoria, Crotalus horridus, Erigeron canadensis, Kreosotum, Phosphorus.

459.8
Literatur

[1] Allen TF. Terebinthina. Encyclopedia of pure Materia Medica. Bd. 9. New York: Boericke & Tafel; 1874–1880: 571–580

[2] Clarke JH. Terebinthina. Dictionary of practical Materia Medica. Bd. 2.2. London: Homoeopathic Publishing Company; 1900–1902: 1393–1399

[3] Hartlaub CC, Trinks CF. Terpenthinöl. Archiv für die Homöopathische Heilkunst 1832; 3: 118–126

[4] Hughes R. Terebinthina. Cyclopaedia of Drug Pathogenesy. Bd. 4. London: Gould; 1886–1891: 297–305, 720

[5] Nash EB, Wilbrand R. Leitsymptome in der homöopathischen Therapie. 2. Aufl. Stuttgart: Haug; 2009: 320

[6] Schulz H. Ein Beitrag zur Kenntniss der Terpentinölwirkung. Münchener medizinische Wochenschrift 1900; 47 (28): 957–962

[7] Schulz H. Vorlesungen über Wirkung und Anwendung der deutschen Arzneipflanzen. Allgemeine Homöopathische Zeitung 1900; 141: 129

460 Teucrium marum verum – teucr

lt.: Teucrium marum verum, dt.: Katzengamander, engl.: cat thyme

460.1
Substanz

Plantae – Labiatae (gleich Lamiaceae, Lippenblütengewächse) – **Teucrium marum verum**

Es handelt sich um eine ausdauernde, strauchige Pflanze mit silbrig behaarten, kleinen, lanzettlichen Laubblättern, an Thymian erinnernd. Von Juli bis August bilden sich die Blüten in einseitswendigen Trauben aus. Die Pflanze strömt einen durchdringenden Geruch aus. Man findet sie in den Mittelmeerländern.

Homöopathische Verwendung findet die frische, kurz vor dem Aufblühen gesammelte Pflanze.

460.2
Pharmakologie und Toxikologie

Hauptinhaltsstoff sind Teucriumlactone, das sind C 10-Iridoide, die zu den Cyclomonoterpenen zählen. Die Pflanze hat eine stark tränenreizende Wirkung.

460.3
Anwendung

Homöopathische Anwendung findet die Zubereitung bei Infekten der Atemwege, Adenoiden und Panaritien (nach Kommission D).

Es besteht eine starke Beziehung zu den oberen und tiefen Luftwegen. Die Hauptanzeige bilden *chronische Rhinitis* und *Pharyngitis* mit Atrophie der Schleimhäute und Krustenbildung. Besonders wird die Pflanze bei **Adenoiden**, innerlich und äußerlich gebraucht. Auch bei **Lungentuberkulose** und bei **Bronchitis** wurden ihr gute Erfolge zugeschrieben.

460.4
Arzneimittelbild

Geist und Gemüt: Große geistige Erregung. Fast unwiderstehliche Neigung zu singen. Schreckhaftigkeit. Ängstlichkeit.

Kopfschmerz: Druck in der Stirne über den Augen. Schmerzhafter Druck in der rechten Schläfe, häufig wechselnd mit dem gleichen Gefühl in der rechten Eminentia frontalis und in der linken Schläfe.

Augen: Tränen der Augen und Rötung.

Ohren: Stechen in den Ohren.

Seromukotympanum

Nase: Häufiges Niesen. Flüssiger Schnupfen an der frischen Luft. Beide Nasenlöcher sind stark verstopft, mehrmals am Tage. Gefühl in der rechten Nase, wie teilweise verstopft, er musste die Nase schnäuzen und niesen, konnte aber die Verstopfung nicht beseitigen. Kribbeln in der Nase.

Rhinitis chronisch atrophisch
Adenoide

Mund: Kratzen und Beißen auf der Zunge. Zahnfleisch und Zähne schmerzhaft.

Innerer Hals: Stechender Schmerz im Halse. Anhäufung von viel Schleim am Gaumensegel.

Rhinopharyngitis

Magen: Vermehrter Hunger und Appetit. Leerheitsgefühl und Hunger zu ungewöhnlichen Zeiten. Druckgefühl in der Magengrube.

Abdomen: Ziehen und Reißen wie von Blähungen im Bauch, Kollern und Rumpeln von Gasen.

Cholelithiasis

Rektum und Stuhl: Abgang sehr übelriechender Gase und von sehr warmen Winden. Kribbeln im After und Abgang einer großen Zahl von Madenwürmern.

Blase: Vermehrte Harnabsonderung.

Harnröhre: Brennen im vorderen Teil der Harnröhre. Wundheitsgefühl in der Harnröhre, ohne dass uriniert wird.

Geschlechtsorgane:
- männlich: Schmerzhaftes Ziehen im Glied. Verminderter Trieb. Mangel an Erektionen.

Larynx und Trachea: Gefühl von Rauheit, Trockenheit und Kitzel im Rachen, zum Räuspern reizend.

Husten und Expektoration: Kitzel im Halse wie von Staub, einen unangenehmen, trockenen Reizhusten hervorrufend, der nicht unterdrückt werden konnte, durch Husten schlimmer werdend, abends nach dem Niederliegen. Kurzer, trockener Reizhusten durch leichtes Kitzeln im oberen Teil des Rachens hervorgerufen, in kurzen Abständen wiederkehrend.

Bronchitis
Lungentuberkulose

Extremitäten: Reichliche rheumatische Schmerzen in den Muskeln und Gelenken des ganzen Körpers. Zuckungen der Muskeln. Einschlafen der Arme und der Beine. Schmerz und Entzündung an der Großzehe, mit dem Gefühl, als ob der Nagel eingewachsen wäre.

Panaritium

Frost und Frösteln: Frösteln nach dem Essen.

Allgemein: Häufige Hitzegefühle.

460.5
Dosierung

Meist wird die D 1 bis D 3 gebraucht.

460.6
Vergleichsmittel

- Labiatae: Agnus castus, Collinsonia canadensis, Leonurus cardiaca, Lycopus virginicus, Ocimum canum, Origanum majorana, Orthosiphon stamineus, Salvia officinalis, Scutellaria lateriflora, Teucrium scorodonia.
- Adenoide: Calcium carbonicum, Sanguinaria canadensis, Lemna minor, Thuja occidentalis.
- Adenoide, Tonsillenhypertrophie: Barium carbonicum, Barium iodatum, Calcium iodatum, Calcium phosphoricum, Carbo animalis, Lac caninum, Luffa operculata, Magnesium iodatum, Magnesium fluoricum, Mercurius iodatus ruber, Staphysagria.

460.7
Literatur

[1] Allen TF. Marum verum. Encyclopedia of pure Materia Medica. Bd. 6. New York: Boericke & Tafel; 1874–1880: 167–173

[2] Clarke JH. Teucrium marum verum. Dictionary of practical Materia Medica. Bd. 2.2. London: Homoeopathic Publishing Company; 1900–1902: 1401–1404

[3] Hughes R. Teucrium. Cyclopaedia of Drug Pathogenesy. Bd. 4. London: Gould; 1886–1891: 305–310

[4] Stapf JE. Katzenkraut. (Teucrium marum verum.). Archiv für die Homöopathische Heilkunst 1826; 5 (2): 149–169

461 Teucrium scorodonia – teucr-s

lt.: Teucrium scorodonia, dt.: Salbei-Gamander, engl.: wood sage

461.1 Substanz

Plantae – Labiatae (gleich Lamiaceae, Lippenblütengewächse) **– Teucrium scorodonia**

Es handelt sich um eine bis zu 60 cm hohe, krautige Pflanze mit weitreichender Grundachse. Die aufrechten Stängel verzweigen sich zunehmend im Blütenbereich. Von Juli bis September bildet sie grüngelbe Blüten aus. Es ist ein aromatisches Kraut, welches in Europa weitverbreitet ist.

Homöopathische Verwendung finden die frischen oberirdischen Teile von Teucrium scorodonia.

461.2 Pharmakologie und Toxikologie

Als Hauptinhaltsstoff enthält sie Grayanotoxin, bei welchem eine antihypertensive Wirkung nachgewiesen wurde.

461.3 Anwendung

Homöopathische Anwendung findet die Zubereitung bei chronischen Entzündungen der Atemwege (nach Kommission D).

Die Anwendung erfolgt in erster Linie gegen **Lungentuberkulose**, ferner gegen **Tuberkulose der Drüsen** und bei **Hodentuberkulose**, selbst bei **Knochen- und Gelenktuberkulose**. Eine Anzahl von Autoren berichtet über gute Erfolge, selbst über ungewöhnliche Heilungen. **Chronische Bronchitis.** Emil Schlegel hat „in vielen Fällen von *Urogenitaltuberkulose*, besonders junger Männer, ausgezeichneten Erfolg gehabt, auch bei Verdacht auf *Bauchfelltuberkulose* und oftmals bei Lungenaffektion. Wiederholt operierte, mit Fisteln versehene und selbst ganz kastrierte Kranke heilten mit Teucrium aus". Er berichtet dann noch, dass beim Gebrauch des Gamanders mitunter eine vorher nicht vorhandene Heiserkeit mit Husten und Auswurf auftrat, wodurch er sich genötigt sah, einige Zeit mit dem Mittel auszusetzen oder überhaupt aufzuhören [2].

461.4 Dosierung

Die übliche Verdünnung bewegt sich zwischen D 1 und D 3, meist wohl D 2.

461.5 Vergleichsmittel

- Labiatae: Agnus castus, Collinsonia canadensis, Leonurus cardiaca, Lycopus virginicus, Ocimum canum, Origanum majorana, Orthosiphon stamineus, Salvia officinalis, Scutellaria lateriflora, Teucrium marum verum.
- Knochentuberkulose: Aurum metallicum, Calcium phosphoricum, Tuberculinum.
- Knochenfistel, Knochenhautentzündung: Acidum fluoricum, Angustura vera, Asa foetida, Kalium iodatum, Mercurius solubilis Hahnemanni, Phosphorus, Silicea terra, Syphilinum.
- Hoden- und Urogenitaltuberkulose: Aurum metallicum, Eucalyptus globulus, Iodum purum, Pulsatilla pratensis, Silicea terra, Spongia tosta, Terebinthina, Tuberculinum.
- Synkope: Acidum hydrocyanicum, Ammonium carbonicum, Arsenicum album, Carbo vegetabilis, Camphora, Crotalus horridus, Tabacum, Veratrum album.
- Synkope mit Schwindel und Erbrechen: Tabacum, Veratrum album.

461.6 Literatur

[1] Clarke JH. Teucrium scorodonia. Dictionary of practical Materia Medica. Bd. 2.2. London: Homoeopathic Publishing Company; 1900–1902: 1404–1405

[2] Schlegel E. Religion der Arznei; das ist Herr Gotts Apotheke; erfindungsreiche Heilkunst; Signaturenlehre als Wissenschaft. 5. Aufl. Ulm: Arkana-Verl.; 1960: 174

462 Thallium metallicum – thal

lt.: Thallium metallicum, dt.: Thallium, engl.: thallium metallicum

462.1 Substanz

Mineralia – Anorganica – Elementa – 13. Gruppe[545] – Thallium – Tl

Als natürliche Isotope kommt es als ^{203}Tl und ^{205}Tl mit einer HWZ von 0,06 s vor. Makroskopisch weist die Substanz große Ähnlichkeit zu Blei auf. Wie dieses glänzt es an den Schnittflächen weißlich und läuft dann sofort grau an. Es gehört zu den seltenen Elementen.

Homöopathische Verwendung findet Thallium.

462.2 Pharmakologie und Toxikologie

Thallium bildet stark toxische Verbindungen. Das Element ist in Bezug auf seinen Radius und seine Elektronenladung physikalisch dem Kalium ähnlich und benutzt intrakorporal die gleichen Transportsysteme. Die Substanz unterliegt dem enterohepatischen Kreislauf und wird renal rückresorbiert, was für die langsame Elimination verantwortlich ist.

Nach oraler Intoxikation kommt es nach einem meist beschwerdefreien Intervall von 2 bis 3 Tagen zu heftigen Bauchkoliken mit Erbrechen und Diarrhö. Im weiteren Verlauf kommt es zu zunehmenden Parästhesien und Paresen der Extremitäten. Nach ca. 14 Tagen kommt es zu dem charakteristischen Verlust der Augenbrauen und des Kopfhaares. Des Weiteren treten Sehstörungen und Inkontinenz auf. Die Beschwerden klingen nach 3 bis 4 Wochen wieder ab, jedoch persistieren neurologische Defizite. Als Antidot fungiert Berliner Blau.

462.3 Anwendung

Homöopathische Anwendung findet die Zubereitung bei Alopezie und Paresen (nach Kommission D).

Im Folgenden soll aus den akuten Krankheitsbildern der Thallium-Intoxikation ein Arzneimittelbild im Sinne der homöopathischen Arzneimittellehre geschaffen werden, wobei es vor allem unsere Aufgabe sein wird, auf die pathologisch-physiologischen (funktionellen) Symptome zu achten, soweit diese überhaupt in den Berichten aufgenommen sind, während die irreparablen organischen Veränderungen vor allem im Zentralnervensystem untergeordnete Bedeutung besitzen und eigentlich nur die Organotropie zu den betreffenden Organen und Nervenzentren aufzeigen können. Bei dieser Aufstellung kann ich die wertvolle Vorarbeit und Zusammenstellung der Erscheinungen von W. Emmert zugrunde legen [4].

Die Hauptwirkung ist unstreitig auf das **Nervensystem** gerichtet. Es werden hier gefunden:

Polyneuritis mit allen Folgeerscheinungen vor allem an den Beinen, enzephalitische und meningitische Veränderungen, *Psychosen* und *Oligophrenie*, *Paresen* mit Zerstörung der Nervenzellen und Achsenzylinder, vorübergehende *Amaurose* ohne Optikusatrophie. Bei der *Polyneuritis* sind meist nur die Beine befallen, während Bleipolyneuritis sich besonders an den oberen Extremitäten zeigt.

An den **endokrinen Drüsen**: *Dysplasien der Medulla glandulae suprarenalis, Amenorrhö, erektile Dysfunktion.*

An den **Verdauungsorganen**: *Gastroenteritis, Steatosis hepatis.*

An den **Atmungsorganen**: *putride Bronchitis, Pneumonie* und *Lungenödem.*

Am **Gefäßsystem**: *Hypertonie* im Tierversuch.

An der **Haut**: *Alopecia disseminata* an sämtlichen Körperteilen, *Ekchymosen, Hyperkeratosen, Follikulitiden, Erytheme.*

Es finden sich heftige periphere Schmerzen, welche sich unbeeinflussbar gegen antineuralgische Medikation verhalten, sowie eine krankhafte

---

[545] Borgruppe: Bor B, Aluminium Al, Gallium Ga, Indium In, Ununtrium Unt.

Hypersomnie und auch eine unbeeinflussbare *Insomnie*. Dazu Fieberzustände, Abmagerung, eine Empfindlichkeit und Charakterveränderungen.

Neben der Verwandtschaft mit Blei ist eine auffallende Ähnlichkeit mit dem Bild der Arsen-Intoxikation festzustellen. Dies gilt besonders bezüglich der neuritischen und der Hautsymptome.

Bei den Intoxikationen haben sich geschlechtsreife Menschen einschließlich der Pubertätsjahre ungleich viel empfindlicher gezeigt als Kinder bis zu 12 Jahren. Emmert schreibt: „Thallium wirkt auf jedes Lebensalter, am stärksten auf Menschen jenseits der Pubertät mit Überwiegen der Abbau- über die Aufbaukräfte, also bei Menschen mit vorzeitigen Alterserscheinungen und frühzeitigem Aussetzen der Sexualtätigkeit."

Im Blutbild wird bei der akuten Intoxikation Leukozytose, in späteren Stadien Lymphozytose und Eosinophilie, ferner körnige Entartung der Erythrozyten (wie beim Blei) festgestellt. Der Blutzucker ist bei einmaliger Darreichung für lange Wochen um etwa 100 % erhöht.

Wegen der elektiven Beziehung zum **Haarausfall** wurde Thallium von Halter nun auch gegen den Haarausfall mit gutem Erfolg versucht. Er verwendete D 6 und D 12 in Injektionen und sah gute Ergebnisse besonders bei der hartnäckigen **Alopecia areata**. Man wird jedoch bedenken müssen, dass der Vorgang des Haarausfalls auf sehr verwickelten Vorgängen beruht. Wenn man also ein Mittel nur aufgrund eines einzigen Symptoms wählt, wird man damit rechnen müssen, dass man sich nur auf eine sehr beschränkte Ähnlichkeit berufen kann. Man wird sich dann auch nicht wundern, wenn man Nebenwirkungen im Sinne einer Arzneimittelprüfung dabei in Kauf nehmen muss. Ja selbst mit einer Verschlimmerung des Haarausfalls wird man in manchen Fällen rechnen müssen.

462.4
Arzneimittelprüfung

Die unten genannten Quellen stützten sich ausschließlich auf toxikologische Beobachtungen.

462.5
Arzneimittelbild

Leitsymptome: Starke Abmagerung mit Mattigkeit, Neigung zu Kachexie.

Nervenschmerzen von äußerster Heftigkeit, schlagartig einsetzend, blitzartig und reißend oder bohrend und brennend; besonders befallen sind die Beine.

Verschlimmerung durch jede Bewegung, trotzdem unwiderstehlicher Drang zu Bewegung.

Äußerste Empfindlichkeit der Fußsohlen.

Haarausfall einschließlich der Bart- und Schamhaare.

Allgemeines Kältegefühl, kann nicht warm werden, Kältegefühl in den schmerzhaften Teilen.

Periodizität der Beschwerden: sie setzen zur gleichen Stunde täglich ein und hören ebenso wieder auf.

Latenz der Krankheitserscheinungen für mehrere Tage (Magnesiumverbindungen).

Geist und Gemüt: Reizbarkeit und Gewalttätigkeit, Erregungszustände, Teilnahmslosigkeit und Weinanfälle. Affektive Überempfindlichkeit (bricht beim geringsten Anlass in Tränen aus, schreit dann wieder seine Mutter furchtbar an, verhält sich dem Arzt gegenüber völlig ablehnend).

Apathie und fortschreitende Abnahme der geistigen Regsamkeit. Depression mit Schlafsucht; hartnäckige Schlaflosigkeit trotz allerstärkster Schlafmittel. Epileptiformer Anfall mit 2-stündiger Bewusstseinstrübung und klonischen Krämpfen.

Kopf: Erytheme am behaarten Kopf, mit Schuppung und Hyperkeratose. Follikulitis auf dem Haarkopf.

Kopfschmerz: Kopfschmerzen, Schmerzhaftigkeit des Hinterkopfes. Jeden Morgen starker Hinterkopfschmerz von 1-stündiger Dauer.

Augen: Konjunktivitis und Blepharitis, Hornhautgeschwüre. Beträchtliche Herabsetzung des Sehvermögens infolge Sehnervenschwunds. Retrobulbäre Neuritis; zentrales Skotom. Vorübergehende Amaurose.

Gesicht: Pelziges Gefühl im Gesicht, plötzlich auftretend für 10 Minuten. Vergrößerung der Unterkieferdrüsen ähnlich Blei.

Mund: Stomatitis, Gingivitis, Glossitis ähnlich mercuriale Ulzerationen und Rhagaden an Zunge und Wangenschleimhaut. Speichelfluss.

Innerer Hals: Häufige Angina.

Magen: Völlige Appetitlosigkeit, Übelkeit, häufiges Erbrechen. Kolikartige Magen- und Darmschmerzen.

Abdomen: Anfallsweise auftretende Leibkrämpfe.

Rektum und Stuhl: Diarrhö mit und ohne Bauchkrämpfe, Durchfälle breiig und schleimig, mit Tenesmus. Proktitis. Spastische Obstipation.

Blase: Urindrang, ohne dass Harnabgang möglich. Unwillkürlicher Harnabgang.

Niere: Hämorrhagische Nephritis und Zystitis.

Urin: Albuminurie.

Geschlechtsorgane:
- weiblich: Amenorrhö.
- männlich: Erektile Dysfunktion. (Wahrscheinlich dürfte dieser Lahmlegung der Funktion ein Stadium der Gereiztheit vorausgehen [d. Verf.].)

Atmung: Atemnot mit Schmerzen, die den ganzen Brustkorb durchstrahlen.

Brust: Bronchopneumonie und Lungenödem. Bronchitis. Tachykardie sehr häufig; schwacher, auch arrhythmischer Puls. Anfallsweise Herzbeklemmung und Stenokardie.

Rücken: Ischialgische Rückenschmerzen mit neurologischen Ausfällen.

Ischialgie
Neuritis interkostal

Extremitäten: Gewöhnlich ist ein arthralgisch-myalgisch-neuralgischer Symptomenkomplex vorhanden. Die Gelenke der Beine sind häufiger befallen, besonders Fußgelenke, seltener Knie- und Hüftgelenke, noch seltener die Gelenke der Arme. Verschlimmerung durch jede Bewegung, schlimmer nachts. Periodisches Einsetzen oft genau zur selben Stunde. Gelenkschwellungen mit Erguss. Polyarthritis in Knie- und Sprunggelenk. Schmerzen in den Röhrenknochen, zum Beispiel bei Druck auf die Tibiakante (Reizzustand des Knochenmarks?). Gelenkhautentzündungen.

Reißende, bohrende, ziehende und brennende Schmerzen von äußerster Heftigkeit mit Hitze- oder Kältegefühl und Kribbeln, Ameisenlaufen; **besonders befallen sind die unteren Extremitäten**. Besonders charakteristisch ist eine gesteigerte Berührungsempfindlichkeit der Fußsohlen ohne sichtbare Veränderung an der Haut. Der Kranke geht deshalb auf den Hacken. Auf diese Überempfindlichkeit folgt später Hypästhesie beziehungsweise Anästhesie. Ischiasartige Schmerzen mit Erlöschen des Patellar- und Achillessehnenreflexes und Atrophie der Beine. Choreatische Zwangsbewegungen. Liegt stundenlang laut schreiend im Bett und wälzt sich umher; er kann keinen Augenblick die Beine ruhig halten trotz stärkster Schmerzen in Ober- und Unterschenkel.

Erkrankungen des rheumatischen Formenkreises
Periostitis

Frost und Frösteln: Fieberanfälle mit Schüttelfrost. Kältegefühl, kann nicht warm werden.

Fieber: Subfebrile Temperaturen. Fieberanfälle mit Schüttelfrost.

Schweiß: Schweiß vermindert, in der Sekundärwirkung vermehrt.

Haut: Erytheme am ganzen Körper, besonders aber am Haarkopf, mit Schuppung und Hyperkeratose. Roter Dermographismus, Urtikaria. Diffuse und punktförmige Ekchymosen, subkutane Hämorrhagien. Herpes zoster.

Dystrophie der Haut an Finger- und Zehenspitzen sowie an Handflächen und Fußsohlen mit verdickter, blasser, starrer Haut. Weiße Nagelbänder quer über die Nägel (vergleiche Arsenicum). Erythem nodosum, selten Lichen ruber.

Haarausfall einschließlich der Bart-, Scham- und Lanugohaare; an den Augenbrauen werden die seitlichen Partien betroffen.

Überempfindlichkeit der Haut gegen Berührung, besonders auf den Fußsohlen.

Alopecia areata et totalis

Allgemein: Wirkt bei Intoxikationen wesentlich stärker auf Menschen jenseits der Pubertät. Starke Abmagerung und Mattigkeit, fühlt sich monatelang geschwächt, wie nach einer schweren Krankheit. Reizverzögerung beim Auftreten der Vergiftungserscheinungen.

462.6
Dosierung

Wegen der außerordentlichen Giftigkeit nicht unter der D 6.

462.7
Vergleichsmittel

- 13. Gruppe Periodensystem der Elemente: Alumina oxydatum, Borax veneta.
- Verhält sich ablehnend gegenüber dem Arzt: Arnica montana.
- Polyneuritis obere Extremität: Plumbum metallicum.
- Allgemeines Kältegefühl, kann nicht warm werden, Kältegefühl in den schmerzhaften Teilen: Agaricus muscarius, Aranea diadema, Araninum, Elaps corallinus, Platinum metallicum.
- Periodisch zur selben Stunde: Arsenicum album, Cedron, Chininum purum.
- Adenopathie submandibulär: Plumbum metallicum.

462.8
Literatur

[1] Allen TF. Thallium. Encyclopedia of pure Materia Medica. Bd. 9. New York: Boericke & Tafel; 1874–1880: 582–583

[2] Balzli H. Das Thallium in der modernen Medizin. Allgemeine Homöopathische Zeitung 1922; 170: 302–303

[3] Clarke JH. Thallium. Dictionary of practical Materia Medica. Bd. 2.2. London: Homoeopathic Publishing Company; 1900–1902: 1405–1406

[4] Emmert W. Thalliumvergiftungen und Homöopathie. Allgemeine Homöopathische Zeitung 1935; 183: 16–40

463 Thea sinensis – thea

lt.: Thea sinensis, syn.: Camellia sinensis, dt.: Grüner Tee, engl.: China tea

463.1 Substanz

Plantae – Theaceae (Teestrauchgewächse) – **Thea sinensis**

Der Teebaum erreicht in natürlicher Umgebung Höhen bis 15 m. Die Gewinnung erfolgt aus Kulturen. Dort werden die Pflanzen aus Samen oder meist Stecklingen gezogen und auf einer Höhe von 60 bis 150 cm gehalten, um die Lese zu erleichtern. Die ersten Erträge können nach 4 bis 5 Jahren gelesen werden. Eine Kultur kann 60 bis 70 Jahre bewirtschaftet werden. Geerntet wird auch heute noch meist manuell (*two leaves and a bud*) alle 8 bis 10 Tage. Bei der traditionellen Bearbeitung des grünen Tees erfolgt zunächst die Enzymdämpfung mittels Trocknung oder heißem Wasserdampf, um die enzymatische Oxidation der Polyphenole und die Erhaltung des Chlorophylls (in Abgrenzung zum schwarzen Tee keine Fermentation) zu erreichen. Hauptlieferländer sind Sri Lanka, Indien, China.

Die homöopathische Zubereitung wird aus den getrockneten Zweigspitzen mit den jüngsten Blättern hergestellt.

463.2 Pharmakologie und Toxikologie

Hauptalkaloid ist das Coffein, welches für die anregende Wirkung des Tees ursächlich ist. Durch Blockade der Adenosin-Rezeptoren kommt es zu einer Verstärkung der kognitiven Leistungsfähigkeit und einer Abnahme von Ermüdungserscheinungen. Es kommt zu einer vermehrten Neurotransmitterausschüttung mit messbaren Konzentrationserhöhungen von Adrenalin und Noradrenalin im Blut. Durch die schnellere Verarbeitung sensorischer Reize beobachtet man eine Verkürzung der Reaktionszeit. Die Substanz hat eine diuretische Wirkung, die jedoch bei üblichem Konsum von 200 bis 300 mg/die nicht zu einem Wasserverlust führt. Über lipolytische Effekte kommt es zu einem Anstieg der freien Fettsäuren im Blut. Intoxikationserscheinungen sind Tremor, Blutandrang zum Kopf und Herzdruck. Die letale Dosis liegt bei 5 bis 30 g. Die Halbwertszeit ist 3 bis 5 Stunden. Die Substanz wird hepatisch eliminiert. Das Hauptenzym ist die Monooxygenase CYP 1A2. Hauptmetaboliten sind Paraxanthin, Theobromin und Theophyllin.

Im grünen Tee, also dem unfermentierten, finden sich die pharmakologisch aktiven Catechine als die wichtigsten phenolischen Verbindungen, deren Gehalt im schwarzen Tee deutlich gering ist. Es handelt sich bei diesen Verbindungen um Zwischenstufen der Biosynthese anderer Flavonoide. Die Flavonoide wie Epigallocatechin-3-gallat und seine Begleit-Polyphenole haben eine antikarzinogene, antioxidative, antiinflammatorische, antithrombotische Wirkung. Darüber hinaus wirken sie blutzuckersenkend und sollen einen günstigen Einfluss auf neurodegenerative Erkrankungen und das metabolische Syndrom haben. Die Bewertung dieser chemopräventionellen Potenz ist noch uneinheitlich.

Daneben finden sich Proanthocyanidine, die über eine ACH-Hemmung blutdrucksenkend, antiarteriosklerotisch, antibakteriell, antiviral, antiallergen, antiinflammatorisch und antioxidativ wirken. Daneben hemmen sie die Thrombozytenaggregation und verbessern die Kapillarpermeabilität und -stabilität.

An Spurenelementen finden sich besonders Mangan, Kalium und Fluor. Tee ist eine der fluorreichsten vom Menschen genutzte Nahrungspflanze. Tee kann größere Mengen Eisen binden und steht im Ruf, besonders bei vegetarischer Ernährung Eisenmangelzustände zu begünstigen. Dieser Effekt scheint jedoch überschätzt zu werden.

Die Folgen des Teegenusses infolge Missbrauches oder konstitutionsbedingter Unverträglichkeit bestehen in Herzstörungen, Irregularität des Pulses, Schwindel, Sausen im Kopf, Unbesinnlichkeit, Betrunkenheit wie nach Alkohol, starker Depression, langsamer Atmung, Muskelzittern, Unsicherheit im Gebrauch der Beine, Fahl- oder Gelbsein der Haut, Leberverkleinerung. Die Magensekretion wird gehemmt (bei vorhandener Verdauungsschwäche offenbar auch heilsam angeregt). Ferner wird Sehschwäche beobachtet, Diplopie, partielles Skotom für Rot.

Der Gehalt an Tannin, der für die adstringierende Wirkung verantwortlich ist, führt zu seinem Einsatz bei der lokalen Anwendung von Hautverletzungen und innerlich als Antidiarrhöikum.

Grüner Tee hat keine Thearubigene, keine Theaflavine. Er unterscheidet sich darüber hinaus von schwarzem Tee durch deutlich höhere Konzentrationen von Catechinen, Flavonolglykosiden, Bisflavonolen und an Chlorogensäure.

463.3
Anwendung

Medizinische Anwendung findet Coffein, ein Inhaltsstoff von Thea sinensis, bei Herzinsuffizienz, Neuralgien, Zephalgien, Asthma, Pollinosis, Nicotin-, Morphin- und Ethanol-Intoxikationen.

Homöopathische Anwendung findet die Zubereitung bei Gastropathien, orthostatischer Dysregulation, Erregungszuständen und Dysthymien (nach Kommission D).

463.4
Arzneimittelprüfung

Das Arzneimittelbild wurde aus toxikologischen Beobachtungen an Teetrinkern und Teeprüfern zusammengestellt. Eine Arzneimittelprüfung wurde von Swan vorgenommen.

463.5
Arzneimittelbild

Leitsymptome: Nachts <.
 Nach den Mahlzeiten <.
 Im Freien <.
 Akoholische Getränke >.
 Wärme >.

Geist und Gemüt: Delirium mit großer Ekstase, der Patient lachte unaufhörlich, sprach beständig in Reimen und zeigte, dass er sich über die Maßen wohlfühlte. Vorübergehende Erregung des Geistes. Selbstvertrauen erhöht. Zuerst eine heitere Kordialität, Brillanz des Geistes mit flüssiger, interessanter und sprühender Konversation, dann Umschlagen in den entgegengesetzten Zustand mit großer Reizbarkeit und Überempfindlichkeit mit Neigung, sich über eine harmlose Rede oder Handlung zu beklagen.

Bedeutende Steigerung der Fähigkeit, Eindrücke aufzunehmen; befähigt zu gedanklicher Meditation, **gewährt größere Aktivität und Gedankenfluss**, gibt ein allgemeines Gefühl von Gesundheit und Heiterkeit; nach 1 Stunde folgt auf diese angenehmen Gefühle ein allgemeiner nervöser Zustand wie Gähnen, Reizbarkeit, Schmerzen im Epigastrium, Herzklopfen, Zittern der Glieder und allgemeine Verstimmung. **Große Redseligkeit**. Schweigsam und ängstlich, mag kein Wort reden. Weint leicht. Der Geist ist in einem höchst peinlichen und ängstlichen Zustand, welcher nicht die geringste Ruhe zulässt, weder im Sitzen, Liegen oder Lesen. Nimmt alles von der schwärzesten Seite.

⊙ **Neigung zu Mord und zu Selbstmord**.

Schreckliche Träume; ich ermordete, mit kaltem Blut, junge Knaben und junge Mädchen; diese Untaten riefen in mir keinen Abscheu noch sonst eine Erregung hervor, und selbst nach dem Erwachen fand ich Gefallen an der Erinnerung daran.

Depression

Schwindel: Mit Dunkelheit vor den Augen.

Kopf: Kopfneuralgien. Scharfes und schnelles Zucken wie elektrische Schläge.

Kopfschmerz: Kopfschmerzen mit Blutandrang zum Kopf mit Klopfen der Karotiden.

Neurasthenie
Neuralgie zephal
Migräne

Augen: Pupillen erweitert. Dunkelheit vor den Augen. Blitze vor den Augen. Neuralgie der Augen.

Ohren: Ohrgeräusche. Gehörhalluzination: hört jede Nacht die Hausglocke läuten.

Magen: Verlust des Appetits. Der Appetit kommt 2 Stunden früher als gewöhnlich mit einem Gefühl von Leere im Magen und einer Art von Schwäche zur normalen Essenszeit. Durstgefühl mit Verlangen nach Saurem, besonders nach Zitronen.

Übelkeit und Erbrechen. **Der Magen hängt herab wie ein leerer Sack. Gefühl von Schwäche und Elendigkeit im Magen.**

Atmung: Atemnot. Atmung beschleunigt und vertieft. Unfähig, die Treppe anzusteigen ohne Atemnot und Herzklopfen. Anfälle von Atemnot, alle 5 bis 6 Minuten, mit Krampfschmerzen im Präkordium. Gefühl von Zusammenschnürung auf der Brust mit Angst.

Brust: Herzklopfen bei Nacht, kann nicht links liegen. Flattern des Herzens, gefolgt von momentaner Unterbrechung der Herzaktion und lang anhaltendem ohnmächtigem Gefühl.

Extremitäten: Gefühl von Lähmung, die Glieder werden taub, teilweiser Verlust des Gebrauchs derselben. Gefühl, als ob die Zirkulation in den Schenkeln aufgehoben wäre.

Heftiges Zittern der Hände, sodass er nicht schreiben konnte. Unfähigkeit, die Muskeln zu gebrauchen aus Schwäche. Leichtes Zucken in verschiedenen Teilen, speziell in den Vorderarmen und Händen, genau wie von elektrischen Schlägen.

Schlaf: Schläfrigkeit bei Tage. **Schlaflos bei Nacht mit großer nervöser Erregung und ständigem Gedankenzudrang.** Nächtliches Albdrücken, Erwachen nachts mit großer Unruhe und Erregung und Gefühl, sterben zu müssen.

Insomnie

Allgemein: Großes Schwächegefühl, besonders nach den Mahlzeiten, mit Bedürfnis, sich niederzulegen. **Große Unruhe, Zittern und Herzklopfen.**

Ein Glas Sherry oder Bier kürzt die Anfälle von Schwäche, Übelkeit und Irregularität des Pulses ab. Puls sehr beschleunigt, unregelmäßig, intermittierend. In einem Teil der Fälle ist der Puls weich und langsam, in einem anderen Teil flatternd und alternierend; dieser Zustand der Depression im Kreislaufsystem nimmt gelegentlich alarmierende Form an.

Teeabusus, Folgen von Dyspepsie bei Teetrinkern

463.6
Dosierung

Wird im Allgemeinen gegen die Folgen von Teegenuss gebraucht. Es sind daher höhere Potenzen vorzuziehen.

463.7
Literatur

[1] Allen TF. Thea. Encyclopedia of pure Materia Medica. Bd. 9. New York: Boericke & Tafel; 1874–1880: 583–592

[2] Clarke JH. Teucrium scorodonia. Dictionary of practical Materia Medica. Bd. 2.2. London: Homoeopathic Publishing Company; 1900–1902: 1404–1405

[3] Günther. Thea chinensis. Zeitschrift für homöopathische Klinik 1855; 4 (7 Beilage): 65–66

[4] Swan S. Thea sinensis. New York Journal of Homoeopathy 1874; 2 (5): 193–204

[5] Teste A. Journal de la Société gallicane de Méd. homéopathique. Bd. II. Allgemeine Homöopathische Zeitung 1851/52; 42: 329

464 Theridion curassavicum – ther

lt.: Latrodectus curacaviensis, dt.: Feuerspinnchen, engl.: orange spider

464.1
Substanz

Animalia – Arachnida (Spinnentiere) – **Therididae** (Haubennetzspinnen) – **Latrodectus curacaviensis**

Es handelt sich um eine schwarz oder braun glänzende Spinne, deren Leib etwa die Größe eines Kirschkernes hat. Sie ist auf den Kleinen Antillen und in Südamerika heimisch.

Homöopathische Verwendung findet das lebende ganze Tier Latrodectus curacaviensis Müller.

464.2
Pharmakologie und Toxikologie

Das in den Giftdrüsen der Spinnentiere gebildete Spinnengift wird über die Cheliceren, die Klauenkiefern, beim Spinnenbiss in die Beute appliziert. Spinnengifte enthalten Polypeptide und niedermolekulare Acylpolyamine. Sie haben stark allergene Wirkung. Der Schwerpunkt ihres Spinnengiftes ist das neurotoxische α-Latrotoxin, das primär zu Bauchkrämpfen führt, die sich innerhalb von 1 bis 3 Stunden generalisieren können. Lokal findet man Schwellung und Rötung. Da die Cheliceren die Haut oft nicht durchdringen können, sind Bisse von Latrodectus curacaviensis meist nicht tödlich. Folgenschwerer sind sie bei Kindern und immungeschwächten alten Menschen. Der Biss fühlt sich wie ein Stich an. Reaktionen sind nach ca. 30 Minuten zu erwarten. Die kleineren männlichen Tiere sind ungefährlich.

464.3
Anwendung

Homöopathische Anwendung findet die Zubereitung bei Vertigo, Kinetosen, Entzündungen der Atemwege, Angina pectoris, Hypersensitivität der Sinne (nach Kommission D).

Nach dem Symptomenbild ist eine Verwendung bei Zuständen **nervöser Überreizung** und bei **Kinetose**, bei **Kopfschmerzen** und **Synkope** angezeigt. Entfernter liegt das Verständnis für die Empfehlung bei *Adenopathien, Rachitis, Karies* der Knochen, die sich in der Literatur findet. Diese Indikationen dürften kaum aufrecht zu halten sein. Bei Theridion curacassivum sind keine Muskelspasmen, wie sie für Latrodectus mactans typisch sind, festgestellt worden.

464.4
Arzneimittelprüfung

Die Arzneimittelprüfung wurde von C. Hering an verschiedenen Prüfern mit je einer einzigen Gabe der C 30 vorgenommen. Sein Symptomenverzeichnis enthält auch Symptome von Gebissenen.

464.5
Arzneimittelbild

Leitsymptome: Überempfindlichkeit der Sinne, besonders des Gehörs. Überempfindlichkeit gegen Geräusche, sie dringen durch den ganzen Körper, besonders die Zähne. Schwindel mit Übelkeit und Erbrechen, mit kalten Schweißen, schlimmer durch jedes Geräusch, schlimmer beim Schließen der Augen.

Synkope mit eiskaltem Schweiß am ganzen Körper; Schwindel, Erbrechen und Durchfall.

Vermehrtes Verlangen nach Tabak.

Jede Bewegung < (Schwindel), durch laute Geräusche < (Schwindel), durch Koitus <.

Erwachen nach 23 Uhr nach kurzem Schlaf mit Schwindel und Brechwürgen, ohnmachtsartiger Schwäche und Ausbruch eiskalten Schweißes. Krampfartiges Erbrechen von scharfem, schleimigem Wasser. Die geringste Bewegung erneuert das Erbrechen und den Schwindel. **Auch wenn die Augen vor Müdigkeit zufielen, war Schwindel und Erbrechen wieder da.**

Jedes laute und widerhallende Geräusch durchdringt den ganzen Körper, vor allem die Zähne, und steigert den Schwindel, so dass Erbrechen eintritt. Anschwellen des ganzen Körpers (nach Biss).

Geist und Gemüt: Sehr vergnügt, zum Singen aufgelegt. Bei Nacht sehr erregt und Geräusch in den Ohren. Die Zeit vergeht zu schnell. Sehr geneigt zu sprechen, sich geistig zu betätigen, bleibt nachts lange wach. Große Schreckhaftigkeit, fährt bei jedem Anlass zusammen. Verzweiflung, Verlust des Selbstvertrauens. Große Abneigung gegen jede Arbeit. Das Denken fällt ihm schwer und ermüdet sehr.

Überarbeitung

Schwindel: Ruft Nausea hervor.

Kopfschmerz: Kopfschmerzen mit Übelkeit und Erbrechen, schlimmer beim Schließen der Augen. Sobald sie vor Müdigkeit die Augen schließt, kehren Schwindel und Übelkeit zurück. Schwindel erneuert durch die geringste Bewegung. Schwindel vermehrt durch jedes laute Geräusch. Gefühl, als wäre der Kopf zu dick oder als ob man einen anderen Kopf hätte. Schmerzen tief im Gehirn, kann deshalb nicht liegen, sondern muss aufsitzen oder herumgehen.

Augen: Vergehen des Gesichts, alles scheint weit entfernt. Es flimmert und flackert vor den Augen, auch nach dem Schließen derselben.

Ohren: Geräusche in den Ohren, schlimmer nachts. Jedes Geräusch durchdringt den ganzen Körper, besonders die Zähne. Geräusche in den Ohren. Sehr empfindlich gegen alle Geräusche. Jedes laute Geräusch ruft Schwindel hervor.

Nase: Anfall von wässrigem Schnupfen mit heftigem Niesen. Wässrige Absonderung.

Mund: Er beißt sich im Schlaf auf die Zungenspitze. Mund sehr verschleimt.

Magen: Nausea hervorgerufen durch Schwindel, nach jedem lauten Geräusch Nausea bis zum Erbrechen.

Kinetose

Abdomen: Erbrechen von Galle.

Rektum und Stuhl: Durchfall mit Kolikschmerzen. Verstopfung über mehrere Tage.

Blase: Vermehrte Harnabsonderung.

Geschlechtsorgane:
- weiblich: Menses setzt 10 Wochen lang aus bei einer klimakterischen Frau, die aber nachher noch einen Sohn gebar.
- männlich: Schwache Erektion. Verminderte Libido. Pollution von außergewöhnlicher Menge des Samens.

Husten und Expektoration: Krampfhafter Husten.

Rücken: Große Empfindlichkeit zwischen den Wirbeln; sitzt seitwärts auf dem Stuhl, um Druck auf die Wirbelsäule zu vermeiden.

Extremitäten: Schmerz in den Knochen, als ob alle Teile auseinanderfallen wollten, oder wie zerbrochen. Schmerz zwischen den Schultern. Stechen vom Ellbogen zu der Schulter. Schmerz im rechten Bein, dieser begann in der Hüfte und zog nach unten mit einem Gefühl von Kälte unter dem Knie. Dieses wurde innerlich kalt gefühlt, aber nicht bei Berührung, äußere Hitze war jedoch angenehm. Anschwellen der Beine (Spätfolge des Bisses).

Schlaf: Schläft über den ganzen Tag hinweg. Morgens sehr müde und schläfrig.

Frost und Frösteln: Heftiger Schüttelfrost, während Schaum am Munde erscheint (nach Biss). Eiskalter Schweiß bedeckt den ganzen Körper, dabei Elendigkeit und Schwindel und Erbrechen. Es überfällt ihn ein starker innerer Frost, dass er zittert.

Haut: Heftiges, brennendes Jucken. Jucken und Knoten am Gesäß. Einige harte Knötchen am Daumenballen.

Allgemein: Vermehrtes Verlangen nach Tabakrauchen. Appetit auf saure Früchte. Neigung, Wein und Branntwein zu trinken.

464.6 Dosierung

Bei der Giftigkeit der Spinnengifte nicht unter D 6 zu empfehlen.

464.7 Vergleichsmittel

- Spinnen-Arzeneien: Aranea diadema, Araninum, Latrodectus mactans, Mygale lasiodora, Tarantula cubensis, Tarantula hispanica.
- Schwindel beim Schließen der Augen: Lachesis muta.
- Synkope mit Schwindel und Erbrechen: Tabacum, Veratrum album.

464.8 Literatur

[1] Allen TF. Theridion. In: Allen TF, Hrsg. Encyclopedia of pure Materia Medica. Bd. 9. New York: Boericke & Tafel; 1874–1880: 592–596

[2] Clarke JH. Theridion. In: Clarke JH, Hrsg. Dictionary of practical Materia Medica. Bd. 2.2. London: Homoeopathic Publishing Company; 1900–1902: 1410–1414

[3] Hering C. Theridion curassivum. Archiv für die Homöopathische Heilkunst 1834; 14 (1): 157–169

[4] Hughes R. Theridion. In: Hughes R, Hrsg. Cyclopaedia of Drug Pathogenesy. Bd. 1. London: Gould; 1886–1891: 338–339

[5] McCrone JD, Levi HW. North American widow spiders of the Latrodectus curacaviensis group (Aranea, Theriidae). Psyche 1964; 71: 12–27

465 Thuja occidentalis – thuj

lt.: Thuja occidentalis, dt.: Abendländischer Lebensbaum, engl.: arbor vitae

465.1 Substanz

Plantae – Cupressaceae (Zypressengewächse) – **Thuja occidentalis**

Es handelt sich um eine immergrüne Konifere. Ursprünglich aus Nordamerika, rund um die Great Lakes, stammend, in Europa häufig als Zierstrauch kultiviert. Man findet sie als ganzjährige, blickdichte Hecke zur Umfriedung von Grundstücken und als Friedhofspflanze. Sie gedeiht besonders an Standorten mit feuchter Luft; in Europa vielfach angepflanzt. Die Pflanze findet Verwendung in der Parfümindustrie zur Erzeugung einer Holznote.

Homöopathische Verwendung finden die frischen, zu Beginn der Blüte gesammelten Zweige mit den Blättern.

465.2 Pharmakologie und Toxikologie

Die Blätter und Zweige enthalten ätherische Öle (ca. 60 % Thujon), daneben Fenchon, Bornylester, α-Pinen, Thujaplicine und Camphen. Thujone sind bicyclische Monoterpen-Ketone mit Thujan-Struktur. Man findet in Labiatae, Asteraceae, Pinaceae und Cupressaceae-Arten ca. 40 % α-Thujon, in Salbei und Wermuth-Öl um die 60 % β-Thujon. Sie wirken als starke Nervengifte, können cerebrale Krampfanfälle und Psychosen auslösen.

Thujaplicin, ein monocyclisches Monoterpen, wirkt neurogen paralytisch und spasmogen. Es hat wegen seiner fungiziden Eigenschaft eine protektive Funktion für die Pflanze. Aufgrund seines Gehaltes an Thujon und Thujaplicin wirkt die Pflanze und ihre Auszüge toxisch, lokal reizend und spasmogen (Abortivum).

Bei oraler Intoxikation tritt stärkste Reizung und Entzündung des Magen-Darm-Kanals mit teilweise blutigem Erbrechen auf; die Gastritis geht bis zu ulzerösen Prozessen mit Magenperforation; Reizung der Nieren mit Hämaturie, Eiweiß und Zylindern im Harn; Hyperämie der Beckenorgane, welche emmenagoge Wirkung hat. Die Uterusmuskulatur selbst wird dagegen nicht erregt.

Unter Gehirnhyperämie treten stertoröses Atmen, Krämpfe, Anästhesie und Koma ein. Degenerative Veränderungen an parenchymatösen Organen, besonders der Leber, ähnlich der Phosphor-Vergiftung. Im Blut Hämolyse.

465.3 Anwendung

Früher als Abortivum gebraucht.

Haut- und Schleimhauterkrankungen, Dyspepsie, Erkrankungen des rheumatischen Formenkreises, Depression (nach Kommission D).

Organbezüge finden sich an den **Schleimhäuten** mit den zugehörigen Lymphdrüsen. Am stärksten befallen sind die Schleimhäute der männlichen und weiblichen Geschlechtsorgane, dann die oberen Luftwege (Nase bis zum Kehlkopf), ferner Augen und Ohren. Die Verdauungsorgane werden am meisten an ihrem Beginn, in Mund und Rachen, sowie an ihrem Ende, am After, angegriffen. Kennzeichnend ist besonders die Polypen- und Feigwarzenbildung. Höchste Neigung zu **Erkältungskrankheiten**, besonders durch den Einfluss feuchter Kälte.

An der **Haut** beobachtet man vesikuläre und ekzematöse *Dermatosen* sowie *Warzen*.

Am **Genitale** tritt neben der Wirkung auf die Schleimhäute auch die Beziehung zu den Keimdrüsen beider Geschlechter hervor. Die Blutgefäße des Unterleibs sind stark mit Blut gefüllt, worauf die abortive Wirkung beruht. Doch wird Thuja als ein unsicheres und gefährliches Abortivum bezeichnet.

Am **Nervensystem** findet sich Depression und Reizung der Gehirnfunktionen, an den peripheren Nerven *Neuralgien* und *Neuritiden*. Es wird eine Hyperämie des Gehirns und seiner Häute bei Vergiftungen gefunden. Es treten epileptiforme

Krämpfe auf, mit lautem Schrei und Speichelfluss, Mydriasis, Temperaturabfall, Beschleunigung der Atmung, Blutdrucksteigerung, vermehrter Darmperistaltik.

An den **Muskeln, Sehnen** und **Gelenken** findet sich bei *rheumatischen Erkrankungen* wie auch bei *Neuralgien* eine Unverträglichkeit von feuchter Kälte. Sehnenscheiden und Schleimbeutel können lokal betroffen sein.

Im Bereich der **Blutzirkulation** fällte ein Mangel an Eigenwärme und große Frostigkeit auf. Begleitet von venösen Stauungen und Blutwallungen mit Schweißen nachts. Schweiße an den unbedeckten Teilen, zum Beispiel Gesicht und Hals.

Auf den **Wasserhaushalt** wirkt es diuretisch. Aufgeschwemmte Menschen verlieren unter Thuja mitunter mehrere Kilogramm ihres Körpergewichts. **Dermatosen** zeichnen sich durch Fettigkeit aus. Es treten Blüten und Bläschen, pockenähnliche Eruptionen auf. Gegen **Warzen** ist es eines der wichtigsten Mittel wie auch gegen **Condylomata acuminata**. Gegen die nachteiligen Folgen der Pockenimpfung hat es einen alten Ruf. Ein wertvolles Führungssymptom, das sich bei den verschiedensten Krankheiten bewährt hat, ist „der Schweiß an den unbedeckten Körperteilen". Die Schweiße, welche auch sonst auftreten, haben einen üblen Geruch. Ganz allgemein hat die Haut ein unreines, fettes Aussehen. Die Neigung zu Entzündung der Haut entlädt sich einmal in *pemphigoiden-* und *pockenähnlichen Effloreszenzen*, dann auch in der Bildung von *Warzen*. Bei Erkrankungen des *rheumatischen Formenkreises* beobachten wir neben der Empfindlichkeit gegen Nässe und Kälte eine Besserung durch Bewegung in der frischen Luft und bald hier, bald da auftretende Schmerzen.

Thuja als Konstitutionsmittel bei *chronischen Infektionen* **und bei der** *Sykosis*. Thuja wurde von Hahnemann als das wichtigste Arzneimittel für die **Sykosis** aufgestellt. Rein aus seiner klinischen Beobachtung heraus gelang es ihm, sykotische Reaktionsweisen von syphilitischen Reaktionsweisen des Organismus zu unterscheiden. Diese Beobachtungen haben auch heute noch Gültigkeit. In seiner wissenschaftlichen Hypothesenbildung vermutete er ein Ansteckungsagens hinter diesen regelhaften Reaktionsmustern. Tatsächlich konnten später viele sykotische Reaktionsformen auch den klinischen Zeichen der *Gonorrhö* zugeordnet werden, hervorgerufen durch Diplokokkus Neisseria gonorrhoeae. Heute ist es möglich, diese bakterielle Infektion zuverlässig antibiotisch zu behandeln. Die klinische Beobachtung zeigt jedoch, dass mit der Beseitigung der Bakterien nicht diese individuelle Reaktionsweise beeinflusst werden kann. Hier zeigt die begleitende und nach Absetzen der Antibiotika weiterführende konstitutionelle homöopathische Behandlung ihre Wirkung. Viele nach einer akuten *Gonorrhö* beobachtbare Folgebeschwerden betreffen die Prostata, die Glandulae seminales, Gemütsstörungen, Dermatosen und so fort, die dem Träger meist nur diskrete Beschwerden machen. Das Wissen um diese Zusammenhänge macht es dem Behandelnden erst möglich, diese wahrzunehmen und in therapeutische Handlungsoptionen umzusetzen. Da diese Beschwerden nicht mehr so aufdringlich in Erscheinung treten, muss der Arzt umso klarer die Kenntnis derselben beherrschen, um sie in den betreffenden Fällen auch zu sehen. Denn ihre Feststellung öffnet in der Tat oft erst den Zugang zu ihrer Heilung, während sie sich einer anderen Behandlung gegenüber ungemein widerspenstig zeigt. Thuja occidentalis ist als Heilmittel gegen solche Zustände in die erste Reihe zu stellen

Die *chronischen Infektionen*, welche die Behandlung mit Thuja occidentalis benötigen, können auch im lymphatischen Rachenring oder den Nasennebenhöhlen ihren Sitz haben.

Nach Voisin ist Thuja occidentalis kontraindiziert bei Karzinomverdacht oder bei einem bereits vorhandenen Karzinom, auch dann, wenn es das Simillimum ist. (Gefahr einer Beschleunigung des Tumorwachstums).

465.4 Arzneimittelprüfung

Bei der von Dr. Mayerhofer veröffentlichten AMP der österreichischen Prüfergesellschaft haben von den 26 Prüfern 17 vorzugsweise die Tinktur verwendet und dabei erstaunlich große Mengen derselben über viele Tage, ja Wochen eingenommen. Ein Prüfer hat z. B. in steigenden Mengen die Tinktur 121 Tage lang eingenommen und kam am letzten Tage auf 550 Tropfen. Dr. Zlatorowitsch, der geistige Leiter der Gruppe, nahm am 1. Tage

6 Tropfen der Tinktur, steigerte ständig die Zahl der Tropfen und kam am 72. Tage der Prüfung auf 1000 Tropfen. Ein weiterer Prüfer nahm 2 Esslöffel der Tinktur am Tage. Dass bei dieser massiven Vereinnahme auch der Alkoholgehalt in die Waagschale fällt, kann nicht von der Hand gewiesen werden.

465.5
Konstitution

Voisin unterscheidet einen fetten und einen mageren sykotischen Konstitutionstyp bei Thuja occidentalis.

Zusammenfassend wird der Thuja-Typ durch eine übermäßige Neigung zu **rezidivierenden Infektionen** von schleimig-gelber Beschaffenheit und durch seine Unverträglichkeit gegen Nässe und Kälte, die bei Thuja occidentalis stärker als bei irgendeinem anderen Mittel auftritt, charakterisiert. Thuja occidentalis ist ein wichtiges Heilmittel für Menschen, auch Kinder, mit häufig wiederkehrenden Erkältungen, durch Nässe und feuchtes Wetter bedingt; auch rezidivierende Anginen machen davon keine Ausnahme bei solchen ewig fröstelnden Menschen. Besonders wertvoll ist Thuja occidentalis bei **Asthma**-Patienten, die durch feucht-kaltes Wetter und Nebel rückfällig werden. Die Folgen von chronischem Tripper bringen oft eine solche Anfälligkeit gegen Kälte und Nässe mit sich. Chronischer und subakuter **Tripper** der Harnröhre, der Prostata, der weiblichen Adnexe und des Parametriums sind eine gute Indikation für Thuja occidentalis, welches hier in der vordersten Linie steht. Ein stockendes Harnröhrensekret, das durch adstringierende Spülungen unterdrückt, aber nicht ausgeheilt wird, kann durch Thuja occidentalis wieder zum Fließen gebracht werden. Man kann Thuja occidentalis geradezu eine pathotrope Eigenschaft zur Tripper-Infektion zuschreiben. Bei akuter Gonorrhö ist antibiotische Behandlung entschieden überlegen.

Es handelt sich um Menschen, die feuchte Kälte nicht ertragen, sondern darauf mit infektiösen, rheumatischen und neuritischen Erscheinungen antworten. Auch fieberhafte Infekte und Asthma bronchiale können dadurch hervorgerufen werden; mitunter trifft man selbst Menschen, denen der Genuss von wasserhaltigen Speisen, wie Obst und Gemüse, schlecht bekommt. Es handelt sich meist um Menschen aus feuchtem Wohnsitz an Binnenseen oder hohem Grundwasserspiegel, oder aus feuchten Wohnungen. Diese Empfindlichkeit entspricht der sykotischen Konstitution.

Gegen die Folgen von Kuhpockenimpfung und als Vorbeugungsmittel im Anschluss an die Pockenimpfung, um einen milderen Ablauf derselben zu gewährleisten, wird Thuja occidentalis häufig und mit Erfolg angewendet. Aber auch andere Infektionen unterstehen der Wirkung des Lebensbaums. Wegweisend ist in erster Linie die Reaktion des Organismus auf die Infektion anzusehen, und nicht die Art des Erregers.

Die äußeren Kennzeichen des Thuja-Typus sind: Die Gesichtshaut und die Haare haben ein fettiges Aussehen. Auf der Haut zeigen sich Warzen und bräunliche Pigmentflecken. An den Nasenflügeln werden häufig knotige Veränderungen vorgefunden, die Nasolabialfalten sind tief eingefurcht. Thuja-Patienten neigen bei lange bestehendem Zustand zu Fettsucht, einer Hypertrophie des Fettgewebes. Die Zähne werden nicht selten am Zahnhals kariös. Unter der Zunge kann sich eine Ranula ausbilden. Der After ist rissig und von Kondylomen umgeben. Diarrhö wie aus dem Spundloch schießend.

465.6
Arzneimittelbild

Leitsymptome: ⊙ **Folgen von Infektionen akuter, aber öfter chronischer Natur:** Gonorrhö – oft unterdrückt, Vakzinosis, Grippe.
⊙ **Hauptmittel der Sykosis nach Hahnemann,**
⊙ **Aufgeschwemmte fette Naturen mit gestörtem Iod-Aufnahmevermögen** – oder magerer, demineralisierter Sykotiker mit kränklichem Aussehen und trophischen Störungen der Haut.

Kälte und Nässe werden nicht ertragen und rufen rheumatische und neuritische Erscheinungen sowie Infekte an allen Schleimhäuten hervor, dabei plötzlich eintretende Schmerzen, die ebenso plötzlich wieder verschwinden.

Allgemeine Frostigkeit beherrscht das Bild, kalte Hände und Füße. Trotzdem fühlen sich die Patienten bei Bewegung an der frischen Luft wohler.

Starke Schweiße; Schweiße nur an den unbedeckten Teilen, zum Beispiel im Gesicht und am Hals, auf der Oberlippe.

☉ **Linke Seite bevorzugt betroffen**: Kältegefühl, linksseitiger Nagel-Kopfschmerz, rheumatische Schmerzen usw. Rechtslateralität ist aber keine Gegenanzeige.

An der Haut Bildung von Warzen und Feigwarzen, an den Schleimhäuten Bildung von Polypen und Papillomen.

Durchfall nach dem Frühstück wie aus dem Spundloch.

Schlimmer durch Kälte und Nässe, durch Wetterwechsel, ☉ **vor und bei Gewitter und Sturm**.

Ruhe < (ausgenommen Gelenkschmerzen).

Von 16 bis 4 Uhr <.

Schweiße > und Bewegung >.

Wiederauftretende Absonderungen >, ☉ **zum Beispiel durch Schweiß >**, Nasenfluss > bei Sinusitis, Harnröhrenfluss > bei Epididymitis usf.

Wärme > und warme Anwendungen >.

Bei trockenem Wetter >.

Geist und Gemüt: Verstimmung und Niedergeschlagenheit bis zum Lebensüberdruss. Traurig, mutlos, düstere Stimmung. Weinerlichkeit. Ängstlichkeit und Sorge wegen der Zukunft.

Verdrießlichkeit, wenn nicht alles nach seinem Willen geht. Grundlos erregt und zu Ärger geneigt.

Aber auch Heiterkeit und ungewöhnlich aufgeräumt. Wahnidee, als ob der Körper dünn und schwach wäre und als **müsse er jede Bewegung vermeiden, um ein Auseinanderfallen der verschiedenen Körperteile zu verhindern. ☉ Gefühl, als ob sie aus Glas und zerbrechlich wäre. Schwäche des Kopfes und Unbesinnlichkeit, der Kopf ist eingenommen und zum Denken unfähig.** Zerstreutheit, Unstetigkeit und Neigung, bald dies, bald das zu verrichten.

Neurasthenie
Depression
Idea fixa

Schwindel: Häufiger Schwindel, auch in der Ruhe. Schwindel beim Schließen der Augen.

Kopf: Haare glanzlos, trocken, ausfallend.

Kopfschmerz: Kopfschmerzen wie von einem **Nagel im Scheitel und im Stirnhöcker**. Muss Kopf und Gesicht warmhalten. Kopfschmerz von Teegenuss.

Neuralgie fazial und zephal
Kopfschmerz stechend

Augen: Rötung und Schwellung der Lider und der Bindehaut des Auges, Tränenfluss und Lichtscheu, verwischtes Sehen, besser durch Reiben. Gefühl, wie wenn ein kalter Luftstrom gegen das Auge blasen würde.

Konjunktivitis
Blepharitis
Keratitis
Uveitis
Hordeolum
Chalazion

Ohren: Stechen und Reißen, Ohrgeräusche.

Seromukotympanon chronisch

Nase: Schnupfen wässrig oder versteckt, dicke, grüne, schleimige und eitrige Absonderung. Nasenbluten, Wundheit um die Nasenlöcher und Geschwüre in diesen, ½ Zoll vom Naseneingang entfernt. Niesen bessert viele Beschwerden.

Rhinitis chronisch
Ozaena
Adenoide

Gesicht: Gesichtsschmerzen im linken Wangenknochen bis in das Ohr, die Zähne und die Nase. **Gesichtshaut fettig und wie schmutzig.** Gesichtsfarbe erdig, blass. ☉ **Knotige Verdickungen auf den Nasenflügeln.**

Mund: Speichelfluss. Schleimhaut des Mundes und der Zunge wund, Bläschen im Mund und am Zungenrand, Zahnfleisch geschwollen und schmerzhaft. Geschmack verändert (übel, bitter, salzig, fad, süßlich, sauer).

Stomatitis
Papillom
Ranula

Zähne: ☉ **Die Zähne werden an der Wurzel schlecht, während die Krone gesund bleibt.**

Innerer Hals: Speicheldrüsen und Tonsillen geschwollen, Ausräuspern von zähem, schwer löslichem Schleim; blutiger Schleim. Hals wund und geschwollen, mit Stechen, welches das Schlucken erschwert. Hals trocken und rau. Rauheit und kratzendes Gefühl im Hals mit schwer löslichem Schleim.

Angina tonsillaris chronisch und rezidivierend

Magen: Dyspeptische Beschwerden, ☉ **Beschwerden nach Fett und nach Zwiebeln, besonders Aufstoßen, nach Teegenuss.**

Dyspepsie

Abdomen: Blähsucht und Auftreibung des Leibes, hier oder da sich vorstülpend wie bei Kindsbewegungen. Rumpeln und Knurren im Bauch; Quaken, als ob ein Tier schreit.

Rektum und Stuhl: Durchfall nach dem Frühstück wie aus dem Spundloch. Verstopfung mit harten, dunklen Knollen und heftigem Schmerz in Mastdarm und After.
Durchfälle, mit Schleim vermengt, mit Abgang von reichlichen Winden, jeden Morgen zu gleicher Zeit nach dem Frühstück. Brennen und Stechen nach dem Stuhl. ☉ **Plötzliche Stuhlentleerung, kommt mit einem Male wie herausgeschossen.** ☉ **Verschlimmerung des Durchfalls durch die geringste feste und flüssige Nahrungsaufnahme.** Verstopfung, mühsame Entleerung von harten Knollen, mit Blut, After wund und geschwollen. ☉ **Stühle fettig und ölig.**
After brennend, juckend, übelriechende Absonderungen aus dem After mit Blut und Schleim. Hämorrhoiden brennend und stechend, mit Blutabgang, sehr empfindlich bei Bewegung und Berührung. **Risse im After.** Wundheit des Afters. Hämorrhoiden.

Obstipation
Diarrhö chronisch
Hämorrhoiden
Condylomata acuminata
Analekzem und -fissur

Blase: Brennen und Schneiden beim Harnen, dabei Frösteln. Häufiger Harndrang. Gefühl, als bleibe nach dem Harnlassen noch etwas in der Harnröhre zurück, oder **als laufe ein einzelner Tropfen durch die Harnröhre**. Miktionsstörungen: Langes Nachtröpfeln des Harns, ☉ **Harn kann nicht entleert werden, oder er geht unwillkürlich.** Ständiger Harndrang. ☉ **Heftiger Schmerz zu Ende des Urinierens.**

Zystitis

Prostata:

Prostatitis
Epididymitis

Harnröhre: Harnröhre brennt und juckt. Dünne grüne Absonderung aus der Harnröhre.

Urethritis akut und chronisch

Geschlechtsorgane:
- weiblich: Geschlechtsteile juckend und wund. Schwellung der Schamlippen. Starker Ausfluss, gelbgrün. Heftige Schmerzen in der Gegend der Eierstöcke. Menses verspätet oder zu früh, zu schwach oder zu stark, vorher Schweiße.
- männlich: Erektionen durch Reizung der Harnröhre. Eichel wund, geschwürig, Leistendrüsen geschwollen. Hoden schmerzhaft. Feuchtwarzen an der Glans und am Präputium, leicht blutend. ☉ **Ruft oft die stockende Sekretion wieder hervor.** Geschlechtstrieb erregt oder vermindert, Pollutionen, Impotenz.

Endometritis
Adnexitis
Zervixpolypen blumenkohlartig
Condylomata acuminata
Abortus

Larynx und Trachea:

Laryngitis chronisch
Stimmbandpolyp

Atmung:

Asthma bronchiale

Brust: Stiche in der Brust und Husten nach kaltem Trinken. Drückender Schmerz in der Brust. Herzklopfen bei jeder Anstrengung und ohne solche.

Extremitäten: Schmerzen in den **Muskeln und Gelenken** sind ziehend, reißend und brennend mit scharfen Stichen und Gefühl von Lähmigkeit. Zittern der Glieder, Krachen der Gelenke. Schmerzen bald hier, bald dort im ganzen Körper. Plötzliches Auftreten der Schmerzen und ebenso schnelles Verschwinden. Bewegung in der frischen Luft bessert. **Sichtbare Blutstauung in den Venen.** Auflaufen der Hautvenen. Anschwellung der Lymphdrüsen.

Myalgie chronisch
Arthropathie chronisch und posturethritisch
Neuralgie
Tendovaginitis

Schlaf: Unruhiger, unterbrochener Schlaf.

Frost und Frösteln: Frösteln häufig, friert bei jeder Entblößung. Periodischer Frostschauder. Hitzewallungen zum Kopf und Gesicht, Frost nachmittags. Schweiße nachts und gegen Morgen. Hände und Füße eiskalt.

Schweiß: Übelriechende Schweiße besonders an Füßen und Geschlechtsorganen. **Schweiße an den unbedeckten Teilen.**

Haut: Große Empfindlichkeit der Haut gegen kalte Luft. Jucken, Brennen und Stechen der Haut. **Gesichtshaut fettig, glänzend, sieht schmutzig aus. Nägel spröde und rissig, brechen leicht.** Haare trocken, ausfallend, grau werdend. Auf der Haut Effloreszenzen wie **Vesikel, Pusteln** und rote Flecken, **nässende und eiternde Ekzeme.**

Braune Flecken, erhaben, treten an verschiedenen Stellen auf, besonders im Gesicht, Brust und Nacken. Haut sehr empfindlich gegen Berührung, juckend und brennend. **Warzenbildung,** glatt oder rissig, fleischig und sehr empfindlich, mit rotem Hof.

Ekzem nässend
Naevi schwammig, leicht blutend

Allgemein: Die sichtbaren Venen sind stark gefüllt und gestaut. Puls in der Schlagfolge rasch wechselnd, rasch oder langsam, auch unregelmäßig.

Hypertonie
Impfschäden

465.7
Dosierung

Es werden hohe und ganz tiefe Verdünnungen verwendet herab bis zu D 3 (und D 1). Wenn man bei der Behandlung mehr eine lokale Entzündung ins Auge fasst, so kann man die tiefen Verdünnungen geben, täglich 2- bis 3-mal. Wenn Potenzen nicht greifbar waren, zum Beispiel auf Reisen, habe ich ein winziges Stückchen eines Zweiges kauen lassen – mit bestem Erfolg. Bei alten und konstitutionellen Fällen, und wenn man die Fernwirkungen einer heftigen Infektion angehen will, haben sich hohe Verdünnungen sehr gut bewährt. Die Wiederholung derselben sollte nicht zu oft erfolgen.

465.8
Vergleichsmittel

- Cypressaceae: Sabina officinalis.
- Sykosis: Acidum nitricum, Aristolochia clematis, Gonococcinum, Hedera helix, Kalium iodatum, Kalium nitricum, Medorrhinum, Natrium nitricum, Natrium sulphuricum, Selenium amorphum, Sepia succus.
- Folgen von Nässe und Kälte: Calcium carbonicum, Colchicum autumnale, Dulcamara, Elaterium officinarum, Formica rufa, Natrium sulphu-

ricum, Phytolacca decandra, Rhododendron chrysanthum, Rhus toxicodendron.
- Ruft stockende Sekretionen wieder hervor, wodurch Besserung eintritt: Medorrhinum, Pulsatilla pratensis, Sulphur lotum.
- Schwindel bei geschlossenen Augen: Lachesis muta, Theridion curassavicum.
- Heftiger Schmerz am Ende des Urinierens: Equisetum hyemale, Berberis vulgaris, Medorrhinum, Sarsaparilla officinalis.
- Diarrhö < durch die geringste feste oder flüssige Nahrungsaufnahme: Argentum nitricum, Arsenicum album, Croton tiglium.
- Defäkation gussartig, wie aus dem Hydranten: Croton tiglium, Mandragora officinarum, Podophyllum peltatum.
- Analfissur: Agnus castus, Antimonium crudum, Carbo animalis, Carcinosinum, Cundurango, Graphites naturalis, Hydrastis canadensis, Silicea terra, Paeonia officinalis, Ratanhia peruviana.
- Pankreopathie: Calcium fluoricum, Carbo animalis, Hedera helix, Hydrastis canadensis, Iodum purum, Iris versicolor, Mandragora officinarum, Phosphorus.
- Üble Folgen von Pockenimpfung: Antimonium tartaricum, Carcinosinum, Hepar sulphuris, Mercurius solubilis Hahnemanni, Silicea terra, Sulphur lotum, Vaccinium (Kuhpockenimpfstoff).
- Condylomata acuminata: Acidum nitricum, Cinnabaris, Sabina officinalis, Staphysagria.
- Abortivum: Sabina officinalis.
- Linkslateralität: Hedera helix.

465.9
Literatur

[1] Allen TF. Thuja. Encyclopedia of pure Materia Medica. Bd. 9. New York: Boericke & Tafel; 1874–1880: 596–712

[2] Clarke JH. Thuja. Dictionary of practical Materia Medica. Bd. 2.2. London: Homoeopathic Publishing Company; 1900–1902: 1419–1437

[3] Hahnemann S. Thuja. In: Lucae C, Wischner M, Hrsg. Gesamte Arzneimittellehre. Bd. 3. Stuttgart: Haug; 2007: 1929–1947

[4] Hughes R. Thuja. Cyclopaedia of Drug Pathogenesy. Bd. 4. London: Gould; 1886–1891: 310–372

[5] Mayerhofer CJ. Der Lebensbaum, Thuja occidentalis. Oesterreichische Zeitschrift für Homöopathie 1846; 2 (2): 287–430

[6] Nicklas J. Thuja. Materia medica revisa homoeopathiae. Glees: Gypser; 2013

466 Thymolum – thymol

lt.: Thymolum, dt.: Thymiankampher, engl.: thyme camphor

466.1 Substanz

Mineralia – Organica – Composita – 2-Isopropyl-5-Methylphenol

Es handelt sich um einen gesättigten cyclischen Monoterpen-Alkohol, ein Alkyphenol, das morphologisch eine klare, würzig nach Thymian duftende Flüssigkeit ist, die beim Verkosten im Mund brennt. Mit seinem natürlich vorkommenden Isomer Carvacrol ist es in den Thymianölen verschiedener Majoran-, Thymian- und Origanum-Arten nachweisbar. Seine Herstellung erfolgt heute synthetisch aus p-Cymol und m-Kresol.

Thymol oder Thymiankampfer wird gewonnen aus dem ätherischen Öl einer Anzahl von Pflanzen (Thymus vulgaris, Carum ajowa, Carum copticum, Monarda punctata, Origanum und den Früchten von Trachyspermum amni). Es handelt sich um eine kristallisierende Substanz.

466.2 Pharmakologie und Toxikologie

In seiner antiseptischen Wirkung übertrifft die Substanz Phenol. In hohen Dosen wirkt sie toxisch, ist jedoch im Gegensatz zu Phenol durch seine viel geringerer Löslichkeit im Organismus deutlich weniger toxisch. Eine hautirritative Wirkung ist kaum vorhanden.

Bei länger dauernder Zufuhr auch kleiner Mengen, zum Beispiel als Zahnpaste, kann es bei disponierten Menschen zu Thyreotoxikose kommen. Am Menschen entstehen nach Einnahme hoher Dosen (6 bis 12 g) Zephalgien, Erbrechen, Diarrhöen mit starken Schmerzen, Schwindel- und Rauschzustände, Tinnitus, Exantheme, scharlachartig oder auch pustulös, Nierenstörungen (Albuminurie), in ernsten Fällen Synkopen; Krämpfe werden von einem Teil der Beobachter geleugnet, aber von anderen angegeben.

466.3 Anwendung

Es findet Verwendung bei Dyspepsien, Bronchitiden, Pertussis, Helminthiasis, als Fungizid, bei Wundbehandlung, in Zahnpasta und als Konservierungsmittel anatomischer Präparate.

Wegen seiner desinfizierenden Eigenschaften vielfach verwendet bei *Wunden*, gegen *Helminthiasis* aller Art, besonders auch gegen Hakenwürmer, gegen *Aktinomykose*.

Nach der Arzneimittelprüfung werden besonders der Magen, die Geschlechtsorgane und in geringerem Grade das Nervensystem ergriffen.

Kann klinische Verwendung finden bei fauler *Dyspepsie*, bei *Enteritis*, bei *Blasenstörungen*, bei *sexueller Überreizung*, bei blutiger *Leukorrhö*, bei *Prostataleiden* (?).

466.4 Arzneimittelprüfung

Die Arzneimittelprüfung wurde von Griggs an einer Prüfergruppe von 6 Männern, 2 Frauen und einem Mann als Kontrolle vorgenommen. Es wurde begonnen mit der D 3 für 2 Wochen, D 2 für weitere 2 Wochen, und dann D 1 solange wie es die Prüfer aushielten, annähernd 10 Tage [1].

466.5 Arzneimittelbild

Geist und Gemüt: Verwirrung, Redseligkeit, Ruhelosigkeit. Traurigkeit mit Kopfschmerz.

Kopf: Zusammenschnürendes Gefühl mit Besserung beim Niederliegen und bei äußerer Wärme. Kopfschmerzen an den Seiten, im Hinterkopf.

Ohren: Ohrgeräusche, Gehör vorübergehend aufgehoben.

Tinnitus

Mund: Wässriger Speichelfluss mit Übelkeit.

Magen: Aufstoßen von Schleim, mit Brennen und Übelkeit und Magendrücken, Verschlimmerung durch Tabak. Nausea, besser durch Essen. Erbrechen.

Rektum und Stuhl: Durchfall mit Schleimhautfetzen. Durchfall gefolgt von Verstopfung. Schmerz im After bei Durchfall.

Blase: Häufiger Harndrang. Harnabsonderung aussetzend.

Niere: Nierenschmerzen, gegen das Gesäß ziehend.

Urin: Harn reichlich, mit Eiweiß, schwarzgefärbt, beim Stehen grünlich.

Geschlechtsorgane:
- weiblich: Leukorrhö, bräunlich, blutig, übelriechend, dünn wässrig. Menses klumpig, spärlich, verlängert. Schmerzen in den Ovarien und der Gebärmutter vor und während der Menses.
- männlich: Samenergüsse mit erotischen Träumen; beim Stuhlgang.

Husten und Expektoration: Husten infolge von Kitzel im Kehlkopf.

Rücken: Rückenschmerzen, bei Kopfschmerzen, in der Lumbosakralgegend, in das Gesäß ziehend.

Allgemein: Konvulsionen klonischer Art.

466.6
Dosierung

Empfehlenswert Potenzen ab der 6. Verreibung.

466.7
Literatur

[1] Griggs WB. Thymol. Hahnemannian 1941; 76: 657–665

[2] Stephenson J. A materia medica and repertory. Bombay: Roy; 1963

467 Trifolium pratense – trif-p

lt.: Trifolium pratense, dt.: Wiesenklee, Roter Klee, engl.: red clover

467.1
Substanz

Planta – Leguminosae (gleich Fabaceae, früher Papilionaceae, Hülsenfruchtgewächse) – **Trifolium pratense**

Es handelt sich um ein 20 bis 60 cm hohes, perennierendes Kraut mit aufrechten kahlen Stängeln. Die Laubblätter sind dreiteilig gefiedert. Die Pflanze bildet von April bis Oktober einen kugeligen Blütenstand aus, der viele rosa Einzelbüten enthält. Sie ist verbreitet in Europa, Asien und Nordafrika, auch in Amerika und Australien als Futterpflanze eingebürgert. Aufgrund der an ihren Wurzeln lebenden Knöllchenbakterien sind sie zur Stickstofffixierung befähigt, sodass sie zur Gründüngung im Rahmen der Drei-Felder-Wirtschaft geeignet sind.

Homöopathische Verwendung findet die Blüten-Tinktur.

467.2
Pharmakologie und Toxikologie

Hauptinhaltsstoffe sind die Isoflavone, hier speziell das Formononetin.

467.3
Anwendung

In Nordamerika findet es Anwendung bei Pertussis und Husten sowie bei Masern und Phtisis.

Homöopathische Anwendung findet die Zubereitung bei Entzündungen der Parotis und der oberen Atemwege (nach Kommission D).

Nach Cooper ruft Trifolium pratense bei Pferden *Salivation* und *Diarrhö* hervor, wenn sie zu viel davon fressen. Nach diesem ist es hilfreich bei *Mumps* und *Pankreasaffektionen*. Hale erwähnt es als Heilmittel beim *Keuchen der Pferde*. Felter gibt Trifolium pratense Personen, die zu *Krebs* disponiert sind. Er fand, dass es das Wachstum der Tumoren aufhält und das Allgemeinbefinden der Patienten hebt. Es verhinderte die Ulzerierung des Krebses; wenn die Ulzerierung bereits eingetreten sei, hält er es nicht mehr für angezeigt. Weiterhin wird es von dem gleichen Autor gegen hyperämische und geschwürige Zustände in der Schienbeingegend bei alten Leuten empfohlen.

467.4
Arzneimittelbild

Geist und Gemüt: Gedanken am Morgen verwirrt. Kopf benommen; kann nicht denken und sich nicht erinnern.

Kopf: Kopf fühlt sich voll mit Blut.

Kopfschmerz: Erwachen morgens mit Kopfweh. Stirnkopfweh.

Innerer Hals: Gefühl im Rachen trocken, Fremdkörpergefühl, muss ständig räuspern. Wundheit und Heiserkeit, Trockenheit, Rauheit und Fremdkörpergefühl im Hals, muss ständig schlucken, räuspern und husten. Scharfer Schmerz im Zäpfchen, welcher mir die Tränen heraustreibt.

Abdomen: Bauchkrümmen.

Rektum und Stuhl: Verstopfung. Nach jeder Stuhlentleerung gehen einige Tropfen Blut ab, mit dem Gefühl, als ob die Gedärme infolge ihres Gewichts prolabieren wollten. Schleimabgang beim Stuhl.

Blase: Die Schleimhäute der ganzen Harnwege sind gereizt. Starker Harndrang mit Vermehrung der Harnmenge, dabei trotzdem hohes spezifisches Gewicht des Harns. **Harndrang nach dem Harnlassen.**

Niere: Unbehagen und Wundheitsgefühl in den Nieren.

Atmung: Im geschlossenen Raum Gefühl, als könne er nicht genug Luft bekommen, fühlt sich besser im Freien und in einem kühlen Raum, dort wenig Reiz im Hals.

Husten und Expektoration: Ständiger Reiz in Pharynx und Trachea ruft dauernden trockenen, harten Husten hervor, mit Ansammlung von Schleim. Hustenreiz von den Bronchien ausgehend, einen kurzen, hackenden Husten auslösend. Brustbeklemmung beim Atmen. Gefühl nach dem Niederlegen, als müsse ich verunreinigte Luft atmen. Gefühl in den Lungen, wie voll von Blut, muss den geschlossenen Raum verlassen wegen Enge auf der Brust; beim Gehen an die frische Luft musste ich husten, darauf reichliche Expektoration und Aufstoßen. Beim Niederliegen oder Zurückneigen Gefühl von Atemnot. Beengung auf der Brust, wie wenn die Luft stark verunreinigt wäre.

Allgemein: Im geschlossenen Raum schwach, besser an der frischen Luft. Am Abend fühle ich mich besser in jeder Hinsicht. Schlaf schlecht und nicht erfrischend. Puls schwach; 1 oder 2 Schläge aussetzend, nachher Puls springend.

467.5
Dosierung

Bei Husten werden tiefe Potenzen D 2 bis D 4 vorgeschlagen.

467.6
Vergleichsmittel

- Leguminosae: Alfalfa, Baptisia tinctoria, Copaiva, Cytisus laburnum, Dolichos pruriens, Lathyrus sativus, Lespedeza sieboldii, Melilotus officinalis, Ononis spinosa, Physostigma venenosum, Robinia pseudacacia, Sarothamnus scoparius, Senna.
- Husten besser an der frischen Luft: Bryonia alba, Hedera helix, Pulsatilla pratensis.

467.7
Literatur

[1] Allen TF. Trifolium pratense. In: Allen TF, Hrsg. Encyclopedia of pure Materia Medica. Bd. 10. New York: Boericke & Tafel; 1874–1880: 22–25

[2] Clarke JH. Trifolium pratense. In: Clarke JH, Hrsg. Dictionary of practical Materia Medica. Bd. 2.2. London: Homoeopathic Publishing Company; 1900–1902: 1450–1451

[3] Duncan. Trifolium pratensis. Transactions of the American Institute of Homoeopathy 1870; 8: 237

[4] Felter HW. Some neclected Remedies. Trifolium. Homoeopathic Recorder 1899; 14 (9): 431

468 Trillium pendulum – tril

lt.: Trillium erectum, dt.: Amerikanische Waldlilie, Braunrote Dreizipfellilie, engl.: beth root

468.1 Substanz

Plantae – Melanthiaceae (Germergewächse) – **Trillium erectum**

Es handelt sich um ausdauernde, krautige Pflanzen, die Rhizome als Überdauerungsorgan ausbilden. Die zwittrigen Blüten sind meist rot bis purpur und bilden nur drei Hochblätter aus. Sie bilden beerenartige Kapselfrüchte aus. Heimisch ist die Pflanze in den mittleren und westlichen Staaten der USA.

Homöopathische Verwendung findet der frische Wurzelstock.

468.2 Pharmakologie und Toxikologie

Diosgenin ist der Hauptwirkstoff in Trillium erectum. Er findet sich ebenso in Dioscoreaceae und Solanaceae. Diosgenin wird in riesigen Mengen aus den Wurzelknollen mexikanischer Diascorea-Arten gewonnen und bildet den Ausgangsstoff zur Synthese von Steroidhormonen.

468.3 Anwendung

Die Anwendung der aus der Wurzel hergestellten Tinktur stammt ursprünglich von den Indianern, welche von ihr Gebrauch bei Hämorrhagien des Uterus gemacht haben. Bei Hämorrhagien ante partum, post partum, des Klimakteriums und bei Myom, überhaupt bei sämtlichen Menorrhagien wurde Trillium pendulum hilfreich befunden. Ein führendes Symptom ist Menorrhagie mit Elendigkeit und Senkungsgefühl im Magen, dabei kalte Glieder und schneller, schwacher Puls. Auch bei Blutungen der Nase und nach Zahnziehen wurde es lokal angewendet. Die Menorrhagien sind eher aktiver als passiver Art und werden schlimmer bei jeder Arbeit. Besonders typisch ist ein Gefühl, als ob das Kreuz auseinanderbrechen wollte; hat das Bedürfnis, zusammengehalten zu werden.

Homöopathische Anwendung findet die Zubereitung bei Hämorrhagie und deren Folgen, sowie Lumbalgie (nach Kommission D).

Hämorrhagien aus allen Organen mit reichlichem Blutverlust, entweder dunkelklumpig oder **besonders hellrot, aktiv**. *Epistaxis, Hämatemesis*, Dysenterie mit *Hämatochezie, Hämaturie*, **Menorrhagie peri- und postpartum** (es wurde in Nordamerika als Birthroot bezeichnet), bei *Abortus imminens, peri-* und *postmenopausalen Hämorrhagien*, bei *Polymenorrhö*, selbst zweiwöchentlicher Menses, *Myomhämorrhagien*. **Gefühl, als ob Lenden- und Kreuzgegend auseinanderfallen wollten** und zusammengebunden werden müssten. Heftiger Schmerz in Rücken und Kreuz.

Dabei allgemeines Gefühl von Schwäche im ganzen Körper. Kälte der Glieder und schneller, schwacher Puls. Gefühl des Herabdrängens in den weiblichen Teilen, „Blutung mit Schwäche." Leukorrhö. Verschlimmerung bei jeder Bewegung.

468.4 Dosierung

Niedere Verdünnungen und Tinktur. Örtlich kann ein mit der Tinktur getränkter Tampon zum Stillen von Zahnblutungen gebraucht werden.

468.5 Vergleichsmittel

- Melanthiaceae: Sabadilla officinalis, Veratrum album, Veratrum viride.
- Menorrhagie aktiv: Erigeron canadensis, Millefolium, Ipecacuanha, Cinnamonum verum, Sabina officinalis.

468.6
Literatur

[1] Allen TF. Trillium cernuum. Encyclopedia of pure Materia Medica. Bd. 10. New York: Boericke & Tafel; 1874–1880: 637–638

[2] Clarke JH. Trillium. Dictionary of practical Materia Medica. Bd. 2.2. London: Homoeopathic Publishing Company; 1900–1902: 1452–1454

[3] Hale EM. Trillium pendulum. (Birth Root). New Remedies. 5. Aufl. Philadelphia: Boericke & Tafel; 1897: 403–408

469　Tuberculinum – tub

lt.: Tuberculinum, syn.: Tuberculinum Koch, dt.: Tuberkulin, engl.: tuberculinum Koch

469.1
Substanz

Nosode – Mycobacteriaceae – getrocknete humane oder bovine Stämme von Mykobakterium tuberculosis (Kommission D) – **Tuberculinum Koch**

Cave: Nicht verwechseln mit Tuberculinum Koch alt, bei welchem das Ausgangsmaterial Alttuberkulin ist, das hitzekonzentrierte Filtrat eines flüssigen Nährmediums, auf dem ein humaner oder boviner Stamm von Mykobakterium tuberculosis gezüchtet wurde.

Als Nosode ist sie dem Miasma[546] der Tuberkulose zugeordnet.

469.2
Klinik des Erregers

Es handelt sich bei dem Erreger um ein unbewegliches, nicht sporenbildendes, säurefestes, obligat aerobes Stäbchenbakterium, ein Mykobakterium. Dieses ist fakultativ intrazellulär. Als Pathogenitätsfaktor besitzt es eine dicke Lipidkapsel, die ihm die intrazelluläre Persistenz nach Phagozytose ermöglicht.

95 % aller Tuberkulose-Erkrankungen in Deutschland werden durch Mycobacterium tuberculosis verursacht, nur 0,1 % durch Mycobacterium bovis.

Robert Koch[547] berichtete am 24.3.1882 während seines Vortrages vor der Berliner Physiologischen Gesellschaft: „Das Resultat dieser Untersuchungen war also, daß konstant in tuberkulös veränderten Geweben Bazillen vorkommen, daß diese Bazillen sich vom Körper trennen und in Reinkultur lange Zeit halten lassen, daß die mit den isolierten Bazillen in der verschiedensten Weise infizierten Tiere tuberkulös werden. Daraus lässt sich schließen, daß die Tuberkelbazillen die eigentliche Ursache der Tuberkulose sind und letztere also als eine parasitische Krankheit anzusehen ist." 1905 erhielt er den Nobelpreis für Medizin.

Ansteckend sind Personen, bei denen der Krankheitsherd Anschluss an die Luftwege bekommen hat, die offene TB. Der Übertragungsweg ist aerogen durch Tröpfcheninfektion.

Bei der Tuberkulose handelt es sich um eine chronische, zyklisch ablaufende Infektionskrankheit. Die Inkubationszeit beträgt 6 bis 8 Wochen. Nur 5 bis 10 % der immunkompetent Infizierten erkrankt. In den meisten Fällen wird der Herd immunologisch abgekapselt (latent tuberkulöse Infektion, LTBI). Auch nach Jahren kann es bei Schwächung des Immunsystems zur Reaktivierung kommen. In 80 % ist die Lunge befallen.

Die Initialsymptome sind unspezifisch und äußern sich in Husten, manchmal Brustschmerzen und Dyspnoe, es entwickelt sich ein reduzierter Allgemeinzustand, subfebrile Temperaturen, Schweiße, besonders nachts. Kinder sind oft asymptomatisch und fallen lediglich durch eine Entwicklungsverzögerung auf.

Über Aktivierung des T-Zell-Systems kommt es zu den für die Tuberkulose typischen granulomatösen Entzündungsreaktionen.

469.3
Anwendung

Das Arzneimittelbild von Tuberkulinum Koch wurde gewonnen durch Zusammenstellung der damit in der Tuberkulinära geheilten Fälle wie auch der dabei zustande gekommenen Nebenerscheinungen und Schädigungen. Dazu kam noch eine Prüfung am Gesunden von Thacher [6]. Alle für Tuberkulinum charakteristischen Erscheinungen wurden aus der klinischen Arbeit heraus bis in die Neuzeit gesammelt. In dem folgenden Arznei-

---

[546] Das Miasma ist eine Zustandsbeschreibung des Individuums, die auf verschiedenen Betrachtungsebenen ähnlich charakterisiert werden kann.

[547] Robert Koch, 1843–1910, deutscher Arzt und Mikrobiologe.

mittelbild habe ich mich besonders an die Angaben von Léon Vannier gehalten. – Vannier unterscheidet den Tuberkulösen vom **Tuberkuliniker**, unter welchem er den Patienten versteht, der durch die Tuberkuloseinfektion nicht tuberkulös, jedoch durch die latent gebliebene Infektion in seinem Konstitutionsbild einschneidend verändert wurde. Für diesen ist das Tuberkulinum das Hauptkonstitutionsmittel. Die von Vannier geforderte „Drainage" bei der Tuberkulinbehandlung (siehe unten) ist sehr beachtenswert [7].

Tuberkulinum Koch ist nur bei der **tuberkulösen** *Fibrosklerose,* der *prolongierten Tuberkulose,* die nicht heilen will, angezeigt, und zwar besonders bei blonden, blauäugigen Personen mit engem, schlankem Brustkorb, bei Individuen von schwächlich-asthenischem Habitus mit gesteigerter geistiger Aktivität, ferner bei frühentwickelten, rasch emporgeschossenen Kindern. Bei aktiven Prozessen der Lunge ist der Verwendung von Tuberkulin Koch dringend zu widerraten.

Beim „**Tuberkuliniker**" (prätuberkulöses Stadium ohne objektiven, aktiven klinisch-röntgenologischen Befund) sind die Indikationen jedoch außerordentlich zahlreich: Chronische **Obstipation,** chronische *Enteritis, Dyspepsie* mit oder ohne Zahnerkrankungen, *rezidivierende Infekte* der Luftwege, **Störungen der Harnwege** (*Koliurie* entwickelt sich oft auf einem tuberkulinischen Terrain), *Affektivitätsstörungen* mit hartnäckigen Kopfschmerzen und depressiven Erscheinungen usw. Die Widerstandskraft gegen Erkältungen beziehungsweise katarrhalische Infektionen ist herabgesetzt; nicht selten liegt eine hereditäre Belastung zugrunde.

Ein Mittel von der größten Bedeutung ist Tuberkulin Koch bei *extrapulmonaler Tuberkulose* an allen Organen, sofern sich diese nicht in einem Zustand von Aktivität, Fieber oder gar Kachexie befinden. Besonders bei Tuberkulose der Lymphknoten, der Knochen und Gelenke, der Nieren und Blase, der Genitalorgane, der Haut, der Augen usw. findet es oft entscheidende Verwendung, nicht ohne dass sich gelegentlich kritische Erstverschlimmerungen einstellen.

Als **Reaktionsmittel** bei allen solchen Krankheiten, wenn sie unter dem Gebrauch gut gewählter homöopathischer Mittel nicht heilen wollen, ist Tuberkulinum Koch entscheidende Bedeutung beizumessen. Es wird unter Beobachtung der Reaktion in langen Zeiträumen als Zwischenmittel wiederholt.

Bei einer *aktiven Tuberkulose* und beim *febrilen Tuberkuliniker* ist Tuberkulin absolut kontraindiziert! Leitend, wie überhaupt in der Homöopathie, die Analogie zwischen den Symptomen des Kranken und denen des Arzneimittelbildes von Tuberkulinum Koch. Die Tuberkulinum-Koch-Symptome beim Kranken weisen nicht nur auf das passende Mittel, sondern geben auch einen Hinweis auf die Ätiologie.

Man sollte Tuberkulinum Koch, wie jedes andere Tuberkulinum, nicht ohne gleichzeitige Drainage mit einem „Drainagemittel" anwenden! Die Ausscheidungsorgane, deren Funktion meist gehemmt und ungenügend ist, müssen angeregt werden, die von dem Tuberkulinum freigemachten Toxine auszuscheiden; andernfalls gibt es eine Toxinüberschwemmung des Organismus, die bedrohliche Zustände mit gefährlichen Verschlimmerungen hervorrufen kann.

In der Pädiatrie misst Frau H. Imhäuser der Tuberkulinbehandlung in folgenden Fällen Bedeutung zu:
1. Kinder, die dem Tuberkulinbild entsprechen, ohne mit Tuberkelbazillen infiziert worden zu sein.
2. Kinder, die mit der Tuberkulose infiziert, also Kinder, die nachweislich mit Tuberkulinbazillen infiziert worden sind und eine positive Tuberkulinprobe aufweisen, z. B. Frühfälle ohne Organmanifestation. Ist der vordem negative Moro (nach früherer BCG-Impfung) in jüngster Zeit positiv geworden, so ist eine Behandlung mit Tuberkulinum in jedem Fall – unabhängig von den Symptomen – angezeigt. Man ist immer wieder überrascht, in welch kurzer Zeit nach einer einzigen Gabe Tuberkulinum Koch D 200 eine Wendung zum Besseren eintritt, insbesondere, was die Stimmung, den Schlaf und den Appetit angeht.
3. Bei *Erythema nodosum* als Übergang zu den Fällen von *Organtuberkulose.* Es ist im Kindesalter nicht selten tuberkulöser Genese und geht im Allgemeinen der Organmanifestation voraus.
4. Bei Fällen von *Organtuberkulose.* Die Beobachtungen von Imhäuser erstrecken sich nur auf

Fälle von *Hiluslungentuberkulose* und auf Nachbehandlung von *tuberkulöser Meningitis*. Auch hier ist Tuberkulinum Koch ein nicht zu unterschätzendes Heilmittel, selbst dann, wenn neben der Nosode Tuberkulostatika gegeben werden. Während Tuberkulinum Koch sonst nur bei extrapulmonaler Tuberkulose verwendet wird, berichtet Imhäuser auch hier von sehr guten Erfolgen von Tuberkulinum Koch D 200 in mehrwöchentlichem Abstand.

3-jähriges Mädchen. Seit Wochen schlecht gegessen, sonst nicht aufgefallen. Tuberkulinprobe positiv. Im Röntgenbild Hilustuberkulose mit perihilärem Infiltrat. Der Lungenfacharzt empfiehlt Heilstättenbehandlung. Bis dahin sollen Tuberkolostatika verabreicht werden. Das abgemagerte Kind erholte sich darauf prächtig. Die Blutsenkung ging in 14 Tagen von $^{19}/_{45}$ auf $^{2}/_{6}$ zurück. Entsprechend besserte sich der Röntgenbefund. Als nach 4 Monaten der Antrag auf Heilstättenbehandlung genehmigt wurde, hielt der Lungenarzt eine solche eigentlich nicht mehr für notwendig. Das Kind hatte bis zu diesem Zeitpunkt im ganzen 3 Gaben Tuberkulinum Koch bekommen.

Nach Imhäuser ist heute die Behandlung der *tuberkulösen Meningitis* im akuten Stadium eine Domäne der Allopathie, die Behandlung der Restzustände gehört in das Aufgabengebiet der Homöopathie. Sie berichtet über einen 27-jährigen Postbeamten, der nach überstandener tuberkulöser Meningitis an starken Kopfschmerzen litt. Er erhielt Tuberkulin D 200, mit Wiederholung nach 2 Monaten. Nach der 1. Gabe heftige Erstverschlimmerung. Darauf voll arbeitsfähig.

5. Verwendet Imhäuser Tuberkulinum bei Kindern, die dem Tuberkulinismus nach Vannier entsprechen, sich also mit dem tuberkulinischen Terrain auseinandersetzen.

469.4
Arzneimittelprüfung

Es wurde von Nebel einer Arzneimittelprüfung unterworfen.

469.5
Arzneimittelbild

Die von Kranken gewonnenen Symptome sind nicht gekennzeichnet. Sie überwiegen hier an Zahl und Bedeutung.

Leitsymptome: Rapider Körperverfall und starke Abmagerung.

Trotz Schwäche dauernder Lagewechsel.

Außerordentliche Veränderlichkeit aller psychischen und körperlichen Symptome.

Heftiger, aus dem Bett treibender Durchfall morgens um 5 Uhr.

Lufthunger trotz Frierens und Verlangens nach warmer Einhüllung.

Himbeerzunge.

Immer wiederkehrende Erkältungskrankheiten, wie Rhinitis, Angina tonsillaris, Asthma bronchiale, Zystitis und Pyelitis; besonders Koli-Pyelozystitis.

Enuresis, Schwäche und Reizbarkeit der Blase auch am Tage.

Chronisches oder rezidivierendes Ekzem.

Adenopathie.

Tuberkulöse Prozesse an allen Organen, vor allem bei extrapulmonaler Tuberkulose (Gegenindikation: Fieber).

Bei Lungentuberkulose nur in torpiden Stadien.

Bei nervöser Reizbarkeit (toxische Wirkung).

Geringste Anstrengung <, zum Beispiel kurzer Ausgang.

Morgens < – von 3 Uhr ab (Schweiße und Durchfälle).

Im geschlossenen Raum <.

Schroffer Wetter- und Temperaturwechsel <, Sommerhitze <. Ruhe >. Aufenthalt im Freien >, verlangt stets offenes Fenster.

Geist und Gemüt: Körperliche und seelische Abgeschlagenheit; Depression, Melancholie; üble Laune (besonders morgens beim Aufstehen), Reizbarkeit; **Angst (besonders vor Hunden, aber auch vor anderen Tieren)**. Die Reizbarkeit fällt besonders auf bei vorher sanften und ruhigen Menschen. Außerordentliche Empfindlichkeit gegenüber Musik. Bizarre Vorstellungen (Gegenstände im eigenen Zimmer erscheinen fremd oder an einem anderen Platz aufgestellt).

469 – Tuberculinum – tub

Neurasthenie auf tuberkulöser Grundlage

Kopfschmerz: Intensiver chronischer Kopfschmerz, vom rechten Auge zum rechten Hinterhaupt oder zum linken Ohr ziehend; Kopfschmerzen wie von einem Eisenband um den Kopf. **Schüler- und Studentenkopfweh**, schlimmer durch geistige Anstrengung, nach Essen besser. Kopfweh mit Schweißen, Gliederschmerzen und Schlaflosigkeit; mit Appetitverlust, Abmagerung und Depression; Kopfweh mit geschwollenen Augen morgens.

Zephalgie nach geistiger Anstrengung
Schulkopfschmerz

Augen: Geschwollene Augenlider; rezidivierende Gerstenkörner, besonders am rechten Oberlid, die grünlichen Eiter enthalten.

Ophthalmie chonisch-tuberkulös
Ophthalmia scrophulosa[548]

Ohren: Chronischer, schmerzloser, grünlicher Otorrhö; unregelmäßige Ränder der Trommelfellperforation.

Tuberkulose des Mittelohrs

Nase: Schnupfen bei geringer Abkühlung mit viel Niesen, häufige, sehr schmerzhafte Furunkel des Naseneinganges, der Nasenflügel, der Oberlippe mit grünlichem Eiter. Überempfindlichkeit gegen Küchengerüche.

Rhinitis chronisch rezidivierend

Mund: Foetor ex ore faulig; übler Mundgeschmack nach ranzigem Fett oder metallischer Geschmack. Zahnfleischschwellung mit Geschwürsbildung. **Belegte, oft himbeerartige Zunge**; Gefühl des Verbranntseins der Zunge. Zungenspitze schmerzhaft. Starker Durst auf kleine Mengen Wasser. **Abneigung gegen alle Nahrungsmittel**, besonders **gegen Fleisch und Süßigkeiten**. Verlangen nach kalter Milch.

Parodontitis

Zähne: Klebriger Überzug über den Zähnen, der den Kranken sehr belästigt. Wackeligwerden der Zähne mit Pyorrhö.

Innerer Hals: Chronische Tonsillenhypertrophie mit trockenem Rachen und Gefühl des Verbranntseins. Heftige Schluckschmerzen. Retropharyngealer Abszess.

Angina tonsillaris chronisch rezidivierend

Äußerer Hals: Schmerzhafter, steifer Hals mit Halsdrüsenschwellung. Drüsenschwellungen am Hals. Drüsen hart und schmerzhaft.

Thyreopathie

Magen: Widerwillen gegen Geruch und Anblick von Speisen. Häufiges Erbrechen, das vorhandenes Kopfweh bessert; Erbrechen von kaltem Schweiß und Schwäche begleitet. Krampfschmerzen im Magen und im Bauch mit Geblähtsein und schmerzhafter Spannung.

Appendizitis chronisch rezidivierend
Enteritis chronisch
Mesenterial- und Lymphdrüsentuberkulose

Rektum und Stuhl: Brüske Diarrhö mit heftigem Drang gegen 5 Uhr morgens, mitunter mit Husten, **stets mit fortschreitender Abmagerung**, selbst bei gutem Appetit, Stuhl wässrig, bräunlich bis schwarz, stets spritzend entleert, stinkend, oft wie alter Käse riechend. Stuhlentleerung mit großer Schwäche hinterher und profusen Nachtschweißen. Durchfall den ganzen Tag über 6- bis 10-mal täglich, wenn auch morgens stärker.

---

[548] Ophthalmia scrophulosa ist gekennzeichnet durch Konjunktivitis, Blepharitis, Entzündung der Tunica conjunctiva bulbi (mehrschichtiges unverhorntes Plattenepithel mit wenigen Becherzellen) und der Glandulae tarsales (Maibom'sche Drüsen). Die skrophulösen Augenentzündungen lassen sich klinisch leicht an der extrem ausgeprägten Photophobie und der Modalität morgens>, abends>(entgegen aller anderen Augenentzündungen) ohne viel Mühe diagnostizieren [8].

Blase: Miktionserschwerung; **muss sich anstrengen, um während des Stuhlganges zu urinieren**. Langsame, aber häufige Harnentleerung, besonders bei Wetterwechsel.

> *Enuresis*
> *Pyelozystitis rezidivierend*
> *Tuberkulose der Niere und Blase*

Urin: Trübe, wolkig, riecht oft nach gekochten Bohnen. Albuminurie, Peptonurie, Hämaturie mit Nierenschmerzen. Bettnässen.

Geschlechtsorgane:
- weiblich: **Menses sehr verfrüht, alle 3 Wochen, sehr stark und langdauernd**, mit intensiven Schmerzen im Unterleib, in den Nieren, in der Lumbalgegend, die das Gehen behindern und sich beim Einsetzen der Blutung verschlimmern.

> *Dysmenorrhö*

- männlich: Hodenschmerzen und -schwellungen, besonders rechts, Hydrozele.

> *Tuberkulose der Testes, der Prostata, der Vesicula seminalis*

Larynx und Trachea: Trockenheit im Kehlkopf, die zum Husten reizt; intermittierende Heiserkeit (klare Stimme und tonlose Stimme wechseln 1- bis 2-tägig ab). Matte, glanzlose Stimmbänder; allmähliches Anschwellen der aryepiglottischen Falten, die sich dick belegen, graue, leicht erhabene Punkte oder weißliche, an der Peripherie gerötete Flecke zeigen.

Sprache und Stimme: Häufig wiederkehrende schmerzhafte Heiserkeit.

Atmung: Atembeschleunigung ohne wirkliche Dyspnoe, verschwindet, wenn man mit dem Kranken spricht.

Husten und Expektoration: Reizhusten, abends stärker, hindert Einschlafen; Husten strahlt in die Arme. Vermehrter Auswurf, geballt, eitrig; erschwertes Auswerfen, danach Oppression mit vermehrter Respiration; **Dyspnoe, Lufthunger (wichtiges Zeichen!)** trotz Frierens und Verlangens nach warm Eingehülltsein.

Brust:

> *Bronchitis chronisch rezidivierend*
> *Asthma bronchiale*
> *Lungentuberkulose im Latenzzustand*
> *Pleuritis exsudativa in der Rekonvaleszenz*

Herzklopfen frühmorgens Herzklopfen mit Husten und heftigen Lungenschmerzen; Herzklopfen bei tiefem Atmen und beim Erheben des Kopfes vom Kissen. Puls beschleunigt, meist der Temperatur entsprechend.

> *Kardiopathie thyreogen*

Rücken: Gefühl, als wenn die Bekleidung des Rückens feucht wäre. Schmerzen in den Lendenwirbeln, die in die Beine strahlen.

Extremitäten: Gefühl der Schwere und Schwäche in den Gliedern mit durchschießenden Schmerzen. Allgemeine Zerschlagenheit, Knochenschmerzen, verschlimmert vor einem Gewitter, gebessert durch Bewegen. Ziehende Schmerzen in den Schultern, in die Arme strahlend, verschlimmert durch Husten, mit Händezittern; in den Rücken und in die Beine, besonders in das rechte Bein ausstrahlende Schmerzen. Häufige Wadenkrämpfe. Kalte Füße im Bett.

> *Erkrankungen des rheumatischen Formenkreises*
> *Knochen- und Gelenktuberkulose*
> *Stillsyndrom*

Schlaf: Frösteln beim Einschlafen; Schlafsucht nach dem Essen; Wachsein morgens zwischen 1 und 3 Uhr; Schläfrigkeit am Morgen.

> *Insomnie auf tuberkulöser Grundlage*

Schweiß: Schweiße bei geringer physischer und psychischer Anstrengung. Schweiße während des Schlafes, die Wäsche gelb färbend.

Haut: Ekzem über den ganzen Körper mit intensivem Jucken, verschlimmert nachts, beim Auskleiden, nach Baden, durch Hitze, beim Darandenken, gebessert durch kaltes Wasser. Trockenes Ekzem mit starkem Jucken und weißlichen Schuppen wie Kleie. Flechten aller Art. Nässendes Ekzem hinter den Ohren, an behaarter Haut, in den Hautfalten, von lebhafter Rötung und sehr schmerzhaft. Harte subkutane Knoten (Erythema nodosum). Kleine bronzeartige Punkte, als ob die Haut mit dem Höllensteinstift touchiert wäre.

Ekzem
Acne vulgaris
Psoriasis
Lupus erythematodes

Allgemein: Sehr kälteempfindlich, erkältet sich leicht. **Schmerzen sehr variabel, wechseln oft alle 5 Minuten ihren Platz**, kommen und verschwinden plötzlich.

469.6
Dosierung

Tuberkulinum Koch und Bacillinum (Tuberkulinum Burnett) werden in hoher Potenz, D 30 bis D 200 bis D 1000 oder den entsprechenden Centesimalpotenzen, gegeben. Eine Wiederholung der Dose soll erst nach längerer Pause (mindestens 2 bis 4 Wochen) erfolgen, da es sehr lange und tief wirkt. Die Wiederholung darf frühestens nach Abklingen der vorhergehenden Gabe erfolgen. Ohne weitangelegte Planung, bei der man sich Zeit lassen kann, sollte Tuberkulinum nicht eingesetzt werden.

469.7
Vergleichsmittel

- Nosoden: Anthracinum, Bacillinum, Carcinosinum, Lyssinum, Medorrhinum, Psorinum, Pyrogenium, Syphilinum, Tuberculinum Klebs, Tuberculinum Koch alt, Tuberculinum Marmoreck.
- Zephalgie wie ein Eisenband um den Kopf: Bacillinum.
- Schüler- und Studentenkopfschmerz: Calcium phosphoricum.
- Zephalgie, Essen >: Anacardium occidentale, Ignatia amara, Mandragora officinarum, Psorinum.
- Praktisch kann Tuberkulinum Koch zusammen mit jedem der sogenannten „psorischen" Mittel indiziert sein; die häufigst angezeigten Konstitutionsmittel sind: Natrium muriaticum, Ferrum metallicum, Kalium carbonicum, Iodum purum, Arsenicum album, Sepia succum, Silicea terra, Sulphur lotum, Sulphur iodatum. Nach L. Vannier ist meist Sulphur iodatum dem reinen Sulfur vorzuziehen, da Letzteres in hoher Potenz häufig Abmagerung hervorruft, die durch eine oder zwei Gaben von Natrium muriaticum in hoher Potenz abgebremst werden kann.
- Als Drainagemittel kommen bei der Verordnung von Tuberculinum Koch alt in erster Linie in Betracht: Berberis vulgaris, Crataegus oxyacantha, Ignatia amara, Nux vomica, Pulsatilla pratensis, Rhus toxicodendron, Solidago virgaurea.
- Ekzem, kaltes Wasser >: Graphites naturalis.
- Ekzem, trocken, kleieartig schuppend: Arsenicum album.
- Ekzem, sezernierend, retroauriculär, intertriginös, an behaarter Haut, von lebhafter Rötung und sehr schmerzhaft: Calcium carbonicum, Natrium muriaticum.
- Füße kalt im Bett: Wichtig! Häufig bei tuberkulinischen Arzneimitteln wie Calcium carbonicum, Sepia succus, Silicea terra.
- Uringeruch nach gekochten Bohnen: Colibacillin, Formica rufa.
- Pulsfrequenz erhöht morgens: Arsenicum album.
- Erkältungsneigung: Hepar sulphuris, Rumex crispus.

- Warm Eingehülltsein, Verlangen nach: Arsenicum album.
- Foetor ex ore faulig: Arnica montana.
- Gefühl der Zunge wie verbrannt: Podophyllum peltatum.
- Zungenspitze schmerzhaft: Rhus toxicodendron, Sanguinaria canadensis.
- Starker Durst auf kleine Mengen Wasser: Arsenicum album.
- Umgekehrt zu Tuberculinum Koch mit Verlangen nach Fleisch und Süßigkeiten: Argentum nitricum, Sulphur lotum.
- Milch, Verlangen nach kalter: Acidum phosphoricum, Rhus toxicodendron.
- Milch, Abneigung: Sepia succus.
- Überempfindlich gegen Küchengerüche: Arsenicum album, Colchicum autumnale, Digitalis purpurea, Sepia succus.
- Diarrhö, morgens gegen 5.00 Uhr: Sulphur lotum.
- Diarrhö, morgens mit Husten: Rumex crispus.
- Diarrhö, morgens, mit Abmagerung bei gutem Appetit: Iodum purum, Natrium muriaticum.
- Stuhl wässrig, bräunlich bis schwarz, stets spritzend entleert, stinkend, oft wie alter Käse riechend: Hepar sulphuris.
- Stuhlentleerung mit großer Schwäche hinterher: China officinalis.
- Hordeolum, rezidivierend, das grünlichen Eiter enthält an den unteren Lidern: Pulsatilla pratensis.
- Schmerzen sehr variabel, wechseln oft alle 5 Minuten ihren Platz: Pulsatilla pratensis, Kalium bichromicum.
- Schmerzen kommen und verschwinden plötzlich: Acidum nitricum, Argentum nitricum, Belladonna, Magnesium phosphoricum.
- Empfindsam auf Musik: Natrium muriaticum.

469.8 Literatur

[1] Allen TF. The materia medica of the nosodes with provings of the X-ray. Philadelphia: Boericke & Tafel; 1910: VII, 583

[2] Clarke JH. Tuberculinum. In: Clarke JH, Hrsg. Dictionary of practical Materia Medica. Bd. 2.2. London: Homoeopathic Publishing Company; 1900–1902: 1460–1469

[3] Kröner. Die Koch'sche Tuberkulosebehandlung. Zeitschrift des Berliner Vereines Homöopathischer Ärzte 3; 10 (1891): 161–204

[4] Nebel. Bruchstücke einer Tuberculinprüfung. Zeitschrift des Berliner Vereines Homöopathischer Ärzte 1900; 19 (6): 295–303

[5] Stübler M. Enuresis. Allgemeine Homöopathische Zeitung 1969; 214 (4): 146–147

[6] Thacher GH. Tuberculinum. The Homoeopathician 1914; 4 (11): 351–362

[7] Vannier L. Les Tuberculiniques et leur traitement homéopathique. Matière Médicale Homéopathique 1943

[8] Weiß LS. Die Augenheilkunde und die Lehre der wichtigsten Augenoperationen. Quedlinburg und Leipzig: Basse; 1837: 40–42

470 Tuberculinum Klebs – tub-kl

lt.: Tuberculinum Klebs, dt.: Tuberkulinnosode Klebs, engl.: tuberculin klebs

470.1 Substanz

Nosode – Tuberculinum Klebs

Es handelt sich um ein mit Alkohol und Wismut behandeltes Tuberkulin. Die Arznei ist negativ monographiert. Das bedeutet, dass das wissenschaftliche Material, das der Sachverständigen-Kommission D seinerzeit (1978 bis 1995) vorlag, für eine positive Monographierung nicht ausreichte. Bei positiver Monographierung werden spezifische Indikationen benannt, bei welchen die Arznei unbedenklich einsetzbar ist.

470.2 Anwendung

Homöopathische Anwendung findet die Zubereitung bei Stübler in D 12 2-mal täglich 3 Tropfen fortlaufend bei
1. Kindern, die dauernd „Nein" sagen,
2. immer wiederkehrenden Erkältungen,
3. Angst vor Hunden,
4. strikter Ablehnung von Fleisch.

Wenn zwei dieser 4 Punkte zutreffen, hält er Tuberculinum Klebs für angezeigt [1].

470.3 Dosierung

Ab D 8. Es handelt sich um ein sehr mildes und gut verträgliches Präparat, das auch in weniger hohen Potenzen gegeben werden kann.

470.4 Vergleichsmittel

Tuberculinum-Arzneien: Bacillinum, Tuberculinum Koch, Tuberculinum Koch alt, Tuberculinum Marmoreck.

470.5 Literatur

[1] Stübler M. Enuresis. Allgemeine Homöopathische Zeitung 1969; 214 (4): 146

471 Tuberculinum Koch alt – tub-k

lt.: Tuberculinum pristinum ad usum humanum,
dt.: Alt-Tuberkulin, engl.: tuberculin

471.1 Substanz

Nosode – Tuberculinum Koch alt
Bei dem Ausgangsmaterial handelt es sich um Alt-Tuberkulin, das hitzekonzentrierte Filtrat eines flüssigen Nährmediums, auf dem ein humaner oder boviner Stamm von Mycobacterium tuberculosis gezüchtet wurde.

471.2 Klinik des Erregers

Siehe unter Tuberculinum.

471.3 Anwendung

Homöopathische Anwendung findet die Zubereitung bei Infektanfälligkeit, Schwächezuständen, rezidivierender Diarrhö, Erkrankungen des rheumatischen Formenkreises, chronischen Dermatosen, chronischer Zephalgie und Reizbarkeit (nach Kommission D).

471.4 Dosierung

Ab D 8.

471.5 Vergleichsmittel

Tuberculinum-Arzneien: Bacillinum, Tuberculinum Klebs, Tuberculinum Koch, Tuberculinum Marmoreck.

472 Tuberculinum Marmoreck – tub-m

lt.: Tuberculinum Marmoreck, dt.: Tuberkulinum Marmoreck, engl.: tuberculin marmoreck

472.1 Substanz

Nosode – Tuberkulinum Marmoreck

Als Ausgangssubstanz wird das Serum von mit humanen oder bovinen Stämmen von Mycobacterium tuberculosis behandelten Pferden verwendet.

472.2 Anwendung

Homöopathische Anwendung findet die Zubereitung bei Gedeihstörungen der Kinder, Infektanfälligkeit, Otitis media und chronischen Fisteln (nach Kommission D).

472.3 Dosierung

Ab D 8.

Tuberkulinum Marmoreck kann öfters wiederholt und auch in weniger hohen Potenzen gegeben werden. Kann auch in aktiven Stadien der Tuberkulose gereicht werden, während dieses Vorgehen bei Tuberkulinum Koch oder Bacillinum (Tuberculinum Burnett) nicht empfohlen wird.

472.4 Vergleichsmittel

- Tuberculinum-Arzneien: Bacillinum, Tuberculinum Klebs, Tuberculinum Koch, Tuberculinum Koch alt.
- Gedeihstörungen: Bacillinum.

473 Tussilago petasites – tus-p

lt.: Tussilago petasites, syn.: Petasites hybridus, dt.: Gemeine Pestwurz, engl.: butterbur

473.1 Substanz

Plantae – Asteraceae (früher Compositae, Korbblütengewächse) **– Tussilago petasites**

Es handelt sich um eine ausdauernde, frühblühende, krautige Pflanze mit kurzem, knolligem Rhizom. Sie bildet grundständige, teils riesige, herzförmige, am Grunde tief ausgebuchtete Laubblätter aus, die sich erst nach der Blüte zeigen. Die Blüten erscheinen direkt nach der Schneeschmelze, die Hüllblätter sind violett, die Blüten rosa. Männliche Pflanzen bilden traubenartige Blüten aus, weibliche trauben- bis rispenartige. Die Pflanze hat einen schwach widerlichen Geruch. Heimisch ist sie im nördlichen Asien, in Europa und in Nordamerika. Kolonien bildend an Ufern, Auen, Waldrändern. Liebt tiefgründige, nährstoffreiche, lehmige oder tonige feuchte Böden. In den Bayrischen Alpen bis 1440 m zu finden.

Homöopathische Verwendung finden die am Ende der Blütezeit gesammelten oberirdischen Blütenteile.

473.2 Pharmakologie und Toxikologie

Als Inhaltsstoffe finden sich Sesquiterpene vom Eremophilan-Typ, die entweder als Furan-Typ[549] oder als Petasin-Typ[550] vorkommen, sowie Pyrrolizidinalkaloide wie Senecionin und Integerrimin. Es besteht eine Leukotrien-Synthesehemmung, eine spasmolytische, analgetische, antiallergische und zytoprotektive Wirkung. Für Pyrrolizidinalkaloide mit 1,2-ungesättigtem Necin-Grundgerüst sind hepatotoxische, mutagene, teratogene und karzinogene Wirkungen nachgewiesen. Die lebertoxische Wirkung entfaltet sich innerhalb von wenigen Wochen bei Einnahme von > 10 mg/kg Körpergewicht Senecionin.

Anwendungsbeschränkung: 1992 wurden vom Bundesgesundheitsamt alle pyrrolizidinhaltigen Pflanzen als gesundheitsbedenklich eingestuft. Es besteht eine Anwendungseinschränkung von 1 µg/d bei oraler Aufnahme und 100 µg/d bei topischer Anwendung über einen Zeitraum von maximal 6 Wochen. Danach darf die Einnahme maximal 0,1 µg/d betragen. Des Weiteren sind diese Präparate in Schwangerschaft und Stillzeit nicht anzuwenden.

473.3 Anwendung

Im Mittelalter erfreute sich die Pflanze ihrer ausgezeichneten diaphoretischen Wirkung wegen größter Wertschätzung gegen die Pest. Sie wird in den mittelalterlichen Kräuterbüchern als gutes schweißtreibendes und harntreibendes, antiasthmatisches und menstruationsförderndes Mittel rühmend erwähnt. Matthiolius nennt sie als „wider die Pestilenz behülflich", denn „sie jagt das gift mit gewalt durch den Schweiß". Interessant ist noch Empfehlung gegen Uteruskrämpfe. Bis in die Neuzeit wurde Tussilago petasites gegen Engbrüstigkeit, Husten, Heiserkeit und Harnbeschwerden empfohlen.

Volkstümliche Anwendung bei nervösen Krampfzuständen, bei schmerzhaften Krampfzuständen, Spasmen im Magen-Darm-Bereich, Zephalgien, Appetitlosigkeit, Erkrankungen der Atemwege, Erkältungen, Leber-, Galle-, Pankreas-Erkrankungen, Insomnie, zur Beruhigung, Dysmenorrhö, Förderung der Schweißsekretion, bei Krebs. Äußerliche Anwendung bei Wunden, malignen Ulzerationen.

Phytotherapeutisch medizinische Anwendung als pflanzliches Spasmoanalgetikum bei Spasmen im Magen-Darm-Bereich und der ableitenden Harnwege, besonders bei Steinleiden, spastischer Bronchitis und Migräne. Bei Pollinosis.

---

[549] Bei ihnen ist die Grundstruktur des Eremophilan um einen Furan-Ring erweitert.

[550] Ester des Petasols und dessen Isomere Neo- und Iso-Petasol.

Homöopathische Verwendung findet die Pflanze bei Spasmen der glatten Muskulatur (nach Kommission D).

Eine sehr fragmentarische Prüfung wurde von Küchenmeister vorgenommen, bei welcher sich **Stirnkopfschmerzen, Reizung der Urethra** und **Lumbalgie** ergeben haben. Vereinzelt wurde Tussilago petasites daraufhin gegen *Zephalgien*, **Orchitis, Prostatitis** und Schmerzen in den Funiculi spermatici verwendet [2].

473.4
Vergleichsmittel

Asteraceae: Abrotanum, Absinthium, Arctium lappa, Arnica montana, Bellis perennis, Calendula officinalis, Carduus marianus, Chamomilla recutita, Cina maritima, Echinacea angustifolia, Erigeron canadensis, Eupatorium perfoliatum, Eupatorium purpureum, Gnaphalium polycephalum, Grindelia robusta, Lactuca virosa, Millefolium, Senecio aureus, Senecio fuchsii, Siegesbeckia orientalis, Solidago virgaurea, Taraxacum officinale, Wyethia helenoides.

473.5
Literatur

[1] Haas K. Petasites. Geschichte und Anwendung der Pflanze in Volksmedizin und Homöopathie. Allgemeine Homöopathische Zeitung 1960; 205 (4): 147–150

[2] Küchenmeister. Skizzen über Tussilago petasites und ihre Wirkung auf den gesunden menschlichen Organismus. Allgemeine Homöopathische Zeitung 1847; 32 (9): 129–138

474 Uranium nitricum – uran-n

lt.: Uranium nitricum, dt.: Uranylnitrat-hexahydrat, engl.: nitrate of uranium

474.1 Substanz

Mineralia – Anorganica – Composita – Aktinoide[551] – 3. Gruppe – Uranylnitrat-Hexahydrat $UO_2(NO_3)_2 \cdot 6H_2O$

Uranylnitrat-Hexahydrat bildet zitronengelbe bis gelbgrüne fluoreszierende, lichtempfindliche Säulen, die bei mechanischen Einwirkungen eine sogenannte Triboluminszenz aufweisen.

Uran selbst steht in der 7. Periode des Periodensystems, den Actinoiden, welche in ihrem Atombau den Lanthaniden ähneln, wobei hier jedoch nicht das niedrigere f4-Niveau mit Elektronen befüllt wird, sondern das f5-Niveau.

Martin Heinrich Klaproth gewann 1789 Uranoxid aus Pechblende und gab ihm seinen Namen nach dem 1781 von Herschel entdeckten Planeten Uranus. Damals hielt man Uranus für den am weitesten von der Erde entfernten Planeten und Uran für das Element mit der größten Atommasse. 1876 beobachtete Antoine Henri Becquerel erstmals die Radioaktivität des Elementes. Nach der Entdeckung der Uranspaltung 1938 durch Otto Hahn und Fritz Strassmann fand das Element Anwendung bei der Produktion von Kernwaffen und als Kernbrennstoff für Reaktoren.

Homöopathische Verwendung findet Uranylnitrat-Hexahydrat.

474.2 Pharmakologie und Toxikologie

Alle Actinoide sind radioaktiv und extrem toxisch. Speziell Uran wird renal eliminiert und führt an diesem Organ, wie Cadmium und Quecksilber, zu Schäden der Tubuli contorti der Niere. Man bemerkt eine Polyurie. Später Aszites und Anurie.

474.3 Anwendung

Homöopathische Anwendung findet die Zubereitung bei Ulcus ventriculi et duodeni sowie Nephropathien mit Polyurie (nach Kommission D).

474.4 Arzneimittelbild

Leitsymptome: Große Erschöpfung und Schwäche. Neigung zu Ödemen und Aszites.

Nase: Rhinitis trocken oder mit blutiger Absonderung, Stockschnupfen.

Mund: Speichelfluss.

Magen: Übelkeit, Erbrechen. Verlust des Appetits. Nagende Schmerzen im Magen, gebessert durch Essen, schlimmer bei leerem Magen.

Ulcus ventriculi et duodeni

Abdomen: Kolikartige Schmerzen im Darm.

Rektum und Stuhl: Tenesmus im After.

Blase: Ständiger Harndrang.

Niere:

Niereninsuffizienz

Harnröhre: Brennen in der Harnröhre.

Urin: Stark vermehrte Urinmenge, Eiweiß im Urin.

---

[551] Actinium, Thorium, Protactinium, Uran, Neptunium, Plutonium, Americium, Curium, Berkelium, Californium, Einsteinium, Fermium, Mendelevium, Nobelium, Laurencium.

474.5
Dosierung

D 3 bis D 6. Niedere Potenzen sind frisch zu bereiten. Verreibungen und Verdünnungen (bis D 3 mit Wasser).

474.6
Literatur

[1] Allen TF. uranium nitricum. Encyclopedia of pure Materia Medica. Bd. 10. New York: Boericke & Tafel; 1874–1880: 41–45

[2] Clarke JH. Uranium nitricum. Dictionary of practical Materia Medica. Bd. 2.2. London: Homoeopathic Publishing Company; 1900–1902: 1477–1478

[3] Hughes R. Uranium. Cyclopaedia of Drug Pathogenesy. Bd. 4. London: Gould; 1886–1891: 373–377

475 Urtica urens – urt-u

lt.: Urtica urens, dt.: Kleine Brennnessel, engl.: dwarf nettle

475.1 Substanz

Plantae – Urticaceae (Brennnesselgewächse) – **Urtica urens**

Urtica urens ist eine 1-jährige, 10 bis 60 cm hohe Pflanze. Der aufrechte, vierkantige Stängel ist dicht mit Brennhaaren besetzt. Die eiförmig, elliptischen Blätter wachsen gegenständig, sind hellgrün, 5 cm lang und eingeschnitten gesägt. Die Blütenrispen sind kürzer als der Blattstiel. Es handelt sich um eine global vorkommende Pflanze, die in der Arktis, im indischen und im südafrikanischen Florenbereich fehlt. Sie bevorzugt unbebauten Boden, wächst an Wegrändern, Mauern, Zäunen und Häusern, in Gärten, auf Äckern, bei Viehställen, auf meist kalkreichen Lehmböden, bis zu einer Höhe von ca. 2000 m.

Homöopathische Verwendung findet die frische, blühende Pflanze.

475.2 Pharmakologie und Toxikologie

Die frischen Brennhaare enthalten neben wenig Ameisensäure auch Essigsäure und ähnliche Verbindungen. Daneben, die für die typische Reaktion der Haut verantwortlichen Substanzen: Leukotrien B4, Leukotrien C 4 und D 4, Acetylcholin, Histamin, 5-Hydroxytryptamin.

Bis heute sind noch nicht alle für die typischen Reaktionen der Haut auf die Brennhaare verantwortlichen Substanzen bekannt.

475.3 Anwendung

In der volkstümlichen Anwendung wird Urtica urens bei Hämorrhagien der Lunge, des Verdauungskanals, des Uterus, bei Hämorrhoiden, als Externum bei Wunden und Schwellungen verwendet. Ferner bei Thyreopathien, Pneumopathien, Kardiopathien, bei Nephro- und Hepatopathien, Hyperurikämie, bei Diabetes mellitus, Erkrankungen des rheumatischen Formenkreises, bei Fisteln und Furunkeln, Dysvitaminosen, bei Laktationsbeschwerden, bei Diarrhö und Obstipation, produktiver Bronchitis, Asthma bronchiale und Pleuritis, bei Ödemen, bei Insomnie, bei Funktionsstörungen der Ovarien, bei Chorea minor und Krebserkrankungen.

Homöopathische Anwendung findet die Zubereitung bei urtikariellen Exanthemen, Nephropathien sowie Gicht (nach Kommission D).

Auf homöopathischer Grundlage, wofür sich besonders Burnett verdient gemacht hat, wird sie verwendet:

Gegen *urtikarielle* und *frieselähnliche Exantheme* mit Brennen und Jucken, ebenso gegen **Verbrennungen** 1. Grades. **Urtikaria** nach Seefischgenuss und Insektenstichen.

Auf der gleichen Ebene wie die Hauterscheinungen steht die Beziehung zu den Brüsten. Eine Frau, die nach dem Genuss von Brennesseltee eine starke Schwellung der Haut mit Bildung von Bläschen bekam, bot noch folgende Erscheinung: „Die Frau, welche seit 3½ Jahren keine Kinder mehr gehabt hatte und keines ihrer 12 Kinder gestillt hatte, bekam eine schwere Schwellung der Brüste, welche zuerst eine seröse Flüssigkeit, nachher richtige Milch absonderten. Diese reichliche Absonderung von Milch zog sich über 8 Tage hin." Die Verwendung bei **Laktationsinsuffizienz** der Wöchnerinnen ist altbekannt, hier sind sinngemäß die Tinktur oder Tee zu verordnen. Bei **Galaktorrhö** ist der Gebrauch von Potenzen angezeigt.

Seit Dioscorides ist der Gebrauch bei **Nierengries** bekannt. Zur Ausscheidung von Harnsäure hat Burnett die Brennessel geschätzt.

Der Gebrauch gegen **Arthritis urica** geht ebenfalls auf Burnett zurück. Er sah in Urtica urens ein Mittel, das den akuten Anfall abkürzte durch Ausscheidung des Krankheitsproduktes (der Harnsäure). Auch bei fieberhaften Fällen hält er Urtica für sehr geeignet, da nach seinen Beobachtungen an Patienten durch die Brennessel auch Fieber erzeugt werden könne.

Die Brennessel kann *Diurese* erzeugen wie auch eine Unterdrückung der Nierensekretion, eine *Anurie*, hervorrufen. Sie kann also sowohl zur Überwindung einer Anurie oder Oligurie als auch zur Behandlung einer Nierenreizung gebraucht werden. Auch bei Urämie soll schon ein Erfolg beobachtet worden sein.

Antidiarrhoische Wirkung, besonders als Tee aus der Wurzel.

Gegen *Alopecia* alkoholischer Extrakt zu äußerlicher Anwendung.

Folgende **Modalitäten** hat Voisin angegeben:

Verschlimmerung durch feuchtkaltes Wetter oder Schneewetter, durch Waschen bei Erkrankungen des rheumatischen Formenkreises und Gicht.

Verschlimmerung durch Berührung und feuchtkalte Anwendungen bei Urtikaria und Erythem.

Im jährlichen Rhythmus wiederkehrende Prozesse [6].

475.4
Dosierung

Burnett verwendete fast stets die Tinktur. Bei Urtikaria dürften die Potenzen D 2 bis D 6 vorzuziehen sein.

475.5
Vergleichsmittel

- Bei Urtikaria: Acidum carbolicum, Apis mellifica, Graphites naturalis, Medusa, Rhus toxicodendron, Primula obconica sowie die Konstitutionsmittel Magnesium carbonicum, Sulphur lotum.
- Laktationsinsuffizienz: Agnus castus, Galega officinalis (Tee), Medusa.

475.6
Literatur

[1] Allen TF. Urtica urens. In: Allen TF, Hrsg. Encyclopedia of pure Materia Medica. Bd. 10. New York: Boericke & Tafel; 1874–1880: 47–49

[2] Clarke JH. Urtica urens. In: Clarke JH, Hrsg. Dictionary of practical Materia Medica. Bd. 2.2. London: Homoeopathic Publishing Company; 1900–1902: 1482–1486

[3] Fiard. Urtica urens. Allgemeine Homöopathische Zeitung 1836; 8 (6): 81–82

[4] Fiard. Urtica urens. Archiv für die Homöopathische Heilkunst 1841/42; 19 (1): 187–188

[5] Hughes R. Urtica. In: Hughes R, Hrsg. Cyclopaedia of Drug Pathogenesy. Bd. 4. London: Gould; 1886–1891: 378–380

[6] Voisin H. Materia medica des homöopathischen Praktikers. 3. Aufl. Heidelberg: Haug; 1991: 1195

476 Ustilago maydis – ust

lt.: Ustilago maydis, dt.: Maisbrand, engl.: corn ergot, corn smut

476.1
Substanz

Fungi – Ustilaginaceae (Brandpilzartige) – **Ustilago maydis**

Ustilago maydis ist ein hochspezialisierter, an Halmen, Blättern, Blüten- und Fruchtständen, selten an den Wurzeln von Maispflanzen (Zea mays) parasitierender Brandpilz. An den infizierten Stellen entwickeln sich aus dem interzellulär ausgebreiteten Mycel beulenartige Wucherungen, die Gallen genannt werden. Im Innern der bis zu 17 cm langen Beulen befindet sich eine schwarzbraune Sporenmasse. Diese Sporenmasse wird in Mittel- und Lateinamerika, zunehmend auch in Nordamerika unter der Bezeichnung „Huitlacoche" als Nahrungsmittel mit hohem Proteingehalt und reich an ungesättigten Fettsäuren verwendet.

Ursprünglich in Mittel- und Nordamerika beheimatet, wurde der Pilz seit dem 18. Jahrhundert durch die Kultivierung der Maispflanze auch in Europa heimisch. Der Parasit bevorzugt warme, mäßig trockene Klimazonen.

Verwendet werden die getrockneten Sporen.

476.2
Pharmakologie und Toxikologie

Es finden sich Aminosäuren und Amine, Putrescin, Purine und Imidazolderivate, Carbonsäuren, Lipide, Glykoproteine und Polypeptide.

Der Nachweis von in älterer Literatur beschriebener ergotaminartiger Inhaltsstoffe ist bis heute nicht gelungen. Dagegen finden sich gute Untersuchungen zu den durch proteolytische Spaltung aus den Zellen von Ustilago maydis, die mit RNS-Viren infiziert sind, sezernierten viruscodierten Polypeptid-Toxinen, den sogenannten Killertoxinen, die andere Zellen von Ustilago maydis oder verwandte Arten zu schädigen vermögen und damit das Überleben der Viren und der virusinfizierten Wirtszellen fördern. (Ausnahme: Bei KP4 konnte eine Wirkung auch auf Säugetierzellen nachgewiesen werden. Hier findet sich eine, durch Ca- und Mg-Ionen reversible, Hemmung der spannungsabhängigen Ca-Kanäle, was auf eine Struktur- und Eigenschaftsähnlichkeit zwischen den Ca-Kanälen von Säugetieren und Pilzen hindeuten kann.)

Die Sporen können beim Menschen Allergien auslösen.

Akute Intoxikationen führen zu den Erscheinungen einer Gastroenteritis, zu Koliken, Pruritis diffusa, Turgor und Kältegefühl, Dyspigmentierung und trockenem Gangrän der Extremitäten, Rötung der Mund- und Nasenschleimhäute und des Zahnfleisches, Muskelatonie, Spasmophilie, Tetanie, Insomnie mit Erregung und Delirien, Hypertonie, Hyperthermie und Tachykardie.

476.3
Anwendung

Die Ureinwohner Mittelamerikas verwendeten Zubereitungen des Pilzes als Abortivum.

In Deutschland wurde es seit 1870 zu geburtshilflichen Zwecken als wehenförderndes Medikament eingesetzt. Die bereits vorhandenen Wehen werden 20 bis 30 Minuten nach Einnahme deutlich verstärkt, jedoch nicht tetanisch. Wirkung entfaltet die Substanz ferner bei Meno- und Metrorrhagien, Hämorrhoiden ante und post partum und im Klimakterium, sowie bei Dysmenorrhö und Leukorrhö. Darüber hinaus findet der Pilz volksmedizinisch Einsatz zur Blutreinigung bei Dermatosen sowie als Nahrungsbestandteil zur Behandlung von Leber- und Magenerkrankungen.

Homöopathische Anwendung findet die Zubereitung bei Metrorrhagien (nach Kommission D).

Tiere, welche vom Maisbrand fraßen, haben häufig abortiert. Auch die Zähne und Haare sollen ausfallen, die Maulesel verlieren die Hufe. Hühner legen Eier ohne Schalen. Das **Abfallen der Nägel und der Haare wird als Leitsymptom** betrachtet. Hurndall berichtet von einer Hündin, welche abortierte und daran anschließend 5 Wochen lang an einer Menorrhagie mit dunklem, klumpigem Blut litt. Der Uterus war weich und schwammig. Außerdem hatte das Tier sämtliche Haare am ganzen Körper, mit Ausnahme eines kleinen Restes am Kopfe, verloren. Mit Ustilago C 3, 3-mal täglich 5 Tropfen, war die Blutung in 2 Tagen beseitigt. Nach 3 Monaten war das Fell wieder mit Haaren bedeckt [5].

In der Homöopathie findet die Substanz Einsatz bei *Metrorrhagien* durch geringste Veranlassung, zum Beispiel Untersuchung mit dem Finger. Die Zervix fühlt sich schlaff und schwammig an, das Blut ist hellrot, teilweise auch klumpig, dunkel und schwarze Strähnen bildend. Die Menses ist zu lang und zu stark. Es wird gebraucht bei Menorrhagie besonders im Klimakterium, bei *Metrorrhagie*, bei *Myomblutungen*, bei *Abortus imminens* mit Blutung, bei *atonischen Blutungen* post partum und post abortum, bei *Deszensus uteri*.

476.4
Arzneimittelprüfung

Die unvollständige Prüfung ergab kleine Blutungen an verschiedenen Organen; unter den Prüfern befanden sich nur 2 Frauen. Von dabei aufgetretenen Erscheinungen verdienen am ehesten die Hautsymptome Beachtung.

476.5
Arzneimittelbild

Geschlechtsorgane:
- weiblich: ☉ **Muttermund und Zervix schlaff und schwammig; Blutung schon bei geringer Berührung derselben.** ☉ **Menses zu lang und zu stark, Blut hellrot, oder dunkel, klumpig und schwarze Strähnen bildend.**

> Menorrhagie
> Metrorrhagie
> Hämorrhagie atonisch post partum et post abortum
> Abortus imminens

- männlich: Erregung des Geschlechtstriebes oder völlige Erschlaffung der Teile. Schmerzen in den Hoden.

Haut (als Nebenerscheinung bei einer Verordnung gegen einen großen Uterustumor): Die ganze Kopfhaut verwandelte sich in eine schmutzige entzündliche Masse, zwei Drittel der Haare fielen aus, der Rest war völlig verklebt. Eine wässrig-seröse Flüssigkeit sickerte ständig aus der Kopfhaut, sodass das Haar stets nass war. Am Körper glich der Hautausschlag völlig einem Masernexanthem, an Brust und Nacken beginnend und sich gegen die Füße ausbreitend, von dunkelroter Farbe und der Größe eines Stecknadelkopfes. Bei Nacht heftiges Jucken, auf Reiben kam der Ausschlag nach einigen Minuten hervor.

476.6
Dosierung

D 2 bis D 6. Boericke nimmt D 3.

476.7
Vergleichsmittel

- Fungi: Agaricus muscarius, Bovista, Secale cornutum.
- Menorrhagie massiv, dunkel: Bovista, Crocus sativus, Hydrastis canadensis, Kreosotum, Platinum metallicum, Secale cornutum, Senecio aureus.
- Uterusblutungen hellrot: Erigeron canadensis, Ipecacuanha, Millefolium, Trillium pendulum, Sabina.
- Blutung nach Koitus, nach Berührung: Argentum nitricum.
- Blut strähnig, Fäden ziehend: Crocus sativus.

476.8 Literatur

[1] Allen TF. Ustilago. Encyclopedia of pure Materia Medica. Bd. 10. New York: Boericke & Tafel; 1874–1880: 49–55

[2] Boericke W. Pocket manual of the Homoeopathic Materia medica. 3. Aufl. New York: Boericke & Runyon; 1906

[3] Boericke W. Ustilago majdis. Handbuch der homöopathischen Materia medica. 9. Aufl. Heidelberg: Haug; 1992: 778–779

[4] Burt W. Monograph on Ustilago madis. Detroit, Mich.: Lodge; 1868

[5] Clarke JH. Ustilago. Dictionary of practical Materia Medica. Bd. 2.2. London: Homoeopathic Publishing Company; 1900–1902: 1487–1491

[6] Hoyne TS. Provings of Ustilago maidis. In: American Institute of Homoeopathy, Hrsg. Transactions of the Twenty-Fifth Session. Washington, D.C., May 21–24, 1872. Bd. 25. Philadelphia: Sherman; 1872: 493–497

477 Uzara – uza

lt.: Xysmalobium undulatum, dt.: Uzara, engl.: uzara

477.1
Substanz

Plantae – Asclepiaceae (Seidenpflanzengewächse) – **Xysmalobium undulatum**

Es handelt sich um einen bis zu 1 m großen, milchführenden Strauch. Seine Blätter stehen gagenständig und er bildet weiße blühende Scheindolden aus. Heimisch ist er im afrikanischen Seengebiet.

Medizinische Verwendung findet das getrocknete Rhizom.

477.2
Pharmakologie und Toxikologie

Enthält Uzarin, ein Cardenolid-Glykosid. Dieses besteht aus dem Aglycon Uzarigenin und dem Disaccharid Gentiobiose. Im Unterschied zu den Digitalis-Glykosiden weist es eine trans-Verbindung an den Ringen A und B auf. Als Gesamtglykosidextrakt findet es medizinische Anwendung bei Obstipation.

477.3
Anwendung

Volksmedizinische Anwendung findet die Pflanze in Afrika durch Heiler bei Magen-Darm-Beschwerden, Dysmenorrhö, Zephalgien und akuten Infekten.

Homöopathische Anwendung findet die Zubereitung bei Koliken des Magen-Darm-Kanals, Uterusspasmen, Dysmenorrhö (nach Kommission D).

Uzara wirkt regulierend auf die glatte Muskulatur des Magen-Darm-Kanals und des Uterus. Seine Wirkung ist nicht wie die des Opiums lähmend. Es verschwindet bei der Behandlung der **Enteritis** nach der Uzara-Gabe nicht sofort der diarrhoische Stuhl, sondern es wird zunächst die Zahl der Entleerungen mit den oft so quälenden Tenesmen beseitigt. Besonders wichtig ist die Uzara-Wirkung durch die Beseitigung **spastischer Kontrakturen im Verdauungskanal,** eine Wirkung, die bei der **Bleikolik** und beim **Pylorospasmus der Säuglinge** von großem Wert ist.

Außerdem hat Uzara bei **Amöbendysenterie** ätiotrope Wirkung, da ganz zweifellos nachgewiesen ist, dass die Amöben der Dysenterie oft schon nach kurzem Gebrauch vollständig verschwinden. Das gilt besonders für die Amöbenruhr in Afrika.

Eine weitere Indikation sind **spastische Kontrakturen** und **abnorm gesteigerte Bewegungen der Uterusmuskulatur, die zu dysmenorrhoischen** Zuständen und in der Schwangerschaft zu **Abort** führen können.

Klinisch bewährt hat sich die Anwendung besondere bei *Diarrhö* und *Dysmenorrhö*.

477.4
Dosierung

Liquor Uzara 3- bis 6-mal täglich bis zu 30 Tropfen oder 3- bis 6-mal bis zu 3 bis 6 Tabletten.

477.5
Vergleichsmittel

- Asclepiadaceae: Asclepias tuberosa, Cundurango.
- Enteritis mit Koliken: Arsenicum album, Colocynthis, Cuprum metallicum, Mercurius solubilis Hahnemanni.

477.6
Literatur

[1] Schulzke JD, Andres S, Amasheh M et al. Anti-diarrheal mechanism of the traditional remedy Uzara via reduction of active chloride secretion. PLoS ONE 2011; e18 107, DOI: 10.1371/journal.pone.0 018 107 (zuletzt geprüft am 17.01.2017)

478 Valeriana officinalis – valer

lt.: Valeriana officinalis, dt.: Baldrian, engl.: valerian

478.1 Substanz

Plantae – Valerianaceae (Baldriangewächse) – **Valeriana officinalis**

Bei der Valeriana-officinalis-Gruppe in Mittel- und Südeuropa handelt es sich um eine Sammlung verschiedener Arten, die sich morphologisch in die vier Gruppen exaltata, collina, procurrens und sambucifolia differenzieren lassen. Es handelt sich um krautige Stauden. Die gefiederten Blätter stehen gegenständig. Die hellrotlila bis weißen Blüten stehen endständig und aufrecht in Form eines vielstrahligen Pappus. Sie sind zwittrig[552] oder polygam[553]. Man findet die Stauden in den nördlichen gemäßigten Klimazonen von Europa über Kaukasien, Sibirien, Zentralasien, die Mandschurei bis nach Japan. In Amerika sind sie eingebürgert. Sie bevorzugen feuchte, sumpfige, halbschattige Standorte.

Homöopathische Verwendung finden die getrockneten, unterirdischen Teile. Die Trocknungstemperatur darf 40 °C nicht übersteigen.

478.2 Pharmakologie und Toxikologie

Vor allem in den Wurzeln findet man die für die Pflanzengattung typischen, chemisch sehr labilen Valepotriate[554] (Valeriana-epoxy-triester), die rasch zu Baldrianal und Homobaldrianal abgebaut werden. Sie haben eine äquilibrierende Wirkung, indem sie bei Erregung sedierend, bei Ermüdung aktivierend wirken. Unsachgemäß gelagerte oder getrocknete Wurzeln enthalten häufig gar keine Valpotriate mehr. In Wurzel und Rhizomen finden sich ätherische Öle, die Pentansäure[555], 3-Methylbuttersäure[556], Sequiterpenen-Carbonsäuren, wie Valerensäure und Acetoxyvalerensäure, daneben Lavandulol. Tierexperimentelle Untersuchungen ergaben eine Affinität zu GABA-A-Rezeptoren, Barbituratrezeptoren und mitochondrialen Benzodiazepin-Rezeptoren des Rattenhirns.

478.3 Anwendung

Volksmedizinischen Einsatz findet die Droge bei Insomnie, nervöser Erschöpfung und geistiger Überarbeitung, Konzentrationsschwäche, Reizbarkeit, Stress, Zephalgie, Neurasthenie, Epilepsie, psychogenen Kardiopathien, Neuralgie, Angst und Spannungszuständen, Spasmen.

Homöopathische Verwendung findet die Arznei bei Insomnie mit Affektivitätsstörungen, Ischialgie (nach Kommission D).

Für das homöopathische Arzneimittelbild ist weniger die sedative Wirkung, sondern deren Gegenphase von Bedeutung. Baldrian erzeugt Überempfindlichkeit der Sinne mit großer Ruhelosigkeit, Erregung des Gefäßsystems mit *Synkope* und **Hyperventilation** und Mattigkeit. Plötzlich auftretende und den Ort wechselnde Schmerzen, die sich durch Bewegung bessern und in der Ruhe verschlimmern, ferner Blähsucht und Krämpfe im Leib, **Globussyndrom**.

478.4 Arzneimittelbild

Leitsymptome: Unruhe und Gedankenflucht.
Überempfindlichkeit aller Sinne.
Schlaflosigkeit infolge innerer Unruhe.
Muskel- und Nervenschmerzen, Bewegung >.

---

552 Zweigeschlechtlich.
553 Neben männlichen finden sich ebenso weibliche Blüten.
554 Monoterpenoide Iridoide.
555 Syn.: Valeriansäure.
556 Syn.: Isovaleriansäure.

Ruckartige Gliederschmerzen, oder wie von elektrischen Schlägen.

Neigung zu Ohnmachtszuständen, ⊙ **bei dem geringsten Schmerz.**
⊙ **Globussyndrom.**
Bewegung >.
Stehen <, Sitzen und Ruhe <, nach Anstrengung <.

Geist und Gemüt: Ungewöhnliche Heiterkeit und Lebendigkeit, leichteres Auffassungsvermögen, wie nach Kaffeegenuss. Große Gedankenflucht, ein Gedanke jagt den anderen mit solcher Schnelligkeit, dass er ganz stumpfsinnig wird und die Gedanken verliert. ⊙ **Gefühl, als schwebe man in der Luft.** Ein Zustand von hochgradigem Delirium, will sich aus dem Fenster stürzen, heftig scheltend und schreiend; von jeder Art von Angst ergriffen, der er entfliehen will, obwohl er nicht gehen kann, ohne von einer Seite zur andern zu schwanken.

Burnout-Syndrom

Kopf: Blutandrang zum Kopf mit Schwindel und Kopfschmerzen. Schmerzen in der Stirne, alle paar Minuten wechselnd zwischen Stechen und Drücken.

Augen: Schwellung der Augenlider. Brennen der Augen, wie durch Rauch. Verschleierung des Gesichtsfeldes. Sieht entfernte Gegenstände deutlicher als sonst. Sieht im Dunkeln besser, ein dunkles Zimmer erscheint ihm wie im Dämmerschein erhellt.

Mund: Früh morgens fader, schleimiger Mundgeschmack.

Globussyndrom

Innerer Hals: Gefühl, als ob ein Draht im Halse hinge. ⊙ **Globusgefühl.**

Magen: Ungewöhnlich heftiger Hunger; Heißhunger, darauf Appetitmangel. **Häufiges, zum Teil übelriechendes Aufstoßen.** Aufschwulken von ranziger Flüssigkeit. Übelkeit, bei weißen Lippen und eiskaltem Körper, darauf Erbrechen von Schleim und Galle, unter heftigem Schüttelfrost. Übelkeit, möchte erbrechen. Völle und Druckgefühl im Epigastrium mit Schmerzhaftigkeit bei Berührung.

Abdomen: Leib aufgebläht durch Gase. Viel Rumpeln und Kollern im Bauch mit kolikartigen Schmerzen. Breiige und durchfällige Stühle. Plötzliche Stiche in der Gegend der falschen Rippen und der Leber, von innen nach außen.

Flatulenz psychogen
Säuglingskoliken mit Unruhe (Voisin)

Blase: Häufiger und vermehrter Harnabgang.

Urin: Häufiger und vermehrter Harnabgang mit hellem Urin. Oder Absonderung von dunkelbraunem Harn. Wolken im Harn oder rotes oder weißliches Sediment.

Brust: Gefühl von Herzklopfen. Plötzliche Stiche in der Herzgegend.

Extremitäten: Schmerzen in allen Muskeln und Gelenken, nach vorausgegangener Anstrengung, besser durch Bewegung. Schmerzen wie elektrische Schläge in verschiedenen Teilen, zum Beispiel im Gesicht oder im Daumen beim Schreiben. Krampfschmerz im Bizeps beim Schreiben.

Ischialgie

Schlaf: Wacht abends ungewöhnlich lange und ist nachts ruhelos; kann erst gegen Morgen einschlafen unter lebhaften Träumen. Große Schlafsucht.

Insomnie

Frost und Frösteln: Kälteschauer kriechen über den Körper. Vorherrschend jedoch ist ein Hitzegefühl am ganzen Körper. Hitzewallungen am Abend beim Sitzen.

Allgemein: Zittrigkeit, er hat nirgends Ruhe, wie man sich fühlt, wenn man ein frohes Ereignis erwartet. Ziehen an verschiedenen Stellen, wie flüchtige Rucke. Der Puls fällt zuerst meist ab, um dann höher als vor der Prüfung anzusteigen. Dabei Blutandrang zum Kopf und Hitzegefühle.

478.5 Dosierung

Zu empfehlen sind niedere Potenzen D 3 bis D 6. Bei weniger vollkommener Übereinstimmung mit dem Krankheitsbild ist die Tinktur zu wählen.

478.6 Vergleichsmittel

- Scutellaria lateriflora.
- Globussyndrom und Flatulenz: Asa foetida, Ignatia amara, Magnesium-Arzneien, Castoreum, Anacardium orientale.
- Überempfindlichkeit gegen Schmerzen: Arnica montana, Chamomilla recutita, Coffea tosta, Hepar sulphuris, Moschus moschiferus.
- Insomnie mit Unruhe und Gedankenflucht: Ambra grisea, Coffea tosta, Zincum metallicum, Zincum valerianicum.
- Gefühl, als schwebe man in der Luft: Asarum europaeum.

478.7 Literatur

[1] Allen TF. Valeriana. Encyclopedia of pure Materia Medica. Bd. 10. New York: Boericke & Tafel; 1874–1880: 59–69

[2] Clarke JH. Valeriana. Dictionary of practical Materia Medica. Bd. 2.2. London: Homoeopathic Publishing Company; 1900–1902: 1496–1502

[3] Franz EG. Baldrian. Archiv für die Homöopathische Heilkunst 1823; 2 (2): 153–164

[4] Hahnemann S. Valeriana. In: Lucae C, Wischner M, Hrsg. Gesamte Arzneimittellehre. Bd. 3. Stuttgart: Haug; 2007: 1947–1948

[5] Hughes R. Valeriana. Cyclopaedia of Drug Pathogenesy. Bd. 4. London: Gould; 1886–1891: 380–390

[6] Jörg J. Materialien zu einer künftigen Heilmittellehre. durch Versuche der Arzneyen an gesunden Menschen gewonnen und gesammelt. Bd. 1. Leipzig: Cnobloch; 1825: 128–157

[7] Piper GD. Zur physiologischen therapeutischen Arzneiwirkung von Dr. G. D. Piper. Arzneiprüfungen. Allgemeine Homöopathische Zeitung 1841; 19 (13): 201–203

[8] Stapf JE. Valeriana. In: Stapf JE, Hrsg. Beiträge zur reinen Arzneimittellehre. Bd. 1. Leipzig: Reclam; 1836: 120–148

[9] Voisin H. Valeriana. In: Internationaler Kongress für homoeopathische Medizin. 28, 1973, Wien: 218

479 Veratrum album – verat

syn.: Melanthium album, dt.: Weiße Nieswurz, Weißer Germer, Weiße Hellebore, engl.: false hellebore

479.1 Substanz

Plantae – Melanthiaceae (Germergewächse) – **Veratrum album**

Bei der Weißen Nieswurz handelt es sich um eine 50 bis 150 cm hohe, ausdauernde Rhizom-Staude. An den aufrechten starken Stängeln stehen wechselständig große behaarte Blätter, die unteren elliptisch bis breitelliptisch, die oberen lanzettlich. Endständig sitzt eine kräftige, aufrechte, 30 bis 60 cm lange Blütenrispe mit vielen kleinen weißen, gelbgrünen bis grünen Blüten. Die Pflanze ist in den Hochgebirgen Mittel- und Südeuropas heimisch. Daneben findet man sie in Russland sowie Sibirien, im Altai, in Japan und der Arktis.

Homöopathische Verwendung findet der vorsichtig getrocknete Wurzelstock.

479.2 Pharmakologie und Toxikologie

Die Pflanze enthält zahlreiche, für die Gruppe charakteristische Steroidalkaloide, die Veratrum-Alkaloide. Vor allem Protoveratrin A und B und Germerin. Es sind bisher mehr als 100 Veratrum-Steroidalkaloide differenziert worden. Sie werden über den bei Pflanzen üblichen Biosyntheseweg über Cholesterol, dem das Grundgerüst der Steroidhormone, das Cholestan $C_{27}H_{48}$, zugrunde liegt, synthetisiert.

Toxikologische Erscheinungen nach oraler Inkorporation führen zu Brennen und Kribbeln in Mund- und Rachenbereich. Parästhesien breiten sich aus. Es kommt zu Sinusbradykardien oder zu Verzögerungen der atrioventrikulären Überleitung, Blutdruckabfall, Dyspnoe, Erbrechen, Diarrhö, Faszikulationen und Muskelkrämpfen sowie Halluzinationen.

Eine stark teratogene Wirkung wurde von den Veratrum-Alkaloiden Cyclopramin, Cycloposin, Jervin und Pseudojervin nachgewiesen. Tierexperimentell kommt es beim Feten zur Zyklopie[557]. Es gibt wissenschaftliche Hinweise darauf, dass diese Wirkung über die Blockade eines Signalweges induziert wird, der auch bei der Pathogenese von Tumorerkrankungen, wie beim Basalzellkarzinom, eine Rolle spielt und bei der Psoriasis.

Das Alkaloid Veratridin wird in der pharmakologischen Forschung für die Blockade des Natrium-Kanals verwendet und hält diesen offen und aktiv.

479.3 Anwendung

In Altertum und Mittelalter wurde Veratrum album als Helleborus falbus bezeichnet und häufig als Erbrechen erregendes Mittel und als Niespulver gegen vielerlei Krankheiten verwendet. Selbst der Gebrauch gegen Geisteskrankheiten war im Altertum schon bekannt. Hahnemann hat seine Habilitationsschrift (*Dissertatio historico-media*) über „Helleborismo veterum" verfasst (Leipzig 1812) und vertrat hier die Ansicht, dass es sich dabei um unser Veratrum album gehandelt habe. Die von Hahnemann stark empfohlene Verwendung bei Geisteskrankheiten war schon den alten Griechen bekannt und wird auch in den Kräuterbüchern des 17. Jahrhunderts erwähnt.

Homöopathische Anwendung findet die Zubereitung bei drohendem Kreislaufversagen bei Infektionskrankheiten, Diarrhö, Neuralgie, Gemütsstörungen mit Antriebssteigerung (nach Kommission D).

Von großer Bedeutung ist die Verwendung von Veratrum album in der Therapie der **Kreislaufschwäche** mit **Synkope,** aufgrund von entsprechenden Befunden bei Vergiftungen mit Veratrum album und Veratrum viride. Es handelt sich hier um *Synkopen* psychogener, kardialer oder infektiöser Ätologie. Veratrum album ist ein großes

---

[557] Einäugigkeit.

Analeptikum, das in der Homöopathie ebenso oft wie erfolgreich verwendet wird. Meist wird hier die D 3 gebraucht. Selbst bei der Kreislaufschwäche Sterbender versagt sie ihre Hilfe nicht und erleichtert das Sterben.

Krankheiten, bei denen die Kreislaufschwäche ebenso im Vordergrund steht wie die Entzündung des Magen-Darm-Kanals in einer der Veratrum-Vergiftung ähnlichen Weise, sind **Cholera** und **Gastroenteritis.** Hier liegen gute Beobachtungen vor über Heilung von solchen *Epidemien*, zum Teil aus vorhomöopathischer Zeit. Jedoch ist es nicht nur die Peripherie des Kreislaufs, welche der Einwirkung des Germers unterliegt, sondern auch das **Herz** selbst beziehungsweise seine Muskulatur.

Veratrin setzt in starken Dosen den Blutdruck erheblich herab. Man beobachtet Kreislaufschwäche mit Kältegefühlen und kalten Schweißen. Die Schweißerzeugung ist sehr reichlich, in den meisten Fällen jedoch mit Frieren und Kältegefühl verbunden. Die Beziehung zu **Fieberzuständen**, die hierdurch entsteht, wird bei Veratrum viride therapeutisch mehr ausgenützt als bei Veratrum album. Bei **Hypotonie** und den dadurch bedingten *präsynkopalen Gefühlen* wird Veratrum album neben den Schlangengiften als ein Heilmittel mit nachhaltiger Wirkung geschätzt. Man kann damit den Blutdruck tonisieren, wenn die Situation dem Simile entspricht. Bei vorhandenem Hochdruck kann man von der blutdrucksenkenden Wirkung, der wir bei der Arzneimittelprüfung begegnen, im allopathischen Sinne Gebrauch machen. Es sollen 75 % aller Fälle von **Hypertonie**, gleichgültig welcher Genese, dadurch gebessert werden. Eine Nebenwirkung zeigt sich in der Erzeugung von *Diarrhö*, *Übelkeit* und *Synkope*.

Bei akuter **Diarrhö**, wie sie besonders im Sommer beobachtet wird, sowie wässrigen Darminfekten ist Veratrum album häufig ein Heilmittel. Wesentlich ist also nicht die Art der Infektion, sondern die Antwort des Organismus auf diese, wobei die mit kalten Schweißen sich ankündigende Kreislaufschwäche führend ist. Die für Veratrum album sprechenden Darmerkrankungen sind durch die besondere Reichlichkeit der Entleerungen, des Erbrechens und des Durchfalls, ebenso durch die Reichlichkeit der Schweiße charakterisiert.

Der Gebrauch bei **Dysmenorrhö** orientiert sich an der Neigung zu synkopalen Zuständen mit Krämpfen, die mit einem Frösteln verbunden. Vor der Menses wird über Kopfweh, Schwindel, auch psychische Erregung geklagt. Hier muss Veratrum album nicht nur während der kritischen Tage, sondern auch im Intermenstrum genommen werden (nach Stiegele D 6).

Hahnemann empfahl Veratrum album bei **Psychosen** und war der Ansicht, dass man mindestens ein Drittel der in den Psychiatrien aufgenommenen Kranken damit heilen könne. Nach meinen eigenen Erfahrungen ist hier Veratrum album in der Tat ein Mittel, das nicht selten die schönsten und eindrucksvollsten Erfolge bringt. Bei *Manien* verschiedener Genese, auch bei *puerperaler Manie*, bei *Wahnvorstellungen*, bei *arteriosklerotischer Demenz* mit *Halluzinationen* sowie auch bei depressiven Gemütsleiden kann es entscheidende und überzeugende Besserungen hervorrufen. Hahnemann nennt hier die C 6 als hilfreich. Verständlicherweise kann es in den Arzneimittelprüfungen, die in vorsichtiger Dosierung anzustellen sind, nicht zu der vollen Entwicklung von Delirien und Manien kommen. Hahnemann hat in der *Reinen Arzneimittellehre* zahlreiche Beobachtungen manischer und depressiver Art von Greding aufgenommen, welche dieser bei der Anwendung von Veratrum album bei manischen, melancholischen und epileptischen Patienten erhoben hat. Hughes [1] äußert dazu, dass die angewendeten Dosen zu klein gewesen seien, um die psychischen Symptome im Sinne von Manie und geistiger Verwirrung erklären zu können. Dasselbe gelte von den *epileptiformen Zuständen*. Man hat also Grund genug, die von Greding angeführten Symptome nicht als reine Arzneiwirkung zu werten und sie auszuscheiden. Dies beeinträchtigt nicht die klinische Hochschätzung von Veratrum album bei Psychopathien.

Die in den Lehrbüchern genannten Modalitäten verdienen eine besondere Betrachtung. Am wichtigsten sind die *synkopalen Schwächezustände* mit Kälte der Haut, blasser livider Haut und mit kalten Schweißen. Im Magen nimmt dieses Gefühl öfters die Form einer großen Leere, die auch durch Essen nicht genügend beseitigt werden kann, und einer großen Elendigkeit in der Magengrube an. Es ist ein Verlangen nach kalten Getränken, nach Obst und sauren Speisen vorhanden, welches durch eine Trockenheit im Mund und ein brennendes Gefühl im Leib hervorgerufen wird. Doch bekommen diese kalten Getränke und sauren Speisen schlecht. Diese Unverträglichkeit und das Verlangen nach diesen Dingen stammt aus dem Gebrauch beim Kranken. Einige der anderwärts genannten Modalitäten habe ich, als nicht genügend gesichert, nicht aufgenommen, zum Beispiel Verschlimmerung bei Nacht.

Der Schwerpunkt seiner Wirkung liegt zwischen 3 und 5 Uhr, wie die klinische Beobachtung gezeigt hat.

Die Besserung bei Bewegung wird in den Arzneimittelprüfungen höchst vereinzelt nur gefunden, zum Beispiel bei Schmerzen in den Knien. Demgegenüber steht aber ein mehrfach hervorgehobenes Verlangen zu liegen mit einer Erleichterung dadurch, mit einer Verschlimmerung beim Aufrichten und beim Aufstehen, sodass man also zur gegenteiligen Feststellung der Verschlimmerung durch Bewegung kommt. – Auch für die Verschlimmerung durch Bettwärme habe ich keinen Anhaltspunkt finden können.

479.4
Arzneimittelprüfung

Hahnemann: Reine Arzneimittellehre, 3. Aufl.. Bd. 3. Hahnemann hat in sein Symptomenverzeichnis Symptome Gredings an Kranken (Manikern, Melancholikern, Epileptikern), denen zu Heilzwecken Veratrum album verabfolgt worden war, aufgenommen; diese Symptome blieben hier unberücksichtigt.

479.5
Arzneimittelbild

Leitsymptome: Kollaps mit kaltem Schweiß im Gesicht und am Körper, mit kalter und bläulich blasser Haut.

Kältegefühl am ganzen Körper und einzelner Teile, trotzdem inneres Brennen und Durst auf viel kaltes Wasser.

Alle Absonderungen sind sehr reichlich: die kalten Schweiße, der Speichelfluss, das Erbrechen, die Harnabsonderung und die Durchfälle; dabei rasch fortschreitende Erschöpfung.

Aber auch Trockenheit mit Brennen in Nase, Mund, Rachen, mit heftigem Durst auf kaltes Wasser.

Wahnvorstellungen und heftige Delirien.

Koliken, Krämpfe der Glieder und konvulsivische Zuckungen begleiten die Beschwerden.

Verlangen zu liegen und Besserung dadurch.

⊙ **Verschlimmerung um 4 Uhr.**

Allgemein Besserung durch Wärme; der Magen jedoch verlangt kalte Getränke, ⊙ **die jedoch verschlimmern.**

Niederliegen >, Aufrichten <.

Nach körperlicher und geistiger Anstrengung < und nach Gemütserregung <.

Vor der Menses <.

Geist und Gemüt: Drang und Lust zur Arbeit. Geschäftige Unruhe, nimmt vielerlei vor, wird aber gleich wieder überdrüssig. Überempfindlichkeit, erhöhte Geisteskraft.

Er ist übermunter, exzentrisch ausgelassen. Leichtes Delirium.

Ärgerliche Gereiztheit. Ständiges Rasen, kann kaum zurückgehalten werden. Er redet nicht, außer wenn er gereizt wird, dann schimpft er. Bricht bei der geringsten Veranlassung in Ärger aus, dabei Ängstlichkeit und Herzklopfen.

Furcht. Mutlosigkeit. Verzweiflung.

Melancholie, mit Frost, als wenn er mit kaltem Wasser überschüttet würde, und öfterer Brecherlichkeit. Niedergeschlagenheit mit unwillkürlichem Weinen.

Über das eingebildete Unglück ist sie untröstlich, läuft heulend und schreiend in der Stube herum oder sitzt jammernd und untröstlich weinend in einem Winkel. ⊙ **Religiöse Manie.** Angst, wie von bösem Gewissen, als wenn er etwas Böses begangen hätte; oder als wenn ihm etwas Schlimmes bevorstünde. Traurig und verstimmt, redet kein Wort; jedes Wort, das er reden muss, ärgert ihn.

Verlust des Gedächtnisses. Die Gedanken verlassen ihn. Große Schwäche nach seelischer Erregung. Alle Arbeit macht ihn verdrießlich.

⊙ **Geschlechtliche Erregung, verliebtes Gebaren, schamlose Redensarten, will alle küssen.**

⊙ **Manische Zustände bei Ausbleiben der Menses oder vor dem Eintritt der Menses.**

Psychose puerperal
Wahn religiös
Demenz vaskulär

Schwindel: Schwindel mit Vergehen der Augen und kaltem Schweiß.

Kopf: Schwerer, voller Kopf, schlimmer beim Bücken. **Gefühl, als bliese ein kalter Wind durch den Kopf.** ⊙ **Gefühl von Kälte wie Eis auf dem Scheitel.**

Kopfschmerz: Kopfschmerzen vor und während der Menses. Heftiger Kopfschmerz, verbunden mit Polyurie.

Migräne

Augen: Sehstörungen, Doppeltsehen, Funken vor den Augen. Brennen und Röte der Augen mit heftigen Tränen, oder Trockenheit der Augen. Pupillen erweitert oder enggestellt.

Nase: Wässriger, reichlicher Schnupfen; Nase innerlich trocken wie von Straßenstaub. Nasenbluten.

Gesicht: Hitze und Röte des Gesichts oder **bläuliche Blässe und kalter Schweiß auf der Stirne.** Eingefallenes Gesicht **mit ängstlichem Ausdruck. Facies hippocratica. M. masseter verkrampft.**

Mund: Brennen des Mundes und der Zunge mit **Trockenheit und großem Durst nach kaltem Wasser,** oder ausgesprochener Speichelfluss; oder Kältegefühl im Mund wie nach Pfefferminz. Zunge kalt. Galliger Geschmack.

Innerer Hals: Zusammenschnüren des Halses und der Brust zum Ersticken, große Atemnot. Kratzen im Hals und Brennen;

Magen: Krampfhafter Schluckauf. Übelkeit und Hunger zugleich. **Große Übelkeit mit reichlichem Erbrechen** von Speisen, saurem Schleim, Galle oder Blut, dabei **verfallenes Gesicht mit kaltem Schweiß,** bei raschem Körperverfall. **Heftiges, langanhaltendes und überaus reichliches Erbrechen; grünliches Erbrechen.** Er isst viel, klagt aber trotzdem über **Hunger und Leere im Magen.** Schmerzen im Magen wie bei Heißhunger. Dabei **große Schwäche und Elendigkeit,** die ihn zum Liegen zwingt.

Gastroenteritis akut
Lebensmittelintoxikation
Gastritis
Gastroenteritis

Abdomen: Brennen im Leib mit Durst auf viel kaltes Wasser in großen Schlucken; Verlangen nach Obst und Saurem, nach kalten Speisen, um zu kühlen; ⊙ **jedoch Verschlimmerung dadurch.** Widerwille gegen warme Speisen. Durchfall und Erbrechen mit schneidenden Blähungskoliken, wie mit Messern, und Brennen im Bauch, besonders vor dem Stuhl.

Rektum und Stuhl: Durchfälle sehr reichlich, mit Schleim oder Blut, geruchlos. Unwillkürlicher Abgang des Stuhls, besonders nach Schreck und anderen Gemütserregungen. **Dabei Kollapsgefühl und Muskelkrämpfe in den Waden.** Reiswasserähnliche oder grüne Durchfälle.

Verstopfung mit großen und dunklen Kotballen, ohne Drang. **Beim Stuhl kalter Schweiß, Erschöpfung und Ohnmacht.**

Obstipation atonisch
Ileus

Geschlechtsorgane:
- weiblich: Menses viel zu früh, sehr reichlich. Nasenbluten vor der Regel verschwindet. ⊙ **Manische Zustände vor der Menses.**

Menorrhagie
Dysmenorrhö spastisch

Sprache und Stimme: Stimme schwach.

Atmung: Bronchitis der Kinder und alten Leute.

Synkope orthostatisch
Synkope vasovagal
Affektivitätsstörung bipolar

Husten und Expektoration: Hohler, krampfhafter Husten mit blauem Gesicht und unwillkürlichem Harnabgang. Kitzel im Hals oder tief unter dem Sternum ruft Husten hervor. Husten, der vom Bauch zu kommen scheint, ⊙ **Husten schlimmer bei Eintritt in ein warmes Zimmer, schlimmer durch Kalttrinken.**

Brust: Heftiges Herzklopfen, dass die Rippen gehoben werden. Puls sehr rasch, aber schwach und kaum fühlbar; oder sehr verlangsamter Puls. Nägel blau und kalt.
Schwächeanfälle bei Aufstehen und Aufsitzen, besser im Liegen, mit Schüttelfrost und kaltem Schweiß. Große Schwäche, wie bei großer Hitze.

Extremitäten: Rücken- und Kreuzschmerzen, Gliederschmerzen, wie zerschlagen, wie lahm und steif, mit krampfartigem Spannen und Ziehen, Taubheit und Gefühllosigkeit, blitzartiges Durchschießen in den Muskeln, Gefühl wie elektrischer Schlag.

Wadenkrämpfe
Ischialgie
Erkrankungen des rheumatischen Formenkreises
Neuralgie
Multiple Sklerose

Schlaf: Schläfrigkeit. Schläft beim Sprechen und Reden ein. Ruheloser Schlaf. Schlaflosigkeit. Schwere, wirre, angstvolle Träume.

Frost und Frösteln: Kältegefühle äußerlich und an den inneren Organen und Frösteln sind reichlich vorhanden zusammen mit ohnmachtartigem Zustand und kaltem Schweiß. Wo Hitze angegeben wird, ist diese oft unterbrochen durch Frieren und Frösteln. Heftiger Durst auf kalte Getränke infolge innerlichen Brennens auch beim Frieren. Kalter Schweiß begleitet viele der Erscheinungen.

Fieber: Bewegungen sind verlangsamt. Rhythmisches Zucken in den Muskeln. Muskelkrämpfe, besonders in den Waden. Lähmungsartige Schwäche.

Fieber mit Schüttelfrösten und Synkope

Schweiß: Profuse kalte Schweiße.

Allgemein: Konvulsivische Zuckungen und Krämpfe, anfallsweise auftretende Schwäche, die zum Niederliegen zwingt, mit Ausbruch von kalten Schweißen. Schwäche wie von großer Hitze. Rapides Sinken der Kräfte.

479.6
Dosierung

Bei akuten Fällen D 3 bis D 6. Bei dem sehr akuten Charakter der Krankheitszustände sind die Gaben unter Umständen häufig zu wiederholen, um nach Abflauen sofort seltener gegeben zu werden.
Bei Gemütskrankheiten, wobei Veratrum album sehr zu empfehlen ist, habe ich D 6 bis D 12 2-mal täglich, auch Hochpotenzen in einzelnen Gaben, mit Erfolg verwendet. Hahnemann hat die C 6 empfohlen.

479.7
Vergleichsmittel

- Melanthiaceae: Sabadilla officinalis, Trillium pendulum, Veratrum viride.
- Präsynkopale Zustände mit Angst und kalten Schauern: Aconitum napellus.
- Präsynkopale Zustände und Herzbeschwerden, Schlaf <, Wärme < : Lachesis muta.
- Synkopale Zustände mit kaltem Schweiß und Übelkeit zum Sterben, Stuhl > und Erbrechen >. Diarrhö wässrig, will den Leib nicht bedeckt haben trotz Kälte: Tabacum.
- Synkope mit Kälte, Erbrechen und wenig Diarrhö: Camphora.
- Eisige Kälte, Zyanose, Synkope, kalte Extremitäten infolge verzögerter Rekonvaleszenz: Carbo vegetabilis.

- Kälte und Zyanose und Synkope, besonders aber kolikartige Krämpfe bei Diarrhö: Cuprum metallicum.
- Diarrhö mit innerem Brennen und Kälte der Haut, erträgt aber trotzdem keine Bedeckung: Secale cornutum.
- Speisegerüche <: Colchicum autumnale, Arsenicum album.
- Diarrhö mit großer Schwäche, nach Mitternacht <, rapides Sinken der Kräfte, Erschöpfung nach dem Stuhl, unstillbarer Durst, nimmt aber nur kleine Schlucke: Arsenicum album.
- Manische Episoden, lasziven Verhalten: Hyoscyamus niger und Stramonium.
- Verzweiflung. Fürchtet um sein Seelenheil: Sulphur lotum.
- Manie klimakterisch, puerperal: Cimicifuga racemosa.
- Sterbebegleitung: Arsenicum album.
- Hypotonie: Crotalus horridus, Lachesis muta, Naja tripudians.
- Fieber: Veratrum viride.
- Antidote nach Hahnemann sind starker Bohnenkaffee und Kampfer (jählinge, schlimme Zufälle).
- Angstzustände und Synkope: Aconitum napellus und bei drückendem Kopfweh mit Körperkälte und unbesinnlichem Schlummer: Camphora.

479.8 Kasuistik

479.8.1 Senile Psychose mit schweren Verwirrungszuständen und völliger Insomnie

Bei einem 73-jährigen pensionierten Pfarrer trat im Anschluss an ein schweres Magenleiden mit reichlichen Magenblutungen (röntgenologisch war nur eine Gastritis festzustellen) eine Alterspsychose mit schweren Verwirrungszuständen und völliger Schlaflosigkeit auf, die sein Verbringen in eine Heilanstalt für Geisteskranke dringend nötig gemacht hätte; doch wurde dieser von mir wiederholt geforderte Schritt von den Angehörigen abgelehnt, obwohl dieselben durch die nächtliche Unruhe des Kranken beinahe aufgerieben wurden. Meine Behandlung schien völlig aussichtslos zu sein. Ich meinte die Psychose durch Bekämpfung der auf 29% Hämoglobin stehenden Anämie bekämpfen zu müssen. Dies wollte aber nicht gelingen. Selbst eine Bluttransfusion von 400 g brachte keine Besserung des Nervenzustandes und nur eine unwesentliche Besserung des Hämoglobins. Alle Beruhigungs- und Schlafmittel nützten nichts, außer Morphium, von dem täglich Gebrauch gemacht werden musste.

Schließlich machte ich einen Versuch mit Veratrum album D 12, nachdem Zincum metallicum, Arsenicum album und andere keine Wirkung hervorgerufen hatten. Damit stellte sich langsam, aber stetig zunehmend, eine Beruhigung des Kranken ein, der nun seine Nachtruhe fand und auch alle noch übriggebliebenen Magenbeschwerden verlor. Es war zu seiner Herstellung kein anderes Mittel mehr notwendig, auch die Anämie behob sich im Laufe von 2 bis 3 Monaten völlig, nachdem eine Beruhigung und Kräftigung der Nerven eingetreten und der Schlaf zurückgekehrt war.

Die Delirien waren ängstlicher Art gewesen und hatten sich mit seinen früheren Berufspflichten befasst. Er stand zum Beispiel nachts auf, um ein Begräbnis abzuhalten, war aber nicht imstande, sich richtig anzukleiden, derart, dass er die Kleidungsstücke verwechselte und bald auch nicht mehr wusste, was er überhaupt wollte. Auch sah er frühere weltanschauliche Gegner vor sich und bemühte sich ständig, diese zu überzeugen, wobei sich aber stets seine Gedanken völlig verwirrten. Das Gedächtnis war für die Ereignisse der jüngst vergangenen Zeit ganz aufgehoben, auch für die frühere Zeit unsicher. Hervorstechend war neben der geistigen auch die körperliche Unruhe, die ihn trieb, Bett und Zimmer immer wieder zu verlassen. Als der Kranke den Eindruck erweckte, dass er seine normale geistige Tätigkeit wiedergewonnen hatte, wurde Veratrum album abgesetzt. Doch stellten sich dann im Laufe von etwa 2 Wochen Schlaflosigkeit und Andeutung seiner schon überwundenen Verwirrung ein, sodass Veratrum album wieder eingesetzt wurde. Damit hat er sich wieder erholt, und es fehlt nicht mehr viel zu seiner früheren geistigen Frische. Der körperliche Zustand hat sich sogar über den Zustand vor seiner Erkrankung erhoben. – Die verwendete Verdünnung war D 12, die Gabenwiederholung 2-mal täglich 5 Tropfen. (Beobachtung des Verfassers)

479.9
Literatur

[1] Allen TF. Veratrum album. Encyclopedia of pure Materia Medica. Bd. 10. New York: Boericke & Tafel; 1874–1880: 73–94

[2] Buchner JB. Beiträge zur Arzneimittellehre. Veratrum album. Allgemeine Homöopathische Zeitung 1854; 48 (23): 177–179

[3] Buchner JB. Veratrum album. Allgemeine Homöopathische Zeitung 1854; 47 (6): 48

[4] Clarke JH. Veratrum album. Dictionary of practical Materia Medica. Bd. 2.2. London: Homoeopathic Publishing Company; 1900–1902: 1507–1520

[5] Hahnemann S. Veratrum album. In: Lucae C, Wischner M, Hrsg. Gesamte Arzneimittellehre. Bd. 3. Stuttgart: Haug; 2007: 1948–1968

[6] Hughes R. Veratrum. Cyclopaedia of Drug Pathogenesy. Bd. 4. London: Gould; 1886–1891: 390–397

[7] Lembke J. Fragmentarische Prüfungen. Veratrum album. Allgemeine Homöopathische Zeitung 1855; 49 (23): 179

[8] Litzau. Beiträge zur Arzneimittellehre. Veratrum. Allgemeine Homöopathische Zeitung 1843; 24 (13): 190–191

[9] Pirtkien R. Arzneiversuche mit Veratrum album D 1 bis D 6 bei Kreislaufkollaps. In: Faltin T, Hrsg. Homöopathie in der Klinik: Die Geschichte der Homöopathie am Stuttgarter Robert-Bosch-Krankenhaus von 1940 bis 1973. Bd. 7. Quellen und Studien zur Homöopathiegeschichte. Stuttgart: Haug; 2002: 173

[10] Schelling JJ. Arzneiprüfung und Beobachtungen. Veratrum album. Allgemeine Homöopathische Zeitung 1871; 83: 19–21

480 Veratrum viride – verat-v

lt.: Veratrum viride, syn.: Melanthium virens, dt.: Grüne Nieswurz, Amerikanische Nieswurz, engl.: white american hellebore

480.1
Substanz

Plantae – Melanthiaceae (Germergewächse) – **Veratrum viride**

Es handelt sich um eine bis zu 2 m hohe Staude mit oft herabgebogenen Rispen. Die Blüten stehen dicht gedrängt. Die Pflanze ist im Osten Nordamerikas heimisch und wächst auf feuchten Wiesen und seichten Gründen. Die Droge entstammt aus Wildsammlungen.

Homöopathische Verwendung finden das getrocknete Rhizom und seine Wurzeln, das im Herbst nach dem Absterben der Blätter geerntet wird.

480.2
Pharmakologie und Toxikologie

Für die pharmakologische Wirkung verantwortlich sind Veratrum-Steroid-Alkaloide, vor allem Protoveratrin A und B und Germerin. Im Unterschied zu Veratrum album finden sich mehr Jervin und weniger Protoveratrin und Veratroylzygadenin.

480.3
Anwendung

Medizinische Anwendung fand die Substanz aufgrund ihrer Blutdruck senkenden Wirkung bei Nephritis, bei arteriosklerotischer Hypertonie und bei Bleiintoxikation. Wegen der geringen therapeutischen Breite setzte sich ihre Anwendung bei Hypertonie jedoch nicht durch. Auch wurde sie bei Pneumonien eingesetzt.

Homöopathische Verwendung findet die Zubereitung bei Erkrankungen mit heftigen Kongestionen, Erkrankungen des rheumatischen Formenkreises, Hypertonie, Spasmen der Gesichtsmuskulatur, des Ösophagus und des Magens (nach Kommission D).

Es besteht eine Wirkung auf die Herz- und Atemfrequenz. Eine starke Übelkeit mit Erbrechen wird beobachtet, sowie eine Verlangsamung des Pulses. Hale, der die Prüfung am Gesunden vorgenommen hat, erwähnt *Bradykardien* mit Verlangsamung der Pulszahl von 68 auf 24 am Gesunden und von 140 auf 33 bei Fieberkranken. Desgleichen wird die Zahl der Atemzüge von 18 auf 12 beim Gesunden, von 40 auf 12 bei Pneumonie herabgesetzt. Der Puls ist dabei eher weich und schwach als hart. Diese Primärwirkung auf den Kreislauf ist verbunden mit aktiver Kongestion heftiger Art zu Kopf und Brust. In der Folge als sekundäre Phase wird ein schneller, schwacher Puls und synkopaler Zustand mit Zyanose und kalten Schweißen hervorgerufen. Der anfänglich erhöhte Blutdruck senkt sich in seinem systolischen und diastolischen Anteil erheblich. Wegen der Senkung der Puls- und Atemfrequenz fand der grüne Germer, wie Nash berichtet, bei **Pneumonien** Verwendung. Auch Nash „glaubte in diesem Mittel eine Perle gefunden zu haben. Aber eines Tages ließ ich einen Patienten, der sich bei einem akuten und heftigen Anfall von Lungenentzündung durch dieses Mittel gebessert hatte, einige Stunden ohne meine Aufsicht und fand ihn bei meiner Rückkehr tot. Darauf achtete ich auf andere mit diesem Mittel Behandelte und fand von Zeit zu Zeit Patienten mit Lungenentzündung, die nach angeblicher Besserung plötzlich gestorben waren", so berichtet Nash in *Leitsymptome*. Welche Dosen bei diesen Kuren verwendet wurden, geht aus einer Bemerkung Hales hervor, der bei puerperalen Konvulsionen 10 bis 30 Tropfen ⌀ jede Stunde nennt.

Am Gehirn wurde bei Tieren an der weißen und grauen Gehirnsubstanz eine starke Kapillarkongestion, und zwar am Kleinhirn und der Brücke mehr als am Großhirn, festgestellt. Die Anwendung bei **entzündlichen und kongestiven Zuständen des Gehirns** ist also wohl begründet.

Auch bei **Chorea minor** werden guten Erfolge berichtet.

Eine besondere Domäne des Mittels stellen **Fieberzustände mit starker Temperatursteigerung und heftigen aktiven Kongestionen,** besonders zum Kopf und zur Brust, dar. Oft hat das Fieber einen unregelmäßigen Verlauf, der Puls ist voll, neigt jedoch eher zu Schwäche. Zum Teil wird auch ein harter Puls genannt. Fieberzustände mit Neigung zu *Synkope* mit großer Übelkeit und kalten Schweißen, mit Frösteln und Schüttelfrösten sind in der Prüfung ebenfalls vorgezeichnet. Man gebraucht Veratrum viride besonders bei **Sepsis** einschließlich **Puerperalfieber, Erysipel, rheumatischen Arthropathien, Meningitis** und **Enzephalitis,** bei **Myokarditis** und bei **Pneumonie.** Bei Letzterer soll es die Krankheit öfters kupiert haben. Krämpfe und Delirien sprechen für die Wahl. Zum Unterschied von Veratrum album ist das kongestive Stadium wesentlich betonter, wie sich aus der praktischen Arbeit an akuten Fiebern ergeben hat. Die Neigung zu *Synkope* ist als Sekundärstadium zu betrachten, das dem kongestiven Stadium folgt.

Das ganze Arzneimittelbild weist auf *schwere Infektionen* mit *Kreislaufversagen* hin. Bei solch schweren Krankheitszuständen kann eine begleitende homöopathische Medikation empfohlen werden.

480.4
Arzneimittelbild

Leitsymptome: Starkes Fieber mit vollem Puls und heftigen aktiven Kongestionen, oder mit Neigung zu Synkope. ☉ **Nach Nash alle Fieber mit vollem raschem und hartem Puls sowie Neigung zu Kongestionen und Spasmen.**

Höchster Grad von Schwäche; Anfälle von Kreislaufschwäche mit Zyanose und kalten Schweißen.

Senkung des systolischen und diastolischen Blutdrucks, Verlangsamung des Pulses, oder Beschleunigung.

Gelb belegte Zunge mit rotem Streifen in der Mitte.

Übelkeit mit Erbrechen begleitet die meisten Erscheinungen.

Bewegung < und Aufrichten <.
Im Liegen >.

Geist und Gemüt: Delirien mit streitlustigem Wesen, oder auch heitere Delirien. Große Angst vor dem Tod.

Synkope

Kopf: Heißer Kopf, blaurotes Gesicht und dumpfe Kopfschmerzen; oder

Sonnenstich
Meningitis
Enzephalitis

Nase: Schnupfen.

Gesicht: Blasses, eingefallenes Gesicht, Facies hippocratica. Zuckungen und krampfhafte Verzerrungen des Gesichts. Kiefermuskeln steif, sodass er nichts in den Mund bringen kann.

Mund: Zunge gelb belegt mit rotem Streifen in der Mitte. Trockene Lippen und dicker Schleim im Mund, oder Speichelfluss. Bitterer Geschmack im Mund.

Innerer Hals: Trockenheit im Hals. Kann nicht schlucken wegen **Krampfes der Speiseröhre, Globusgefühl.** Heftiger Schluckauf mit schmerzhaftem Krampf in der Speiseröhre. Übermäßiger Appetit morgens beim Erwachen, durstig.

Globussyndrom
Singultus
Ösophagitis

Magen: Übelkeit und Erbrechen von Speisen, später von Schleim, Galle und Blut. Schmerzhafte Krämpfe im Magen. Viel Blähungen und Kolikschmerzen.

Gastroenteritis akut und chronisch

Rektum und Stuhl: Durchfall mit heftigen Leibschmerzen zuvor, nachher Tenesmus. Choleraartige Zustände.

Atmung: Heftige Kongestion zur Lunge. Die Atemfrequenz fällt von 18 auf 12 bei Gesunden und von 40 auf 12 bei Pneumonie.

> *Pneumonie*

Husten und Expektoration: Krampfhafter Reizhusten. Krampfhafte Atmung zum Ersticken.

Brust: Brennen und Weh am Herzen.

> *Myokarditis*

Rücken: Die Nackenmuskeln schmerzen so, dass er kaum den Kopf halten kann. Opisthotonus.

Extremitäten: Steifigkeit und Verkrampfung der Muskeln, oder lähmungsartige Schwäche; befallen werden vor allem die Muskeln, die zuvor angestrengt worden waren. Krämpfe in den Gliedern und blitzartige Stöße von großer Heftigkeit.

> *zerebrale und spinale Erkrankungen mit Spasmen*
> *Arthropathie rheumatisch, hyperpyretisch*

Frost und Frösteln: Viel Frösteln und Schaudern und Kältegefühl am ganzen Körper. Hitze gefolgt von Eiseskälte.

Fieber:

> *Fieber mit aktiven Kongestionen*
> *Fieber mit Schüttelfrost, kaltem Schweiß, Übelkeit und Synkope*
> *Sepsis*

Schweiß: Kalte Haut, bedeckt mit klebrigem Schweiß; Haut wie gebadet in kaltem Schweiß. Heftiger Schweiß bei Kälte der Haut. Hitze des Körpers mit kaltem Schweiß an der Stirne.

Haut: Die Berührung der Kleider belästigt sehr, kann deshalb nicht still halten. Heftiges Hautjucken.

> *Erysipel*
> *Sepsis*

Allgemein: Schwach und elend zum Sterben. Kollaps und Vergehen des Gesichts beim Aufrichten; muss sich flach legen. Erhebliche Herabsetzung des Blutdrucks. Schwächeanfälle und Synkope, besonders beim Aufrichten und Gehen, besser beim Liegen. Fühlt sich sterbensschwach. Der Puls wird sehr verlangsamt, auf 35 bis 40, ja selbst 24 Schläge in der Minute.

> *Bradykardie*
> *Chorea minor*

480.5
Dosierung

Meist werden D 1 bis D 6 verwendet, zum Abfangen akuter Entzündungen werden die niederen Potenzen einschließlich der Tinktur gebraucht. Nach dem dabei öfters zu beobachtenden kritischen Temperaturabfall ist das Mittel sofort abzusetzen, um einen möglichen Kollaps zu verhüten.

480.6
Vergleichsmittel

- Melanthiaceae: Sabadilla officinalis, Trillium pendulum, Veratrum album.
- Hochfieberhafte Infektionen mit Kreislaufversagen: Aconitum napellus, Baptisia tinctoria, Crotalus horridus, Lachesis muta, Pyrogenium.
- Von Aconitum napellus unterscheidet sich das Veratrum-Fieber durch das Fehlen oder einen geringeren Grad von Angst. Man hat Veratrum viride bei Fieber als eine Vereinigung von Aconitum napellus und Belladonna bezeichnet.
- Todesangst: Aconitum napellus noch deutlicher.
- Kongestive Kopf- und Gehirnaffektionen: Acidum hydrocyanicum, Apis mellifica, Belladonna, Gelsemium sempervirens, Glonoinum, Sanguinaria canadensis.
- Endokarditis akut: Aconitum napellus, Colchicum autumnale, Kalium carbonicum, Kalmia latifolia, Spigelia anthelmia, Spongia tosta.

480.7
Literatur

[1] Allen TF. Veratrum viride. Encyclopedia of pure Materia Medica. Bd. 10. New York: Boericke & Tafel; 1874–1880: 95–114, 639

[2] Clarke JH. Veratrum viride. Dictionary of practical Materia Medica. Bd. 2.2. London: Homoeopathic Publishing Company; 1900–1902: 1520–1526

[3] Hughes R. Veratrum viride. Cyclopaedia of Drug Pathogenesy. Bd. 4. London: Gould; 1886–1891: 397–413

[4] Nash EB, Wilbrand R. Leitsymptome in der homöopathischen Therapie. 2. Aufl. Stuttgart: Haug; 2009: 265

481 Verbascum thapsiforme – verb

lt.: Verbascum densiflorum, syn.: Verbascum thapsiforme, dt.: Wollblume, Großblumige Königskerze, engl.: mullein

481.1
Substanz

Plantae – Scrophulariaceae (Braunwurzgewächse) **– Verbascum densiflorum**

Es handelt sich um ein 2-jähriges Kraut, das eine Höhe von bis zu 3 m erreichen kann. Die Hauptwurzel ist spindel- oder pfahlförmig. Es handelt sich um eine Halbrosettenpflanze, deren Laubblätter wechselständig sitzen und eine Länge von bis zu 40 cm erreichen können. Die gelben Blüten traubig oder rispig. Man findet die Pflanze vor allem in Mittel- und Südeuropa, in Kleinasien und Marokko. Sie wächst auf Schuttplätzen, Brachland, an Wegrändern, in Kiesgruben und Steinbrüchen.

Homöopathische Verwendung finden die zu Beginn der Blüte gesammelten oberirdischen Teile ohne die verholzten Stängel.

481.2
Pharmakologie und Toxikologie

Inhaltsstoffe in Verbascum thapsiforme sind Triterpensaponine wie Buddlejasaponin, Songarosaponin E und F, Thapsuin A und B, Verbascosaponin. Des Weiteren Iridoid-Glykoside wie Aucubin[558] (= Rhinantin), Catalpol, Ajugol, Harpagid, Phenolcarbonsäurederivate wie Kaffeesäure, Chlorogensäure und Ferulasäure sowie neutrale und saure Schleimstoffe[559].

481.3
Anwendung

Als Volksmittel gebraucht gegen Husten, Hämorrhoiden, Afterjucken, Diarrhö, Harnbeschwerden einschließlich Enuresis. Eine beliebte Form ist ein Ansatz der Blüten mit Olivenöl, der 4 Wochen der Sonne ausgesetzt wird. Dieses Öl wird äußerlich angewendet bei Gehörgangsentzündung, Ohrfurunkel, Gehörgangsekzem, chronischer Mittelohreiterung. Bei akuter Mittelohrentzündung ist der Erfolg umstritten.

Homöopathische Verwendung findet die Substanz bei Erkrankungen der oberen Atemwege und bei Sinusitis, Neuralgien in Kopf und Brustkorbbereich (nach Kommission D).

Ihre Verwendung erstreckt sich auf die Behandlung von **Infekte** der Bronchien und dergleichen als **Expektorans** und auf **Neuralgien,** hauptsächlich im Trigeminusgebiet.

481.4
Arzneimittelbild

Kopfschmerz: Scharfe Stiche in der Schläfengegend und dem Stirnhöcker, intermittierend auftretend.

Ohren: Ziehende Schmerzen im inneren Ohr, Gefühl, als würde das Ohr nach innen gezogen. Taubheitsgefühl und Empfindung, als seien die Ohren verstopft.

Otalgie

Nase: Nase wie verstopft.

Gesicht: Zermalmendes Gefühl im Kiefergelenk, als ob beide Kiefergelenke mit Zangen zusammengequetscht würden. Heftiger, drückender Schmerz in der Gegend des Oberkiefers, der Wange und des Unterkiefers, schlimmer durch kalte Luft.

Trigeminusneuralgie

---

[558] Aucubin ist neben Catalpol das in der Natur am häufigsten isolierbare Ididoid-Glycosid. Es findet sich in mehr als 80 verschiedenen Pflanzen, besonders häufig bei den Scrophulariaceae. In Europa noch in großer Konzentration in Plantago lanceolata (Spitzwegerich).

[559] Meist aus (Hetero-)Polysacchariden aufgebaut.

Magen: Uncharakteristische Reizung der Schleimhäute des Verdauungskanals.

Blase: Häufiger Harndrang und vermehrter Harnabgang.

Enuresis
Harninkontinenz beim Husten

Larynx und Trachea: Heiserkeit durch lautes Reden. ⊙ **Heiserkeit mit Bassstimme (Basso profundo)** (Stiegele).

Laryngitis

Extremitäten: Rheumatoide Schmerzen in allen Teilen. Lähmige Schmerzen. Krampfartiger Schmerz in den Muskeln der Hüfte. Plötzliche Schmerzen im Bein. Krampfartiger Druck auf den Fußsohlen. Taubheitsgefühl und Gefühllosigkeit im Daumen (bei äußerer Anwendung).

Neuralgie

481.5
Dosierung

D 1 bis D 3; auch Tinktur. Äußerlich gegen Neuralgien und Ohrschmerzen als Tinktur. A. Stiegele hat Verbascum tapsiforme gegen Enuresis geschätzt, desgleichen gegen Trigeminusneuralgie und gegen hohlklingenden Husten „wie aus einem alten Hafen".

481.6
Vergleichsmittel

Scrophulariaceae: Digitalis purpurea, Euphrasia officinalis, Gratiola officinalis, Leptandra virginica, Scrophularia nodosa.

481.7
Literatur

[1] Allen TF. Verbascum. Encyclopedia of pure Materia Medica. Bd. 10. New York: Boericke & Tafel; 1874–1880: 114–119

[2] Clarke JH. Verbascum. Dictionary of practical Materia Medica. Bd. 2.2. London: Homoeopathic Publishing Company; 1900–1902: 1526–1530

[3] Hahnemann S. Verbascum thapsiforme. In: Lucae C, Wischner M, Hrsg. Gesamte Arzneimittellehre. Bd. 3. Stuttgart: Haug; 2007: 1968–1975

[4] Hughes R. Verbascum. Cyclopaedia of Drug Pathogenesy. Bd. 4. London: Gould; 1886–1891: 420

[5] Nash EB, Wilbrand R. Leitsymptome in der homöopathischen Therapie. 2. Aufl. Stuttgart: Haug; 2009: 484

482 Viburnum opulus – vib

lt.: Viburnum opulus, dt.: Gemeiner Schneeball, Wasserschneeball, engl.: guelder rose

482.1
Substanz

Plantae – Adoxacae (Moschuskrautgewächse) – **Viburnum opulus**

Viburnum opulus ist ein sommergrüner, aufrecht wachsender, 2 bis 4 m hoher Strauch mit dünner hellgrauer Rinde. Er bildet rundliche, 3- bis 5-lappige, unregelmäßig gezahnte, bis zu 12 cm große, hellgrüne Blätter aus. Von Mai bis Juni zeigen sich 8 bis 10 cm große, weiße, angenehm duftende Trugdolden. Seine Früchte sind eirund und knallrot. Eine in den Gärten kultivierte Spielart ist der Gartenschneeball, welcher in seinem kugeligen Blütenstand nur noch unfruchtbare Scheinblüten trägt. Die Pflanze findet sich in West- und Nordasien, Europa und Nordamerika.

Zur Tinktur verwendet wird die frische, im Herbst gesammelte Rinde der Zweige und jungen Stämme.

482.2
Pharmakologie und Toxikologie

Die Rinde von Viburnum opulus enthält Terpene (Amyrin, Oleanol- und Ursolsäure), Flavonoide (Epicatechin), 0,3 % ätherisches Öl, darin mehr als 50 % Säuren (Baldrian-, Isovalerian-, Capron-, Essig- und Palmitinsäure) und Viburnin, ein Glykosid der Baldriansäure, weshalb der Tinktur einen unverkennbaren Geruch nach Baldrian verbreitet.

Auszüge von Viburnum opulus haben in Versuchen am Intestinum tenue und crassum sowie am Uterus bei einer Konzentration von $0,5^{-5}$ bis 10^{-5} bei Tierversuchen eine deutliche spasmolytische Wirkung ergeben. An isolierten Froschherzen wirken diese negativ inotrop und chronotrop (bei einer Konzentration von 10^{-5} bis 10^{-2}).

482.3
Anwendung

Homöopathische Anwendung findet die Zubereitung bei Dysmenorrhö (nach Kommission D).

Bei der Arzneimittelprüfung am Gesunden tritt die Beziehung zu Spasmen, besonders am weiblichen Genitale und am Gefäßsystem, und zu Neuralgien an irgendwelchen Organen, oft mit psychovegetativer Überlagerung, sehr deutlich zutage. Der Einfluss auf die Gefäße zeigt sich an den kongestiven Zephalgien sowie der Besserung bei Bewegung im Freien. Eine organotrope Beziehung zu den Ovarien lässt sich an den *Zyklusstörungen* mit verfrühter oder verspäteter Menses erkennen. Das Mittel leitet also in doppelter Hinsicht zum weiblichen Genitale hin: durch Spasmen und durch direkten Einfluss auf die Funktion der Ovarien.

H. Unger fasst seine an 74 Fällen von *Dysmenorrhö* gewonnenen Erfahrungen folgendermaßen zusammen:

1. Anfallsartiger **pelviner Krampfschmerz prämentruell** unter dem Bilde der *Dysmenorrhö*.
2. Durch Krampfschmerz verzögerte, spärliche Menstruation mit intermittierendem Blutabgang. Menstrualblut klumpig und oft mit schleimigen Membranen durchsetzt. Infolge rezidivierender *Menstrualkoliken* künstlich **verlängerte Menstruation**.
3. Ausbreitung des Krampfschmerzes auf die Nachbarorgane: Dickdarm mit **spastischer Obstipation**, Harnleiter, mit **Kolik**, und **vasomotorische Krämpfe in den Oberschenkeln** und Waden.
4. *Bradykardie*. Verminderung der Herzschlagfolge mit **Hypotonie** und Neigung zu **Synkope**.
5. **Motorische Unruhe** infolge subkortikaler Erregung und zugleich mit der Modalität: vorübergehende Besserung durch Herumgehen.
6. Häufig **Enteroptose** und **Hypotonie** sowie *Allergieneigung* (*Migräne, Asthma bronchiale, spastische Obstipation, …*).

482 – Viburnum opulus – vib

482.4
Arzneimittelprüfung

Allen berichtet über Prüfungen an 19 Personen, darunter 8 Frauen, die meist mit der Tinktur und D 1 vorgenommen wurden. Alle beteiligten Frauen berichteten über Schmerzen im Genitale [1].

482.5
Arzneimittelbild

Leitsymptome: Krampfartige Dysmenorrhö mit nervöser Reizbarkeit. Bewegung > und im Freien >.

Geist und Gemüt: Verwirrt und unfähig, sich zu konzentrieren. Benommenheit der Gedanken. – Außerordentliche Anregung der geistigen Leistungsfähigkeit. Eine harte Tagesarbeit scheint ihm wie nichts.

Kopfschmerz: Dumpfer, schwerer Kopfschmerz, meistens über den Augen, mit feuerrotem Gesicht, schlimmer beim Husten und Bewegen des Kopfes (Schütteln, Niederbücken, falscher Tritt, Husten). Linksseitiger Kopfschmerz.

Augen: Schwere über den Augen und den Augäpfeln. Die Augen brennen und tränen.

Ohren: Scharfe, zuckende Schmerzen in den Ohren wie von einem Messer.

Magen: Tödliche Übelkeit im Magen bei Nacht, schlimmer bei der geringsten Bewegung. Übelkeit besser durch Essen, nachher aber sofort wieder einsetzend.

Abdomen: Heftige Leibschmerzen, besser durch Herumgehen und durch harten Druck, schlimmer beim Linksliegen. Krampfartige Schmerzen im Unterbauch, beinahe unerträglich heftig, plötzlich und mit furchtbarer Heftigkeit auftretend.

Rektum und Stuhl: Harter, trockener Stuhl, auch wässriger Durchfall, begleitet von Frost und kalten Schweißen auf der Stirn. Verstopfung mit blutenden Hämorrhoiden und Zusammenschnüren im Rektum und After.

Geschlechtsorgane:
- weiblich: **Heftige, herunterziehende Schmerzen in Rücken, Lenden und Unterbauch, wie wenn die Menses eintreten wollte, besser in der frischen Luft und beim Umhergehen.** Scharfe, herunterziehende Schmerzen wie bei der Menses, mit ziehenden Schmerzen in den vorderen Muskeln der Schenkel, gelegentlich mit scharfen, ziehenden Schmerzen über den Eierstöcken, mit großer Nervosität, kann nicht sitzen oder still liegen vor Schmerzen. Wässriger Durchfall während der Menses. – Die Menses setzte 2 Wochen zu früh ein, die Blutung dauert 2 Tage lang mit Krampfschmerzen und großer nervöser Ruhelosigkeit. Die Menses verzögerte sich 10 Tage, die Blutung war ätzend, dünn, hellrot und dauerte nur einige Stunden. Sie war begleitet von einem Gefühl von Delirium, muss sich niederlegen. Schwindel beim Aufsitzen. Leukorrhö dünn, gelb, weiß, für 2 Tage, auf die Menses folgend. Während der Menses alle 1 bis 2 Stunden Entleerung von großen Mengen hellen Urins.

Leukorrhö
Dysmenorrhö
Oligomenorrhö
falsche Wehen
Nachwehen
Abortus imminens

- männlich: Heftiger Schmerz und Schwellung des Nebenhodens der linken Seite (bei einem Prüfer, der bei Kälte oder Anstrengung dazu geneigt war). Unwillkürlicher Samenerguss.

482.6
Dosierung

Ø bis D 1 bis D 3, 3-mal täglich, etwa 5 Tage vor der Menses beginnend, während der Krämpfe auch noch öfter. Bei Leukorrhö 2-mal täglich.

Unger betrachtet D 2 bis D 3 als optimale Dosis; er gibt während des Regelkrampfes 6- bis 8-mal 5 Tropfen. In extremen Fällen ½- bis 1-stündlich 5 Tropfen, bis der Schmerzanfall abgeklungen ist.

482.7 Vergleichsmittel

- Dysmenorrhö spastisch, Graviditätsbeschwerden psychogen, klimakterische Störungen: Viburnum prunifolium.
- In Intervallen auftretende Krämpfe, mit heftigem Abwärtsdrängen. Blutung heiß, hellrot, übelriechend. Kongestionen zum Kopf: Belladonna.
- Unerträglichkeit der Schmerzen, verzweifeltes Gebaren; launisch, ärgerlich, explosiv: Chamomilla recutita.
- Nervöse Frauen voller Angst und Verzweiflung. Vor der Menses Neuralgien und rheumatische Schmerzen, die sich mit Eintritt der Menses bessern. Krämpfe in der Gebärmutter während der Menses. Menses zu früh und zu stark, oder selten und spärlich: Cimicifuga racemosa.
- Krämpfe erstrecken sich auf die Gliedmaßen, sie beginnen mit Zuckungen der Finger und Zehen: Cuprum metallicum.
- Krampfwehen mit herabdrängenden Schmerzen: Caulophyllum thalictroides.
- Besserung der Krämpfe durch Zusammenkrümmen und Hitzeanwendung: Colocynthis, Magnesium carbonicum oder Magnesium phosphoricum.
- Regelkrämpfe bei zu früher und zu starker Menses, bei ungeduldigen, ausfälligen Frauen. Bei der Menses Obstipation mit vergeblichem Drang oder beschleunigter Stuhl: Nux vomica.
- Heftige Gebärmutterkrämpfe mit verfrühter oder verspäteter Menses: Xanthoxylum fraxineum.
- Menorrhagie mit Rückenschmerzen und wehenartigen Krämpfen. Menses zu früh, zu stark, hellrot: Sabina officinalis.
- Weinerliches Gemüt: späte, schwache Menses. Besserung durch Bewegung im Freien. Verschlimmerung durch kalte Füße: Pulsatilla pratensis.
- Heftige blaurote Kongestion zum Kopf. Krämpfe sofort besser durch Eintritt der Menses: Lachesis muta.
- Gebärmutterkrämpfe, dabei Benommenheit des Kopfes, Schläfrigkeit mit heißem, rotem, schmerzhaftem Kopf: Gelsemium sempervirens.

482.8 Literatur

[1] Allen TF. Viburnum opulus. In: American Institute of Homoeopathy, Hrsg. Transactions of the Thirty-Four-Session. Pittsburgh: Eichbaum; 1881: 160–172

[2] Clarke JH. Viburnum opulus. Dictionary of practical Materia Medica. Bd. 2.2. London: Homoeopathic Publishing Company; 1900–1902: 1535–1541

[3] Hughes R. Viburnum. Cyclopaedia of Drug Pathogenesy. Bd. 4. London: Gould; 1886–1891: 420–424

[4] Unger H. Viburnum opulus als individuelles Therapeutikum bei der pelvinen Migräne. Allgemeine Homöopathische Zeitung 1961; 206 (9): 522–532

483 Vinca minor – vinc

lt.: Vinca minor, dt.: Immergrün, engl.: lesser periwinkle

483.1 Substanz

Plantae – Apocynaceae (Hundsgiftgewächse) – **Vinca minor**

Es handelt sich um einen immergrünen Halbstrauch, dessen nicht blühende Sprossen liegend bis 60 cm lang sind und dessen blühende Sprosse aufstrebend bis 20 cm hoch wachsen. Die Laubblätter sind lederartig glänzend. Die Blüten sind hellblau bis rotviolett, selten weiß oder rosa. Der Strauch findet sich von Spanien über Mittel- und Südeuropa bis zum Kaukasus. Mittlerweile ist er vielerorts eingebürgert, vor allem in den USA. Man findet ihn gesellig auf Auen, in Laubwäldern, an Mauern und zwischen Felsen.

Homöopathische Verwendung finden die frischen, oberirdischen Teile blühender Pflanzen mit anhängenden, faserigen Wurzeln.

483.2 Pharmakologie und Toxikologie

Die Vinca-Alkaloide[560] gehören zur Gruppe der monoterpenoiden Indol-Alkaloide und leiten sich vom Tryptophan[561] und Secologanin[562] ab. Die wichtigsten Alkaloide sind das Vincamin und das Eburnamonin. Vincamin hat eine blutdrucksenkende Wirkung über eine Verminderung des peripheren Gefäßwiderstandes. Es fördert die intrakranielle Durchblutung und soll den zerebralen Stoffwechsel verbessern. Andere Vinca-Alkaloide wie Vincadifformin und Vincaminorin wirken durch Hemmung der Nucleinsäurebiosynthese proliferationshemmend auf P388-Leukämiezellen.

483.3 Anwendung

Historisch findet sich in dem sehr alten, wohl fälschlicherweise dem Albertus Magnus (1193 bis 1280) zugeschriebenen *Ausführlichen Kräuterbuch* folgende Beschreibung: „Die Blätter wirken blutreinigend, leicht purgierend und stärkend bei Durchfällen … Der Wein getrunken, in welchem das Kraut gesotten worden ist, hebt Abweichen und stillt die rote Ruhr. Das grüne Kraut gestoßen und auf den Kopf gelegt, stillt das Nasenbluten. Mit Wasser gesotten ist es ein vorzügliches Gurgelwasser gegen Halsbeschwerden aller Art. Wunden, mit einer Abkochung ausgewaschen und mit dem zerquetschten Kraut verbunden, heilen rasch."

Volkstümliche Anwendung findet die Droge innerlich bei Spasmen, Diabetes mellitus, Hirnleistungsstörungen, Hypertonie, Diarrhö, äußerlich bei Mykosen und Zahnerkrankungen.

Pharmakologische Verwendung findet die Droge als Ausgangsmaterial zur Extraktion des Indol-Alkaloids Vincamin zur Herstellung durchblutungsfördernder Arzneimittel, da dies heute immer noch ökonomischer ist, als die Synthese. Es wird bei zerebrovaskulären Störungen wie Zephalgien und Migräne eingesetzt.

Homöopathische Verwendung findet die Pflanze bei sezernierendem Ekzem und bei Schleimhautblutungen (nach Kommission D).

In der Homöopathie wird die Zubereitung besonders bei **sezernierenden Dermatosen** verordnet. Auch der Rachen und die Tonsilla palatina sind bevorzugt befallen. Von alters her wird es gegen *Hämorrhagien* aller Art wie *Epistaxis, Hämoptysis, hämorrhagischer Diarrhö* und *Metrorrhagie* gebraucht; bei der Prüfung wurden *Epistaxis* und *Uterusblutungen* beobachtet.

J. Schier, der eine Nachprüfung an 8 Personen vorgenommen hat, konnte dadurch „nicht eine

---

[560] Früher wurde die Pflanzengattung Catharanthus als Vinca bezeichnet, sodass die in der älteren Literatur als Vinca-Alkaloide bezeichneten Verbindungen Catharanthus-Alkaloide (Vinblastin, Vincarubin, Vincristin, Vindolin, Vindesin) sind.

[561] Essenzielle Aminosäure.

[562] Schlüsselverbindung in der Biosynthese der meisten Indol-Alkaloide, der China-, Ipecacuanha-, Pyrrolochinoline-Alkaloide und einfacher Monoterpen-Alkaloide.

Erweiterung der Resultate der ersten Prüfung, sondern eine Vertiefung einzelner wichtiger Symptome" feststellen. Er „betont, dass die spezifische Verwandtschaft des Mittels zu den Schleimhäuten des Rachens, des Nasen-Rachen-Raums, der Nase und der Augen, ferner der Haut und zum Magen-Darm-Kanal, sowie zum Uterus durch unsere Versuche durchaus bestätigt wurde".

483.4
Arzneimittelbild

Geist und Gemüt: Gedrücktheit und ängstliche Verstimmung.

Kopf:

> *Crusta lactea*
> *Ekzem des behaarten Kopfes mit verfilzten Haaren*

Augen: Sezernierende Infektionen.

Ohren: Infekte und Sekrete.

Nase: Bläschen am Septum der Nase. Stockschnupfen, Nasenbluten.

Mund: Schwellung und Entzündung der Mundschleimhäute und der Lippen mit kleinen Geschwüren, Speichelfluss.

Zähne: Zahnschmerzen.

Innerer Hals: Trockenheit im Hals und Schluckreiz, Anschwellung der Gaumenmandeln mit Ungeschicklichkeit beim Schlucken. Halsweh beim Schlingen.

> *Stomatitis*
> *Pharyngitis*

Magen: Erscheinungen von Gastritis und Enteritis, galliges Erbrechen.

Urin: Verminderte Harnabsonderung.

Geschlechtsorgane:
- weiblich: starke und lang anhaltende Menses mit großer Schwäche.

> *Menorrhagie*

Sprache und Stimme: Heiserkeit und Rauheit im Kehlkopf, Kitzel im Hals und krampfhafter Husten.

Husten und Expektoration: Krampfhusten.

Brust: Anfälle von Engbrüstigkeit mit Stechen.

Haut: Heftiges Jucken überall, zum Kratzen nötigend. Die Haut rötet sich beim Reiben leicht und wird wund.

> *Ekzem sezernierend*

483.5
Dosierung

Üblich sind die D 1 bis D 6. Als Gurgelmittel nach Schier 1 Teil der Tinktur auf 100 oder mehr Teile Wasser.

483.6
Vergleichsmittel

- Apocynaceae: Apocynum cannabium, Oleander, Quebracho, Rauwolfia serpentina, Strophantus gratus.
- Bei Dermatosen: Hepar sulphuris, Mercurius solubilis Hahnemanni, Mezereum, Oleander, Petroleum crudum.

483.7
Literatur

[1] Allen TF. Vinca. Encyclopedia of pure Materia Medica. Bd. 10. New York: Boericke & Tafel; 1874–1880: 128–130

[2] Clarke JH. Vinca minor. Dictionary of practical Materia Medica. Bd. 2.2. London: Homoeopathic Publishing Company; 1900–1902: 1544–1547

[3] Hughes R. Vinca. Cyclopaedia of Drug Pathogenesy. Bd. 4. London: Gould; 1886–1891: 419–420

[4] Noack A, Trinks CF. Vinca minor. Handbuch der homöopathischen Arzneimittellehre. Bd. 2. Leipzig: Schumann; 1843–1848: 1233–1236

[5] Rosenberg H. Beobachtungen über die eigentümlichen Wirkungen der Herba Vincae pervincae und der Branca ursina. Allgemeine Homöopathische Zeitung 1838; 13 (2): 39–48

[6] Rosenberg H. Beobachtungen über Darmerkrankungen. Archiv für die Homöopathische Heilkunst 1840; 17 (3): 39

[7] Schier J. Heimathliche Arzneikunde. Nachprüfung von Vinca minor. Zeitschrift des Berliner Vereines Homöopathischer Ärzte 1894; 13 (2, 3): 162–167

[8] Schier J. Nachprüfung von Vinca minor. Allgemeine Homöopathische Zeitung 1894; 128 (7–8, 9–10): 49–57, 65–68

484 Viola tricolor – viol-t

lt.: Viola tricolor, dt.: Stiefmütterchen, engl.: pansy

484.1 Substanz

Plantae – Violaceae (Veilchengewächse) – **Viola tricolor**

Es handelt sich um eine 1-jährige oder mehrjährige, krautige, 10 bis 40 cm hohe Pflanze, deren Stiele gestielte, eiförmige bis lanzettliche Laubblätter tragen. Endständig finden sich 1 bis 3 cm große Blüten mit 5 Kronblättern. Die Pflanze ist in Mitteleuropa heimisch.

Homöopathische Verwendung finden die frischen, oberirdischen Teile blühender Pflanzen.

484.2 Pharmakologie und Toxikologie

Es enthält unter anderem Saponine und Flavonoide. Unter den Flavonoiden das Anthocyan Violanin, das als Lebensmittelfarbstoff E 163 zugelassen ist.

484.3 Anwendung

Volkstümliche Anwendung findet die Droge äußerlich bei Ekzemen und Exanthemen, bei Crusta lactea, Pruritus vulvae. Innerlich wird es zur Stoffwechselaktivierung bei Gicht, Erkrankungen des rheumatischen Formenkreises, Arteriosklerose und Blutkrankheiten, bei Pharyngitiden und Tonsilitiden, Erkrankungen der oberen Luftwege, Pertussis und fieberhaften Infekten verabreicht.

Homöopathische Verwendung findet die Droge bei Ekzemen und Zystitis (nach Kommission D).

Die Verwendung als **Diuretikum** und bei **Dermatosen** tritt aus dem vielfachen Gebrauch hervor. Es wird als hervorragendes Blutreinigungsmittel gegen die verschiedensten Zustände gebraucht.

484.4 Arzneimittelbild

Geist und Gemüt: Traurige und verdrießliche Stimmung, Mangel an Arbeitslust.

Magen: Am Magen infektiöse Beschwerden.

Abdomen: Am Darm infektöse Beschwerden.

Blase: Harndrang mit reichlichem Harnabgang.

Harnröhre: Brennen in der Harnröhre beim Harnlassen.

Urin: Harn sehr übelriechend wie Katzenharn, viel Harndrang.

Geschlechtsorgane:
- weiblich: Leukorrhö.

Pruritus vulvae

- männlich: Stiche in der Harnröhre, Vorhaut geschwollen, Jucken am Glied, Pollutionen.

Frost und Frösteln: Frostschauer.

Schweiß: Nachtschweiße.

Haut: Frieselausschlag über den ganzen Körper, Pusteln mit Krustenbildung und Papeln, besonders das Gesicht und die Ohren bevorzugend, stark juckend. Rheumatoide Schmerzen im ganzen Körper.

Ekzem sezernierend oder trocken
Crustae lacteae
Impetigo

Allgemein: Fliegende Hitze, erhöhte Pulszahl.

484.5
Dosierung

Ø bis D 3.

484.6
Vergleichsmittel

Graphites naturalis, Hepar sulphuris, Mercurius solubilis Hahnemanni, Mezereum, Oleander, Petroleum crudum, Staphysagria.

484.7
Literatur

[1] Allen TF. Viola tricolor. Encyclopedia of pure Materia Medica. Bd. 10. New York: Boericke & Tafel; 1874–1880: 132–136

[2] Clarke JH. Viola tricolor. Dictionary of practical Materia Medica. Bd. 2.2. London: Homoeopathic Publishing Company; 1900–1902: 1550–1553

[3] Franz EG. Freisam-Veilchen. (Viola tricolor. - Jacca). Archiv für die Homöopathische Heilkunst 1828; 7 (2): 173–185

[4] Hahnemann S. Viola tricolor. In: Lucae C, Wischner M, Hrsg. Gesamte Arzneimittellehre. Bd. 3. Stuttgart: Haug; 2007: 1978–1982

[5] Hughes R. Viola tricolor. Cyclopaedia of Drug Pathogenesy. Bd. 4. London: Gould; 1886–1891: 426–429

[6] Stapf JE. Freisam-Veilchen. (Viola tricolor.-Jacca.). In: Gypser K, Waldecker A, Hrsg. Gesammelte Arzneimittelprüfungen aus Stapfs „Archiv für die homöopathische Heilkunst" (1822–1848). Bd. 3. Heidelberg: Haug; 1991–1994: 1189–1202

485 Vipera berus – vip

lt.: Vipera berus, dt.: Kreuzotter, engl.: German viper

485.1
Substanz

Animalia – **Serpentes** (Schlangen) – **Viperidae** (Vipern) – **Viperinae** (echte Vipern) – **Vipera** (echte Ottern) – **Vipera berus**

Bei der Substanz handelt es sich um das physiologische Wehr- und Jagdsekret aus den Giftdrüsen der Schlange Vipera berus. Sie gehört zu den proteroglyphen Schlangen, bei welchen man an der Vorderseite längsgefurchte, starre Maxillarzähne findet. Es handelt sich um eine 50 bis 70 cm lange, 100 bis 200 g schwere, tagaktive Schlange mit einer Zickzack- oder Wellenband-Zeichnung auf dem Rücken. Die Farbpalette reicht von Silbergrau über Gelb, Orange bis einfarbig Schwarz (Höllenotter). Sie ernährt sich von kleinen Säugetieren, welchen sie auflauert, ihr Schlangengift durch Biss injiziert und welche sie dann als Ganzes verschlingt. Bei Verteidigungsbissen wird häufig kein Gift injiziert. Sie ist ein ovipares Reptil, welches seine Eier in seinem Körper ausbrütet. Diese Anpassung erklärt ihr Vorkommen, denn sie hat von allen Vipern-Arten das nördlichste Verbreitungsgebiet, das in Mittel- bis Nordeuropa liegt. Durch aktives Abspreitzen der Rippen gelingt es ihr auch in kühleren Gebieten durch Vergrößerung der sonnenbestrahlten Körperoberfläche ausreichend Wärme aufzunehmen, sodass man sie als einzige Schlange auch innerhalb des Polarkreises antrifft. Die Kältestarre dauert in Deutschland von Oktober bis April. In Deutschland steht sie unter Naturschutz.

Homöopathische Verwendung findet das Wehr- und Jagdsekret der Kreuzotter.

485.2
Pharmakologie und Toxikologie

Ophiotoxine (Schlangengifte) sind komplexe Protein- und Polypeptid-Gemische. In ihnen finden sich Spurenelemente wie Zink, Calcium, Aluminium, phosphorylierte Zucker und Lipide. Die Vergiftungssymptomatik ist eine Kombination aus toxischer und enzymatischer Wirkung. Bei den Viperidae finden sich besonders Proteasen und Peptidasen. Hämorrhagine greifen die Basalmembran an und führen zu den lokalen Gewebsschädigungen nach Schlangenbiss. Für schwere Verläufe reichen die in Kreuzottern vorrätigen Giftmengen nicht aus. Selten kommt es bei Kindern oder alten Menschen zu lebensbedrohlichen Verläufen. Gewöhnlich beobachtet man an der Bissstelle eine lokale Reaktion, die sich livide verfärben kann. Es kann zu Ödemen kommen. Eine Lymphangitis kann sich ausbilden.

Selten kommt es zu einem gangränösen Ulkus an der Bissstelle. Wenn Vergiftungssymptome auftreten, dann beobachtet man heftigen Durst und Erbrechen, Durchfall mit unwillkürlichem Abgang von Stuhl und auch von Harn. Die Haut wird kalt und livid und ist von kaltem Schweiß bedeckt. In absoluten Ausnahmen kommt es zu Todesfällen unter Kreislaufschwäche mit Kollaps. Meist reicht die von der Schlange applizierbare Giftmenge nicht aus.

Wenn es zu lokalen Reaktionen gekommen ist, bilden sich die geschwollenen und entzündeten Partien langsam wieder zurück. Es können noch monate- und jahrelang Schwellungen bestehen bleiben oder periodisch rezidivierend auftreten, besonders bei warmem Wetter.

Einige Beobachtungen von Grand-Marais über die Folgen des Bisses von Vipera aspis verdienen hier erwähnt zu werden: Er betont die Periodizität in der Wiederkehr der örtlichen und der allgemeinen Symptome, alljährlich um die Zeit des erfolgten Bisses beziehungsweise beim Einsetzen von heißem Wetter. An dem gebissenen Glied erschienen Schmerzen, Schwellung und livide Flecken, die Haut wurde gelblich, das Zahnfleisch wurde in einem Fall schwammig; das allgemeine Krankheitsgefühl äußerte sich in körperlicher und geistiger Erschöpfung, Somnolenz, Frostigkeit, Übelkeit und Verdauungsstörungen.

Sofortmaßnahmen nach Kreuzotterbiss sind Ruhiglagern und Kühlen. Weitere Manipulationen an der Bissstelle sind zu unterlassen. Überwachung für 3 Stunden. Beim Entstehen einer Schwellung Überwachung für 24 Stunden. Ein Antivenin ist vorhanden, jedoch fast nie erforderlich.

485.3
Anwendung

Akute Entzündungen der Haut und der Venen, Blutungsneigung, Herz-Kreislauf-Insuffizienz und Angina pectoris (nach Kommission D).

Die klinische Anwendung erstreckt sich auf *Synkope*, *Angina pectoris* und *Embolie*. Eine besondere Eigenart besitzt Vipera berus gegenüber den anderen Schlangengiften in seiner Beziehung zu den Venen. Es wird mit Erfolg gegen *Phlebitis, Thrombophlebitis* und alte schmerzhafte *Varikosis* verwendet. Als typisch wird hier das **Gefühl angesehen, als ob das Bein beim Herunterhängen und Stehen platzen wollte**.

Bei *septischen Zuständen* einschließlich *Peritonitis*, bei welchen Vipera berus ebenfalls genannt wird, dürfte unter den Schlangengiften Lachesis muta und Crotalus horridus überlegen sein. Bei den Modalitäten findet man in der Besserung durch Erbrechen und durch das Auftreten von Schweißen eine Parallele zu der allgemeineren Besserung durch auftretende Sekretionen, die uns bei Lachesis muta als dem bestgeprüften Schlangengift begegnet ist. Die bei Lachesis muta so auffallend deutliche Verschlimmerung durch Schlaf findet sich bei Vipera berus nicht. Die Leitsymptome „alte Geschwüre brechen wieder auf" und die periodische Wiederkehr finden sich bei beiden Giften. Die blaue Farbe der kranken Teile ist ebenfalls bei beiden vorhanden.

485.4
Arzneimittelbild

Die bei Allen sich befindende Symptomensammlung enthält neben den Bissfolgen von Vipera berus, der Kreuzotter, auch solche von Vipera aspis, Aspisviper, der zweiten in Deutschland vorkommenden Otter. Das Arzneimittelbild beruht auf der Beobachtung von Bissfolgen.

Leitsymptome: Namenlose Angst.

Kreislaufschwäche akuter Art mit Durst, Erbrechen, unwillkürlichem Stuhl- und Harnabgang, Eiseskälte und kalten Schweißen.

Zyanose und enorme Schwellung der gebissenen Teile, Ekchymosen.

Erweiterte Venen, Gefühl, als ob sie bersten wollten. Herabhängenlassen der Teile <.

Periodische Wiederkehr der Beschwerden nach Monaten und Jahren. Alte Narben brechen wieder auf.

Erbrechen > und auftretender Schweiß >.

Geist und Gemüt: Delirium mit Erbrechen, äußerste Depression. **Namenlose Angst** beherrscht das ganze Befinden. Geistige Verwirrung; Stupor und Verlust des Bewusstseins. Rastlosigkeit und Agitation.

Kopf: Schwindel und Kopfschmerzen mit Erbrechen.

Nase: Nasenbluten.

Gesicht: Schwellung der Speicheldrüsen. Große Angst prägt sich in den Gesichtszügen aus. Gesicht eingefallen; blass und livid, mit kaltem Schweiß bedeckt. Enorme Schwellung des Gesichts, der Lippen und der Zunge.

Mund: Zunge trocken; belegt oder schwarz. Zunge heftig geschwollen.

Magen: Erbrechen mit Kälte des Körpers. Erbrechen von Galle, Schleim und schwarzem Blut. Erbrechen mit unwillkürlichen Durchfällen und Harnabgang. Leib sehr gespannt und hart. Große Druckempfindlichkeit und Kolikschmerzen. Durchfall mit reichlichem Blut. **Großer Durst nach kalten Getränken**.

Abdomen:

> Gastroenteritis
> Peritonitis
> Hepatitis

Brust: Kurzatmigkeit und angstvolle Atmung. Schwere Präkordialangst, großes Schwächegefühl und Stechen am Herzen.

> Herz- und Kreislaufinsuffizienz
> Embolie
> Myokardinfarkt

Extremitäten: Lähmung der Glieder, Zittern und Krämpfe. **Spannung in den Armen und Beinen; als ob sie platzen wollten** (bei Krampfadern). Die Venen sind dabei stark erweitert.

> Varizen
> Erysipel
> Lymphangitis
> Thrombophlebitis akut und chronisch
> Thrombose
> postthrombotisches Syndrom

Frost und Frösteln: Kalte Haut und Kälte am ganzen Körper, kalte Schweiße. Herabgesetzte Temperatur. Fieber von intermittierendem Charakter, Hitze im Wechsel mit Frost. Kälte am ganzen Körper und kalte Schweiße.

Fieber:

> Sepsis

Schweiß: Der Ausbruch von Schweiß bessert das Befinden.

Haut: Ekchymosen an den gebissenen Teilen. Die enorm **stark geschwollenen Teile** sind sehr gespannt, **schmerzen heftig oder sind gefühllos**. Empfindlichkeit gegen Berührung. **Sie zeigen eine livide, dunkelrote oder blaurote oder schwärzliche Farbe**. Im Allgemeinen nimmt die Haut später eine gelbliche Farbe an. Nicht selten bilden sich auf der Haut Bläschen und Pusteln oder bildet sich eine erysipelartige Entzündung. Die regionären Lymphdrüsen schwellen an. Die Venen der Haut treten als rote Streifen hervor. Die Lymphstränge sind entzündet. Gangrän der Haut an den Bissstellen.

Allgemein: Heftigstes Anschwellen der gebissenen Teile in größter Ausdehnung mit Härte und starker Spannung. Allgemeiner Zusammenbruch mit Durst, Erbrechen, unwillkürlichem Stuhl- und Harnabgang, Eiseskälte und kalten Schweißen. Bei chronischem Verlauf können die Schwellungen und Geschwüre lange Zeit bestehen bleiben. Es bildet sich ein Zustand von schleichendem Marasmus aus. **Dunkelblaue oder dunkelrote, fast purpurrote Verfärbung der kranken Teile** ist kennzeichnend. Puls rasch; schwach und aussetzend.

485.5
Dosierung

Tiefe Potenzen werden nicht angewendet, es werden Potenzen von D 6 bis Hochpotenzen gebraucht.

485.6
Vergleichsmittel

- Schlangen-Arzneien: Bothrops lanceolatus, Cenchris contortrix, Crotalus horridus, Elaps corallinus, Hydrophis cyanocinctus, Lachesis muta, Naja naja.
- Blaurotes oder schwärzliches Aussehen der betroffenen Teile: Carbo vegetabilis, Crotalus horridus, Lachesis muta.
- Schmerzen, Stehen < und Herabhängen der Glieder <: Mandragora officinarum, Pulsatilla pratensis, Sulphur lotum.

485.7 Kasuistik

485.7.1 Thrombophlebitis

Eine 72-jährige, etwas korpulente Patientin, wurde von mir wegen einer ausgedehnten Thrombophlebitis im Gebiet der Vena saphena des rechten Unterschenkels behandelt, die ohne Schwierigkeiten verlief und ein mäßiges postthrombotisches Syndrom zurückließ. Ein Jahr später trat eine Thrombophlebitis der tiefen Venen im linken Oberschenkel und im Becken auf. Linker Oberschenkel und die linke Hüftgegend sind enorm geschwollen. Der Umfang des linken Oberschenkels ist von mehr als doppeltem Umfang als der rechte. Fieber bis 39,2 °C. Die Hautfarbe ist blassblau. Therapie Vipera berus D 12, äußerlich Lehmwickel, die jeweils nach dem Trockenwerden gewechselt werden.

Das Fieber senkte sich vom 3. Tag der Behandlung langsam, aber stetig und erreichte innerhalb von 14 Tagen subfebrile Werte. Die pralle Schwellung machte bald einer Lockerung der geschwollenen Teile Platz und verteilte sich innerhalb von 3 bis 4 Wochen ganz. Das Erstaunliche war, dass keinerlei postthrombotisches Syndrom zurückblieb, wie es in dem früher erkrankten rechten Bein der Fall war. Die Patientin ist nach 2 Jahren immer noch in Beobachtung wegen ihrer Herzinsuffizienz. Das linke Bein mit der überstandenen Thrombophlebitis in Bein- und Beckenvenen ist völlig intakt.

Die Wahl von Vipera berus erfolgte allein auf den Befund der Thrombophlebitis mit der enormen Schwellung und der lividen Färbung. (Nach Beobachtung des Verfassers)

485.8 Literatur

[1] Allen TF. Vipera. Encyclopedia of pure Materia Medica. Bd. 10. New York: Boericke & Tafel; 1874–1880: 137–153, 640–641

[2] Clarke JH. Vipera. Dictionary of practical Materia Medica. Bd. 2.2. London: Homoeopathic Publishing Company; 1900–1902: 1553–1556

[3] Flick R, Novotny I. Vipera berus. Documenta Homoeopathica 2008; 27: 201–254

486 Viscum album – visc

lt.: Viscum album, dt.: Weißbeerige Mistel, engl.: mistletoe

486.1 Substanz

Plantae – Santalaceae (Sandeldorngewächse) – **Viscum album**

Es handelt sich um eine immergrüne, auf den Ästen von Bäumen epiphytisch wachsende, halbschmarotzende, halbstrauchige, diözische[563] Pflanze. An der Pflanzbasis dringen zapfenartig Rindenwurzeln in die Wirtspflanze bis zum Xylem, dem Holzteil mit den Leitungsbahnen, ein und entziehen ihr Wasser und Elektrolyte. Warum die Mistel allerdings auch bis zum Phloem der Leitungsbahnen vordringt, den Bahnen, über die höhere organische Verbindungen, hauptsächlich Zucker und Aminosäuren, transportiert werden, ist noch unklar. Die Mistel ist bereits nach der Keimung in der Lage, Photosynthese zu betreiben und organische Verbindung selbst zu synthetisieren, sodass sie auch Jahre in diesem Stadium existieren kann ohne Haustorien, Saugwurzeln, zu den Leitungsbahnen auszubilden. Die glattrandigen, ledrigen, gelbgrünen Blätter sitzen gegenständig an den Zweiggabeln. Die Blütezeit ist Mitte Januar bis April. Sie bildet beerenartige weiße Scheinfrüchte aus. Heimisch in Europa und dem nördlichen Asien findet man sie auf etwa 200 Wirtspflanzen.

Die pharmakologische Industrie unterteilt die Misteln nach den Wirtspflanzen (z. B. Linde, Pappel, Eiche, Apfel, Tanne, Kiefer).

Homöopathische Verwendung findet Viscum album.

486.2 Pharmakologie und Toxikologie

Viscotoxine[564] und Mistellektine sind die pharmakologisch wirksamen Inhaltsstoffe der Mistelextrakte. Sie zeigen in vitro zytotoxische und immunstimulierende Wirkung, Viscotoxin noch fungizide und antibakterielle.

Aus Viscum album kennt man drei Mistellektine, ML-1, ML-2, ML-3, die sich besonders in den Vakuolen und den zapfenartigen Rindenwurzeln nachweisen lassen. Mistellektine bestehen aus zwei Untereinheiten A und B, die über Disulfid-Brücken verbunden sind. Die B-Untereinheit weist mehrere Bindungsstellen für Glycokonjugate auf und fungiert als Haptomer (Transportteil), während die A-Untereinheit als Effektor mit Apoptose-Aktivität wirkt. Die beobachtete Hemmung der ribosomalen Proteinbiosynthese wird der RNA-N-Glycosidase-Aktivität der A-Untereinheit zugeordnet.

Über eine Aktivierung von Makrophagen und Granulozyten wirken sie immunstimulierend. Ihre zytotoxische Wirkung ist abhängig vom Lektin und der Zelllinie. ML-1 zum Beispiel weist die höchste Aktivität zu L 1210-Leukämiezellen auf.

Bei der Verwendung von Mistelextrakten ist zu bedenken, dass Lektine und Viscotoxine im Magen abgebaut werden, sodass bei oraler Applikation von ihnen keine Wirkung ausgehen kann. Um überhaupt eine mögliche Wirkung entfalten zu können, müssen diese injiziert werden.

486.3 Anwendung

Die Mistel fand bereits von alters her breite Verwendung als Arznei- und Zauberpflanze. Phytotherapeutische Anwendung bei Hypertonie und Erkrankungen des rheumatischen Formenkreises.

Homöopathische Anwendung findet die Zubereitung bei Hypo- und Hypertonie, Schwindel,

---

[563] Getrenntgeschlechtlich. Es gibt männliche und weibliche Individuen.

[564] Toxische, basische cysteinreiche Proteine.

486 – Viscum album – visc

Koronarsklerose und Arrythmien und bei degenerativen Arthropathien (nach Kommission D).

Die Arzneimittelprüfungen lassen eine deutliche Beeinflussung des Zentralnervensystems mit *Kopfkongestionen*, *Kopfschmerzen* und *Schwindel* sowie Beeinflussung des Gefäßsystems mit Erzeugung von Spasmen am Herzen, ebenso an den Bronchien erkennen. An Muskeln, Gelenken und peripheren Nerven treten Schmerzen auf. Bei der klinischen Anwendung lässt sich eine Steigerung der Durchblutung und Beseitigung von Gefäßspasmen feststellen. Nach Kass sind klinische Indikationen *Schwindel*, *Neuritiden*, auch *postzosterisch*, *Angina pectoris*, *Asthma bronchiale*, *Arthrosen*.

486.4
Arzneimittelprüfung

Kass, der zusammen mit Stockebrand im Jahre 1957 eine Arzneimittelprüfung veröffentlicht hat, verdanken wir einen Überblick der therapeutischen Indikationen [15].

486.5
Arzneimittelbild

Leitsymptome: Kopfkongestionen mit Kopfschmerzen und Schwindel.
 Neigung zu Gefäßspasmen mit pektanginösen und asthmoiden Zuständen.
 Rheumatische Beschwerden, Bewegung an der frischen Luft >.
 Hellrote Blutungen, besonders aus der Gebärmutter.
 Hautjucken mit Parästhesien.
 Bewegung im Freien >.
 Nervöse Beschwerden in der Nacht <.

Geist und Gemüt: Gedrückte Stimmung, Traurigkeit, Apathie und Mutlosigkeit, Antriebsarmut. Verdrießlichkeit und Ärgerlichkeit, Gereiztheit. Empfindlichkeit gegen Geräusche, Unruhe. Schlimme Ahnungen; Untauglichkeit zu geistiger Arbeit. Gedanken kreisen stundenlang um frühere Ereignisse.

Kraftgefühl, Mitteilungsbedürfnis, Optimismus, abnorme Munterkeit. Unternehmungslust, voll von Plänen.
 Drohende Ohnmacht mit kaltem Stirnschweiß.
 Lebhafte, unruhige Träume von Krieg und Fliegerangriffen.

Schwindel: Schwindelanfälle, sodass er taumelt und sich halten muss. **Schwindel** tritt nie im Liegen auf, er **verschlimmert sich nach Aufstehen, bei Bewegung, bei schneller Kopfbewegung**; es besteht Neigung zum Rückwärtsfallen. Drehschwindel beim Herausschauen aus dem Fenster. Nervosität und Zappeligkeit, Unruhe. Unbesinnlichkeit, Versprechen und Verschreiben. Gefühl von Leichtigkeit, wie schwebend (Levitation).

Schwindel
Epilepsie

Kopf: Plötzliche, heftige Kongestion zum Kopf, dabei jedoch trotz des Hitzegefühls Totenblässe. Gefühl großer Schwäche, welche durch Genuss einer geringen Menge Weins rasch verschwand. „… einige Male treten Hohl- und Leergefühle auf, dann wieder Kopf wie vollgestopft bei kalten Extremitäten." [8] (Kass). Gefühl, als ob das Gehirn locker säße.

Kopfschmerz: „Die größte Anzahl der Symptome zeigt sich am Kopf. 15 der 17 Prüfer bekamen **Kopfschmerzen**, teilweise sehr heftige. Die Schmerzen sind weit überwiegend am **vorderen Kopf lokalisiert**, meist in der Stirne, dann in der Schläfe und auf dem Scheitel, gelegentlich ist der ganze Kopf befallen. Die Art des Schmerzes ist meist dumpf und drückend mit Benommenheit, öfter auch kongestiver Art, klopfend, pulsierend oder hämmernd. Er wird schlimmer durch Wärme oder geistige Arbeit, durch Tabakrauch und Aufregung, besser durch Gegendruck, ruhiges Liegen und Bewegung im Freien. Einige haben das Gefühl, als ob der Kopf platzen wolle." [8] Kopfschmerz mit Nackensteifigkeit.

Zephalgie

Augen: Pupillen erweitert, neuralgische Schmerzen, Reizerscheinungen der Bindehaut. Schlechte Akkommodation.

Ohren: Geräuschempfindlichkeit. Ohrensausen und Klingen. Der Herzschlag wird im Kopf wahrgenommen.

Nase: Rhinitis bei fast allen Prüfern, teils wässrig, teils farbig. Nasenbluten.

Gesicht: Gesicht rot und gedunsen; fleckige Röte.

Innerer Hals: Halsentzündung mit Trockenheit, Brennen und glasigem Schleim.

Äußerer Hals:

Tortikollis

Magen: Übelkeit mit Erleichterung durch Erbrechen, Sodbrennen, schneidende Magenschmerzen, besser durch Essen. Aufstoßen von Luft, Druckgefühl wie Stein.

Abdomen: Heftiges Kollern und schmerzhafte Blähungen, besser durch Abgang der Winde und durch Rückwärtsbeugen. Sitz der Beschwerden besonders im Oberbauch.

Rektum und Stuhl: Stühle wässrig bis breiförmig, schaumig, stinkend, explosionsartig spritzend, voluminös, treiben nachts aus dem Bett. Stühle knollig und hart. Zusammenschnürungsgefühl im After, vergeblicher Stuhldrang und Gefühl des Nicht-fertig-Seins nach dem Stuhl. Jucken und Brennen am After, auch Splitterschmerz. Hämorrhoiden bluten.

Blase: Heftiger Harndrang und vermehrter Harnabgang. Blase wie gelähmt, Harn geht nur langsam unter Pressen. Bei Reizhusten unwillkürlicher Harnabgang bei einer Frau.

Urin: Harn trüb nach dem Erkalten. Übler Geruch des Harns.

Geschlechtsorgane:
- weiblich: Menses verfrüht, stärker und hellrot und vermehrte Schmerzen.

Menorrhagie
Hämorrhagie atonisch postpartal

- männlich: Vermehrte, auch nachlassende Libido. Priapismus. Atonische Pollutionen. Krampf in der Prostata.

Larynx und Trachea: Gefühl von Zusammenschnüren im Kehlkopf, Glottisspasmen.

Atmung: Schleimrasseln in den Luftwegen. Anfall von psychogenem Asthma.

Asthma bronchiale

Husten und Expektoration: Husten schmerzhaft, Auswurf zäh, grau oder gelb.

Brust: Beklemmendes Gefühl in der Brust, sobald er geht. **Herzklopfen, Stolpern, Unruhe und Vibrieren, Zusammenschnürungsgefühl, Druck, fühlbare Extrasystolen und Irregularität. Gefühl, als ob das Herz von einer Hand gepresst würde.** Puls beschleunigt oder langsam (30 Schläge).

Linksherzhypertrophie

Rücken: Gefühl einer heißen Kohle unter dem rechten Schulterblatt.

Ischialgie

Extremitäten: Große Müdigkeit, besonders in den Beinen. Steifigkeit und Schmerzen in den Muskeln des Nackens, des Brustkorbs und des Rückens, Ziehen und Reißen im Knie. Gehen und starkes Beugen schmerzen; Linderung nach Schweißausbruch. Ziehen und Reißen im Arm. Schmerzen im Hüftnerven, schlimmer nachts, besser durch Umhergehen. Gefühl, als ob die Oberschenkelbeuger zu kurz wären. Die Beine können nicht still gehalten werden, zuckende und werfende Bewegungen der Arme und Beine wie bei Veitstanz. Brennen

486 – Viscum album – visc

der Füße; meist sind die Füße kalt, gelegentlich auffallend warm.

> Arthrose
> Schulter-Arm-Syndrom
> Erkrankungen des rheumatischen Formenkreises
> Neuritis postzosterisch

Schlaf: Spätes Einschlafen, frühes Erwachen. Schlaf schlecht trotz Erschöpfung. Tiefer Schlaf. Schlaf trotz mehrerer Tassen Bohnenkaffee.

Frost und Frösteln: Überlaufen von Frostschauern, plötzliche Hitzewallungen zum Kopf mit Angstgefühl.

Haut: Gefühlstäuschungen wie Ameisenlaufen und Krabbeln von Insekten. Heftiges Jucken und Brennen der Haut ohne sichtbare Ursache, besser durch Schweißausbruch und abends. ⊙ **Urtikaria** (Nebenwirkung bei Quaddelungen mit Viscum vom Verfasser beobachtet).

> Urtikaria

Allgemein: Ansteigen des Blutdrucks zu Anfang, um nachher für längere Zeit abzusinken. Oder sofortiges Absinken, tiefster Wert RR 80/50.

> Hypertonie essenziell

486.6
Dosierung

Ab D 7. Bei Hypertonie werden häufige Gaben bevorzugt. Ritter berichtet gute Erfolge bei chronischen rheumatischen Arthropathien mit über lange Zeit fortgesetzter, wöchentlicher Quaddelung der Haut über den betroffenen Gelenken. Bei Asthma bronchiale und Angina pectoris gebrauchte er intravenöse Injektionen, bei Arthrosen und Neuritiden meist Quaddelungen.

486.7
Vergleichsmittel

Bei rheumatischen Prozessen und Arthrosen: Acidum formicicum, Araninum, Aurum metallicum, Strontium carbonicum.

486.8
Kasuistik

486.8.1 Asthma bronchiale

Herr L., 45 Jahre, seit vielen Jahren schweres Bronchialasthma, jetzt fast Invalide. Seit 3 Jahren erhielt er viele homöopathische Mittel (Ipecacuanha, Senega officinalis, Antimonium arsenicosum, Grindelia robusta, Kalium iodatum, Natrium sulphuricum, Thuja occidentalis, Kalium bichromicum, Rumex crispus, Acidum sulphuricum, Aralia racemoa, Arsenicum album und Dulcamara). Er bekam zwar Linderung, aber immer wieder musste er nebenher Aminophenazon mit Ephedrin nehmen, bis es jetzt nicht mehr weiterging. Am 4.12.1957 Viscum album D 12 i.v., danach 2 Tage frei von Anfällen. Dann ging ich langsam bis auf D 6 herunter, wonach er eine leichte Anfangsverschlimmerung verspürte. Daraufhin erhielt er 8-mal in Abständen von 4 bis 6 Tagen D 8. Da dies dann keine weitere Besserung mehr brachte, injizierte ich D 6, das er dann auch vertrug. Seitdem erhält er in Abständen von rund 1 Woche D 6 i.v. Seit Beginn der Behandlung hat er keine eigentlichen Anfälle mehr gehabt, auch kein Aminophenazon mit Ephedrin mehr genommen; ich habe ihn auf Ehrenwort verpflichtet, mir zu melden, wenn er es doch nehmen sollte; bis jetzt hat er ein reines Gewissen! Für die Bronchitis erhält er Ipecacuanha oder ein anderes indiziertes Mittel (nach Kass 1957).

486.8.2 Koronarsklerose mit Angina pectoris

Herr F., 48 Jahre, kommt am 20.1.1958 und klagt über starke Schmerzen in der Herzgegend, besonders bei Anstrengungen. Das am 21.1. angefertigte EKG zeigt eine Frequenz von 100/min, eine Überleitungszeit von 0,16 sec, eine ventrikuläre Reizleitungsdauer von 0,1 sec, die ST-Strecke ist in II und III stark gesenkt, die T-Zacken in II und III stark abgeflacht. Es handelt sich also um eine schwere Myokardschädigung bei Koronarinsuffizienz. – Am 22.1.1958 erhielt er Viscum album D 15 i.v., am 24.1. D 12, am 28.1., 30.1. und 4.2.. 1958 jedesmal D 10 i.v., zwischendurch Placebo-Tabletten. Nach jeder Injektion trat 2 Tage später eine leichte Besserung ein, die Beschwerden wurden jedesmal geringer, waren aber noch nicht vorbei. Deshalb injizierte ich am 11.2.1958 D 8 i.v.; danach trat gleich am selben Tag eine weitere erhebliche Besserung ein, er hat kaum noch Beschwerden. Das daraufhin am 22.2.1958, also 1 Monat nach Beginn der Behandlung, angefertigte Kontroll-EKG zeigte eine erhebliche Besserung, die Frequenz ist auf 66/min, die Überleitungszeit auf 0,12, die ventrikuläre Reizleitungsdauer auf 0,08 zurückgegangen; die ST-Strecken sind in II und III nur noch wenig gesenkt, T II und T III sind ausgeprägt. Das EKG ist also schon fast normal. In 4 Wochen ist also eine ganz außerordentliche, objektive Besserung erzielt worden, die mit dem subjektiven Befund völlig übereinstimmt. Da noch immer leichte Beschwerden bestanden, entschloss ich mich, langsam tiefer zu gehen. Am 1. und 8.3.1958 erhielt er Viscum album D 6 und am 14. und 27.3. D 4 i.v. Seitdem ist er völlig beschwerdefrei. Das am 27.3.1958 angefertigte EKG zeigt eine völlig normale Kurve, die ST-Strecken sind jetzt isoelektrisch und die T-Zacken in allen Ableitungen höher geworden (nach Kass 1957).

486.9
Literatur

[1] Allen TF. Viscum album. Encyclopedia of pure Materia Medica. Bd. 10. New York: Boericke & Tafel; 1874–1880: 154

[2] Black G. Viscum album, die Mistel ... Allgemeine Homöopathische Zeitung 1894; 128: 39, 93

[3] Black G. Viscum album, die Mistel ... (Schluss). Allgemeine Homöopathische Zeitung 1899; 139 (21/22): 172–174

[4] Clarke JH. Viscum album. In: Clarke JH, Hrsg. A Dictionary of practical Materia Medica. London: The Homoeopathic Publishing Company; 1900–1902: 1556–1561

[5] Haehl E. Einige selten gebrauchte homöopathische Arzneimittel. 14. Natriun sulfuricum (Glaubersalt). AHZ 1942; 190

[6] Hughes R. Viscum. In: Hughes R, Hrsg. A Cyclopaedia of drug pathogenesy. London (u. a.): Gould; 1886–1891: 429–430

[7] Kass KA. Das Indikationsgebiet von Viscum album. Deutsche Homöopathische Monatsschrift 1958; 9 (10): 480–485

[8] Kass KA. Die parenterale Anwedung homöopathischer Arzneimitel Viscum album als Beispiel. Deutsche Homöopathische Monatsschrift 1958; 9 (7): 318–329

[9] Münstedt K. Ratgeber Unkonventionelle Krebstherapien. 2. Aufl. Landsberg/Lech: ecomed Medizin; 2005

[10] Pröll G. Viscum album in Herzleiden. AHZ 1895; 130: 139

[11] Pröll G. Prüfung des Saftes der weissen Mistel, Viscum album ex pyro malo. Zeitschrift des Berliner Vereines homoeopathischer Aerzte 1890; 9 (3): 221–223

[12] Pröll G. Zur physiologisch-pathogenetischen Prüfung des Viscum. AHZ 1878; 96 (9): 70–71

[13] Schier J. Prüfung von Viscum quercinum. Allgemeine Homöopathische Zeitung 1895; 130 (13–14): 100–106

[14] Stäger R. Viscum album. Zeitschrift des Berliner Vereines homoeopathischer Aerzte 1899/1900; 18 + 19 (6, 1): 475, 1–21

[15] Stockebrand F, Kass KA. Viscum album (ein Arzneimittelbild). Deutsche Homöopathische Monatsschrift 1957; 8 (11): 497–513

487 Wyethia helenoides – wye

lt.: Wyethia helenoides, dt.: Wyethia, engl.: poison weed

487.1 Substanz

Plantae – Asteraceae (früher Compositae, Korbblütengewächse) **– Wyethia helenoides**

Es handelt sich um eine 15 bis 60 cm hohe, ausdauernde, krautige Pflanze mit mächtiger Pfahlwurzel. Sie ist in Nordamerika heimisch und wächst auf Wiesenhängen.

Zur homöopathischen Zubereitung wird die Tinktur der frischen Wurzel verwendet.

487.2 Anwendung

Homöopathische Anwendung findet die Zubereitung bei Entzündungen der oberen Luftwege, Dyspepsie und Neuralgie (nach Kommission D).

Die Empfehlung erstreckt sich auf *Infektionen* retronasal und *Pharyngitis*.

487.3 Arzneimittelprüfung

Wurde von J. M. Selfridge an 7 Männern und 2 Frauen und später noch an weiteren 3 Personen einer Prüfung unterzogen mit D 1, D 15 und D 30.

487.4 Arzneimittelbild

Leitsymptome: Starke Schleimhautreizung besonders im Retronasalraum, im Rachen und im Kehlkopf mit Trockenheitsgefühl, Brennen und zähem Schleim. Ständiges Bedürfnis zu räuspern, ohne Erfolg.

Die rechte Seite ist stärker betroffen (Leber).
Nach dem Essen < (Magen).

Nachmittags <.

Geist und Gemüt: Angst, wie wenn ein Unglück bevorstünde. Nervöse Unruhe und Unbehagen.

Schwindel: Schwindel.

Kopf: Blutandrang zum Kopf.

Kopfschmerz: Heftige Kopfschmerzen. Schmerz in der Stirne über dem rechten Auge, zuerst scharf, später Gefühl von Völle.

Nase: Prickelndes, trockenes Gefühl in der hinteren Nase, Gefühl, als stecke etwas in den Nasengängen; der Versuch, sie zu reinigen, bleibt erfolglos.

Sinusitis
Pollinosis

Mund: Gefühl im Munde wie verbrüht. Vermehrter Speichelfluss von zähem, klebrigem Speichel.

Innerer Hals: Hals fühlt sich geschwollen; **Kehldeckel trocken, mit brennendem Gefühl; ständiges Bedürfnis zu schlucken,** um die Trockenheit zu lindern, doch ohne Erfolg; Schlucken ist erschwert. Das Zäpfchen wird verlängert gefühlt. Trockenheit der Kehle, ständiges Bedürfnis, sie durch Räuspern zu befreien.

Pharyngitis

Magen: Gefühl von Hitze die Speiseröhre herunter, in den Magen, schlimmer beim Essen. Aufstoßen von Luft, abwechselnd mit Schluckauf. Übelkeit und Erbrechen. Schweregefühl im Magen, wie von etwas Unverdaulichem.

Abdomen: Schmerz und Herabdrängen in der rechten Bauchseite. Scharfer Schmerz unter den Rippen der rechten Seite.

Rektum und Stuhl: Abgang von durchfälligen Stühlen nachts. Zuvor helle Stühle mit Verstopfung werden dunkelgefärbt und weich. Heftige Verstopfung mit Hämorrhoiden. Jucken im After.

Hämorrhoiden

Geschlechtsorgane:
- weiblich: Schmerz in der Gegend des rechten Ovars, herab bis zum Knie. Die Menses erscheinen zum ersten Male wieder 1 Jahr nach der Geburt eines Kindes, purpurrot und ätzend, mit heftigen Schmerzen. Leukorrhö.

Amenorrhö

Husten und Expektoration: Trockener, hackender Husten, durch Kitzel im Kehldeckel erzeugt.

Brust: Brennen in den Bronchien.

Extremitäten: Schmerzen im rechten Arm, mit Steifigkeit der Hand und des Handgelenks.

Frost und Frösteln: Frost um 11 Uhr, Durst auf Eiswasser im Frost, Durst fehlt aber im Hitzestadium.

Schweiß: Kalter Schweiß über den ganzen Körper, in Wellen kommend und gehend. Heftige Schweiße jede Nacht. Die leichteste Anstrengung ruft einen Schweißausbruch hervor.

Allgemein: Gefühl von Schwäche, Schwäche wie nach einer schweren Krankheit. Unfähig zu jeder Anstrengung. Alle Symptome sind schlimmer am Nachmittag. Puls fällt innerhalb von 10 Stunden von 72 auf 58 in der Minute.

487.5
Dosierung

D 1 bis D 6.

487.6
Vergleichsmittel

- Asteraceae: Abrotanum, Absinthium, Arctium lappa, Arnica montana, Bellis perennis, Calendula officinalis, Carduus marianus, Chamomilla recutita, Cina maritima, Echinacea angustifolia, Erigeron canadensis, Eupatorium perfoliatum, Eupatorium purpureum, Gnaphalium polycephalum, Grindelia robusta, Lactuca virosa,, Millefolium, Senecio aureus, Senecio fuchsii, Siegesbeckia orientalis, Solidago virgaurea, Taraxacum officinale, Tussilago petasites.
- Pharyngitis: Alumina, Arum triphyllum, Carbo animalis, Carboneum sulphuratum, Carcinosinum, Cistus canadensis, Magnesium fluoratum, Kalium bichromicum, Lac caninum, Mandragora officinarum (Trockenheit der Schleimhäute, Brennen, Leberbeziehung), Sanguinaria canadensis.
- Abgeschlagenheit allgemein: Acidum carbolicum, Arnica montana, Bellis perennis, Conium maculatum, Eupatorium perfoliatum.
- Leber- und Gallebezug: Bryonia alba, Carduus marianus, Chelidonium majus, China, Chionanthus virginica, Conium maculatum, Hydrastis canadensis, Lycopodium clavatum, Magnesiumsalze, Mandragora officinarum, Mercurius defloratum, Nux vomica, Podophyllum peltatum, Ptelea trifoliata, Taraxacum officinale.
- Genitale: Senecio aureus.

487.7
Literatur

[1] Allen TF. Wyethia. Encyclopedia of pure Materia Medica. Bd. 10. New York: Boericke & Tafel; 1874–1880: 168–169

[2] Clarke JH. Wyethia. Dictionary of practical Materia Medica. Bd. 2.2. London: Homoeopathic Publishing Company; 1900–1902: 1569–1571

[3] Hale EM. Materia medica and special therapeutics of the new remedies. 5. Aufl. Philadelphia: Boericke & Tafel; 1880–1886: 866–867

488 Xanthoxylum fraxineum – xan

lt.: Zanthoxylon fraxineum, dt.: Gelbholzbaum, engl.: prickly ash

488.1 Substanz

Plantae – Rutaceae (Rautengewächse) – **Zanthoxylon fraxineum**

Es handelt sich um einen Strauch oder einen kleinen Baum mit einem bis zu 20 cm dicken Stamm, der wie seine Zweige auffällig bedornt ist. Die wechselständig angeordneten Laubblätter sind gestielt und unpaarig gefiedert mit 3 bis 11 Fiedern. Die bis zu 6 cm langen Fiederblätter laufen spitz zu und riechen beim Zerreiben nach Zitrone. Die grünlichen, 4 bis 5 mm großen Blüten sitzen an vorjährigen Zweigteilen. Die ovalen schwarzen Früchte sind 5 mm groß und enthalten 1 bis 2 schwarze Samen. Anzutreffen ist Zanthoxylon fraxineum in Wäldern und Gebüschen von Quebec bis Virginia und westlich bis Ontario, South Dakota, Kansas und Nebraska. Ihre medizinische Verwendung stammt aus dem Arzneischatz der Indianer.

Homöopathische Verwendung findet die getrocknete Rinde.

488.2 Pharmakologie und Toxikologie

In der Rinde wurden Pyranocumarine (Xanthoxyletin und Xanthyletin), Benzylisochinoline und Phenylethylamin gefunden. Die Xanthoxyletin- und Berberin-haltige Droge wirkt stimulierend, aromatisch und emmenagog. Sie verursacht profuse Salivation, vermehrte Magen-, Darm-, Leber- und Pankreastätigkeit. Wenig giftig.

488.3 Anwendung

Vorwiegende Verwendung in der Volksmedizin als Dekokt bei rheumatischen Erkrankungen, als Salbe gegen Ulzera (auch karzinogene) und Entzündungen, gegen Gonorrhö und Syphilis, bei Koliken, Diarrhö, Pharyngitis, Dolor dentis und als Pedikulozid. Des Weiteren findet es Einsatz bei Paresen wie bei Zungen- und Schlundparese, bei Hemiplegie, Konversionsreaktion, bei Krämpfen, bei Neurosen, Neuritis, insbesondere der Armnerven, und bei Parästhesien in den Händen, bei Ischialgie und Tinnitus.

Homöopathische Anwendung findet die Zubereitung bei Dysmenorrhö, Ovarialgie sowie Neuralgie (nach Kommission D).

Homöopathische Verwendung bei *Dysmenorrhö* mit verfrühter Menses, bei *Abortus imminens* und bei *Nachwehen*.

Ferner bei *Erkrankungen des rheumatischen Formenkreises, Neuralgie* und bei hemiplegischen *Paresen* infolge Apoplexie.

488.4 Arzneimittelbild

Geist und Gemüt: Reizbares, schreckhaftes Verhalten. Große Verzweiflung.

Kopf: Kopf fühlt sich schwer und voll. Schwindel, Verwirrung. Druck im Kopf, mit Völle der Venen und Schmerz in allen Teilen des Kopfes. Kopfschmerz, wie mit einem Band eng umschnürt. **Die linke Seite des Kopfes und Körpers ist gefühllos, die Trennungslinie läuft über die Nase.**

Hemiplegie

Augen: Wässrige Absonderung der Augen und der Nase. Augen blutunterlaufen, mit roten Rändern, und Gefühl wie Sand in den Augen. Die Atmosphäre erscheint blau, blasse Lichtstrahlen vor den Augen.

Ohren: Geräusche in den Ohren.

Nase: Absonderung von trockenen und blutigen Krusten in der Nase. Schleimige Absonderung.

Gesicht: Heiße Hitzewellen über Kopf und Gesicht.

Mund: Brennen wie Pfeffer in Mund und Hals, bis in den Magen hinunterziehend.

Innerer Hals: Wundheitsgefühl im Hals, mit Auswurf von zähem Schleim. Gefühl eines Knollens im Hals.

Magen: Übelkeit und Appetitlosigkeit.

Abdomen: Leibschneiden mit braunem, durchfälligem Stuhl, mit Schleim vermengt.

Geschlechtsorgane:
- weiblich: Während der Menses Zunahme der Kopfschmerzen, **erwacht nachts an heftigen, kaum zu beschreibenden Schmerzen im Uterus**, die sich bis zum Mittag fortsetzten, um dann allmählich nachzulassen. Die Menses erscheint am nächsten Morgen, **1 Woche zu früh**, begleitet von starken Schmerzen. ☉ **Amenorrhö von 5 und 6 Monaten und 12 Monaten Dauer**, mit ständigen Kopfschmerzen, mit nervösem, sehr gereiztem Zustand, Überempfindlichkeit gegen jedes Geräusch, Erregungszustand, Angst, sterben zu müssen, wurde mit C1 in wenigen Tagen geheilt. Schmerzen bis in die Leise und den Unterbauch ausstrahlend. Schlimmer auf der **linken** Seite, bis in den Oberschenkel ziehend.

Dysmenorrhö
Amenorrhö
Ovarialneuralgie

Larynx und Trachea: Heiserkeit mit rauem Gefühl, muss sich räuspern.

Atmung: Ständiges Bedürfnis, einen tiefen Atemzug zu tun.

Husten und Expektoration: Leichter, hackender Husten.

Brust: Herztätigkeit beschleunigt.

Extremitäten: Vielfache rheumatische Schmerzen in allen Teilen.

Ischialgie

Allgemein: Ein Gefühl von Taubheit über die ganze **linke Körperseite** von Kopf bis Fuß, die Trennungslinie ist deutlich feststellbar am Kopf, an dem die Nase geteilt ist; dieses Gefühl dauerte 2 bis 3 Minuten. Levitationsgefühl[565]. Schmerzen wie elektrisierende Schläge durch den ganzen Körper ausströmend.

488.5
Dosierung

Hat in der Behandlung von Dysmenorrhö und sekundärer Amenorrhö eine gewisse Bedeutung erlangt unter Verwendung der C1 beziehungsweise D2.

488.6
Vergleichsmittel

- Rutaceae: Angustura vera, Dictamnus alba, Jaborand, Ptelea trifoliata, Ruta graveolens.
- Amenorrhö: Pulsatilla pratensis, Asristolochia clematis.
- Dysmenorrhö bei verfrühter oder verspäteter Menses: Cimicifuga racemosa, Magnesium-Arzneien, Nux vomica, Viburnum opulus.

---

565 Gefühl von Gehoben werden.

488.7
Literatur

[1] Allen TF. Xanthoxylum. Encyclopedia of pure Materia Medica. Bd. 10. New York: Boericke & Tafel; 1874–1880: 169–172

[2] Clarke JH. Xanthoxylum. Dictionary of practical Materia Medica. Bd. 2.2. London: Homoeopathic Publishing Company; 1900–1902: 1572–1577

[3] Hale EM. Xanthoxylum fraxineum. (Prickly Ash.). New Remedies. Bd. 1. 5. Aufl. Philadelphia: Boericke & Tafel; 1897: 429–434, 656–659

[4] Hughes R. Xanthoxylum. Cyclopaedia of Drug Pathogenesy. Bd. 4. London: Gould; 1886–1891: 430–439

489 Yucca filamentosa – yuc

lt.: Yucca filamentosa, Yucca angustifolia, dt.: Fädige Palmlilie, engl.: bear grass

489.1 Substanz

Plantae – Agavaceae (Agavengewächse) – **Yucca filamentosa**

Es handelt sich um eine bis zu 1 m hohe, ausdauernde, immergrüne Pflanze, auf deren kurzem Stamm die 30 bis 60 cm langen, lanzettlichen, spitzen Blätter in Büscheln sitzen. An den Blatträndern befinden sich zahlreiche, ablösbare, grobe Spinn- und Seilerfasern, die bei industrieller Nutzung Jute und Sisal ersetzen können. Der weit über den Blättern beginnende rispenförmige Blütenstand trägt 4 bis 8 cm große, weiße, glockenförmige Blüten. Die in gemäßigten Klimazonen kultivierte Wüstenpflanze ist im südlichen Nord- und Zentralamerika heimisch.

In der Homöopathie wird die frische Pflanze verwendet.

489.2 Pharmakologie und Toxikologie

Medizinische Verwendung finden die in der Yucca enthaltenen Smilagenine, die als Rohstoffe für Steroidhormone dienen. Des Weiteren finden sich ätherische Öle in den Blüten der Pflanze.

489.3 Anwendung

In der Volksmedizin wird es als Leber- und Magenmittel verwendet.

Homöopathische Anwendung findet die Zubereitung bei chronischen Hepatopathien mit Pruritus (nach Kommission D).

Anwendung in der Homöopathie bei *Hepatopathie* mit Beeinträchtigung der geistigen Funktionen und mit *Zephalgien*. Auch bei chronischer *Hepatitis* mit *Pruritus*. Des Weiteren ist es ein bemerkenswertes Lebermittel

489.4 Arzneimittelprüfung

Die Prüfung wurde von Rowell mit der C 30 an 5 Prüfern vorgenommen.

489.5 Arzneimittelbild

Geist und Gemüt: Verzweifelt, reizbar. Unentschlossen. Kann sich nicht konzentrieren, gebrauchst falsche Worte. Kann sich an nichts erinnern. Kann nicht aufnehmen, was man zu ihm sagt.

Kopf: Kopfschmerzen an Stirne und Schläfen, besonders rechts, schlimmer durch Bewegung, durch Geräusch, durch Hitze, aber frostig, sobald er sich vom Ofen entfernt. Klopfen der Temporalarterien.

Nase: Gefühl, als ob etwas von der hinteren Nase herabhinge, kann es nicht herauf- oder herunterbringen.

Gesicht: Gelblich blass oder erhitzt.

Mund: Fauler Geschmack im Mund. Zunge bläulich weiß belegt, mit erhabenen Papillen und Zahneindrücken am Rande. Trockenheit im Munde.

Magen: Magengegend wund und empfindlich.

Abdomen: ☉ **Schmerzen durch den oberen Teil der Leber, mehr gegen den Rücken zu.** Schmerz in der Mitte der Leber. Bauch aufgetrieben.

Hepatopathie mit Zephalgie und Affektivitätsstörung

Rektum und Stuhl: Krampfschmerzen im Bauch, gefolgt von Durchfällen. Gelbliche Stühle. Abgang von reichlichen Blähungen.

Harnröhre: Um die Mündung der Harnröhre rote ödematöse Schwellung.

Urin: Urin vermehrt. Vermehrtes spezifisches Gewicht.

Geschlechtsorgane:
- männlich: Erektionen die ganze Nacht, ohne Pollutionen. Kann nicht studieren, da die Gedanken den ganzen Vormittag an sexuellen Dingen hängen bleiben.

489.6 Dosierung

D 1 bis D 6.

489.7 Vergleichsmittel

Chelidonium majus, Lycopodium clavatum, Mandragora officinarum, Taraxacum officinale, Staphysagria.

489.8 Literatur

[1] Allen TF. Yucca flamentosa. Encyclopedia of pure Materia Medica. Bd. 10. New York: Boericke & Tafel; 1874–1880: 172–176

[2] Clarke JH. Yucca filamentosa. Dictionary of practical Materia Medica. Bd. 2b. London: Homoeopathic Publishing Company; 1900–1902: 1579–1581

[3] Rowell CE. Proving of Yucca Filamentosa, 30. North American Homoeopathic Journal 1875; 6 (1): 29–41

490 Zincum aceticum – zinc-acet

lt.: Zincum aceticum, dt.: Zinkacetat Dihydrat, engl.: zinc acetate

490.1 Substanz

Mineralia – Organica – Composita – 12. Gruppe[566] – Zinkacetat Dihydrat – $Zn(O_2CCH_3)_2 \cdot 2H_2O$

Die Substanz ist das Zinksalz der Essigsäure und trägt die Lebensmittelkennzeichnung E650. Sie findet Einsatz als Geschmacksverstärker in Kaugummis.

Homöopathische Anwendung findet Zinkacetat.

490.2 Pharmakologie und Toxikologie

Zinkacetat wird gut enteral resorbiert. Es hat eine adstringierende Wirkung.

490.3 Anwendung

Es findet Verwendung als Katalysator beim Abbinden des Zahnzementes in der Zahnheilkunde. Lokale Applikation als Adstringens in Kombination mit Erythromycin bei Acne vulgaris. Zur Zinksubstitution peroral.

Homöopathische Anwendung findet die Substanz bei nervöser Erschöpfung, besonders durch Schlafmangel (nach Kommission D).

Mössinger stellte bei 71 % seiner Patienten mit *Ischialgie* eine Besserung durch Zincum aceticum fest. Führende Modalität war Besserung der Beschwerden durch Bewegung nach kurzer Verschlimmerung.

Empfohlen bei *Delirium tremens*.

490.4 Vergleichsmittel

12. Gruppe Periodensystem der Elemente: Aethiops antimonialis, Aethiops mineralis, Cadmium metallicum, Cadmium sulphuricum, Cinnabaris, Mercurius iodatus flavus, Mercurius iodatus ruber, Mercurius dulcis, Mercurius chromicus oxydulatus, Mercurius solubilis Hahnemanni, Mercurius sublimatus corrosivus, Mercurius vivus, Zincum metallicum, Zincum cyanatum, Zincum oxydatum, Zincum phosphoricum, Zincum picrinicum, Zincum sulphuricum, Zincum valerianicum.

490.5 Literatur

[1] Allen TF. Zincum aceticum. Encyclopedia of pure Materia Medica. Bd. 10. New York: Boericke & Tafel; 1874–1880: 213–215

[2] Clarke JH. Zincum aceticum. Dictionary of practical Materia Medica. Bd. 2.2. London: Homoeopathic Publishing Company; 1900–1902: 1595–1597

---

566 Zink-Gruppe: Zink Zn, Cadmium Cd, Quecksilber Hg, Copernicum Cn.

491 Zincum cyanatum – zinc-cy

lt.: Zincum cyanatum, dt.: Zinkcyanid, engl.: cyanide of zinc

491.1 Substanz

Mineralia – Anorganica – Composita – 12. Gruppe[567] – Zinkcyanid – $Zn(Cn)_2$

Es handelt sich um ein weißes, wasserunlösliches, amorphes Pulver.

Homöopathische Anwendung findet Zinkcyanid.

491.2 Pharmakologie und Toxikologie

Schwere Vergiftungen bei Haut und Schleimhautkontakt. In Wasser unlöslich bildet es im Kontakt mit Säuren die hochgiftige Blausäure.

491.3 Anwendung

Homöopathische Anwendung findet die Zubereitung bei Epilepsien (nach Kommission D) und bei *Meningitis*.

491.4 Vergleichsmittel

12. Gruppe Periodensystem der Elemente: Aethiops antimonialis, Aethiops mineralis, Cadmium metallicum, Cadmium sulphuricum, Cinnabaris, Mercurius iodatus flavus, Mercurius iodatus ruber, Mercurius dulcis, Mercurius chromicus oxydulatus, Mercurius solubilis Hahnemanni, Mercurius sublimatus corrosivus, Mercurius vivus, Zincum metallicum, Zincum aceticum, Zincum oxydatum, Zincum phosphoricum, Zincum picrinicum, Zincum sulphuricum, Zincum valerianicum.

491.5 Literatur

[1] Allen TF. Zincum cyanatum. Encyclopedia of pure Materia Medica. Bd. 10. New York: Boericke & Tafel; 1874–1880: 215

[2] Clarke JH. Zincum cyanatum. Dictionary of practical Materia Medica. Bd. 2.2. London: Homoeopathic Publishing Company; 1900–1902: 1597

---

567 Zink-Gruppe: Zink Zn, Cadmium Cd, Quecksilber Hg, Copernicum Cn.

492 Zincum metallicum – zinc

lt.: Zincum metallicum, dt.: Zink, engl.: zinc metal

492.1 Substanz

Mineralia – Anorganica – Elementa – 12. Gruppe[568] – Zink

Das Element aus der 12. Gruppe ist zweiwertig. In seiner chemischen Reaktionsweise hat es viel Ähnlichkeit mit Magnesium. Nach Silber, Kupfer, Gold und Aluminium ist es der fünftbeste Elektrizitätsleiter. Das eigentlich spröde Metall ist zwischen 100 °C und 150 °C dehnbar und kann dann zu Blechen ausgewalzt und zu Drähten ausgezogen werden. Es gehört zu den unedlen Metallen und ist in der Natur häufig in Verbindungen, meist mit Blei oder Cadmium, zu finden. Der Name Zink ist deutschen Ursprungs und entweder vom Stamm Zinken für zackenartige Form des Galmei[569] oder nach der zackigen Form erstarrter Zinkschmelze benannt.

Homöopathische Verwendung findet das Metall Zink.

492.2 Pharmakologie und Toxikologie

Zink ist nach Eisen das zweithäufigste Spurenelement. Es wird im proximalen Dünndarm zu 20 % resorbiert. Die Resorptionsrate aus tierischen Lebensmitteln ist mit 30 bis 40 % deutlich höher als aus pflanzlichen (10 bis 20 %). Proteine und schwefelhaltige Aminosäuren wie Histidin begünstigen die Aufnahme. Die Zinkhomöostase wird hauptsächlich über die intestinale Rückresorption der mit dem Pankreassekret postprandial sezernierten Zinkatome ausbalanciert. Nach der Resorption erfolgt der hämatogene Transport gebunden an verschiedene Transportproteine wie α_2-Makroglobulin, Albumin und Transferrin zur Leber.

Die Zinkverteilung im Organismus erfolgt über Metallotioneine[570]. Besonders zinkreiche Gewebe sind Leber, Muskel, Knochen, Haare, Iris und Retina, Pankreas und Keimdrüsen, ganz besonders in den Testes. Zink kann biologische Membranen nicht passiv durch Diffusion überwinden und benötigt spezifische Transportsysteme.

Zink spielt eine große Rolle bei einer Vielzahl von verschiedenen Enzymen, es hat stark antioxidative Wirkung, wirkt membranstabilisierend, supportiv auf die Immunabwehr und bei der Wundheilung. Zinkmangel findet man bei Malabsorptionsyndromen wie Akrodermatitis enteropathica, parenteraler Ernährung und bei therapeutischer Intervention mit Chelatbildnern.

Klinisch zeigt sich der Mangel in Appetitlosigkeit, Infektanfälligkeit, Dermatitis, Alopecia disseminata, erektiler Dysfunktion, Diarrhö, fetalen und kindlichen Entwicklungsstörungen sowie Skelettdeformitäten. Hautkontakt mit größeren Zinksalz-Mengen ruft Verätzungen hervor.

Bei Vergiftungen durch Zink interessieren uns in erster Linie die Resorptionswirkungen durch orale Aufnahme gelöster Zink-Verbindungen und durch Inhalation von Zink-Dämpfen. Durch Zink-Dämpfe entsteht das bekannte Gießfieber. Die Symptome bei Zink-Intoxikation können folgendermaßen zusammengefasst werden:

- Symptome allgemeiner Art: Nervöse Unruhe und Betriebsamkeit, motorische Unruhe, Tremor, Lidflattern, Müdigkeit und Abgeschlagenheit, Kopfschmerzen, Schlaflosigkeit, Schüttelfrost mit Fieber, Frösteln mit Schweißausbruch, Herabsetzung der Potenz.
- Zentralnervensystem: Neuralgien, angioneurotische Störungen wie Frösteln und Kältegefühl, Verschlimmerung der gesamten Symptome durch Alkoholgenuss.
- Atmungsorgane: Reizerscheinungen der Schleimhäute der Nase, des Rachens und der Bronchien

---

[568] Zink-Gruppe: Zink Zn, Cadmium Cd, Quecksilber Hg, Copernicum Cn.

[569] Sammelname für nicht-sulfidische Zinkerze.

[570] Metall- und schwefelhaltige cytosolische Proteine. Ihre Synthese wird durch erhöhte Metallkonzentrationen, Kortikosteroide und Interferone induziert. Ihre physiologischen Funktionen sind Zinkhomöostase, Bindung toxischer Metallionen, Protektion vor oxidativem Stress und zelluläre Redox-Kontrolle.

492 – Zincum metallicum – zinc

mit trockenem Husten, zähem, meist eitrigem Schleim.
- Verdauungsorgane: Süßlicher oder fader Mundgeschmack, grünlicher Belag am Zahnhals, Magendruck und Erbrechen, kolikartige Oberbauchbeschwerden, Gastritis und Kolitis, hartnäckige Stuhlverstopfung, öfter als Durchfälle.
- Nieren und Harnwege: Blasenreizung, Zystitis, Nierenschädigung.
- Blut: Geringe Lymphozytose, Retikulozytenvermehrung bis zu 35 %.
- Haut: Grünlicher Schweiß, Akne, Psoriasis, Haarausfall.

492.3 Anwendung

Homöopathische Verwendung findet die Substanz bei Epilepsie und Neuralgie, Erkrankungen der Wirbelsäule, des Gehirns und des Rückenmarks, Burnout-Syndrom und Depression (Kommission D).

Zink wurde von früheren Ärztegenerationen viel als Gehirnmittel, besonders bei Nervenkrämpfen verschiedenster Art, verwendet, zum Beispiel bei *Chorea minor*, krampfhaftem *Singultus*, *Zahnungskrämpfen*, *Epilepsie*, *Asthma bronchiale* usw. Es genoss einen Ruf bei Krämpfen als **Folge von unterdrückten Ausschlägen** oder bei exanthematischen Infektionskrankheiten, wenn der Ausschlag sich nicht richtig entwickelt und sich *neurologische Beschwerden* einstellen, oder bei *Diarrhö* mit ähnlichen Erscheinungen. Große Wertschätzung als ein Heilmittel bei allen *Infektionskrankheiten*, die von schweren neurologischen Symptomen wie *Delirien* und *Somnolenz* begleitet sind, unter anderem beim *Erysipel*. Rademacher gab es auch für überarbeitete Menschen, die bei ungenügendem Schlaf zu arbeiten gezwungen sind. Er vergleicht Zink mit dem Mohnsaft und nennt es das „metallische Opium", da es mit diesem in Bezug auf seine beruhigende Wirkung die größte Ähnlichkeit habe, ohne dessen gefäßerregende Wirkung auch nur im geringsten zu teilen. Er kommt hier der in der Homöopathie geübten Verwendung sehr nahe, das von ihm gebrauchte Präparat war Zinkacetat.

Die Hauptwirkung aufgrund der Feinsymptomatik der Arzneimittelprüfung erstreckt sich in erster Linie auf das Zentralnervensystem. *Müdigkeit* und *Schwäche*, verbunden mit *Erregung* und *Unruhe*. Typisch ist vor allem eine *Schwächung des Denkvermögens* mit *erschwerter Auffassungsgabe* und *schlechtem Gedächtnis*. Tagsüber trifft man oft eine große *Schläfrigkeit* an, neben einer großen Unruhe, Betriebsamkeit und nervösen Geschäftigkeit. Dagegen ist der Schlaf in der Nacht sehr gestört. Unger schreibt von einer *Umkehr des Schlaf-Wach-Rhythmus*.

Die Symptome vonseiten des Magens und Darms wurden seither wenig beachtet. Der Ekel vor Süßigkeiten, welcher sich im Arzneimittelversuch ergeben hat und den Unger auch beim *Dumping-Syndrom* Magenresezierter beobachtet hat, veranlasste diesen Autor dazu, Zink bei diesem Zustand einzusetzen. Das plötzlich auftretende Schwächegefühl und Leeregefühl im Magen, nagender Schmerz im Oberbauch mit krampfhafter Ausstrahlung nach links, Frösteln und Schwitzen usw. gibt dieser Verordnung eine weitere Stütze. Verwendung ebenso bei *Hypoglykämie*.

Bei der *Unruhe* und der dadurch verursachten *Insomnie* findet man eine Unfähigkeit, die Beine stillzuhalten. *Zephalgien* sind zahlreich vorhanden, ein Druck in der Gegend der Nasenwurzel nach innen ist dabei eine kennzeichnende Empfindung.

Weingenuss verschlimmert die Kopfschmerzen sowie den häufig vorhandenen *Schwindel*, ebenso auch alle Magenbeschwerden, wie Übelkeit, gierigen Hunger mit Leeregefühl im Magen, Erbrechen.

Das Bild der „*Spinalirritation*" mit Schmerzhaftigkeit längs der Wirbelsäule wird durch Zink gleichfalls einbezogen. Besonders empfindlich hat sich die Gegend des 1. Lendenwirbels gezeigt. Steifheit mit Schmerzhaftigkeit der Nackenmuskeln, Brennen, Drücken und allgemeines Wehtun, Druckempfindlichkeit der Rückenpartien sind eine häufige Erscheinung. *Neuralgien* an Kopf und Gliedern werden beobachtet. Neuralgien in den Ovarien und Hoden finden in Zincum nicht selten ihren therapeutischen Gegenspieler. Dysmenorrhö mit Besserung durch Eintritt der Menses wird genannt.

Ausgehend von einer Bemerkung Rademachers, der Zincum bei *Ischialgie* empfahl, bezog Mössinger Zincum aceticum in seine Beobachtung ein. Er konnte feststellen, dass 71 % seiner Ischiasfälle durch Zincum deutlich gebessert wurden. Es wa-

ren dies überwiegend die Fälle, welche das Kennzeichen der Besserung durch Bewegung nach kurzer Verschlimmerung zu Anfang der Bewegung aufwiesen. Von Zincum ist nach Mössinger Besserung zu erwarten, wenn das Leiden folgende Zeichen aufweist:
- Starker Schmerz zu Beginn der Bewegung,
- Besserung durch mäßige Bewegung nach In-Gang-Kommen,
- schlimmer in Ruhe, nachts und gegen den frühen Morgen und nach dem morgendlichen Aufstehen,
- schlimmer auch nach längerem anstrengendem Gehen und nach allgemeiner körperlicher Anstrengung [10].

Es besteht also ein Verhaltensmodus, wie wir ihn bei Rhus toxicodendron und bei Pulsatilla pratensis kennen. Die Reizung der Harnwege mit *Dysurie*, Brennen und Harndrang, blutigem Harn, selbst Nierenreizung, können für sich allein keine therapeutische Bedeutung beanspruchen, sie können allenfalls die Wahl von Zink im Gesamtbild bekräftigen.

Gelegentlich wurde Zink bei *Sinusitis* mit dem Druckgefühl an der Nasenwurzel und *Neuralgie* mit Erfolg verwendet, besonders wenn die Beschwerden sich verschlimmern bei Stocken der Sekretion.

Es besteht eine Affinität zu *Varizen* und allgemein venösen Stauungen. Blaurotes Gesicht wird als Prüfungssymptom bei Rademacher an sich selbst beobachtet. *Erfrierungen* an den Akren. Nase, Ohrläppchen erfrieren leicht, die Finger sterben ab und werden wie tot, blau, gefühllos.

Kapilläre Blutungen werden an den Schleimhäuten beobachtet und deuten auf eine Fragilität dieser Gefäße hin.

Diese Stase im venösen System scheint auf den Gesamthabitus einen Einfluss auszuüben, indem sie die im Prüfungsbild hervortretende Besserung durch Bewegung, vor allem durch fortgesetzte Bewegung hervorruft, auch hier wie in dem Fall der in dieser Hinsicht verwandten Pulsatilla pratensis ist es vor allem die Bewegung im Freien, welche die wohltuende Besserung der allgemeinen Schwäche wie auch der *rheumatoiden Beschwerden* erzeugt. In den Prüfungsprotokollen findet sich zwar etwa in gleicher Häufigkeit eine Verschlimmerung durch Bewegung. Diese Angabe hat aber keine Bedeutung erlangt, gegenüber der Besserung durch Bewegung, welche bei der auch sonst erkennbaren Venosität (bläuliches Gesicht) führend geworden ist. An den Beinen und Labien treten *Varizen* hervor.

Die Verschlimmerung während und nach dem Essen ist einwandfrei in der Prüfung belegt, ebenso im weitesten Umfang die durch Weingenuss. Die Verschlimmerung während und vor den Menses tritt auch mit aller Deutlichkeit heraus. Weniger günstig steht es mit der Besserung durch In-Gang-Kommen von Absonderungen, die sich nicht in der Arzneimittelprüfung findet. Sehr wahrscheinlich geht diese Modalität auf die Erfahrung der alten Ärzte zurück, nach der Zink geeignet ist, stockende Sekretionen – wo immer es sei – wieder in Gang zu bringen. Besonders das Auftreten *zerebraler* und *meningealer Reizerscheinungen* oder auch nur nervöser Störungen nach dem Vertreiben von Ausschlägen oder das Nichtherauskommen oder ungenügende Erscheinen von Exanthemen bei *Scharlach, Exantheme, Masern* und dergleichen gilt in der Homöopathie als eine wertvolle Indikation.

Wir haben in dieser Wirkung das Gegenstück zu der üblichen Anwendung des Zinks als Adstringens bei Sekretionen der Schleimhäute und der äußeren Haut (bei sezernierenden Ekzemen) zu sehen. Diese Angabe der Besserung durch das Wiederauftreten und In-Gang-Kommen von Sekretionen, die man bei allen homöopathischen Autoren findet, ist also ex usu in morbis entnommen und nicht durch die Arzneimittelprüfung gestützt.

Im Gegensatz zu dieser Modalität der Besserung durch In-Gang-Kommen der Sekretionen steht die **Verschlimmerung des Befindens vor und während der Menses**, die sich bei der Prüfung eindeutig ergeben hat.

Die **Verschlimmerung durch Berührung** findet in der Gereiztheit der sensiblen Nerven ihre Erklärung. Eine angebliche Verschlimmerung nachts scheint mir nicht genügend belegt.

492 – Zincum metallicum – zinc

492.4
Arzneimittelprüfung

Die Arzneimittelprüfung Hahnemanns wurde in den *Chronischen Krankheiten* veröffentlicht, sie stammt von eigenen Beobachtungen und solchen von 11 seiner Schüler. Diese und weitere Quellen sind zusammengestellt in den Enzyklopädien von Allen und von Hughes. Eine Unterscheidung von Zincum metallicum, aceticum, carbonicum und oxydatum wurde dabei nicht gemacht.

492.5
Arzneimittelbild

Leitsymptome: Große Müdigkeit, besonders Kopfmüdigkeit und nervöse Abspannung, zugleich mit nervöser Unruhe und Rastlosigkeit. Dabei ist ein Kopfschmerz mit Druck auf die Nasenwurzel oft kennzeichnend.

Rückenschmerzen besonders im Sitzen, ⊙ **lokalisiert in der Gegend des 1. Lendenwirbels.**

Große Unruhe in den Beinen, muss sie immer bewegen.

⊙ **Hirnreizung im Verlauf von exanthematischen oder anderen Infektionskrankheiten infolge Unfähigkeit und Schwäche zur Hervorbringung von Exanthemen oder als Folge von unterdrückten Exanthemen, Hautausschlägen und aussetzenden Ausscheidungen.**

⊙ **unterdrückte Absonderungen** < (Menses, Lochien, Harn, Stuhl, Schweiß, Hautausschläge).
Geistige Anstrengung <. Nach dem Essen <, nach Weingenuss <. Während der Menses <. ⊙ **Hervortreten unterdrückter Ausschläge >.** ⊙ **Sekretionen >.**

Geist und Gemüt: Schwäche, Müdigkeit und Benommenheit des Kopfes, erschwertes Auffassungsvermögen. Eingenommenheit des Kopfes.

Depressive, mürrische und schweigsame Stimmung. Ängstlichkeit und Bedrücktheit des Gemütes, als ob er sich eines Verbrechens schuldig wüsste. Sehr reizbar und ärgerlich. Abwechselnd reizbar, zornig, schreckhaft, zornig, verzagt, schwermütig. Schweigsam, ärgert sich, wenn er ein Wort sprechen soll.

Große Empfindlichkeit gegen Geräusch. Vieles Reden anderer Personen macht ihn ungeduldig, greift ihn an und macht ihn mürrisch. ⊙ **Fährt zusammen bei jedem Geräusch.**

Hypochondrie
Neurasthenie
Epilepsie
Meningitis
Meningismus
Jactatio capitis bzw. corporis nocturna

Schwindel: Beim Sitzen und Stehen mit Übelkeit. Gedächtnisschwäche. Schwindel mit der Neigung zu fallen, dabei Übelkeit und Gesichtsverdunkelung, besonders nach dem Mittagessen.

Kopf: Kopfschmerz vorwiegend drückender Art in verschiedenen Teilen des Kopfes mit Hitzegefühl, besser im Freien und durch kaltes Abwaschen. ⊙ **Heftiger Druck über der Nasenwurzel**, als ob diese in den Kopf hineingedrückt würde. **Geringster Genuss von Wein verschlimmert die Kopfsymptome**, Liegen bringt Erleichterung, ebenso Aufenthalt an der frischen Luft.

Chorea minor
Neuralgie zephal und fazial

Augen: Katarrhalische Erscheinungen, Parese des oberen Augenlides. Lichtscheu. Flimmern, Lichterscheinungen, Farberscheinungen vor den Augen.

Nase: Flüssiger Schnupfen, Nase verstopft. Gefühl in den Stirnhöhlen, als ob sich die Luft mit Gewalt hineindrängen würde. Druck über der Nasenwurzel.

Sinusitis

Gesicht: Geschwächtes und abgemagertes Aussehen, das Gesicht runzlig und bläulich. Gesichtsneuralgie. Blasse bis graue oder bläulich-livide Gesichtsfarbe. Herpes und Schrunden an den Lippen.

Mund: Schleimhäute der Zunge und des Mundes wund, leicht blutend, geschwürig. Blasen auf der Zunge. Zunge weiß oder gelb belegt. Vermehrter Speichelfluss. Geschmack im Munde bitter, süßlich, salzig, wie nach Käse oder Blut.

Zähne: Zahnschmerzen und Bluten des Zahnfleisches.

Zahnneuralgie

Innerer Hals: Krampf im Schlund und der Speiseröhre. Kratzen, Rauheit und Verschleimung im Rachen. Schmerzen im Halse, auch beim Leerschlingen.

Magen: Übelkeit und Brechreiz ist häufig mit den nervösen Symptomen verbunden.
Reichlicher Durst. Appetit gering oder kaum zu stillen, unersättlicher Hunger und hastiges Schlingen. Plötzliches **Schwächegefühl bei Heißhunger, besonders um 11 Uhr.** Ekel vor Süßigkeiten. Abneigung gegen Fleisch, Fisch und gekochte Speisen. Nach Genuss von Süßem steigt eine kratzende Schärfe den Hals herauf. Reichliches Aufstoßen.
Übelkeit und Erbrechen, die sich verschlimmern durch Essen, durch die geringste Menge Wein, durch Bewegung, während Abgang von Winden und Stuhlgang die Verdauungsbeschwerden erleichtern.

Gastropathie psychogen

Abdomen: Schneidende und krampfende Schmerzen, Kollern und Rumpeln mit reichlichen Blähungen und Auftreibung des Leibs.

Enteropathie psychogen
Bleikolik

Rektum und Stuhl: Stuhl durchfällig oder verstopft. Brennen und Jucken im After.

Blase: Häufiges Harnlassen. ☉ **Kann den Harn nur in bestimmten Stellungen lassen, zum Beispiel in rückwärtsgebeugter Haltung (Innervationsstörung).**

Urethritis
Zystitis
Miktionsstörungen psychogen

Niere: Nephrose bei Zink-Vergiftung.

Nephropathie

Harnröhre: Brennen und Schneiden in der Harnröhre, auch mit blutigem Harn.

Geschlechtsorgane:
- weiblich: Menses verstärkt und zu früh. Schleimiger Leukorrhö. Die Zeit vor der Menses ist von allgemeiner Verschlimmerung der Beschwerden begleitet. Jedoch typischer ist: ☉ **Bei Eintritt der Menses hören andere Beschwerden auf.**

Leukorrhö
Dysmenorrhö

- männlich: Erregter Geschlechtstrieb. Schmerzen in Penis und Testikeln.

Samenstrangneuralgie

Husten und Expektoration: Krampfhafter Husten, Zusammenschnüren auf der Brust, blutig tingierter Auswurf. ☉ **Verschlimmerung des Hustens nach dem Essen.** Trockener Husten weckt sie während der Menses häufig auf. Blutiger Auswurf vor und während der Menses.

Brust: Anfälle von Herzklopfen, Herztätigkeit erregt und beschleunigt.

Herzbeschwerden psychosomatisch

Rücken: Brennen, Schmerz und Schwäche längs des Rückenmarks bis zum Sakrum, ☉ **mit einem Schmerz am letzten Rücken- oder ersten Lendenwirbel beim Sitzen.**
Ischialgie. Schmerzhafte Steifheit im Nacken, wie nach zu großer Anstrengung. Druck, Brennen und Stechen im Rücken, längs der Wirbelsäule und in der Lendengegend. **Schmerzen in der Lendengegend der Wirbelsäule, ☉ besonders am 1. Lendenwirbel.**

Spinalirritation

492 – Zincum metallicum – zinc

Extremitäten: Viel sichtbares Fippern und Zucken in verschiedenen Muskeln, auch im Gesicht. Plötzliches Schwächegefühl in den Armen und Beinen, bei Heißhunger, ☉ **besonders um 11 Uhr.**

Zittern der Hände beim Schreiben, Zittern aller Glieder, Zuckungen in den Gliedern, Arme und Beine wie gelähmt, Kribbeln und Einschlafen der Glieder, Lähmungen der Glieder. Schwäche, Steifheit, Krampf und allerlei Schmerzen in den Gliedern, meist verschlimmert durch jede Bewegung; nicht selten jedoch **Besserung durch länger fortgesetzte Bewegung.**

Zittern der Glieder, Zuckungen in den Muskeln, krampfartige Spannung in Fingern und Händen, Zucken der Glieder im Schlaf. Große Schwäche in den Beinen, die sich beim Gehen bessern. **Muss die Beine im Bett ständig bewegen, selbst im Schlaf.**

Hervortreten der Krampfadern an den Beinen und an den Schamlippen. Brennen und Hitze der Fußsohlen.

Krampfartige Spannung der rechten Hand. Sie war ganz blau, wie tot, schwer und gefühllos.

Schweiße an Händen und Füßen. Hände und Füße werden leicht kalt, auch blau oder blutlos und abgestorben.

Varikosis
Muskelkrämpfe
Ischialgie
Neuralgien Armen und Beine
Neuritis postzosterisch

Schlaf: Große Schlaftrunkenheit am Tage. Nächtliche Schlaflosigkeit mit Zuckungen der Glieder, unruhigen Träumen und großer Unruhe in den Beinen, die immer bewegt werden müssen. Aufschrecken im Schlaf mit Schreien. ☉ **Kinder rollen den Kopf von einer Seite zur andern oder bohren den Kopf in die Kissen, knirschen mit den Zähnen.** Umkehrung des Tag-Nacht-Rhythmus.

Insomnie

Frost und Frösteln: Viel Frösteln und Frieren. Hitze oder Hitze unterbrochen durch Frieren. Nach jeder kleinen Aufregung langanhaltendes Zittern, wie von Frost. Leichtes Erfrieren der äußeren Teile (Ohrläppchen, Nasenspitze usw.) bei geringer Kälte. Große Empfindlichkeit gegen Kälte, besonders in den Fingerspitzen und Füßen. Neuralgische Schmerzen in allen Teilen.

Schweiß: Sauer.

Haut: Heftiges Hautjucken am ganzen Körper, mit Effloreszenzen und Papeln, im Gesicht und an allen Körperteilen.

Neuritis postzosterisch

Allgemein: Beim Sitzen und in der Ruhe überhaupt kommen die meisten Beschwerden, bei Bewegung und im Freien wird wenig gespürt. Die meisten Symptome kommen nach dem Mittagessen und am Abend.

492.6
Dosierung

Zincum metallicum wird, wie die anderen Zink-Arzneien, meist in den Potenzen D 2 bis D 12 gegeben. Stauffer jedoch empfiehlt bei Gehirn- und Rückenmarkssymptomen D 30, bei Gefäßerkrankungen D 6 bis D 12, während er bei Neuralgien die D 3 vorzieht. Es will mir aber scheinen, dass es oft nicht nötig ist, diese niederen Potenzen des immerhin nicht ungiftigen Metalls zu geben, mit dessen Ausscheidung man den Körper belastet. Bei guter Arzneidiagnose hat man mit höheren Potenzen ausgezeichnete Erfolge. Jedenfalls habe ich bei verhaltensauffälligen Kindern mit schlechten Schulleistungen infolge Konzentrationsstörungen, mit verängstigtem oder gereiztem Wesen, bei denen man auch oft die wippenden Kopfbewegungen nachts beobachtet, bei längerem Darreichen von höheren Potenzen (von D 12 bis D 30) gute Ergebnisse erzielt.

Bei Ischialgie verwendet Mössinger Zincum aceticum in einer Dosierung[571], welche etwa einer D 1 entspricht. Dabei sei eine deutliche Besserung,

---

[571] Zincum aceticum, Gummi arabicum aa 1,0, Aqua ad 10,0, 3- bis 4-mal 10 Tropfen, oder aus Geschmacksgründen in Pillenform. Zincum aceticum, Massa pilulae qu. s., ut f. pilulae Nr. XXX D.S. 3-mal täglich 1 Pille.

falls eine solche eintritt, schon nach 1 Woche, spätestens nach 14 Tagen, zu erwarten [10].

492.7
Vergleichsmittel

- 12. Gruppe Periodensystem der Elemente: Aethiops antimonialis, Aethiops mineralis, Cadmium metallicum, Cadmium sulphuricum, Cinnabaris, Mercurius iodatus flavus, Mercurius iodatus ruber, Mercurius dulcis, Mercurius chromicus oxydulatus, Mercurius solubilis Hahnemanni, Mercurius sublimatus corrosivus, Mercurius vivus, Zincum metallicum, Zincum aceticum, Zincum cyanatum, Zincum oxydatum, Zincum phosphoricum, Zincum picrinicum, Zincum sulphuricum, Zincum valerianicum.
- Aufschrecken im Schlaf mit Schreien: Apis mellifica, Belladonna, Cina maritima, Cypripedium pubescens, Calcium hypophosphoricum, Calcium phosphoricum, Ignatia amara. Kalium bromatum, Tuberculinum.
- Kopfrollen der Kinder: Agaricus muscarius, Apis mellifica, Belladonna, Hyoscyamus niger, Stramonium, Tuberculinum.
- Kann die Glieder nicht ruhig halten: Agaricus muscarius.
- Hirnreizung bei nicht herauskommendem Hautausschlag: Cuprum metallicum (Krämpfe), Stramonium, Sulphur lotum.
- Sekretionen >: Cimicifuga racemosa (Erkrankung aus dem rheumatischen Formenkreis und psychische Symptome, Leukorrhö >), Kalium bichromicum (Kopfschmerz, Nasensekretion >), Lachesis muta (eintretende Menses >), Medorrhinum (Leukorrhö >, Harnröhrensekret >), Psorinum (Hautausschlag >), Pulsatilla pratensis (eintretende Menses > oder durch Harnröhrensekretion >), Sulphur lotum (Hautausschläge >, Fußschweiß > oder Hämorrhoiden > allgemein), Silicea terra (Fußschweiß >), Thuja occidentalis (Harnröhrensekretion) >.
- Neurasthenie: Acidum phosphoricum, Acidum picrinicum, Argentum nitricum, Avena sativa, Kalium phosphoricum, Strychninum phosphoricum.
- Varikosis: Acidum fluoricum, Aesculus hippocastanum, Aristolochia clematis, Calcium fluoratum, Carboneum sulphuratum, Hamamelis virginiana, Magnesium fluoratum, Mandragora officinarum, Pulsatilla pratensis, Sepia succus, Sulphur lotum.
- Retardierte geistige Entwicklung der Kinder: Agaricus muscarius, Barium carbonicum, Calcium carbonicum, Calcium phosphoricum.

492.8
Literatur

[1] Allen TF. Zincum. Encyclopedia of pure Materia Medica. Bd. 10. New York: Boericke & Tafel; 1874–1880: 176–213

[2] Buchner JB. Fragmente über Zinkblumen. Hygea 1841; 14: 481–501

[3] Clarke JH. Zincum. Dictionary of practical Materia Medica. Bd. 2.2. London: Homoeopathic Publishing Company; 1900–1902: 1583–1595

[4] Franz EG. Zink. (Zincum.). Archiv für Homöopathie 1827; 6 (2): 152–196

[5] Hahnemann S. Zincum metallicum. In: Lucae C, Wischner M, Hrsg. Gesamte Arzneimittellehre. Bd. 3. Stuttgart: Haug; 2007: 1983–2015

[6] Hähner-Rombach S. Coffea, Zinum metallicum (AMP 53). In: Hähner-Rombach S, Hrsg. Regesten der Arzneimittelprüfungen und Tierversuche am Robert-Bosch-Krankenhaus (1915–-1978). Stuttgart; 2001: 5

[7] Hartlaub CC. Zink, metallisches. Reine Arzneimittellehre. Bd. 1. Leipzig: Brockhaus; 1828–1831: 338–367

[8] Hughes R. Zincum. Cyclopaedia of Drug Pathogenesy. Bd. 4. London: Gould; 1886–1891: 439–458

[9] Mohr C. Prüfung von Zincum metallicum. Zeitschrift des Berliner Vereines Homöopathischer Ärzte 1889; 8 (2): 109–118

[10] Mössinger P. Beiträge zum Neuaufbau der praktischen Medizin. Ulm: Haug; 1964: 225

[11] Ritter H. Arzneiversuche zu Gelsemium, Sanguinaria, Belladonna, Coffea, Zincum metallicum. In: Faltin T, Hrsg. Homöopathie in der Klinik: Die Geschichte der Homöopathie am Stuttgarter Robert-Bosch-Krankenhaus von 1940 bis 1973. Bd. 7. Quellen und Studien zur Homöopathiegeschichte. Stuttgart: Haug; 2002: 173

[12] Schréter GA. Pharmakodynamische Fragmente. Zincum. Neues Archiv für die homöopathische Heilkunst 1846/48; 3 (3): 187–188

[13] Unger H. Nervale Zink-Wirkungen und -Nebenwirkungen – Eine experimentelle Kasuistik. Allgemeine Homöopathische Zeitung 1957; 202 (5): 205–212

[14] Unger H. Nervale Zink-Wirkungen und -Nebenwirkungen – Eine experimentelle Kasuistik (Fortsetzung u. Schluß aus Heft 5). Allgemeine Homöopathische Zeitung 1957; 202 (6): 257–264

[15] Unger H. Zincum metallicum. Allgemeine Homöopathische Zeitung 1967; 212 (2): 49–65

493 Zincum oxydatum – zinc-ox

lt.: Zincum oxydatum, dt.: Zinkoxid, engl.: zinc oxide

493.1
Substanz

Mineralia – Anorganica – Composita – 12. Gruppe[572] – Zinkoxid – ZnO

Man findet es natürlich vorkommend als Rotzinkerz (Zinkit). Es handelt sich um ein weißliches bis gelblich weißes, amorphes leichtes Pulver. In der Industrie findet es Verwendung als Weißpigment bei Lacken, Farben und Klebemitteln, des Weiteren in der Glas-, Email- und Keramikindustrie, in Sonnenschirmen, da es UV-Licht reflektiert.

Homöopathische Verwendung findet Zinkoxid.

493.2
Pharmakologie und Toxikologie

Zink gehört zu den essenziellen Spurenelementen und ist Bestandteil vieler Enzyme. An der Haut kann es zu Verätzungen kommen. Oral zugeführtes Zinkoxid hat eine geringe Toxizität. An der gastrointestinalen Schleimhaut kann es zu schweren Schäden kommen. Akut letal wirken 2 bis 4 g. Es kann zu Blutdruckabfall und zu einer hypochromen Anämie kommen. Inhalation, wie sie in Zinkhütten oder der zinkverarbeitenden Industrie vorkommen kann, kann über die Bildung von Zink-Protein-Komplexen in der Lunge schwere Fieberreaktionen auslösen. Bei Zinkbelastung reichert sich die Substanz in Auge, im pankreatischen Inselapparat und in der Prostata an.

Antidotierend bei einer Zinkintoxikation wirken Komplexbildner wie zum Beispiel D-2-Amino-3-mercapto-3-methylbuttersäure, dem D-Penicillamin.

493.3
Anwendung

Medizinische Verwendung findet Zinkoxid in Form von Pasten, Salben und Pudern lokal auf die Haut und bei nässenden, entzündlichen Effloreszenzen. Auch chronische Unterschenkelgeschwüre. Bei der hereditären Akrodermatitis enteropathica kann die lokale und systemische Zinkoxidanwendung lebensrettend sein. Ebenso in Kombination mit Eugenol zur Abdeckung von Pulpastümpfen.

Homöopathische Anwendung findet die Zubereitung bei Schwächezuständen (nach Kommission D).

Auch bei *Epilepsie* und *Krämpfen* findet sie Anwendung.

493.4
Vergleichsmittel

12. Gruppe Periodensystem der Elemente: Aethiops antimonialis, Aethiops mineralis, Cadmium metallicum, Cadmium sulphuricum, Cinnabaris, Mercurius iodatus flavus, Mercurius iodatus ruber, Mercurius dulcis, Mercurius chromicus oxydulatus, Mercurius solubilis Hahnemanni, Mercurius sublimatus corrosivus, Mercurius vivus, Zincum metallicum, Zincum aceticum, Zincum cyanatum, Zincum phosphoricum, Zincum picrinicum, Zincum sulphuricum, Zincum valerianicum.

493.5
Literatur

[1] Clarke JH. Zincum oxydatum. Dictionary of practical Materia Medica. Bd. 2.2. London: Homoeopathic Publishing Company; 1900–1902: 1601–1603

---

572 Zink-Gruppe: Zink Zn, Cadmium Cd, Quecksilber Hg, Copernicum Cn.

494 Zincum phosphoricum – zinc-p

lt.: Zincum phosphoricum, dt.: Zinkphosphat, engl.: zinc phosphate

494.1 Substanz

Mineralia – Anorganica – Composita – 12. Gruppe[573] **– Zinkphosphat-Tetrahydrat – $Zn_3(PO_4)_2 \cdot 4H_2O$**

Die Substanz findet Einsatz als Korrosionsschutz.

Homöopathische Verwendung findet Zinkphosphat-Tetrahydrat.

494.2 Anwendung

Homöopathische Anwendung findet die Zubereitung bei Neuralgien, Burnout-Syndrom und Herpes zoster (nach Kommission D).

Bewährt hat sich Zincum phosphoricum bei nervöser Erschöpfung und Insomnie.

494.3 Vergleichsmittel

12. Gruppe Periodensystem der Elemente: Aethiops antimonialis, Aethiops mineralis, Cadmium metallicum, Cadmium sulphuricum, Cinnabaris, Mercurius iodatus flavus, Mercurius iodatus ruber, Mercurius dulcis, Mercurius chromicus oxydulatus, Mercurius solubilis Hahnemanni, Mercurius sublimatus corrosivus, Mercurius vivus, Zincum metallicum, Zincum aceticum, Zincum cyanatum, Zincum oxydatum, Zincum picrinicum, Zincum sulphuricum, Zincum valerianicum.

494.4 Literatur

[1] Allen TF. Zincum phosphoratum. Encyclopedia of pure Materia Medica. Bd. 10. New York: Boericke & Tafel; 1874–1880: 221

[2] Clarke JH. Zincum phosphoricum. Dictionary of practical Materia Medica. Bd. 2.2. London: Homoeopathic Publishing Company; 1900–1902: 1603–1604

[3] Hughes R. Zincum phosphoratum. Cyclopaedia of Drug Pathogenesy. Bd. 4. London: Gould; 1886–1891: 460–461, 720

---

573 Zink-Gruppe: Zink Zn, Cadmium Cd, Quecksilber Hg, Copernicum Cn.

495 Zincum picrinicum – zinc-pic

lt.: Zincum picrinicum, dt.: Zinkpikrat, engl.: zinc picrate

495.1 Substanz

Mineralia – Organica – Aromatica – 12. Gruppe[574] – Zinkpikrat – $Zn(C_6H_2N_3O_7)_2 \cdot 8H_2O$

Homöopathische Verwendung findet Zinkpikrat.

495.2 Anwendung

Es findet homöopathische Anwendung bei nervöser Erschöpfung (nach Kommission D).

495.3 Vergleichsmittel

- 12. Gruppe Periodensystem der Elemente: Aethiops antimonialis, Aethiops mineralis, Cadmium metallicum, Cadmium sulphuricum, Cinnabaris, Mercurius iodatus flavus, Mercurius iodatus ruber, Mercurius dulcis, Mercurius chromicus oxydulatus, Mercurius solubilis Hahnemanni, Mercurius sublimatus corrosivus, Mercurius vivus, Zincum metallicum, Zincum aceticum, Zincum cyanatum, Zincum oxydatum, Zincum phosphoricum, Zincum phosphoricum, Zincum valerianicum.
- Geistige Erschöpfung: Argentum nitricum, Acidum phosphoricum, Acidum picrinicum, Calcium phosphoricum, Gelsemium sempervirens, Ignatia amara, Kalium phosphoricum, Natrium muriaticum, Onosmodium virginianum, Phosphorus, Silicea terra, Staphysagria, Strychninum purum, Sulphur lotum, Zincum metallicum.

495.4 Literatur

[1] Clarke JH. Zincum picricum. Dictionary of practical Materia Medica. Bd. 2.2. London: Homoeopathic Publishing Company; 1900–1902: 1604

---

574 Zink-Gruppe: Zink Zn, Cadmium Cd, Quecksilber Hg, Copernicum Cn.

496 Zincum sulphuricum – zinc-s

lt.: Zincum sulphuricum, dt.: Zink(II)-sulfat, Zinkvitriol, engl.: zinc sulfate, white vitriol

496.1 Substanz

Mineralia – Anorganica – Composita – 12. Gruppe[575] – Zink(II)-sulfat – $ZnSO_4 \cdot 7H_2O$
Homöopathische Verwendung findet Zinksulfat.

496.2 Anwendung

Homöopathische Anwendung findet die Zubereitung bei nervöser Erschöpfung und Muskelkrämpfen (nach Kommission D).

Daneben hat sie sich bei *Enteritis* akut und prolongiert bewährt.

496.3 Dosierung

Ab D 2.

496.4 Vergleichsmittel

12. Gruppe Periodensystem der Elemente: Aethiops antimonialis, Aethiops mineralis, Cadmium metallicum, Cadmium sulphuricum, Cinnabaris, Mercurius iodatus flavus, Mercurius iodatus ruber, Mercurius dulcis, Mercurius chromicus oxydulatus, Mercurius solubilis Hahnemanni, Mercurius sublimatus corrosivus, Mercurius vivus, Zincum metallicum, Zincum aceticum, Zincum cyanatum, Zincum oxydatum, Zincum phosphoricum, Zincum picrinicum, Zincum valerianicum.

496.5 Literatur

[1] Allen TF. Zincum sulfuricum. Encyclopedia of pure Materia Medica. Bd. 10. New York: Boericke & Tafel; 1874–1880: 221–224

[2] Clarke JH. Zincum sulphuricum. Dictionary of practical Materia Medica. Bd. 2.2. London: Homoeopathic Publishing Company; 1900–1902: 1605–1607

---

575 Zink-Gruppe: Zink Zn, Cadmium Cd, Quecksilber Hg, Copernicum Cn.

497 Zincum valerianicum – zinc-val

lt.: Zincum valerianicum, dt.: Zinkisovalerianat, baldriansaures Zink, engl.: zinc valerate

497.1 Substanz

Mineralia – Organica – Composita –
12. Gruppe[576] – Zinkvalerianat –
$Zn(C_5H_9O_2) \cdot 2H_2O$

Baldriansaures Zink besteht aus kleinen weißen Kristallen[577], die einen leichten Baldriansäuregeruch aufweisen.

Hergestellt wird sie durch Anreiben von Zinkoxid, Ethanol und 3-Methyl-Buttersäure.[578] Das Arzneimittel wird aus Zinkvalerianat hergestellt.

497.2 Anwendung

Homöopathische Anwendung findet das Arzneimittel bei nervöser Insomnie mit unruhigen Beinen und bei Neuralgien (nach Kommission D).

Wirksam ist es bei nervöser *Insomnie*, bei *Neuralgie* und bei *Dysmenorrhö*.

497.3 Dosierung

D2 bis D6, Zincum valerianicum wird als Beruhigungs- und Neuralgiemittel meist in D2 bis D3 angewendet.

497.4 Vergleichsmittel

12. Gruppe Periodensystem der Elemente: Aethiops antimonialis, Aethiops mineralis, Cadmium metallicum, Cadmium sulphuricum, Cinnabaris, Mercurius iodatus flavus, Mercurius iodatus ruber, Mercurius dulcis, Mercurius chromicus oxydulatus, Mercurius solubilis Hahnemanni, Mercurius sublimatus corrosivus, Mercurius vivus, Zincum metallicum, Zincum aceticum, Zincum cyanatum, Zincum oxydatum, Zincum phosphoricum, Zincum picrinicum, Zincum sulphuricum.

497.5 Literatur

[1] Clarke JH. Zincum valerianicum. Dictionary of practical Materia Medica. Bd. 2.2. London: Homoeopathic Publishing Company; 1900–1902: 1607–1608

[2] Hughes R. Zincum valerianicum. Cyclopaedia of Drug Pathogenesy. Bd. 4. London: Gould; 1886–1891: 461–462

---

576 Zink-Gruppe: Zink Zn, Cadmium Cd, Quecksilber Hg, Copernicum Cn.

577 Die Herstellung der Ursubstanz erfolgt, indem man 333 Teile Zinkoxid mit 7 Volumen-Teilen Ethanol 90% versetzt und dann gründlich verreibt. Es entsteht eine breiige Masse, zu der dann 10 Teile Acidum isovalerianicum hinzugefügt werden. Diese Mischung lässt man dann bei 40 °C Temperatur und häufigem Umrühren kristallisieren. Danach wird der so entstandene Kristallbrei mit 280 Volumen-Teilen Ethanol 60% unter Erwärmung auf maximal 70 °C gelöst und anschließend noch warm filtriert. Die sich nach dem Erkalten gebildeten Kristalle werden abgesaugt, mit kaltem Ethanol 90% gewaschen und bei Raumtemperatur getrocknet

578 3-Methyl-Buttersäure (= Delphinsäure, = Isovaleriansäure, = Baldriansäure) ist eine ölige, farblose Substanz von unangenehmem Geruch. Man findet sie in den Wurzeln des Baldrians, der Angelikawurzel, in den Beeren des Schneeballs, im Delphintran und im Analdrüsensekret von Mardern und anderen Musteliden.

498 Zingiber officinale – zing

lt.: Zingiber officinale, dt.: Ingwer, engl.: ginger

498.1
Substanz

Plantae – Zingiberaceae (Ingwergewächse) – **Zingiber officinale**

Es handelt sich um eine ausdauernde, bis zu 1 m hohe Pflanze. Das Rhizom besteht aus einer Hauptachse, die sich in viele Seitensprossen verzweigt. Aus den Blattscheiden des Rhizoms bilden sich 1-jährige blütenlose Scheinstängel, die der Pflanze ein schilfartiges Aussehen geben. Die Pflanze blüht selten und bildet äußerst rar Samen. Beheimatet ist die Pflanze in Südostasien. Die Gewinnung der Droge erfolgt aus Kulturen. Der Name leitet sich vom indischen *sringavera* ab, dem Sanskritnamen des Ingwers.

Homöopathische Verwendung findet der vom Kork befreite, getrocknete Wurzelstock.

498.2
Pharmakologie und Toxikologie

Ingwer enthält 5 bis 8 % Oleoresin[579], das aus einer nicht wasserdampfflüchtigen Scharf-Fraktion und einer ätherischen Ölfraktion besteht. Der Hauptinhaltsstoff der Scharf-Fraktion ist Gingerol, welches die Thrombozytenaggregation hemmt und antifungal sowie antioxidativ wirkt. Durch Lagerung und Temperatureinwirkung entstehen aus den Gingerolen durch Dehydratisierung vermehrt Shogaole[580], womit eine Zunahme der Schärfe verbunden ist. Tierexperimentelle Untersuchungen zeigen eine antibakterielle Wirkung.

Ingwer wirkt eingeatmet niesenerregend, auf der Haut eingerieben als Rubefaziens. Im Epigastrium eingerieben ruft es ein Wärmegefühl hervor und fördert den Abgang von Blähungen.

---

579 Ein zähflüssiger Balsam.
580 Abgeleitet vom japanischen Begriff *shoga* für Ingwer.

498.3
Anwendung

Medizinische Anwendung findet die Droge bei dyspeptischen Beschwerden und bei Kinetosen.

Volkstümliche Anwendung bei Neurasthenie, chronischen Enteritiden, Husten, Ischurie, Unterleibsleiden, Erkrankungen des rheumatischen Formenkreises, Pharyngitis, Zephalgien.

Homöopathische Indikationen sind Dyspepsie, Diarrhö, Entzündungen der Atemwege (nach Kommission D).

Bei nächtlichem *Asthma bronchiale* und *Dyspepsie*, bei *Glutenunverträglichkeit*. Zu beachten ist auch die *Ischurie*. Es soll Hämorrhoidenbeschwerden und Harnzwang hervorrufen können. Dass Zingiber ein Heilmittel für die hydrogenoide Konstitution mit Verschlimmerung durch nasskaltes Wetter, wie teilweise angegeben wird, sei, kann aus der Arzneimittelprüfung nicht entnommen werden. Ebensowenig ist die Verwendung bei Sykosis begründet.

498.4
Arzneimittelbild

Geist und Gemüt: Gutgelaunt. Stärkt das Gedächtnis. Reizbarkeit mit Frösteln während der Menses.

Kopfschmerz: Kopfschmerzen mit Blutandrang, schlimmer beim Bücken, beim Sprechen, gefolgt von Übelkeit.

Nase: Wässriger Schnupfen, im Freien stärker fließend, mit Verstopfung der Nase. Der hintere Teil der Nase ist vollkommen verstopft.

Mund: Der Atem riecht faul, von ihr selbst empfunden. Reichlicher Speichelfluss. Morgens Trockenheit im Mund und Schwierigkeit zu schlucken. Trockener Mund mit viel Durst. Verliert die Lust zu rauchen.

Magen: Brot verursacht Druck im Magen. Kann nicht einschlafen wegen eines Druckes im Magen wie ein Stein, mit Krämpfen in den Fußsohlen und Heiserkeit.

Dyspepsie

Abdomen: Leib aufgetrieben mit Rumpeln und Krampfen.

Glutenunverträglichkeit

Rektum und Stuhl: Rötung und Entzündung um den Anus und höher hinauf gegen den Rücken. Hämorrhoidalknoten, heiß und schmerzhaft. Durchfall schleimig, mehrfach am Tage, mit Abgang von reichlichen Winden.

Diarrhö mit vielen Blähungen

Niere:

Anurie
Oligurie

Harnröhre: Stechend-brennender Schmerz in der Harnröhrenmündung.

Urin: Harn dick, trüb, dunkelbraun, übelriechend und in der Menge vermindert, oder Vermehrung der Harnmenge.

Geschlechtsorgane:
- weiblich: Menses zu früh und verstärkt, dunkel und klumpig.

Metrorrhagie passiv (Voisin)

- männlich: Libido vermehrt, Pollutionen.

Larynx und Trachea: Schmerzgefühl unter dem Kehlkopf, gefolgt von Husten mit Schleimauswurf. **Erwacht nachts aus dem Schlaf mit Atemnot** und Stechen über dem unteren Teil der rechten Lunge, sodass sie aufsitzen musste; ein trockener, harter Husten machte die Atemnot noch viel schlimmer, am Morgen reichlicher Auswurf. ☉ **Trotz der Heftigkeit des Asthmaanfalls kein Angstgefühl.**

Asthma bronchiale mit Gastropathie

Extremitäten: Rheumatische Schmerzen in allen Bewegungsorganen, ohne besonderes Charakteristikum.

498.5
Dosierung

D 1 bis D 6.

498.6
Vergleichsmittel

- Zingiberaceae: Curcuma xanthorrhiza.
- Abneigung gegen Brot: Natrium muriaticum (Schwarzbrot).
- Verschlimmerung durch Brot: Bryonia alba, China officinalis, Pulsatilla pratensis.

498.7
Literatur

[1] Allen TF. Zingiber. Encyclopedia of pure Materia Medica. Bd. 10. New York: Boericke & Tafel; 1874–1880: 225–234

[2] Clarke JH. Zingiber. Dictionary of practical Materia Medica. Bd. 2.2. London: Homoeopathic Publishing Company; 1900–1902: 1608–1611

[3] Hering C. New proving of the following remedies. Cistus canadensis. Philadelphia: Tafel; 1866: 40–68

[4] Stapf JE. Zingiber (Amomum). Archiv für die Homöopathische Heilkunst 1835; 15 (1): 182–184

[5] Voisin H. Materia medica des homöopathischen Praktikers. 3. Aufl. Heidelberg: Haug; 1991: 1227

Arzneimittelverzeichnis

A

Abies canadensis 53, 170, 386, 1509
Abies nigra 54–55, 170, 1153, 1179, 1272, 1509
Abrotanum 57, 62, 80, 152, 258, 276, 281, 349–350, 425, 440, 480, 506, 549, 583, 684, 699, 702–703, 765, 772, 778, 859, 944, 1084, 1119, 1281, 1382, 1384, 1398, 1410, 1503, 1548, 1591
Absinthium 59, 61, 258, 281, 349, 440, 480, 506, 549, 684, 699, 702–703, 765, 778, 944, 1084, 1159, 1382, 1384, 1398, 1410, 1503, 1548, 1591
Acalypha indica 63, 633, 705, 724, 732, 823, 864, 1031, 1437
Acida organica 66, 70, 73, 84, 87, 91, 118
Acidum aceticum 65, 70, 73, 79, 84, 87, 91, 94, 100, 105, 108, 112, 114, 118, 123
Acidum benzoicum 66, 68, 73, 79, 84, 87, 91, 94, 100, 105, 108, 112, 114, 118, 123, 193, 258, 355, 369, 583, 589, 695, 960, 974, 991, 1181, 1313, 1324, 1394, 1412, 1415
Acidum carbolicum 66, 70–71, 79, 84, 87, 91, 94, 100, 105, 108, 112, 114, 118, 123, 144, 160, 173, 209, 218, 239, 290, 293, 330, 341, 462, 469, 473, 476–477, 633, 677, 680, 684, 690, 699, 743, 781, 813, 907, 920, 939, 976, 991, 1009, 1053, 1103, 1209, 1281, 1287, 1332, 1360, 1398, 1485, 1495, 1552, 1591
Acidum fluoratum 193, 1009, 1281
Acidum fluoricum 59–60, 66, 70, 73–74, 80, 84, 87, 91, 94, 100, 105, 108, 112, 114, 118, 123, 139, 152, 183, 209, 233, 276, 298, 316, 334, 350, 375, 380, 414, 422, 429, 462, 531, 554, 559, 599–600, 662, 772, 784, 793, 812–813, 859–860, 867, 885, 902, 920, 960, 981, 991, 1009, 1038, 1051, 1074, 1081, 1209, 1394, 1407, 1471, 1485, 1513, 1605
Acidum formicicum 66, 70, 73, 79, 82, 87, 91, 94, 100, 105, 108, 112, 114, 118, 123, 224, 1299, 1588
Acidum hydrocyanicum 62, 66, 70, 73, 79, 84–85, 87, 91, 94, 100, 105, 108, 112, 114, 118, 123, 444, 803, 939, 1159, 1492, 1513, 1569
Acidum lacticum 66, 70, 73, 79, 84, 87, 89, 94, 100, 105, 108, 112, 114–115, 118, 123, 976, 1485
Acidum muriaticum 66, 70, 73, 79, 84, 87, 91–92, 94, 100, 105, 108, 112, 114, 118, 123, 139, 173, 690, 1485
Acidum nitricum 66, 70, 73, 79, 84, 87, 91, 94–95, 105, 108, 112, 114, 118, 123–124, 139, 173, 176, 183, 290, 316, 369, 434, 454, 514, 574, 583, 589, 607, 631, 638, 690, 772, 793, 813, 827, 860, 878, 900, 907, 920, 923, 939, 991, 1051, 1081, 1119, 1124, 1184, 1198, 1202, 1209, 1245, 1249, 1345, 1380, 1394, 1410, 1429, 1471, 1485, 1506, 1509, 1529–1530, 1543
Acidum oxalicum 66, 70, 73, 79, 84, 87, 91, 94, 100, 103, 108, 112, 114, 118, 123, 187, 267, 991, 1223, 1410
Acidum phosphoricum 66, 70, 73, 79, 84, 87, 91, 94, 100, 105–106, 112, 114, 118, 123, 153, 156, 187, 224, 258, 405, 462, 484, 519, 571, 599–600, 758, 760, 799, 807, 836, 850, 897, 908, 1038, 1125, 1141, 1146, 1154, 1209, 1380, 1429, 1442, 1458, 1488, 1543, 1605, 1609
Acidum picricum 1458
Acidum picrinicum 66, 70, 73, 79, 84, 87, 91, 94, 100, 105, 108, 110, 112, 114, 118, 123, 156, 281, 316, 334, 349, 571, 599, 760, 908, 999, 1141, 1154, 1170, 1209, 1380, 1448, 1605, 1609
Acidum picrininum 1209
Acidum salicylicum 66, 70, 73, 79, 84, 87, 91, 94, 100, 105, 108, 112–114, 118, 527, 1415
Acidum sarcolacticum 66, 70, 73, 79, 84, 87, 91, 94, 100, 105, 108, 112, 114, 116, 123, 144, 702, 1209, 1281
Acidum silecylium 123
Acidum sulphuricum 66, 70, 73, 79, 84, 87, 91, 94, 100, 105, 108, 112, 114, 118–119, 139, 173, 266, 281, 434, 473, 631, 758, 784, 867, 939, 960, 1124, 1128, 1154, 1209, 1272, 1323, 1345, 1374, 1394, 1471
Aconitum 1299
Aconitum napellus 105, 125, 132, 136, 193, 216, 267, 281, 289, 341, 444, 545, 559, 577–578, 583, 589, 631, 669, 727, 762, 765, 799, 827, 850, 897, 939, 1051, 1089, 1103, 1109, 1146, 1175, 1184, 1236, 1280, 1299, 1301, 1313, 1319, 1337, 1407, 1412, 1429, 1493, 1564–1565, 1569
Actaea spicata 132, 136, 545, 559, 799, 827, 1184, 1280, 1299, 1301, 1429
Actaeae spicata 130
Adenoiden 158
Adonis vernalis 130, 132, 134, 243, 545, 559, 603, 623, 669, 799, 827, 845, 915, 956, 1163, 1184, 1260, 1280, 1299, 1301, 1358, 1429, 1452
Aesculus hippocastanum 80, 124, 137, 173, 276, 586, 784, 793,

Arzneimittelverzeichnis

991, 1056, 1184, 1281, 1485, 1605
Aethiops antimonialis 140, 142, 189, 193, 195–196, 198, 219, 224, 228, 231, 287, 289, 360, 401, 552, 1062–1066, 1068, 1073, 1077–1078, 1209, 1597–1598, 1605, 1607–1611
Aethiops mineralis 140, 142, 401, 552, 1062–1066, 1068, 1073, 1077–1078, 1597–1598, 1605, 1607–1611
Aethusa cynapium 143, 298, 535, 599, 830, 1009, 1108, 1154, 1159, 1200, 1202, 1209, 1474, 1485
Agaricus muscarius 60, 130, 146, 216, 248, 276, 298, 334, 375, 414, 429, 448, 473, 535, 549, 589, 600, 765, 799, 803, 836, 890, 897, 939, 950, 1038, 1154, 1170, 1191, 1258, 1281, 1374, 1442, 1500, 1517, 1554, 1605
Agnus castus 112, 153, 155, 405, 586, 600, 760, 836, 897, 965, 995, 999, 1091, 1141, 1156, 1177, 1181, 1236, 1338, 1367, 1380, 1429, 1485, 1512–1513, 1530, 1552
Agraphis nutans 158, 1179, 1363
Ailanthus glandulosa 159, 469, 498, 690, 754, 781, 939, 1009, 1290, 1495
Aletris farinosa 161, 807
Alfalfa 163, 330, 607, 658, 673, 950, 969, 1056, 1167, 1213, 1323, 1358, 1388, 1488, 1534
Allium cepa 165, 198, 708, 859, 878, 1086, 1154, 1332
Allium sativum 166, 168
Aloe 1038, 1248
Aloe socotrina 124, 139, 152, 171, 176, 239, 243, 386, 633, 836, 1009, 1141, 1175, 1209, 1326, 1329, 1353, 1388
Alumen 174, 193, 879, 885, 890, 896, 900, 902, 904, 906, 908–909, 911, 974, 1108, 1119, 1124–1125, 1128, 1332
Alumina 950, 1591
Alumina oxydata 368, 462, 1380
Alumina oxydatum 152, 164, 176–177, 183, 266, 357, 425, 493, 680, 772, 827, 864, 960, 1038, 1146, 1154, 1175, 1198, 1235–1236, 1245, 1341, 1387, 1442, 1485, 1517
Aluminia oxydatum 1198
Alumininum oxydata 176
Ambra grisea 105, 183, 185, 266–267, 484, 850, 1109, 1559
Ammonium bromatum 140, 142, 189, 193, 195–196, 198, 219, 224, 228, 231, 287, 289, 360, 380, 609, 677, 885, 890, 944, 1209, 1387
Ammonium carbonicum 70, 140, 142, 189–190, 195–196, 198, 219, 224, 228, 231, 287, 289, 293, 360, 375, 493, 609, 907, 939, 1009, 1209, 1492, 1513
Ammonium causticum 140, 142, 189, 193–194, 196, 198, 219, 224, 228, 231, 287, 289, 360, 1209
Ammonium iodatum 140, 142, 189, 193, 195–196, 198, 219, 224, 228, 231, 287, 289, 327, 360, 426, 793, 851, 859, 1078, 1209, 1418
Ammonium muriaticum 140, 142, 189, 193, 195–197, 219, 224, 228, 231, 287, 289, 293, 360, 375, 538, 1209
Ammonium phosphoricum 960, 974
Amphisbaena vermicularis 788
Amylnitrit 907
Anacardium occidentale 100, 399, 859, 1154, 1269, 1542
Anacardium orientale 200, 267, 316, 380, 429, 509, 592, 633, 772, 793, 850, 885, 990, 1038, 1081, 1209, 1255, 1269, 1318, 1321, 1394, 1429, 1559
Anguilla anguilla 204
Angustura vera 79–80, 207, 298, 316, 341, 422, 429, 462, 664, 788, 813, 869, 902, 1074, 1081, 1209, 1272, 1329, 1407, 1437, 1485, 1506, 1513, 1593
Anhalonium lewinii 210, 395, 448
Anthracinum 160, 217, 324, 330, 469, 684, 690, 781, 939, 1009, 1051, 1139, 1268, 1287, 1398, 1485, 1495, 1542
Antimonium arsenicosum 84, 140, 142, 189, 193, 195–196, 198, 219, 224, 228, 231, 287, 289, 360, 522, 715, 778, 864, 879, 907, 1209
Antimonium crudum 56, 140, 142, 189, 193, 195–196, 198, 219–220, 228, 231, 287, 289–290, 355, 360, 506, 519, 531, 549, 583, 724, 756, 762, 776, 780, 793, 859, 864, 867, 960, 974, 990, 1098, 1109, 1153–1154, 1209, 1272, 1281, 1360, 1429, 1485, 1530
Antimonium sulphuratum 140
Antimonium sulphuratum aurantiacum 140, 142, 189, 193, 195–196, 198, 219, 224, 228, 231, 287, 289, 360, 1209, 1387, 1424
Antimonium tartaricum 80, 140, 142, 189, 193, 195–196, 198, 219, 224, 228–229, 287, 289, 360, 554, 583, 813, 864, 878, 907, 960, 974, 1209, 1299, 1424, 1530
Antimonum crudum 1009
antimony(III)-sulfide 220
Apatit 233, 422
Apis mellifera 454
Apis mellifica 84, 130, 160, 173, 203, 224, 234, 248, 266, 330, 341–342, 361, 380, 403, 454, 514, 535, 538, 592, 600, 645, 669, 675, 680, 708, 710, 712, 736, 754, 762, 780, 799, 836, 859, 890, 939, 969, 999, 1053, 1074, 1109, 1119, 1146, 1175, 1181, 1186, 1191, 1218, 1249, 1255, 1319, 1341, 1345, 1410, 1442, 1506, 1552, 1569, 1605
Apocynum cannabium 136, 206, 241, 603, 623, 669, 799, 845, 915, 956, 1163, 1260, 1292, 1308, 1358, 1363, 1452, 1577
Apomorphini hydrochloridum 357, 369, 571, 658, 735
Apomorphinum 658, 1493
Aqua nucis vomicae 386
Aqua Quassiae 386
Aralia racemosa 244, 760, 778, 793, 864, 976, 1341

Aranea diadema 239, 246, 255–256, 266, 473, 498, 600, 803, 939, 953, 1095, 1258, 1495, 1500, 1517, 1523
Aranea ixobola 600, 836, 950, 1258, 1308
Araninum 84, 105, 112, 152, 224, 239, 248, 250, 266–267, 473, 498, 803, 850, 953, 1044, 1095, 1245, 1258, 1299, 1495, 1500, 1517, 1523, 1588
Arctium lappa 59, 62, 257, 281, 349, 440, 480, 493, 506, 549, 599, 684, 699, 702–703, 765, 778, 944, 971, 1084, 1353, 1382, 1384, 1398, 1410, 1503, 1548, 1591
Argentum metallicum 259, 266, 310–311, 316, 318–320, 639–640, 645–646, 950, 1186
Argentum nitricum 62, 100–101, 105, 108, 112, 182–183, 248, 261–262, 267, 293, 298, 310–311, 316, 318–320, 391, 399, 473, 531, 571, 599–600, 639–640, 645–646, 760, 813, 885, 920, 939, 979, 990, 1044, 1074, 1086, 1119, 1131, 1134, 1159, 1170, 1175, 1191, 1209, 1345, 1380, 1412, 1424, 1442, 1458, 1472, 1485, 1530, 1543, 1554, 1605, 1609
Aristolochia clematis 60, 80, 100, 139, 156, 239, 268, 281, 303, 349, 440, 454, 462, 485, 514, 545, 559, 583, 600, 652, 675, 680, 695, 710, 766, 772, 778, 784, 869, 939, 991, 1009, 1128, 1249, 1281, 1335, 1345, 1382–1383, 1394, 1529, 1605
Aristolochia clematitis 1051, 1131
Arnica montana 59–60, 62, 80, 118, 160, 173, 258, 276, 278, 288, 298, 308, 316, 330, 334, 341, 349, 373, 395, 440, 469, 480, 506, 549, 571, 583, 599–600, 684, 690, 699, 702–703, 762, 765, 778, 781, 784, 799, 813, 840, 907, 939, 944, 953, 960, 1009, 1084, 1089, 1175, 1209, 1245, 1287, 1297, 1319, 1329, 1337, 1382, 1384, 1398, 1410, 1448, 1493, 1495, 1503, 1506, 1517, 1543, 1548, 1559, 1591
Arsenicum 290, 1332
Arsenicum album 59–60, 66, 80, 84, 100, 118, 140, 142, 144, 152, 164, 166, 189, 193, 195–196, 198, 218–219, 224, 228, 231, 239, 248, 267, 276, 281–282, 289–290, 293, 305, 316, 349, 352, 360, 395, 433, 454, 462, 469, 473, 496, 498, 519, 522, 527, 531, 571, 583, 589, 633, 645, 690, 708, 715, 724, 762, 799, 830, 836, 859, 864, 869, 871, 879, 920, 939, 953, 969, 976, 1009, 1089, 1119, 1146, 1154, 1181, 1209, 1227, 1236, 1245, 1255, 1272, 1287, 1319, 1332, 1341, 1360, 1387, 1394, 1410, 1424, 1442, 1475, 1488, 1492–1493, 1500, 1503, 1506, 1513, 1517, 1530, 1542–1543, 1556, 1565
Arsenicum iodatum 59–60, 140, 142, 166, 189, 193, 195–196, 198, 219, 224, 228, 231, 287, 289, 327, 360, 426, 522, 708, 715, 793, 851, 859, 879, 1078, 1209, 1332, 1418
Arsenum iodatum 793, 827
Artemisia vulgaris 62, 349, 391, 549
Arum triphyllum 195, 292, 405, 869, 963, 1081, 1332, 1380, 1591
Asa foetida 80, 100, 144, 209, 267, 294, 316, 422, 429, 458, 535, 599, 830, 850, 885, 902, 1074, 1081, 1086, 1091, 1159, 1200, 1202, 1209, 1227, 1407, 1437, 1474, 1485, 1513, 1559
Asarum europaeum 276, 299, 695, 1181, 1324, 1559
Asclepias tuberosa 60, 304, 386, 638, 1299, 1556
Asristolochia clematis 1593
Asterias rubens 54, 80, 152, 162, 276, 281, 306, 316, 399, 414, 481, 799, 907, 939, 1094, 1175, 1448
Atropinum 867
Atropinum sulphuricum 309, 342
Aurum colloidale 261, 266, 310–311, 316, 318–320, 639–640, 645–646
Aurum iodatum 79, 261, 266, 310–311, 316, 318–320, 639–640, 645–646
Aurum metallicum 79, 209, 281, 288, 290, 298, 312, 334, 349, 395, 422, 429, 571, 599, 603, 669, 738, 762, 840, 850, 939, 953, 1081, 1103, 1175, 1235–1236, 1245, 1297, 1308, 1374, 1437, 1448, 1485, 1493, 1506, 1513, 1588
Aurum muriaticum 261, 266, 310–311, 316, 318–320, 639–640, 645–646
Aurum muriaticum natronatum 261, 266, 310–311, 316, 318–320, 639–640, 645–646
Aurum sulphuratum 261, 266, 310–311, 316, 318–320, 639–640, 645–646
Avena sativa 164, 187, 321, 850, 979, 1435, 1605

B

Bacillinum 323, 864, 1051, 1268, 1287, 1485, 1542, 1544–1546
Badiaga 325, 851, 859
Balsamum peruvianum 1202, 1227
Baptisia 328
Baptisia tinctoria 94, 160, 164, 173, 248, 266, 330, 386, 462, 469, 607, 658, 673, 684, 690, 754, 781, 799, 939, 950, 969, 1009, 1056, 1167, 1175, 1209, 1213, 1287, 1323, 1358, 1388, 1398, 1495, 1534, 1569
Barium aceticum 334
Barium carbonicum 112, 152, 158, 187, 281, 316, 331, 349, 357, 406, 413–415, 422, 429, 433, 554, 571, 599–600, 669, 699, 799, 812–813, 1009, 1013, 1015, 1020, 1023, 1026, 1068, 1175, 1245, 1297, 1308, 1335, 1374, 1407, 1429, 1448, 1512, 1605
Barium iodatum 158, 281, 316, 327, 334, 349, 357, 406,

Arzneimittelverzeichnis

413–415, 422, 426, 429, 433, 599, 793, 812, 851, 859, 1009, 1013, 1015, 1020, 1023, 1026, 1068, 1078, 1175, 1245, 1297, 1407, 1418, 1448, 1512
Belladonna 130, 152, 166, 183, 198, 216, 239, 281, 293, 309, 330, 336, 360, 380, 399, 434, 448, 458, 506, 509, 549, 589, 609, 645, 658, 672, 677, 680, 699, 708–709, 727, 754, 762, 799, 812–813, 835–836, 850, 864, 890, 939, 944, 999, 1038, 1061, 1089, 1109, 1134, 1146, 1154, 1157, 1159, 1175, 1191, 1218, 1229, 1235, 1319, 1337, 1345, 1360, 1383, 1387, 1398, 1407, 1442, 1492–1493, 1506, 1543, 1569, 1575, 1605
Bellis perennis 59–60, 62, 80, 158, 258, 281, 288, 316, 334, 344, 395, 440, 462, 469, 480, 493, 506, 549, 571, 583, 599, 684, 699, 702–703, 724, 762, 765, 778, 784, 840, 939, 944, 953, 960, 971, 1009, 1084, 1109, 1146, 1175, 1209, 1245, 1281, 1297, 1318–1319, 1329, 1353, 1382, 1384, 1394, 1398, 1410, 1424, 1448, 1503, 1548, 1591
Berberis 258
Berberis aquifolium 351, 355, 485, 1248
Berberis vulgaris 70, 352–353, 363, 485, 509, 574, 583, 589, 650, 695, 824, 960, 969, 974, 991, 1038, 1157, 1181, 1189, 1248, 1290, 1324, 1360, 1394, 1407, 1410, 1493, 1509, 1530, 1542
Beryllium metallicum 334, 356, 369, 406, 413, 415, 422, 425–426, 429, 433, 436, 571, 658, 735, 812, 1009, 1013, 1015, 1020, 1023, 1026, 1297, 1448, 1493
Bismuthum subnitricum 189, 195–196
Bismutum nitricum 341
Bismutum subnitricum 140, 142, 193, 198, 219, 224, 228, 231, 287, 289, 358, 589, 672, 1038, 1209, 1398, 1442

Blatta 361
Blatta americana 361
Blepharitis 1386
Boldo 362
Borax 364
Borax veneta 182, 357, 506, 514, 549, 571, 658, 735, 1081, 1424, 1493, 1517
Bothrops lanceolatus 239, 371, 500, 631, 690, 832, 939, 1103, 1258, 1583
Bovista 152, 374, 434, 545, 628, 664, 784, 1337, 1374, 1554
Bovista lycoperdon 187, 248, 266, 776
Bromium iodatum 327
Bromum 266–267, 376, 380, 554, 609, 859, 890, 1038, 1341
Bromum iodatum 426, 793, 851, 859, 1078, 1418
Bromum metallicum 885
Bryonia alba 56, 60, 115, 118, 166, 183, 290, 305, 341, 357, 381, 480, 509, 583, 589, 600, 677, 693, 702, 780, 793, 799, 813, 836, 859, 897, 939, 981, 1086, 1089, 1109, 1119, 1128, 1146, 1153–1154, 1175, 1218, 1248, 1272, 1299, 1383, 1387, 1424, 1432, 1442, 1504, 1534, 1591, 1613
Bufo bufo 389, 1159
Bufo rana 1236

C

Cactus grandiflorus 216, 281, 288, 290, 316, 349, 393, 603, 762, 939, 953, 1103, 1124, 1358, 1493
Cadmium metallicum 140, 396, 401, 552, 1062–1063, 1065–1066, 1068, 1073, 1078, 1597–1598, 1605, 1607–1611
Cadmium sulphuricum 140, 399, 401, 552, 939, 1062–1063, 1065–1066, 1068, 1073, 1078, 1485, 1597–1598, 1605, 1607–1611
Cainca 402, 519, 577, 864, 1324
Caladium seguinum 293, 404, 963, 1141

Calcium arsenicosum 219, 239, 289–290, 334, 357, 406, 413, 415, 422, 425–426, 429, 433, 436, 522, 715, 812, 879, 923, 969, 1009, 1013, 1015, 1020, 1023, 1026, 1181, 1245, 1297, 1410, 1448
Calcium carbonicum 59, 144, 153, 158, 209, 334, 357, 406–407, 415, 422, 425–426, 429, 433, 436, 493, 554, 593, 799, 812–813, 974, 990, 1009, 1013, 1015, 1020, 1023, 1026, 1068, 1108, 1297, 1319, 1323, 1352–1353, 1407, 1442, 1448, 1472, 1512, 1529, 1542, 1605
Calcium carbonicum Hahnemanni 1073, 1159
Calcium causticum 334, 357, 406, 413, 415, 422, 425–426, 429, 433, 436, 812, 1009, 1013, 1015, 1020, 1023, 1026, 1297, 1448
Calcium fluoratum 59–60, 70, 79–80, 139, 158, 193, 233, 266, 298, 316, 334, 357, 406, 413–415, 425–426, 429, 433, 436, 531, 599, 662, 784, 793, 812–813, 860, 867, 885, 947, 991, 1009, 1013, 1015, 1020, 1023, 1026, 1038, 1051, 1068, 1081, 1281, 1297, 1407–1408, 1429, 1437, 1448, 1472, 1477, 1486, 1506, 1605
Calcium fluoricum 79–80, 153, 183, 350, 380, 416, 860, 960, 1051, 1209, 1269, 1394, 1429, 1471, 1530
Calcium hypophosphoricum 1605
Calcium hypophosphorosum 334, 357, 406, 413, 415, 422, 424, 426, 429, 433, 436, 812, 1009, 1013, 1015, 1020, 1023, 1026, 1297, 1448
Calcium iodatum 158, 327, 334, 357, 406, 413–415, 422, 425–426, 429, 433, 436, 793, 812, 851, 859, 1009, 1013, 1015, 1020, 1023, 1026, 1068, 1073, 1078, 1297, 1407, 1418, 1448, 1512
Calcium phosphoricum 59–60, 79, 108, 153, 158, 209, 258,

Arzneimittelverzeichnis

267, 290, 298, 316, 334, 357, 406, 413–415, 422, 425–427, 433, 436, 715, 799, 812, 1009, 1013, 1015, 1020, 1023, 1026, 1038, 1081, 1154, 1209, 1223, 1297, 1319, 1353, 1407, 1437, 1448, 1458, 1477, 1486, 1512–1513, 1542, 1605, 1609
Calcium picrinicum 112, 431
Calcium picrinicum carcinosinum 112
Calcium silicatum 334, 357, 406, 413, 415, 422, 425–426, 429, 432, 436, 812, 1009, 1013, 1015, 1020, 1023, 1026, 1297, 1448
Calcium stibiato-sulphuratum 406, 415, 422, 429, 434, 436, 812, 1013, 1015, 1020, 1023, 1026, 1297, 1448
Calcium stibiatum sulphuricum 1009
Calcium sulphuricum 334, 357, 406, 413, 415, 422, 425–426, 429, 433, 435, 812, 910, 1009, 1013, 1015, 1020, 1023, 1026, 1073–1074, 1099, 1297, 1407, 1448
Calculi renales 70, 355, 695, 991, 1181, 1324, 1407, 1410
Calculus bilialis 355
Calendula officinalis 59–60, 62, 258, 276, 281, 349, 438, 480, 506, 549, 684, 699, 702–703, 765, 778, 840, 944, 1084, 1329, 1382, 1384, 1398, 1410, 1503, 1548, 1591
Camphora 88, 112, 193, 290, 583, 669, 803, 939, 1091, 1175, 1209, 1429, 1492–1493, 1513, 1564–1565
Camphora monobromata 380, 441, 444
Camphora naturalis 442, 1287
Cannabis indica 112, 216, 303, 445, 450, 607, 836, 1236, 1249, 1429, 1442
Cannabis indica conium maculatum 216
Cannabis sativa 448–449, 454, 496, 607, 635, 1249, 1429, 1509

Cantharis 112, 276, 361, 450–451, 514, 538, 574, 583, 633, 675, 695, 705, 736, 1031, 1360
Cantharis vesicatoria 239, 600, 607, 703, 709–710, 836, 969, 999, 1081, 1091, 1181, 1189, 1200, 1249, 1301, 1410, 1429, 1442, 1509
Capsicum annuum 118, 123, 193, 276, 298, 309, 341, 455, 607, 680, 709, 835, 867, 1038, 1119, 1323, 1442, 1492, 1506
Carbo animalis 60, 66, 80, 139, 158, 162, 173, 290, 298, 305, 308, 334, 341, 386, 458–459, 469, 476, 485, 519, 531, 554, 571, 599, 680, 685, 699, 727, 772, 864, 867, 920, 927, 939, 947, 976, 991, 1051, 1103, 1109, 1179, 1239–1240, 1245, 1299, 1407, 1423, 1485, 1512, 1530, 1591
Carbo vegetabilis 56, 60, 80, 88, 118, 124, 160, 193, 218, 224, 231, 248, 290, 298, 330, 444, 458, 462, 465, 469, 473, 519–520, 554, 571, 583, 607, 631, 669, 680, 684, 690, 772, 781, 803, 859, 864, 867, 920, 939, 956, 976, 990, 1009, 1086, 1108–1109, 1146, 1153–1154, 1166, 1179, 1198, 1202, 1209, 1227, 1239–1240, 1245, 1281, 1287, 1292, 1326, 1398, 1407, 1423, 1492, 1495, 1513, 1564, 1583
Carbolicum acidum 203, 380, 645
Carboneum sulphuratum 80, 139, 152, 160, 173, 203, 462, 469, 471, 477, 527, 680, 690, 743, 772, 776, 781, 827, 876, 939, 976, 991, 1009, 1119, 1146, 1198, 1239–1240, 1245, 1332, 1407, 1423, 1485–1486, 1495, 1591, 1605
Carcinosinum 80, 130, 160, 187, 308, 324, 330, 380, 386, 431, 462, 469, 474, 506, 549, 578, 669, 684, 690, 702, 743, 781, 873, 927, 939, 976, 1009, 1027, 1051, 1103, 1119, 1139, 1268, 1287, 1332, 1398, 1407, 1485–1486, 1495, 1530, 1542, 1591
Carduus marianus 59, 62, 258, 281, 349, 355, 363, 440, 478, 496, 506, 509, 549, 586, 650, 684, 699, 702–703, 765, 778, 944, 991, 1084, 1098, 1248, 1290, 1382, 1384, 1398, 1410, 1503–1504, 1548, 1591
Castor equi 481
Castoreum 483, 1091, 1559
Caulophyllum 276, 545, 571
Caulophyllum thalictroides 352, 355, 485, 1248, 1575
Causticum Hahnemanni 130, 153, 176, 182–183, 193, 198, 267, 373, 386, 473, 487, 538, 571, 589, 593, 648, 754, 772, 780, 813, 879, 885, 890, 896–897, 900, 902, 904, 906, 908–909, 911, 974, 1009, 1108–1109, 1119, 1124–1125, 1128, 1159, 1198, 1281, 1360, 1363, 1380, 1387, 1442
Ceanothus 495
Ceanothus americanus 462, 726, 778, 991
Cedron 160, 248, 266, 290, 497, 519, 589, 1290, 1332, 1517
Cenchris contortrix 239, 373, 499, 631, 690, 832, 939, 1103, 1258, 1583
Cerium oxalicum 501, 658, 735, 1493
Chamomilla 503
Chamomilla recutita 59–60, 62, 166, 224, 258, 281, 298, 349, 440, 480, 549, 577, 589, 684, 699, 702–703, 765, 778, 813, 850, 871, 944, 1009, 1061, 1084, 1089, 1154, 1175, 1229, 1248, 1337, 1382, 1384, 1398, 1410, 1429, 1503, 1548, 1559, 1575, 1591
Chelidonium majus 203, 355, 363, 399, 480, 496, 507, 512, 531, 586, 619–620, 650, 850, 859, 873, 885, 990–991, 1009, 1038, 1089, 1098, 1175, 1248, 1290, 1345, 1504, 1591, 1596
Chenopodium anthelminticum 509, 511

Arzneimittelverzeichnis

Chimaphila umbellata 70, 239, 369, 454, 513–514, 574, 675, 695, 709–710, 747, 824, 915, 960, 1189, 1249, 1313, 1394, 1410
China 64, 1084, 1591
China officinale 633
China officinalis 56, 66, 108, 115, 124, 152, 162, 164, 224, 248, 290, 355, 363, 399, 469, 473, 484, 496, 498, 509, 515, 589, 600, 650, 724, 732, 756, 758, 776, 784, 807, 813, 864, 869, 907, 939, 990–991, 1038, 1086, 1098, 1141, 1146, 1209, 1248, 1272, 1281, 1290, 1324, 1337, 1345, 1374, 1407, 1429, 1503–1504, 1543, 1613
China pubescens 480, 577, 864
Chininum arsenicosum 160, 164, 219, 289–290, 330, 469, 519, 522, 684, 690, 715, 781, 879, 939, 1009, 1103, 1287, 1398, 1495
Chininum ferro citricum 523, 714–719, 724, 726–727, 729–730, 1283
Chininum purum 1517
Chininum salicylicum 524
Chininum sulphuricum 498, 525, 1009, 1209
Chionanthus virginica 480, 509, 528, 650, 793, 867, 873, 1248, 1504, 1591
Chionanthus virginicus 738
Cholesterinum 532
Chorea minor 717
Cicuta virosa 62, 144, 231, 298, 533, 599, 645, 830, 1159, 1200, 1202, 1474
Cimex 537
Cimex leticularis 736
Cimicifuga racemosa 130, 132, 136, 266, 276, 509, 527, 539, 559, 799, 827, 840, 939, 971, 1184, 1186, 1209, 1235–1236, 1280–1281, 1299, 1301, 1383, 1394, 1429, 1506, 1565, 1575, 1593, 1605
Cimicifuga serpentaria 485, 1382–1383
Cina maritima 59, 62, 88, 258, 281, 293, 349, 440, 454, 480, 506, 546, 565, 684, 699, 702–703, 765, 778, 850, 944, 1084, 1382, 1384, 1398, 1410, 1503, 1548, 1591, 1605
Cinnabaris 80, 140, 142, 231, 401, 514, 551, 878, 885, 981, 1062–1066, 1068, 1073, 1077–1078, 1434, 1472, 1530, 1597–1598, 1605, 1607–1611
Cinnamonum verum 434, 545, 664, 1535
Cistus canadensis 462, 477, 496, 553, 609, 927, 947, 1332, 1341, 1591
Clematis erecta 130, 132, 136, 316, 462, 476–477, 545, 556, 607, 633, 799, 827, 1184, 1280, 1299, 1301, 1313, 1429
Clematitis erecta 1119, 1335
Cobaltum 1134
Cobaltum metallicum 560, 565, 583
Cobaltum nitricum 549, 562–563
Coccinella septempunctata 239, 361, 538, 675, 736
Cocculus indicus 187, 281, 290, 316, 334, 349, 357, 369, 462, 567, 571, 583, 599, 652, 658, 680, 699, 702, 735, 799, 850, 907, 939, 999, 1089, 1103, 1170, 1189, 1272, 1287, 1360, 1394, 1448, 1485, 1493
Coccus cacti 239, 361, 450, 454, 514, 538, 573, 607, 675, 677, 695, 709–710, 736, 827, 864, 885, 1061, 1249, 1387
Coffea cruda 187, 267, 506, 519, 576, 654, 850, 864, 1324
Coffea tosta 216, 298, 813, 1089, 1154, 1559
Colchicum 1475
Colchicum autumnale 290, 485, 571, 579, 776, 864, 960, 974, 1146, 1313, 1394, 1412, 1424, 1529, 1543, 1565, 1569
Colibacillin 1542
Collinsonia canadensis 139, 156, 585, 965, 995, 1156, 1177, 1181, 1338, 1367, 1512–1513
Colocynthis 276, 386, 506, 587, 645, 672, 693, 695, 850, 864, 981, 1009, 1023, 1038, 1086, 1154, 1157, 1181, 1189, 1235, 1324, 1360, 1424, 1429, 1493, 1556, 1575
Comocladia dentata 203, 591, 1318, 1321
Conchiolinum 593
Conium maculatum 54, 80, 112, 144, 153, 156, 158, 162, 173, 183, 209, 239, 258, 266, 276, 281, 298, 308, 316, 334, 349, 380, 386, 399, 448, 450, 454, 462, 477, 493, 496, 509, 514, 531, 535, 545, 549, 554, 559, 565, 571, 574, 583, 594, 607, 609, 648, 652, 669, 675, 677, 680, 685, 695, 710, 738, 743, 760, 799, 830, 836, 840, 869, 920, 931, 939, 944, 971, 976, 979, 991, 999, 1038, 1044, 1051, 1089, 1146, 1159, 1170, 1175, 1179, 1200, 1202, 1209, 1236, 1245, 1248–1249, 1269, 1280–1281, 1290, 1297, 1313, 1329, 1332, 1335, 1341, 1345, 1353, 1363, 1374, 1394, 1407–1408, 1424, 1429, 1448, 1471–1472, 1474, 1485, 1504, 1591
Convallaria majalis 136, 243, 601, 623, 669, 754, 799, 845, 915, 956, 1163, 1260, 1358, 1363, 1452
Copaiva 164, 330, 450, 559, 605, 658, 673, 703, 950, 969, 1056, 1167, 1213, 1323, 1358, 1388, 1534
Corallium rubrum 380, 506, 608, 677
Corticotropinum 610, 616
Cortisonum 612–613
Corydalis cava 509, 617, 1089, 1175, 1345
Corydalis formosa 509, 619–620, 1089, 1175, 1345
Corydis cava 620
Crataegus oxyacantha 136, 206, 243, 603, 621, 669, 799, 845, 915, 939, 956, 1163, 1252–1253, 1260, 1348, 1358, 1363, 1415, 1452, 1542
Crocus sativus 187, 375, 434, 462, 545, 571, 625, 628, 664, 732, 784, 850, 867, 1084,

1091, 1170, 1191, 1236, 1337, 1374, 1442, 1554
Crotalus horridus 124, 160, 193, 239, 330, 341, 373, 469, 500, 519, 600, 629, 684, 690, 781, 832, 939, 960, 1009, 1103, 1124, 1209, 1258, 1281, 1287, 1345, 1374, 1380, 1398, 1492, 1495, 1509, 1513, 1565, 1569, 1583
Crotalus terrificus 631
Croton tiglium 64, 559, 632, 693, 705, 724, 746, 823, 1031, 1360, 1437, 1530
Cubeba officinalis 635, 1223, 1225
Cundurango 305, 308, 462, 637, 1119, 1179, 1485, 1530, 1556
Cuprum aceticum 261, 266, 310–311, 316, 318–320, 639–640, 645–646
Cuprum arsenicosum 219, 261, 266, 289, 310–311, 316, 318–320, 444, 522, 639–640, 645–646, 715, 879, 923
Cuprum metallicum 62, 88, 144, 183, 261, 266, 310–311, 316, 318–320, 386, 391, 444, 535, 549, 554, 583, 609, 639–641, 646, 677, 799, 864, 939, 1061, 1159, 1209, 1556, 1565, 1575, 1605
Cuprum sulphuricum 261, 266, 310–311, 316, 318–320, 639–640, 645–646
Curare 647, 754, 850, 1153, 1412
Curcuma xanthorrhiza 650, 1613
Cyclamen europaeum 651, 754, 1255, 1332, 1382–1383
Cypripedium pubescens 577, 1605
Cyripedium pubescens 654
Cytisus laburnum 164, 330, 357, 369, 571, 607, 656, 673, 735, 950, 969, 1056, 1167, 1213, 1323, 1358, 1388, 1493, 1534

D

Damiana aphrodisiaca 660
Dichapetalum cymosum 661
Dictamnus alba 1593
Dictamnus albus 209, 663, 869, 1272, 1329
Digitalis lanata 669
Digitalis purpurea 136, 206, 243, 549, 603, 623–624, 665, 708, 776, 799, 845, 915, 956, 967, 1163, 1260, 1358, 1363, 1366, 1452, 1543, 1572
Digitalis purpureum 775
Dioscorea villosa 341, 360, 589, 671, 1038, 1360, 1398, 1493
Dolichos pruriens 164, 330, 607, 658, 673, 712, 950, 969, 1056, 1167, 1213, 1227, 1323, 1358, 1388, 1534
Doryphora decemlineata 239, 361, 538, 674, 736
Drosera rotundifolia 386, 609, 645, 676, 836, 864, 944, 1061
Dulcamara 144, 224, 239, 276, 309, 341, 454, 458, 514, 559, 675, 678, 680, 693, 695, 709–710, 835, 1029, 1038, 1124, 1128, 1146, 1209, 1249, 1299, 1319, 1442, 1492, 1529

E

Echinacea angustifolia 59, 62, 160, 258, 276, 281, 330, 349, 440, 469, 480, 506, 549, 682, 690, 699, 702–703, 765, 778, 781, 939, 944, 1009, 1084, 1287, 1382, 1384, 1398, 1410, 1495, 1503, 1548, 1591
Eichhornia crassipes 685
Elaps corallinus 239, 373, 500, 631, 687, 803, 832, 939, 1103, 1258, 1517, 1583
Elaterium 692, 746, 981
Elaterium officinarum 386, 589, 1086, 1529
Epilepsie 1607
Equisetum hyemale 70, 355, 514, 589, 694, 824, 991, 1189, 1360, 1407, 1410, 1493, 1530
Erigeron canadensis 59, 62, 64, 258, 281, 349, 434, 440, 480, 506, 545, 549, 664, 684, 696, 702–703, 724, 732, 758, 765, 778, 784, 864, 944, 1084, 1337, 1382, 1384, 1398, 1410, 1503, 1509, 1535, 1548, 1554, 1591
Eucalyptus globulus 700, 1488, 1513
Eupatorium perfoliatum 59, 62, 118, 258, 281, 349, 386, 440, 444, 480, 506, 549, 658, 684, 699, 701, 703, 765, 778, 784, 944, 1084, 1382, 1384, 1398, 1410, 1503, 1548, 1591
Eupatorium purpureum 59, 62, 239, 258, 281, 349, 440, 454, 480, 506, 514, 549, 675, 684, 695, 699, 702–703, 710, 765, 778, 944, 1084, 1249, 1382, 1384, 1398, 1410, 1503, 1548, 1591
Euphorbia resinifera 64, 209, 454, 462, 592, 633, 704, 712, 823, 876, 1031, 1081, 1255, 1301, 1332, 1360, 1437
Euphrasia officinalis 166, 599, 669, 706, 775, 878, 967, 1366, 1572

F

Fabiana imbricata 239, 309, 341, 454, 458, 514, 675, 680, 695, 709, 835, 1249, 1360, 1442, 1492
Fabiani imbricata 1038
Fagopyrum esculentum 711, 1310, 1326
Fel tauri 713, 1098
Ferrum 1134
Ferrum aceticum 523, 714–719, 724, 726–727, 729–730, 1283
Ferrum arsenicosum 219, 289, 522–523, 714–719, 724, 726–727, 729–730, 879, 1283
Ferrum carbonicum 523, 714–719, 724, 726–727, 729–730, 1283
Ferrum citricum 523, 714–719, 724, 726–727, 729–730, 1283
Ferrum colloidale 523, 714–719, 724, 726–727, 729–730, 1283
Ferrum iodatum 327, 426, 523, 714–719, 724, 726–727, 729–730, 793, 851, 859, 1078, 1283, 1418
Ferrum metallicum 290, 523, 527, 633, 703, 714–720, 726–727, 729–730, 772, 864,

Arzneimittelverzeichnis

991, 1281, 1283, 1318, 1383, 1542
Ferrum muriaticum 523, 714–719, 724, 726–727, 729–730, 1283
Ferrum phosphoricum 60, 80, 130, 166, 350, 386, 523, 702, 714–719, 724, 726–727, 729–730, 754, 1056, 1229, 1283, 1345
Ferrum picricum 523, 714–719, 724, 726–727, 730, 1283
Ferrum picrinicum 112, 599, 669, 729, 908, 1209, 1335
Ferrum sulphuricum 523, 714–719, 724, 726–727, 729–730, 1283
Ficus religiosa 731, 758
Flor de Piedra 733, 793
Fluor 380
Folliculinum 462
Formica rufa 736, 950, 1529, 1542
Fraxinus americana 162, 258, 349, 493, 531, 599, 738, 971, 1353
Fucus vesiculosus 739, 851, 859

G

Galega officinalis 156, 1552
Galphimia glauca 741
Gambogia 693, 745, 1248
Gaultheria procumbens 114, 747, 775, 915, 960, 1313
Gelsemium sempervirens 105, 130, 152, 248, 266–267, 330, 341–342, 493, 571, 603, 609, 648, 652, 669, 702, 727, 748, 762, 776, 803, 850, 859, 867, 885, 939, 981, 999, 1038, 1146, 1166, 1175, 1191, 1209, 1213, 1223, 1329, 1337, 1345, 1407, 1412, 1424, 1458, 1569, 1575, 1609
Gentiana lutea 755
Geranium cicutarium 758
Geranium maculatum 732, 757, 1084
Ginkgo biloba 1374
Ginseng 244, 759, 793
Glonoinum 88, 216, 266, 281, 288, 308, 316, 341–342, 349–350, 395, 761, 869, 907, 939, 953, 999, 1103, 1109, 1119, 1124, 1175, 1191, 1308, 1345, 1394, 1442, 1569
Gnaphalium polycephalum 59, 62, 248, 258, 281, 349, 440, 480, 506, 549, 589, 684, 699, 702–703, 764, 778, 944, 1038, 1084, 1382, 1385, 1398, 1410, 1503, 1548, 1591
Gonococcinum 1529
Gossypium herbaceum 766
Graphites naturalis 160, 183, 187, 203, 209, 267, 308, 342, 386, 458, 462, 469, 473, 476–477, 559, 680, 712, 765, 767, 830, 850, 876, 885, 920, 990, 1038, 1053, 1081, 1119, 1146, 1175, 1184, 1198, 1227, 1239–1240, 1245, 1255, 1269, 1281, 1287, 1304, 1319, 1341, 1360, 1383, 1407, 1423, 1471–1472, 1485, 1530, 1542, 1552, 1580
Gratiola officinalis 669, 693, 708, 746, 774, 967, 1366, 1572
Grindelia robusta 59, 62, 258, 281, 349, 440, 480, 506, 549, 684, 699, 702–703, 765, 777, 944, 1084, 1175, 1382, 1385, 1398, 1410, 1503, 1548, 1591
Guajacum officinale 198, 538, 779, 788
Gunpowder 469, 781

H

Hamamelis macrophylla 80, 139, 276, 519, 628, 664, 732, 960, 1209, 1281, 1329, 1374
Hamamelis virginiana 64, 276, 281, 349, 440, 758, 778, 782, 1056, 1605
Harpagophytum procumbens 785
Hecla lava 79, 209, 458, 462, 787
Hedera helix 59, 80, 84, 100, 152, 166, 182, 203, 239, 244, 266–267, 327, 380, 386, 399, 429, 458, 485, 509, 531, 554, 599–600, 609, 724, 760, 762, 772, 789, 812–813, 850–851, 859, 885, 890, 1009, 1029, 1038, 1051, 1109, 1119, 1128, 1146, 1154, 1209, 1269, 1281, 1318, 1374, 1387, 1434, 1529–1530, 1534
Helleborus niger 130, 132, 136, 206, 243, 403, 454, 462, 535, 545, 549, 559, 574, 603, 623, 669, 796, 827, 845, 915, 939, 956, 1163, 1175, 1184, 1249, 1260, 1280, 1299, 1301, 1358, 1429, 1452
Heloderma horridum 803, 1258
Heloderma suspectum 130, 801
Helonias dioica 54, 162, 349, 493, 599, 738, 766, 806, 971, 999, 1186, 1191, 1223, 1353, 1394
Hepar sulphuris 100, 124, 158, 231, 267, 298, 334, 341–342, 357, 380, 406, 413–415, 422, 425–426, 429, 433, 436, 506, 514, 554, 593, 609, 645, 808, 812, 827, 850, 885, 890, 910, 939, 947, 981, 1009, 1013, 1015, 1020, 1023, 1026, 1073–1074, 1081, 1089, 1099, 1269, 1281, 1297, 1326, 1407, 1424, 1429, 1448, 1471–1472, 1506–1507, 1530, 1542–1543, 1559, 1577, 1580
Hirudo medicinalis 814
Histaminum 817
Hura brasiliensis 64, 633, 705, 822, 1031, 1437
Hydrangea arborescens 824
Hydrastis 477
Hydrastis canadensis 80, 100, 130, 132, 136, 198, 355, 386, 434, 462, 480, 496, 509, 531, 545, 559, 574, 609, 628, 664, 685, 778, 793, 799, 807, 825, 860, 867, 885, 920, 991, 999, 1081, 1179, 1184, 1248, 1280, 1290, 1299, 1301, 1304, 1374, 1387, 1429, 1472, 1485, 1504, 1530, 1554, 1591
Hydrocotyle asiatica 144, 298, 535, 599, 829, 1159, 1200, 1202, 1474
Hydrophis 831
Hydrophis cyanocinctus 239, 373, 500, 631, 690, 939, 1103, 1258, 1583
Hyoscyamus 833
Hyoscyamus niger 112, 130, 152, 216, 281, 309, 341–342, 357,

369, 391, 448, 458, 549, 571,
609, 658, 680, 709, 735, 813,
850, 890, 939, 944, 1038,
1091, 1094, 1134, 1159, 1175,
1191, 1236, 1387, 1429, 1442,
1492–1493, 1565, 1605
Hypericum 838
Hypericum perforatum 281, 349,
535, 778, 1329, 1506

I

Iberis amara 136, 206, 243, 603,
623, 669, 799, 842, 915, 956,
1163, 1260, 1358, 1452
Ignatia 203
Ignatia amara 130, 187, 267, 290,
330, 399, 429, 454, 484, 506,
509, 571, 578, 648, 754, 762,
772, 793, 836, 846, 859, 920,
990, 1038, 1091, 1146,
1153–1154, 1166, 1175,
1209, 1236, 1269, 1272,
1329, 1407, 1412, 1429,
1458, 1493, 1542, 1559,
1605, 1609
Iodoform 860
Iodoformium 851
Iodum 380, 554, 939, 1038
Iodum purum 59, 79–80, 100,
105, 152, 166, 182–183, 195,
203, 224, 239, 266–267,
289–290, 293, 327, 334, 349,
380, 386, 399, 422, 429, 433,
458, 493, 531, 599–600, 609,
724, 756, 762, 772, 776, 793,
812–813, 836, 850, 852, 867,
869, 878, 885, 920, 939, 976,
1009, 1014, 1027, 1038, 1109,
1119, 1128, 1154, 1209, 1269,
1272, 1281, 1313, 1319, 1332,
1341, 1380, 1387, 1394, 1434,
1472, 1513, 1530, 1542–1543
Ipecacuanha 64, 144, 231, 290,
360, 434, 519, 545, 577, 609,
645, 664, 677, 699, 724, 732,
758, 862, 878, 920, 1084,
1153, 1209, 1281, 1324, 1341,
1493, 1535, 1554
Iris 865
Iris versicolor 123, 458, 531, 628,
652, 669, 754, 793, 1154,
1323, 1530

J

Jaborand 1593
Jaborandi 209, 664, 868, 939,
1272, 1329, 1345, 1394
Jalapa 870
Juglans cinerea 872, 876
Juglans regia 873–874
Justicia adhatoda 877

K

Kalium arsenicosum 176, 879,
885, 890, 896, 900, 902, 904,
906, 908–909, 911, 974, 1108,
1119, 1124–1125, 1128
Kalium bichromicum 80, 84, 105,
124, 176, 182, 193, 203, 267,
298, 316, 493, 554, 574, 609,
754, 813, 827, 879–880, 890,
896, 900, 902, 904, 906,
908–909, 911, 974, 1074,
1081, 1108, 1119, 1124–1125,
1128, 1154, 1281, 1387, 1485,
1503, 1543, 1591, 1605
Kalium bromatum 176, 193, 290,
380, 879, 885, 888, 890, 896,
900, 902, 904, 906, 908, 911,
974, 1108, 1119, 1124–1125,
1128, 1429, 1605
Kalium carbonicum 84, 162, 176,
193, 305, 386, 395, 493, 603,
677, 766, 879, 885, 890–891,
897, 900, 902, 904, 906–909,
911, 974, 976, 990, 1009, 1103,
1108, 1119, 1124–1125, 1128,
1154, 1170, 1281, 1299, 1313,
1337, 1412, 1442, 1542, 1569
Kalium chloricum 176, 193, 879,
885, 890, 896–897, 899, 902,
904, 906, 908–909, 911, 974,
1081, 1108, 1119, 1124–1125,
1128
Kalium cyanatum 87
Kalium iodatum 80, 176, 193,
209, 298, 316, 327, 422, 426,
429, 793, 851, 859–860, 879,
885, 890, 896, 900–901, 904,
906, 908–909, 911, 974, 1051,
1074, 1078, 1081, 1108, 1119,
1124–1125, 1128, 1209, 1337,
1407, 1418, 1437, 1485–1486,
1513, 1529

Kalium muriaticum 176, 193,
879, 885, 890, 896, 900, 902–
903, 906, 908–909, 911, 974,
1108, 1119, 1124–1125, 1128
Kalium nitricum 176, 193, 879,
885, 890, 896, 900, 902,
904–905, 908–909, 911, 974,
1108, 1119, 1124–1125,
1128, 1529
Kalium phosphoricum 108, 112,
176, 193, 879, 885, 890,
896–897, 900, 902, 904, 906,
908–909, 911, 974, 1108,
1119, 1124–1125, 1128,
1209, 1458, 1605, 1609
Kalium sulphuratum chromicum
885
Kalium sulphuricum 176, 193,
652, 879, 885, 890, 896, 900,
902, 904, 906, 908–909, 911,
974, 1108, 1119, 1124–1125,
1128, 1281
Kalium sulphuricum chromicum
176, 193, 879, 885, 890, 896,
900, 902, 904, 906, 908–909,
911, 974, 1108, 1119,
1124–1125, 1128
Kalmia 913
Kalmia latifolia 70, 136, 243, 266,
395, 514, 583, 603, 623, 669,
747, 799, 845, 897, 907, 956,
960, 1103, 1163, 1218, 1260,
1313, 1345, 1358, 1412, 1424,
1452, 1493, 1569
Kreosotum 54, 64, 73, 100, 152,
162, 183, 218, 258, 290, 308,
434, 462, 477, 545, 628, 631,
664, 738, 788, 793, 807, 827,
836, 860, 917, 923, 939, 971,
991, 1166, 1198, 1200, 1227,
1229, 1345, 1394, 1424, 1429,
1485, 1509, 1554
Kresol 921, 1166, 1509
Kresolum 920, 950, 1198, 1227

L

Lac caninum 54, 153, 158, 162,
164, 334, 341, 349, 462, 476,
493, 574, 599–600, 652, 669,
925, 939, 971, 1053, 1103,
1281, 1332, 1353, 1424, 1485,
1512, 1591

Lac defloratum 1108
Lac vaccinum defloratum 929
Lachesis muta 80, 88, 100, 115, 124, 139, 152, 160, 193, 216, 218, 224, 231, 239, 248, 266, 281, 288, 290, 298, 316, 330, 341–342, 349, 357, 373, 380, 395, 434, 448, 454, 462, 469, 473, 498, 500, 519, 600, 631, 658, 669, 684, 690, 702, 754, 762, 778, 780–781, 784, 803, 812, 832, 836, 850, 859, 869, 932, 939, 953, 960, 999, 1009, 1081, 1098–1099, 1103, 1109, 1119, 1124, 1153, 1175, 1191, 1209, 1218, 1258, 1281, 1287, 1345, 1374, 1380, 1383, 1394, 1398, 1442, 1485, 1493, 1495, 1506, 1523, 1530, 1564–1565, 1569, 1575, 1583, 1605
Lachnanthes tinctoria 941
Lactuca virosa 59, 62, 258, 281, 440, 480, 506, 549, 684, 699, 702–703, 765, 778, 943, 1382, 1385, 1398, 1410, 1503, 1548, 1591
Lapis albus 380, 946–947
Lathyrus sativus 164, 330, 607, 658, 673, 948, 969, 979, 1056, 1167, 1213, 1323, 1358, 1388, 1534
Latrodectus mactans 248, 255–256, 281, 288, 316, 349, 395, 762, 939, 951, 1095, 1103, 1124, 1258, 1493, 1495, 1500, 1523
Latuca virosa 349, 1084
Laurocerasus 136, 243, 603, 623, 669, 799, 845, 915, 954, 1163, 1252–1253, 1260, 1292, 1358, 1415, 1452
Laurocerasus officinalis 87, 669, 907, 939, 1348
Ledum palustre 124, 281, 349, 485, 514, 583, 747, 778, 780, 840, 915, 958, 974, 1209, 1313
Lemna minor 293, 405, 962, 1512
Leonurus cardiaca 156, 586, 964, 995, 1156, 1177, 1181, 1338, 1367, 1512–1513
Leptandra virginica 531, 669, 708, 775, 824, 966, 991, 1098, 1366, 1572

Lespedeza sieboldii 164, 330, 607, 658, 673, 950, 968, 1056, 1167, 1181, 1213, 1245, 1323, 1358, 1388, 1410, 1534
Lilium tigrinum 183, 258, 266, 349, 395, 493, 599, 603, 738, 807, 860, 920, 970, 999, 1094, 1170, 1186, 1191, 1236, 1272, 1353, 1394
Lithium carbonicum 176, 193, 879, 885, 890, 896, 900, 902, 904, 906, 908–909, 911, 973, 1108, 1119, 1124–1125, 1128
Lobelia erinus 477
Lobelia inflata 462, 477, 864, 920, 975, 1341, 1485
Lolium temulentum 322, 977, 1435
Luffa 851
Luffa operculata 80, 158, 334, 386, 554, 589, 609, 693, 793, 851, 859, 885, 980, 1086, 1341, 1387, 1434, 1512
Lupulus humulus 322
Lycopodium clavatum 54, 56, 70, 100, 139, 156, 170, 183, 224, 267, 316, 355, 357, 363, 368–369, 405, 469, 480, 509, 514, 519–520, 549, 586, 695, 756, 772, 776, 793, 824, 836, 850, 859, 867, 897, 960, 974, 983, 1009, 1038, 1086, 1109, 1119, 1146, 1154, 1166, 1181, 1209, 1236, 1248, 1272, 1290, 1324, 1345, 1360, 1394, 1407, 1410, 1429, 1442, 1472, 1504, 1591, 1596
Lycopus virginicus 136, 156, 586, 965, 994, 1156, 1177, 1181, 1338, 1367, 1512–1513
Lyssinum 324, 996, 1051, 1139, 1268, 1287, 1485, 1542

M

Magnesium 506
Magnesium carbonicum 56, 67, 112, 123–124, 139, 144, 176, 224, 267, 290, 334, 357, 375, 406, 413–415, 422, 425–426, 429, 433, 436, 458, 469, 493, 559, 599, 628, 631, 664, 669, 677, 690, 772, 812, 824, 830, 864, 867, 871, 939, 990–991, 1000, 1013, 1015, 1020, 1023, 1027, 1051, 1086, 1098, 1103, 1108, 1146, 1153–1154, 1175, 1227, 1269, 1272, 1281, 1287, 1297, 1310, 1323, 1335, 1352–1353, 1407, 1448, 1471–1472, 1493, 1552, 1575
Magnesium fluoratum 79–80, 139, 233, 267, 298, 316, 334, 422, 531, 559, 600, 609, 784, 793, 812, 830, 867, 885, 981, 1009, 1012, 1015, 1020, 1023, 1027, 1051, 1068, 1074, 1281, 1297, 1407, 1472, 1485, 1591, 1605
Magnesium fluoricum 139, 158, 334, 357, 406, 413, 415, 422, 425–426, 429, 433, 436, 554, 793, 812, 1448, 1512
Magnesium iodatum 112, 158, 327, 334, 357, 406, 413–415, 422, 425–426, 429, 433, 436, 599, 669, 793, 812, 851, 859, 1009, 1013, 1015, 1020, 1023, 1027, 1078, 1297, 1335, 1407, 1418, 1448, 1512
Magnesium metallicum 158, 878, 1073
Magnesium muriaticum 123, 183, 198, 267, 334, 357, 406, 413, 415, 422, 425–426, 429, 433, 436, 812, 867, 990, 1009, 1013, 1015–1016, 1023, 1027, 1098, 1297, 1323, 1448, 1472
Magnesium phosphoricum 334, 357, 406, 413, 415, 422, 425–426, 429, 433, 436, 589, 812, 1009, 1013, 1015, 1020–1021, 1027, 1157, 1297, 1353, 1448, 1543, 1575
Magnesium sulphuricum 123, 334, 357, 406, 413, 415, 422, 425–426, 429, 433, 436, 735, 812, 867, 1009, 1013, 1015, 1020, 1024, 1297, 1353, 1448
Magnesium-Arzneien 509
Magnolia grandiflora 1028
Mancinella hippomane 64, 454, 633, 705, 823, 876, 1030, 1437
Mancinella officinarum 592, 1081

Arzneimittelverzeichnis

Mandragora officinalis 360, 1094

Mandragora officinarum 124, 139, 144, 173, 183, 198, 203, 224, 267, 309, 330, 341–342, 355, 357, 363, 369, 380, 399, 429, 458, 480, 506, 509, 549, 571, 583, 586, 589, 633, 658, 672, 680, 693, 709, 735, 746, 756, 762, 765, 772, 775, 793, 835, 850, 859, 867, 878, 885, 976, 990–991, 1009, 1032, 1038, 1081, 1098, 1146, 1153–1154, 1175, 1198, 1209, 1235–1236, 1245, 1248, 1269, 1272, 1281, 1318, 1345, 1374, 1394, 1398, 1407, 1442, 1472, 1492–1493, 1504, 1507, 1530, 1542, 1583, 1591, 1596, 1605

Manganum aceticum 1041

Medorrhinum 80, 100–101, 183, 266, 324, 380, 991, 1027, 1045, 1051, 1128, 1139, 1209, 1223, 1268, 1272, 1287, 1485, 1529–1530, 1542, 1605

Medusa 712, 1053, 1255, 1552

Melilotus officinalis 80, 164, 330, 342, 350, 607, 658, 673, 784, 950, 969, 1054, 1167, 1213, 1281, 1323, 1358, 1388, 1534

Menyanthes 1058

Menyanthes trifoliata 662

Mephitis putorius 506, 645, 1060, 1091

Mercurius biiodatus 1218

Mercurius chromicus oxydulatus 140, 142, 401, 552, 885, 911, 1062–1066, 1068, 1073, 1077–1078, 1597–1598, 1605, 1607–1611

Mercurius corrosivus 450, 454, 607, 645, 864, 900, 1063, 1066, 1073, 1200, 1249

Mercurius cyanatus 142, 552, 1062–1064, 1066, 1068, 1073–1074, 1077–1078

Mercurius defloratum 1248, 1504, 1591

Mercurius dulcis 140, 142, 401, 480, 509, 552, 1062–1064, 1066, 1068, 1073–1074, 1077–1078, 1098, 1597–1598, 1605, 1607–1611

Mercurius iodatus 1074

Mercurius iodatus flavus 140, 142, 327, 401, 426, 552, 793, 851, 859, 1062–1066, 1068, 1073, 1077–1078, 1418, 1597–1598, 1605, 1607–1611

Mercurius iodatus ruber 100, 140, 142, 158, 327, 334, 401, 426, 552, 559, 793, 851, 859, 885, 939, 981, 1062–1067, 1073, 1077–1078, 1407, 1418, 1472, 1512, 1597–1598, 1605, 1607–1611

Mercurius solubilis Hahnemanni 79–80, 100, 140, 142, 166, 183, 209, 231, 267, 276, 298, 316, 330, 341–342, 401, 422, 429, 436, 450, 531, 552, 583, 633, 635, 705, 780, 793, 812–813, 823, 860, 864, 867, 876, 878, 885, 900, 902, 910, 920, 939, 1038, 1062–1066, 1068–1069, 1074, 1077–1078, 1081, 1099, 1209, 1218, 1229, 1236, 1281, 1313, 1318–1319, 1332, 1360, 1380, 1407, 1424, 1437, 1442, 1485–1486, 1503, 1507, 1513, 1530, 1556, 1577, 1580, 1597–1598, 1605, 1607–1611

Mercurius sublimatus corrosivus 140, 142, 401, 552, 1062, 1064–1066, 1068, 1073, 1077–1078, 1597–1598, 1605, 1607–1611

Mercurius vivus 140, 142, 401, 552, 1062–1066, 1068, 1073, 1075, 1597–1598, 1605, 1607–1611

Mezereum 203, 231, 298, 316, 422, 429, 454, 559, 633, 705, 712, 823, 873, 876, 920, 1031, 1079, 1301, 1360, 1437, 1486, 1577, 1580

Millefolium 59–60, 62, 64, 258, 281, 349, 434, 440, 469, 480, 506, 545, 549, 664, 684, 699, 702–703, 724, 732, 758, 765, 778, 864, 944, 1082, 1209, 1382, 1385, 1398, 1410, 1503, 1535, 1548, 1554, 1591

Momordica balsamica 386, 693, 981

Momordica balsamina 589, 1085

Morphinum 619–620, 1087, 1345

Moschus moschiferus 484, 939, 1090, 1236, 1429, 1442, 1559

Murex purpurea 308, 349, 493, 599, 836, 971, 1093, 1353, 1394

Murex purpureum 1236, 1394

Mygale lasiodora 152, 248, 255, 953, 1095, 1258, 1495, 1500, 1523

Myrica cerifera 1097

Myristica sebifera 341, 436, 462, 812–813, 1099, 1146, 1407

Myrtillocactus geometrizans 603

N

Naja naja 373, 500, 690, 832, 939, 1258, 1583

Naja tripudians 193, 239, 395, 603, 631, 897, 939, 1100, 1412, 1493, 1565

Natrium carbonicum 176, 187, 193, 762, 859, 879, 885, 890, 896, 900, 902, 904, 906, 908–909, 911, 974, 1105, 1119, 1124–1125, 1128, 1281

Natrium choleinicum 713, 1098

Natrium fluoratum 79–80, 176, 193, 233, 422, 531, 879, 885, 890, 896, 900, 902, 904, 906, 908–909, 911, 974, 1108, 1110, 1119, 1124–1125, 1128

Natrium muriaticum 59, 80, 100, 176, 183, 187, 193, 198, 224, 266, 289–290, 334, 380, 422, 496, 527, 538, 754, 762, 772, 793, 813, 840, 850, 859, 867, 879, 885, 890, 896–897, 900, 902, 904, 906, 908–909, 911, 939, 974, 991, 1027, 1108–1109, 1112, 1124–1125, 1128, 1153–1154, 1170, 1209, 1272, 1281, 1332, 1353, 1363, 1394, 1424, 1458, 1503, 1542–1543, 1609, 1613

Natrium nitricum 176, 193, 732, 879, 885, 890, 896, 900, 902, 904, 906, 908–909, 911, 939, 974, 1084, 1108, 1119, 1122, 1125, 1128, 1529

Arzneimittelverzeichnis

Natrium phosphoricum 118, 176, 193, 867, 879, 885, 890, 896, 900, 902, 904, 906, 908–909, 911, 974, 1108, 1119, 1124–1125, 1128, 1323

Natrium sulphuricum 100, 152, 176, 193, 290, 361, 496, 498, 520, 680, 693, 879, 885, 890, 896, 900, 902, 904, 906–909, 911, 939, 974, 1108, 1119, 1124–1126, 1170, 1248, 1319, 1323, 1326, 1472, 1529–1530

Nepenthes distillatoria 1129

Niccolum metallicum 1133, 1135, 1186, 1230–1231, 1235, 1238

Niccolum sulphuricum 1134–1135, 1186, 1230–1231, 1235, 1238

Nosoden 1136, 1354

Nuphar luteum 462, 477, 1091, 1140

Nux moschata 152, 216, 266, 357, 369, 448, 469, 484, 571, 583, 658, 735, 850, 990, 1091, 1099, 1142, 1313, 1493

Nux vomica 54, 100, 112, 123–124, 139, 144, 152, 156, 173, 183, 203, 209, 224, 290, 316, 342, 469, 480, 506, 531, 535, 571, 586, 648, 658, 680, 754, 850, 864, 867, 939, 960, 990, 1009, 1038, 1091, 1119, 1134, 1141, 1148, 1175, 1235–1236, 1245, 1248, 1269, 1272, 1299, 1329, 1412, 1429, 1442, 1458, 1493, 1504, 1542, 1575, 1591, 1593

O

Ocimum canum 156, 586, 824, 965, 995, 1156, 1177, 1181, 1338, 1360, 1367, 1512–1513

Oenanthe crocata 144, 298, 535, 599, 645, 830, 1158, 1200, 1202, 1474

Oleander 136, 243, 462, 477, 603, 623, 669, 799, 845, 915, 956, 1146, 1160, 1198, 1260, 1287, 1292, 1308, 1358, 1452, 1577, 1580

Oleum animale aethereum Dippeli 920, 923, 1227, 1509

Oleum animale aethereum Dippelii 1164, 1198

Ononis spinosa 164, 330, 607, 658, 673, 950, 969, 1056, 1167, 1213, 1323, 1358, 1388, 1534

Onosmodium 1094

Onosmodium virginianum 979, 1168, 1209, 1329, 1458, 1477, 1609

Opium 88, 130, 183, 216, 266, 281, 308, 316, 334, 341, 349, 373, 448, 509, 578, 599–600, 619–620, 645, 699, 762, 799, 836, 850, 907, 939, 999, 1089, 1146, 1154, 1171, 1235–1236, 1245, 1297, 1337, 1345, 1380, 1442, 1448, 1493

Origanum majorana 156, 586, 965, 995, 1156, 1177, 1181, 1338, 1367, 1512–1513

Ornithogalum umbellatum 158, 462, 1179, 1363

Orthosiphon stamineus 156, 586, 965, 995, 1156, 1177, 1181, 1338, 1367, 1512–1513

P

Paeonia officinalis 100, 130, 132, 136, 545, 559, 799, 827, 1183, 1280, 1299, 1301, 1304, 1429, 1485, 1530

Palladium metallicum 1134–1135, 1185, 1230–1231, 1235, 1238

Pareira brava 514, 571, 607, 1157, 1188, 1360, 1493

Paris quadrifolia 248, 266, 807, 939, 971, 1134, 1190

Passiflora incarnata 322, 1193

Petroleum crudum 60, 144, 183, 203, 357, 369, 571, 658, 735, 772, 776, 830, 850, 885, 920, 923, 976, 1038, 1056, 1166, 1175, 1195, 1227, 1269, 1281, 1472, 1493, 1507, 1509, 1577, 1580

Petroselinum 1199

Petroselinum crispum 144, 298, 535, 599, 830, 1159, 1202, 1474

Petroselinum sativum 276

Phellandrinum aquaticum 144, 298, 458, 535, 599, 830, 1159, 1200, 1474

Phellandrium aquaticum 607, 1201, 1227, 1424

Phosphor 101, 112, 195, 458, 531, 990

Phosphorus 64, 79–80, 112, 140, 142, 144, 173, 187, 189, 193, 195–196, 198, 203, 209, 219, 224, 228, 231, 267, 287, 289–290, 293, 298, 316, 360, 386, 395, 405, 462, 493, 520, 599, 690, 699, 724, 732, 758, 772, 793, 836, 859, 867, 869, 902, 920, 969, 979, 991, 1074, 1109, 1124, 1154, 1170, 1175, 1181, 1203, 1236, 1248, 1269, 1313, 1326, 1329, 1345, 1407, 1410, 1429, 1442, 1458, 1472, 1485, 1493, 1506, 1509, 1513, 1530, 1609

Physostigma venenosum 164, 330, 607, 658, 673, 950, 969, 1056, 1167, 1211, 1323, 1358, 1388, 1534

Phytolacca decandra 276, 298, 316, 330, 422, 429, 462, 559, 600, 652, 939, 1053, 1081, 1214, 1281, 1313, 1412, 1437, 1486, 1530

Piper methysticum 635, 1221, 1225

Piper nigrum 635, 1223–1224

Pix liquida 607, 920, 923, 1166, 1198, 1226, 1509

Plantago major 1081, 1228

Platinum colloidale 1134–1135, 1186, 1230–1231, 1235, 1238

Platinum iodatum 1134–1135, 1186, 1230–1231, 1235, 1238

Platinum metallicum 112, 224, 391, 405, 434, 545, 600, 628, 664, 836, 840, 999, 1091, 1094, 1134–1135, 1186, 1230–1232, 1238, 1245, 1383, 1394, 1424, 1429, 1442, 1517, 1554

Platinum muriaticum 1134–1135, 1186, 1230–1231, 1235, 1238

Plumbum colloidale 462, 469, 473, 772, 1239–1240, 1245, 1407, 1423

Plumbum iodatum 462, 469, 473, 772, 1239–1240, 1245, 1407, 1423
Plumbum metallicum 176, 183, 281, 316, 334, 349, 462, 469, 473, 599, 772, 923, 1038, 1175, 1235–1236, 1239–1241, 1245, 1297, 1308, 1374, 1407, 1423, 1448, 1517
Podophyllum 476
Podophyllum pellatum 1038
Podophyllum peltatum 54, 144, 162, 173, 258, 349, 352, 355, 363, 386, 414, 462, 480, 485, 493, 586, 599, 633, 693, 699, 738, 746, 775, 788, 873, 920, 971, 991, 1009, 1098, 1128, 1141, 1209, 1236, 1246, 1272, 1287, 1326, 1329, 1353, 1394, 1424, 1472, 1485, 1504, 1530, 1543, 1591
Populus tremuloides 112, 599, 669, 675, 824, 1200, 1249, 1335
Potentilla anserina 623, 956, 1251, 1253, 1260, 1348, 1415
Potentilla tormentilla 623, 956, 1252–1253, 1260, 1348, 1415
Primula obconica 652, 1254, 1552
Prionurus australis 1256
Prunus spinosa 136, 243, 603, 623, 669, 799, 845, 915, 956, 1163, 1252–1253, 1259, 1348, 1358, 1415, 1452
Psorinum 60, 70, 80, 100, 183, 290, 324, 350, 352, 772, 776, 830, 859, 990, 1038, 1051, 1056, 1139, 1198, 1209, 1227, 1262, 1281, 1287, 1313, 1326, 1407, 1410, 1471–1472, 1485, 1507, 1542, 1605
Ptelea trifoliata 209, 480, 664, 869, 873, 1248, 1270, 1329, 1504, 1591, 1593
Pulsatilla 1273
Pulsatilla pratensis 56, 60, 80, 100, 130, 132, 136, 139, 156, 166, 224, 231, 239, 276, 290, 298, 303, 349, 422, 450, 458, 485, 545, 559, 583, 652, 680, 724, 766, 772, 784, 793, 799, 813, 827, 840, 859, 869, 910, 939, 991, 1009, 1029, 1038, 1051, 1109, 1119, 1128, 1146, 1153–1154, 1184, 1186, 1218, 1229, 1299, 1301, 1313, 1318, 1335, 1345, 1383, 1394, 1407–1408, 1424, 1429, 1442, 1472, 1513, 1530, 1534, 1542–1543, 1575, 1583, 1593, 1605, 1613
Pyrit 523, 714–719, 724, 726–727, 729–730, 1283
Pyrogenium 130, 160, 218, 290, 324, 330, 341, 444, 469, 476, 684, 690, 702, 781, 812, 939, 1009, 1051, 1103, 1139, 1268–1269, 1284, 1287, 1398, 1407, 1485, 1495, 1542, 1569

Q

Quassia amara 160, 498, 991, 1289
Quebracho 243, 907, 1163, 1291, 1308, 1452, 1577

R

Radium bromatum 281, 316, 334, 349, 357, 380, 406, 413, 415, 422, 425–426, 429, 433, 436, 599, 699, 812, 1009, 1013, 1015, 1020, 1023, 1027, 1175, 1245, 1293, 1448
Ranunculus bulbosus 130, 132, 136, 305, 386, 462, 476, 545, 559, 633, 705, 799, 827, 897, 976, 1081, 1119, 1184, 1255, 1280, 1298, 1301, 1360, 1429
Ranunculus sceleratus 130, 132, 136, 462, 545, 559, 799, 827, 1184, 1280, 1299, 1301, 1429

Ratanhia 1303
Ratanhia peruviana 1184, 1485, 1530
Rauwolfia serpentina 243, 1163, 1292, 1305, 1452, 1577
Rheum palmatum 413, 712, 1309, 1326
Rhododendron chrysanthemum 1146
Rhododendron chrysanthum 316, 462, 514, 559, 583, 747, 915, 960, 1109, 1311, 1530
Rhus toxicodendron 70, 84, 160, 193, 203, 224, 231, 239, 248, 290, 349, 357, 422, 454, 458, 559, 583, 592, 633, 680, 705, 712, 724, 765, 793, 823, 836, 873, 876, 991, 1009, 1029, 1031, 1038, 1081, 1109, 1119, 1146, 1255, 1281, 1287, 1299, 1301, 1315, 1321, 1326, 1360, 1442, 1472, 1530, 1542–1543, 1552
Rhus venenata 203, 592, 823, 1318, 1321
Robidium pseudoacacia 458
Robinia pseudacacia 118, 123, 164, 330, 607, 658, 673, 867, 950, 969, 1056, 1167, 1213, 1322, 1358, 1388, 1534
Rubia tinctorum 519, 577, 864, 1324
Rumex crispus 173, 239, 712, 836, 1128, 1141, 1310, 1325, 1434, 1472, 1542–1543
Ruta graveolans 1593
Ruta graveolens 70, 173, 183, 193, 209, 462, 476–477, 664, 680, 699, 772, 788, 869, 920, 1146, 1170, 1184, 1198, 1272, 1319, 1327, 1477, 1485

S

Sabadilla officinalis 1330, 1535, 1564, 1569
Sabal serrulatum 112, 514, 599, 669, 824, 1333, 1380
Sabina 434, 545, 1084, 1554
Sabina officinalis 124, 434, 545, 628, 664, 699, 732, 864, 1209, 1336, 1345, 1529–1530, 1535, 1575
Salvia officinalis 156, 586, 965, 995, 1156, 1177, 1181, 1338, 1367, 1512–1513
Sambucus niger 1051
Sambucus nigra 1340
Sanguinaria canadenis 1591
Sanguinaria canadensis 64, 80, 124, 434, 458, 509, 619–620, 658, 724, 754, 762, 850, 867, 939, 990, 1038, 1089, 1175, 1202, 1332, 1342, 1347, 1387,

Arzneimittelverzeichnis

1394, 1407, 1412, 1424, 1471, 1512, 1543, 1569
Sanguinaria canadensis opium 509
Sanguinarinum nitricum 619–620, 1345, 1347
Sanguisorba officinalis 623, 956, 1252–1253, 1260, 1348, 1415
Sanicula aqua 357, 369, 493, 571, 599, 735, 971, 1349
Sarkoden 1354
Sarothamnus scoparius 136, 164, 243, 330, 603, 607, 623, 658, 669, 673, 799, 845, 915, 950, 956, 969, 1056, 1163, 1167, 1213, 1260, 1323, 1355, 1388, 1452, 1534
Sarsaparilla 454
Sarsaparilla officinalis 355, 574, 695, 1181, 1249, 1324, 1359, 1530
Scilla maritima 136, 158, 243–244, 603, 623–624, 669, 799, 845, 897, 915, 956, 1119, 1163, 1179, 1260, 1292, 1358, 1362, 1452
Scilla officinalis 669
Scirrhinum 308, 380
Scrophularia nodosa 669, 708, 775, 967, 1365, 1572
Scutellaria lateriflora 156, 586, 965, 995, 1156, 1177, 1181, 1338, 1367, 1512–1513, 1559
Secale cornutum 152, 173, 224, 375, 434, 444, 469, 519, 545, 571, 628, 631, 658, 664, 765, 793, 920, 939, 950, 960, 1245, 1337, 1345, 1368, 1374, 1471, 1493, 1554, 1565
Selenium 1335, 1380
Selenium amorphum 100, 124, 156, 228, 293, 600, 762, 897, 939, 960, 1051, 1377, 1460, 1471, 1506, 1529
Selenum amorphum 405
Senecio aureus 59, 62, 258, 276, 281, 349, 434, 440, 480, 506, 545, 549, 628, 664, 684, 699, 702–703, 738, 765, 778, 807, 944, 1084, 1337, 1381, 1385, 1394, 1398, 1410, 1503, 1548, 1554, 1591

Senecio fuchsii 59, 62, 258, 281, 349, 440, 480, 506, 549, 684, 699, 702–703, 765, 778, 944, 1084, 1382, 1384, 1398, 1410, 1503, 1548, 1591
Senecio vulgaris 699
Senega 386, 778, 1386
Senega officinalis 195
Senna 164, 330, 607, 658, 673, 950, 969, 1056, 1167, 1213, 1323, 1358, 1388, 1534
Sepia 1389
Sepia officinalis 276, 355, 571, 583, 793, 840, 850, 859–860, 999, 1051
Sepia succum 1542
Sepia succus 54, 70, 100, 139, 162, 183, 258, 290, 308, 349, 352, 369, 434, 493, 545, 559, 599, 738, 772, 807, 827, 830, 869, 920, 939, 971, 990–991, 1094, 1109, 1119, 1146, 1186, 1236, 1269, 1281, 1318, 1329, 1335, 1337, 1345, 1353, 1380, 1383, 1410, 1424, 1429, 1471, 1475, 1506–1507, 1529, 1542–1543, 1605
Siegesbeckia orientalis 59, 62, 160, 258, 281, 330, 349, 440, 469, 480, 506, 549, 684, 690, 699, 702–703, 765, 778, 781, 939, 944, 1009, 1084, 1382, 1385, 1396, 1407, 1410, 1495, 1503, 1506, 1548, 1591
Silicea terra 59, 70, 79–80, 153, 158, 183, 209, 298, 316, 334, 342, 355, 380, 414, 422, 436, 462, 469, 473, 514, 599, 695, 762, 772, 812–813, 850, 885, 902, 960, 974, 990–991, 1009, 1038, 1068, 1073–1074, 1081, 1099, 1109, 1154, 1170, 1181, 1198, 1209, 1239–1240, 1245, 1269, 1280–1281, 1304, 1324, 1332, 1353, 1360, 1399, 1410, 1423, 1429, 1458, 1471–1472, 1485, 1493, 1506–1507, 1513, 1530, 1542, 1605, 1609
Solidago virgaurea 59, 62, 239, 258, 281, 349, 440, 454, 480, 506, 514, 549, 675, 684, 695, 699, 702–703, 710, 765, 778, 824, 944, 969, 1084, 1181,

1249, 1382, 1385, 1398, 1409, 1503, 1542, 1548, 1591
Spigelia 1411
Spigelia anthelmia 70, 136, 216, 266–267, 342, 395, 498, 549, 583, 648, 754, 850, 897, 939, 1103, 1128, 1153, 1218, 1313, 1345, 1424, 1569
Spiraea ulmaria 114, 623, 956, 1252–1253, 1260, 1348, 1414
Spongia officinalis 793, 851, 859
Spongia tosta 80, 195, 198, 293, 316, 327, 380, 554, 609, 669, 677, 685, 793, 813, 851, 859, 890, 897, 944, 1313, 1326, 1341, 1387, 1416, 1434, 1513, 1569
Stannum iodatum 827
Stannum metallicum 80, 176, 231, 266, 462, 469, 473, 772, 827, 840, 1044, 1186, 1235–1236, 1239–1240, 1245, 1345, 1407, 1412, 1419
Staphylococcinum 469, 690, 781, 939, 1009, 1495
Staphysagria 100, 112, 130, 132, 136, 152, 156, 158, 173, 203, 209, 216, 239, 266, 281, 316, 334, 349, 405, 450, 454, 458, 462, 477, 485, 506, 514, 545, 559, 574, 600, 607, 612, 675, 680, 695, 710, 778, 788, 799, 827, 836, 840, 850, 897, 920, 960, 999, 1089, 1141, 1154, 1184, 1198, 1209, 1223, 1229, 1236, 1249, 1272, 1280–1281, 1299, 1301, 1380, 1408, 1412, 1425, 1458, 1471–1472, 1507, 1512, 1530, 1580, 1596, 1609
Stellaria media 1431
Sticta pulmonaria 386, 1387, 1433
Stigmata maydis 322, 979, 1435, 1488
Stillingia silvatica 64, 293, 298, 316, 422, 429, 477, 633, 705, 788, 823, 1031, 1081, 1436–1437, 1486
Stramonium 152, 216, 290, 309, 341–342, 448, 454, 458, 493, 549, 680, 709, 835–836, 850, 890, 897, 939, 999, 1038,

1089, 1091, 1191, 1209, 1236, 1438, 1458, 1492, 1500, 1507, 1565, 1605
Streptococcinum 469, 690, 781, 939, 1009, 1495
Strontium carbonicum 281, 316, 334, 349, 357, 406, 413, 415, 422, 425–426, 429, 433, 436, 571, 599, 699, 812, 1009, 1013, 1015, 1020, 1023, 1027, 1175, 1245, 1297, 1445, 1588
Strontium metallicum 112, 281, 308, 316, 599, 1235, 1308, 1374, 1429
Strophanthin 1363
Strophantus gratus 136, 243, 267, 603, 623–624, 669, 799, 845, 915, 956, 1163, 1260, 1292, 1308, 1358, 1363, 1449, 1577
Strophantus hispidus 136, 669, 1358, 1452
Strophantus kombé 1452
Strychninum nitricum 535, 648, 908, 1209, 1453–1454, 1458
Strychninum phosphoricum 108, 112, 535, 571, 648, 1154, 1453–1454, 1458, 1605
Strychninum purum 209, 535, 648, 754, 760, 803, 1170, 1209, 1213, 1453–1455, 1506, 1609
Sulphur 1038
Sulphur iodatum 59–60, 231, 298, 327, 426, 607, 793, 812, 851, 859, 920, 1073, 1078, 1202, 1227, 1418, 1459, 1471, 1506, 1542
Sulphur lotum 56, 60, 70, 80, 100, 118, 124, 139, 153, 173, 183, 224, 228, 231, 267, 281, 290, 298, 305, 316, 334, 352, 355, 369, 386, 399, 413–414, 434, 458, 469, 493, 509, 519–520, 531, 549, 559, 586, 645, 662, 756, 772, 784, 793, 799, 812–813, 827, 830, 860, 867, 873, 878, 897, 910, 920, 939, 960, 974, 990–991, 1009, 1013, 1051, 1073, 1086, 1108, 1119, 1128, 1141, 1146, 1153–1154, 1184, 1198, 1200, 1202, 1209, 1227, 1236, 1248,

1268–1269, 1281, 1290, 1299, 1304, 1326, 1329, 1345, 1360, 1380, 1383, 1387, 1394, 1407, 1410, 1424, 1429, 1458, 1460–1461, 1485–1486, 1506–1507, 1530, 1542–1543, 1552, 1565, 1583, 1605, 1609
Sumbulus moschatus 144, 298, 535, 599, 830, 1159, 1200, 1202, 1473
Symphoricarpus racemosus 735, 1475
Symphylum officinale 902
Symphytum 80
Symphytum officinale 281, 349, 429, 778, 960, 1081, 1170, 1209, 1476
Syphilinum 80, 101, 124, 139, 173, 209, 267, 298, 316, 324, 352, 422, 429, 788, 885, 902, 1051, 1074, 1081, 1139, 1209, 1268, 1287, 1341, 1407, 1437, 1478, 1485, 1513, 1542
Syzygium 1488
Syzygium jambolanum 700
Szirrhinum 554, 599

T

Tabacum 88, 144, 267, 281, 288, 290, 309, 316, 341, 349, 357, 369, 395, 458, 571, 658, 680, 709, 735, 762, 835, 850, 864, 939, 953, 976, 1038, 1134, 1156, 1198, 1269, 1360, 1374, 1442, 1485, 1489, 1493, 1513, 1523, 1564
Tarantula cubensis 248, 255, 469, 690, 781, 939, 953, 1009, 1095, 1258, 1494–1495, 1500, 1523
Tarantula hispanica 152, 248, 255–256, 290, 803, 836, 890, 953, 1095, 1258, 1319, 1442, 1495–1496, 1523
Taraxacum officinale 59, 62, 258, 281, 349, 440, 480, 506, 549, 650, 684, 699, 702–703, 765, 778, 885, 944, 1084, 1119, 1248, 1290, 1382, 1385, 1398, 1410, 1502, 1548, 1591, 1596
Tellurium 1380

Tellurium metallicum 228, 885, 1281, 1460, 1471, 1505
Terebinthinae 290, 450, 454, 583, 607, 709, 900, 969, 1181, 1227, 1249, 1508, 1513
Terebinthinae aetheroleum 559
Terebinthinae oleum 54, 920, 923, 1166, 1198, 1410
Terebinthinia 239, 514, 675, 695, 799, 1249
Terebinthinia aetheroleum 454
Terebinthiniae aetheroleum 710
Teucrium marum 554
Teucrium marum verum 156, 586, 965, 995, 1156, 1177, 1181, 1338, 1367, 1511, 1513
Teucrium scorodonia 156, 586, 965, 995, 1156, 1177, 1181, 1338, 1367, 1512–1513
Thallium metallicum 182, 368, 473, 1514
Thea sinensis 1518
Therebinthina 357, 571, 658, 735, 1493
Therebinthina aetheroleum 369
Theridion 255, 1258
Theridion curassavicum 248, 266, 290, 334, 599, 939, 953, 1095, 1495, 1500, 1521, 1530
Thlaspi bursa pastoris 732
Thuja 1128, 1524
Thuja occidentalis 100, 158, 183, 266, 352, 450, 498, 520, 583, 633, 680, 850, 907, 939, 1029, 1051, 1109, 1124, 1128, 1170, 1198, 1248, 1281, 1313, 1319, 1335, 1337, 1341, 1360, 1380, 1407, 1412, 1429, 1471–1472, 1485, 1507, 1512, 1605
Thymolum 1531
Thyreoidinum 869
Tilia europaea 1338
Trifolium pratense 164, 330, 607, 658, 673, 950, 969, 1056, 1167, 1213, 1323, 1358, 1388, 1533
Trillium pendulum 64, 434, 493, 545, 599, 664, 699, 732, 971, 1084, 1332, 1337, 1353, 1535, 1554, 1564, 1569
Tuberculinum 59, 80, 152, 276, 324, 352, 433, 813, 890, 1027,

Arzneimittelverzeichnis

1051, 1139, 1268, 1287, 1442, 1485, 1513, 1537, 1605
Tuberculinum Klebs 324, 1051, 1268, 1287, 1485, 1542, 1544–1546
Tuberculinum Koch 1544–1546
Tuberculinum Koch alt 324, 1051, 1268, 1287, 1485, 1542, 1544–1546
Tuberculinum Marmoreck 324, 1051, 1268, 1287, 1485, 1542, 1544–1546
Tussilago petasites 59, 62, 258, 281, 440, 480, 506, 549, 684, 699, 702–703, 765, 778, 944, 1084, 1382, 1385, 1398, 1410, 1503, 1547, 1591

U

Uranium nitricum 1549
Urtica urens 454, 712, 1053, 1249, 1255, 1551
Ustilago maydis 152, 375, 1374, 1553
Uzara 305, 638, 1556

V

Vaccinium 1530
Valeriana 1557
Valeriana officinalis 136, 187, 303, 322, 484, 1091
Variolinum 1407
Veratrum album 88, 144, 173, 193, 216, 267, 290, 360, 444, 448, 583, 631, 633, 645, 658, 669, 762, 836, 864, 939, 1038, 1175, 1209, 1236, 1287, 1323, 1332, 1383, 1407, 1442, 1492–1493, 1513, 1523, 1535, 1560, 1569
Veratrum viride 386, 803, 1332, 1535, 1564–1565, 1567
Verbascum nigrum 498
Verbascum thapsiforme 669, 708, 775, 967, 1081, 1366, 1571
Viburnum opulus 1573, 1593
Viburnum prunifolium 1575
Vinca minor 243, 873, 876, 1163, 1198, 1292, 1308, 1452, 1576
Viola tricolor 873, 876, 1198, 1579
Vipera berus 139, 239, 373, 500, 631, 690, 832, 939, 1103, 1258, 1581
Viscum album 84, 462, 1308, 1585

W

Wyethia helenoides 59, 62, 258, 281, 349, 440, 480, 506, 549, 684, 699, 702–703, 765, 778, 944, 1084, 1248, 1382, 1385, 1398, 1410, 1503, 1548, 1590

X

Xanthoxylum fraxineum 209, 664, 869, 1272, 1329, 1575, 1592

Y

Yucca filamentosa 873, 1595

Z

Zincum aceticum 140, 401, 552, 1062–1063, 1065–1066, 1068, 1073, 1078, 1597–1598, 1605, 1607–1611
Zincum cyanatum 140, 401, 552, 1062–1063, 1065–1066, 1068, 1073, 1078, 1597–1598, 1605, 1607–1611
Zincum metallicum 80, 108, 112, 139–140, 152, 183, 224, 267, 290, 391, 401, 429, 535, 549, 552, 571, 600, 645, 648, 654, 658, 754, 760, 799, 890, 950, 960, 1062–1063, 1065–1066, 1068, 1073, 1078, 1154, 1159, 1209, 1281, 1458, 1500, 1506, 1559, 1597–1599, 1605, 1607–1611
Zincum oxydatum 140, 401, 552, 1062–1063, 1065–1066, 1068, 1073, 1078, 1597–1598, 1605, 1607–1611
Zincum phosphoricum 140, 401, 552, 571, 1062–1063, 1065–1066, 1068, 1073, 1078, 1597–1598, 1605, 1607–1608, 1610–1611
Zincum picrinicum 108, 112, 140, 401, 552, 1062–1063, 1065–1066, 1068, 1073, 1078, 1597–1598, 1605, 1607–1611
Zincum sulphuricum 140, 401, 552, 1062–1063, 1065–1066, 1068, 1073, 1078, 1597–1598, 1605, 1607–1611
Zincum valerianicum 140, 401, 552, 577, 1062–1063, 1065–1066, 1068, 1073, 1078, 1559, 1597–1598, 1605, 1607–1611
Zingiber 1612
Zingiber officinale 650

Klinisches Verzeichnis

A

Ablatio retinae, Aurum metallicum 314
Abortus
– Cantharis 453
– Chamomilla 505
– Secale cornutum 1373
– Thuja 1528
Abortus habituell, Sepia officinalis 1393
Abortus imminens
– Aletris farinosa 162
– Opium 1174
– Ruta graveolens 1328
– Sabina officinalis 1337
– Ustilago maydis 1554
– Viburnum opulus 1574
Abortus imminens durch Schreck, Aconitum napellus 129
Abszess, Alumina oxydatum 182
Abszess mandibulär, Lycopodium clavatum 992
Abszess periproktitisch, Calcium sulphuricum 436
Abszess peritonsillar, Calcium sulphuricum 436
Abszess rezidivierend, Syphilinum 1485
Achalasie, Barium carbonicum 333
Adam-Stokes-Anfall
– Arsenicum album 286
– Hyoscyamus niger 835
Adenitis
– Calcium silicatum 433
– Clematis erecta 559
Adenitis inguinal, Badiaga 326
Adenoide
– Calcium carbonicum 411
– Lemna minor 963
– Psorinum 1267
– Sanguinaria canadensis 1344
– Sanguinarium nitricum 1347
– Silicea terra 1405
– Teucrium marum verum 1511
– Thuja occidentalis 1527
Adenopathie
– Barium carbonicum 332
– Bromum 379
– Carbo animalis 462
– Psorinum 1268
– Sanicula aqua 1352
– Scrophularia nodosa 1366
– Siegesbeckia orientalis 1398
– Stillingia silvatica 1437
Adenopathie akut und chronisch, Silicea terra 1407
Adenopathie hart, Acidum fluoricum 79
Adenopathie nasopharyngeal, Cistus canadensis 554
Adhäsionen postperitonitisch, Acidum fluoricum 78
Adipositas juvenil, Graphites naturalis 772
Adnexitis
– Acidum formicicum 83
– Apis mellifica 238
– Cantharis 453
– Iodum purum 857
– Mercurius solubilis Hahnemanni 1072
– Naja tripudians 1102
– Sabal serrulatum 1334
– Thuja 1528
Adnexitis chronisch, nach Gonorrhö besonders, Sepia officinalis 1393
Aerophagie
– Asa foetida 297
– Nepenthes distillatoria 1130
Affektivitätsstörung
– Cina maritima 547
– Conium maculatum 597
– Hyoscyamus niger 834, 836
– Moschus moschiferus 1091
– Platinum metallicum 1234
– Stramonium 1440
– Sumbulus moschatus 1473
Affektivitätsstörung bei Kindern, Staphysagria 1427
Affektivitätsstörung bipolar, Veratrum album 1564
Affektkrämpfe
– Agaricus muscarius 152
– Moschus moschiferus 1091
Agitation 1088
– Ambra grisea 186
– Carboneum sulphuratum 472
– Nux moschata 1144
Agitation mit Tachykardie, Adonis vernalis 135
Akkommodationskrampf, Jaborandi 868
Akkommodationsstörung
– Anhalonium Lewinii 215
– Cicuta virosa 534
– Cina maritima 548
– Conium maculatum 597
– Onosmodium virginianum 1169
– Physostigma venenosum 1212
Akne
– Acidum nitricum 100
– Acidum picrinicum 111
– Asteria rubens 308
Akne bei Ausbreitung schmetterlingsförmig besonders, Euphrasia resinifera 705
Akne und Furunkulose, Sulphur lotum 1471
Akne vulgaris
– Aristolochia clematis 275
– Berberis vulgaris 355
– Ferrum metallicum 724
– Graphites naturalis 770
– Iodum purum 858
– Juglans regia 875
– Kalium bromatum 889
– Magnesium carbonicum 1008
– Natrium muriaticum 1117
– Radium bromatum 1295
– Sepia officinalis 1394
– Tuberculinum 1542
Akne vulgaris bei fettiger Gesichtshaut, Selenium amorphum 1380
Akrophobie, Argentum nitricum 264
Akrozyanose, Acidum sarcolacticum 117
Albuminurie, Cainca 402
Alkoholkrankheit
– Acidum carbolicum 72
– Carboneum sulphuratum 472
Allergien, Carcinosinum 475

Klinisches Verzeichnis

Alopecie
- Acidum formicicum 83
- Acidum phosphoricum 107
- Alumina oxydatum 180
- Arsenicum album 285
- Jaborandi 868
- Nepenthes distillatoria 1130
- Petroleum crudum 1196

Alopecia areata, Sarothamnus scoparius 1356

Alopecia areata et totalis
- Syphilinum 1482
- Thallium metallicum 1517

Amaurose, Bothrops lanceolatus 372

Amenorrhö
- Apis mellifica 238
- Belladonna 340
- Calcium carbonicum 412
- Gelsemium sempervirens 753
- Graphites naturalis 770
- Nepenthes distillatoria 1131
- Nux moschata 1145
- Pulsatilla 1279
- Senecio aureus 1382
- Wyethia helenoides 1591
- Xanthoxylum fraxineum 1593

Amenorrhö sekundär, Cyclamen europaeum 652

Amnesie sekundär wie postapoplektisch, Kalium bromatum 889

Amputationsneuralgie, Allium cepa 166

Analekzem
- Calcium fluoricum 420
- Erigeron canadensis 698
- Graphites naturalis 770
- Magnesium carbonicum 1007
- Medorrhinum 1049
- Paeonia officinalis 1184
- Sanicula aqua 1351

Analekzem und -fissur, Thuja occidentalis 1528

Analgesie Hautareale bei Hepato- und Cholepathie, Mandragora officinarum 1036

Analfissur
- Acidum nitricum 99, 101
- Alumina oxydatum 181
- Cundurango 638
- Graphites naturalis 770
- Hydrastis canadensis 827

Analfissur schmerzhaft extrem, Syphilinum 1484

Analfissur schmerzhaft stundenlang anhaltend nach Defäkation, Rathania peruviana 1304

Analfissur sezernierend, Paeonia officinalis 1184

Analfistel
- Acidum nitricum 99, 101
- Berberis vulgaris 354
- Calcium fluoricum 420
- Calcium phosphoricum 428

Anämie
- Acidum aceticum 66
- Manganum aceticum 1044

Anämie sideropenisch, Ferrum metallicum 724

Aneurysma, Calcium fluoricum 421

Aneurysma Aorta
- Aurum metallicum 315
- Barium carbonicum 333

Angina abdominalis
- Bufo bufo 394
- Discorea villosa 672
- Menyanthes 1059
- Tabacum 1491

Angina pectoris
- Acidum oxalicum 104
- Aconitum napellus 129
- Arnica montana 280
- Asarum europaeum 302
- Aurum metallicum 315
- Cactus grandiflora 394
- Cimicifuga racemosa 544
- Glonoinum 762
- Iberis amara 844
- Kalmia latifolia 915
- Lachesis muta 938
- Latrodectus mactans 952
- Mandragora officinarum 1037
- Natrium nitricum 1123
- Oleander 1162
- Spigelia anthelmia 1412
- Strophantus gratus 1451
- Tabacum 1492
- Tarantula hispanica 1499
- Viscum album 1588

Angina tonsillaris
- Aesculus hippocastanum 138
- Apis mellifica 237
- Arsenicum album 285
- Arum triphyllum 293
- Belladonna 339, 342
- Bellis perennis 347
- Calcium fluoricum 419
- Cantharis 453
- Gelsemium sempervirens 752
- Ginseng 760
- Guajacum officinale 780
- Hepar sulphuris 811
- Iodum purum 857
- Kalmia latifolia 915
- Mercurius solubilis Hahnemanni 1071
- Phytolacca decandra 1217
- Siegesbeckia orientalis 1397
- Sulphur iodatum 1459

Angina tonsillaris akut, Chamomilla recutita 505

Angina tonsillaris abszedierend, Silicea terra 1405

Angina tonsillaris akut und chronisch, Lycopodium clavatum 988

Angina tonsillaris akut, chronisch und rezidivierend, Barium carbonicum 333

Angina tonsillaris chronisch
- Calcium carbonicum 412
- Calcium phosphoricum 428
- Psorinum 1267

Angina tonsillaris chronisch hypertroph, Magnesium carbonicum 1006

Angina tonsillaris chronisch mit Detritus tonsillae, Kalium bichromicum 883

Angina tonsillaris chronisch rezidivierend
- Thuja occidentale 1528
- Tuberculinum 1540

Angina tonsillaris rezidivierend, Carcinosinum 475

Angina tonsillaris septisch, Lachesis muta 937

Angioödem
- Apis mellifica 238
- China officinalis 519

Angststörung
- Nepenthes distillatoria 1130
- Phosphorus 1206

Anitis, Syphilinum 1486

Anorexie, Gentiana lutea 755

Klinisches Verzeichnis

Anurie
- Helleborus niger 798
- Zingiber officinale 1613

Aortitis luetica, Iodum purum 858

Aphonie durch Überanstrengung, Arum triphyllum 293

Aphthen
- Acidum muriaticum 93
- Arsenicum album 285
- Borax venata 367
- Hydrastis canadensis 826
- Kalium bichromicum 883
- Lycopodium clavatum 988
- Magnesium carbonicum 1006
- Mercurius solubilis Hahnemanni 1071

Aphthen graugrundig, Syphilinum 1483

Apoplex
- Acidum hydrocyanicum 87
- Arnica montana 279
- Chenopodium anthelminticum 512
- Erigeron canadensis 697
- Hyoscyamus 834
- Hypericum perforatum 840, 697
- Kalium nitricum 906
- Lachesis muta 937
- Oleander 1161
- Opium 1174
- Secale cornutum 1372

Apoplex drohend, Glonoinum 761

Apoplex, Folgen von, Barium carbonicum 332

Apoplexie drohend oder schon eingetreten mit Kopfkongestion, Natrium nitricum 1123

Appendizitis
- Aconitum napellus 129
- Bellis perennis 347
- Bryonia alba 385
- Discorea villosa 672
- Hepar sulphuris 811
- Opium 1174

Appendizitis chronisch rezidivierend, Tuberculinum 1540

Appendizitis rezidivierend, Sulphur iodatum 1459

Appendizitis, auch septisch, Lachesis muta 937

Appetitlosigkeit, Abrotanum 58

Appetitlosigkeit bei Kindern, Calcium phosphoricum 428

Arrhythmie
- Aconitum napellus 131
- Barium carbonicum 333
- Iberis amara 844
- Naja naja 1103

Arteriitis, Kreosol 922

Arteriosklerose
- Bellis perennis 346
- Crataegus oxyacantha 623
- Kreosol 923
- Opium 1175
- Radium bromatum 1296

Arteriosklerose zerebral mit Hypertonie, Plumbum metallicum 1243

Arthralgie akut und chronisch, Antimonium tartaricum 231

Arthritis
- Aranea diadema 248
- Araninum 255
- Euphrasia officinalis 708

Arthritis akut, Chininum sulphuricum 526

Arthritis akut und chronisch, Apis mellifica 238

Arthritis gelenkdestruierend, Syphilinum 1485

Arthritis monoartikulär, Kalmia latifolia 914

Arthritis postgonorrhöisch in großen Gelenken, Medorrhinum 1050

Arthritis rheumatisch
- Angustura vera 208
- Lycopodium clavatum 991

Arthritis rheumatisch, akut, Phytolacca decandra 1219

Arthritis rheumatisch, akut, subakut und chronisch, Guajacum officinale 780

Arthritis urica
- Acidum formicicum 84
- Sarothamnus scoparius 1355

Arthropathie
- Acidum benzoicum 69
- Acidum salicylicum 114
- Berberis vulgaris 355
- Mandragora officinarum 1037
- Manganum aceticum 1044
- Sabina officinalis 1337

Arthropathie akut, chronisch, Acidum formicicum 84

Arthropathie akut, rheumatisch
- Ferrum metallicum 723
- Rhus toxicodendron 1319
- Senecio aureus 1382

Arthropathie akut, subakut, Colchicum autumnale 583

Arthropathie Arm und Schulter rechts, Sanguinaria canadensis 1345

Arthropathie chronisch, Thuja occidentale 1529

Arthropathie chronisch rheumatisch, Rhododendron chrysanthum 1313

Arthropathie klimakterisch
- Aristolochia clematis 275
- Cimicifuga racemosa 544

Arthropathie klimakterisch, Knie besonders, Sepia officinalis 1393

Arthropathie postinfektiös, Natrium sulphuricum 1128

Arthropathie postinfektiös, nach Gonorrhö, Thuja occidentalis 1529

Arthropathie rheumatisch
- Bryonia alba 385
- Kalium carbonicum 898
- Lycopodium clavatum 993
- Natrium muriaticum 1118
- Spiraea ulmaria 1415

Arthropathie rheumatisch, durch Kälte und Nässe, Natrium sulphuricum 1128

Arthropathie rheumatisch, hyperpyretisch, Veratrum viride 1569

Arthrose
- Aranea diadema 248
- Araninum 255
- Calcium fluoricum 421
- Euphrasia officinalis 708
- Radium bromatum 1296
- Stannum metallicum 1423
- Strontium carbonicum 1447
- Viscum album 1588

Arthrose deformierend
- Aurum metallicum 315
- Kreosol 922
- Phosphorus 1208

Arthrose, Knie besonders, Acidum fluoricum 79

Klinisches Verzeichnis

Artikulationsstörung, Bothrops lanceolatus 372
Asphyxie, Heloderma suspectum 803
Asthenopie, Cobaltum nitricum 564
Asthma bronchiale 189
– Acidum formicicum 84
– Acidum hydrocyanicum 87
– Acidum nitricum 99
– Acidum sulphuricum 123
– Allium cepa 166
– Ammonium carbonicum 192
– Aralia racemosa 244
– Arsenicum album 286
– Asteria rubens 308
– Belladonna 340
– Bromum 379
– Carcinosinum 476
– China officinalis 519
– Coccus cacti 574
– Cuprum metallicum 644
– Dulcamara 679
– Hedera helix 792
– Ignatia amara 849
– Iodum purum 858
– Ipecacuanha 863
– Justitia adhatoda 878
– Kalium bromatum 889
– Kalium carbonicum 897
– Ledum palustre 959
– Lobelia inflata 976
– Manganum aceticum 1043
– Natrium sulphuricum 1127, 1128
– Psorinum 1267, 1269
– Rumex crispus 1326
– Sambucus nigra 1341
– Senega 1387
– Stramonium 1441
– Sulphur lotum 1470
– Thuja occidentalis 1529
– Tuberculinum 1541
– Viscum album 1587, 1588
Asthma bronchiale auch mit Herzinsuffizienz, Kalium nitricum 906
Asthma bronchiale bei feuchtem Wetter mit Adenoiden, Lemna minor 963
Asthma bronchiale bei Gewitter, Syphilinum 1484

Asthma bronchiale mit Gastropathie, Zingiber officinale 1613
Asthma bronchiale mit Hepatopathie, Chelidonium majus 509
Asthma bronchiale mit zähem Expektorat, Grindelia robusta 778
Asthma bronchiale psychogen
– Ambra grisea 186
– Cannabis indica 447
– Moschus moschiferus 1091
Asthma kardiale
– Acidum hydrocyanicum 87
– Cannabis indica 447
Ataxie, Alumina 182
Atherom, Silicea terra 1407
Atonie der Verdauungsorgane, Carbo vegetabilis 467
Atrophie Nervus opticus inflammatorisch und degenerativ, Phosphorus 1206
Aufmerksamkeits-Defizit-Hyperaktivitäts-Syndrom, Agaricus muscarius 149
Aufnahmefähigkeit herabgesetzt, Silicea terra 1404
Augenmuskelparese, Conium maculatum 597
Autoimmunerkrankungen, Carcinosinum 475
Autoimmunthyreoiditis
– Badiaga 326
– Conium maculatum 598

B

Bandscheibenprolaps, Sanguinaria canadensis 1348
Bandscheibenschaden, Hedera helix 792
Bartholinitis, Staphysagria 1428
Bauchdeckenschmerz bei Schwangeren, Bellis perennis 347
Begleithepatitis mit Erbrechen, Antimonium crudum 223
Belastungsstörung posttraumatisch
– Ambra grisea 186
– Hypericum 840
Beschäftigungskrämpfe (Pianisten zum Beispiel), Magnesium phosphoricum 1023

Beschwerden postgonorrhoisch, Petroleum crudum 1197
Bewusstseinsstörung dissoziativ, Anhalonium Lewinii 215
Blähungskolik
– Cocculus indicus 570
– Kalium carbonicum 895
Blasenatonie, Magnesium muriaticum 1018
Blasenbeschwerden zusammen mit Gebärmutterstörungen, Senecio aureus 1382
Blasenkrampf, Agaricus muscarius 151
Blasenlähmung bei Multipler Sklerose, Strychninum purum 1457
Blasenlähmung bei Multipler Sklerose und Tabes dorsalis, Agaricus muscarius 151
Blei-Intoxikation
– Platinum metallicum 1234
– Plumbum metallicum 1245
Bleikolik
– Opium 1174
– Zincum metallicum 1603
Bleikolik (Hauptmittel), Alumina oxydatum 181
Blepharitis
– Alumina 180
– Borax venata 367
– Calcium carbonicum 411
– Causticum Hahnemanni 490
– Euphorbia resinifera 704
– Euphrasia officinalis 707
– Ferrum metallicum 722
– Hydrastis canadensis 826
– Medorrhinum 1048
– Mercurius solubilis Hahnemanni 1071
– Natrium muriaticum 1116
– Petroleum crudum 1196
– Pulsatilla 1278
– Sulphur lotum 1468
– Thuja 1527
Blepharitis nachts, Syphilinum 1483
Brachialgia paraesthetica nocturna
– Aesculus hippocastanum 138
– Cocculus indicus 571
– Hedera helix 792
– Mandragora officinarum 1037
– Secale cornutum 1373

Bradykardie, Veratrum viride 1569
Braxton-Hicks-Kontraktionen, Viburnum opulus 1574
Braxton-Hicks-Kontraktionen mit Stuhl- und Harndrang, Nux vomica 1152
Bronchiektasie
– Carbo vegetabilis 468
– Radium bromatum 1296
– Stannum metallicum 1423
Bronchiolitis der Kinder, Ipecacuanha 864
Bronchitis
– Acidum benzoicum 69
– Acidum formicicum 84
– Acidum phosphoricum 108
– Acidum sarcolacticum 117
– Acidum sulphuricum 123
– Aconitum napellus 129
– Agaricus muscarius 151
– Allium cepa 166
– Ammonium carbonicum 192
– Ammonium muriaticum 198
– Antimonium sulphuratum aurantiacum 228
– Apis mellifica 238
– Arsenicum album 286
– Asclepias tuberosa 305
– Badiaga 326
– Belladonna 340
– Cantharis 453
– Carbo animalis 461
– Carbo vegetabilis 468
– Causticum Hahnemanni 492
– Chamomilla 505
– Chelidonium majus 509
– China officinalis 519
– Coccus cacti 574
– Conium maculatum 598
– Corallium rubrum 609
– Cuprum metallicum 644
– Dulcamara 679
– Elaps corallinus 689
– Ferrum metallicum 723
– Hedera helix 792
– Hepar sulphuris 811
– Iodum purum 858
– Ipecacuanha 864
– Justitia adhatoda 878
– Kalium bichromicum 884
– Kalium carbonicum 895
– Lachesis muta 938

– Lactuca virosa 944
– Ledum palustre 959
– Magnesium muriaticum 1018
– Manganum aceticum 1043
– Mercurius solubilis Hahnemanni 1072
– Natrium carbonicum 1108
– Phosphorus 1207
– Pulsatilla 1280
– Radium bromatum 1296
– Rumex crispus 1326
– Scilla maritima 1363
– Sepia officinalis 1393
– Spongia tosta 1417
– Stannum metallicum 1423
– Stillingia silvatica 1437
– Sulphur lotum 1470
– Teucrium marum verum 1512
Bronchitis akut und chronisch
– Antimonium tartaricum 231
– Natrium muriaticum 1118
Bronchitis bei Dentitio difficilis, Podophyllum peltatum 1247
Bronchitis chronisch 182
– Calcium carbonicum 412
– Grindelia robusta 778
– Lycopodium clavatum 989
– Medorrhinum 1050
– Pix liquida 1226
– Psorinum 1267
– Silicea terra 1406
Bronchitis chronisch rezidivierend, Tuberculinum 1541
– Phellandrium aquaticum 1201
– Terebinthinae aetheroleum 1509
Bronchitis Expektorat zäh, Senega 1387
Bronchitis fötide
– Asa foetida 297
– Capsicum annuum 457
– Copaiva 607
– Kreosotum 920
– Sulphur iodatum 1460
Bronchitis grippal, Rhus toxicodendron 1317
Bronchitis prolongiert, Sticta pulmonaria 1434
Bronchitis schmerzhaft wie Zersprengen beim Husten, Bryonia alba 385
Bronchitis spastisch, Stramonium 1441

Bronchitis, Menses, Senecio aureus 1382
Bronchopneumonie, Chelidonium majus 509
Brustatrophie prolongiert nach der Stillperiode, Conium maculatum 598
Brustdruck, Carcinosinum 476
Burnout-Syndrom
– Acidum oxalicum 104
– Acidum phosphoricum 107
– Acidum picricum 110
– Alfalfa 163
– Argentum metallicum 260
– Argentum nitricum 264
– Calcium carbonicum 411
– Ginseng 760
– Glaphimia glauca 742
– Onosmodium virginianum 1169
– Valeriana 1558
Burnout-Syndrom nach Kummer, Ärger und Kränkung, Staphysagria 1427
Bursitis, Arnica montana 280
Bursitis olecrani et praepatellaris, Apis mellifica 238

C

Chalazion
– Badiaga 326
– Calcium fluoricum 419
– Graphites naturalis 769
– Silicea terra 1405
– Staphysagria 1427
– Thuja 1527
Chemosis, Syphilinum 1483
Cheyne-Stokes-Atmung
– Arsenicum album 286
– Cuprum metallicum 644
– Hyoscyamus 835
– Opium 1174
Cheyne-Stokes-Atmung intermittierend, Grindelia robusta 778
Cholangitis chronisch
– Bryonia alba 387
– Chionanthus virginica 530
Cholezystitis, Bellis perennis 347
Cholezystitis akut und chronisch, Chionanthus virginica 530
Cholelithiasis
– Berberis aquifolium 351

Klinisches Verzeichnis

- Chelidonium majus 508
- China officinalis 518
- Chininum sulphuricum 526
- Erigeron canadensis 698
- Hydrastis canadensis 827
- Iodum purum 857
- Lachesis muta 937
- Magnesium carbonicum 1007
- Natrium sulphuricum 1127
- Terebinthinae aetheroleum 1509
- Teucrium marum verum 1512

Cholelithiasis mit Kolik
- Lycopodium clavatum 988
- Magnesium phosphoricum 1022
- Magnesium sulphuricum 1026

Cholera, Discorea villosa 672
Cholera infantum, Medorrhinum 1049
Cholesteatom, Calcium fluoricum 419

Cholezystitis
- Aconitum napellus 129
- Berberis vulgaris 354
- Bryonia alba 385
- Carduus marianus 479
- Chelidonium majus 508
- China officinalis 518
- Chininum sulphuricum 526
- Hedera helix 792
- Hydrastis canadensis 827
- Juglans cinerea 873
- Magnesium carbonicum 1007
- Magnesium sulphuricum 1026
- Podophyllum peltatum 1247
- Pulsatilla 1279
- Sepia officinalis 1392

Cholezystitis auch septisch, Lachesis muta 937
Cholezystolithiasis, Podophyllum peltatum 1247
Cholezystolithiasis prolongiert, Hedera helix 792

Cholezystopathie
- China officinalis 518
- Cimicifuga racemosa 543
- Cobaltum nitricum 564
- Erigeron canadensis 698
- Iodum purum 857
- Juglans cinerea 873
- Mandragora officinarum 1036
- Ptelea trifoliata 1271
- Sulphur lotum 1469

Cholezystopathie mit Hyperazidität, Iris versicolor 866
Chondropathie, Argentum metallicum 259
Chorea, Stramonium 1442

Chorea minor
- Agaricus muscarius 152
- Cicuta virosa 534
- Cuprum metallicum 643
- Hyoscyamus 834
- Physostigma venenosum 1212
- Tarantula hispanica 1499
- Veratrum viride 1569
- Zincum metallicum 1602

Chorioiditis, Kalium carbonicum 894
Chorioretinitis, Aurum metallicum 314

Claudicatio intermittens
- Agaricus muscarius 152
- Plumbum metallicum 1244
- Secale cornutum 1373
- Tabacum 1492

Clavus
- Antimonium crudum 223
- Radium bromatum 1296
- Silicea terra 1407

Colitis ulcerosa
- Ferrum metallicum 723
- Magnesium muriaticum 1018

Coma hepaticum, Chenopodium anthelminticum 512

Commotio cerebri
- Cytisus laburnum 657
- Hypericum 840
- Opium 1174
- Secale cornutum 1372

Commotio cerebri akut und chronisch, Hypericum 840

Condylomata acuminata
- Medorrhinum 1049
- Sabina officinalis 1337
- Sarsaparilla officinalis 1360
- Staphysagria 1428
- Thuja occidentalis 1528

Condylomata acuminata mit Hämorrhoiden, Thuja occidentalis 1528

Crusta lactea
- Oleander 1161
- Vinca minor 1577

Crustae lacteae
- Calcium carbonicum 413
- Calcium sulphuricum 435
- Sarsaparilla officinalis 1359
- Viola tricolor 1579

D

Dakryozystitis
- Petroleum crudum 1196
- Silicea terra 1405
- Staphysagria 1427

Darmatonie neurogen mit Defäkationsstörungen bei organischer Neuropathie wie Apoplexie, Agaricus muscarius 150

Darmkolik
- Alumina oxydatum 175
- Magnesium phosphoricum 1022
- Nux vomica 1152
- Oleander 1162
- Platinum metallicum 1234

Dekubitus, Acidum fluoricum 79

Delirium
- Anhalonium Lewinii 215
- Cuprum aceticum 639

Delirium tremens
- Agaricus muscarius 149
- Cannabis indica 447
- Hyoscyamus 834
- Kalium bromatum 889
- Lachesis muta 936
- Opium 1173
- Stramonium 1440

Demenz
- Acidum phosphoricum 107
- Agaricus muscarius 149
- Helleborus niger 797

Demenz zerebrovaskulär, Veratrum album 1563

Dentitio difficile
- Chamomilla recutita 505
- Magnesium phosphoricum 1022
- Podophyllum peltatum 1247

Dentitio difficilis mit Diarrhö und Koliken, Rheum palmatum 1309

Dentitio tarda
- Bacillinum 323
- Calcium fluoricum 419

Depression
- Acidum phosphoricum 107

- Alfalfa 163
- Anhalonium Lewinii 215
- Aurum metallicum 314
- Calcium carbonicum 411
- Calcium hypophosphorosum 424
- Cimicifuga racemosa 541
- Digitalis purpurea 667
- Erigeron canadensis 697
- Glaphimia glauca 742
- Kalium bromatum 889
- Mancinella hippomane 1031
- Nepenthes distillatoria 1130
- Opium 1173
- Petroleum crudum 1196
- Platinum metallicum 1234
- Rauwolfia serpentina 1307
- Sulphur lotum 1468
- Thea sinensis 1519
- Thuja 1527

Depression hormonell, Pulsatilla 1278
Depression klimakterisch, Sepia officinalis 1391
Depression puerperal und Manie, Platinum metallicum 1234
Dermatitis, Mercurius solubilis Hahnemanni 1073
Dermatitis postradiär, Radium bromatum 1296
Dermatitis solaris
- Aloe 172
- Calcium fluoricum 422

Dermatomykose generalisiert, Magnesium carbonicum 1008
Dermatose chronisch, Sepia officinalis 1394
Dermatose vesikulös und pustulös, Clematis erecta 558

Descensus uteri
- Aletris farinosa 162
- Arctium lappa 258
- Bellis perennis 348
- Cimicifuga racemosa 543
- Collinsonia canadensis 586
- Lilium tigrinum 971
- Sepia officinalis 1393
- Stannum metallicum 1422

Detritus tonsillae
- Calcium fluoricum 419
- Chenopodium anthelminticum 512

Deuteroanomalie, Gratiola officinalis 775
Diabetes insibitus, Natrium muriaticum 1118
Diabetes insibitus nach Schädelhirntrauma, Hypericum perforatum 840
Diabetes mellitus
- Acidum aceticum 66
- Acidum hydrocyanicum 87
- Acidum sarcolacticum 117
- Natrium sulphuricum 1127
- Secale cornutum 1372
- Sulphur iodatum 1459

Diarrhö
- Acidum hydrocyanicum 87
- Acidum phosphoricum 107
- Apocynum cannabium 242
- Arnica montana 280
- Arsenicum album 286
- Bellis perennis 347
- Cantharis 453
- Croton tiglium 633
- Discorea villosa 672
- Hura brasiliensis 823
- Kalium nitricum 906
- Lilium tigrinum 971
- Petroleum crudum 1197
- Sabadilla officinalis 1331
- Strontium carbonicum 1447

Diarrhö bei Alkoholkrankheit, Acidum sulphuricum 122
Diarrhö bei Dentitio, Podophyllum peltatum 1247
Diarrhö bei Kindern besonders chronisch, Psorinum 1267
Diarrhö bei Kindern besonders mit nächtlicher Unruhe und Schreien, Jalapa 870
Diarrhö bei Kindern und Säuglingen mit sauren Stühlen und Unruhe, Rheum palustre 1310
Diarrhö bei Thyreopathie
- Acidum sulphuricum 122
- Ferrum metallicum 723

Diarrhö chronisch, Thuja occidentalis 1528
Diarrhö hämorrhagisch mit Teerstuhl, Leptandra virginica 967
Diarrhö im Sommer, Podophyllum peltatum 1247
Diarrhö mit Flatulenz, Zingiber officinale 1613

Diarrhö mit Stuhlinkontinenz, Aloe 172
Diarrhö morgens, Rumex crispus 1326
Diarrhö psychogen
- Castoreum 484
- Gelsemium sempervirens 753

Diarrhö wechselnd mit Obstipation, Collinsonia canadensis 586
Diarrhö, auch infektiös, Secale cornutum 1372
Diarrhö, sauer, Calcium carbonicum 412
Diarrhö wässrig, Kalium bichromicum 893
Diphtherie
- Ammonium carbonicum 191
- Lycopodium clavatum 988

Diphtherie septisch, Lachesis muta 937
Diphtherie septisch mit Herzbeteiligung, Naja naja 1103
Diphtherie septisch mit nekrotisch stinkenden Membranen und Ödem, Arsenicum album 285
Diplopie vertikal, Syphilinum 1483
Distorsion
- Angustura vera 208
- Bellis perennis 348
- Ruta graveolens 1328

Dorsalgie psychogen
- Acidum phosphoricum 108
- Acidum picrinicum 111

Duodenitis, China officinalis 518
Duodenitis akut, Mercurius solubilis Hahnemanni 1072
Dupuytren-Kontraktur, Aurum metallicum 315
Durchblutungsstörung zerebrovaskulär
- Acidum picrinicum 110
- Barium carbonicum 332
- Bellis perennis 346
- Carboneum sulphuratum 472
- Conium maculatum 597
- Silicea terra 1405
- Stramonium 1443
- Strontium carbonicum 1446

Durchblutungsstörung zerebral mit Gedächtnisverlust und

Klinisches Verzeichnis

Depression, Piper methysticum 1222
Dysenterie, Discorea villosa 672
Dysfunktion erektil
– Acidum picrinicum 111
– Agnus castus 156
– Apis mellifica 238
– Iodum purum 858
– Kalium bromatum 889
– Lycopodium clavatum 989
– Medorrhinum 1049
– Nepenthes distillatoria 1131
– Nuphar luteum 1141
– Nux vomica 1152
– Selenium amorphum 1379
– Sepia officinalis 1393
Dysfunktion erektil nach sexuell übertragbaren Erkrankungen (STD), Staphysagria 1428
Dyskinesie der Gallenwege, Hedera helix 792
Dyskinesie der Gallenwege mit und ohne Koliken, Magnesium carbonicum 1007
Dysmenorrhö
– Ammonium carbonicum 192
– Belladonna 340
– Borax venata 368
– Bufo bufo 394
– Castoreum 484
– Causticum Hahnemanni 491
– Chamomilla 505
– Cimicifuga racemosa 543
– Cocculus indicus 570
– Crocus sativus 627
– Cyclamen europaeum 652
– Discorea villosa 672
– Gelsemium sempervirens 753
– Hamamelis virginiana 783
– Ignatia amara 849
– Lachesis muta 937
– Magnesium carbonicum 1007
– Magnesium phosphoricum 1023
– Manganum aceticum 1043
– Momordica balsamina 1086
– Moschus moschiferus 1091
– Nepenthes distillatoria 1131
– Nux moschata 1145
– Nux vomica 1152
– Platinum metallicum 1235
– Pulsatilla 1279
– Senecio aureus 1382

– Sepia officinalis 1393
– Staphysagria 1428
– Stramonium 1441
– Tuberculinum 1541
– Viburnum opulus 1574
– Xanthoxylum fraxineum 1593
– Zincum metallicum 1603
Dysmenorrhö spastisch, Veratrum album 1563
Dyspepsie
– Acidum muriaticum 93
– Alfalfa 164
– Allium sativum 169
– Arnica montana 280
– Carbo vegetabilis 467
– Carcinosinum 476
– Gentiana lutea 756
– Hepar sulphuris 811
– Kreosol 922
– Magnesium muriaticum 1018
– Natrium carbonicum 1107
– Nux moschata 1145
– Ptelea trifoliata 1271
– Thuja 1528
– Zingiber 1613
Dyspepsie bei Teetrinkern, Thea sinensis 1520
Dyspepsie funktionell mit Herzbeschwerden, Abies canadensis 53
Dyspepsie, funktionell durch übermäßigen Tee- und Tabakgenuss, Abies nigra 55
Dyspepsie hepatogen, Myrica cerifera 1098
Dyspepsie mit Meteorismus und Flatulenz, Carboneum sulphuratum 472
Dyspepsie postinfektiös besonders, Quassia amara 1290
Dyspepsie psychogen
– Acidum aceticum 66
– Cocculus indicus 570
– Petroleum crudum 1197
Dyspepsie senilis, Barium carbonicum 333
Dysphagie, Baptisia 329
Dysphonie
– Argentum metallicum 260
– Caladium seguinum 405
– Syphilinum 1484
Dyphonie bei Stimmbandlähmung, Causticum Hahnemanni 491

Dysphonie chronisch mit Trockenheit, Sticta pulmonaria 1434
Dysphonie durch Überanstrengung, Alumina 181
Dyspnoe kardial, Acidum sarcolacticum 117
Dysregulation orthostatisch
– Aconitum napellus 130
– Agaricus muscarius 152
– Graphites naturalis 771
– Heloderma suspectum 803
– Phosphorus 1208
– Sarothamnus scoparius 1358
Dystorsionen, Angusta vera 208
Dystrophie, Calcium carbonicum 413
Dysurie
– Camphora naturalis 443
– Opium 1174
Dysurie bei Prostatahyperplasie, Alfalfa 164

E

Eczema capitis, Staphysagria 1427
Eiterungen der Schleimhäute, Siegesbeckia orientalis 1397
Ekchymosen, Secale cornutum 1373
Ektropium, Graphites naturalis 769
Ektropium urethrae der Frau, Capsicum annuum 457
Ekzem
– Abrotanum 59
– Borax venata 368
– Cadmium metallicum 398
– Fagopyrum esculentum 712
– Hepar sulphuris 812
– Kreosol 923
– Sarsaparilla officinalis 1360
– Scrophularia nodosa 1366
– Tuberculinum 1542
Ekzem auch stark schuppend, Hydrocotyle 830
Ekzem bei Diabetes, Acidum sulphuricum 123
Ekzem bei Säuglingen, Psorinum 1268
Ekzem chronisch
– Acidum formicicum 84

Klinisches Verzeichnis

- Aurum metallicum 315
- Lycopodium clavatum 990

Ekzem chronisch im Winter, Psorinum 1268

Ekzem chronisch mit Rhagaden, Petroleum crudum 1198

Ekzem chronisch mit Rhagaden und Brennen, Causticum Hahnemanni 492

Ekzem collar, Syphilinum 1483

Ekzem des behaarten Kopfes mit verfilzten Haaren, Vinca minor 1577

Ekzem klimakterisch, Aristolochia clematis 275

Ekzem krustös, Calcium sulphuricum 436

Ekzem mit Schorf wie Kreide, Calcium carbonicum 413

Ekzem palmar, Calcium fluoricum 422

Ekzem perianal, Radium bromatum 1295

Ekzem pustulös im Gesicht und Händen, Cicuta virosa 535

Ekzem retroaurikulär, Petroleum crudum 1196

Ekzem seborrhoisch
- Borax veneta 368
- Dulcamara 680
- Graphites naturalis 771
- Kalium bromatum 889
- Medorrhinum 1048
- Petroleum crudum 1198
- Selenium amorphum 1380
- Staphysagria 1429
- Sulphur lotum 1471

Ekzem seborrhoisch, Sonne, See, Natrium muriaticum 1118

Ekzem senil besonders, Acidum fluoricum 79

Ekzem sezernierend
- Anacardium orientale 202
- Bellis perennis 349
- Magnesium carbonicum 1008
- Mercurius solubilis Hahnemanni 1073
- Thuja occidentalis 1529 (nicht nässend)
- Vinca minor 1577

Ekzem sezernierend Hände und Füße besonders, Silicea terra 1407

Ekzem sezernierend krustös, Arctium lappa 258

Ekzem sezernierend oder trocken
- Arsenicum album 287
- Viola tricolor 1579

Ekzem sezernierend oder trocken, rissig, Radium bromatum 1296

Ekzem sezernierend okzipital, Oleander 1161

Ekzem sezernierend retroaurikulär, Juglans regia 875

Ekzem sezernierend vesikulär, Rhus toxicodendron 1318

Ekzem skrotal, Graphites naturalis 771

Ekzem sternal, Carcinosinum 476

Ekzem trocken
- Graphites naturalis 771
- Nepenthes distillatoria 1131

Ekzem meist trocken, Sulphur lotum 1471

Ekzem trocken rissig, Alumina oxydatum 182

Ekzeme ubiquitär, occipital und retroauriculär besonders, Oleander 1162

Ekzem vesikulär, Acidum carbolicum 72

Ekzem vesikulär, papulomatös, Juglans cinerea 873

Ekzem vesikulös, bullös, Cantharis 453

Ekzem auch stark schuppend, Hydrocotyle 830

Elephantiasis, Hydrocotyle 830

Embolie
- Lachesis muta 938
- Vipera berus 1583

Emphysem, Grindelia robusta 778

Emphysem alter Menschen, Conium maculatum 598

Enchondrome, Silicea terra 1407

Endangitis obliterans, Secale cornutum 1373

Endo- und Parametritis, Mercurius solubilis Hahnemanni 1072

Endo- und Perikarditis, Aconitum napellus 129

Endo-, Myo- und Perikarditis bei Polyarthritis, Acidum benzoicum 69

Endokarditis
- Arsenicum album 286
- Bufo bufo 394
- Colchicum autumnale 582
- Crotalus horridus 630
- Kalium carbonicum 896
- Naja tripudians 1103
- Phytolacca decandra 1218

Endokarditis akut, Spigelia 1412

Endokarditis postinfektiös
- Acidum formicicum 84
- Lachesis muta 938

Endometritis
- Sulphur lotum 1469
- Thuja 1528

Enteritis
- Aconitum napellus 129
- Ammonium muriaticum 198
- Argentum metallicum 260
- Aristolochia clematis 274
- Belladonna 340
- Calcium phosphoricum 428
- Capsicum annuum 457
- Carbo animalis 461
- Chamomilla 505
- Chelidonium majus 508
- Colchicum autumnale 582
- Cytisus laburnum 657
- Gratiola officinalis 775
- Hepar sulphuris 811
- Hydrastis canadensis 827
- Leptandra virginica 967
- Magnesium carbonicum 1007
- Natrium sulphuricum 1127
- Staphysagria 1428
- Sumbulus moschatus 1473

Enteritis akut, Mercurius solubilis Hahnemanni 1072

Enteritis akut und chronisch
- Pulsatilla 1279
- Sulphur lotum 1469

Enteritis chronisch
- Acidum nitricum 99
- Alumina 181
- Medorrhinum 1049
- Natrium muriaticum 1117
- Sepia officinalis 1392
- Sulphur iodatum 1459
- Tuberculinum 1540

Klinisches Verzeichnis

Enteritis hämorrhagisch
- Ficus religiosa 732
- Ipecacuanha 863

Enteritis mit Kolik, Rheum palmatum 1310

Enteritis mit Meteorismus und Flatulenz, Oleander 1162

Enteritis psychogen, Argentum nitricum 265

Enteropathie
- Cimicifuga racemosa 543
- Rumex crispus 1326

Enteropathie psychogen, Zincum metallicum 1603

Enteroptose
- Acidum fluoricum 78
- Calcium fluoricum 420
- Stannum metallicum 1422

Enterorrhagie, Ledum palustre 959

Entropium, Graphites naturalis 769

Entwicklungsretardierung, Syphilinum 1485

Entzündungen akut, Belladonna 340

Entzündungen des äußeren Auges
- Sepia officinalis 1392
- Silicea terra 1405

Entzündungen des Mundbodens und der Speicheldrüsen, Arum triphyllum 293

Enuresis
- Aristolochia clematis 274
- Belladonna 340
- Equisetum hyemale 694
- Hypericum 840
- Medorrhinum 1049
- Petroselinum 1200
- Plantago major 1229
- Psorinum 1267
- Pulsatilla 1279
- Ruta graveolens 1328
- Tabacum 1491
- Taraxacum officinale 1503
- Tuberculinum 1541
- Verbascum thapsiforme 1572

Enuresis nocturna
- Agaricus muscarius 151
- Calcium carbonicum 412
- Cina maritima 548
- Ferrum metallicum 723
- Mandragora officinarum 1036

Enuresis nocturna erster Schlaf, Causticum Hahnemanni 491

Enuresis nocturna und diurna, Rhus toxicodendron 1317

Enzephalitis
- Baptisia 329
- Veratrum viride 1568

Enzephalitis und Folgen von, Agaricus muscarius 150

Enzephalomeningitis, Helleborus niger 797

Epididymitis
- Aristolochia clematis 274
- Clematis erecta 558
- Phytolacca decandra 1217
- Pulsatilla 1279
- Rhododendron chrysanthum 1312
- Sabal serrulatum 1334
- Sepia officinalis 1393
- Siegesbeckia orientalis 1397
- Spongia tosta 1417
- Thuja 1528

Epididymitis chronisch, Selenium amorphum 1379

Epilepsie
- Argentum nitricum 264
- Bufo bufo 391
- Camphora naturalis 444
- Causticum Hahnemanni 492
- Cicuta virosa 534
- Cocculus indicus 570
- Cuprum metallicum 643
- Hyoscyamus 835
- Kalium bromatum 889
- Kreosol 922
- Paeonia officinalis 1183
- Platinum metallicum 1234
- Stramonium 1442
- Strychninum purum 1457
- Syphilinum 1485
- Viscum album 1586
- Zincum metallicum 1602

Epilepsie (ohne Aura), Oenanthe crocata 1158

Epilepsie bei exanthematischen Infekten 643

Epilepsie Grand Mal und Petit mal, Absinthium 62

Epilepsie mit blitzartigem Stoß vom Kopf zu den Füßen, Acidum hydrocyanicum 87

Epilepsie nach Schlaf oder Schreck, Opium 1175

Epilepsie, Neumond, Silicea terra 1407

Epilepsie postinfektiös auch nach Meningitis, Helleborus niger 797

Epiphora, Medorrhinum 1048

Epistaxis
- Bellis perennis 346
- Crocus sativus 627
- Ficus religiosa 732
- Glaphimia glauca 742
- Ledum palustre 959
- Melilotus officinalis 1055
- Millefolium 1083
- Natrium nitricum 1123

Epistaxis vikariierend, Senecio aureus 1382

Epistaxis vikariierend Menses, Senecio aureus 1382

Epitheliom
- Cundurango 638
- Magnesium muriaticum 1019

Erbrechen azetonämisch, Arsenicum album 285

Erfrierung, Agaricus muscarius 152

Erkrankungen des rheumatischen Formenkreises
- Acidum nitricum 99
- Acidum oxalicum 104
- Acidum salicylicum 114
- Acidum sarcolacticum 117
- Acidum sulphuricum 123
- Aconitum napellus 129
- Ammonium carbonicum 192
- Aurum metallicum 315
- Bellis perennis 348
- Calcium carbonicum 413
- Calcium phosphoricum 429
- Capsicum annuum 457
- Causticum Hahnemanni 492
- Chamomilla 506
- China officinalis 519
- Clematis erecta 558
- Colchicum autumnale 583
- Dulcamara 680
- Hedera helix 792
- Kalium bichromicum 884
- Kalmia 914
- Kreosotum 920

Klinisches Verzeichnis

- Lachesis muta 938
- Ledum palustre 960
- Lycopodium clavatum 989
- Mercurius solubilis Hahnemanni 1073
- Nux moschata 1146
- Phytolacca decandra 1218
- Pulsatilla 1280
- Radium bromatum 1296
- Rhododendron chrysanthum 1312
- Rhus toxicodendron 1318
- Ruta graveolens 1328
- Sabadilla officinalis 1332
- Sarsaparilla officinalis 1360
- Sepia officinalis 1393
- Staphysagria 1429
- Sulphur lotum 1470
- Thallium metallicum 1516
- Tuberculinum 1541
- Veratrum album 1564
- Viscum album 1588

Erkrankungen des rheumatischen Formenkreises akut und chronisch, Stellaria media 1432

Ernährungsstörung, Säuglinge
- Borax venata 367
- Calcium phosphoricum 428

Erregungsleitungsstörung
- Barium carbonicum 333
- Convallaria majalis 603
- Digitalis purpurea 668

Erschöpfung
- Acidum phosphoricum 107
- Castoreum 484

Erschöpfung auf tuberkulöser Grundlage, Tuberculinum 1540

Erschöpfung bei Prostatitis und chronischer Urethritis postgonorrhöisch, Selenium amorphum 1379

Erschöpfung durch kognitive Überanstrengung, Anacardium orientale 201

Erschöpfung durch sexuelle Exzesse, Acidum phosphoricum 107

Erschöpfung durch sexuelle Exzesse oder nach Säfteverlust, Staphysagria 1427

Erschöpfung kognitiv bei Examen, Piper methysticum 1222

Erschöpfung kognitiv durch geistige Überanstrengung, Silicea terra 1404

Erschöpfung prolongiert postinfektiös, Cadmium metallicum 399

Erschöpfung psychisch
- Acidum formicicum 83
- Alfalfa 163
- Arnica montana 279
- Phosphorus 1206
- Sepia officinalis 1391
- Strychninum purum 1457
- Tabacum 1490
- Thea sinensis 1519
- Thuja occidentalis 1527
- Zincum metallicum 1602

Erschöpfung psychisch und Hypochondrie auf der Grundlage sexueller Erschöpfung, Agnus castus 156

Erschöpfung sexuell, Conium maculatum 597

Erschöpfungssyndrom chronisch
- Acidum formicum 83
- Agaricus muscarius 154
- Alfalfa 163
- Ambra grisea 186
- Cadmium metallicum 398
- Sepia officinalis 1391
- Strychninum purum 1457
- Tabacum 1490
- Thea sinensis 1519
- Thuja occidentalis 1527
- Zincum metallicum 1602

Erschöpfungssyndrom chronisch auf tuberkulöser Grundlage, Tuberkulinum 1540

Erschöpfungssyndrom chronisch bei Kindern und Heranwachsenden, Calcium phosphoricum 428

Erwartungsangst, Strophantus gratus 1451

Erysipel
- Apis mellifica 238
- Arnica montana 280
- Arsenicum album 287
- Belladonna 339
- Borax venata 368
- China officinalis 518–519
- Hydrocotyle 830
- Lachesis muta 938

- Mancinella hippomane 1031
- Mercurius solubilis Hahnemanni 1073
- Mezereum 1081
- Rhus toxicodendron 1318
- Veratrum viride 1569
- Vipera berus 1583

Erysipel akut und Rezidivprophylaxe, Graphites naturalis 771

Erysipel bullös, Comocladia dentata 592

Erysipel rezidivierend und mit Hautindurationen, Sulphur lotum 1471

Erythem
- Clematis erecta 558
- Fagopyrum esculentum 712
- Manganum aceticum 1044
- Mercurius solubilis Hahnemanni 1073
- Ranunculus bulbosus 1299

Erythem scarlatiniform, Juglans regia 873

Erythema exsudativum multiforme
- Clematis erecta 558
- Ranunculus bulbosus 1299

Erythema nodosum
- Abrotanum 59
- Antimonium crudum 224
- Aurum metallicum 315
- Dulcamara 680
- Sarothamnus scoparius 1357

Eustachitis, China officinalis 520

Exanthem bullös mit Nekrose, Euphorbia resinifera 705

Exanthem dyshidrotisch, Sarothamnus scoparius 1357

Exanthem heftig juckend, Pix liquida 1227

Exanthem herpetiform, Juglans regia 875

Exanthem infektös, Chininum sulphuricum 526

Exanthem makulopapulös kupferfarben, Syphilinum 1485

Exanthem mit Kreislaufschwächen, Ammonium carbonicum 192

Exanthem palmar und plantar, Syphilinum 1485

Exanthem papulös, vesikulös, Bellis perennis 349

Klinisches Verzeichnis

Exostose
- Calcium fluoricum 421
- Stillingia silvatica 1437
- Strontium carbonicum 1447
- Syphilinum 1485

F

Farbsinnstörung, Carboneum sulphuratum 472
Fazialisparese
- Causticum Hahnemanni 490
- Syphilinum 1483
Fersensporn, Hecla lava 788
Fibrom
- Acidum fluoricum 79
- Silicea terra 1407
Fibromyalgie
- Acidum benzoicum 69
- Acidum salicylicum 114
- Apis mellifica 238
- Bryonia alba 385
- Chelidonium majus 509
- Discorea villosa 672
- Kalium bichromicum 884
- Ledum palustre 960
- Spiraea ulmaria 1415
Fieber auszehrend bei Masern und Scharlach (Anurie, Exanthem kommt nicht heraus, Delirium), Stramonium 1442
Fieber hochakut mit Delirium, Hyoscyamus niger 835
Fieber hochakut trocken, Aconitum napellus 129
Fieber mit aktiven Kongestionen, Veratrum viride 1569
Fieber mit Schüttelfrost und Synkope, Veratrum album 1564
Fieber mit Schüttelfrost und Synkope, kaltem Schweiß, Übelkeit, Veratrum viride 1569
Fieber prolongiert mit trockener Hitze und folgenden starken, übelriechenden Schweißen, Sulphur lotum 1470
Fieber rezidivierend periodisch, China officinalis 521
Fieber rezidivierend intermittierend, China officinalis 519
Fieber schwächend, Phosphorus 1208

Fieber septisch, Magnesium carbonicum 1008
Fieber septisch rezidivierend, Lachesis muta 938
Fistel, Calcium fluoricum 422
Fistel ossär, Phosphorus 1208
Flimmerskotom
- Cimicifuga racemosa 542
- Mandragora officinarum 1035
- Natrium muriaticum 1116
Folgen kognitiver Überanstrengung, Cypripedium pubescens 654
Folgen physischer Überanstrengung, Piper methysticum 1223
Folgen von Gemütserregungen aller Art, Ignatia amara 848
Folgen von Hitze und Sonnenstich, Natrium carbonicum 1107
Folgen von Kummer, Enttäuschung oder Schreck, Ignatia amara 848
Folgen von Operationen, Acidum aceticum 66
Folgen von Schlafmangel und Überanstrengung auch durch Sorge, Cocculus indicus 569
Folgen von Schreck und Furcht, Opium 1173
Folgen von Schreck und Verdruss, Petroleum crudum 1196
Folgen von sexueller Ausschweifung und Gonorrhö, Agnus castus 156
Folgen von unterdrückter Menses, Cimicifuga racemosa 543
Follikulitis
- Kreosol 923
- Sarothamnus scoparius 1357
Fraktur, Bellis perennis 348
Fraktur langsam heilend, Calcium phosphoricum 429
Furunkel
- Acidum nitricum 100
- Apis mellifica 238
- Bellis perennis 349
- Carbo vegetabilis 468
Furunkel an Kopf, Auge und Ohr besonders, Staphysagria 1427
Furunkel und Karbunkel, Arsenicum album 287
Furunkulose, Sulphur lotum 1471

G

Galaktorrhö
- Asa foetida 297
- Borax venata 368
Gallenkolik
- Belladonna 340
- Berberis vulgaris 354
- Camphora naturalis 443
- Carduus marianus 479
- Discorea villosa 672
- Mandragora officinarum 1036
Ganglion
- Acidum benzoicum 69
- Ruta graveolens 1328
Ganglion der Hand, Ammonium carbonicum 192
Gangrän, blauschwarz, Crotalus horridus 631
Gangrän diabetisch neuritisch, Kreosol 922
Gangrän diabetisch und senil, Arsenicum album 287
Gangrän trocken, Secale cornutum 1373
Gärungsdyspepsie, Ferrum metallicum 723
Gastralgie, Nepenthes distillatorius 1130, 1131
Gastritis
- Abies canadensis 53
- Abies nigra 55
- Acidum aceticum 66
- Acidum carbolicum 72
- Acidum muriaticum 93
- Acidum nitricum 98
- Acidum phosphoricum 107
- Acidum sarcolacticum 117
- Acidum sulphuricum 122
- Alumina 181
- Antimonium tartaricum 230
- Apis mellifica 237
- Argentum metallicum 260
- Argentum nitricum 265
- Belladonna 339
- Cadmium metallicum 398
- Calcium fluoricum 420
- Carbo animalis 461
- Carbo vegetabilis 467
- China officinalis 518
- Cobaltum nitricum 564
- Cocculus indicus 570

- Colchicum autumnale 582
- Conium maculatum 598
- Cuprum metallicum 644
- Cytisus laburnum 657
- Erigeron canadensis 698
- Euphrasia officinalis 707
- Gratiola officinalis 775
- Hepar sulphuris 811
- Hydrastis canadensis 826
- Ignatia amara 849
- Iodum purum 857
- Iris 866
- Kalium bichromicum 883
- Kreosol 922
- Ledum palustre 959
- Magnesium muriaticum 1017
- Magnesium sulphuricum 1025
- Mandragora officinarum 1036
- Mezereum 1080
- Phosphorus 1207
- Pulsatilla 1279
- Taraxacum officinale 1503
- Veratrum album 1563

Gastritis akut
- Croton tiglium 633
- Cuprum metallicum 644

Gastritis akut und chronisch
- Arsenicum album 285
- Bismutum subnitricum 359
- Ferrum metallicum 723
- Nux vomica 1152

Gastritis akut und nach Infekt, Aconitum napellus 129

Gastritis auch hämorrhagisch, Elaps corallinus 689

Gastritis chronisch
- Cuprum metallicum 644
- Graphites naturalis 770
- Lycopodium clavatum 988
- Medorrhinum 1049
- Sepia officinalis 1392

Gastritis hyperazid
- Magnesium carbonicum 1007
- Petroleum crudum 1197

Gastritis hypoazid
- Chelidonium majus 508
- Magnesium carbonicum 1007

Gastritis mit Diarrhö schleimig und hämorrhagisch, Kalium chloricum 899

Gastritis mit Meteorismus, Oleum animale aethereum Dippelii 1165

Gastroenteritis
- Acidum formicicum 83
- Acidum phosphoricum 107
- Aethusa cynapinum 144
- Agaricus muscarius 150
- Ailanthus 160
- Antimonium crudum 223
- Antimonium tartaricum 230
- Apis mellifica 237
- Aranea diadema 247
- Asclepias tuberosa 304
- Borax venata 367
- Bryonia alba 385
- Cadmium metallicum 398
- Cedron 497
- Colchicum autumnale 582
- Dulcamara 679
- Glaphimia glauca 742
- Helleborus niger 798
- Iris 866
- Kalium bromatum 889
- Magnesium sulphuricum 1025
- Mandragora officinarum 1036
- Nux moschata 1145
- Phosphorus 1207
- Sanicula aqua 1351
- Tabacum 1491
- Veratrum album 1563
- Vipera berus 1583

Gastroenteritis akut, Veratrum album 1563

Gastroenteritis akut und chronisch, Arsenicum album 286
- Veratrum viride 1568

Gastroenteritis subakut und chronisch, Abrotanum 58

Gastrokardialer Symptomenkomplex
- Abies nigra 55
- Abrotanum 58
- Asa foetida 297
- Bellis perennis 347
- Carbo animalis 461
- Carbo vegetabilis 467
- Discorea villosa 672
- Mandragora officinarum 1036
- Nux moschata 1145
- Podophyllum peltatum 1247

Gastroparese, Staphysagria 1427

Gastropathie
- Antimonium crudum 223
- Cimicifuga racemosa 542

- Natrium sulphuricum 1127
- Ornithogalum umbellatum 1179
- Robinia pseudacacia 1322
- Rumex crispus 1326
- Sabadilla officinalis 1331

Gastropathie akut, Mercurius solubilis Hahnemanni 1072

Gastropathie akut und chronisch, Sulphur lotum 1469

Gastropathie bei Rauchern, Capsicum annuum 457

Gastropathie chronisch, Petroleum crudum 1197

Gastropathie febril, Rhus toxicodendron 1317

Gastropathie infektiös, Ipecacuanha 863

Gastropathie psychogen
- Agaricus muscarius 150
- Argentum nitricum 265
- Ignatia amara 849
- Zincum metallicum 1603

Gastropathie toxisch, Nux vomica 1152

Gastroptose
- Calcium fluoricum 420
- Kreosotum 919
- Sepia officinalis 1394

Gastrorrhagie, Ficus religiosa 732

Gaumensegelparese nach Diphtherie, Masern, Scharlach, Gelsemium sempervirens 752

Gedächtnisschwäche auch senil, Silicea terra 1404

Gefäßspasmen, Acidum sarcolacticum 117

Gelenkabszesse
- Calcium hypophosphorosum 424
- Ferrum phosphoricum 727

Gelenk- und Knochenprozesse, rheumatisch, infektiös, tuberkulinisch, Iodum purum 858

Genitalinfekte sezernierend akut und chronisch, Sulphur lotum 1469

Gesichtsneuralgie, Mercurius solubilis Hahnemanni 1071

Gewalttätige, unruhige Kinder, die sich verstellen, verhehlen oder verstohlen sind, Tarantula hispanica 1498

Klinisches Verzeichnis

Gicht 857
- Apis mellifica 238
- Arnica montana 280
- Bryonia alba 385
- Causticum Hahnemanni 492
- China officinalis 519
- Colchicum autumnale 583
- Ledum palustre 960
- Lycopodium clavatum 988
- Natrium muriaticum 1118
- Radium bromatum 1296
- Sabina officinalis 1337
- Staphysagria 1429
- Sulphur lotum 1470

Gicht mit Neigung zu Eiterung, Guajacum officinale 780
Gingivitis, Ratanhia 1304
Glaukom
- Aurum metallicum 314
- Gelsemium sempervirens 752
- Glonoinum 762
- Paris quadrifolia 1191
- Radium bromatum 1295

Globus-Syndrom
- Asa foetida 297
- Ignatia amara 848
- Lac vaccinum defloratum 930
- Lobelia inflata 976
- Moschus moschiferus 1091
- Nux moschata 1145
- Platinum metallicum 1234
- Valeriana 1558
- Veratrum viride 1568

Glomerulonephritis postscarlatinös, Terebinthina 1509
Glossitis, Nepenthes distillatoria 1130
Glutenunverträglichkeit, Zingiber officinale 1613
Gonadeninsuffizienz, Radium bromatum 1296
Gonarthritis, Mandragora officinarum 1040
Gonarthrose, Kalmia latifolia 915
Gonorrhö, Capsicum annuum 457
Gonorrhö chronisch
- Medorrhinum 1049
- Natrium sulphuricum 1127
- Sepia officinalis 1393

Gonorrhö nach, Petroleum crudum 1197
Granulationsbildung verlangsamt, Calendula officinalis 439

Größenwahn, Platinum metallicum 1234

H

Haare verfilzt bei Ekzem des behaarten Kopfes, Vinca minor 1577
Halluzination, Stramonium 1440
Halluzinationen sobald er die Augen schließt (sieht Gestalten im Zimmer), Morphinum 1088
Hämangiom
- Abrotanum 58–59
- Acidum fluoricum 79
- Calcium fluoricum 421–422

Hämatome, Bellis perennis 348
Hämaturie postinfektiös, Kalium nitricum 906
Hämoglobinurie postinfektiös, Natrium nitricum 1123
Hämophilie, Natrium sulphuricum 1128
Hämoptoe
- Aconitum napellus 129
- China officinalis 519
- Crotalus horridus 630
- Kreosotum 920

Hämoptyse
- Acalypha indica 64
- Acidum nitricum 99
- Acidum phosphoricum 108
- Bellis perennis 348
- Crocus sativus 627
- Ficus religiosa 732
- Ledum palustre 959

Hämorrhagie
- Bellis perennis 350
- Bothrops lanceolatus 373
- Geranium maculatum 758

Hämorrhagie atonisch, Cimicifuga racemosa 543
Hämorrhagie atonisch postpartal, Viscum album 1587
Hämorrhagie aus allen Organen, Millefolium 1083
Hämorrhagie der Niere, Ficus religiosa 732
Hämorrhagie dunkel und passiv, Hamamelis virginiana 783
Hämorrhagie gastrointestinal obere, Phosphorus 1207

Hämorrhagie gingival, Natrium nitricum 1123
Hämorrhagie intravitrial, Glonoinum 762
Hämorrhagie mit zersetztem flüssigem Blut, Crotalus horridus 631
Hämorrhoiden
- Abrotanum 59
- Acidum muriaticum 93
- Acidum nitricum 99
- Acidum sarcolacticum 117
- Aesculus hippocastanum 138
- Antimonium crudum 223
- Antimonium tartaricum 230
- Arsenicum album 286
- Berberis vulgaris 354
- Calcium carbonicum 412
- Calcium fluoricum 420
- Capsicum annuum 457
- Carbo animalis 461
- Carbo vegetabilis 468
- Graphites naturalis 770
- Hamamelis virginiana 783
- Hydrastis canadensis 827
- Ignatia amara 849
- Kalium carbonicum 895
- Kreosotum 919
- Lachesis muta 937
- Lycopodium clavatum 989
- Magnesium carbonicum 1007
- Magnesium muriaticum 1018
- Medorrhinum 1049
- Nux vomica 1152
- Podophyllum peltatum 1247
- Ratanhia 1304
- Sepia officinalis 1392
- Sulphur iodatum 1459
- Sulphur lotum 1469
- Thuja 1528
- Wyethia helenoides 1591

Hämorrhoiden bei Proktitis 172
Hämorrhoiden blutend
- Acidum sulphuricum 122
- Ficus religiosa 732

Hämorrhoiden blutend mit Obstipation, Alumina oxydatum 175
Hämorrhoiden blutend mit Obstipation spastisch, Mandragora officinarum 1036
Hämorrhoiden hepatogen, Erigeron canadensis 698

Hämorrhoiden mit Fissuren bei unerträglichen Schmerzen während und nach dem Stuhl, Paeonia officinalis 1184
Harnblasenpapillom, Acidum benzoicum 69
Harninkontinenz
– Acidum hydrocyanicum 87
– Apocynum cannabium 242
– Opium 1174
– Pulsatilla 1279
– Sabal serrulatum 1334
– Tabacum 1491
Harninkontinenz bei fieberhaften Infekten, Hyoscyamus 835
Harninkontinenz bei Prostatahyperplasie
– Causticum Hahnemanni 491
– Petroselinum crispum 1200
Harninkontinenz bei Frauen als Folge von Uterusoperationen, Petroselinum crispum 1200
Harninkontinenz beim Husten, Verbascum thapsiforme 1572
Harninkontinenz tags, Ferrum metallicum 723
Harnröhrenstriktur drohend, Clematis erecta 558
Hartspann, Magnesium carbonicum 1008
Helminthiasis, Cina maritima 548
Helminthiasis, Askariden besonders, Abrotanum 59
Hemiplegie, Xanthoxylum fraxineum 1592
Hepatitis 329
– Arsenicum album 286
– Crotalus horridus 630
– Cuprum metallicum 644
– Myrica cerifera 1098
– Stannum metallicum 1422
– Vipera berus 1583
Hepatitis A, Antimonium crudum 223
Hepatitis chronisch, Flor de piedra 734
Hepatitis ikterisch
– Lachesis muta 937
– Mercurius solubilis Hahnemanni 1072
Hepatitis ikterisch akut und chronisch, Phosphorus 1207

Hepatitis toxisch, Phosphorus 1210
Hepatomegalie
– Acidum sulphuricum 122
– Chininum sulphuricum 526
– Digitalis purpurea 668
– Iodum purum 857
– Iris 866
– Manganum aceticum 1043
– Natrium muriaticum 1117
– Sulphur iodatum 1459
– Sulphur lotum 1469
Hepatomegalie mit Ikterus, Chionanthus virginica 530
Hepatopathie
– Acidum nitricum 98
– Bellis perennis 347
– Berberis aquifolium 351
– Chelidonium majus 508
– Chenopodium anthelminticum 512
– Erigeron canadensis 698
– Euphrasia officinalis 707
– Flor de piedra 734
– Gelsemium sempervirens 753
– Gratiola officinalis 775
– Hydrastis canadensis 827
– Juglans cinerea 873
– Juglans regia 875
– Kreosol 922
– Magnesium carbonicum 1007
– Mandragora officinarum 1036
– Manganum aceticum 1043
– Myrica cerifera 1098
– Natrium carbonicum 1107
– Natrium muriaticum 1117
– Natrium sulphuricum 1127
– Nux moschata 1145
– Nux vomica 1152
– Ptelea trifoliata 1271
– Pulsatilla 1279
– Quassia amara 1290
– Sanicula aqua 1351
– Scrophularia nodosa 1366
– Sepia officinalis 1392
– Stannum metallicum 1422
– Sulphur lotum 1469
Hepatopathie bei Hyperurikämie, Lycopodium clavatum 988
Hepatopathie chronisch
– Calcium fluoricum 420
– Magnesium muriaticum 1018

Hepatopathie mit Ikterus, Stillingia silvatica 1436
Hepatopathie mit schwärzlichen Stühlen, Leptandra virginica 966
Hepatopathie mit Zephalgie und psychischen Störungen, Yucca filamentosa 1595
Hepatorenales Syndrom, Antimonium crudum 223
Hepatosplenomegalie
– Ammonium muriaticum 198
– Antimonium crudum 223
– Carduus marianus 479
– Natrium sulphuricum 1127
Hernie, Carcinosinum 476
Hernie inkarzeriert
– Cocculus indicus 570
– Tabacum 1491
Hernie umbilikal, Aethusa cynapium 144
Herpes corneae, Ranunculus bulbosus 1299
Herpes labialis, Bellis perennis 347
Herpes simplex, Dulcamara 680
Herpes simplex rezidivierend, Carcinosinum 476
Herpes simplex und zoster, Rhus toxicodendron 1318
Herpes zoster
– Clematis erecta 558
– Croton tiglium 633
– Euphorbia resinifera 705
– Grindelia robusta 778
– Iris 866
– Mandragora officinarum 1038
– Mezereum 1081
Herpes zoster (gangraenosus), Comocladia dentata 592
Herzdekompensation durch Überanstrengung, Rhus toxicodendron 1317
Herzdekompensation mit Aszites und Ödem, Oleander 1162
Herzinfarkt
– Arsenicum album 286
– Kalium carbonicum 896
– Lachesis muta 938
– Latrodectus mactans 952
– Naja tripudians 1103
Herzinsuffizienz
– Acidum phosphoricum 108

Klinisches Verzeichnis

- Ammonium carbonicum 192
- Apocynum cannabium 242
- Laurocerasus officinalis 957

Herzinsuffizienz beginnend, Crataegus oxyacantha 623

Herzinsuffizienz bei Bradykardie mit Ödem besonders, Convallaria majalis 603

Herzinsuffizienz dekompensiert, Helleborus niger 798

Herzinsuffizienz mit Angina pektoris, Viscum album 1588

Herzinsuffizienz mit Insomnie, Digitalis purpurea 668

Herzinsuffizienz mit Stauungsbronchitis und nächtlichem Reizhusten, Spongia tosta 1418

Herzinsuffizienz mit Synkope, Kalium nitricum 906

Herzinsuffizienz tachykard, Adonis vernalis 135

Herz- und Kreislaufinsuffizienz, Vipera berus 1583

Hiatushernie, Abies nigra 55

Hilusdrüsentuberkulose
- Calcium phosphoricum 429
- Conium maculatum 598

Hirnschaden nach Hirnblutung Neugeborener, Helleborus niger 797

Hitzewallungen klimakterisch
- Asteria rubens 308
- Jaborandi 869
- Sanguinaria canadensis 1344

Hitzeschlag, Belladonna 339

Hitzeschlag und Sonnenstich, Cytisus laburnum 657

Hodenschwellung, Badiaga 326

Hodentumoren, Conium maculatum 598

Höhenkrankheit, Acidum hydrocyanicum 87

Honeymoon-Zystitis, Staphysagria 1428

Hordeolum
- Apis mellifica 237
- Badiaga 326
- Hepar sulphuris 810
- Kreosotum 918
- Pulsatilla 1278
- Sarothamnus scoparius 1356
- Silicea terra 1405
- Staphysagria 1427
- Thuja 1527

Hordeolum rezidivierend, Calcium fluoricum 419

Husten hämorrhagisch, Arnica montana 280

Husten spastisch, Lobelia inflata 976

Husten krampfhaft und trocken, Mandragora officinarum 1037

Husten trocken bei Infekt oder Alkohol, Nux vomica 1152

Hustenreiz psychogen, Ignatia amara 849

Hydrozele
- Abrotanum 59
- Rhododendron chrysanthum 1312

Hydrozephalus
- Apis mellifica 237
- Calcium carbonicum 411
- Calcium phosphoricum 428

Hypakusis, Graphites naturalis 769

Hyper- und vor allem Hypoazidität, Sulphur lotum 1469

Hyperakusis
- Anguilla anguilla 205
- Calcium fluoricum 419

Hyperämie abdominell, Nux vomica 1152

Hyperämie des Uterus, Collinsonia canadensis 586

Hyperazidität
- Acidum sarcolacticum 117
- Piper methysticum 1222

Hypercholesterinämie (Voisin), Lycopodium clavatum 988

Hyperemesis, Syphilinum 1483

Hyperemesis gravidarum
- Acidum carbolicum 72
- Aletris farinosa 161
- Cocculus indicus 570
- Cyclamen europaeum 652
- Iodum purum 857
- Jaborandi 869
- Kreosotum 919
- Lac vaccinum defloratum 930
- Mandragora officinarum 1036
- Natrium muriaticum 1117
- Nux moschata 1145
- Petroleum crudum 1197
- Sepia officinalis 1392

Hyperemesis gravidarum mit Speichelfluss und Säurebeschwerden (A. Stiegele), Iris 866

Hypergalaktie, Phytolacca decandra 1218

Hyperhidrosis plantaris, Silicea terra 1407

Hyperkalzämie, Calcium fluoricum 422

Hyperkeratose schmerzhaft, Silicea terra 1407

Hypersensitivität der Sinnesorgane, Morphinum 1088

Hypersexualität
- Anacardium orientale 202
- Murex purpurea 1093
- Nuphar luteum 1141
- Platinum metallicum 1235
- Staphysagria 1428

Hyperthyreose
- Conium maculatum 598
- Flor de piedra 734
- Hedera helix 791
- Magnesium carbonicum 1007
- Magnesium muriaticum 1017
- Secale cornutum 1372

Hypertonie arteriosklerotisch
- Barium carbonicum 333
- Secale cornutum 1374

Hypertonie bei zerebraler Durchblutungsstörung, Aranea diadema 247

Hypertonie mit Kopfkongestion, Wärme, Strontium carbonicum 1448

Hypertonie, auch mit Linksherzhypertrophie, Naja tripudians 1103

Hyperurikämie
- Acidum benzoicum 69
- Cannabis sativa 450
- Colocynthis 588
- Lithium cabonicum 974
- Staphysagria 1428

Hyperventilationstetanie, Cicuta virosa 534

Hypochondrie
- Petroleum crudum 1196
- Sulphur lotum 1468
- Zincum metallicum 1602

Hypochondrie bei Hepatopathie, Chelidonium majus 508

Hypochondrie durch Gastro- und
  Hepatopathien, Magnesium
  muriaticum 1017
Hypogalaktie, Agnus castus 156
Hypogenitalismus, Graphites
  naturalis 771
Hypomenorrhö
– Apis mellifica 238
– Graphites naturalis 770
– Natrium muriaticum 1117
– Sepia officinalis 1393
Hypopyon, Hepar sulphuris 810
Hypotonie
– Agaricus muscarius 152
– Aranea diadema 248
– Crotalus horridus 630
– Radium bromatum 1296–1297
– Sarothamnus scoparius 1358
– Staphysagria 1429
Hypotonie arteriell, Radium
  bromatum 1296
Hypotonie bei zerebrovaskulärer
  Durchblutungsstörung, Aranea
  diadema 247
Hypotonie mit Synkope, Aconitum
  napellus 130

I

Ichthyose
– Kresol 923
– Piper methysticum 1223
Idea fixa, Thuja occidentalis 1527
Ikterus
– Chenopodium anthelmin-
  ticum 512
– China officinalis 518
– Cuprum metallicum 644
– Digitalis purpurea 668
– Juglans regia 875
– Podophyllum peltatum 1247
Ikterus nach Ärger, Chamo-
  milla 505
Ileus
– Nux vomica 1152
– Opium 1174
– Tabacum 1491
– Veratrum album 1563
Ileus paralytisch, Acidum fluo-
  ricum 78
Ileus postoperativ, auch prophy-
  laktisch, Staphysagria 1428

Iliosakralfugensyndrom, Aloe
  socotrina 172
Impetigo contagiosa
– Antimonium crudum 224
– Antimonium tartaricum 231
Impfschäden, Thuja 1529
Inappetenz, Taraxacum offici-
  nale 1503
Infekt akut, Cadmium metal-
  licum 398
Infekt exanthematisch, Arum
  triphyllum 293
Infekt fieberhaft mit Rhino-
  pharyngitis, Ammonium
  muriaticum 198
Infekt grippal
– Bryonia alba 386
– Camphora naturalis 444
– Chelidonium majus 509
– Elaps corallinus 689
– Eupatorium perfoliatum 701
– Ferrum metallicum 724
– Phytolacca decandra 1218
– Sabadilla officinalis 1332
– Sarothamnus scoparius 1356
– Sulphur lotum 1470
Infekt grippal epidemisch bei
  Hämorrhagien, Synkope,
  Kreislaufschwäche, Epistaxis,
  Lachesis muta 938
Infekt grippal mit Husten, Sticta
  pulmonaria 1434
Infekt grippal schwer mit
  Schwäche und Erbrechen,
  Acidum sarcolacticum 117
Infekt grippal, auch epidemisch im
  Sommer, Natrium muriaticum
  1118
Infekt hochfieberhaft, Prionurus
  australis 1258
Infekt rezidivierend, Sticta
  pulmonaria 1434
Infekt septisch
– Baptisia tinctoria 330
– Crotalus horridus 631
Infektneigung, Cistus cana-
  densis 554
Infertilität
– Aristolochia clematis 274
– Borax veneta 368
– Nepenthes distillatoria 1131
– Sepia officinalis 1394
– Syphilinum 1484

Inkontinenz bei Husten und Niesen,
  Causticum Hahnemanni 491
Insektenstich, Ledum palustre
  960
Insomnia senilis, Barium carbo-
  nicum 332
Insomnie
– Ambra grisea 187
– Carcinosinum 476
– Castoreum 484
– Cimicifuga racemosa 544
– Cocculus indicus 571
– Coffea cruda 577
– Erigeron canadensis 698
– Kalium bromatum 889
– Lactuca virosa 944
– Magnesium muriaticum 1019
– Opium 1175
– Thea sinensis 1520
– Valeriana 1558
– Zincum metallicum 1604
Insomnie auf tuberkulöser
  Grundlage, Tuberculinum
  1541
Insomnie bei reizbaren Kindern,
  Cyripedium pubescens 654
Insomnie durch Erregung,
  Morphinum 1089
Insomnie mit Aufschrecken und
  Aufschreien, Hyoscyamus
  niger 834
Insomnie senil, Barium carbo-
  nicum 332
Insomnie wie nach Kaffee- oder
  Teegenuss, Cyripedium
  pubescens 654
Insuffizienz pulmonal bei Rechts-
  herzinsuffizienz, Laurocerasus
  956
Intermenstrualschmerz, Cocculus
  indicus 570
Intertrigo
– Aristolochia clematis 275
– Graphites naturalis 771
Intertrigo perianal, Carduus
  marianus 479
Intoxikation Aluminium chronisch,
  Alumina oxydatum 183
Intoxikation Blei
– Platinum metallicum 1234
– Plumbum metallicum 1245
Intoxikation Nikotin
– Ignatia amara 849

- Nux vomica 1153
- Tabacum 1494

Intoxikation Quecksilber chronisch, Mezereum 1081

Intoxikation Rhus-Arten, Grindelia robusta 778

Invagination, Opium 1174

Iridozyklitis
- Badiaga 326
- Syphilinum 1483

Iritis 296
- Apis mellifica 237
- Aurum metallicum 314
- Borax venata 367
- Rhus toxicodendron 1316
- Staphysagria 1427
- Syphilinum 1483

Ischialgie
- Acidum sarcolacticum 117
- Agaricus muscarius 152
- Ammonium carbonicum 192
- Ammonium muriaticum 198
- Apis mellifica 238
- Araninum 255
- Asarum europaeum 302
- Carduus marianus 479
- Causticum Hahnemanni 492
- Colchicum autumnale 583
- Colocynthis (Hauptmittel) 589
- Glaphimia glauca 743
- Iris 866
- Kalium bichromicum 884
- Lachesis muta 938
- Ledum palustre 960
- Magnesium phosphoricum 1023
- Mandragora officinarum 1037
- Platinum metallicum 1235
- Plumbum metallicum 1244
- Rhus toxicodendron 1317
- Sanguinaria canadensis 1345
- Spiraea ulmaria 1415
- Strychninum purum 1457
- Sulphur lotum 1470
- Tellurium 1506
- Thallium metallicum 1516
- Valeriana 1558
- Veratrum album 1564
- Viscum album 1587
- Xanthoxylum fraxineum 1593
- Zincum metallicum 1604

Ischialgie beim Pferd, Rhus toxicodendron 1319

Ischialgie bei Reizung der Geschlechtsorgane nach Gonorrhö, Staphysagria 1428

Ischialgie im Zusammenhang mit sexueller Schwäche, Ginseng 760

Ischialgie in der Schwangerschaft besonders, Sepia officinalis 1393

Ischurie
- Aconitum napellus 129
- Equisetum hyemale 694

Ischurie auch paradox, Nux vomica 1152

Ischurie postoperativ, Causticum Hahnemanni 491

Ischurie spastisch, Morphinum 1088

J

Jactatio capitis bzw. corporis nocturna, Zincum metallicum 1602

Jactatio capitis nocturna, Agaricus muscarius 150

K

Kachexie
- Arsenicum album 287
- Ornithogalum umbellatum 1179
- Syphilinum 1485

Kachexie mit Schweißen und Ödemen, Acidum aceticum 66

Kältepurpura, Dulcamara 680

Karbunkel
- Arsenicum album 287
- Carbo vegetabilis 468
- Crotalus horridus 631
- Tarantula cubensis 1495

Karbunkel septisch, Lachesis muta 938

Kardiomyopathie
- Apocynum cannabium 242
- Calcium carbonicum 413
- Hedera helix 792
- Naja naja 1103
- Prunus spinosa 1260

Kardiomyopathie akut und chronisch bei Autoimmunprozessen, Kalmia latifolia 914

Kardiomyopathie bei Pfortaderstauung, Collinsonia canadensis 586

Kardiomyopathie bei Tabakrauchern, Gelsemium sempervirens 753

Kardiomyopathie dekompensiert mit Ödemen, Digitalis purpurea 668

Kardiomyopathie ohne Dekompensation, Sumbulus moschatus 1473

Kardiomyopathie psychogen
- Acidum oxalicum 104
- Agaricus muscarius 151
- Argentum nitricum 266
- Asarum europaeum 302
- Bufu bufo 394
- Iberis amara 844
- Kalium carbonicum 896
- Naja naja 1103
- Natrium muriaticum 1118
- Phosphorus 1208

Kardiomyopathie postinfektiös
- Sarothamnus scoparius 1357
- Kalium carbonicum 897

Kardiomyopathie thyreogen, Tuberculinum 1541

Kardiopathie psychogen
- Anhalonium Lewinii 215
- Cimicifuga racemosa 544
- Gelsemium sempervirens 753
- Jaborandi 869
- Lilium tigrinum 971
- Spigelia anthelmia 1412
- Zincum metallicum 1605

Kardiopathie rheumatisch
- Acidum formicicum 84
- Acidum sarcolacticum 117

Karies
- Kreosotum 919
- Mercurius solubilis Hahnemanni 1071
- Phosphorus 1206
- Staphysagria 1427

Karies der Nasenknochen und -knorpel, Aurum metallicum 314

Karpaltunnelsyndrom, Acidum formicicum 84

Karzinom
- Acidum carbolicum 72
- Carcinosinum 476
- Kreosol 923
Karzinom palliativ, Acidum sarcolacticum 117
Karzinomschmerz mit Ausstrahlung, Staphysagria 1429
Katarakt
- Arsenicum album 285
- Calcium carbonicum 411
- Calcium fluoricum 419
- Causticum Hahnemanni 490
- Secale cornutum 1372
- Silicea terra 1405
Katarakt bei Diabetes, Kreosotum 918
Katzenjammer nach Alkohol, Nux vomica 1151
Kehlkopftuberkulose im ersten Stadium, Calcium phosphoricum 428
Keloid
- Calcium fluoricum 422
- Graphites naturalis 771
- Silicea terra 1407
Keratitis
- Acidum nitricum 98
- Antimonium crudum 222
- Apis mellifica 237
- Arsenicum album 285
- Aurum metallicum 314
- Badiaga 326
- Calcium carbonicum 411
- Calcium fluoricum 419
- Croton tiglium 633
- Hepar sulphuris 810
- Kalium carbonicum 894
- Mercurius solubilis Hahnemanni 1071
- Natrium muriaticum 1116
- Pulsatilla 1278
- Radium bromatum 1295
- Rhus toxicodendron 1316
- Staphysagria 1427
- Thuja 1527
Kiefergelenksluxation habituell, Petroleum crudum 1196
Kinetose
- Borax venata 367
- Cocculus indicus 569
- Mandragora officinarum 1036
- Petroleum crudum 1197

- Sanicula aqua 1351
- Tabacum 1491
- Theridion curassavicum 1522
Klimakterium Beschwerden
- Acidum sulphuricum 122
- Agaricus muscarius 151
- Cytisus laburnum 658
- Pulsatilla pratensis 1279
Klimakterium Beschwerden, Herz-Kreislauf besonders, Naja naja 1102
Knochen- und Gelenktuberkulose, Tuberculinum 1541
Knochennekrose, Asa foetida 297
Knochentuberkulose, Phosphorus 1208
Koagulopathie, Acidum sulphuricum 123
Kokzygodynie, Ledum palustre 959
Kolik
- Atropinum sulphuratum 309
- Colocynthis 588
- Terebinthina 1509
Kolik affektiv, Staphysagria 1428
Kolik bei Cholelithiasis, Calcium carbonicum 412
Kolik bei Säuglingen, Cina maritima 549
Kolitis
- Abrotanum 59
- Aristolochia clematis 274
- Cobaltum nitricum 564
- Kalium bichromicum 883
- Kreosotum 919
- Podophyllum peltatum 1247
Kolitis akut, Mercurius solubilis Hahnemanni 1072
Kolitis hämorrhagisch, Sulphur iodatum 1459
Kolitis subakut und chronisch mit Leberbeteiligung und Sphinkterschwäche, Aloe 172
Kongestion uterin, Magnesium muriaticum 1018
Konjunktivitis
- Ailanthus 160
- Antimonium crudum 222
- Apis mellifica 237
- Argentum nitricum 265
- Arsenicum album 285
- Belladonna 339

- Bellis perennis 346
- Borax venata 367
- Calcium carbonicum 411
- Causticum Hahnemanni 490
- Chamomilla 505
- Comocladia dentata 591
- Conium maculatum 597
- Croton tiglium 633
- Dulcamara 679
- Euphorbia resinifera 704
- Euphrasia officinalis 707
- Ferrum metallicum 722
- Gelsemium sempervirens 752
- Hepar sulphuris 810
- Hydrastis canadensis 826
- Kalium carbonicum 894
- Lycopodium clavatum 987
- Mancinella hippomane 1031
- Mercurius solubilis Hahnemanni 1071
- Mezereum 1080
- Natrium muriaticum 1116
- Petroleum crudum 1196
- Phytolacca decandra 1217
- Pulsatilla 1278
- Radium bromatum 1295
- Ranunculus bulbosus 1299
- Rhus toxicodendron 1316
- Sabadilla officinalis 1331
- Senega 1386
- Sulphur lotum 1468
- Tabacum 1491
- Thuja 1527
Konjunktivitis akut, Aconitum napellus 128
Konjunktivitis chronisch
- Alumina 180
- Medorrhinum 1048
Kontusion kostal, Bellis perennis 348
Konzentrationsschwäche
- Aethusa cynapium 144
- Asarum europaeum 300
- Nux moschata 1144
Konzentrationsschwäche bei Kindern, Helleborus niger 797
Kopfkongestionen bei unterdrückter Menses oder im Klimakterium, Glonoinum 762
Koronar- und Aortensklerose, Iodum purum 858
Koronare Herzkrankheit
- Agaricus muscarius 151

Klinisches Verzeichnis

- Crataegus oxyacantha 623
- Digitalis purpurea 668
- Hedera helix 792
- Prunus spinosa 1260

Koronarsyndrom akut, Oleander 1162

Koxalgie
- Aesculus hippocastanum 138
- Cadmium metallicum 398

Koxarthrose, Kalium carbonicum 896

Krämpfe tetanisch und psychogen, Absinthium 62

Krampfwehen
- Belladonna 340
- Chamomilla 505
- Cimicifuga racemosa 543
- Discorea villosa 672
- Gelsemium sempervirens 753
- Ignatia amara 849
- Pulsatilla 1279

Kraniotabes
- Calcium carbonicum 411
- Calcium phosphoricum 428

Kreislaufinsuffizienz, Sabadilla officinalis 1331

Kreislaufinsuffizienz bei akuten Infekten, Ammonium carbonicum 192

Kreislaufinsuffizienz bei akuten Infekten pulmonal, Antimonium tartaricum 231

L

Lakrimation ätzend, Euphrasia officinalis 707

Laktationsstörungen
- Alfalfa 164
- Pulsatilla 1279

Laryngitis
- Acidum sarcolacticum 117
- Allium cepa 166
- Alumina 181
- Ammonium carbonicum 192
- Ammonium muriaticum 198
- Antimonium crudum 223
- Apis mellifica 238
- Argentum metallicum 260
- Arsenicum album 286
- Arum triphyllum 293
- Belladonna 340
- Bellis perennis 348

- Calcium carbonicum 412
- Carbo vegetabilis 468
- Causticum Hahnemanni 491
- Collinsonia canadensis 586
- Corallium rubrum 609
- Euphorbia resinifera 705
- Ferrum metallicum 723
- Gelsemium sempervirens 753
- Guajacum officinale 780
- Hedera helix 792
- Hepar sulphuris 811
- Hydrastis canadensis 827
- Iodum purum 858
- Justitia adhatoda 878
- Kalium bichromicum 884
- Kalium carbonicum 895
- Lactuca virosa 944
- Magnesium muriaticum 1018
- Manganum aceticum 1043
- Mercurius solubilis Hahnemanni 1072
- Natrium muriaticum 1118
- Nepenthes distillatoria 1131
- Nux moschata 1145
- Psorinum 1267
- Pulsatilla 1279
- Radium bromatum 1296
- Rumex crispus 1326
- Sanguinaria canadensis 1344
- Sanguinarinum nitricum 1347
- Silicea terra 1406
- Spongia tosta 1417
- Stillingia silvatica 1437
- Stramonium 1441
- Verbascum thapsiforme 1572

Laryngitis akut
- Aconitum napellus 129
- Ammonium causticum 195

Laryngitis akut und chronisch, Phosphorus 1207

Laryngitis chronisch
- Argentum nitricum 266
- Calcium fluoricum 420
- Carbo animalis 461
- Medorrhinum 1050
- Petroleum crudum 1197
- Sepia officinalis 1393
- Stannum metallicum 1422
- Thuja 1529

Laryngitis mit Reizhusten, Bromum 379

Laryngitis rezidivierend, Paris quadrifolia 1191

Laryngospasmus, Belladonna 340

Larynxkarzinom, Kreosotum 919

Larynxtuberkulose, Phosphorus 1207

Lateralsklerose amyotroph, Kreosol 923

Lebensmittelintoxikation
- Ipecacuanha 863
- Veratrum album 1563

Leber- und Stoffwechselstörung, Psorinum 1267

Leberdystrophie akut, Phosphorus 1207

Leberinsuffizienz, Iris 866

Leberzirrhose
- Abies canadensis 54
- Abies nigra 55
- Acidum fluoricum 78
- Aurum metallicum 315
- Bryonia alba 385
- Cuprum metallicum 644
- Iodum purum 857
- Quassia amara 1290
- Stannum metallicum 1422

Leberzirrhose alkoholtoxisch, Sulphur iodatum 1459

Leberzirrhose auch sekundär bei Herzinsuffizienz, Hedera helix 792

Lernleistungsschwäche bei Schulkindern, Aethusa cynapium 144

Lernleistungsschwäche, besonders Mathematik, Syphilinum 1482

Leukämie lymphatisch, Carbo animalis 462

Leukorrhö
- Acidum nitricum 99
- Aesculus hippocastanum 138
- Ambra grisea 186
- Ammonium carbonicum 192
- Aristolochia clematis 274
- Arsenicum album 286
- Bellis perennis 348
- Borax venata 368
- Bovista 375
- Calcium fluoricum 420
- Carbo vegetabilis 468
- Causticum Hahnemanni 491
- China officinalis 518

- Cimicifuga racemosa 543
- Conium maculatum 598
- Copaiva 607
- Crocus sativus 627
- Cyclamen europaeum 652
- Dictamnus albus 664
- Ferrum metallicum 723
- Graphites naturalis 770
- Hepar sulphuris 811
- Iodum purum 857
- Kalium carbonicum 895
- Kreosotum 919
- Magnesium carbonicum 1007
- Magnesium muriaticum 1018
- Natrium muriaticum 1117
- Platinum metallicum 1235
- Senecio aureus 1382
- Sepia officinalis 1393
- Silicea terra 1406
- Sulphur lotum 1469
- Viburnum opulus 1574
- Zincum metallicum 1603

Leukorrhö ätzend
- Hydrastis canadensis 827
- Sabina officinalis 1337

Leukorrhö ätzend und zäh, Kalium bichromicum 884

Leukorrhö bei kleinen Mädchen, Pulsatilla pratensis 1279

Leukorrhö dick, Hydrastis canadensis 827

Leukorrhö intermenstruell, bräunlich schmierig, Secale cornutum 1373

Leukorrhö mit Obstipation, Alumina oxydatum 181

Leukorrhö nach Erregung, Staphysagria 1428

Leukorrhö rezidivierend, Medorrhinum 1051

Leukorrhö zäh, Hydrastis canadensis 827

Libido fehlend, Nepenthes distillatoria 1131

Libido gesteigert bei erektiler Dysfunktion, Conium maculatum 598

Libido reduziert
- Agnus castus 156
- Nepenthes distillatoria 1131

Libido übersteigert
- Agnus castus 156
- Lactuca virosa 944

Libidostörung, Sepia officinalis 1393

Lichen planus, Berberis vulgaris 355

Lidekzem, Graphites naturalis 769

Liftschwindel, Digitalis purpurea 667

Linksherzhypertrophie
- Crataegus oxyacantha 623
- Iberis amara 844
- Prunus spinosa 1260
- Viscum album 1587

Linksherzinsuffizienz, Phosphorus 1208

Lipom, Barium carbonicum 333

Lippenkarzinom, Hydrastis canadensis 826

Lochien stockend
- Aristolochia clematis 274
- Borax veneta 368
- Bryonia alba 385
- Pulsatilla pratensis 1279
- Secale cornutum 1373

Lumbalgie
- Acidum formicicum 84
- Aloe socotrina 172
- Antimonium crudum 223
- Antimonium tartaricum 231
- Araninum 255
- Belladonna 340
- Berberis vulgaris 355
- Cadmium metallicum 398
- Carcinosinum 476
- Kalium bichromicum 884
- Ledum palustre 959
- Mandragora officinarum 1037
- Nux moschata 1145
- Nux vomica 1152
- Rhus toxicodendron 1317
- Sanguinaria canadensis 1345
- Sulphur lotum 1470

Lumbalgie akut, Colchicum autumnale 582

Lumbalgie im Zusammenhang mit Unterleibsbeschwerden, Kalium carbonicum 896

Lungenabszess, Hepar sulphuris 811

Lungenembolie, Elaps corallinus 689

Lungenemphysem, Antimonium tartaricum 231

Lungenemphysem mit höchster Dyspnoe, Senega 1387

Lungentuberkulose
- Conium maculatum 598
- Elaps corallinus 689
- Kalium bichromicum 884
- Kalium carbonicum 895
- Phosphorus 1207
- Psorinum 1267
- Silicea terra 1406
- Spongia tosta 1417
- Sticta pulmonaria 1434
- Teucrium marum verum 1512

Lungentuberkulose im späteren Stadium besonders, Stannum metallicum 1423

Lungentuberkulose Latenzstadium, Tuberculinum 1541

Lungentuberkulose mit Hämoptö, Calcium carbonicum 412

Lungentuberkulose Stadium I, Calcium phosphoricum 429

Lungentuberkulose Stadium III, Pix liquida 1226

Lupus erythematodes
- Aurum metallicum 315
- Graphites naturalis 771
- Kreosol 923
- Strontium carbonicum 1448
- Tuberculinum 1542

Lupus, Lepra, soweit noch keine Ulzeration eingetreten ist, Hydrocotyle asiatica 830

Luxation, Bellis perennis 348

Lymphadenitis
- Mercurius solubilis Hahnemanni 1073
- Psorinum 1268

Lymphangitis
- Apis mellifica 238
- Bufo bufo 391
- Elaps corallinus 690
- Ledum palustre 960
- Vipera berus 1583

Lymphstauung des Armes nach Mamma-Karzinom-Operation, Acidum fluoricum 78

M

Magen- und Darmkoliken, Sabadilla officinalis 1331

Klinisches Verzeichnis

Magenatonie
– Carbo animalis 461
– Hydrastis canadensis 826
Magenkarzinom
– Arsenicum album 285
– Nepenthes distillatoria 1130
– Ornithogalum umbellatum 1179
Magenkarzinom palliativ
– Cadmium metallicum 398
– Nux vomica 1152
Magenkarzinom roborierend, Cundurango 638
Magenkrämpfe
– Camphora naturalis 443
– Dioscorea villosa 672
– Magnesium phosphoricum 1022
Malaria
– Ammonium muriaticum 198
– Arsenicum album 287
– Cedron 498
– China officinalis 519
– Ipecacuanha 864
– Natrium sulphuricum 1128
Malaria chronisch, Natrium muriaticum 1118
Malaria mit Husten, Bryonia alba 386
Maldigestion, Acidum muriaticum 93
Mammae Subinvolutio und Atrophie, Sabal serrulatum 1334
Mammakarzinom, Hydrastis canadensis 827
Mammatumoren entzündlich, Clematis erecta 558
Mammatumor nach Trauma, Conium maculatum 598
Manie, Digitalis purpurea 667
Manie puerperal
– Cimicifuga racemosa 541
– Ignatia amara 849
– Platinum metallicum 1234
– Secale cornutum 1372
– Senecio aureus 1383
– Stramonium 1440
Manie puerperal bei unterdrückten Lochien, Senecio aureus 1382
Masern, Sticta pulmonaria 1434
Mastitis
– Bryonia alba 385

– Chamomilla 505
– Croton tiglium 633
– Lachesis muta 938
– Phellandrium aquaticum 1201
– Sulphur iodatum 1460
Mastitis akut, Phytolacca decandra 1218
Mastitis beginnend, Phellandrinum aquaticum 1201
Mastitis puerperalis
– Iodum purum 858
– Phytolacca decandra 1218
Mastodynie
– Asteria rubens 307
– Helonias dioica 807
Mastoiditis
– Asa foetida 297
– Capsicum annuum 456
Mastopathie, Phytolacca decandra 1218
Megasigmoid, Secale cornutum 1375
Meningismus
– Cytisus laburnum 658
– Zincum metallicum 1602
Meningismus infektiös mit psychischer und motorischer Unruhe, Stramonium 1441
Meningitis
– Apis mellifica 237
– Bryonia alba 384
– Helleborus niger 797
– Lachesis muta 937
– Veratrum viride 1568
– Zincum metallicum 1602
Meningoenzephalitis, Helleborus niger 799
Menometrorrhagie passiv, Secale cornutum 1373
Menorrhagie
– Acidum sulphuricum 122
– Aconitum napellus 129
– Ammonium carbonicum 192
– Belladonna 340
– Bovista 375
– Calcium carbonicum 412
– Carbo vegetabilis 468
– China officinalis 518
– Cimicifuga racemosa 543
– Cocculus indicus 570
– Crocus sativus 627
– Cyclamen europaeum 652
– Dictamnus albus 664

– Elaps corallinus 689
– Erigeron canadensis 698
– Ferrum metallicum 723
– Ficus religiosa 732
– Hamamelis virginiana 783
– Hydrastis canadensis 827
– Iodum purum 857
– Kalium carbonicum 895
– Kreosotum 919
– Magnesium carbonicum 1007
– Millefolium 1084
– Momordica balsamina 1086
– Moschus moschiferus 1091
– Natrium muriaticum 1117
– Nux moschata 1145
– Nux vomica 1152
– Palladium metallicum 1186
– Platinum metallicum 1235
– Sabina officinalis 1337
– Stramonium 1441
– Sulphur lotum 1469
– Ustilago maydis 1554
– Veratrum album 1563
– Vinca minor 1577
– Viscum album 1587
Menorrhagie nach Anstrengung oder Erregung, Ambra grisea 186
Menorrhagie postpartum, Secale cornutum 1373
Menorrhagie auch partal, Ipececuanha 863
Menorrhagie klimakterisch besonders, Sepia officinalis 1393
Menorrhagie klimakterisch mit Wallungen, Sanguinaria canadensis 1344
Menses oder Lochien supprimiert, Aconitum napellus 129
Menses supprimiert, Bryonia alba 385
Mesenterialadenopathie, Barium carbonicum 333
Mesenterial- und Lymphknotentuberkulose, Tuberkulinum 1540
Mesenteriallymphknotentuberkulose
– Calcium silicatum 432
– Iodum purum 857
– Siegesbeckia orientalis 1397
– Silicea terra 1405
Meteorismus, Asa foetida 297

Meteorismus über der Flexura lienalis, Momordica balsamina 1085
Metritis
- Hydrocotyle 829
- Iodum purum 857
- Sabal serrulatum 1334
Metritis chronisch
- Aurum metallicum 315
- Sepia officinalis 1393
Metrorrhagie
- Bovista 375
- China officinalis 520
- Crocus sativus 627
- Elaps corallinus 689
- Ficus religiosa 732
- Hamamelis virginiana 783
- Kreosotum 919
- Magnesium muriaticum 1018
- Sabina officinalis 1337
- Ustilago maydis 1554
Metrorrhagie passiv, Zingiber officinale 1613
Migräne 1331
- Acidum sulphuricum 122
- Argentum nitricum 265
- Arsenicum album 285
- Belladonna 339
- Cadmium metallicum 398
- Cannabis indica 447
- Chionanthus virginica 530
- Cimicifuga racemosa 542
- Cocculus indicus 570
- Coffea cruda 577
- Digitalis purpurea 667
- Ferrum metallicum 722
- Gelsemium sempervirens 752
- Ignatia amara 848
- Iris 866
- Magnesium carbonicum 1006
- Natrium muriaticum 1116
- Nepenthes distillatoria 1130
- Niccolum metallicum 1133
- Oleum animale aethereum Dippelii 1165
- Secale cornutum 1372
- Selenium amorphum 1379
- Sepia officinalis 1392
- Silicea terra 1405
- Strontium carbonicum 1446
- Tabacum 1491
- Thea sinensis 1519
- Veratrum album 1563

Migräne mit Meningismus, Ipecacuanha 863
Migräne mit visueller Aura
- Anhalonium Lewinii 215
- Cyclamen europaeum 651
Migräne nach Haarschneiden, Glonoinum 761
Migräne perimenstruell, Sanguinaria canadensis 1344
Migräne periodisch, meist wöchentlich, Lac vaccinum defloratum 930
Migräne rechts, Sanguinaria canadensis 1344
Migräne temporal links, Cytisus laburnum 657
Miktionsstörungen psychogen, Zincum metallicum 1603
Milchunverträglichkeit
- Aethusa cynapinum 144
- Lac vaccinum defloratum 930
Mitralstenose, Naja tripudians 1103
Mittelohrtuberkulose, Tuberkulinum 1540
Mononukleose, Carcinosinum 476
Morbus Menière
- Acidum salicylicum 114
- Chenopodium anthelminticum 512
- China officinalis 518
- Glonoinum 762
- Piper methysticum 1222
- Sulphur lotum 1468
- Tabacum 1491
Morbus Raynaud
- Carcinosinum 476
- Tabacum 1492
Mouches volantes, Phosphorus 1206
Multiple Sklerose
- Agaricus muscarius 150
- Alumina 182
- Lathyrus sativus 949
- Lycopodium clavatum 987
- Manganum aceticum 1042
- Secale cornutum 1372
- Syphilinum 1485
- Veratrum album 1564
Multiple Sklerose mit Tremor und Dysurie, Conium maculatum 597

Mumps
- Jaborandi 869
- Pulsatilla pratensis 1278
Mumps auch mit Orchitis, Plumbum metallicum 1243
Mundwinkelrhagaden, Cundurango 638
Muskelatrophie progressiv, Plumbum metallicum 1244
Muskelkrämpfe
- Camphora naturalis 443
- Cuprum metallicum 644
- Sabadilla officinalis 1332
- Zincum metallicum 1604
Mutismus, Mancinella hippomane 1031
Myalgie
- Antimonium crudum 223
- Araninum 255
- Cimicifuga racemosa 544
- Comocladia dentata 592
- Magnesium muriaticum 1019
- Nux vomica 1152
- Sanicula aqua 1352
Myalgie akut, Rhus toxicodendron 1318
Myalgie chronisch, Thuja occidentalis 1529
Myalgie Musculus deltoideus besonders, Ferrum metallicum 723
Myalgie Musculus iliopsoas, Allium sativum 170
Myalgie Schulter rechts, Carduus marianus 479
Myogelosen extrem schmerzhaft, Syphilinum 1485
Myokarditis
- Arnica montana 280
- Arsenicum album 286
- Bufo bufo 394
- Kalium carbonicum 896
- Kreosol 922
- Lachesis muta 938
- Naja tripudians 1103
- Oleander 1162
- Veratrum viride 1569
Myokarditis akut
- Crotalus horridus 630
- Spigelia 1412
Myokarditis chronisch, Ammonium carbonicum 192

Klinisches Verzeichnis

Myokarditis infektiös mit Synkope, Gelsemium sempervirens 753
Myokarditis ohne Insuffizienz, Phosphorus 1208
Myom
– Aurum metallicum 315
– Bovista 375
– Calcium fluoricum 420
– Conium maculatum 598
– Platinum metallicum 1235
Myomblutungen, Sepia officinalis 1393
Myopie, Jaborandi 868
Myopie maligne, Syphilinum 1483
Myosis, Jaborandi 868
Myositis, Acidum formicicum 84

N

Nachtschweiß, Jaborandi 869
Nachwehen, Viburnum opulus 1574
Nävi, Radium bromatum 1296
Nävi schwammig leicht blutend, Thuja 1529
Nagelkopfschmerz, Hepar sulphuris 810
Nagelwachstum gestört, Antimonium crudum 223
Nahrungsmittelallergie, Carbo animalis 461
Nasopharyngitis
– Corallium rubrum 609
– Sanguinarinum nitricum 1347
Nausea, Calcium phosphoricum 428
Neigung zu Eiterungen an Zähnen und Lymphknoten, Lycopodium clavatum 990
Nekrosen, Acidum carbolicum 72
Nephritis 286
– Acidum formicicum 83
– Acidum picricum 111
– Apis mellifica 238
– Berberis vulgaris 354
– Cannabis indica 447
– Cannabis sativa 450
– Coccus cacti 574
– Crotalus horridus 630
– Equisetum hyemale 694
– Kalium nitricum 906
– Phosphorus 1207

– Terebinthinae aetheroleum 1509
Nephritis akut, Cantharis 453
Nephritis akut und chronisch
– Cainca 402
– Plumbum metallicum 1243
Nephritis bei kardialer Präinsuffizienz, Anguilla anguilla 205
Nephritis chronisch
– Chininum sulphuricum 526
– Helonias dioica 807
Nephritis mit Anurie, Cuprum metallicum 644
Nephritis nach Unterkühlung, Anguilla anguilla 205
Nephritis postinfektiös, Helleborus niger 798
Nephritis postinfektiös nach Scharlach
– Colchicum autumnale 582
– Hepar sulphuris 811
Nephrolithiasis
– Acidum oxalicum 104
– Argentum nitricum 265
– Calcium carbonicum 412
– Coccus cacti 574
– Equisetum hyemale 694
– Lithium cabonicum 974
– Lycopodium clavatum 989
– Sarsaparilla officinalis 1360
– Terebinthinae aetheroleum 1509
Nephrolithiasis mit Kolik, Berberis vulgaris 354
Nephropathie, Zincum metallicum 1603
Nephropathie hyperurikämisch, Colchicum autumnale 582
Nephrorrhagie
– Erigeron canadensis 698
– Millefolium 1084
Nephrosklerose
– Aurum metallicum 315
– Plumbum metallicum 1243
Nervenverletzung, Hypericum 840
Neuralgie 1023
– Acidum oxalicum 104
– Acidum salicylicum 114
– Aconitum napellus 129
– Ammonium muriaticum 198
– Aranea diadema 248
– Araninum 255

– Argentum metallicum 260
– Argentum nitricum 266
– Arsenicum album 286
– Belladonna 339–340
– Cedron 497
– Chamomilla 506
– Chelidonium majus 509
– China officinalis 519
– Cimicifuga racemosa 542, 544
– Clematis erecta 558
– Cocculus indicus 571
– Coffea cruda 577
– Colchicum autumnale 581
– Colocynthis 589
– Comocladia dentata 592
– Cytisus laburnum 658
– Discorea villosa 672
– Dulcamara 680
– Ferrum metallicum 723
– Gelsemium sempervirens 753
– Guajacum officinale 780
– Kalium bichromicum 884
– Kalmia 914
– Kreosotum 920
– Lachesis muta 938
– Magnesium carbonicum 1008
– Magnesium muriaticum 1019
– Magnesium phosphoricum 1022
– Mandragora officinarum 1037
– Manganum aceticum 1044
– Mercurius solubilis Hahnemanni 1073
– Morphinum 1089
– Nux vomica 1153
– Onosmodium virginianum 1170
– Phosphorus 1208
– Phytolacca decandra 1218
– Piper methysticum 1222
– Plantago major 1228
– Platinum metallicum 1235
– Plumbum metallicum 1244
– Pulsatilla 1278, 1280
– Radium bromatum 1295
– Rhododendron chrysanthum 1312
– Rhus toxicodendron 1316, 1318
– Sanguinaria canadensis 1344
– Sanicula aqua 1352
– Spigelia 1412
– Stannum metallicum 1421
– Staphysagria 1427, 1429

Klinisches Verzeichnis

- Stramonium 1442
- Tabacum 1491
- Tarantula hispanica 1500
- Thuja 1529
- Veratrum album 1564
- Verbascum thapsiforme 1572

Neuralgie Arme und Beine,
Zincum metallicum 1604

Neuralgie auch postzostrisch
- Heloderma suspectum 804
- Mezereum 1080

Neuralgie brennend stechend ruckweise, Sulphur lotum 1470

Neuralgie dental
- Chamomilla recutita 505
- Zincum metallicum 1602

Neuralgie der Gesichtsnerven, Bismutum subnitricum 359

Neuralgie des Funiculus spermaticus
- Oleum animale aethereum Dippelii 1166
- Rhododendron chrysanthum 1312
- Zincum metallicum 1603

Neuralgie des Nervus genitofemoralis, Berberis vulgaris 355

Neuralgie des Nervus supraorbitalis, Selenium amorphum 1379

Neuralgie des Nervus trigeminus
- China officinalis 518
- Spigelia anthelmia 1412

Neuralgie mit Sinusitis, Kalium bichromicum 883

Neuralgie fazial
- Paris quadrifolia 1191
- Platinum metallicum 1234
- Rhododendron chrysanthum 1312

Neuralgie fazial und zephal bei Kardiomyopathie, Kalmia latifolia 914

Neuralgie fazial und zephal
- Argentum nitricum 265
- Capsicum annuum 456
- Chamomilla recutita 505
- Thuja occidentalis 1527
- Zincum metallicum 1602

Neuralgie interkostal
- Asclepias tuberosa 305
- Ranunculus bulbosus 1299

- Tabacum 1492
- Thallium metallicum 1516

Neuralgie nach Malaria, Menyanthes trifoliata 1059

Neuralgie ovarial
- Lachesis muta 937
- Palladium metallicum 1186
- Xanthoxylum fraxineum 1593

Neuralgie periodisch
- Aranea diadema 247
- Chininum sulphuricum 525

Neuralgie supraorbital, Carduus marianus 479

Neuralgie supraorbital rechts, Acidum carbolicum 72

Neuralgie zephal
- Araninum 254
- Arsenicum album 285
- Causticum Hahnemanni 490
- Ferrum metallicum 722
- Kalium bichromicum 883
- Lachnanthes tinctoria 941
- Magnesium muriaticum 1017
- Petroleum crudum 1196
- Silicea terra 1405
- Syphilinum 1482
- Thea sinensis 1519

Neuralgie zephal links, Sepia officinalis 1392

Neuralgie zephal, Wärme, Magnesium carbonicum 1006

Neuritis
- Acidum salicylicum 114
- Aconitum napellus 129
- Apis mellifica 238
- Argentum nitricum 266
- Arsenicum album 285–286
- Belladonna 340
- Calcium fluoricum 421
- Causticum Hahnemanni 492
- Chamomilla 506
- Chelidonium majus 509
- China officinalis 519
- Chininum sulphuricum 526
- Cimicifuga racemosa 544
- Colocynthis 589
- Cytisus laburnum 658
- Discorea villosa 672
- Ferrum metallicum 723
- Guajacum officinale 780
- Magnesium carbonicum 1008
- Magnesium phosphoricum 1022

- Mandragora officinarum 1038
- Mezereum 1080
- Onosmodium virginianum 1170
- Phosphorus 1208
- Phytolacca decandra 1218
- Platinum metallicum 1235
- Plumbum metallicum 1244
- Rhododendron chrysanthum 1312
- Rhus toxicodendron 1318
- Spigelia 1412
- Staphysagria 1429
- Strychninum purum 1457

Neuritis des Nervus acusticus, Phosphorus 1206

Neuritis des Nervus opticus
- Carboneum sulphuratum 472
- Cina maritima 548

Neuritis langsam steigend und fallend, auch als Folge von Sinusitis, Stannum metallicum 1421

Neuritis mit Parästhesien, Carboneum sulphuratum 473

Neuritis postzosterisch
- Viscum album 1588
- Zincum metallicum 1604

Neurodermitis, Acidum formicicum 84

Neuropathie diabetisch, Secale cornutum 1373

Niereninsuffizienz, Uranium nitricum 1549

Niereninsuffizienz mit Ödemen, Arsenicum album 286

Nierenkolik
- Belladonna 340
- Camphora naturalis 443
- Colocynthis 588
- Discorea villosa 672
- Magnesium phosphoricum 1022
- Nux vomica 1152
- Sarsaparilla officinalis 1360
- Tabacum 1491

Nierenkolik bei Nephrolithiasis, Ocimum canum 1156

Nierenkolik prophylaktisch, Silicea terra 1406

Nyktalopie, Lycopodium clavatum 987

1655

Klinisches Verzeichnis

Nykturie
- Acidum sarcolacticum 117
- Digitalis purpurea 668

Nymphomanie
- Lilium tigrinum 971
- Stramonium 1441

Nystagmus, Cicuta virosa 534
Nystagmus bei Multipler Sklerose, Agaricus muscarius 150

O

Obstipation 1267
- Aletris farinosa 161
- Alumen 175
- Ambra grisea 186
- Anacardium orientale 202
- Bryonia alba 385
- Cobaltum nitricum 564
- Hydrastis canadensis 827
- Kalium carbonicum 895
- Magnesium carbonicum 1007
- Magnesium muriaticum 1018
- Magnesium sulphuricum 1026
- Mercurius solubilis Hahnemanni 1072
- Phosphorus 1207
- Platinum metallicum 1234
- Sabadilla officinalis 1331
- Sanicula aqua 1351
- Sepia officinalis 1392
- Silicea terra 1406
- Strontium carbonicum 1447
- Strychninum purum 1457
- Sulphur lotum 1469
- Thuja 1528

Obstipation atonisch
- Collinsonia canadensis 586
- Graphites naturalis 770
- Staphysagria 1428
- Veratrum album 1563

Obstipation chronisch
- Natrium muriaticum 1117
- Sulphur iodatum 1459

Obstipation extrem schmerzhaft, Syphilinum 1484
Obstipation im Kindesalter, Alumina 181
Obstipation mit Hämorrhoiden, Collinsonia canadensis 586
Obstipation mit Hyperämie im Becken in der Schwangerschaft, Collinsonia canadensis 586

Obstipation spastisch, Plumbum metallicum 1244
Obstipation, spastisch und atonisch, Alumina 181
Ödem hepatogen, Taraxacum officinale 1503
Ödem kardial, Helleborus niger 798
Ödem nephrogen, Cainca 402
Odontalgie
- Bellis perennis 347
- Mezereum 1080

Odontalgie entzündlich oder neuralgisch, bei Stillenden besonders, China officinalis 518
Odontalgie mit Eiterungen, Silicea terra 1405
Ohrmuschel hypoplastisch hereditär, Syphilinum 1483
Oligomenorrhö
- Kalium carbonicum 895
- Magnesium carbonicum 1007
- Natrium muriaticum 1117
- Senecio aureus 1382
- Sepia officinalis 1393
- Viburnum opulus 1574

Oligurie
- Natrium nitricum 1123
- Zingiber 1613

Ophthalmie chonisch tuberkulös, Tuberculinum 1540
Ophthalmia skrophulös
- Causticum Hahnemanni 490
- Tuberculinum 1540

Optikusatrophie, Arsenicum album 285
Orbitalneuralgie, Asa foetida 296
Orchitis
- Clematis erecta 558
- Phytolacca decandra 1217
- Rhododendron chrysanthum 1312
- Spongia tosta 1417

Orchitis tuberkulös, Aurum metallicum 315
Ösophagitis, Veratrum viride 1568
Ösophagus-Motilitätsstörung
- Agaricus muscarius 150
- Ignatia amara 848

Ösophagusspasmus
- Cocculus indicus 570
- Elaps corallinus 689

Osteochondrose
- Calcium fluoricum 421
- Euphrasia officinalis 708
- Stannum metallicum 1423

Osteochondrose der Wirbelsäule, Lachnanthes tinctoria 942
Osteomalazie, Phosphorus 1208
Osteomyelitis
- Acidum phosphoricum 108
- Mercurius solubilis Hahnemanni 1073
- Phosphorus 1208

Osteomyelitis chronisch mit Fistel, Silicea terra 1406
Osteonekrose
- Acidum fluoricum 79
- Strontium carbonicum 1447

Osteopathie
- Argentum metallicum 259
- Syphilinum 1485

Osteoporose, Strontium carbonicum 1447
Ostitis
- Acidum nitricum 99
- Calcium silicatum 432

Otalgie, Verbascum thapsiforme 1571
Othalgie kauen, Lycopodium clavatum 988
Otitis chronisch mit Hypakusis, Medorrhinum 1048
Otitis externa
- Acidum picricum 111
- Causticum Hahnemanni 490
- Graphites naturalis 769
- Petroleum crudum 1196
- Pulsatilla 1278
- Silicea terra 1405
- Tellurium 1506

Otitis externa, auch chronisch, Psorinum 1266
Otitis media
- Allium cepa 166
- Barium carbonicum 332
- Belladonna 339
- Calcium carbonicum 411
- Capsicum annuum 456
- Causticum Hahnemanni 490
- Chamomilla 505
- Dulcamara 679
- Elaps corallinus 688
- Hepar sulphuris 810

- Mercurius solubilis Hahnemanni 1071
- Phytolacca decandra 1217
- Pulsatilla 1278
- Tellurium 1506

Otitis media chronisch
- Calcium fluoricum 419
- Calcium sulphuricum 435
- Magnesium carbonicum 1006

Otitis media purulent, Silicea terra 1405
Otorrhö foetide, Asa foetida 297
Otosklerose
- Calcium fluoricum 419
- Graphites naturalis 769
- Menyanthes 1059
- Phosphorus 1206
- Silicea terra 1405
- Syphilinum 1483

Ovaralgie
- Colocynthis 588
- Naja naja 1102

Ovarialtumor
- Acidum fluoricum 78
- Platinum metallicum 1235

Ovarialzyste
- Acidum formicicum 83
- Apis mellifica 238
- Carcinosinum 476

Oxalurie, Acidum oxalicum 104
Oxyuriasis, Manganum aceticum 1043
Ozäna
- Asa foetida 297
- Aurum metallicum 314
- Elaps corallinus 689
- Hydrastis canadensis 826
- Iodum purum 857
- Kalium bichromicum 883
- Lemna minor 963
- Petroleum crudum 1196
- Silicea terra 1405
- Thuja 1527

P

Pädatrophie
- Abrotanum 58
- Arsenicum album 286
- Bacillinum 323
- Calcium carbonicum 413

- Calcium silicatum 433
- Magnesium carbonicum 1007
- Sanicula aqua 1351–1352

Palpitationen psychogen, Convallaria majalis 603
Panaritium
- Bufo bufo 391
- Teucrium marum verum 1512

Panikattacken mit Depersonalisation und Derealisation, Anhalonium Lewinii 215
Pankreasinsuffizienz, Acidum fluoricum 78
Pankreatitis
- Hedera helix 792
- Iodum purum 857

Pankreatitis akut, Iris 866
Pankreatitis chronisch, Iris 866
Pankreatopathie
- Calcium fluoricum 420
- Chionanthus virginica 530
- Mandragora officinarum 1036
- Natrium carbonicum 1107
- Nux vomica 1152
- Phosphorus 1207

Papillome, Thuja 1528
Paralyse der Gesichtsnerven, Bismutum subnitricum 359
Paralyse progressiv von oben absteigend, Curare 648
Paralyse progressiv, Argentum nitricum 264
Parametritis, Sulphur lotum 1469
Parästhesien
- Aranea diadema 248
- Tabacum 1492
- Tarantula hispanica 1500

Parese
- Bothrops lanceolatus 372
- Phosphorus 1208
- Physostigma venenosum 1213
- Strychninum purum 1457
- Tabacum 1492

Parese auch nach Diphtherie, Gelsemium sempervirens 753
Parese der Augenmuskeln und der Augenlider, Gelsemium sempervirens 752
Parese infolge Nikotin-Intoxikation, Nux vomica 1153
Parese postinfektiös, Causticum Hahnemanni 492

Parese psychogen, Cocculus indicus 571
Parese und Parästhesie, Tabacum 1492
Parese untere Extremität, Conium maculatum 599
Parkinson-Syndrom
- Agaricus muscarius 149
- Heloderma suspectum 802
- Manganum aceticum 1042
- Tarantula hispanica 1499

Parodontalabszess, Hecla lava 788
Parodontitis
- Lycopodium clavatum 988
- Psorinum 1267
- Silicea terra 1405
- Tuberculinum 1540

Parodontitis apikal, Belladonna 339
Parotitis
- Ailanthus 160
- Bryonia alba 384
- Lachesis muta 937
- Mercurius solubilis Hahnemanni 1071

Parotitis chronisch, Silicea terra 1405
Paruresis, Natrium muriaticum 1120
Pavor nocturnus
- Bacillinum 323
- Calcium carbonicum 413
- Kalium bromatum 889

Pemphigus
- Mancinella hippomane 1031
- Natrium carbonicum 1108

Periarthritis humeroscapularis, Pulsatilla pratensis 1282
Periarthritis humeroscapularis dextra (bei Hepatopathie), Magnesium carbonicum 1008
Perikarditis
- Apis mellifica 238
- Arsenicum album 286
- Bryonia alba 385
- Cantharis 453
- Kalium carbonicum 896

Perikarditis akut, Bufo bufo 394
Perikarditis sicca und exsudativa, Colchicum autumnale 582
Periodontitis
- Ammonium carbonicum 191
- Cistus canadensis 554

Klinisches Verzeichnis

Periostitis
- Acidum nitricum 99
- Acidum phosphoricum 108
- Aurum metallicum 315
- Iodum purum 858
- Mezereum 1080
- Phytolacca decandra 1218
- Stillingia silvatica 1437
- Thallium metallicum 1516

Periostitis chronisch, Acidum fluoricum 79

Periostitis der Schädelknochen, Aurum metallicum 314

Peritonitis
- Abrotanum 59
- Aconitum napellus 129
- Apis mellifica 237
- Arsenicum album 286
- Bryonia alba 385
- Cantharis 453
- Colocynthis 588
- Mercurius solubilis Hahnemanni 1072
- Opium 1174
- Vipera berus 1583

Peritonsillarabszess, Lycopodium clavatum 988

Perniones
- Abrotanum 59
- Acidum sulphuricum 123
- Agaricus muscarius 152
- Aristolochia clematis 275
- Badiaga 326
- Pulsatilla 1280

Perniones ulzerös, Acidum nitricum 100

Pertussis
- Antimonium crudum 223
- Badiaga 326
- Belladonna 340
- Bromum 379
- China officinalis 519
- Cina maritima 548
- Coccus cacti 574
- Conium maculatum 598
- Cuprum metallicum 644
- Drosera rotundifolia 676
- Hedera helix 792
- Hyoscyamus 835
- Ipecacuanha 864
- Justitia adhatoda 878
- Kalium bichromicum 884
- Kalium bromatum 889

- Kalium carbonicum 895
- Lachesis muta 938
- Ledum palustre 959
- Mephitis putorius 1061
- Sanguinaria canadensis 1345
- Senega 1387
- Stramonium 1441

Pertussis mit Schreien vor dem Anfall, Arnica montana 280

Petechien, Bellis perennis 350

Pfortaderstauung
- Carduus marianus 479
- Graphites naturalis 770
- Taraxacum officinale 1503

Phantomschmerzen, Ammonium muriaticum 198

Pharyngitis
- Alumina 181
- Ammonium causticum 194
- Apis mellifica 237
- Argentum metallicum 260
- Arum triphyllum 293
- Bellis perennis 347
- Borax venata 367
- Bromum 379
- Cainca 402
- Carbo animalis 461
- Carduus marianus 479
- Causticum Hahnemanni 490
- Collinsonia canadensis 585
- Euphorbia resinifera 705
- Ferrum metallicum 722
- Gelsemium sempervirens 752
- Ginseng 760
- Graphites naturalis 770
- Hepar sulphuris 811
- Iodum purum 857
- Lycopodium clavatum 988
- Mercurius solubilis Hahnemanni 1071
- Natrium muriaticum 1117
- Nepenthes distillatoria 1130
- Ratanhia 1304
- Sanguinaria canadensis 1344
- Sanicula aqua 1351
- Vinca minor 1577
- Wyethia helenoides 1590

Pharyngitis akut
- Aconitum napellus 128
- Nux vomica 1151

Pharyngitis akut und chronisch, Phytolacca decandra 1217

Pharyngitis chronisch
- Argentum nitricum 265
- Hydrastis canadensis 826
- Kalium bichromicum 883
- Medorrhinum 1049
- Natrium carbonicum 1107
- Petroleum crudum 1197
- Psorinum 1267
- Sepia officinalis 1392
- Silicea terra 1405
- Sulphur iodatum 1459

Pharyngitis rezidivierend, bei Nikotinabusus und Alkohol-Krankheit besonders, Capsicum annuum 456

Pharyngitis subakut, Kalium carbonicum 895

Phlebitis
- Hamamelis virginiana 783
- Mercurius solubilis Hahnemanni 1073
- Pulsatilla 1280
- Sulphur lotum 1470

Phlegmasia alba dolens, Hamamelis virginiana 783

Phlegmone
- Bryonia alba 386
- Crotalus horridus 631

Phlegmone mit septischer Tendenz, Arsenicum album 287

Phobie sozial, Argentum nitricum 264

Phosphaturie
- Acidum phosphoricum 107
- Alfalfa 164

Photophobie
- Graphites naturalis 769
- Helleborus niger 798

Plaques muqueuses, Syphilinum 1483

Pleuritis
- Abrotanum 59
- Acidum sarcolacticum 117
- Aconitum napellus 129
- Badiaga 326
- Iodum purum 858
- Senega 1387

Pleuritis exsudativa
- Apis mellifica 238
- Kalium carbonicum 895
- Sulphur iodatum 1460

Pleuritis exsudativa in der Rekonvaleszenz, Tuberculinum 1541

Pleuritis exsudativa mit und ohne Harnsymptome, Cantharis 453
Pleuritis sicca, Kalium carbonicum 895
Pleuritis sicca auch bei Tuberkulose, Guajacum officinale 780
Pleuritis sicca mit Erguss besonders, Sulphur lotum 1470
Pleuritis sicca und exsudativa
– Asclepias tuberosa 305
– Bryonia alba 385
– Ranunculus bulbosus 1299
Pleurodynie
– Guajacum officinale 780
– Ranunculus bulbosus 1299
Pneumonie
– Aconitum napellus 129
– Ammonium carbonicum 192
– Antimonium tartaricum 231
– Arsenicum album 286
– Bryonia alba 385
– Ferrum metallicum 723
– Hepar sulphuris 811
– Iodum purum 858
– Kreosotum 920
– Lachesis muta 938
– Lycopodium clavatum 989
– Phosphorus 1207
– Rhus toxicodendron 1317
– Sanguinaria canadensis 1344
– Senega 1387
– Sulphur lotum 1470
– Veratrum viride 1569
Pneumonie mit Begleitpleuritis, Asclepias tuberosa 305
Pneumonie rezidivierend, Bacillinum 324
Poliomyelitis, Oleander 1162
Pollakisurie, Petroselinum 1200
Pollakisurie durch Kälte, Aristolochia clematis 274
Pollinosis
– Allium cepa 166
– Gelsemium sempervirens 752
– Glaphimia glauca 742
– Ipecacuanha 863
– Psorinum 1267
– Sabadilla officinalis 1331
– Sanguinaria canadensis 1344
– Sticta pulmonaria 1434
– Wyethia helenoides 1590

Pollinosis mit Lungenbeteiligung, Lobelia inflata 976
Pollutionen
– Acidum phosphoricum 107
– Agaricus muscarius 151
– Camphora naturalis 443
– Causticum Hahnemanni 491
– Discorea villosa 672
– Gelsemium sempervirens 753
– Iodum purum 858
– Lycopodium clavatum 989
– Natrium muriaticum 1118
– Nux vomica 1152
– Phosphorus 1207
– Staphysagria 1428
Pollutionen bei entzündlichen Erkrankungen besonders, Sepia officinalis 1393
Polyarthritis, Medorrhinum 1050
Polyarthritis rheumatisch, Magnesium carbonicum 1008
Polyp uteral, Sanguinaria canadensis 1344
Polyp zervikal blumenkohlartig, Thuja occidentalis 1528
Polyurie, Acidum sarcolacticum 117
Postcholezystektomie-Syndrom (Unger), Leptandra virginica 966
Postthrombotisches Syndrom, Vipera berus 1583
Präeklampsie, Helonias dioica 807
Präinsuffizienz, Iberis amara 844
Prämenstruelles Syndrom
– Aristolochia clematis 274
– Ignatia amara 849
Präsynkope, Carbo animalis 462
Presbyakusis, Piper methysticum 1222
Priapismus
– Camphora naturalis 443
– Cantharis 453
Priapismus bei organischer Rückenmarkserkrankung, Acidum picrinicum 111
Primelexanthem, Primula obconica 1254
Proktitis
– Calcium fluoricum 420
– Chimaphila umbellata 513
– Copaiva 606
– Medorrhinum 1049

Prostatahyperplasie
– Acidum picricum 111
– Barium carbonicum 333
– Borax venata 368
– Conium maculatum 598
– Digitalis purpurea 668
– Euphrasia officinalis 707
– Iodum purum 858
– Magnesium carbonicum 1008
– Magnesium muriaticum 1018
– Oleum animale aethereum Dippelii 1166
– Onosmodium virginianum 1170
– Sabal serrulatum 1334
– Sepia officinalis 1392
– Staphysagria 1428
Prostatahyperplasie mit Ischurie
– Chimaphila umbellata 514
– Magnesium carbonicum 1008
– Pareira brava 1189
Prostatitis
– Acidum sulphuricum 122
– Aristolochia clematis 274
– Chimaphila umbellata 514
– Clematis erecta 558
– Magnesium carbonicum 1008
– Pulsatilla 1279
– Sabal serrulatum 1334
– Selenium amorphum 1379
– Senecio aureus 1382
– Thuja 1528
Prostatitis chronisch, Sepia officinalis 1392
Prostatorrhö, Selenium amorphum 1379
Prüfungsangst, Anacardium orientale 201
Pruritus
– Acidum carbolicum 72
– Acidum fluoricum 79
– Arsenicum album 287
– Fagopyrum esculentum 712
– Oleum animale aethereum Dippelii 1166
– Rumex crispus 1326
Pruritus ani, Radium bromatum 1295
Pruritus sine materia, Morphinum 1089
Pruritus vaginae, Hydrocotyle 829
Pruritus vulvae
– Aristolochia clematis 274
– Collinsonia canadensis 586

Klinisches Verzeichnis

- Copaiva 607
- Graphites naturalis 770
- Kreosotum 919
- Platinum metallicum 1235
- Staphysagria 1428
- Viola tricolor 1579

Pseudokrupp
- Aconitum napellus 129
- Cina maritima 548
- Hepar sulphuris 811
- Iodum purum 858
- Kalium bromatum 889
- Sambucus nigra 1341
- Sanguinaria canadensis 1345
- Spongia tosta 1417

Psoriasis
- Acidum formicicum 84
- Arsenicum album 287
- Aurum metallicum 315
- Berberis aquifolium 352
- Hydrocotyle 830
- Kalium bromatum 889
- Kreosol 923
- Radium bromatum 1296
- Sarsaparilla officinalis 1360
- Sepia officinalis 1394
- Sulphur lotum 1471
- Tuberculinum 1542

Psychische Beschwerden sexueller Genese, Platinum metallicum 1234

Psychose
- Anacardium orientale 201
- Anhalonium Lewinii 215
- Cannabis indica 447
- Helleborus niger 797
- Lachesis muta 936
- Nux moschata 1144
- Rauwolfia serpentina 1307
- Sabadilla officinalis 1331
- Syphilinum 1482

Psychose klimaterisch, Cimicifuga racemosa 541
Psychose manisch, Hyoscyamus 834
Psychose manisch depressiv, Kreosol 922
Psychose manisch schizoide, Stramonium 1440
Psychose puerperal, Cimicifuga racemosa 541
Psychose senil, Veratrum album 1565

Ptosis
- Causticum Hahnemanni 490
- Syphilinum 1483

Puerperalfieber
- Kreosotum 919
- Lachesis muta 938

Pulpitis, Belladonna 339

Purpura idiopathisch thrombozytopenisch, Crotalus horridus 631

Purpura Schoenlein-Henoch
- Acidum sarcolacticum 117
- Acidum sulphuricum 123
- Berberis vulgaris 355
- Iodum purum 858
- Ledum palustre 960

Pyelitis
- Aristolochia clematis 274
- Cannabis sativa 450
- Copaiva 606
- Sarsaparilla officinalis 1360

Pyelonephritis
- Acidum nitricum 99
- Apis mellifica 238
- Berberis vulgaris 354
- Borax venata 368
- Chimaphila umbellata 513
- Coccus cacti 574
- Crotalus horridus 630
- Lithium cabonicum 974
- Lycopodium clavatum 989
- Pulsatilla 1279

Pyelonephritis bei Zystitis, Kalium chloricum 900
Pyelonephritis chronisch, Helleborus niger 798
Pyelozystitis rezidivierend, Tuberculinum 1541
Pylorospasmus, Aethusa cynapinum 144
Pylorospasmus bei Säuglingen, Nux vomica 1152
Pyodermie, Mercurius solubilis Hahnemanni 1073
Pyodermie Staphylokokken besonders, Hepar sulphuris 812

R

Rachitis
- Acidum phosphoricum 108
- Calcium carbonicum 413
- Calcium phosphoricum 429
- Phosphorus 1208
- Silicea terra 1406

Ranula
- Abrotanum 58
- Calcium fluoricum 419
- Thuja 1528

Raynaud-Syndrom
- Acidum sarcolacticum 117
- Ambra grisea 187
- Kreosol 922
- Secale cornutum 1373

Rechtsherzinsuffizienz, Helleborus niger 798

Reflux gastroösophageal
- Abies nigra 55
- Acidum aceticum 66
- Acidum sulphuricum 122
- Capsicum annuum 457

Reflux gastroösophageal Essen, Robinia pseudoacacia 1322
Reflux gastroösophageal mit Husten, Syphilinum 1483

Reizdarmsyndrom
- Asa foetida 297
- Graphites naturalis 770
- Staphysagria 1428

Reizhusten
- Hyoscyamus 835
- Opium 1174
- Rumex crispus 1326

Reizhusten durch zähes retropharyngeales Sekret, Kalium bichromicum 884
Reizhusten mit Erbrechen (tuberkulöser Husten), Drosera rotundifolia 676

Rekonvaleszenz prolongiert
- Arnica montana 279
- Bacillinum 324
- Cadmium metallicum 398
- Castoreum 484

Rektumkarzinom
- Hydrastis canadensis 827
- Kreosotum 919

Rektumprolaps
- Acidum fluoricum 78
- Ignatia amara 849
- Podophyllum peltatum 1247
- Syphilinum 1484

Rektumprolaps bei Hämorrhoiden, Ruta graveolens 1328
Residuen nach Pleuritis, Carbo animalis 461

Klinisches Verzeichnis

Retinitis
- Arsenicum album 285
- Kalium carbonicum 894
- Phosphorus 1206

Retronasalkatarrh bei Hepatopathie, Myrica cerifera 1097

Rhagaden, Graphites naturalis 771

Rhagaden der Mamille, Croton tiglium 633

Rhagaden Naseneingang, Graphites naturalis 769

Rhinitis
- Acidum sarcolacticum 116
- Agaricus muscarius 150
- Allium cepa 166
- Ammonium muriaticum 197
- Antimonium tartaricum 230
- Apis mellifica 237
- Aranea diadema 247
- Arsenicum album 285
- Arum triphyllum 293
- Belladonna 339
- Bellis perennis 346
- Bryonia alba 384
- Cainca 402
- Camphora naturalis 443
- Causticum Hahnemanni 490
- Chamomilla 505
- Cocculus indicus 570
- Cyclamen europaeum 652
- Justitia adhatoda 878
- Mandragora officinarum 1035
- Mercurius solubilis Hahnemanni 1071
- Natrium muriaticum 1117
- Nepenthes distillatoria 1130
- Nux moschata 1144
- Nux vomica 1151
- Phytolacca decandra 1217
- Sabadilla officinalis 1331
- Sanguinaria canadensis 1344

Rhinitis akut
- Aconitum napellus 128
- Ferrum metallicum 722
- Hedera helix 791

Rhinitis akut und chronisch
- Iodum purum 857
- Pulsatilla 1278

Rhinitis atrophisch
- Calcium fluoricum 419
- Lemna minor 963
- Petroleum crudum 1196

Rhinitis atrophisch mit Perforation, Kalium bichromicum 883

Rhinitis bei föhnigem heißem Wetter besonders, Gelsemium sempervirens 752

Rhinitis bei Kindern und Säuglingen, Sambucus nigra 1341

Rhinitis bei Säuglingen, Medorrhinum 1049

Rhinitis borkenbildend, Sticta pulmonaria 1434

Rhinitis chronisch
- Acidum nitricum 98
- Alumina 180
- Ammonium carbonicum 191
- Antimonium crudum 222
- Argentum nitricum 265
- Barium carbonicum 333
- Calcium phosphoricum 428
- Calcium silicatum 432
- Graphites naturalis 769
- Hedera helix 791
- Hepar sulphuris 810
- Kalium bichromicum 883
- Kalium carbonicum 894
- Magnesium carbonicum 1006
- Medorrhinum 1049
- Phosphorus 1206
- Radium bromatum 1295
- Silicea terra 1405
- Thuja 1527

Rhinitis chronisch atrophisch, Teucrium marum verum 1511

Rhinitis chronisch rezidivierend, Tuberculinum 1540

Rhinitis fieberhaft, Euphorbia resinifera 705

Rhinitis hypertroph, Calcium carbonicum 411

Rhinitis mit Niesen häufig, Cobaltum nitricum 564

Rhinitis rezidivierend, Psorinum 1267

Rhinitis sicca mit Borkenbildung (auch bei Säuglingen bewährt), Borax veneta 367

Rhinopharyngitis
- Acidum fluoricum 78
- Aesculus hippocastanum 138
- Copaiva 606
- Teucrium marum verum 1511

Rhinopharyngitis chronisch
- Calcium fluoricum 419
- Magnesium muriaticum 1017

Rhinopharyngitis chronisch mit blutig tingiertem Sekret, Syphilinum 1483

Rhinophym, Aurum metallicum 314

Rickettsiose, Rhus toxicodendron 1317

Riss- und Quetschwunden mit Gewebszerstörung, Calendula officinalis 439

Rosazea
- Kalium bromatum 889
- Sepia officinalis 1394

Ruhelosigkeit der Glieder, Morphinum 1089

S

Salmonellose, Rhus toxicodendron 1317

Schädel-Hirn-Trauma, Opium 1174

Schädigung des Nervus acusticus, Chenopodium anthelminticum 512

Scharlach
- Ailanthus 160
- Ammonium carbonicum 191–192
- Apis mellifica 238
- Baptisia 330
- Phytolacca decandra 1218
- Rhus toxicodendron 1318

Schleimhautblutung, Natrium nitricum 1123

Schmerzen rheumatisch-neuralgisch, Conium maculatum 599

Schmerzüberempfindlichkeit
- Lactuca virosa 944
- Morphinum 1097

Schmerzen myalgisch der Brustmuskulatur, Ranunculus bulbosus 1299

Schock, Morphinum 1088

Schreibkrampf
- Acidum picrinicum 111
- Causticum Hahnemanni 492
- Cuprum metallicum 644
- Gelsemium sempervirens 753

Klinisches Verzeichnis

- Magnesium phosphoricum 1023
- Mandragora officinarum 1037
- Nux vomica 1153
- Ranunculus bulbosus 1299

Schulkopfschmerz
- Calcium phosphoricum 428
- Magnesium phosphoricum 1022
- Natrium muriaticum 1116
- Phosphorus 1206
- Tuberculinum 1540

Schulter-Arm-Syndrom, Viscum album 1588

Schwäche des Intellekts und des Gedächtnisses, Bufo bufo 391

Schweiß übelriechend, Sulphur lotum 1470

Schwindel, Viscum album 1586

Schwindel bei der geringsten Kopfbewegung, Morphinum 1088

Schwindel postinfektiös, Sulphur lotum 1468

Schwindel senil, Phosphorus 1206

Schwindel zerebrovaskulär
- Cocculus indicus 570
- Lolium temulentum 977
- Opium 1173

Sehschwäche, Cina maritima 548

Sepsis
- Acidum carbolicum 72
- Ailanthus 160
- Ammonium carbonicum 192
- Arnica montana 280
- Arsenicum album 287
- Baptisia 330
- China officinalis 519
- Elaps corallinus 689
- Siegesbeckia orientalis 1398
- Tarantula cubensis 1495
- Veratrum viride 1569
- Vipera berus 1583

Septumperforation, Asa foetida 297

Seromukotympanon
- Acidum nitricum 98
- Causticum Hahnemanni 490
- Graphites naturalis 769
- Hydrastis canadensis 826
- Iodum purum 857
- Kalium bichromicum 883

- Kalium carbonicum 894
- Manganium aceticum 1043
- Medorrhinum 1048
- Mercurius solubilis Hahnemanni 1071
- Petroleum crudum 1196
- Phytolacca decandra 1217
- Plantago major 1228
- Silicea terra 1405
- Teucrium marum verum 1511

Seromukotympanon akut, Euphorbia resinifera 704

Seromukotympanon chronisch, Thuja occidentalis 1527

Seromukotympanon mit Geräuschen, Kalium carbonicum 894

Singultus
- Cicuta virosa 534
- Hyoscyamus 834
- Niccolum metallicum 1134
- Tabacum 1491
- Veratrum viride 1568

Sinus pilonidalis, Acidum nitricum 101

Sinusitis
- Antimonium crudum 222
- Aristolochia clematis 273
- Carcinosinum 475
- Copaiva 606
- Corallium rubrum 609
- Hedera helix 791
- Hepar sulphuris 810
- Hydrastis canadensis 826
- Iodum purum 857
- Kalium bichromicum 883
- Luffa operculata 981
- Medorrhinum 1049
- Mercurius solubilis Hahnemanni 1071
- Natrium carbonicum 1107
- Sanguinaria canadensis 1344
- Silicea terra 1405
- Spigelia 1412
- Wyethia helenoides 1590
- Zincum metallicum 1602

Sinusitis akut
- Allium cepa 166
- Gelsemium sempervirens 752

Sinusitis chronisch
- Acidum fluoricum 78
- Acidum nitricum 98
- Calcium fluoricum 419

- Kalium carbonicum 894
- Magnesium carbonicum 1006
- Radium bromatum 1295
- Stannum metallicum 1421
- Strontium carbonicum 1446

Sinusitis frontalis
- Pulsatilla 1278
- Sticta pulmonaria 1434

Sinusitis subakut und chronisch, Antimonium tartaricum 230

Sklerose koronar und zerebral, Barium carbonicum 334

Skoliose
- Calcium phosphoricum 429
- Syphilinum 1484

Skorbut
- Ammonium carbonicum 191
- Siegesbeckia orientalis 1397

Skotom, Dulcamara 679

Sommerdiarrhö
- Ipecacuanha 863
- Nux moschata 1145
- Pulsatilla pratensis 1279

Sonnenstich
- Acidum hydrocyanicum 87
- Agaricus muscarius 150
- Cytisus laburnum 657
- Glonoinum 761
- Lachesis muta 937
- Opium 1174
- Veratrum viride 1568

Soor, Acidum muriaticum 93

Spannungs- und Angstzustände, Piper methysticum 1222

Spasmen bei spinalen und zerebralen Erkrankungen, Veratrum viride 1569

Spasmophilie
- Calcium carbonicum 413
- Cuprum metallicum 644

Spastische Zustände der Atemwege, Lactuca virosa 944

Spastische Zustände der Verdauungswege, Lactuca virosa 944

Speichelfluss, Jaborandi 869

Spermatorrhö
- Gelsemium sempervirens 753
- Nuphar luteum 1141
- Selenium amorphum 1379
- Staphysagria 1428

Spermatozystitis, Sepia officinalis 1393

Spermatozystitis chronisch, Selenium amorphum 1379
Spinalirritationen, Zincum metallicum 1603
Spinalparalyse progressiv spastisch, Lathyrus sativus 949
Splenomegalie
- Chininum sulphuricum 526
- Iodum purum 857
- Manganum aceticum 1043
- Natrium muriaticum 1117
Splenomegalie nach Malaria, Grindelia robusta 777
Spondylarthrose
- Lachnanthes tinctoria 942
- Stannum metallicum 1423
- Strontium carbonicum 1447
Spondylopathie, Aurum metallicum 315
Sprachstörung, Stramonium 1441
Stauungsbronchitis
- Lachesis muta 938
- Naja tripudians 1102
- Phosphorus 1207
Stauungsbronchitis mit kardialer Dekompensation, Scilla maritima 1363
Stauungsdermatitis, Sepia officinalis 1394
Stauungsleber, Digitalis purpurea 668
Stenose des Ductus lacrimalis, Pulsatilla pratensis 1278
Stichverletzung, Ledum palustre 960
Still-Syndrom, Tuberculinum 1541
Stillschmerzen, Borax veneta 368
Stimmbandpolyp, Thuja occidentalis 1529
Stomatitis
- Acidum muriaticum 93
- Acidum sulphuricum 122
- Ammonium carbonicum 191
- Ammonium muriaticum 197
- Arum triphyllum 293
- Asarum europaeum 301
- Belladonna 339
- Bellis perennis 347
- Borax venata 367
- Capsicum annuum 456
- Hydrastis canadensis 826
- Kalium bichromicum 883

- Lachesis muta 937
- Lycopodium clavatum 988
- Magnesium carbonicum 1006
- Mancinella hippomane 1031
- Mercurius solubilis Hahnemanni 1071
- Mezereum 1080
- Phytolacca decandra 1217
- Thuja occidentalis 1528
- Vinca minor 1577
Stomatitis auch nach Quecksilber-Intoxikation, Kalium chloricum 899
Stomatitis hämorrhagisch, Mandragora officinarum 1035
Stottern, Stramonium 1441
Stottern klonisch bei Parkinson-Syndrom, Agaricus muscarius 151
Strabismus paralytisch, Syphilinum 1483
Strahlenkrankheit, Radium bromatum 1297
Strangurie, Opium 1174
Struma
- Barium carbonicum 333
- Calcium carbonicum 412
- Causticum Hahnemanni 491
- Hamamelis virginiana 783
- Hedera helix 791
- Spongia tosta 1417
Struma besonders bei Hyperthyreose und Iodunverträglichkeit besonders, Bromum 379
Struma fibrös und parenchymatös, Hepar sulphuris 811
Struma juvenil, Flor de piedra 734
Struma nodulär und parenchymatös, Flor de piedra 734
Stuhlinkontinenz, Apocynum cannabium 242
Stuhlinkontinenz bei fieberhaften Infekten, Hyoscyamus niger 835
Stuhl- und Harninkontinenz mit Paralyse, Causticum Hahnemanni 493
Subinvolution des Uterus postpartal, Lilium tigrinum 971
Synkope
- Acidum hydrocyanicum 87
- Antimonium tartaricum 230

- Carbo vegetabilis 467
- Crotalus horridus 630
- Helleborus niger 797
- Heloderma suspectum 803
- Lachesis muta 937
- Nux moschata 1144
- Sabadilla officinalis 1331
- Tarantula hispanica 1499
- Veratrum viride 1568
Synkope mit Nahrungsmittelallergie, Carbo vegetabilis 467
Synkope orthostatisch
- Camphora naturalis 443
- Cytisus laburnum 658
- Veratrum album 1564
Synkope vasovagal
- Tabacum 1492
- Veratrum album 1564
Syphilis Stadium II, Aurum metallicum 315

T

Tabes dorsalis, Carboneum sulphuratum 473
Tachykardie, Aconitum napellus 129
Tachykardie bei Thyreotoxikose, Sarothamnus scoparius 1357
Tachykardie paroxysmal nach dem Essen, China officinalis 519
Tagesschläfrigkeit, Magnesium muriaticum 1019
Teeabusus, Folgen von, Thea sinensis 1520
Tendinitis, Phytolacca decandra 1218
Tendovaginitis
- Acidum benzoicum 69
- Acidum fluoricum 79
- Bryonia alba 385
- Colchicum autumnale 583
- Hedera helix 792
- Iodum purum 858
- Rhus toxicodendron 1318
- Thuja 1529
Tendovaginitis mit Verkürzung der Sehnen, Guajacum officinale 780
Tenesmus, Lilium tigrinum 971
Tetanie
- Acidum hydrocyanicum 87
- Calcium carbonicum 413

Klinisches Verzeichnis

Tetanus, Camphora naturalis 443
Thrombophlebitis
– Aristolochia clematis 275
– Lachesis muta 938
– Magnesium carbonicum 1008
Thrombophlebitis akut und chronisch, Vipera berus 1583
Thrombose
– Pulsatilla 1280
– Vipera berus 1583
Thrombose arteriell, Kreosol 922
Thyreopathie, Acidum fluoricum 78
Thyreotoxikose
– Hedera helix 792
– Jaborandi 869
Tic-Syndrom
– Absinthium 62
– Gelsemium sempervirens 752
– Lycopodium clavatum 988
– Syphilinum 1483
Tinea barbae
– Cicuta virosa 535
– Graphites naturalis 770
Tinea capitis favosa, Medorrhinum 1048
Tinea corporis seborrhöisch, Sepia officinalis 1394
Tinnitus
– Acidum benzoicum 69
– Acidum carbolicum 72
– Acidum formicicum 83
– Acidum picricum 111
– Acidum salicylicum 114
– Aranea diadema 247
– Chenopodium anthelminticum 512
– Chininum sulphuricum 525
– Helleborus niger 798
– Mandragora officinarum 1035
– Piper methysticum 1222
– Secale cornutum 1372
– Thymolum 1531
Tonsillitis chronisch hypertroph, Magnesium carbonicum 1006
Tortikollis
– Belladonna 339
– Calcium fluoricum 420
– Carcinosinum 476
– Lachnanthes tinctoria 942
– Nepenthes distillatoria 1130
– Nux vomica 1151

– Rhus toxicodendron 1317
– Viscum album 1587
Tracheitis
– Bellis perennis 348
– Corallium rubrum 609
– Guajacum officinale 780
– Nux moschata 1145
Tracheitis mit Reizhusten, Bromum 379
Trachom, Argentum nitricum 265
Trauma
– Bellis perennis 348
– Ruta graveolens 1328
Trauma Auge nach Quetschung, Ledum palustre 960
Trauma der Pleura und der Lunge links, Siegesbeckia orientalis 1397
Trauma Testes nach Quetschung, Rhododendron chrysanthum 1312
Tremor, Lolium temulentum 978
Tremor der Hände, Conium maculatum 599
Tremor senilis, Lycopodium clavatum 987
Trigeminusneuralgie
– Acidum benzoicum 69
– Acidum salicylicum 114
– Aconitum napellus 128
– Anhalonium Lewinii 215
– Belladonna 339
– Causticum Hahnemanni 490
– Cedron 497
– Gelsemium sempervirens 752
– Magnesium carbonicum 1006
– Menyanthes 1059
– Mezereum 1080
– Radium bromatum 1295
– Rhus toxicodendron 1317
– Verbascum thapsiforme 1571
Trichophytia corporis superfizialis, Tellurium metallicum 1506
Trommelfellperforation, Syphilinum 1483
Tuberkulose urogenital, Tuberculinum 1541
Tuberkulose pulmonal, Kalium carbonicum 897
Tuberkulose renal und urethral, Tuberkulinum 1541
Tussis, Chamomilla recutita 505
Typhus, Arnica montana 280

U

Überanstrengung kognitiv, Argentum metallicum 260
Überarbeitung, Theridion curassavicum 1522
Überreizung durch helles Licht, Jaborandi 868
Überreizung geistig, Valeriana officinalis 1558
Überreizung sexuell
– Dioscorea villosa 672
– Kalium bromatum 889
Überreizung sexuell mit Schwäche, Phosphorus 1207
Übertragung der Schwangerschaft, Gelsemium sempervirens 753
Ulcus corneae
– Asa foetida 296
– Kalium bichromicum 883
Ulcus cruris
– Aesculus hippocastanum 138
– Carduus marianus 479
– Clematis erecta 558
Ulcus cruris bei Varikose und Arteriosklerose, Secale cornutum 1373
Ulcus cruris mit hartem Rand, Acidum fluoricum 79
Ulcus duodeni, Radium bromatum 1295
Ulcus duodeni auch chronisch, Hedera helix 792
Ulcus pylori et duodeni, Mandragora officinarum 1036
Ulcus ventriculi
– Acidum formicicum 83
– Argentum nitricum 265
– Hydrastis canadensis 826
– Nepenthes distillatoria 1130
Ulcus ventriculi et duodeni
– Abies canadensis 53
– Acidum nitricum 98
– Acidum sulphuricum 122
– Anacardium orientale 202
– Belladonna 339
– Bismutum subnitricum 359
– Cadmium metallicum 398
– Cobaltum nitricum 564
– Euphrasia officinalis 707
– Ignatia amara 849
– Iodum purum 857
– Kalium bichromicum 883

– Kreosotum 919
– Phosphorus 1207
– Uranium nitricum 1549
Ulcus ventriculi et duodeni, auch bei Mageren, Graphites naturalis 770
Ulkus
– Acidum carbolicum 72
– Calendula officinalis 439
– Carbo vegetabilis 468
– Juglans cinerea 873
Ulkus der Haut, Comocladia dentata 592
Ulkus graugrundig, Syphilinum 1485
Ulkus nasal, Kalium bichromicum 883
Ulkus zervikal, Kalium bichromicum 884
Ulkus mit ätzenden, stinkenden Sekreten, Acidum carbolicum 72
Unruhezustände auch prämortal, Arsenicum album 285
Urämie
– Acidum hydrocyanicum 87
– Helleborus niger 798
Urethralsyndrom
– Dulcamara 679
– Kreosotum 919
– Nux vomica 1152
– Staphysagria 1428
Urethritis
– Acidum benzoicum 69
– Acidum nitricum 99
– Argentum metallicum 260
– Argentum nitricum 266
– Copaiva 606
– Doryphora decemlineata 675
– Pareira brava 1189
– Petroleum crudum 1197
– Stillingia silvatica 1437
– Zincum metallicum 1603
Urethritis akut und chronisch, Thuja occidentalis 1528
Urethritis akut und subakut, Clematis erecta 558
Urethritis Sekret mild, Pulsatilla 1279
Urethritis sezernierend, Petroselinum 1200
Urethrorrhö akut und chronisch, Hydrastis canadensis 827

Urethrorrhö dickeitrig oder blutig, Hepar sulphuris 811
Urethrorrhö postinfektiös, Natrium muriaticum 1117
Urolithiasis
– Acidum benzoicum 69
– Acidum formicicum 83
Urtikaria
– Acidum formicicum 84
– Apis mellifica 238
– Arsenicum album 287
– Berberis vulgaris 355
– Calcium carbonicum 413
– China officinalis 519
– Chininum sulphuricum 526
– Comocladia dentata 592
– Dulcamara 680
– Hepar sulphuris 812
– Magnesium carbonicum 1008
– Mercurius solubilis Hahnemanni 1073
– Natrium muriaticum 1118
– Primula obconica 1254
– Pulsatilla 1280
– Rumex crispus 1326
– Sarothamnus scoparius 1357
– Viscum album 1588
Urtikaria Kälteurtikaria besonders, Bovista 375
Uterusatonie postpartal, Crocus sativus 627
Uteruskarzinom, Kreosotum 919
Uveitis
– Acidum nitricum 98
– Antimonium crudum 222
– Badiaga 326
– Calcium carbonicum 411
– Conium maculatum 597
– Hepar sulphuris 810
– Iodum purum 857
– Mercurius solubilis Hahnemanni 1071
– Staphysagria 1427
– Thuja 1527

V

Vaginalmykose, Caladium seguinum 404
Vaginismus
– Belladonna 340
– Platinum metallicum 1235

Vaginitis und Zervizitis, Mercurius solubilis Hahnemanni 1072
Varizellen
– Antimonium crudum 224
– Antimonium tartaricum 231
Varizen
– Acidum fluoricum 79
– Aesculus hippocastanum 138
– Aristolochia clematis 275
– Calcium fluoricum 421
– Carduus marianus 479
– Sulphur lotum 1470
– Vipera berus 1583
Vasovagales Syndrom, Tabacum 1492
Verbrennung
– Agaricus muscarius 152
– Aristolochia clematis 275
– Cantharis 453
– Grindelia robusta 778
Verruca
– Acidum nitricum 100
– Acidum picrinicum 112
– Anacardium orientale 202
– Causticum Hahnemanni 492
– Magnesium muriaticum 1019
– Magnesium sulphuricum 1026
– Radium bromatum 1296
– Sarsaparilla officinalis 1360
– Silicea terra 1407
Verruca vulgaris, Acidum fluoricum 79
Visusstörung
– Anhalonium Lewinii 215
– Cina maritima 548
Visusstörung nach Überarbeiten, Phosphorus 1206
Vitium cordis dekompensiert, Digitalis purpurea 668
Vitium cordis mit diskreter Insuffizienz, Prunus spinosa 1260

W

Wachstum zu rasch, Störungen dadurch, Acidum phosphoricum 108
Wadenkrämpfe
– Nux vomica 1153
– Veratrum album 1564
Wadenkrämpfe nachts, Chininum sulphuricum 526

Klinisches Verzeichnis

Wahn religiös, Veratrum album 1563
Wehenschwäche
- Chininum sulphuricum 526
- Gelsemium sempervirens 753
- Pulsatilla 1279
- Secale cornutum 1373
Wetterfühligkeit, Rhododendron chrysanthum 1312
Windeldermatitis, Medorrhinum 1050
Wirbelsäulensyndrom, Magnesium muriaticum 1018
Witterungsneurose, Rhododendron chrysanthum 1312
Wundheilungsstörung, Graphites naturalis 771
Wundinfektion hämorrhagisch, Bellis perennis 349

Z

Zähne adult gezackt, Syphilinum 1483
Zahnanlage fehlend, Syphilinum 1483
Zahnkaries, Acidum fluoricum 78
Zephalgie 314
- Araninum 254
- Bellis perennis 346
Zephalgie bei Anstrengung der Augen, Onosmodium virginianum 1169
Zephalgie bei chronischer Syphilis, Acidum nitricum 98
Zephalgie bei Kardiopathie, Naja naja 1102
Zephalgie durch Anstrengung der Augen
- Cina maritima 547
- Natrium muriaticum 1116
Zephalgie durch Anstrengung kognitiv
- Natrium muriaticum 1116
- Phosphorus 1206
Zephalgie durch Sonnenstich, Aconitum napellus 128
Zephalgie durch Überanstrengung der Augen mit Visusschwäche, Ruta graveolans 1328
Zephalgie gastral, Nux vomica 1151

Zephalgie hepatogen, Juglans cinerea 872
Zephalgie klimakterisch, Sepia officinalis 1392
Zephalgie klimakterisch und puerperal mit Epistaxis, im Freien, Crocus sativus 626
Zephalgie kongestiv
- Melilotus officinalis 1055
- Onosmodium virginianum 1169
Zephalgie kongestiv, gastrogen, hepatogen, Mandragora officinarum 1035
Zephalgie kongestiv kühle, frische Luft, Magnesium carbonicum 1006
Zephalgie kongestiv mit Halswirbelsäulensyndrom, Menyanthes trifoliata 1059
Zephalgie mit Epistaxis, Melilotus officinalis 1056
Zephalgie mit Hunger, Psorinum 1266
Zephalgie mit Pflockgefühl, Anacardium orientale 202
Zephalgie nach kognitiver Anstrengung, Tuberculinum 1540
Zephalgie nach schweren Ereignissen, Gelsemium sempervirens 752
Zephalgie neuralgisch
- Colocynthis 588
- Niccolum metallicum 1133
- Nux vomica 1151
Zephalgie periodisch angiospastisch, China officinalis 518
Zephalgie posttraumatisch mit meningealer Reizung, Natrium muriaticum 1127
Zephalgie stechend, Thuja occidentalis 1527
Zephalgie therapieresistent, Syphilinum 1482
Zephalgie vor Föhn, Rhododendron chrysanthum 1312
Zephalgie zerebrovaskulär, Barium carbonicum 332
Zervikalsyndrom
- Cimicifuga racemosa 544
- Lachnanthes tinctoria 942
- Mandragora officinarum 1037

Zervixdysplasie
- Carbo animalis 461
- Carcinosinum 476
Zervixerosion, Silicea terra 1406
Zervixrigidität, Gelsemium sempervirens 753
Zervixulzera, Hydrastis canadensis 827
Zervizitis, Hydrocotyle asiatica 829
Ziliarneuralgie
- Arsenicum album 285
- Cedron 497
- Cimicifuga racemosa 542
- Comocladia dentata 591
- Paris quadrifolia 1191
- Prunus spinosa 1260
Zungenkarzinom, Hydrastis canadensis 826
Zwangsstörung, z. B. ihr eigenes Kind oder ihren Gatten töten zu müssen, Platinum metallicum 1234
Zyanose der Unterschenkel bei jungen Mädchen, Aristolochia clematis 275
Zyklusstörung, Aristolochia clematis 274
Zyklusstörung bei Thyreopathie, Ferrum metallicum 723
Zysten des Kieferknochens, Hecla lava 788
Zystitis, Sabal serrulata 1334
Zystitis akut
- Cantharis 453
- Mercurius solubilis Hahnemanni 1072
Zystitis bei Prostatahyperplasie
- Borax venata 368
- Sabal serrulata 1334
Zystitis chronisch bei Pyelozystitis, Medorrhinum 1049
Zystitis mit Chorda, Capsicum annuum 457
Zystitis nach Verkühlen oder Alkohol, Nux vomica 1152
Zystitis postoperativ nach Blasenoperation, Helleborus niger 798
Zystopyelitis
- Hepar sulphuris 811
- Pareira brava 1189

Englisches Arzneimittelverzeichnis

A

adrenocorticotropic hormone 610
aethiops antimonialis Hydrargyrum 140
ambergris 185
american arum 404
american aspen 1249
american spikenard 244
american wormseed 511
ammonium bromide 189
ammonium causticum 194
ammonium chloride 197
animal charcoal 459
annual worm grass 1411
anthrax nosode 217
apatite 233
arbor vitae 1524
arrow poison 647
arsenic(III)iodide 289
arsenite of antimony 219
asarabacca 299
atropine sulfate monohydrate 309

B

bacillinum 323
balsam apple 1085
balsam pear 1085
baneberry 132
Barbados aloe 171
barberry 353
bark of galipea cuspariak 207
baryta carbonate 331
bayberry 1097
bear grass 1595
bearded darnel 977
beaver secretion 483
bedbug 537
beechwood creosote 917
bell pepper 455
benzoic acid 68
Beryllium metallicum 356
beth root 1535
Bhilawan nut tree 200
birthwort 268
bitter candytuff 842
bitter cumber 587

bitter wood 1289
black cohosh 539
black Cuban spider 1095
black henbane 833
black lead 767
black pepper 1224
black sampson 682
black spruce 55
black sulfide mercury 142
black widdow spider 951
blackthorn 1259
blood root 1342
blue cohosh 485
blue flag 865
blue gum tree 700
blue skullcap 1367
blue-bandes sea snake 831
bluebell 158
boldo leaf 362
boneset 701
brazial ocuba 1099
brazilian alfavaca 1156
bromine 376
buck bean 1058
buckwheat 711
bugle weed 994
bulbous buttercup 1298
burningbush 663
bushmaster sukuruku snake 932
butterbur 1547
butternut 872

C

cadmium metallicum 396
cadmium sulfide 401
calabar bean 1211
calcarea stibio sulph 434
calcium arsenate 406
calcium dipicrate 431
calcium hydroxide 415
calcium phosphate 427
calcium silicate 432
calcium(II)-iodide 426
california clover 163
calomel 1064
camphor 442
canada fleabane 696
carbolic acid 71

carbon disulphide 471
carcinosin 474
cat thyme 1511
cedrone 497
cerium(III)oxalate 501
cevadilla seed 1330
chaste tree 155
cherry laurel 954
chick-pea 948
china tea 1518
chloride of gold 318
cholesterine 532
christmas rose 796
chromium potassium sulfate 911
club moss 983
cobalt 560
cobalt nitrate 563
cochineal 573
cockroach 361
colloidal gold 310
colloidal iron 718
colloidal lead 1239
colloidal platinum 1230
colorado potatoe beetle 674
comfrey 1476
common broom 1355
common potash 174
common snowberry 1475
common toad 389
common tormentil 1253
common water hyacinth 685
common wormwood 61
condurango bark 637
copaivae balsamum 605
copper 641
copper(II)-acetate monohydrate 639
copper(II)sulfate 646
coral snake 687
corn ergot 1553
corn smut 1553
cornsilk 1435
corrosive sublimate mercuric chloride 1063
cortisone 613
cotton plant 766
cow's milk skimmed 929
cowhage 673
cranesbill 757

creeping wintergreen 747
cresol 921
croton oil seed 632
crude rock-oil 1195
Cuban spider 1494
cubeb 635
cud weed 764
cupric acetate 640
cuttlefisk ink 1389
cyanide of zinc 1598

D

daisy 344
damiana 660
dandelion 1502
deadly nightshade 336
devil's claw 785
devil's dung 294
dextrorotary lactic acid 116
diadem spider 246
dimercuros amonium nitrate 1069
Dippel's animal oil 1164
disodium hydrogen phosphate 1125
dog's bane 241
dog's milk 925
dried latex oft the poppy 1171
duckweed 962
dwarf nettle 1551

E

elder 1340
epsom salts 1024
ergot 1368
European pasque flower 1273
eve 789
eyebright 706

F

false cromwell 1168
false hellebore 1560
fat tailed skorpion 1256
ferrocitrate of quinine 523
ferrous arsenate 715
fish berry 567
fluor spat 416
fly agaric 146
fools parsley 143
fool's gold 1283

formic acid 82
Fowler's solution 879
foxglove 665
freshwater eel serum 204
freshwater sponge 325
fringe-tree 528

G

gamboge 745
garlic 168
gastein stone 946
German chamomile 503
German viper 1581
giant puffball 374
gifblaar 661
ginger 1612
glacial acetic acid 65
gold 312
gold iodide 311
gold(III)-sulfide 320
golden antimony sulifide 228
golden ragwort 1381
golden rain 656
golden thyrallis 741
goldenrod 1409
goldenseal 825
gonoreal virus 1045
great burnet 1348
greater celandine 507
greater plantain 1228
groundholly 513
guelder rose 1573
gum plant 777
gunpowder 781

H

hawthorn berries 621
hedge hyssop 774
hemlock spruce 53
hemp 449
hepar sulphuris calcareum 808
histamine 817
hollowroot-birthwort 617
honey bee 234
hook 661
horse chestnut 137
hydrocyanic acid 85
hydrofluoric acid 74
hydrogene tetrachloroaurate(III)-hydrate 318
hypophosphite of lime 424

I

Indian hemp 445
Indian hemp poison 241
Indian nettle 63
Indian or Persian Walnut 874
Indian Pennywort 829
Indian tobacco 975
Indian Turnip 292
iodide of ammonia 196
iodine 852
iodoform 851
ipecacuanha 862
iron 720
iron carbonate 716
iron sulfide 1283
iron(II)-iodide 719
iron(II)-picrate 729
iron(II)-sulfate 730
iron(III) acetate 714
iron(III)-citrate 717
Iron(III)-phosphate 727
iron(III)chloride 726

J

Jack in the Pulpit 292
jalapa 870
jambol seeds 1488
jellyfish 1053

K

kali hydriodicum 901
Kawa Kawa 1221
knotted figwort 1365
krameria mapato 1303
kurkuma 650

L

lactic acid 89
lappa arctium Burdock 257
lava scoriae from Mount Hecla 787
lead 1241
lead(II) iodid 1240
leech 814
leopard's barne 278
lesser periwinkle 1576
lily of the valley 601
lithium carbonate 973
locust tree 1322

lophophytum leandri 733
lungwort 1433

M

madder 1324
magnesium carbonate hydroxide pentahydrate 1000
magnesium chloride 1016
magnesium fluoride 1012
magnesium iodide 1015
magnesium phosphate 1021
magnolia 1028
malabar nut tree 877
mandrake 1032
manganeel apple 1030
manganum aceticum 1041
marsh buttercup 1301
marsh crowfoot 1301
marsh tea 958
martinican pit viper 371
may apple 1246
meadow saffron 579
meadow-sweet 1414
mercurius chrom oxyd 1062
mercury 1075
metallic nickel 1133
Mexican Gila Monster 801
milk thistle 478
mistletoe 1585
monobromide of camphor 441
morphine 1087
mother of perl 593
motherwort 964
mountain laurel 913
mullein 1571
muriatic acid 92
musk 1090
musk root 1473

N

New Jersey tea 495
nickel(II)-sulfate hexa-hydrate 1135
night blooming 393
nitrate of uranium 1549
nitric acid 95
nitroglycerine 761
nosodes 1136
nutmeg 1142

O

oat 321
oil of turpentine 1508
one berry 1190
onion 165
orange spider 1521
Orthosiphon stamineus 1181
ox gall 713
oxalic acid 103
oyster shell 407

P

palladium 1185
pansy 1579
parsley 1199
passion flower 1193
peony 1183
peruvian bark 515
peyote buttons 210
pheasants eye 134
phenol 71
phosphoric acid 106
phytolacca berry 1214
pichi 709
picric acid 110
pilocarpus jaborandi 868
pine tar 1226
pink root 1411
pitcher plant 1129
plaster of paris 435
platina 1232
platinum(II)-iodide 1231
platinum(IV) chloride 1238
pleurisy-root 304
poison elder 1321
poison hemlock 594
poison ivy 1315
poison leaf 661
poison nut 1148
poison weed 1590
poisson of larinioides 250
pot marigold 438
potassium arsenite 879
potassium bromide 888
potassium carbonate 891
potassium chlorate 899
potassium chloride 903
potassium dichromate 880
potassium dihydrogen phosphate 908
potassium nitrate 905

potassium sulphate 909
prickly ash 1592
primrose 1254
pure clay argilla 177
purple fish 1093
pyrogen 1284

Q

queen's delight 1436
quinine arsenite 522
quinine salicylate 524

R

rabies 996
radium bromide 1293
rattlesnake 629
rattlesnake beans 497
Rauwolfia root 1305
red ant 736
red clover 1533
red coral 608
red mercuric iodid 1067
red starfish 306
red sulfide of mercury 551
resin of lignum vitae 779
resin spurge 704
rest harrow 1167
rhubarb 1309
roasted sponge 1416
rock rose 553
Rocky Mountain Grape 351
rose laurel 1160
round headed bush clover 968
round leaved sundew 676
rudimentary thumbnail oft the horse 481
rue 1327

S

sacred fig 731
saffron 625
sage 1338
sal volatile 190
salicylic acid 113
sand box tree 822
sanguinarine nitrate 1347
Sanicula spring water 1349
sarcodes 1354
savine 1336
saw palmetto 1333

scabies 1262
sea kelp 739
sea onion 1362
selenium 1377
senna leaves 1388
seven barks 824
shavegrass 694
silicon dioxide 1399
silver leaf 259
silver nitrate 262
silverweed 1251
skunk 1060
snakewort 1386
sodium carbonate 1105
sodium chloride 1112
sodium floride 1110
sodium gold(III)-chloride 319
sodium nitrate 1122
sodium sulfate 1126
sodium tetraborate decahydrate 364
sodium tetrachloraurate 319
southern copperhead snake 499
southernwood 57
sowbread 651
Spanish Fly 451
spirit weed 941
spurge olive 1079
squirting cucumber 692
St Ignatius' beane 846
St John's wort 838
St Mary's thistle 478
St Paul's wort 1396
star chickweed 1431
star of Bethlehem 1179
stavesacre 1425
stone root 585
strontium carbonate 1445
strophantus gratus 1449
strychnine 1455
strychnine nitrate 1453
strychnine phosphate 1454
sulfate of quinine 525
sulfur iodide 1459
sulphur 1461

sulphuric acid 119
sweet marjoram 1177
syphilis nosode 1478

T

tartar emetic 229
Tellurium 1505
thallium metallicum 1514
thorn apple 1438
thoroughwort 701
thyme camphor 1531
tiger lily 970
tin 1419
tincture acris sine kali 487
tobacco 1489
toothed maidenplum 591
tree of heaven 159
true unicorn root 161
truped weed 703
tuberculin 1545
tuberculin klebs 1544
tuberculin marmoreck 1546
tuberculinum Koch 1537

U

unicorn root 806
unroasted coffee 576
upright virgin's bower 556
uzara 1556

V

valerian 1557
vegetable charcoal 465
venom of cobra 1100
virgin vine 1188
Virginia speedwell 966

W

wafer ash 1270
water dropwort 1158, 1201
water hemlock 533

West Indian snowberry 402
white american hellebore 1567
white arsenic 282
white ash 738
white bryony 381
white oxide of bismuth 358
white quebracho 1291
white vitriol 1610
wild ginseng 759
wild indigo 328
wild lettuce 943
wild liquorice 1359
wild luffa 980
wild Turkey-pea 620
wild yam 671
witch hazel 782
wolf spider 1496
wolfsbane 125
wood ragwort 1384
wood sage 1513
woody nightshade 678
wormseed 546

Y

yarrow 1082
yellow clover 1054
yellow dock 1325
yellow gentian 755
yellow jasmine 748
yellow lady's slipper 654
yellow merc iodide 1066
yellow phosphorus 1203
yellow pond lily 1140
yellow snow rose 1311

Z

zinc acetate 1597
zinc metal 1599
zinc oxide 1607
zinc phosphate 1608
zinc picrate 1609
zinc sulfate 1610
zinc valerate 1611